W0256708

Interdisziplinäre Gastroenterologie

Herausgeber: J. R. Siewert und A. L. Blum

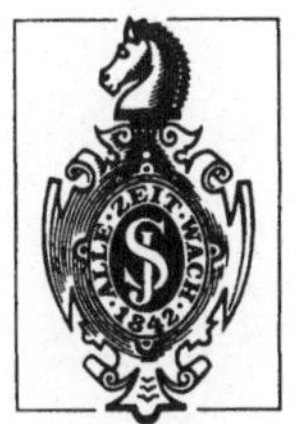

Der chronisch Kranke in der Gastroenterologie

Herausgegeben von

H. Goebell, J. Hotz und E. H. Farthmann

Redaktion: J. Hotz

Unter Mitarbeit von

R. Arnold, H. Bauer, H. D. Becker, K. Becker, M. Betzler,
R. Bloch, J. Ch. Bode, G. F. Brobmann, H. J. Buhr,
W. F. Caspary, H. G. Dammann, W. Dölle, W. Domschke,
G. Dostal, G. H.-K. Dürr, E. H. Egberts, F. W. Eigler, K. Ewe,
H. Fahrländer, E. H. Farthmann, U. R. Fölsch,
H. Freyberger, W.-P. Fritsch, W. Gerok, H. Goebell,
R. Gugler, H. J. Halbfass, F. Halter, W. Hamster, R. Häring,
Th. Heil, D. Hellhammer, Ch. Herfarth, R. Herz, A. Hirner,
B. Horisberger, J. Hotz, Th. Junginger, Th. Karavias,
H. Koch, H. R. Koelz, K. Köhle, B. Kremer, H.-W. Künsebeck,
P. Layer, W. Lempa, H. Malchow, S. Matern, B. May,
H. Menge, S. E. Miederer, B. Miller, J. Nordmeyer, M. Otte,
R. Ottenjann, Th. Raguse, E. O. Riecken, H. Rohde,
W. Rösch, W. Ruf, H. Schäfer, E. Schippers, F. W. Schmidt,
T. Scholten, H. Schomerus, V. Schumpelick, K. Schwemmle,
J. R. Siewert, M. V. Singer, N. Soehendra, R. Sörensen,
A. Stiehl, G. Strohmeyer, Th. A. Walter, J. Weingart,
W. Wellmann, M. Wienbeck, R. Winkler, H. Ziegler

Springer-Verlag Berlin Heidelberg New York Tokyo 1984

Reihenherausgeber:

Prof. Dr. JÖRG RÜDIGER SIEWERT
Direktor der Chirurgischen Klinik und Poliklinik der Technischen Universität
München, Klinikum rechts der Isar, Ismaninger Straße 22, D-8000 München 80

Prof. Dr. ANDRÉ LOUIS BLUM
Medizinische Klinik, Stadtspital Triemli, Birmensdorfer Straße 497,
CH-8063 Zürich

Bandherausgeber:

Prof. Dr. HARALD GOEBELL
Medizinische Klinik und Poliklinik, Universität Essen, Hufelandstraße 55,
D-4300 Essen

Prof. Dr. JÜRGEN HOTZ
Medizinische Klinik und Poliklinik, Universität Essen, Hufelandstraße 55,
D-4300 Essen

Prof. Dr. EDUARD HEINRICH FARTHMANN
Chirurgische Klinik, Universitätsklinikum, Hugstetter Straße 55,
D-7800 Freiburg

Mit 91 Abbildungen

CIP-Kurztitelaufnahme der Deutschen Bibliothek
Der chronisch Kranke in der Gastroenterologie/
hrsg. von H. Goebell ... , Unter Mitarb. von R.
Arnold ... – Berlin; Heidelberg; New York;
Tokyo: Springer, 1984.
  (Interdisziplinäre Gastroenterologie)
  ISBN-13: 978-3-642-69191-1   e-ISBN-13: 978-3-642-69190-4
  DOI: 10.1007/978-3-642-69190-4
NE: Goebell, Harald [Hrsg.]; Arnold, Rudolf [Mitverf.]

Satz, Druck und Bindearbeiten: Brühlsche Universitätsdruckerei, Gießen
2121/3130-543210

Vorwort

Das Thema dieses Buches mag auf den ersten Blick verwundern und die
Frage nach seiner Notwendigkeit aufwerfen. Behandelt nicht jeder Arzt
chronische Erkrankungen des Magen-Darm-Trakts, der Leber und des
Pankreas? Bei genauerer Betrachtung aber bieten viele gastroenterologische Erkrankungen schwierige Probleme u. a. in der langfristigen
Therapie. Häufig muß eine abgewogene Entscheidung zwischen konservativer und chirurgischer Therapie getroffen werden. Neue therapeutische Möglichkeiten haben z. B. einen Wandel in der Behandlung
der peptischen Läsionen mit sich gebracht. Die Literatur zu diesen
Problemen ist oft weit verstreut, der praktisch tätige Arzt aber braucht
zusammenfassende und ordnende Darstellungen, um mit der Entwicklung Schritt halten zu können.
Ärzte und Politiker haben in den letzten Jahren ein besonderes Augen-
merk auf Vor- und Nachsorgeprogramme bei malignen Erkrankungen
gerichtet. Dies darf nicht davon ablenken, daß es Kranke gibt, die zwar
nicht an Krebs erkrankt sind, aber trotzdem lebenslang und lebens-
bedrohlich leiden. Diese Patienten haben ebenfalls ein Recht auf die
Entwicklung von langfristig angelegten Betreuungsrichtlinien.
Die chronischen gastroenterologischen Erkrankungen sind solche Leiden. Ihre sozioökonomische Bedeutung ist nicht zu überschätzen. Das
Ulkusleiden erfaßt im Laufe des Lebens ca. 10% der Bevölkerung. An
Leberzirrhose erkranken v. a. Männer in stetig steigenden Zahlen. Bei
den 25- bis 30jährigen hat die Sterblichkeit an Leberzirrhose von 1961
bis 1975 um das 13fache zugenommen. An Leberzirrhose sterben jährlich vor dem 50. Lebensjahr ebensoviele Menschen wie an ischämischen
Herzerkrankungen und nur etwas weniger als an bösartigen Tumoren.
Der steigende Alkoholkonsum führt auch zu einer stetigen Zunahme der
akuten und chronischen Pankreatitis. Sie bedeutet meist Invalidität in
einem Alter, in dem der Mensch auf der Höhe seiner Leistungsfähigkeit
steht. Etwa 25000 Menschen mit einem Morbus Crohn und ca. 50000
mit einer Colitis ulcerosa leben in der Bundesrepublik. Die Erkrankungshäufigkeit an Morbus Crohn hat bei uns wie in allen Industrieländern in

den vergangenen 20 Jahren stetig zugenommen. Patienten mit funktionellen Magen-Darm-Beschwerden fordern in steigendem Maße den gastroenterologisch tätigen Arzt in seiner täglichen Arbeit, sei es bei der oft schwierigen Sicherung der Diagnose oder bei der Betreuung mit allgemeinen und medikamentösen Maßnahmen.

Diese Überlegungen und das Fehlen einer zusammenfassenden Darstellung der Führung des gastroenterologisch chronisch Kranken haben uns bewogen, einige Gastroenterologen zu einem Symposium zusammenzurufen, um diese Probleme in Arbeitsgruppen und in Plenarsitzungen zu diskutieren. Das Ergebnis ist das vorliegende Buch. Die Einzelbeiträge geben neben allgemein Anerkanntem auch die individuelle Meinung der Autoren wieder. Die zusammenfassenden Darstellungen der Moderatoren – in der Regel ein Internist und ein Chirurg – sind eine Synopse und der Versuch eines Konzepts zur praxisbezogenen Führung des Kranken.

Zum Schluß sei ein Wort des Dankes geschrieben. Ohne die Unterstützung der Firma Smith Kline Dauelsberg, insbesondere der Herren Aart Brouwer und Dr. B. Schmidt wären weder das Symposium noch dieses Buch zu verwirklichen gewesen. Wir danken auch Herrn Lewerich vom Springer-Verlag, der dieses Buch beispielhaft betreut hat.

Frühjahr 1984

H. GOEBELL
J. HOTZ
E. H. FARTHMANN

Inhaltsverzeichnis

Colitis ulcerosa und Morbus Crohn

X

Funktionelle Syndrome

Chronische Hepatitis – Leberzirrhose

Mitarbeiterverzeichnis

ARNOLD, R., Prof. Dr.
Zentrum für Innere Medizin,
Abteilung für Gastroenterologie
und Stoffwechsel,
Mannkopffstr. 1,
D-3550 Marburg/Lahn

BAUER, H., Prof. Dr.
Kreiskrankenhaus Altötting,
Chirurgische Abteilung,
D-8262 Altötting

BECKER, H. D., Prof. Dr.
Chirurgische Klinik und Poliklinik,
Universität Göttingen,
Robert-Koch-Str. 40,
D-3400 Göttingen

BECKER, K., Prof. Dr.
Städtische Krankenanstalten,
Medizinische Klinik II,
Lutherplatz 40,
D-4150 Krefeld

BETZLER, M., Prof. Dr.
Universität Heidelberg,
Chirurgisches Zentrum,
Im Neuenheimer Feld 110,
D-6900 Heidelberg 1

BLOCH, R., Prof. Dr.
Klinik für Verdauungs- und
Stoffwechselkrankheiten,
Am Weinberg 3,
D-6430 Bad Hersfeld

BODE, J. CH., Prof. Dr.
Abteilung für Innere Medizin I,
Schwerpunkt Gastroenterologie
und Endokrinologie,
Robert-Bosch-Krankenhaus,
D-7000 Stuttgart 50

BROBMANN, G., Prof. Dr.
Abteilung Allgemeinchirurgie
mit Poliklinik der
Chirurgischen Universitätsklinik,
D-7800 Freiburg i. Brsg.

BUHR, H., Priv.-Doz. Dr.
Universität Heidelberg,
Chirurgisches Zentrum,
Im Neuenheimer Feld 110,
D-6900 Heidelberg 1

CASPARY, W. F., Prof. Dr.
Medizinische Klinik II,
Stadtkrankenhaus,
Leimenstr. 20,
D-6450 Hanau/Main

DAMMANN, H. G., Priv.-Doz. Dr.
Krankenhaus Bethanien,
Martinistr. 44,
D-2000 Hamburg 20

DÖLLE, W., Prof. Dr.
Abteilung Innere Medizin I der
Med. Universitäts-Klinik,
Otfried-Müller-Str. 10,
D-7400 Tübingen

DOMSCHKE, W., Prof. Dr.
Medizinische Klinik,
Universität Erlangen,
Krankenhausstr. 12,
D-8520 Erlangen

DOSTAL, G., Prof. Dr.
Kreiskrankenhaus,
D-8017 Ebersberg

DÜRR, G.H.-K., Priv.-Doz. Dr.
Zentrum für Innere Medizin,
Robert-Bosch-Krankenhaus,
D-7000 Stuttgart 50

EGBERTS, E.H., Priv.-Doz. Dr.
Abteilung Innere Medizin I der
Med. Universitäts-Klinik,
Otfried-Müller-Str. 10,
D-7400 Tübingen

EIGLER, F.W., Prof. Dr.
Chirurgische Universitätsklinik,
Abteilung für Allg. Chirurgie,
Hufelandstr. 55,
D-4300 Essen 1

EWE, K., Prof. Dr.
Universität Mainz,
Medizinische Klinik I,
Langenbeckstr. 1,
D-6500 Mainz

FAHRLÄNDER, H., Prof. Dr.
Gastroenterologische Abteilung,
Department für innere Medizin
der Universität, Kantonsspital,
CH-4031 Basel

FARTHMANN, E.H., Prof. Dr.
Chirurgische Universitätsklinik,
Hugstetterstr. 55,
D-7800 Freiburg i. Brsg.

FÖLSCH, U.R., Priv.-Doz. Dr.
Abteilung für Gastroenterologie
und Stoffwechsel,

Medizinische Universitätsklinik,
Robert-Koch-Str. 40,
D-3400 Göttingen

FREYBERGER, H., Prof. Dr.
Abteilung Psychosomatik,
Zentrum Psychologische Medizin,
Konstanty-Gutschow-Str. 8,
D-3000 Hannover 61 (Kleefeld)

FRITSCH, W.P., Prof. Dr.
Städtische Krankenanstalten,
Medizinische Klinik II,
Weinberg 1,
D-3200 Hildesheim

GEROK, W., Prof. Dr.
Universität Freiburg,
Medizinische Klinik,
Hugstetterstr. 55,
D-7800 Freiburg/i. Brsg.

GOEBELL, H., Prof. Dr.
Medizinische Klinik und Poliklinik,
Abteilung für Gastroenterologie,
Universität Essen,
Hufelandstr. 55,
D-4300 Essen 1

GUGLER, R., Prof. Dr.
Universität Bonn,
Medizinische Klinik,
Sigmund-Freud-Str. 25,
D-5300 Bonn 1

HÄRING, R., Prof. Dr.
Chirurgische Klinik und Poliklinik,
Abteilung für Allgemein-, Gefäß-
und Thoraxchirurgie,
Klinikum Steglitz der FU,
Hindenburgdamm 30,
D-1000 Berlin 45

HALBFASS, H.J., Prof. Dr.
Abteilung für Allgemeinchirurgie,
Städtische Kliniken Oldenburg,
An den Voßbergen 79/99,
D-2900 Oldenburg

HALTER, F., Prof. Dr.
Inselspital Bern,
Abteilung für Gastroenterologie,
CH-3010 Bern

HAMSTER, W., Priv.-Doz. Dr.
Neurologische Poliklinik,
Liebermeister Str.,
D-7400 Tübingen

HELLHAMMER, D., Dr.,
Psychologisches Institut,
Universität Münster,
Abteilung Klinische Psychologie,
Schlaunstr. 2,
D-4400 Münster

HEIL, TH., Priv.-Doz. Dr.
Boehringer, Ingelheim,
Binger Straße,
D-6507 Ingelheim

HERFAHRTH, CH., Prof. Dr.
Klinikum der Universität,
Chirurgisches Zentrum,
Im Neuenheimer Feld 110,
D-6900 Heidelberg 1

HERZ, K., Dr.
Medizinische Klinik,
Städtische Krankenanstalten,
Bremserstr. 79,
D-6700 Ludwigshafen

HIRNER, A., Priv.-Doz. Dr.
Chirurgische Klinik und Poliklinik,
Abteilung für Allgemein-, Gefäß-
und Thoraxchirurgie,
Klinikum Steglitz der FU,
Hindenburgdamm 30,
D-1000 Berlin 45

HORISBERGER, B., Dr.
Interdisziplinäres Forschungszentrum
für Gesundheit St. Gallen,
Rorschacherstr. 103 c,
CH-9007 St. Gallen

HOTZ, J., Prof. Dr.
Medizinische Klinik und Poliklinik,
Universität Essen,
Hufelandstr. 55,
D-4300 Essen

JUNGINGER, TH., Prof. Dr.
Chirurgische Universitätsklinik
Köln-Lindenthal,
Josef-Stelzmann-Str. 9,
D-5000 Köln 41

KARAVIAS, TH., Dr.
Chirurgische Klinik und Poliklinik,
Abteilung für Allgemein-, Gefäß-
und Thoraxchirurgie,
Klinikum Steglitz der FU,
Hindenburgdamm 30,
D-1000 Berlin 45

KOCH, H., Prof. Dr.
Leopoldina-Krankenhaus,
Gustav-Adolf-Str. 8,
D-8720 Schweinfurt

KÖHLE, K., Prof. Dr.
Universitätskliniken,
Abteilung Psychosomatik,
Am Hochsträß 8,
D-7900 Ulm/Donau

KOELZ, H. R., Dr.
Abteilung für Gastroenterologie,
Inselspital,
CH-3010 Bern

KREMER, B., Priv.-Doz. Dr.
Chirurgische Klinik und Poliklinik,
Universitätskrankenhaus Eppendorf
Martinistr. 52,
D-2000 Hamburg 20

KÜNSEBECK, H.-W., Dr.
Abteilung Psychosomatik,
Zentrum Psychologische Medizin,
Konstanty-Gutschow-Str. 8,
D-3000 Hannover 61 (Kleefeld)

LAYER, P., Dr.
Medizinische Klinik und Poliklinik,
Universität Essen,
Abteilung für Gastroenterologie,
Hufelandstr. 55,
D-4300 Essen 1

LEMPA, W., Dr.
Abteilung für Psychosomatik,
Zentrum Psychologische Medizin,
Konstanty-Gutschow-Str. 8,
D-3000 Hannover 61 (Kleefeld)

MALCHOW, H., Prof. Dr.
Medizinische Universitätsklinik,
Universität Tübingen,
Otfried-Müller-Str. 10,
D-7400 Tübingen

MATERN, S., Priv.-Doz. Dr.
Medizinische Klinik,
Universität Freiburg,
Hugstetterstr. 55,
D-7800 Freiburg/i. Brsg.

MAY, B., Prof. Dr.
Medizinische Universitätsklinik
„Bergmannsheil",
Abteilung für Gastroenterologie
und Hepatologie,
Hunscheidtstr. 1,
D-4630 Bochum 1

MENGE, H., Prof. Dr.
Klinikum Steglitz der FU Berlin,
Medizinische Klinik und Poliklinik,
Abteilung für Innere Medizin mit
Schwerpunkt Gastroenterologie,
Hindenburgdamm 30,
D-1000 Berlin 45

MIEDERER, S. E., Prof. Dr.
Medizinische Poliklinik,
Universität Bonn,
Wilhelmstr. 35–37,
D-5300 Bonn 1

MILLER, B., Prof. Dr.
Medizinische Klinik D,
Universität Düsseldorf,
Moorenstr. 5,
D-4000 Düsseldorf

NORDMEYER, JUTTA, Dr.
Abteilung für Psychosomatik,
Zentrum Psychologische Medizin,
Konstanty-Gutschow-Str. 8,
D-3000 Hannover 61 (Kleefeld)

OTTE, M., Prof. Dr.
Medizinische Hochschule,
Medizinische Klinik,
Ratzeburger Allee 160,
D-2400 Lübeck

OTTENJANN, R., Prof. Dr.
Städtisches Krankenhaus
München-Neuperlach,
Medizinische Abteilung,
Gastroenterologie,
Oskar-Maria-Graf-Ring 51,
D-8000 München 83

RAGUSE, TH., Prof. Dr.
Abteilung Chirurgie,
Klinische Anstalten der RWTH,
Goethestr. 27/29,
D-5100 Aachen

RIECKEN, E. O., Prof. Dr.
Klinikum Steglitz der FU Berlin,
Medizinische Klinik und Poliklinik,
Schwerpunkt Gastroenterologie,
Hindenburgdamm 30,
D-1000 Berlin 45

RÖSCH, W., Prof. Dr.
Medizinische Klinik
am Krankenhaus Nordwest der
Stiftung zum Heiligen Geist,
Steinbacher Hohl 2–26,
D-6000 Frankfurt 90

RHODE, H., Prof. Dr.
II. Lehrstuhl für Chirurgie
der Universität Köln,
Klinikum Köln-Merheim,
Ostmerheimerstr. 200,
D-5000 Köln 91

RUF, W., Dr.
Universität Heidelberg,
Chirurgische Universitätsklinik,
Abt. 2.1.1,
Im Neuenheimer Feld 110,
D-6900 Heidelberg 1

SCHÄFER, H., Dr.
Medizinische Klinik und Poliklinik,
Klinikum Steglitz der FU,
Hindenburgdamm 30,
D-1000 Berlin 45

SCHIPPERS, E., Dr.
Abteilung Chirurgie,
Klinische Anstalten der RWTH,
Goethestr. 27/29
D-5100 Aachen

SCHMIDT, F. W., Prof. Dr.
Medizinische Hochschule,
Innere Medizin IV,
Gastroenterologie und Hepatologie,
Konstanty-Gutschow-Str. 8,
D-3000 Hannover 61

SCHOLTEN, T., Priv.-Doz. Dr.
Städtische Krankenanstalten,
Medizinische Klinik II,
Weinberg 1,
D-3200 Hildesheim

SCHOMERUS, H., Priv.-Doz. Dr.
Medizinische Klinik I,
Universität Tübingen,
Otfried-Müller-Str.,
D-7400 Tübingen 1

SCHUMPELICK, V., Dr.
Chirurgische Klinik und Poliklinik,
Universitätskrankenhaus Eppendorf
Martinistr. 52,
D-2000 Hamburg 20

SCHWEMMLE, K., Prof. Dr.
Chirurgische Klinik,
Universität Gießen,
Klinikstr. 29,
D-6300 Gießen/Lahn

SIEWERT, J. R., Prof. Dr.
Chirurgische Klinik und Poliklinik
der TU München,
Klinikum rechts der Isar,
Ismaninger Str. 22,
D-8000 München 80

SINGER, M. V., Priv.-Doz. Dr.
Abt. Gastroenterologie,
Medizinische Klinik und Poliklinik,
Universität Essen,
Hufelandstr. 55,
D-4300 Essen

SOEHENDRA, N., Prof. Dr.
Chirurgische Klinik,
Universitätskrankenhaus Eppendorf,
Martinistr. 52,
D-2000 Hamburg 20

SÖRENSEN, R., Dr.
Klinik für Radiologie und
Nuklearmedizin,
Klinikum Steglitz der FU,
Hindenburgdamm 30,
D-1000 Berlin 45

STIEHL, A., Prof. Dr.
Universität Heidelberg,
Chirurgisches Zentrum,
Im Neuenheimer Feld 110,
D-6900 Heidelberg 1

STROHMEYER, G., Prof. Dr.
Medizinische Klinik und Poliklinik D,
Universität Düsseldorf,
Moorenstr. 5,
D-4000 Düsseldorf

Walter, Th. A., Dr.
Krankenhaus Bethanien,
Martinistr. 44,
D-2000 Hamburg 20

Weingart, J., Dr.
Städtisches Krankenhaus
München-Neuperlach,
Med. Abteilung, Gastroenterologie,
Oskar-Maria-Graf-Ring 51,
D-8000 München 83

Wellmann, W., Dr.
Abteilung Gastroenterologie
und Hepatologie, Zentrum
Innere Medizin und Dermatologie,
Konstanty-Gutschow-Str. 8,
D-3000 Hannover 61 (Kleefeld)

Wienbeck, M., Prof. Dr.
Medizinische Klinik D,
Universität Düsseldorf,
Moorenstr. 5,
D-4000 Düsseldorf 1

Winkler, R., Prof. Dr.
Chirurgische Klinik und Poliklinik,
Universitätskrankenhaus Eppendorf,
Martinistr. 52
D-2000 Hamburg 20

Ziegler, H., Dr.
Abteilung für Abdominal- und
Transplantationschirurgie,
Zentrum Chirurgie,
Konstanty-Gutschow-Str. 8,
D-3000 Hannover 61 (Kleefeld)

Allgemeines

Kapitel 1

Die psychische Führung des chronisch Kranken in der Gastroenterologie

H. Freyberger und W. Wellmann

1 Vorbemerkung

Die psychische Führung des chronisch Kranken in der Gastroenterologie befaßt sich mit 2 unterschiedlichen Patientengruppen:

1) Patienten, bei denen in das umfassende Ätiologie- und Pathogenesespektrum ihrer Erkrankung *primär* auch *psychische* Faktoren eingebunden sein können. Typische Beispiele sind Colitis-ulcerosa- und Morbus-Crohn-Patienten, bei denen wir gehäufte Belege für eine *neurotische* Fehlentwicklung finden, die im psychodynamischen Bezug zur chronisch-entzündlichen Darmerkrankung steht. Ferner sind hier Patienten zu erwähnen, bei denen Alkoholabusus und Diätverstöße sowie allgemeine ungenügende Kooperationsfähigkeit für einen prognostisch ungünstigen Erkrankungsablauf wesentlich sein können, z. B. Patienten mit Leberzirrhose, chronischer Pankreatitis und Sprue.

2) Patienten, bei denen hinsichtlich der Krankheitsentstehung und -chronifizierung primär psychische Faktoren weniger relevant erscheinen, z. B. bei chronisch-aggressiver Hepatitis und primär biliärer Zirrhose.

Ungeachtet dieser quantitativ unterschiedlichen psychischen Mitverursachung der verschiedenen Erkrankungen ist jedoch für beide Patientengruppen charakteristisch, daß sich infolge Wahrnehmung der chronischen Erkrankung *sekundäre psychische* Veränderungen ausbilden, die bei akuten Krankheitsschüben besonders deutlich zutagetreten. Unter Umständen sind dann psychische Störungen, die eine *neurotische* Genese zeigen, mit psychischen Störungen, die den sekundären psychischen Ursprung aufweisen, eng verwoben. Ein typisches Beispiel sind jene Colitis-ulcerosa-Patienten, bei denen anläßlich eines manifesten Krankheitsschubs zunächst die sekundären psychischen Veränderungen überwiegen und die originären neurotischen Störungen lediglich hintergründig faßbar werden. Unter der somatischen Stabilisierung und v. a. beim Übergang in die Remission werden dann die sekundären psychischen Züge schwächer und die neurotischen Züge deutlicher.

2 Psychodynamik der sekundären psychischen Veränderungen

Wenn wir zunächst die neurotischen Persönlichkeitsanteile beiseite lassen und uns ganz auf die sekundären psychischen Veränderungen konzentrieren, dann ist davon auszugehen, daß das Erlebnis einer chronischen Erkrankung für die Patienten einen beschreibbaren (sekundären) *Objektverlust* einschließt. Das heißt, es kommt beim Patienten infolge der wahrgenommenen Erkrankung zu einem Verlusterleben an den eigenen körperlichen Funktionen. Diesen Objektverlust nimmt der Patient im Sinne einer *Erschütterung* seines *Selbstwertgefühls* mit Zeichen der emotionalen Schockreaktion wahr. Diese Schockreaktion zeigt eine deutliche Korrelation mit *Ängsten* vor Symptomverschlimmerung. Die symptombezogenen Ängste rufen beim Patienten die verstärkte Konzentration von seelischen Valenzen auf den erkrankten Organbereich hervor. Er befaßt sich intensiver mit den Daten seiner Krankheitsgeschichte, seinen körperlichen Beschwerden und den Therapiemaßnahmen. Diese *medizinisch orientierten Selbstbeschäftigungen* dienen v. a. dazu, den organbezogenen Ängsten eine kathartische Abfuhr zu verschaffen. Auch zeigen sich beim Patienten Zeichen der partiellen *infantilen Regression*. Es handelt sich um die Manifestation von entwicklungsgeschichtlich früheren Verhaltensweisen angesichts der lange dauernden Konfrontation mit der Erkrankung. Jetzt werden in begrenztem Umfang adulte Modalitäten unterdrückt, so daß gesteigert bestimmte infantile Modalitäten zu finden sind. Dabei handelt es sich insbesondere um Abhängigkeitswünsche.

Diese partiell infantilen Züge ermöglichen dem Patienten das Eingehen auf jene Abhängigkeitsbeziehungen, die zur Akzeptation der therapeutischen Prozeduren (von seiten der Ärzte-Schwestern-Pfleger-Gruppe) und der häuslichen supportiven Zuwendungen (von seiten der Familie) notwendig sind. Ferner kommt es zur *Unterdrückung* der *frustationsaggressiven* Strebungen im Sinne von Groll, Unmut, Hadern und u. U. auch Feindseligkeit, die beim Patienten aus 2 Gründen mobilisiert wurden: einerseits infolge jener Versagungen, die sich häufig im klinischen Alltag nicht vermeiden lassen, andererseits entsprechend der subjektiv quälenden Frage: „Warum gerade ich und nicht der andere?". Der Patient neigt zur Unterdrückung seiner frustrationsaggressiven Strebungen, denn er befürchtet, bei deren Äußerung unwiderruflich die Zuwendung seiner Umwelt zu verlieren, von der er so sehr abhängig ist. Infolge dieser Aggressionsabwehr lassen sich bei der Mehrzahl der Patienten nicht nur Zeichen von *Submissivität* nachweisen, sondern diese Aggressionsabwehr ist auch psychodynamisch die Hauptursache der *Erschöpfungsdepression*. Schließlich finden wir beim Patienten eine *Einschränkung* seiner allgemeinen *Introspektionsfähigkeit* bei gleichzeitiger *Steigerung* seiner *selbstreflektorischen* Fähigkeit bezüglich *medizinischer* Fakten [1].

Die sekundären psychischen Veränderungen schließen auch jenes Abwehrverhalten ein, das ein typischer emotionaler Bewältigungsmechanismus chronisch kranker Patienten ist: die *Verleugnungsarbeit*. Verleugnung nennen wir die Abschwächung oder fast vollständige Ausblendung von intrapsychischen, subjektiv quälenden Wahrnehmungen. Es handelt sich um eine Art von episodischer oder eher kontinuierlicher Skotomisierung bestimmter seelischer Erlebnisinhalte mit dem Ziel, auf bewußtseinsnahem Niveau massivere Unlustgefühle zu vermeiden. Verleugnung heißt hier jedoch nicht – wie im gewöhnlichen Sprachgebrauch – pathopsychologisches Agieren mit nachfolgender situationsinadäquater Anpassung. Vielmehr nennen wir hier Verleugnung das Bemühen um eine realitätsgerechte Adaptation mit dem Aufbau eines Selbstschutzmechanismus, um das seelische Gleichgewicht angesichts der dauernden Konfrontation mit der Krankheit aufrecht zu erhalten. Die Verleugnungen betreffen den momentanen Schweregrad der Erkrankung einschließlich der weiteren prognostischen Entwicklung, ebenso die zugehörigen Grade von labilem Selbstwertgefühl, Angst, Frustrationsaggression und Depression. Ferner beinhalten die Verleugnungen die Intensität der therapeutischen Maßnahmen sowie das objektive Ausmaß der Abhängigkeit von der Ärzte-Schwestern-Pfleger-Gruppe und den Angehörigen.

3 Die psychische Führung des Patienten

3.1 Social support

Sofern beim chronisch Kranken keine groben neurotischen Störungen aufzeigbar sind, beruht seine psychische Führung in erster Linie auf dem Prinzip des sog. *social support*; das sind gezielt dosierte zwischenmenschliche Zuwendungen, die spezifische psychologische Wirkungen nach sich ziehen. Die Qualität des „social support" wird von folgenden drei Faktoren bestimmt:

1) Intensität der tragenden Kontakte zu den *Mitpatienten*;
2) Intensität der Stützung und Ermutigung von seiten der *Angehörigen*;
3) Intensität der Beziehung zur Gruppe der *Therapeuten*: Ärzte, Schwestern, Pfleger, Psychosomatiker, Seelsorger, Rehabilitationsfachmann, Sozialarbeiter, Krankengymnast, Ernährungsberater.

3.1.1 Mitpatienten

Die Kontakte des chronisch Kranken zu seinen *Mitpatienten* können für den Patienten ein deutlich supportives Element darstellen. Es betrifft zunächst den laufenden medizinischen Informationsfluß innerhalb der Patientengruppe, der für den einzelnen Kranken stützende und ermutigende Faktoren beinhalten kann. Ferner geht es innerhalb der laufenden Patientenkontakte um das Sich-aussprechen-Können hinsichtlich des individuellen Leidensdrucks. Für die tragenden Kontakte zu Mitpatienten kommt offensichtlich auch regionalen Selbsthilfegruppen eine große Bedeutung zu.

3.1.2 Angehörige

Da für chronisch Kranke die *Familie* das wichtigste Beziehungssystem darstellt, kommt es zu erheblichen Auswirkungen auch für die Angehörigen, wenn ein Familienmitglied erkrankt. Die großen stützenden und ermutigenden Effekte, die die Zuwendung der Angehörigen für die Mehrzahl der Patienten hat, sind unbestritten. Der Patient rückt in den Mittelpunkt des Familienlebens und erfährt emotionale Zuwendungen. Die Angehörigen werden durch den Patienten so intensiv berührt, weil sie sein labiles Selbstwertgefühl und seine Angst ebenso plastisch wahrnehmen wie dessen Zuwendungswünsche und hierauf mit stützend-ermutigenden Verhaltensweisen reagieren. Deshalb bilden sich häufig enge gegenseitige Bindungen aus, die für den Patienten einen außerordentlichen seelischen Schutz bedeuten.
Der Angehörige nimmt diese Bindungen zwar ebenfalls als zwischenmenschlich befriedigend wahr, fühlt sich aber gleichzeitig auch psychisch erheblich belastet. Wir sprechen von einer emotional kontrastierenden Doppelrolle des Angehörigen. Dieser muß nämlich einerseits dem Patienten gegenüber stützend und ermutigend handeln; andererseits muß er jenen Leidensdruck bewältigen, den der Kranke sozusagen an ihn delegiert hat, und zwar durch „Mittrauern" und Verleugnung. Außerdem nehmen die Angehörigen auf die Patienten mehr Rücksicht als umgekehrt; auch weichen sie Konflikten mit den Patienten eher aus und ziehen sich bei Meinungsverschiedenheiten eher zurück. Die Angehörigen müssen ihr Verhalten u. U. mit einem Stück Interessens- und Kontaktverlust gegenüber der Umwelt bezahlen. Es resultiert ein partnerbezogener sekundärer Krankheitsgewinn für den Patienten.

3.1.3 Therapeuten

Neben den Mitpatienten und Angehörigen haben auch die *Therapeuten* ein Stück „social support" zu leisten, im Krankenhaus v. a. die Ärzte, Schwestern und Pfleger und in der freien Praxis v. a. die niedergelassenen Ärzte und ihre Mitarbeiter. Dieser „social support" läßt sich durch den

Begriff „emotionale Präsenz" charakterisieren. *Emotionale Präsenz* ist die kontinuierliche potentielle oder reale wach-interessierte Aufmerksamkeit und Verfügbarkeit für den Patienten. Diese Aufmerksamkeit betrifft die betonte Einstellung auf den Bedürfnisdruck des Patienten: die Ansprache von erkennbaren Wünschen, Unbehagen und Ängsten sowie die Bestätigung ihrer weitgehender Einfühlbarkeit aufgrund der medizinischen Situation; ferner: das geduldige Eingehen auf Fragen des Patienten und auf dessen starkes Bedürfnis, sich aussprechen zu können; schließlich: die breite Aufklärung im bei offensichtlichen Mißverständnissen hinsichtlich des Behandlungsprogramms, beabsichtigter Untersuchungen und bevorstehender Eingriffe. Zu dieser speziellen Form der Aufmerksamkeit sollte auch die Fähigkeit des Arztes, der Pflegepersonen und weiterer Mitarbeiter gehören, in bestimmten Situationen psychologisch-medizinisch helfend zu intervenieren. Dazu gehört zunächst die Sorge für situationsgerechte seelische Verhaltensweisen des Patienten anläßlich der Behandlungskonfrontation, dann die Aufrechterhaltung von ausreichender Kooperation und eines laufenden medizinischen Informationsflusses mit dem Ziel, den Patienten zu einem Experten zu machen. Die Verwirklichung des Status des Experten führt beim Patienten zur Verminderung von labilem Selbstwertgefühl, Angst, Frustrationsaggression, Depression und Submissivität. Schließlich geht es um das gezielte Eingreifen bei seelischen Krisensituationen des Patienten unter besonderer Berücksichtigung der innerfamiliären Beziehungen, sofern im Einzelfall diese Interventionen keine Überforderung für den Arzt oder die Pflegepersonen darstellen.

Folgende 3 Interventionen im Rahmen der emotionalen Präsenz erfordern einen geringen zeitlichen Aufwand und haben sich als sehr effektiv erwiesen [3]:

1) Die wiederholte Anregung des Patienten zur *Verbalisierung* seiner *medizinisch orientierten Selbstbeschäftigungen.* Dank solcher kathartischer (Ab-)Reaktionen fühlt sich der Patient merklich entlastet.

2) Die umgehende *Ansprache* von erkennbar werdenden *frustrationsaggressiven* Strebungen führt beim Patienten ebenfalls oft zur befreienden *Katharsis.* Sofern seine Aggressionsabwehr vorübergehend durchlässig wird, und Groll, Unmut, Hadern oder gar Feindseligkeit zutagetreten, dann ist sehr wichtig, daß Ärzte und Pflegepersonen dem Patienten ermöglichen, seine frustrationsaggressiven Strebungen ihnen gegenüber Schritt für Schritt zu verbalisieren. Diese von betonter Toleranz geprägte Präsenz ist für das Erleben des Patienten unverhältnismäßig besser als das immer wieder beobachtbare Gegenagieren der Ärzte-Schwestern-Pfleger-Gruppe, weil sie sich hierdurch gekränkt fühlen.

3) Durch diese kathartische Abfuhr von spezifisch krankheitsbezogenen, den Patienten subjektiv stärker beeinträchtigenden Gedanken und Gefühlen wird die vorher eingeschränkte allgemeine *Introspektionsfähigkeit* des Patienten wieder etwas *gesteigert.* Diese Steigerung ermöglicht es, gemeinsam mit dem Patienten seine medizinischen und persönlichen Probleme zu reflektieren, wodurch seine Kooperationsfähigkeit verstärkt wird.

3.2 Supportive Psychotherapie

Breite Erfahrungen lehren, daß bei der Mehrzahl der chronisch Kranken
ohne grobe neurotische Störung die emotionale Präsenz der Ärzte und
Pflegepersonen sowie die Stützung und Ermutigung von seiten der Angehörigen ausreichen, um die erkrankungsbedingt beeinträchtigte psychische Situation erträglich zu gestalten und den Patienten in einem
emotionalen Gleichgewicht zu halten. Wenn jedoch beim Patienten die
sekundären psychischen Veränderungen zu stark ausgeprägt sind oder
aber zusätzlich durch grobe neurotische Störungen kompliziert werden,
so daß die Ärzte-Schwestern-Pfleger-Gruppe überfordert wird, dann
sind psychotherapeutische Maßnahmen angezeigt, und zwar zunächst
die supportive Psychotherapie. Bei der *supportiven Psychotherapie* handelt es sich um eine Spezialform der seelischen Krankenbehandlung, die
sich einerseits durch den Aufbau einer stabilen Objektbeziehung in Richtung Gewährung, Stützung und Ermutigung auszeichnet, andererseits
durch eine ganz oberflächliche Konfrontations- und Deutungsarbeit, die
schließlich in *konfliktbearbeitende* Psychotherapiemaßnahmen ausmün-
den sollte [2]. Die entscheidende Voraussetzung für die Einleitung der
supportiven Psychotherapie ist, daß beim Patienten eine hinreichende
innere Motivation besteht, insbesondere ein – zumindest vage-unbe-
stimmtes – Problembewußtsein und eine – wenigstens minimal ausgebildete – Fähigkeit zum (Selbst-)Reflektieren.

Die supportive Psychotherapie, die auch von psychologisch-medizinisch fortgebildeten Ärzten und Pflegepersonen durchgeführt werden kann, beinhaltet 4 Schritte:

1) Den Ausgangspunkt stellt die oral-narzißtische Objektbeziehung dar, die der Patient –
auf das Angebot des Therapeuten hin – aufbaut. Der Begriff „oral-narzißtisch" beinhaltet
für den Therapeuten das Ziel, den Patienten seine unmittelbare Nähe fühlen zu lassen und
betont auf dessen Bedürfnisdruck einzugehen. Infolgedessen kommt es beim Patienten zur
ersten Intensitätsabschwächung seiner sekundären psychischen Veränderungen. Jetzt geht
es darum, den Patienten zur Wiedergabe seiner Selbstbeschäftigungen mit den körperlichen
Beschwerden und den damit verknüpften Therapien anzuregen. Diese medizinisch orientierten Selbstbeschäftigungen können anfangs v. a. beim akut kranken Patienten sein eigentliches kommunikatives Anliegen darstellen und bedürfen deshalb von seiten des Therapeuten
einer besonderen Würdigung. Bei diesen Verbalisierungen handelt es sich für den Patienten
um eine zwar wenig differenzierte, jedoch kathartisch sehr wirksame Form des „Sprechens
über sich". Der Patient nimmt die Abfuhr seiner medizinisch orientierten Inhalte als sicht-
liche psychische Entlastung wahr; gleichzeitig erfährt hierdurch die Arzt-Patient-Beziehung
eine Verfestigung (Stadium I).

2) Dann wird der Patient zu *gefühlhaft-differenzierten Verbalisierungen angeregt.* Falls dies
gelingt, werden die Selbstbeschäftigungen mit körperlichen Beschwerden und Therapien zunehmend zugunsten von differenzierteren Selbstreflexionen vermindert, die beim Patienten
eine weitere befreiende Katharsis nach sich ziehen: die Kundgabe seines Leidensdrucks.
Dieser Leidensdruck hat – im Gegensatz zu vorher – besser identifizierbare seelische Inhalte:
emotional konturiertere Aspekte seines Krankheitsstresses (insbesondere hinsichtlich seines
erschütterten Selbstwertgefühls und seiner Frustrationsaggression) sowie seiner allgemei-

nen Zukunftsperspektiven; ferner wird in allerersten Ansätzen beim Patienten ein Problembewußtsein wahrnehmbar. Jetzt ergeben sich für den Therapeuten erste Möglichkeiten, den Patienten mit seinen bewußtseinsnäher angesiedelten Problemen oberflächlich zu konfrontieren (Stadium II).

3) Nun geht es darum, solches *Konfliktmaterial* systematischer einzubringen, das jetzt beim Patienten faßbar wird, mit dem Ziel, ihn zu gemeinsamem *Reflektieren* und *Durchsprechen anzuregen*, sofern der Patient dazu emotional genügend tragfähig ist. (*Emotionale Tragfähigkeit* des Patienten heißt hier, daß er auf die Konfrontation mit dem Ziel einer beginnenden Änderung von Verhaltensweisen, nicht mit Abbruch der Gespräche reagiert.) Falls jedoch der Patient jetzt abzubrechen droht, muß der Therapeut von einem selbst oberflächlich konfliktbearbeitenden Vorgehen ablassen und sich – unter Fortführung der bisherigen supportiven Strategie – auf die Erhaltung des psychischen Status quo des Patienten zu konzentrieren sowie dessen augenblickliche Verhaltensweisen bestätigen, ungeachtet der offensichtlichen, jedoch (noch?) nicht bearbeitbaren Konflikthaftigkeit. Das heißt, der Therapeut bejaht und erkennt an, daß der Patient für *seine* derzeit aktuelle Lebenssituation *seine* bestmögliche Lösung gefunden hat [5]. Diese Kompromißlösung ermöglicht dem Patienten ein subjektiv erträgliches Gleichgewicht, auch wenn diese psychische Homöostase mit einer Psychopathologie und zugrunde liegenden psychodynamischen Prozessen erkauft wird (Stadium III).

4) Falls jedoch der Patient das gemeinsame konfliktzentrierte Reflektieren kontinuierlich-ansteigend akzeptieren kann, wird die Ebene der supportiven Psychotherapie verlassen, und das *konfliktbearbeitende* Vorgehen beginnt (Stadium IV).

3.3 Paar- und Familientherapie

Sofern die aufzeigbaren Probleme betont *partnerbezogen* sind, ist die *Einbeziehung* der *Angehörigen* sehr wünschenswert.
In Familien mit chronisch Kranken sind – im Hinblick auf psychotherapeutische Überlegungen – folgende häufiger auftretende Verhaltensweisen wesentlich [5]:

1) Wenn gefühlsmäßig belastende Themen durch das kranke Familienmitglied eingebracht werden, können die anderen Mitglieder abzulenken, zu bagatellisieren oder zu beschwichtigen versuchen, mit der Konsequenz einer Reduktion der innerfamiliären Beziehungsmöglichkeiten.
2) Zwecks Konfliktvermeidung werden seitens der Familienmitglieder wechselseitige Beziehungen nur ganz wenig offengelegt und angesprochen, sondern vielmehr stillschweigend zugedeckt, was Unsicherheit und Krisenanfälligkeit innerhalb der familiären Beziehungen zur Folge hat.

Ausgehend von diesen beiden häufigen Verhaltensweisen in Familien mit chronisch Kranken können wir folgende 5 Ziele einer Paar- und Familientherapie formulieren, die sich mittels supportiver Technik oder weiterführender Konfliktbearbeitung verwirklichen lassen [5]:

1) In-Gang-Bringen der Kommunikation nach vorausgegangenem Erliegen von Gesprächen.

2) Aufzeigung von – innerfamiliär bisher verleugneten – konstruktiven
   Anteilen unterdrückter Trauer, Kränkung und Angst.
3) Realitätsgerechtes Einpendeln von Nähe und Distanz nach psycho-
   therapeutischem Abbau der vorher unvereinbaren Extreme „ver-
   schmelzende Nähe" und „unzulängliche Isolation".
4) Durchsprechen von belastenden Lebensgewohnheiten des Patienten
   oder seiner Angehörigen.
5) Bearbeitung von Konflikten.

4 Möglichkeiten der Fortbildung

Um die beschriebene Social-support-Funktion optimal verwirklichen
und mit supportiver Psychotherapie umgehen zu können, sollten Ärzte,
Pflegepersonal und weitere Mitarbeiter eine psychologisch-medizinische
Fortbildung erfahren. Hierzu bieten sich 4 Basisverfahren an, die es ermöglichen sollen, das relativ ungezielte Operieren mit dem sog. gesunden Menschenverstand zum Vorteil von Patienten und Behandlungs-
team zu ersetzen.

4.1 Teilnahme an Patienteninterviews

Im Rahmen psychodynamischer Erstinterviews wird der Patient gemeinsam untersucht, wobei sich die Teilnehmer gegenüber dem Patienten ergänzend einbringen können. Abschließend erfolgt ein grundsätzliches
Reflektieren über die verschiedenen Erlebnisinhalte des abgelaufenen
psychodynamischen Interviews.

4.2 Diskussion der Patientenbefunde nach psychosomatischen Konsilien

Im klinischen und poliklinischen Bereich hat es sich als zweckmäßig erwiesen, daß der Psychosomatiker nach konsiliarischer Untersuchung
des Patienten die erhobenen Befunde mit der zugehörigen Ärzte-Schwestern-Pfleger-Gruppe durchspricht. Diese interdisziplinäre Kooperation
ist dann besonders ergiebig, wenn der Patient gemeinsam angesehen
wurde.

4.3 Fallbesprechungsgruppe

In der Fallbesprechungsgruppe, die häufig eine interdisziplinäre Aus-
richtung zeigt, dominieren direkte Patientenvorstellungen, ferner die
Vermittlung neuer Lehrinhalte sowie schließlich die gemeinsame Vertie-
fung von eingebrachten Voten. Es handelt sich um eine eher faktenori-
entierte Gruppenarbeit.

4.4 Balint-Gruppe

Entsprechend dem Ziel des englischen Psychoanalytikers Michael Balint, über die häufig wechselnden Inhalte der Arzt-Patient-Beziehung gründlich zu reflektieren, soll die Balint-Gruppenarbeit den Arzt und die Pflegeperson in die Lage versetzen, über die somatotherapeutische Krankenversorgung hinaus die Beziehung zum Patienten bewußt auch für die psychologisch-medizinische Diagnose und Therapie auszunutzen, ohne daß hierfür eine spezielle psychoanalytische Schulung vorausgesetzt wird.

In der Balint-Gruppenarbeit unter Leitung seines Supervisors präsentiert der vortragende Teilnehmer spontan kurzgefaßt eine umschriebene Episode, die er beim Umgang mit einem Patienten erlebt hatte. Dabei liegt der thematische Schwerpunkt auf den Übertragungs-/Gegenübertragungsreaktionen. Danach äußern die anderen Teilnehmer – ebenfalls spontan – ihre Gedanken und Gefühle dazu, wie sie die berichtete Arzt-Patient-Beziehung erlebt haben, mit dem Ziel, beim vortragenden Arzt wie beim Patienten, über den berichtet wurde, vorbewußte und unbewußte Anteile dieser Beziehung zu erhellen. Es geht also darum, dem Arzt eine gezieltere Selbstwahrnehmung und Selbstkontrolle zu ermöglichen, damit er sein Beziehungsgefüge zum Patienten optimieren kann. Diese gruppenreflektorischen Prozesse der Teilnehmer sind auf praxisbezogene Inhalte und auf den „nächsten Schritt" des Arztes gegenüber seinem Patienten zu beschränken. Dank dieser thematisch limitierten Gruppenreflexionen wird gedanklich und gefühlhaft eine emotionale Nähe und Tiefe erreicht, die um umschriebene aktuelle Probleme der Arzt-Patient-Beziehung kreist, und es schließlich dem Arzt ermöglichen sollen, seinem Patienten mit neugesehenen emotionalen Einstellungen zu begegnen. Entsprechend den beiden Beschränkungen der Balint-Gruppenarbeit auf Praxisbezogenheit und den nächsten Schritt ist im Verlauf von 1 ½ Std Sitzungsdauer genügend Zeit, um mehrere Arzt-Patient-Erlebnisepisoden von verschiedenen Teilnehmern einbringen zu können. Der Supervisor verhält sich hinsichtlich seiner Interventionen eher reserviert, um die Spontaneität des Reflektierens in der Gruppe nicht einzuschränken. Die Interventionen des Supervisors konzentrieren sich auf die Ziele „emotionale Nähe" und „Tiefe" in der berichteten Arzt-Patient-Beziehung sowie auf die abschließenden Interpretationen.

Die regelmäßige Mitarbeit in einer Balint-Gruppe, die wöchentlich je 1 ½ Std für die Dauer von 3 Jahren laufen sollte, hat für Ärzte und Pflegepersonen folgende Fortbildungseffekte [4]:

a) Der Blick des Arztes und der Pflegeperson für die seelischen Probleme des Patienten wird in erstaunlichem Ausmaß geschärft.

b) Der Arzt und die Pflegeperson erwerben ein Stück vermehrten psychologisch-medizinischen Verständnisses, weil sie kausal gezielter behandeln können. Dieses vermehrte Verständnis basiert v. a. auf ihrer neuerworbenen Fähigkeit zur psychologischen Eigenwahrnehmung. Damit können Ärzte wie Pflegepersonen die Beziehung zum Patienten differenzierter übersehen, außerdem bestimmte unbewußte wie vorbewußte psychische Motivationen beim Patienten erkennen und diese neue Sicht für ihren weiteren Umgang mit Patienten nutzbar machen.

4.5 Abschließende Lernziele

Die 4 psychologisch-medizinischen Fortbildungsmöglichkeiten beinhalten letztlich als eigentliches Lernziel, daß Ärzte, Pflegepersonen und weitere Mitarbeiter imstande sein sollen, bei jenen Patienten, die – ergänzend zur Somatotherapie – auch psychotherapeutischer Interventionen bedürfen, eigenständig folgende 2 Fragen zu klären:

1) Sind beim Patienten die behandlungsbedürftigen seelischen Störungen so milde und so gut durchschaubar, daß sie anhand von ergänzenden psychotherapeutischen Interventionen von seiten der Ärzte und Pflegepersonen eine Lösung erfahren können?

2) Sind beim Patienten die behandlungsbedürftigen seelischen Störungen so ausgeprägt, daß Ärzte und Pflegepersonen hinsichtlich deren Lösungsmöglichkeit überfordert werden? Dann ist die Hinzuziehung des Psychosomatikers angezeigt.

Sofern hinsichtlich des psychologisch-medizinischen Patientenumganges eine solche klare Aufgabenverteilung erfolgt, die zeitökonomisch gleichermaßen Ärzte und Pflegepersonen wie Psychosomatiker betrifft, dann scheint noch am ehesten das Ziel erreichbar, dem einzelnen Patienten bei der Bewältigung seiner psychologischen Probleme durchgreifender zu helfen. Wir sollten uns aber ganz darüber im klaren sein, daß wir vom Ziel einer solchen zeitökonomischen interdisziplinären Aufgabenverteilung noch sehr weit, vorläufig aussichtslos weit, entfernt sind.

Wenn wir nun abschließend zur Eingangsvorbemerkung zurückkehren, dann bedarf der praxisbezogenen interdisziplinären Kooperation jene Patientengruppe, bei der in das Ätiologie- und Pathogenesespektrum ihrer Erkrankung auch psychische Faktoren eingebunden sein können. Typische Beispiele sind, neben den Colitis-ulcerosa- und Crohn-Kranken, die Patienten mit Ulcus duodeni, Reizmagen und Colon irritabile. Hinsichtlich der Notwendigkeit auch einer ergänzenden psychosomatischen Krankenversorgung stellt diese Patientengruppe sicherlich die wichtigere dar. Daneben haben wir aber auch mit einer ansteigenden Zahl jener chronisch Kranken zu rechnen, bei denen hinsichtlich der Krankheitsentstehung und -chronifizierung primär psychische Faktoren weniger relevant erscheinen, sondern in erster Linie die sekundären psychischen Veränderungen. Je ausgeprägter sich, dank der Fortschritte der modernen Medizin, die Überlebens- und Rehabilitätsmöglichkeiten von chronisch Kranken entwickeln werden, um so stärker könnte sich bei diesen auch ein zusätzlicher psychischer Bedürfnisdruck ausbilden, der u. U. auch einer nachdrücklichen Berücksichtigung im Behandlungsplan bedarf, um die Wirksamkeit der somatischen Therapie zu potenzieren.

Literatur

1. Freyberger H (1977) Psychosomatik des erwachsenen Patienten. Klin Ggw 11:613
2. Freyberger H, Nordmeyer J, Künsebeck HW et al. (1983) Clinical and educational activities of a psychosomatics division. Adv Psychosom Med 11:166
3. Klapp B, Freyberger H (1981) Psychosomatik der Intensivmedizin. Dtsch Med Z 106:227
4. Speidel H (1975) Die Balint-Gruppe. Therapiewoche 25:3696
5. Wirsching M, Stierlin G, Weber G, Wirsching B (1979) Familiendynamik und Familientherapie onkologischer Krankheiten, Skript zum Ausbildungsprogramm des Heidelberger Nachsorgezentrums

Kuren und ihre Bedeutung für die Betreuung chronisch Kranker in der Gastroenterologie

R. BLOCH

1 Historisches

Ein Blick in die Geschichte der Medizin zeigt, daß das Kur- und Bäderwesen eine lange Tradition hat. Nicht nur griechische und römische Ärzte priesen die Vorzüge und Wohltaten balneologisch-physikalischer Behandlungsformen, auch hierzulande gehörte die Balneotherapie in Form von Trinkkuren, Wärmeapplikationen und Bädern seit Jahrhunderten zum therapeutischen Rüstzeug der Ärzte.
So schreibt z. B. der Schweizer Arzt Tissot im Jahre 1786 u. a.:

Die kalten Bäder sind ebenfalls sehr zuträgliche Mittel, sie geben dem Magen, den Muskeln, den Nerven ihre Stärke wieder; ja, die Seele selbst setzen sie wieder in den Stand, neue Beschwerlichkeiten zu ertragen. Und ich habe verschiedene junge Leute gesehen, die, wenn sie vom Studieren ermüdet und entkräftet sich ins Bad begaben, allezeit, wenn sie herauskamen, eine besondere Stärke der Seele und eine neue Lust zur Fortsetzung ihrer Studien fühlten.

Nachdem im 19. Jahrhundert Badekuren i. allg. eine Angelegenheit der Wohlhabenden war, wurden bereits 1889 im Rahmen der sozialen Gesetzgebung die Rentenversicherungen aufgefordert, für kranke Versicherte Heilverfahren durchzuführen, wenn als Folge einer Krankheit Erwerbsunfähigkeit zu befürchten war. Damals wie heute steht der Rehabilitationsgedanke, d. h. die Wiedereingliederung in das berufliche und soziale Leben ganz im Mittelpunkt der Bemühungen, wobei die medizinische Rehabilitation nur als Teilbereich eines wesentlich größeren Programms von Maßnahmen zur Besserung und Wiederherstellung der Erwerbsfähigkeit verstanden wird. Bei bedrohter und bereits bestehender Minderung der Erwerbsfähigkeit sieht der Gesetzgeber Heilbehandlungen vor, die alle erforderlichen medizinischen Maßnahmen, insbesondere Behandlungen in Kur- und Badeorten sowie in Spezialanstalten, einschließen.

Vor diesem Hintergrund gesetzlicher Regelungen spielt sich das ab, was landauf, landab unter dem Begriff „Kuren" verstanden wird.

Die noch bis vor kurzem zahlenmäßig überwiegenden freien Badekuren mit privater Unterbringung oder Kuren in Kurheimen gerieten oft wohl nicht ganz zu Unrecht in das Kreuzfeuer der Kritik, da sowohl ihre Notwendigkeit als auch die ärztliche Betreuung nicht immer ausreichend gewährleistet erschienen. Heute gehen die Rentenversicherungen immer mehr zu klinischen Heilmaßnahmen in Rehabilitationskliniken über, bei denen es sich in der Regel um indikationsbezogene Schwerpunktkliniken handelt.

2 Ausstattung und Merkmale einer Rehabilitationsklinik

Aus eigener Anschauung kenne ich nur die Möglichkeiten und Grenzen stationärer Heilbehandlungen in einer gastroenterologischen Rehabilitationsklinik, deren Indikation die Behandlung schwerer chronischer Verdauungs- und Stoffwechselkrankheiten beinhaltet.

Um die Möglichkeit einer derartigen Institution darzustellen, die kein an einen anderen Ort gestelltes Krankenhaus sein will, ist es zunächst wichtig, Unterschiede zu den herkömmlichen Akutkrankenhäusern aufzuzeigen.

Hier sind auf den ersten Blick vordergründig erscheinende Unterschiede, z. B. in der Unterbringung der Patienten, festzustellen, die unter der Überschrift „freundliche Atmosphäre, keine Hospitalisierung" zusammengefaßt werden können. Rehabilitationskliniken haben sich im Anschluß an die Badeorttradition vorwiegend in Heilbädern etabliert und sind eingebunden in gepflegte gärtnerische Anlagen und Parks, die zu Zonen der Ruhe und Abgeschirmtheit gegenüber den Einflüssen des Alltags werden. Die Größe der Kliniken – unsere hat 210 Betten – ist auch für Patienten überschaubar gehalten. Die Patientenzimmer sind freundlich und vermitteln eher den Eindruck eines Hotels- als eines Krankenzimmers. Entsprechend den individuell erforderlichen ärztlichen und pflegerischen Maßnahmen gibt es bei uns 3 verschiedene Bettentypen, die vom gewohnten niedrigen Bett über ein Klinikbett bis hin zu Intensivbetten reichen. Es ist u. E. nicht einzusehen, daß ein rein medikamentös oder diätetisch behandelter Diabetiker oder ein Leberkranker oder auch jemand mit einem unkomplizierten Ulcus ventriculi in einem unbequemen Klinikbett liegen muß. Desweiteren können Patienten, die nicht streng bettlägerig sind, und dies gilt in der Gastroenterologie für die überwiegende Zahl der chronisch Kranken, ihr Essen zusammen mit anderen an einem gedeckten Tisch einnehmen, was sicherlich zu einer nicht unwesentlichen Anhebung des Wohlbefindens beiträgt.

Während Rehabilitationskliniken auf der einen Seite in personeller und technischer Hinsicht ein moderner medizinischer Apparat zur Verfügung steht, der, falls erforderlich, alle wesentlichen diagnostischen Maßnahmen zuläßt, achten wir andererseits sehr darauf, daß bei den Patienten nicht das beängstigende Gefühl einer Hospitalisierung wie in herkömmlichen Krankenhäusern aufkommt, das nach Enke nicht nur rehabilitationsunwirksam, sondern geradezu rehabilitationsfeindlich wirkt.

3 Zielsetzungen einer gastroenterologischen Rehabilitation

Krankheiten der Verdauungs- und Stoffwechselorgane haben, von wenigen Ausnahmen abgesehen, einen chronischen Verlauf. Technisierung, Automatisierung, Konsum-, Bequemlichkeits- und Wohlstandsverhalten führen auch hier zu den häufigen umwelt- und verhaltensbedingten Zivilisationskrankheiten, die von vielen Lebererkrankungen über die Folgen eines gestörten Fettstoffwechsels bis hin zum Colon irritabile oder gar zu den Karzinomerkrankungen des Dickdarms reichen dürften. Demzufolge kann sich ärztliches Handeln nicht in rein kurativen Maßnahmen erschöpfen, sondern bedeutet mehr denn je die Hinwendung auf die Probleme und Bedürfnisse der Patienten sowie eine intensive Gesundheitserziehung mit dem Ziel humanerer und dadurch gesünderer Verhaltensnormen.

Krankheit ist nicht immer Schicksal, sondern oftmals die Quittung für eine unangemessene Lebensweise. In unserer Industriegesellschaft herrscht aber eine illusionäre Vorstellung über das medizinisch Machbare vor. Der Bürger fordert im Grunde ein Leben ohne Abstriche, eine rasche und komplette Reparatur aller biologischen Störungen.

Der Aufbau der Sozialgesetzgebung, der Medizintechnik und auch einer rein kurativ verstandenen Medizin versetzt darüber hinaus den Patienten in den Zustand reiner Passivität. Wir Ärzte sollten aber auf der Hut sein und uns nicht mehr und mehr in die Rolle eines bloßen Gesundheitstechnikers drängen lassen, der lediglich Symptome zu kurieren hat, ohne daß der Patient selbst aufgefordert und bereit ist, seine gesundheitsschädigende Lebensführung zu ändern. Der Patient muß wieder aktiv in den Prozeß des Gesundens eingeschaltet werden. Deshalb verstehen wir eine klinische Kur, in der neben der erforderlichen Diagnostik, die Anordnung und Überwachung eines medikamentösen Therapieplans sowie weiterer therapeutischer Maßnahmen vorgenommen werden, vor allem als ein Gesundheitsseminar, in dem Patienten in täglichen Gesprächen, die in der Regel in kleinen krankheitsbezogenen Gruppen durchgeführt werden, über Entstehung und Auswirkungen ihrer Krankheit unterrichtet werden. Bei vielen chronischen Krankheiten ist lediglich eine Defektheilung zu erzielen, somit kommt es darauf an, dem Patienten den Umgang mit seiner Krankheit, also eine Rehabilitation des Verhaltens und der Einstellung zur Krankheit nahe zu bringen, wobei es oftmals die psychische Situation eines chronisch Kranken zu berücksichtigen und seinen Leistungs- und Gesundheitswillen zu stärken gilt. Pathogenetische Entstehungsmechanismen und Bedingungen, die zu den heute am häufigsten anzutreffenden chronischen Krankheiten führen, sind oftmals nicht bekannt und teilweise auch ganz unspezifisch, z. B. Bewegungsmangel, Übergewicht, Ernährungsfehler, psychosozialer Streß sowie übermäßiges Rauchen und Trinken. Deshalb können neben den herkömmlichen auch unspezifische Behandlungsverfahren zur kausalen Therapie werden. Hierbei begünstigen die soziale Ausnahmesituation, in der sich die Patienten während der Kur befinden, sowie die eingangs erwähnte Kurortatmosphäre, die Einsicht und Aufgeschlossenheit der Patienten für verhaltensändernde Maßnahmen.

So lernen, um konkret zu werden, z. B. unsere Patienten mit Kolo- oder Ileostoma durch eine ausgebildete Stomatherapeutin den unbefangenen Umgang mit dem Stoma. Sie lernen das Irrigationsverfahren, es werden Kontakte zur ILCO vermittelt, also Dinge getan, die es dem Kranken erleichtern, mit dem Stoma zu leben.

Vielfach kommen Magenresezierte, Leberkranke oder Patienten mit einer Colitis ulcerosa zur Aufnahme, die eine überängstliche, einseitige Kostform einhalten. Ihnen wird nach entsprechender Unterrichtung durch Diätassistentinnen und Ärzte die Möglichkeit gegeben, selbst eine für sie zuträgliche Diät herauszufinden, und sie sind oftmals nach Überwindung anfänglicher Ängste erstaunt, wie gut sie z. B. eine allgemeine gastroenterologische Schonkost tolerieren und wie unnötig in vielen Fällen die bisher eingehaltene organbezogene Diät war.

Mit dem bei uns eingeführten Komponentenwahlsystem legen die Patienten am Vortag selbst anhand von Speisekarten, die getrennt für Diabetiker, Reduktionsdiäten, Schon- und Vollkostformen vorliegen, ihren Speiseplan fest. Die einzelnen Komponenten laufen dann durch einen Computer, der bei jedem Patienten die über 24 h konsumierten Kalorienträger, d. h. den Gehalt an Fett, Kohlenhydraten, Eiweißen, aber auch den Fasergehalt und, wenn nötig, weitere Parameter errechnen kann. Die Zweckmäßigkeit bzw. Zuträglichkeit der gewählten Nahrung kann dann anschließend mit den Patienten durchgesprochen werden. Nur seltene Diätformen, wie z. B. eine glutenfreie Kost oder andere streng berechnete Diäten werden noch von den Diätassistentinnen selbst zubereitet. Wir erreichen hiermit, daß die Patienten aktiv an unseren diätetischen Überlegungen teilnehmen müssen. Oft genug erleben wir dabei, daß selbst langjährige Diabetiker, die vorgeben, über diätetische Erfordernisse informiert zu sein, anfangs nicht in der Lage sind, eine für sie zuträgliche Diät zusammenzustellen.

Trotz technischer und personeller Perfektion in den Krankenhäusern und trotz der damit verbundenen vielzitierten Kostenlawine im Gesundheitswesen, ist es in den letzten Jahren nicht gelungen, die Volksgesundheit, gemessen an der mittleren Lebenserwartung unserer Bürger, weiter zu verbessern. Wir sind ganz offenbar an einem Punkt angekommen, wo von einer weiteren Verbesserung der Medizintechnik keine Senkung des Krankenstandes mehr erwartet werden kann. So müssen wir uns leider eingestehen, daß, um nur ein Beispiel zu nennen, die Notfallendoskopie bei der oberen Intestinalblutung keine Verbesserung des Therapieergebnisses und der Überlebensrate gebracht hat. Das gleiche scheint für die endoskopische retrograde Pankreatikographie, was die Aufdeckung eines noch operablen Pankreaskarzinoms angeht, zu gelten. Auch die Kardiologen sagen uns, daß die Intensivstationen langfristig zu keiner Verbesserung der Infarktmortalität geführt haben. Wenn in einigen Industrieländern die Infarktsterblichkeit zurückgeht, so ist dies in erster Linie ein Verdienst der primären Prävention und nicht der Erfolg einer verbesserten medizinischen Behandlung gewesen.

Diese Überlegungen machen deutlich, daß nicht nur bei den Patienten, sondern auch bei uns Ärzten eine Umbesinnung notwendig ist, und gerade bei chronischen Krankheiten sollten wir darauf sehen, daß die erhebliche Divergenz zwischen dem diagnostisch und therapeutisch Erforderlichen und dem oftmals wenig effizienten und kostspieligen medizinisch Machbaren nicht ständig größer wird und gleichzeitig damit die Fähigkeit, sich der Grundproblematik der Patienten anzunehmen, sinkt. Mit anderen Worten, noch keinem Kolitispatienten wurde damit geholfen, daß er, wie dies nicht selten zu beobachten ist, 4 mal im Jahr koloskopiert wird. Besonders in der Betreuung chronisch Kranker muß das ärztliche Gespräch, d. h. die Hinwendung des Arztes auf die Sorgen und Bedürfnisse seines Patienten wieder in den Mittelpunkt des ärztlichen Handelns gerückt werden. Wir müssen etwas abrücken von der, wie es Schulten einmal sagte „oberflächlichen Routine" der üblichen Arztpraxis und von der „mechanisierten Inhumanität" herkömmlicher Krankenhäuser.

Nicht nur aufgrund des gesetzlichen Auftrags, sondern auch aus rationalen Gründen, kann die Rehabilitation eines Kranken in unserer Klinik nicht an dem erkrankten Organ Halt machen. Das über die Krankenbehandlung hinausgehende Ziel der Erhaltung seiner beruflichen und sozialen Existenz macht die Einbeziehung der Zusammenhänge zwischen der Krankheit und Familie, Arbeit, Freizeit und Lebensführung zwingend notwendig.

Dort, wo es erforderlich erscheint, beispielsweise bei funktionellen Störungen, aber auch bei der chronischen Ulkuskrankheit, bei chronisch-entzündlichen Darmerkrankungen und bei Patienten, die durch den langen Krankheitsverlauf psychisch auffällig sind, streben wir eine Zusammenarbeit mit unserer psychotherapeutischen Abteilung an, in der Psychologen und Psychotherapeuten tätig sind und in Form von Einzel- und Gruppengesprächen, in Form von autogenem Training und verhaltenstherapeutischen Maßnahmen versuchen, zusätzliche Hilfe zu gewähren. Hierbei erscheint es uns allerdings wichtig, daß der erstbehandelnde Gastroenterologe auch weiterhin die Bezugs- und Anlaufstation für seinen Patienten bleibt und er diesen nicht zur Durchführung weiterer Therapiemaßnahmen sozusagen abschiebt, sondern den Psychologen mit in sein Therapiekonzept einbaut, letztlich aber die Verantwortung für den Rehabilitationserfolg selbst behält.

4 Ausblick

Große medizinische Fortschritte wurden v. a. in der Behandlung akuter Erkrankungen gemacht, von denen heute der überwiegende Teil gebessert oder geheilt werden kann. Mit zunehmender Chronizität und Komplexität einer Krankheit verliert aber ein rein naturwissenschaftlich orientierter Therapieansatz an Effizienz. Hier fallen die Therapieerfolge auch eindeutig bescheidener aus. Einer rein auf die Einzelsymptome gerichteten kurativen Medizin muß bei dieser ständig wachsenden Gruppe von Patienten eine umfassende rehabilitierende Medizin an die Seite gestellt werden. Auch wenn selbstverständlich diese Rehabilitationsmaßnahmen nicht grundsätzlich an Kur- oder Badeorte gebunden sind, so haben doch die Heilbäder in Deutschland hierfür besonders günstige Voraussetzungen geschaffen.
Die strenge Kompetenzverteilung, welche in der Bundesrepublik zwischen Kranken- und Rentenversicherungen besteht, ist oftmals einer wünschenswerten und zügigen Abwicklung von Rehabilitationsmaßnahmen nicht dienlich. Durch die neuen Anschlußheilbehandlungen (AHB) der BfA ist es allerdings heute möglich, auch für chronisch Kranke in der Gastroenterologie einen nahtlosen Übergang vom Akutkrankenhaus zur Rehabilitationsklinik zu gewährleisten.
Eine rechtzeitige Verlegung der zu rehabilitierenden Patienten vom Akutkrankenhaus in die Rehabilitationsklinik entlastet finanziell die Krankenkassen und hilft bei deutlich niedrigeren Pflegesätzen in den Rehabilitationskliniken Kosten einzusparen. Auf der anderen Seite kann durch umfassende Rehabilitationsmaßnahmen nicht nur der Wiedereingliederungsprozeß verkürzt, sondern in vielen Fällen eine vorzeitige Berentung abgewendet werden.

Kapitel 3

Möglichkeiten der Zusammenarbeit zwischen Zentren, kommunalen Krankenhäusern und Hausärzten

H. ROHDE

1 Problemstellung

Aus der Sicht des Kranken, des Krankenhausarztes, der klinischen Praxis und der klinischen Forschung lassen sich eine große Zahl von Gründen für die Notwendigkeit der systematischen Kontrolluntersuchung bei chronisch Kranken auflisten (Tabelle 1). Wenn wir uns dann noch vor Augen halten, welche prinzipiellen Unterschiede zwischen der bei uns praktizierten Nachuntersuchung und der systematischen Kontrolluntersuchung englischen Stils ("follow-up clinic") bestehen (Tabelle 2), wird uns das Defizit an mit zuverlässigen Methoden erhobenen Daten bei chronisch Kranken in der Bundesrepublik deutlich. Hier ist der Grund dafür zu suchen, daß deutsche Publikationen über chronisch Kranke angefüllt sind mit ausländischen Zitierungen; uns fehlen die auf dem Boden etablierter Organisationsstrukturen erhobenen, über lange Zeiträume vom gleichen Team dokumentierten und puplizierten Patientendaten.
Die kennzeichnenden organisatorischen Merkmale der systematischen Kontrolluntersuchungsklinik ("follow-up clinic") sind in Tabelle 3 zusammengestellt.

2 Bad Godesberger Modell der Krebsnachsorge

Nur auf dem onkologischen Sektor ist es in der Bundesrepublik gelungen, eine der systematischen Kontrolluntersuchungsklinik ähnliche Struktur aufzubauen. Die Ansätze sind außerordentlich vielfältig und illustrieren aufs beste die Unsicherheit bei der Bewältigung des Problems. In Bayern sollten diese Aufgabe die kassenärztlichen Vereinigungen, in Rheinland-Pfalz die Zentralbüros der Krebsbekämpfungsgesellschaft, in Hamburg die Gesundheitsämter und an den Tumorzentren die Nachsorgekliniken übernehmen [3]. Im Rheinland haben Chirurgen vereinzelt die systematische Nachsorge von Krebskranken an ihren Kliniken ein-

Tabelle 1. Gründe für die Notwendigkeit einer systematischen Kontrolluntersuchungsklinik ("follow-up clinic") beim chronisch Kranken (vgl. [5])

1. Klinische Praxis	– Identifikation von zuverlässigen Inzidenzen – Überprüfung der Operationsraten nach verschiedenartigen Eingriffen bzw. Behandlungen – Erkennung von früh und spät auftretenden Komplikationen – Rat für Patienten und Empfehlung adjuvanter Therapie, wo nötig
2. Krankenhausarzt	– Ermittlung der Erfolgs- und Mißerfolgsrate für den einzelnen und die gesamte Klinik – Schutz gegen falsche Anklagen – Analyse von Früh- und Spätkomplikationen der Operation/Behandlung/Narkose
3. Kranker	– Optimierte Behandlung als Resultat der unter 1. und 2. angegebenen Gründe – Herausfinden von Veränderungen seiner Umweltbeziehungen (psychosozialer, psychosomatischer Aspekt) – Ermittlung und Definition von verschiedenartigen Populationen an verschiedenen Orten und in verschiedenen Ländern
4. Klinische Forschung	– Lösung der Pathogenesefragen – Beschreibung des natürlichen Verlaufs der Erkrankung mit und ohne verschiedene Behandlungsformen – Sammlung von Daten für kontrollierte klinische Studien – Ermittlung der Zuverlässigkeit von Definitionen für klinische Studien – Forum für den Austausch von Ideen zwischen Ärzten verschiedener Disziplinen

Tabelle 2. Unterschiede zwischen systematischer Kontrolluntersuchung und Nachuntersuchung (vgl. [5])

Kriterium	Systematische Kontrolluntersuchung	Nachuntersuchung
Patient:		
Kontrolluntersuchungsrate	Alle behandelten Kranken, zumindest 95% der Überlebenden	Einige behandelte Kranke, ein nicht definierter Teil der Stichprobe, sinnlos für weitere Analysen
Termine	Vor und nach der Behandlung, regelmäßig in definierten Zeitintervallen, mehr als eine Untersuchung	Nur nach der Behandlung, unregelmäßig, gelegentlich, nur eine Untersuchung
Untersucher:		
Qualifikation	Spezialisierte Experten, gut ausgebildet, interessiert, hoher Motivationsgrad	Qualifikation undefiniert, Datensammlung und -auswirkung oft durch Medizinstudenten im Rahmen ihrer Promotion

Kriterium	Systematische Kontrolluntersuchung	Nachuntersuchung
Beziehung zur Behandlung	Nicht oder nur teilweise vorhanden (Beobachterunabhängigkeit/Team)	Entscheidung über Erfolg oder Mißerfolg liegt bei dem Behandelnden oder einem Studenten (kein Ausschluß persönlicher Voreingenommenheit gegenüber dem Kranken und der eigenen Behandlung)
Termine	Wöchentlich stattfindend als regelmäßige Einrichtung der Klinik	Unregelmäßig, abhängig von den Kranken oder speziell interessierenden Problemen seitens des Doktorvaters
Organisator: Qualifikation	Unabhängige und selbständige Person, die ausschließlich für die "follow-up clinic" zur Verfügung steht	Keine vorhanden. Der überlastete Kliniker, ein Assistenzarzt oder Student oder irgendeine Person als Nebenarbeit
Erreichbarkeit für Patienten und Hausärzte	An jedem Arbeitstag durch persönlichen Kontakt, telefonisch oder schriftlich	Nicht gegeben oder unregelmäßig, besonders wegen der Überlastung der Kliniker mit Routinearbeiten
Technik der Untersuchung: Versuche, Voreingenommenheit auszuschließen	Blind- oder Doppelblindtechnik	Bleibt unbeachtet
Technik der Befragung	Teambefragung der Spezialisten mit dem Patienten oder gemeinsame bzw. Einzelentscheidungen nach separaten Einzelinterviews	Kein Interview oder ein Interview von nicht ausgebildeten Personen (junger Assistenzarzt, Student) mit dem Patienten allein
Daten- und Dokumentationsstruktur	Interview anhand eines standardisierten Fragebogens mit definierten Merkmalen, systematisierter Untersuchungsgang, evtl. EDV-Dokumentationsblatt	Interview ohne vorbereitete Konzeption, ohne vorgegebene Definition, ohne aufgebaute Dokumentationsstruktur

gerichtet [1–3]. Beispielhaft wirkte hier G. H. Otts Bad Godesberger Modell der Krebsnachsorge, von ihm gekennzeichnet „als Gemeinschaftsaufgaben niedergelassener Ärzte mit Krankenhausärzten" [3]. Es handelt sich um einen offenen Verbund der niedergelassenen Ärzte mit dem Krankenhaus, wobei letzteres die Leitstellenfunktion (Registrieren, Programmieren, Einbestellen, Auswerten) übernimmt. Die Patienten wer-

Tabelle 3. Die kennzeichnenden organisatorischen Merkmale der systematischen Kontrolluntersuchungsklinik ("follow-up clinic") (Erweitert nach [5, 6])

1. Komplette Liste aller chronisch Kranken mit definierter Grunderkrankung, die beständig ergänzt wird
2. Periodische Einbestellung der Kranken in die jeweilige Spezialsprechstunde
3. Dokumentation sämtlicher krankenbezogener Informationen in einer für die Gesamtanalyse geeigneten Form
4. Möglichkeit der klinischen Untersuchung dieser Kranken (Räume, Spezialinstrumente)
5. Unvoreingenommene Befunderhebung
6. Sofortige Suche nach Patienten, die auf die periodische Einbestellung nicht geantwortet haben
7. Vorhandensein von Spezialisten mit einem besonderen Interesse und einem besonderen Engagement für die zu betreuenden Kranken und ihre Erkrankung
8. Eine Kraft mit persönlichem Charme, Organisationstalent, Liebe, Ausdauer und Kontinuität bei der Betreuung dieser Kranken

den vom Krankenhaus, in dem sie opertiert wurden, nicht in die Klinikambulanz, sondern zur Nachuntersuchung bei Hausarzt einbestellt. Dieser erhält von der Klinik ein Dokumentationsblatt zugesandt mit einem Nachsorgeprogramm, das vom Hausarzt ganz oder teilweise durchgeführt bzw. sogar erweitert wird. Er schickt eine Kopie der von ihm erhobenen Befunde an die Klinik. Es bleibt ihm allerdings auch überlassen, ergänzende oder aufwendigere Untersuchungen, die er nicht selbst durchführen kann, im Krankenhaus vornehmen zu lassen. In diesem Fall muß er den Patienten in die Klinik überweisen. Je mehr aufwendige Untersuchungen die Leitstelle in ihrem Nachsorgeprogramm vorsieht, desto stärker erhöht sich die Wahrscheinlichkeit der ambulanten oder stationären Beteiligung der Klinikärzte. Sie haben so den sonst versperrten „Zugriff" zu den von ihnen jeweils stationär betreuten Patienten.
Mit diesem System wird seit 1978 als Zusammenarbeit von 132 Ärzten (Allgemeinmediziner und Fachärzte) an einem Düsseldorfer Krankenhaus onkologische Nachsorge praktiziert [1]. 24% der Untersuchungsgänge (Tabelle 4) werden vom Hausarzt allein, 50% vom Hausarzt mit den Krankenhausärzten zusammen und 26% von den Krankenhausärzten allein durchgeführt. Zweifellos wird hier ein System praktiziert, das sowohl im Interesse des Patienten, des niedergelassenen Arztes als auch des Krankenhausarztes liegt und geschickt die geltende Rechtssituation nutzt. Andererseits entfernt es sich weit von Intention und Konzeption der systematischen Kontrolluntersuchungsklinik (Tabelle 2) mit ihren Expertenteams, den Versuchen, Unvoreingenommenheit und Beobachterunabhängigkeit zu erreichen, die Erfolgs- und Mißerfolgsrate von Behandlungsmaßnahmen für den einzelnen und die Gesamtklinik (Überprüfung der Operationsindikation) zu ermitteln, Veränderungen in den Umweltbeziehungen der Kranken (psychosozialer und psychosomati-

Tabelle 4. Arbeitsteilung an den Untersuchungsgängen zwischen niedergelassenem Arzt und Krankenhausarzt bei 135 Nachsorgeprogrammen (A, B und E, aus [3])

Untersuchungsgang	Niedergelassener Arzt [%]	Krankenhausarzt [%]
Klinische Untersuchung	68	32
Kleines Blutbild	61	39
Haemoccult	58	42
Transaminasen	47	53
CEA	26	74
Rektoskopie	26	74
Rötgenthorax	25	75
Leberszintigraphie	11	89
Kontrasteinlauf	8	92
Koloskopie	7	93
Sonographie	7	93

Tabelle 5. Organisatorische Merkmale des Bad Godesberger Kooperationsmodells für die onkologische Nachsorge (vgl. [3])

1. Nachsorge ist Gemeinschaftsaufgabe von niedergelassenen Ärzten und Klinikärzten. Der Patient wird für die Nachsorgeuntersuchung zu seinem Hausarzt einbestellt
2. Nachsorgeprogramme werden von der Klinik vorgegeben, sind standardisiert, termingebunden und werden kooperativ (niedergelassener Arzt und Krankenhausarzt) durchgeführt
3. Datensammlung erfolgt multidisziplinär anhand vorgegebener Dokumentationsbögen der „Ärztlichen Leitstelle"
4. Organisations- und Dokumentationszentrale ist die „Ärztliche Leitstelle" in der Klinik. Hier wird das onkologische Krankheitsregister geführt und die Nachsorgeterminierung sowie die Auswertung der eingehenden Nachsorgebefunde vorgenommen

scher Aspekt) im Ablauf der Erkrankung zu erfassen und zu steuern, epidemiologischen, pathogenetischen und ätiologischen Faktoren der Erkrankung nachzuspüren, das interdisziplinäre Gespräch und den Austausch von Ideen unter den an der Versorgung der Kranken teilnehmenden Ärzten mit dem Ziel der Erweiterung und Systematisierung unseres Wissens von der Erkrankung zu fördern. Visick [7], der zusammen mit Pulvertaft [4] in York (England) die erste "gastric follow-up clinic" ins Leben rief, hat ihren Sinngehalt so zusammengefaßt:

The day of judging results by impression is past and it is only be carefully following up all patients and assessing their condition by an independent tribunal that we can gain a true picture of the effectiveness of any procedure.

Neben der hier so herausgehobenen Beobachterunabhängigkeit charakterisiert die systematische Kontrolluntersuchungsklinik in ganz besonderem Maße die Vollständigkeit der Erfassung *aller* von ihr betreuten

Patienten über lange Zeiträume (keine "drop outs", da dies jede Aussage über die behandelte Patientenstichprobe schwächt) und die Vollständigkeit der Datensammlung. Beides Gesichtspunkte, die bei der onkologischen Nachsorge entsprechend dem Bad Godesberger Modell mit ihrer Datensammlung auf verschiedenen, unterschiedlich motivierten Ebenen, keineswegs in gleicher Weise gewährleistet sein können. Die charakteristischen organisatorischen Merkmale des Bad Godesberger Modells für die onkologische Nachsorge sind in Tabelle 5 zusammengefaßt.

3 Ein praxisnaher Weg der Zusammenarbeit bei der Versorgung chronisch Kranker

Wir können nur in Anlehnung und unter Adaptation an bereits vorhandene Strukturen (systematische Kontrolluntersuchungsklinik, Bad Godesberger Modell, Reichsversicherungsordnung) zu handeln versuchen. Die Initiative muß von der Klinik bzw. dem Zentrum ausgehen und die Integration vorhandener Einrichtungen des Gesundheitswesens zum Ziel haben. Denn nur so wird geltendes Recht und das Prinzip der freien Arztwahl nicht desavouiert, und damit die Grundlage der Beziehung zwischen den beteiligten Personen, entsprechend ihren Interessenlagen und Bedürfnissen, zum Wohle chronisch Kranker über lange Zeiträume (und um diese handelt es sich ja gerade hier!) berücksichtigt. Die Initiative der Klinikärzte umfaßt:
1) Definition der Zielsetzungen des gemeinsamen Projekts.
2) Registrierung aller Erkrankten.
3) Information und Motivation der niedergelassenen Ärzte.
4) Ausarbeiten von Nachsorgeprogrammen und Dokumentationsblättern (am besten gemeinsam mit den Niedergelassenen!).
5) Diskussion und Vereinbarung eines terminierten, Art und Umfang festlegenden Nachsorgekonzepts mit den niedergelassenen Ärzten, das nicht nur diesen, sondern auch den Klinikärzten die periodische Untersuchung des Kranken ermöglicht. Hier muß in Analogie zum Bad Godesberger Modell zusammen mit den niedergelassenen Ärzten und der Kassenärztlichen Vereinigung ein alle Partner befriedigender Überweisungsmodus gefunden werden, der vom Gedanken einer kooperativ getragenen Optimierung der Versorgung chronisch Kranker geleitet wird. Bei der geltenden Rechtslage bietet es sich geradezu an, auch bei chronisch Kranken so vorzugehen wie im Bad Godesberger Modell der onkologischen Nachsorge, d. h. den Kranken für die Nachsorgeuntersuchung durch Klinik bzw. Zentrum zum Hausarzt einzubestellen. Dieser wird gleichzeitig mit dem Nachsorgeprogramm und den Dokumentationsblättern versorgt und sendet die von ihm erhobenen Befunde dann

zurück. Über das Godesberger Modell hinausgehend sollte die Klinik im Gespräch mit der Kassenärztlichen Vereinigung und den niedergelassenen Ärzten Vereinbarungen treffen, die es erlauben, den von ihr mitbehandelten chronisch Kranken periodisch in ihrer "follow-up clinic" zu sehen.

6) Bereitstellen einer eigens für die Kontrolluntersuchungsklinik zur Verfügung stehenden Kraft (vgl. Tabelle 2 und 3), die Organisations-, Registratur- und Dokumentationsarbeiten in der Hand hat und für den Informationsfluß zwischen Patient, Hausarzt und Klinikarzt sorgt.

7) Einbau von Kontrollinstanzen und Kontrollfunktionen in den Gesamtrahmen des Projekts, damit die Vollständigkeit der Befunddokumentation und die Erfassung *aller* Kranken über große Zeiträume gewährleistet sind.

8) Einrichtung spezieller, für die Befragung und klinische Untersuchung sowie die Sofort- und Langzeitdokumentation geeigneter Räume in der Klinik bzw. dem Zentrum. Ohne großen Aufwand muß hier eine Spezialuntersuchung, in der „Kontrolluntersuchungsklinik für chronisch-entzündliche Darmerkrankungen" beispielsweise eine Abdominal- und Rektaluntersuchung sowie eine Rektoskopie, möglich sein. Im Nebenraum sollten alle Voraussetzungen für eine reibungslose Kommunikation (Telefon, Schreibmaschine, evtl. EDV-Terminal) geschaffen werden. Niemand stellt heute ernsthaft in Frage, daß Nachsorge integraler Bestandteil der Behandlung chronisch kranker Menschen ist. Sie ist auf die Schultern aller an der Behandlung beteiligten Ärzte im Sinne einer optimalen Ausnutzung ihres Leistungs- und Wissenspotentials zu verteilen. Nur so läßt sich ihre sehr verschiedenartige Funktion bei der Optimierung der Krankenversorgung und der Sammlung von Wissen über die Grunderkrankung nutzen.

Literatur

1. Gruenagel HH (1981) Interdisziplinäre Nachsorge Tumorerkrankter mit Hilfe des Krankenhausinformationssystems. Arzt Krankenh 12:483–487
2. Hupe K, Kolk RM (1981) Organisation einer Systematischen Nachsorge für Karzinom-Patienten an einem Allgemeinkrankenhaus. Fortschr Med 99:1705–1707
3. Ott GH, Schunck R (1979) Klinisches Krebsregister – eine ärztliche Leitstelle. Langenbecks Arch Chir 349:109–111
4. Pulvertaft CN (1972) Preface. In: Small WP, Krause U (eds) An introduction to clinical research. Livingstone, Edinburgh London
5. Rohde H, Troidl H, Lorenz W (1977) Systematic follow up: A concept for evaluation of operative results in duodenal ulcer patients. Klin Wochenschr 55:925–932
6. Small WP, Krause U (1972) An introduction to clinical research. Livingstone, Edinburg London, p 38
7. Visick AH (1948) Measured radical gastrectomy. Lancet II:505–555

Kapitel 4

Kosten-Nutzen-Analyse

B. HORISBERGER

1 Definitionen und Problemstellung

In den vergangenen Jahrzehnten hat sich die medizinische Behandlung der gastrointestinalen Erkrankungen stark gewandelt. Wissenschaftliche und medizinische Erkenntnisse haben diesen Wandel ausgelöst, die Ärzte haben sich den veränderten Möglichkeiten angepaßt, der finanzielle Aufwand ist gestiegen und von den Institutionen, d. h. vom Staat und von den Krankenhäusern, übernommen worden.

Diese Entwicklung geht weiter: Neue technische Möglichkeiten und neuartige medikamentöse Wirkstoffe führen zu einer fortlaufenden Ausweitung des Leistungsangebots, die Zahl der Ärzte nimmt im Verhältnis zur Bevölkerung ständig zu, einzelne Ärzte spezialisieren sich in immer größerer Zahl in den einschlägigen Fachrichtungen, eröffnen mit ihrem Wissen und Können neue Behandlungsmöglichkeiten und erproben neue Wege.

Der Mehraufwand bei den Diagnose- und Behandlungsmaßnahmen führt gezwungenermaßen zu einer steigenden Belastung der Kostenträger und wird damit in vielen Ländern zu einem Politikum. Die Ärzte und ihre Organisation können an diesen Tatsachen nicht vorbeisehen. Zwar argumentieren manche Vertreter der Medizin – einzeln und in Gruppen –, beim Bestreben, die Krankheiten immer genauer zu diagnostizieren und immer besser zu behandeln, dürften keine Kosten gescheut werden, wenn dadurch nur Leben erhalten, verlängert oder erleichtert werden kann oder wenn sich dadurch Krankheiten heilen und Komplikationen vermeiden lassen. Grundsätzlich könnte man dieser Haltung zustimmen, wenn sich 1) diese Ziele nur auf einem bestimmten Weg erreichen ließen und 2) die verfügbaren Mittel in der Gesellschaft in beliebiger Menge vorhanden wären. Beides ist aber je länger je weniger der Fall.

Wir wissen, daß der Arzt bei der Behandlung der Patienten auch an die Kosten denkt. Aber Kostenbewußtsein allein genügt nicht. Es ist vielmehr notwendig, daß wir in Zukunft unser Handeln nicht nur nach den Kosten, sondern ebensosehr nach dem Nutzen beurteilen und beide Seiten bewerten. Nur anhand einer Analyse der Ergebnisse läßt sich beurteilen, ob jeder Mehraufwand auch einen entsprechenden Mehrertrag nach sich zieht oder ob gewisse Alternativen tatsächlich wirksamer und effizienter arbeiten. Dabei müssen medizinische, soziale und ökonomische Kriterien in die Gesamtrechnung eingehen.

Die Gegenüberstellung von Aufwand und Ergebnis ist Ziel und Inhalt der Kosten-Nutzen-Analyse. Die Lösung des Problems ist angesichts der Vielfalt der Krankheiten und ihrer unterschiedlichen Verlaufsformen nicht einfach, v. a. dann nicht, wenn schließlich den Ausgaben, also den Kosten, ein in Geldwert definierter Nutzen gegenübergestellt werden soll. In der Tat läßt sich manches, was mit einer Krankheit im Zusammenhang steht, im Einzelfall nur schlecht, wenn überhaupt, monetär erfassen. Hoffnung, Vertrauen in ärztliches Handeln, Zuversicht, aber auch Schmerzfreiheit oder das Nichteintreten von Komplikationen haben beim einzelnen Patienten einen andern Stellenwert als für die Volkswirtschaft. Aus diesem Grund kann nur eine *mehrdimensionale Betrachtungsweise*, die sowohl ökonomische als auch medizinische und soziale Gesichtspunkte berücksichtigt, ans Ziel führen [1].

Andererseits ist offensichtlich, daß man – abgesehen vom Ansatz – bei der multidimensionalen Erfassung und Bestimmung der verschiedenen Qualitäten von Nutzen (medizinische, soziale, ökonomische) und der damit verbundenen Kosten *unterschiedliche Betrachtungsebenen* oder Perspektiven wählen kann: zum Beispiel die eines Individuums als Patient, diejenige einer Krankenkasse, eines Krankenhausverwalters, eines behandelnden Arztes oder aber die übergeordnete Betrachtungsweise eines ganzen sozialen Systems. Die Antwort auf die Fragen: „Wem fließt Nutzen zu?" und: „Wer trägt die Kosten?" fällt dann jeweils ganz unterschiedlich aus. Die *Kostenträger* möchten die Höhe der Ausgaben möglichst tiefhalten, der *Hersteller von Arzneimitteln* versucht den Nutzen, der mit dem Konsum verbunden ist, in Geldwert anzugeben, und der *Anwender* fragt in erster Linie nach der Wirksamkeit eines Arzneimittels, wobei dessen Kosten einer Allgemeinheit (über Prämien oder Steuern) belastet werden.

Schließlich ist auch der Zeithorizont von Bedeutung. Typische erfaßbare Abschnitte sind eine einzelne Episode einer Krankheit, eine Budgetperiode, z. B. ein Kalenderjahr oder ein längerer Krankheitsverlauf, im Extremfall eine Lebensdauer. Längere Abschnitte lassen sich natürlich wiederum sinnvoll unterteilen.

2 Kosten-Nutzen-Analyse bei der Ulkuskrankheit

Am Beispiel der *peptischen Ulkuskrankheit* möchte ich trotz dieser Schwierigkeiten darzustellen versuchen, wie man methodisch vorgehen kann, um die eingangs gestellte Frage nach der Bewertung alternativer Therapien zu beantworten. Die gesamten volkswirtschaftlichen Kosten dieser Krankheit wurden für die Vereinigten Staaten (1977) mit 3224 Mio. Dollar beziffert, für Holland (1975) mit 337 Mio. Gulden, für Schweden (1975) mit 480 Mio. schwedischen Kronen, und in der Bundesrepublik Deutschland verursachte allein das Ulcus duodeni im Jahre 1980 schätzungsweise Kosten von 866 Mio. DM, davon 356 Mio. DM (41%) als direkte Behandlungskosten und 510 Mio. DM (59%) indirekt als Kosten infolge Arbeitsunfähigkeit. Rechnet man, daß schätzungsweise 10–15% der Männer und 4–10% der Frauen im Laufe ihres Lebens mindestens einmal ein peptisches Ulkus entwickeln, so muß man die Ulkuskrankheit zu den häufigen Krankheiten zählen.

In jüngerer Zeit hat eine vertiefte Analyse der Epidemiologie und des Verlaufs der Ulkuskrankheit (insbesondere des Ulcus duodeni) stattgefunden, welche außer der Häufigkeit eine Reihe weiterer, sowohl sozial als auch ökonomisch bedeutungsvoller Angaben über Hospitalisations- und Operationshäufigkeit sowie über die krankheitsbedingte Arbeitsabwesenheit umfaßt. Diese erweiterten Untersuchungen wurden z.T. auf der Ebene der Arztpraxen (anhand repräsentativer Stichproben), z.T. auf der Ebene der Kostenträger (Krankenkassen) durchgeführt. Es besteht wohl kein Zweifel, daß dieses vermehrte Interesse an der epidemiologisch häufigen Gruppe der Ulkuskrankheiten mit der Einführung neuer therapeutischer Mittel, insbesondere mit der Einführung der H_2-Rezeptorantagonisten (Tagamet u.a.) in Zusammenhang steht [2].

Will man die wichtigen Ergebnisse alternativer Behandlungen analysieren und vergleichen, so muß man den Behandlungsvorgang in seinem Ablauf schematisieren (Abb. 1) und die einzelnen Komponenten identifizieren. Wir beschränken uns in der Folge auf das *Ulcus duodeni*. Nun lassen sich alternative Therapien bei repräsentativen *Stichproben* vergleichen. Im Falle von Cimetidin wurden Patienten mit deutlichen bis schweren Beschwerden beispielsweise 2,8–3,5 Tage früher beschwerdefrei als ohne das Medikament. Auf je 100 Patienten entspricht das einem Gewinn von 40–50 schmerzfreien Wochen zugunsten der Cimetidinpatienten (n = 167, Signifikanz $\geq$ p 0,05 in den ersten 2 Wochen).

Solche Ergebnisse (Heilungsverlauf, Symptomverlauf, Krankschreibung usw.) lassen sich auf verschiedenen Ebenen auswerten (Abb. 2). Dabei ist es zunächst nicht notwendig, den einzelnen Kriterien auch gleich geldmäßig Werte zuzuordnen.

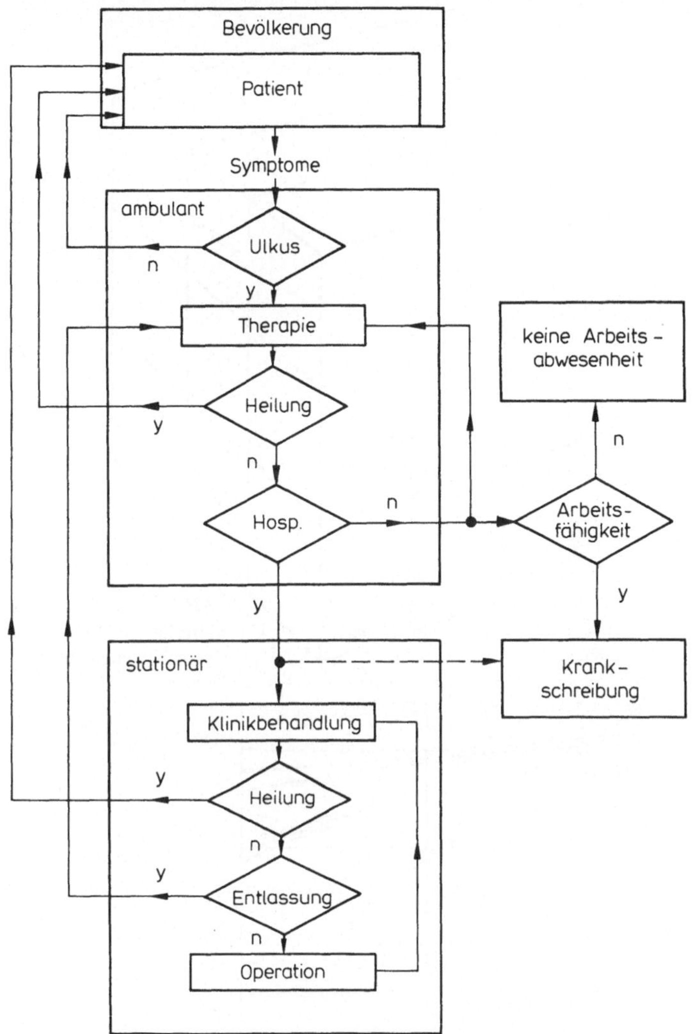

Abb. 1. Vereinfachtes Modell für das Patientenmanagement bei Ulkuskrankheit

Fügt man die in der klinischen Ebene beobachteten Unterschiede auf einer höheren, *aggregierten Ebene* zusammen, so läßt sich feststellen (und statistisch analysieren), wie sich besagte Veränderungen z. B. beim Kostenträger auswirken (Abb. 3 und Abb. 4).

Es ist nun möglich, die verschiedenen *Befunde* mehrdimensional einzuordnen und zugleich nach den verschiedenen Dimensionen zu bewerten. Die Zahlenreihen zeigen seit 1977, d. h. seit der Einführung von Cimetidin, einen Rückgang der Krankschreibungen und der Hospitalisationen [3].

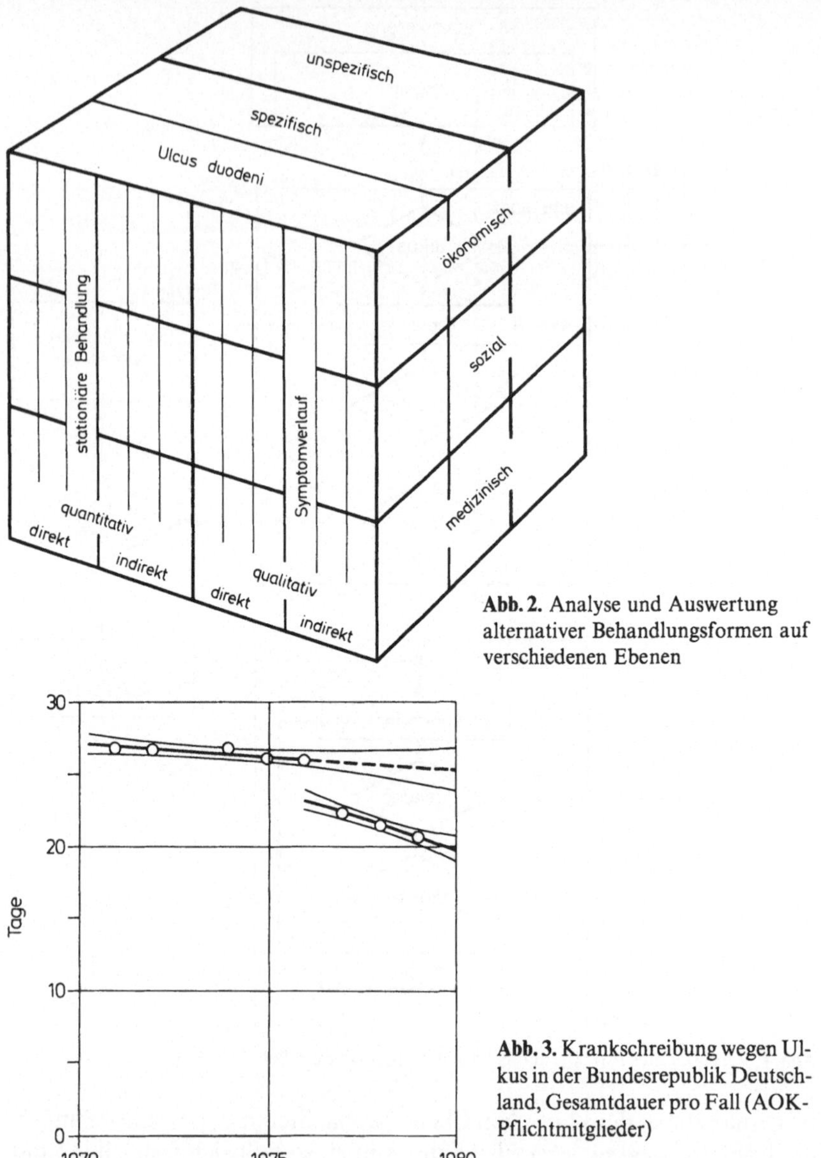

Abb. 2. Analyse und Auswertung alternativer Behandlungsformen auf verschiedenen Ebenen

Abb. 3. Krankschreibung wegen Ulkus in der Bundesrepublik Deutschland, Gesamtdauer pro Fall (AOK-Pflichtmitglieder)

Ohne den Rückgang an Ulkusoperationen zu berücksichtigen (weil noch keine genügend zuverlässigen Operationszahlen vorliegen oder errechnet werden können), liegt der Gesamtnutzen für die Cimetidinbehandlung des Ulcus duodeni 1980 in der Größenordnung von 96,2 Mio. DM. Anhand der durch die Analyse ermittelten Ergebnisse läßt sich ein mehrdimensionales Bewertungssystem aufbauen. Dieses System erlaubt es,

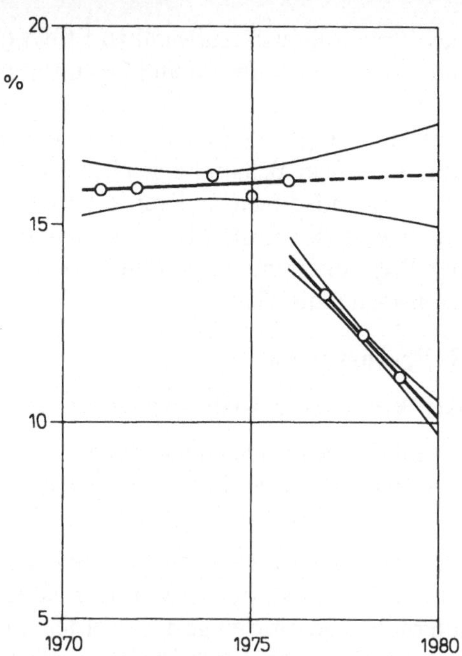

Abb. 4. Krankschreibung wegen Ulkus in der Bundesrepublik Deutschland, Anteil des Verlusts wegen Hospitalisation (AOK-Pflichtmitglieder)

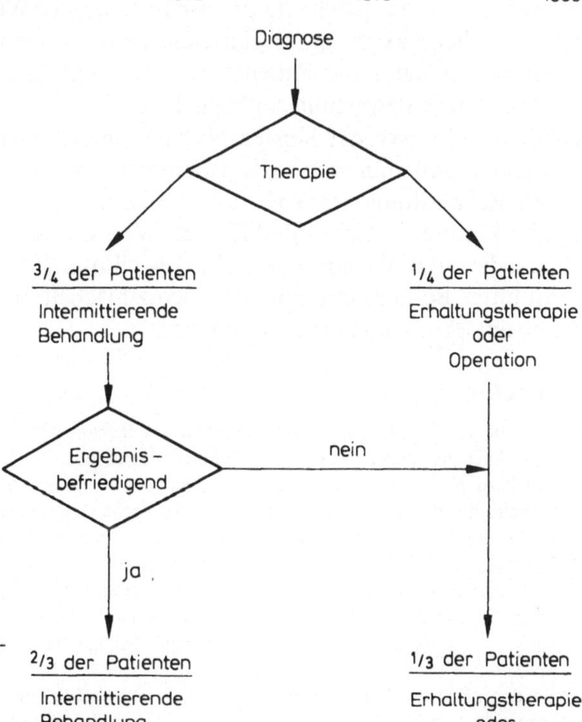

Abb. 5. „Der Rotherham-Plan"

das Verhältnis von Aufwand zu Effekt (z. B. Schmerzfreiheit oder Heilung) oder von Aufwand und Gesamtnutzen (direkt und indirekt) zu bewerten.

Für einen längerdauernden Zeitraum ist es notwendig, zunächst wiederum von einem Behandlungsschema oder *Behandlungsplan* auszugehen (Abb. 5) und diesen anderen alternativen Plänen gegenüberzustellen. Der Zweck der Kosten-Nutzen-Analyse liegt dann darin, für die einzelnen Wege ökonomische und nicht ökonomische Aufwendungen und Ergebnisse darzustellen [4].

3 Perspektiven

Der Wert solcher Analysen liegt in folgenden Bereichen:

- deskriptive Problemdarstellung,
- Visualisierung der Entscheidungssituation,
- Erarbeitung der relevanten Kosten-Nutzen-Komponenten.

Dafür ist – logischerweise – mehr Information notwendig. Je spezifischer ein Verfahren ist, um so wichtiger ist auch der Zeitpunkt, an welchem alternative Schritte eingeleitet werden; man ist demnach gezwungen, die eigenen Behandlungsschritte präzise festzulegen. Werden aber alle Forderungen berücksichtigt, so führt ein neues Verfahren meist zu einem neuen Krankheits- und Patientenmanagement, das dann wiederum der vergleichbaren Bewertung zugänglich ist.

Theorie und Praxis der Kosten-Nutzen-Analyse sind noch nicht so weit entwickelt, daß man bei der Beurteilung des therapeutischen Werts einer neuen Behandlungsstrategie auf eine standardisierte Analyse zurückgreifen könnte. Entscheidend für den Wert der Kosten-Nutzen-Analyse ist in jedem Fall die spezifische Fragestellung. Der Lösungsansatz muß dann unter Berücksichtigung der medizinischen und sozialen Gegebenheiten entsprechend aufgebaut werden.

Literatur

1. Horisberger B (1979) Inwiefern läßt sich der therapeutische Wert von Arzneimitteln mittels Kostennutzen-Analysen bestimmen? Hexagon „Roche" 7, Nr. 6, I–IV
2. Fineberg HV (1981) Benefit-and-cost analysis of medical interventions: The case if Cimetidine and peptic ulcer disease; Office of Technology Assessment Washington D.C., background paper, Case Study No. 11, (U.S. Government Printing Office)
3. Horisberger B (1983) A review of the epidemiological development of peptic ulcers and an evaluation of duodenal ulcers in the Federal Republic of Germany before and after Cimetidine. In: Economic and medical evaluation of health care technologies. Culyer CA, Horisberger B (Eds). Springer Berlin, Heidelberg, New York, Tokyo, pp 213–236
4. Bardhan KD (1981) Long-term management of duodenal ulcer – a physician's view. In: Cimetidine in the 80s. Baron JH (Ed). Churchill Livingstone Edinburgh, London, Melbourne, New York, pp 95–112

Chronisches Ulkusleiden

Epidemiologie, natürlicher Verlauf und sozioökonomische Bedeutung der Ulkuskrankheit

R. ARNOLD

1 Einleitung

Sowohl das Ulcus duodeni als auch das Ulcus ventriculi können nicht auf einen einzigen, geschweige denn gemeinsamen ursächlichen Faktor zurückgeführt werden. Die Beobachtung, daß die Ulkuskrankheit in den Industrienationen des Westens abnimmt, andererseits unter bestimmten Bevölkerungsgruppen (Gastarbeiter in Westeuropa, Schwarze in Südafrika) zunimmt, weist auf die Bedeutung epidemiologischer Studien hin. Sie zeigt andererseits, daß die simple pathogenetische Vorstellung, die Ulkuskrankheit sei auf ein Ungleichgewicht aggressiver und defensiver Faktoren zurückzuführen, wahrscheinlich entscheidende ätiologische Einflüsse unberücksichtigt läßt. Zum Verständnis des gesamten Spektrums der Ulkuskrankheit, aber auch zur Beurteilung gegenwärtiger und zukünftiger Therapiekonzepte gehört daher neben der Berücksichtigung genetischer Aspekte die Kenntnis des epidemiologischen Verhaltens sowie des natürlichen Verlaufs der Ulkuskrankheit. Vor dem Hintergrund dieser beiden Parameter müssen die sozioökonomischen Auswirkungen der Ulkuskrankheit gesehen werden.

2 Genetik

Es gilt heute als gesichert, daß peptische Ulzera auf dem Boden einer genetischen Prädisposition entstehen. Das in manchen Familien gehäufte Auftreten von peptischen Ulzera, Studien an monozygoten und dizygoten Zwillingen und blutgruppenserologische Untersuchungen belegen dies (Literatur bei [20]). Beispielsweise finden sich bei Patienten mit Duodenalulkus häufiger die Blutgruppe 0, ein sog. Non-secretor-Status, also die fehlende Sekretion von Blutgruppenantigenen in den Speichel,

Tabelle 1. Genetische Heterogenität der Ulkuskrankheit: Peptische Ulzera als das gemeinsame Symptom einer Gruppe heterogener Erkrankungen. (Nach Rotter u. Grossman 1980, [17])

1) Ulcus duodeni mit Hyperpepsinogenämie
   a) mit postprandialer Hypergastrinämie
   b) ohne postprandiale Hypergastrinämie

2) Ulcus duodeni mit Normopepsinogenämie
   a) mit schneller Magenentleerung
   b) ohne schnelle Magenentleerung

3) Peptische Ulzera bei
   a) multipler endokriner Adenomatose
   b) Zollinger-Ellison-Syndrom
   c) Antraler G-Zellüberfunktion
   d) systemischer Mastozytose
   e) Tremor-Nystagmus-Ulkus-Syndrom

4) Peptische Ulzera bei
   a) chronischen Lungenerkrankungen
   b) Nierensteinen
   c) koronarer Herzkrankheit

5) Ulcus duodeni beim Kind

sowie bestimmte HLA-Antigene (B5, B12, BW15). Weiter sind eine Hyper-, aber auch eine Normopepsinogenämie, eine beschleunigte wie eine normale Magenentleerung sowie ein erhöhter und ein normaler postprandialer Gastrinanstieg mit bestimmten Untergruppen des Ulcus duodeni verbunden [17, 20]. In Tabelle 1 sind verschiedene heute differenzierbare subklinische Marker bzw. Prädiktoren zusammengefaßt, die als Grundlage einer genetisch determinierten Gruppierung von Patienten mit peptischen Ulzera dienen können. Daraus resultiert das Postulat, bei künftigen epidemiologischen Untersuchungen oder bei Studien zum natürlichen Verlauf der peptischen Ulkuskrankheit diese offensichtliche Heterogenität der Ulkuskrankheit zu berücksichtigen.

3 Epidemiologie

Im folgenden sollen die wesentlichen Daten zusammengefaßt und diskutiert werden, aus denen abzulesen ist, daß Prävalenz und Inzidenz der Ulkuskrankheit offenbar nicht über einen großen Zeitraum konstant sind, sondern im Gegenteil sich ständig ändern.

Tabelle 2. Ulcera ventriculi im Sektionsmaterial von England und Wales. (Nach Langman 1976, [14 a])

Alter	1867	1912	1918	1924
< 35 Jahre				
Männer	18	182	167	151
Frauen	96	338	214	109
Männer : Frauen	0,2 : 1	0,5 : 1	0,8 : 1	1,4 : 1
> 35 Jahre				
Männer	42	691	900	1219
Frauen	43	635	713	620
Männer : Frauen	1,0 : 1	1,1 : 1	1,3 : 1	2,0 : 1

3.1 Historische Entwicklung

Bis in die Mitte des 19. Jahrhunderts galt, wie Autopsiebefunde zeigen, das Auftreten von Ulzera als eine Seltenheit. Im Gegensatz zu heute waren überwiegend Frauen betroffen (Literatur bei [20]). Tabelle 2 verdeutlicht diese Zunahme peptischer Ulzera seit dem ausgehenden 19. Jahrhundert am Beispiel einer aus England und Wales stammenden Autopsie-Aufstellung. Im Beobachtungszeitraum zwischen 1867 und 1924 wurde besonders bei über 35jährigen Patienten eine Zunahme von Ulcera ventriculi beobachtet. Gleichzeitig änderte sich ganz auffallend das Geschlechtsverhältnis. War letzteres bei den über 35jährigen 1867 noch ausgeglichen, so erkrankten 1924 etwa doppelt soviel Männer wie Frauen an Ulcera ventriculi. Diese besondere Dominanz des männlichen Geschlechts nahm, wie Tabelle 3 zeigt, in den 40er Jahren sowohl für das Duodenal- als auch das Magenulkus noch zu, verschiebt sich aber seitdem, besonders seit den 60er und 70er Jahren unseres Jahrhunderts mehr zu ungunsten des weiblichen Geschlechts. Tabelle 3 faßt darüber hinaus eine Reihe von Studien zusammen, die das Auftreten von Ulcera duodeni und Ulcera ventriculi in Mittel- und Nordeuropa in den Jahren 1940–1968 untersuchten. Danach stand in diesem Zeitraum das Ulcus duodeni in der Häufigkeit deutlich vor dem Ulcus ventriculi.

3.2 Gegenwärtige Situation

3.2.1 Methodologische Voraussetzungen

Eine exakte Aussage darüber, ob die peptischen Ulzera weltweit oder regional zunehmen, abnehmen oder konstant bleiben, setzt adäquate Prüfmethoden voraus. Diese betreffen

Tabelle 3. Inzidenz des Ulcus duodeni im Vergleich zum Ulcus ventriculi in den Jahren 1940–1968. (Literatur bei [2])

Autor	Zeitraum	Land	Zahl der Patienten	Inzidenz	Männer/ Frauen
I. Ulcus duodeni					
Alsted (1953)	1940	Dänemark	141	0,35	4,1 : 1
Alsted (1953)	1948	Dänemark	407	1,00	2,6 : 1
Sponheim (1960, [22])	1950–1952	Norwegen	458	1,50	4,2 : 1
Pulvertaft (1959)	1952–1957	York	862	1,33	3,5 : 1
Litton (1963)	1957–1959	Schottland	810	2,63	4,2 : 1
Dunlop (1968)	1962	Schottland	259	2,70	3,4 : 1
Bonnevie (1975)	1963–1968	Dänemark	1475	1,32	2,2 : 1
II. Ulcus ventriculi					
Schanke (1946)	1941–1944	Norwegen	119	1,14	3,2 : 1
Alsted (1953)	1948	Dänemark	136	0,34	2,1 : 1
Pulvertaft (1959)	1952–1957	York	257	0,40	1,7 : 1
Sponheim (1960, [22])	1950–1952	Norwegen	139	0,45	1,9 : 1
Litton (1963)	1957–1959	Schottland	134	0,34	1,2 : 1
Dunlop (1968)	1962	Schottland	44	0,44	1,9 : 1
Bonnevie (1975)	1963–1968	Dänemark	496	0,44	1,3 : 1

a) die Charakterisierung des Ulkustyps (Ulcus ventriculi, Ulcus duodeni, präpylorisches Ulkus);

b) den Verlauf der Ulkuserkrankung, insbesondere die Frage, ob ein einmaliges oder nur selten rezidivierendes Ulkus oder eine Ulkuskrankheit vorliegt;

c) Aussagen zur klinischen Inzidenz des Ulkus, d. h. des Auftretens eines Ulkus in einem definierten Teil einer Bevölkerung (Land, Stadt, Stamm) innerhalb eines definierten Zeitraums;

d) Aussagen zur Prävalenz des Ulkus, d. h. Angaben des Prozentsatzes von Personen, die in einem definierten Teil einer Bevölkerung gegenwärtig oder zu einem früheren Zeitpunkt an einem Ulkus leiden oder litten.

Krankenhaus- und Mortalitätsstatistiken können, für sich genommen, höchstens Trends widerspiegeln, da das Ulkus bekanntermaßen eine Erkrankung mit hoher Selbstheilungstendenz ist und überwiegend ambulant behandelt wird.

3.2.2 Krankenhausstatistiken

Neuere Untersuchungen deuten daraufhin, daß das Auftreten von peptischen Ulzera in den westlichen Industrienationen im Abnehmen begriffen ist. Eine der ersten Studien, die diese Annahme belegen, wurde in

England durchgeführt. Sie analysierte die wegen peptischer Ulzera in den Jahren 1958–1972 in England, Wales und Schottland stationär aufgenommenen Patienten [5]. Die Autoren fanden, daß die Abnahme in der Frequenz von stationären Einweisungen sowohl das Ulcus duodeni als auch das Ulcus ventriculi betraf, beim Ulcus ventriculi jedoch sehr viel ausgeprägter war. Daß es sich hierbei nicht nur um eine Abnahme der stationären Einweisungen zugunsten einer Zunahme ambulanter Ulkusbehandlungen handelte, sondern möglicherweise um eine echte Abnahme der Ulkusinzidenz, legt der Befund nahe, daß die stationären Einweisungen wegen Ulkusperforationen im gleichen Ausmaß abnahmen. Als Gegenargument könnte jedoch eingewandt werden, daß sich im gleichen Zeitraum die Ulkuskrankheit gewandelt habe und schwerere Verläufe zugunsten leichterer, ambulant behandelbarer Fälle abgenommen haben. Eine geschlechtsbezogene Analyse der Daten erbrachte für männliche Ulcus-ventriculi-Patienten einen besonders starken Rückgang, der in allen Altersstufen nachweisbar war. Dies galt insgesamt auch für die Ulkusperforationen, wobei hier allerdings Frauen im mittleren und höheren Lebensalter insofern eine Ausnahme machten, als im Gegensatz zum männlichen Geschlecht und im Gegensatz zu ganz jungen Frauen bei diesen die Ulkusperforationen sogar zunahmen. Änderungen im Therapiekonzept können für diese epidemiologischen Beobachtungen der Abnahme der Ulkusinzidenz nicht verantwortlich gemacht werden, da die Reduktion der stationären Aufnahmen wegen eines peptischen Ulkus bereits zu einem Zeitpunkt erfolgte, als das Carbenoxolonnatrium noch nicht im größeren Umfang zum Therapiekonzept des peptischen Ulkus gehörte.
Zu einem im Trend vergleichbaren Ergebnis gelangten wenig später 3 amerikanische Studien [8, 9, 19]. In einer dieser retrospektiven Untersuchungen aus dem Jahre 1977 wurde die Anzahl der im Zeitraum von 1966–1975 wegen perforierter Duodenalulzera im Einzugsgebiet von 5 chirurgischen Kliniken in Seattle aufgenommenen Patienten analysiert [19]. Es fand sich eine Abnahme der Ulkusperforationen um etwa 35%, wenn die Zahl der stationären Patienten im Zeitraum von 1971–1975 mit der Zahl der stationären Aufnahmen im Zeitraum von 1966–1970 verglichen wurde. Um einen ähnlichen Prozentsatz (27%) ging auch die Anzahl elektiv durchgeführter Operationen bei Ulcus-duodeni-Patienten zurück. Die zweite Studie mit dem gleichen Ergebnis basierte auf statistischen Erhebungen des Hospital Discharge Survey of the U.S. National Center for Health Statistics [9]. Danach fiel die Zahl der partiellen Gastrektomien und der Vagotomien von 136000 im Jahre 1966 kontinuierlich auf 97000 im Jahre 1977, was über den Gesamtzeitraum von 12 Jahren einer Abnahme um 30% entspricht. Beide Studien [9, 19] berücksichtigen einen Zeitraum, in dem Cimetidin noch nicht zur Thera-

pie zugelassen war, so daß Änderungen im therapeutischen Procedere kaum für diese Beobachtungen verantwortlich gemacht werden können. Die dritte und umfangreichste Studie aus dem Jahre 1980, die auf einer Auswertung der Entlassungsdiagnosen von 750 Krankenhäusern mit über 13 Mio. Entlassungen pro Jahr in den USA beruhte, bestätigte die vorausgegangenen amerikanischen Studien. Elashoff u. Grossman konnten zeigen, daß im Zeitraum von 1970–1978 die Zahl der wegen peptischer Ulzera aufgenommenen Patienten um insgesamt 26% abnahm [8]. Die Einzelanalyse ihrer Daten ergab aber ein von der eingangs zitierten englischen Studie [5] abweichendes Verhalten. So betraf die Abnahme fast ausschließlich die Patienten mit einem Ulcus duodeni. Hier betrug der Rückgang der stationären Aufnahmen im Beobachtungszeitraum etwa 43%, beim Ulcus ventriculi dagegen nur etwa 9%. Eine weitere Analyse der Daten ergab, daß die Abnahme in erster Linie die stationären Aufnahmen wegen unkomplizierter Ulcera duodeni betraf (Abnahme 46%), während die stationären Aufnahmen wegen einer Ulkusblutung (Abnahme 37%) geringer abnahmen und der Unterschied bei perforierten Duodenalulzera im Untersuchungszeitraum im Gegensatz zu den oben zitierten Studien [5, 9, 19] nicht mehr signifikant war. Aus den Daten der Elashoff-Studie geht weiter hervor, daß sich im Beobachtungszeitraum von 1970–1978 das Verhältnis von männlichen zu weiblichen Ulkuspatienten zugunsten der Frauen veränderte.

3.2.3 Mortalitätsstatistiken

Unter Berücksichtigung der in 2.2.1 diskutierten Prämissen epidemiologischer Untersuchungen kann aus den bisher zitierten britisch-amerikanischen Studien noch nicht auf eine Änderung der Ulkusinzidenz oder Ulkusprävalenz geschlossen werden. Der sich aus den erwähnten Studien [8, 9, 19] abzeichnende Trend findet jedoch durch die Beobachtung, daß auch die Mortalität des peptischen Ulkus seit Jahren fast linear abnimmt, Unterstützung. So starben im Jahre 1977 mit einer Rate von 2,7 pro 100 000 Einwohner nur noch etwa halb so viele Patienten an einem peptischen Ulkus wie 1965 mit einer Rate von 5,4 pro 100 000 bei unveränderter Gesamtmortalität in diesem Zeitraum [8, 9].

3.2.4 Inzidenz des peptischen Ulkus

Der Rückgang der stationären Aufnahmen und der Mortalität beim peptischen Ulkus ist bislang nicht eindeutig geklärt. In Frage kommen eine exaktere Diagnostik, eine Verschiebung zugunsten der ambulanten Ulkusbehandlung, eine Abnahme mehrfacher stationärer Aufnahmen des gleichen Patienten, eine niedrigere Mortalität durch eine optimierte

Tabelle 4. Inzidenz des Ulcus ventriculi. (Nach Bonnevie 1978, [3])

Land	Zeitraum	Jährliche Inzidenzraten	
		Männer	Frauen
Norwegen	1950–1952	0,60	0,30
England	1952	0,55	0,30
	1954	0,45	0,30
	1961	0,43	0,32
	1963	0,45	0,31
Kopenhagen	1963	0,52	0,38
	1964	0,60	0,38
	1967	0,50	0,40

Tabelle 5. Inzidenz des Ulcus duodeni. (Nach Bonnevie 1978, [3])

Land	Zeitraum	Jährliche Inzidenzraten	
		Männer	Frauen
Norwegen	1950–1952	2.4	0,6
England	1952	2,4	0,65
	1954	1,9	0,7
	1961	1,6	0,8
	1963	1,3	0,5
Kopenhagen	1963	1,83	0,84
	1968	1,65	0,84

konservative und chirurgische Therapie sowie eine Abnahme der Ulkus-inzidenz. Leider liegen neuere Untersuchungen zur Inzidenz des pepti-schen Ulkus aus dem gleichen Zeitraum, in dem die oben diskutierten Befunde erhoben wurden, nicht vor. Die jüngsten, an wohldefinierten Bevölkerungsgruppen durchgeführten Studien zum Verhalten der Ulkus-inzidenz wurden von Pulvertaft in York (England) [16], von Sponheim in Norwegen [22] und von Bonnevie in Dänemark [4] erhoben und erlau-ben eine Aussage bezüglich des unkomplizierten Magen- und Duodenal-ulkus bis zum Jahre 1968, beim perforierten peptischen Ulkus bis zum Jahre 1978.

Vergleicht man Bonnevies in Dänemark erarbeitete Befunde mit den Er-gebnissen aus England und Norwegen (Tabelle 4 und 5), so zeigt sich, daß die Inzidenzraten für das Ulcus ventriculi im Zeitraum von 1950–1968 für beide Geschlechter zumindest in diesem Teil Europas in etwa konstant geblieben sind (Tabelle 4). Im Gegensatz dazu wurde beim Ul-cus duodeni in England zwischen 1952 und 1963 ein Abfall der Inzidenzraten beim männlichen, nicht aber beim weiblichen Geschlecht beschrieben (Tabelle 5). Dieser Abfall betraf nur den Raum York, während sich die Ulkusinzidenzraten der Umgebung Yorks nicht änderten. Dagegen zeigte sich im Kopenhagener Raum im Beobachtungszeitraum von 1963 bis 1968 eine konstante Inzidenzrate beim Ulcus duodeni. Das diskrepante Verhalten der Inzidenzraten in England und York zu allerdings etwas verschiedenen Zeitperioden kann entweder mit einem unterschiedlichen Verlauf der Ulkuskrankheit in beiden Ländern erklärt werden, oder es spiegelt ein temporäres Ereignis wider. Für die letztere Annahme spricht die Beobachtung der Inzidenzraten beim perforierten peptischen Ulkus in Dänemark. Hier liegen Verlaufsbeobachtungen über fast 40 Jahre vor. Sie zeigen einen Anstieg der Perforationsraten zwischen 1930 und den 40er Jahren unseres Jahrhunderts und erreichten ihr Maximum etwa um 1950. Die Inzidenz fiel dann bis 1960 leicht ab, um dann bis 1978 in etwa konstant zu bleiben [4].

Diese an einem definierten Bevölkerungskollektiv erarbeiteten Inzidenzraten für das perforierte peptische Ulkus in Dänemark stehen natürlich im Widerspruch zu den oben zitierten Beobachtungen aus den USA. Der Widerspruch wird so lange ungelöst bleiben, bis auch aus den USA Inzidenzangaben zum Verhalten des peptischen Ulkus vorliegen. Zum gegenwärtigen Zeitpunkt ist es unmöglich, aus den in Dänemark ermittelten Inzidenzangaben auf das Verhalten des peptischen Ulkus in den USA zu schließen und umgekehrt die auf Mortalitäts- und Krankenhausaufnahmestatistiken basierenden Befunde aus den USA auf Europa zu übertragen. Beispielsweise ist es denkbar, daß die Ulkuskrankheit derzeit in den USA blander verläuft als noch vor 10–15 Jahren. Dies würde die Abnahme der Mortalität, der Krankenhausaufnahmen und der Operationen erklären, da die „leichteren" Fälle von den Hausärzten behandelt werden.

3.2.5 Altersbezogene Inzidenz des peptischen Ulkus

Ein peptisches Ulkus kann sich in jedem Lebensalter manifestieren. In der Regel liegt jedoch das Erkrankungsalter beim erstmaligen Auftreten eines Ulcus duodeni niedriger als beim Ulcus ventriculi (Abb. 1 und 2).

3.2.6 Situation in der Bundesrepublik Deutschland und der Schweiz

Bezieht man sich auf Angaben der Allgemeinen Ortskrankenkassen und auf Mikrozensusbefragungen, so ist die Gesamtmortalität der Ulkuskrankheit zwischen 1952 und 1978 zwar geringfügig von 7,0 auf 6,2 Todesfälle pro 100 000 Einwohner und Jahr abgefallen. Die Analyse der Daten zeigt jedoch ein differenzierteres Bild, wenn man die Mortalitätsstatistiken für beide Geschlechter getrennt betrachtet. So fiel bei Män-

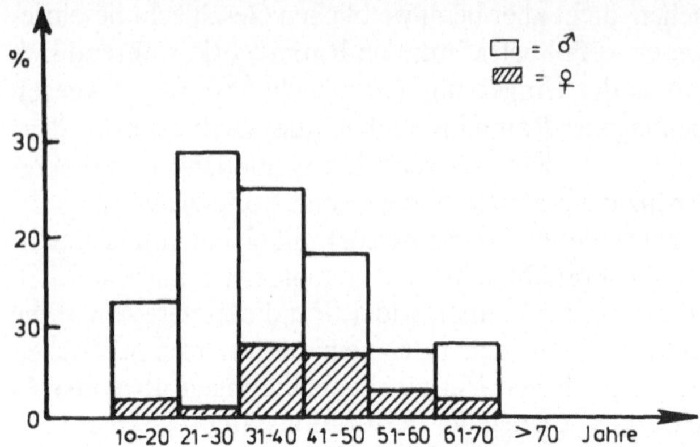

Abb. 1. Altersverteilung zum Zeitpunkt des ersten Auftretens eines Ulcus duodeni. Befragt wurden Patienten, die in den Jahren 1973 und 1974 in der Medizinischen Univ.-Klinik Göttingen wegen eines Ulcus duodeni endoskopiert wurden

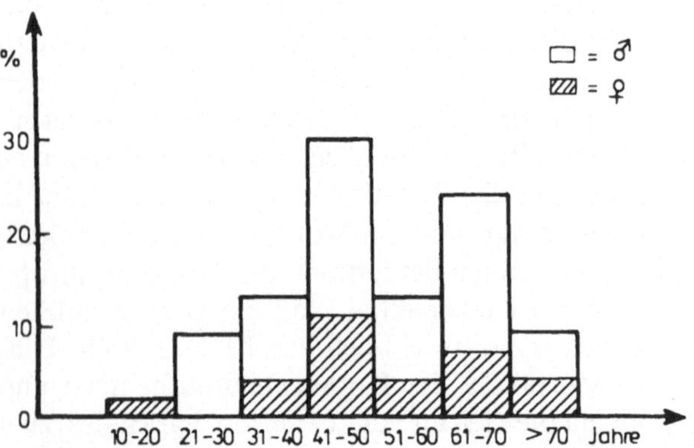

Abb. 2. Altersverteilung zum Zeitpunkt des ersten Auftretens eines Ulcus ventriculi. Befragt wurden Patienten, die in den Jahren 1973 und 1974 in der Medizinischen Univ.-Klinik Göttingen wegen eines Ulcus ventriculi endoskopiert wurden

nern die Zahl der Todesfälle von 3,4 auf 2,5 beim Ulcus duodeni und von 8,9 auf 5,2 beim Ulcus ventriculi, während sie im selben Zeitraum bei Frauen von 0,4 auf 1,3 beim Ulcus duodeni und von 1,9 auf 3,4 beim Ulcus ventriculi anstieg. Die Prävalenz der Ulkuskrankheit fiel von 2,8% im Jahre 1970 auf 1,6% im Jahre 1976 (Literatur bei [20]).
Aus diesen Befunden läßt sich zumindest ein Trend zu einer leichten Abnahme der Ulkuserkrankungen in Deutschland ablesen.
Beachtenswert erscheint eine kürzlich publizierte Studie aus dem Triemli-Spital in Zürich, die die an 1105 endoskopierten Patienten erhobenen Befunde analysierte. Hier zeigte sich erwartungsgemäß, daß Ulcus-duo-

deni-Patienten in der Regel jünger sind als Patienten mit einem Ulcus ventriculi. Darüber hinaus ergab die Untersuchung bei jüngeren, männlichen und ungelernten Gastarbeitern eine erhöhte Anfälligkeit für das Ulcus duodeni. Andererseits war der Anteil an Gastarbeiterinnen in der Gruppe der Frauen mit einem Ulcus ventriculi kleiner als erwartet [22].

4 Natürlicher Verlauf

4.1 Spontanheilung des peptischen Ulkus

Die Ulkuskrankheit ist durch ihre hohe Spontanheilungsrate und durch die Rezidivneigung charakterisiert. Allerdings streuen die Angaben über die Höhe der Spontanheilungsraten in der Literatur enorm (Tabelle 6). So heilen nach einer neueren Schweizer Studie 83% der Magenulzera und 73% der Duodenalulzera innerhalb von 6 Wochen spontan ab [18]. Ähnlich günstige Verhältnisse wurden aus der Bundesrepublik Deutschland berichtet. Dem gegenüber sind die Spontanheilungsquoten in Großbritannien und Italien sehr viel ungünstiger. Es erstaunt deshalb nicht, daß die Studien mit dem günstigsten Effekten einer Cimetidintherapie auf die Ulkusheilung aus den Regionen mit niedrigeren Spontan-

Tabelle 6. Heilungsquoten (%) beim Ulcus duodeni in 6 Wochen (*C* Cimetidin, *Pi* Pirenzepin). (Literatur bei [12]

Land	Placebo	Verum	Autor
England	25	86 (C)	Blackwood (1976)
England	28	61 (C)	Bardhan (1979)
England	28	85 (C)	Gray et al. (1977, [11])
Österreich	32	73 (C)	Hentschel (1979)
Italien	32	70 (Pi)	Barbara (1979)
Italien	36	72 (Pi)	Bianchi-Porro (1982)
Schweden	36	90 (C)	Bodemar (1976)
Spanien	37	59 (C)	Garcia (1978)
Australien	39	82 (C)	Hetzel (1977)
	40	80 (C)	Dobrilla (1978)
Südafrika	42	84 (C)	Bank (1976)
Belgien	42	73 (C)	Cremer (1977)
Südafrika	42	69 (C)	Moshal (1977)
Bundesrepublik-Schweiz	58	76 (C)	Peter (1978)
Norwegen	60	85 (C)	Semb (1977)
Kalifornien	67	72 (C)	Collen (1980)
Schweiz	73		Scheuer et al. (1977, [18])
Bundesrepublik	79	88 (C)	Malchow –

heilungsquoten stammen. Die Ursache für die unterschiedlichen Spontanheilungsquoten in den einzelnen Ländern ist unbekannt. Denkbare Einflüsse auf den Spontanheilungsverlauf wären unterschiedliche Rauchgewohnheiten und ein unterschiedlicher Alkoholkonsum.

4.2 Rezidivneigung des peptischen Ulkus

Die Neigung zum Rezidiv ist durch eine Reihe älterer retrospektiver Studien sowie, aus neuester Zeit, durch zahlreiche placebokontrollierte Langzeittherapiestudien mit Cimetidin gut dokumentiert. Nachteil der früheren retrospektiven Studien waren zweifellos die heute nicht mehr akzeptierbaren Methoden zum Nachweis eines Rezidivs. Häufig dienten allein klinische Kriterien zur Feststellung des Rezidivgeschwürs. Unter Zurückstellung dieser Vorbehalte beschrieb u. a. Krause über einen Beobachtungszeitraum von 25 Jahren an einem schwedischen Patientenkollektiv beim Ulcus duodeni eine Rezidivfrequenz von 88,7% bei Männern und 83,5% bei Frauen und beim Ulcus ventriculi von 67,9% bei Männern und 61,9% bei Frauen [14]. Die Rezidive traten zu etwa 40% innerhalb des ersten Jahres der Nachbeobachtungsperiode auf, jedoch wurden auch noch 10 Jahre nach Studienbeginn bei etwa 15% der in die Studie aufgenommenen Patienten Ulkusrezidive beobachtet. Zu ähnlichen Ergebnissen kamen etwa um die gleiche Zeit dänische und britische Autoren [10, 13].

Tabelle 7. Rezidivquoten beim Ulcus duodeni unter 12- bis 24 monatiger Cimetidintherapie im Vergleich zu unbehandelten Patienten

Land	Cimetidin [g]	Therapiedauer [Monate]	Rezidivulkus [%]	Autor
Schweden	0,8	12	5	Bodemar u. Walan (1978, [2])
	Placebo	12	78	
England	0,4	6	27	Gray et al. (1977, [11]
	Placebo	6	80	
Norwegen	0,4	12	10	Berstad et al. (1979, [1])
	Placebo	12	70	
Südafrika	0,8	12	19	Mekel et al. (1980, [15])
	Placebo	12	100	
Überregionale	0,4	12	17,3	Burland et al. (1980, [6])
Studie	0,8	12	15,2	
	Placebo	12	53,3	
USA	0,3	24	44	Cocco et al. (1981, [7])
	0,1	24	65	
	Placebo	24	52	

Unter Zugrundelegung härterer diagnostischer Kriterien und regelmäßiger endoskopischer Kontrollen scheint die Rezidivquote des unbehandelten peptischen Ulkus innerhalb des ersten Jahres nach Diagnosestellung und dokumentierter Abheilung in bestimmten Regionen noch höher zu liegen, als nach den Untersuchungen von Krause [14] zu erwarten wäre. Sie liegt, wie Tabelle 7 für das Ulcus duodeni zeigt, zwischen 52 und 100%.

Die Wahrscheinlichkeit, mit der ein Patient mit neu diagnostiziertem Ulcus duodeni oder Ulcus ventriculi mit einem Rezidivulcus zu rechnen hat, wurde von Gray et al. untersucht [11]. Es wurden Patienten mit einem zwischen 1973 und 1974 festgestelltem peptischen Ulkus über 5 Jahre hinsichtlich des Auftretens eines Rezidivgeschwürs nachverfolgt. Bei Studienbeginn erfolgte eine Gruppierung in solche, die ein Erstulkus hatten, solche, deren Ulkusanamnese kürzer als 10 Jahre dauerte, und solche, die schon seit mehr als 10 Jahren über rezidivierende Ulzera klagten. Es zeigte sich, daß Rezidive, offenbar unabhängig von der Anamneselänge, in etwa 90% der Fälle auftraten. Andererseits fanden die Autoren, daß die Ulkuskrankheit, wenn auch mit nur geringer Wahrscheinlichkeit, unabhängig von der vorausgehenden Anamneselänge zu jedem Zeitpunkt sistieren kann [11].

4.3 Lebenserwartung beim peptischen Ulkus

Das Ulkusleiden beeinflußt in geringem Ausmaß auch die Lebenserwartung eines Patienten. Gegenüber gleichaltrigen Kontrollgruppen beschrieb Bonnevie für die ersten 2 Jahre nach der Ulkusdiagnose eine gering reduzierte Lebenserwartung. Später verlief die Lebenserwartungskurve parallel zu der von Nichtulkusträgern [3]. Die Lebenserwartung ist ungünstiger bei kombinierten Gastroduodenalulzera und beim Auftreten eines Ulkus in höherem Lebensalter.

4.4 Todesursache bei Patienten mit peptischem Ulkus

Bonnevie konnte zeigen, daß sich die Todesursachen bei Patienten mit peptischem Ulkus von denen eines Kontrollkollektivs unterscheiden [3]. Unter den Todesursachen von Patienten mit Ulkusanamnese überwiegen 2 Krankheitsgruppen, die spastische Emphysembronchitis und die Leberzirrhose (Tabelle 8). Sterben Ulkuspatienten an einem Malignom, so hat dies seinen Sitz signifikant häufiger in der Lunge oder im Pankreas.

Tabelle 8. Primäre Todesursachen bei 209 Patienten mit Ulkusanamnese im Vergleich zur Kopenhagener Bevölkerung. (Nach Bonnevie 1978, [3])

Todesursache	Ulcus duodeni [%]	Ulcus ventriculi [%]	Bevölkerung Kopenhagens [%]
Tumoren	29,9	30,4	26,9
Herz und Kreislauf	38,8	32,6	44,7
Respirationstrakt	6,8	13,0	4,7
Bronchitis, Emphysem	*5,4*	*10,8*	*1,5*
Gastrointestinaltrakt (außer Ulcus pepticum)	5,4	4,4	3,5
Leberzirrhose	*5,4*	2,2	*1,1*
Urogenitaltrakt	4,1	8,7	2,9
Verletzungen, Vergiftung	8,2	10,9	8,9

5 Sozioökonomische Bedeutung

Aus der Tatsache, daß jährlich in der Bundesrepublik Deutschland etwa 800 000 Menschen an peptischen Ulzera erkranken, die etwa 1,2 Mio. ärztliche Konsultationen und 380 000 Krankschreibungen erforderlich machen, ergibt sich die sozioökonomische Bedeutung der Ulkuskrankheit [21]. Auf einen weiteren sozioökonomischen Aspekt, nämlich die besondere Anfälligkeit jüngerer männlicher Gastarbeiter für das Ulcus duodeni wurde bereits an anderer Stelle hingewiesen. Hierfür könnte das „Urbanisationsphänomen" verantwortlich sein, womit die zu Beginn unseres Jahrhunderts in den industrialisierten Ländern beobachtete Zunahme der Ulkuskrankheit erklärt wird. Die erforderliche Umstellung ist zwar für die Bewohner dieser (Industrie-)Länder abgeschlossen, aber die eingewanderten Gastarbeiter sind ihr neu ausgesetzt.

Literatur

1. Berstad A, Aadland E, Carlsen E, Myren J, Semb LS, Kruse-Jensen A (1979) Maintenance treatment of duodenal ulcer patients with a single bedtime dose of cimetidine. Scand J Gastroenterol 14:827–831
2. Bodemar G, Walan A (1978) Maintenance treatment of recurrent peptic ulcer by cimetidine. Lancet I:403–407
3. Bonnevie O (1978) Survival in peptic ulcer. Gastroenterology 75:1055–1060
4. Bonnevie O (1980) Peptic ulcer in Denmark. Scand J Gastroenterol [Suppl 63] 15:163–174
5. Brown RC, Langman MJS, Lambert PM (1976) Hospital admissions for peptic ulcer during 1958–1972. Br Med J I:35–37

6. Burland WL, Hawkins BW, Beresfored J (1980) Cimetidine treatment for the prevention of recurrence of duodenal cancer: an international collaborative study. Postgrad Med J 56:173–176

7. Cocco AE, Vlahecevic ZR, McGuigan JE et al. (1981) A multi-center study of the recurrence of duodenal ulcer on long-term treatment with cimetidine. Gastroenterology 80:1125

8. Elashoff JD, Grossman M (1980) Trends in hospital admissions and death rates for peptic ulcer in the United States from 1970–1978. Gastroenterology 78:280–285

9. Fineberg HV, Pearlman LA (1981) Surgical treatment of peptic ulcer in the United States. Trends before and after the introduction of cimetidine. Lancet I:1305–1307

10. Fry J (1964) Peptic ulcer: A profile. Br Med J II:809–812

11. Gray GR, McKenzie I, Smith IS, Crean GP, Gillespie G (1977) Oral cimetidine in severe duodenal ulceration. Lancet I:4–7

12. Hentschel E (1982) Cimetin. In: Blum AL, Siewert JR (Hrsg) Ulcus-Therapie. Springer, Berlin Heidelberg New York, S 225–253

13. Krag E (1964) Long-terms prognosis in medically treated peptic ulcer. A clinical, radiographical and statistical follow-up study. Acta Med Scand 180:657–670

14. Krause U (1963) Long-term results of medical and surgical treatment of peptic ulcer. Acta Chir Scand [Suppl] 310:1–11

14a. Langman MJS (1976) Gastric ulcer: Natural history and treatment. Aust NZ J Med [Suppl 1] 6:22–25

15. Mekel RDPM (1980) Two-year maintenance treatment with cimetidine for duodenal ulcers. S Afr Med J 57:293

16. Pulvertaft CN (1968) Comments on the incidence and natural history of gastric and duodenal ulcers. Postgrad Med J 44:597–602

17. Rotter JI, Grossman MI (1980) Genetic aspects of ulcer disease. In: Holtermüller KH, Malagelada JR (eds) Advances in ulcer disease No 537. Excerpta Medica, Amsterdam, pp 7–26

18. Scheuer U, Witzel L, Halter F, Keller HM, Huber R, Galaeazzi R (1977) Gastric and duodenal ulcer healing and placebo treatment. Gastroenterology 72:838–841

19. Smith MP (1977) Decline in duodenal ulcer surgery. JAMA 237:687–689

20. Sonnenberg A, Arnold R, Fritsch A (1982) Epidemiologie und Genetik der Ulcuskrankheit. In: Blum AL, Siewert JR (Hrsg) Ulcus-Therapie. Springer, Berlin Heidelberg New York, S 3–22

21. Sonnenberg A, Fritsch A, Sierp D, Bapst L, Horisberger B (1982) Was kostet ein Ulcus? In: Blum AL, Siewert JR (Hrsg) Ulcus-Therapie. Springer, Berlin Heidelberg New York, S 138–150

22. Sponheim N (1960) Indidence and prevalence of peptic ulcer in a part of the country. Nord Med 63:377–385

23. Würsch TG, Hess H, Walser R et al. (1978) Die Epidemiologie der Ulcus duodeni. Untersuchungen an 1 105 Patienten in Zürich. Dtsch Med Wochenschr 103:613–619

Kapitel 6

Konservative Therapie des chronischen Ulkusleidens – Allgemeinmaßnahmen

T. Scholten und W.-P. Fritsch

Die Definition des Begriffs „Allgemeinmaßnahmen" ist aus mehreren Gründen unscharf:

1) Der Wirkungsmechanismus ist vielfältig, häufig ungeklärt und oftmals auch unbewiesen.
2) Der Einsatz allgemeiner Maßnahmen wird weniger vom Wissen um ihre Wirksamkeit als vielmehr von oft unbewußten Wünschen und Vorstellungen des Patienten und des behandelnden Arztes bestimmt.
3) Die Durchführung kontrollierter Studien ist durch die große Variabilität der Maßnahmen, die sich gegenseitig beeinflussen können, erschwert sowie durch Probleme der Randomisierung. Dies gilt insbesondere für Multicenterstudien, die bei den zu erwartenden geringen Wirkunterschieden allgemeiner Maßnahmen eine Grundbedingung sind.
4) Patientencompliance und Kontrollmöglichkeiten sind bei den Untersuchungen zur Wertigkeit von Allgemeinmaßnahmen eingeschränkt.
5) Mit der Einführung wirksamer Ulkustherapeutika sowohl in der Akutbehandlung als auch bei der Rezidivprophylaxe sind die Allgemeinmaßnahmen zunehmend in den Hintergrund getreten. Bei der Diskussion derartiger, z. T. einschneidender Maßnahmen sollte in Zukunft weniger die Akuttherapie als vielmehr die Rezidivprophylaxe berücksichtigt werden.

Die klassischen Allgemeinmaßnahmen beruhen sowohl auf „aktiven" therapeutischen Prinzipien wie Hospitalisation oder Diät als auch auf einer Änderung der Lebensgewohnheiten des Patienten mit Milieuwechsel, Reduktion oder Aufgabe des Rauchens und Erfassung der Medikamentenanamnese.

1 Hospitalisation und Milieubedingungen

Zur Beurteilung der stationären Behandlung peptischer Ulzera liegen teilweise noch ältere Untersuchungen ohne endoskopische Kontrollmöglichkeiten vor. Die häufig zitierte Arbeit von Doll und Pygott zeigt nur in bezug auf die Größenabnahme des Ulcus ventriculi einen positiven Effekt der stationären Behandlung, nicht jedoch in bezug auf die wirklich abgeheilten Geschwüre. Auch bezüglich der symptomatischen Besserung ist ein gesicherter Effekt nicht nachweisbar [9]. Zwar berichtete die Gruppe um Piper über eine positive Wirkung auf den akuten Ulkusschub und die Rezidivrate nach Hospitalisation, es fehlt jedoch eine ambulante Vergleichsgruppe [18]. Nicht zulässig erscheint auch die Interpretation, daß ein fehlender Carbenoxoloneffekt unter stationären Bedingungen gleichzusetzen ist mit einer positiven Wirkung der Hospitalisation. Ottenjann, der diese Fragestellung ebenfalls untersuchte, fand keine Beschleunigung der Ulkusheilung unter alleiniger Hospitalisation, die zusätzliche Carbenoxolontherapie zeigte einen positiven Effekt [32, 33, 37, 42, 53]. In der Multicenterstudie von Englert aus dem Jahre 1978 (mit endoskopischer Kontrolle) zeigte die Hospitalisation im Vergleich zur ambulanten Therapie in keiner Behandlungsgruppe einen positiven Einfluß, wobei in der Placebogruppe große Antazidamengen verabreicht wurden [13]. Auch die von Malchow bestimmte Placeboheilungsrate stationär behandelter Patienten liegt mit 50% im Bereich vergleichbarer ambulanter Therapiegruppen [28, 44] Tabelle 1).
Beim Ulcus duodeni konnte für die Hospitalisation ebenfalls kein positiver Effekt gesichert werden, wie eigene Untersuchungsbefunde im Rahmen einer Multicenterstudie mit Depotsekretin und die Ergebnisse der Tübinger Arbeitsgruppe zeigen [4, 28, 43]. Die Placeboheilungsraten sind denen einer ambulant durchgeführten Therapie vergleichbar [35, 42] (Tabelle 2).
Läßt sich nach den bisherigen Ausführungen für die Hospitalisation kein positiver Effekt auf die Ulkusheilung belegen, so gilt dies in gleichem Maße für das therapeutische Prinzip des Milieuwechsels, der häufig mit einer Änderung „streßbedingter Faktoren" verbunden ist. Bereits bei der pathogenetischen Zuordnung dieser Faktoren ergeben sich große Schwierigkeiten: die Ursachen für die großen geographischen Unterschiede, für die Abnahme der Ulkushäufigkeit bei einem Wechsel der betroffenen sozialen Gruppen und für das sich ändernde Geschlechtsverhältnis sind weitgehend ungeklärt [47, 48]. Eine typische Ulkuspersönlichkeit läßt sich bisher nicht abgrenzen [2, 14, 26, 31]. Eine Beziehung zwischen Streß oder typischen psychosozialen Bedingungen und peptischer Ulkuskrankheit ist nicht gesichert [1, 14, 38, 50]. Die Ergebnisse psychotherapeutischer Maßnahmen sind bisher entmutigend. Der thera-

Tabelle 1. Hospitalisation beim Ulcus ventriculi

Autor	Dauer [Wochen]	n	Abheilung [%] (n)	
			Stationär	Ambulant
Doll u. Pygott	4	32	15,6 (5)	9,4 (3)
(1952, [9])	12	32	37,5 (12)	15,6 (5)
Englert et al.	6		69	59
(1978, [13])	(Antazidum)			
	6		58	60
	(Cimetidin)			
	6		76	66
	(Cimetidin + Antazidum)			
Malchow et al.	4	16	50 (8)	
(1978, [28])	6	16	62,5 (10)	
Ottenjann u. Rösch	4	35	25,7 (9)	
(1970, [33])				
Scheurer et al.	3	30	26,6 (8)	
(1977, [42])				
Ambulant	6	30	83,3 (25)	

Tabelle 2. Hospitalisation beim Ulcus duodeni

Autor	Dauer [Wochen]	n	Abheilung [%] (n) (ohne Therapie)
Buchman et al. (1969, [4])	3	103	87,4 (13)
Malchow et al. (1978, [28])	4	34	52,9 (18)
Scholten et al. (im Druck, [43])	4	24	58 (15)
Peter et al. (1978, [35]) Ambulant	4	40	58 (23)
Scheurer et al. (1977, [42])	3	15	53,3 (8)
Ambulant	6	15	73,3 (11)

peutische Einsatz von Psychopharmaka überschreitet die Grenze zu den Allgemeinmaßnahmen und sollte nur bei Vorliegen einer strengen Indikation angewandt werden [55]. Gewisse Hinweise auf psychosozialbedingte Einflüsse ergeben sich aus Befunden der Arbeitsgruppen um Sarles und McDonald, die zeigen konnten, daß die Beschwerdesymptomatik schon durch die Tatsache der Behandlung überhaupt günstig beeinflußbar ist, daß das Arzt-Patienten-Verhältnis die Symptomatik mitbestimmt und daß die positive oder negative Erwartungshaltung des Patienten zum Therapieerfolg das Beschwerdebild beeinflußt [28, 41]. Daten zur therapeutischen Nutzung dieser Erkenntnisse liegen bisher nicht vor.

Zusammenfassung

1) Eine stationäre Behandlung ist beim unkomplizierten Ulkus heute nicht mehr gerechtfertigt. Für die Durchführung neuer Studien zu dieser Frage mit endoskopischer Kontrolle besteht keine Rechtfertigung mehr.
2) Der Einfluß psychischer und milieubedingter Faktoren ist bei epidemiologischer Betrachtungsweise wahrscheinlich, therapeutische Konsequenzen ergeben sich daraus zur Zeit nicht. Weitere epidemiologische Untersuchungen, möglichst gekoppelt mit therapeutischen Fragestellungen, sind wünschenswert.

2 Diät

Bei der Beurteilung diätetischer Einflüsse auf die peptische Ulkuskrankheit sollte folgende Differenzierung berücksichtigt werden:

1) die Wirkung einer Diät auf den akuten Ulkusschub,
2) der Einfluß der Eßgewohnheiten auf die Epidemiologie der Ulkuskrankheit.

Die der Diätbehandlung des akuten Ulkusschubs zugrundeliegende Vorstellung, daß durch die Art der Nahrung und durch eine zeitliche Änderung der Nahrungsaufnahme – viele kleine Mahlzeiten – die aggressiven Faktoren wie Säure und Pepsin reduziert werden können, ist durch die klinisch-experimentellen Befunde der Arbeitsgruppen um Lennard-Jones und Ippoliti widerlegt [19, 25]. Für Formuladiäten, wie sie in der Intensivmedizin angewandt werden, konnte bei gesunden Testpersonen eine im Vergleich zur Peptonestimulation geringere Säurefreisetzung nachgewiesen werden. Ob diesen Befunden eine klinische Bedeutung, z. B. in der Prophylaxe des Streßulkus, zukommt, ist bisher nicht untersucht [27]. Auch die zahlreichen, vor der Endoskopieära durchgeführten Studien zur Wirksamkeit einer Diätbehandlung konnten weder für das Ulcus ventriculi noch für das Ulcus duodeni einen positiven Effekt bei der Akutbehandlung oder der Rezidivprophylaxe nachweisen [4, 7, 8, 52]. In der Studie von Buchman fand sich auch nach Ablauf eines Jahres kein Unterschied zwischen beiden Gruppen: Von 39 Patienten der Diätgruppe wiesen 3 Patienten noch einen Ulkus auf, in der Kontrollgruppe waren es 2 von 45 [4] (Tabelle 3). Trotz dieser Befunde sind Diäten heute noch in vielen Krankenhäusern und Praxen fester Bestandteil der Ulkustherapie [54].
Arbeiten der Gruppe um Tovey und Malhotra weisen aufgrund epidemiologischer Untersuchungen zur Ulkusinzidenz in Afrika und Indien

Tabelle 3. Diätbehandlung beim Ulcus ventriculi und Ulcus duodeni

Autor	Dauer [Wochen]	Diät			Kontrollgruppe			Bemerkungen
		Geheilt	n	Nicht geheilt	Geheilt	n	Nicht geheilt	
Ulcus ventriculi								
Doll (1956, [7])	4	20	82	62	20	82	62	"Milk drip" + Medikation
Doll (1956, [8])	4	5	32	27	10	32	22	„Ulkusdiät"
Ulcus duodeni								
Truelove (1960, [52])	24	10	40	30	14	40	26	Stilboestrol Barbiturate
Buchman et al. (1969, [4])	3	46	50	4	42	53	9	Antazida in beiden Gruppen

darauf hin, daß der Genuß ungeschälten Reises möglicherweise eine ulkusprotektive Wirkung entfaltet, wobei als Mechanismen vermehrte Speichelsekretion, verminderter Säuregehalt und ein reduzierter Gallenfluß diskutiert werden [21, 29, 51]. In einem Beobachtungszeitraum von 5 Jahren wiesen nur 3 von 21 Patienten, die ungeschälten Reis „durchgekaut" hatten, ein Ulkusrezidiv auf im Vergleich zu 17 von 21 in der Kontrollgruppe [29]. Die Anwendbarkeit einer derartigen Diät in unseren Breiten muß jedoch skeptisch beurteilt werden [11, 12]. Die immer wieder aufgeworfene Fragestellung des Kaffee- und Alkoholgenusses soll hier nur kurz behandelt werden, da bisher gesicherte Beziehungen zwischen Kaffeekonsum und Ulkusentstehung, -heilung oder Rezidivneigung fehlen [16, 34]. Die Frage des Alkoholeinflusses auf die Ulkuskrankheit ist in jüngster Zeit durch Sonnenberg wieder aktualisiert worden [46]. Wenn man auch die Schlußfolgerung der Autoren, daß maßvoller Alkoholgenuß die Ulkusabheilung beschleunigen kann, nicht in eine Therapieempfehlung umformen sollte, so fehlen andererseits auch Befunde, die eine ungünstige Wirkung des Alkohols auf die Ulkuskrankheit belegen [24, 37, 46, 50].

Zusammenfassung

1) Eine Diätbehandlung der peptischen Ulkuskrankheit ist nicht mehr gerechtfertigt. Der Patient, der eine Diät erwartet, muß eingehend aufgeklärt werden, daß er essen kann, was ihm bekommt, wobei man die positiven Seiten dieses „Therapieentzugs" betonen sollte.

2) Die beschriebenen epidemiologischen Befunde sollten nicht Ausgangspunkt einer diätetischen Revolution sein, sondern mögliche neue Ansatzpunkte zum besseren Verständnis pathogenetischer Zusammenhänge liefern, auch unter dem Aspekt neuer, vielleicht protektiver therapeutischer Ansatzpunkte, weniger im Hinblick auf die Akuttherapie als vielmehr unter dem Gesichtspunkt der Rezidivprophylaxe.

3 Rauchen

Während in der Beurteilung der Hospitalisation und diätetischer Maßnahmen weitgehend Einigkeit besteht, wird die Beurteilung des Zusammenhangs zwischen Ulkuskrankheit und Rauchgewohnheiten kontrovers diskutiert [56] (Tabelle 4). Aufgrund einer 1979 veröffentlichten Studie des US-Department of Health über den Zusammenhang zwischen Zigarettenkonsum und Ulkuskrankheit kommt Harrison [17] zu folgenden Schlußfolgerungen:

1) Die Anzahl der Raucher ist sowohl bei Ulcus-duodeni- als auch bei Ulcus-ventriculi-Patienten erhöht.
2) Im Vergleich zu Nichtrauchern zeigen Raucher eine 2fach höhere Ulkusprävalenz.

Tabelle 4. Studien (mit endoskopischer Kontrolle) beim Ulcus duodeni (Heilung in %)

Autor	Wochen	Therapie (Antazida, Cimetidin, Pirenzepin)		Placebo	
		Raucher	Nichtraucher	Raucher	Nichtraucher
Bardhan et al. (1979, [3])	4	65	68	24	38
Ippoliti et al. (1978, [20])	4	54	75		
Korman et al. (1981, [22])	6	43	85		
Lam et al. (1979, [23])	4	59	91	27	51
Massarat u. Eisenmann (1981, [30])	8	48	75		
Peterson et al. (1977, [36])	4	75	88	32	69
Porro et al. (1980, [39])	4	71	81	31	53
Sonnenberg et al. (1981, [46])	4	49	65	38	57

3) Mit zunehmendem Zigarettenkonsum steigt die Inzidenz für das peptische Ulkus.

4) Rauchen verzögert die Abheilung sowohl des Ulcus duodeni als auch des Ulcus ventriculi.

5) Männliche Raucher haben ein 2fach höheres Risiko an einem peptischen Ulkus zu sterben als nichtrauchende Männer [17].

Diese Interpretation ist nicht unwidersprochen geblieben, wobei insbesondere folgende Punkte kritisiert werden [56]:

1) Die Variationsbreite der Ulkusinzidenz reicht vom 0,3- bis zum 5fachen.

2) Häufig fehlt eine Differenzierung von Ulcus duodeni und Ulcus ventriculi.

3) Unterschiedliche Therapieformen zeigen einen unterschiedlichen Einfluß des Rauchens: Unter Placebo schlechtere Abheilung bei Rauchern, unter Antazida kein Unterschied in der Abheilungstendenz [36]. Patienten, die das Rauchen aufgegeben haben, zeigen beim Ulcus ventriculi eine günstigere Prognose als primäre Nichtraucher [10].

4) Es handelt sich um überwiegend radiologische bzw. symptomatische Kontrollen. Die endoskopisch kontrollierte Studie von Würsch läßt keinen negativen Einfluß des Rauchens erkennen [57].

5) Die Angaben von Rauchern bezüglich Rauchgewohnheiten und insbesondere Aufgabe des Rauchens sind unzuverlässig [45].

Obwohl die bisher vorliegenden epidemiologischen Daten und auch die Ergebnisse der Ulcus-duodeni-Studien mit endoskopischer Kontrolle – für das Ulcus ventriculi ist die Situation ähnlich – keine endgültige Aussage über den Einfluß des Rauchens zulassen, sind Resignation und Verzicht auf die Beratung des Patienten mit dem Hinweis auf die möglicherweise ungünstige Wirkung weiteren Nikotingenusses nicht gerechtfertigt, zumal inzwischen zahlreiche endoskopisch kontrollierte Untersuchungen vorliegen (Tabelle 4).

Zusammenfassung

Fehlt auch der sichere Beweis der Schädlichkeit des Rauchens bei der Ulkuskrankheit – diese Aussage wird immer nur statistischen, nicht jedoch individuellen Charakter haben – ein positiver Effekt ist bisher nicht beobachtet worden. Eine Therapieempfehlung jedoch, die nachweislich unschädlich ist, deren positiver Effekt für das Ulkusleiden möglich und für zahlreiche andere Erkrankungen gesichert ist, gehört in das spärlich gewordene Therapiekonzept der Allgemeinmaßnahmen. Kontrollierte, nach Rauchern und Nichtrauchern randomisierte Studien können hier zur weiteren Klärung beitragen [49].

4 Ulzerogene Drogen

Der Zusammenhang zwischen peptischer Ulkuskrankheit und Arzneimitteleinnahme konnte bisher nur für die Salizylate und das Ulcus ventriculi wahrscheinlich gemacht werden [40]. Für die zahlreichen anderen als ulzerogen eingestuften Medikamente wie Indometacin, Phenylbutazon, Reserpin und Kortikosteroide (ausgenommen extrem hohe Dosierungen) konnte ein Kausalzusammenhang nicht belegt werden [5, 6].

Zusammenfassung

Unter Verzicht auf Verbote oder Gebote sollte der Patient über die Möglichkeiten der ambulanten Therapie im gewohnten Milieu unterrichtet werden, wobei in Einzelfällen bei starkem Leidensdruck eine Arbeitsunterbrechung erforderlich werden kann. Der Verzicht auf diätetische Vorschriften muß dem Patienten erläutert werden mit dem Hinweis, nichtbekömmliche Speisen zu meiden. Dies gilt auch für Kaffee und Alkohol. Raucher sollte man unter Hinweis auf die möglicherweise ungünstige Wirkung auf den Abheilungsprozeß, unterstützt durch Argumente aus epidemiologischen Befunden bei anderen Erkrankungen, zur Einschränkung bzw. Aufgabe des Zigarettenkonsums anhalten. Zur Beratung gehört auch die Aufklärung über die potentiellen Gefahren einer unkontrollierten Medikamenteneinnahme. Die unterstützende psychische Führung durch den Hausarzt mit der Suche nach möglicherweise auslösenden Faktoren und die Beratung in Konfliktsituationen familiären oder beruflichen Ursprungs ist die vielleicht wichtigste allgemeintherapeutische Maßnahme, die, wenn auch ungesichert, die gezielten Therapiemaßnahmen begleiten sollte [15, 31, 41].

Literatur

1. Alexander F (1934) The influence of psychological factors upon gastrointestinal disturbances: general principles, objectives and preliminary results. Psychoanal Q 3:501
2. Alp MH, Court JH, Grant AK (1970) Personality pattern and emotional stress in the genesis of gastric ulcer. Gut 11:773
3. Bardhan KD, Saul, MD, Edwards JL et al. (1979) A multicentre double-blind comparison of cimetidine and placebo in the maintenance of healing of chronic duodenal ulceration. Gut 20:158
4. Buchman E, Kaung DT, Dolan K et al. (1969) Unrestricted diet in the treatment of duodenal ulcer. Gastroenterology 56:1016
5. Conn HO, Blitzer BL (1977) Non association of adrenocorticosteroid therapy and peptic ulcer. N Engl J Med 294:473
6. Cooke AR (1978) Drug damage to the gastroduodenum. In: Sleisenger MH, Fordtran JS (eds) Gastrointestinal disease. Saunders, Philadelphia London Toronto, p 807

7. Doll R, Pygott F (1952) Factors influencing the rate of healing of gastric ulcers. Lancet I:171

8. Doll R (1956) Dietetic treatment of peptic ulcer. Lancet I:5

9. Doll R (1956) Continuous intragastric milk drip in treatment of uncomplicated gastric ulcer. Lancet I:70

10. Doll R, Jones FA, Pygott F (1958) Effect of smoking on the production and maintenance of gastric and duodenal ulcers. Lancet I:657

11. Editorial (1980) Eating and ulcer. Br Med J I:205

12. Editorial (letter) (1980) Eating and ulcer. Br Med J I:795

13. Englert E, Freston JW, Graham DG et al. (1978) Cimetidine, antacid and hospitalisation in the treatment of benign gastric ulcer. A multicentre double-blind study. Gastroenterology 74:416

14. Feldman EJ, Sabovich KA (1980) Stress and peptic ulcer disease. Gastroenterology 78:1087

15. Fordtran JS (1979) Psychological factors in duodenal ulcer. Gastroenterology 3:24

16. Friedman GD, Siegelaub AB, Seltzer CC (1974) Cigarettes, alcohol, coffee and peptic ulcer. Engl J Med 290:489

17. Harrison A, Elashoff J, Grossman MI (1979) Cigarette smoking and ulcer disease. In: Surgeon general's report on smoking and health

18. Herrmann RP, Piper DW (1973) Factors influencing the healing rate of chronic gastric ulcer. Dig Dis Sci 18:1

19. Ippoliti AF, Maxwell V, Isenberg JI (1976) The effect of various forms of milk on gastric acid secretion. Studies in patients with duodenal ulcer and normal subjects. Ann Intern Med 84:286

20. Ippoliti AF, Sturdevant RAL, Isenberg JI et al. (1978) Cimetidine versus intensive antacid therapy for duodenal ulcer. Gastroenterology 74:393

21. Jayaraj AP, Tovey FI, Clark CG (1976) The possibility of dietary protective factors in duodenal ulcer. Postgrad Med J 52:640

22. Korman MG, Shaw RG, Hansky H et al. (1981) Influence of smoking on healing rate of duodenal ulcer in response to cimetidine or high-dose antacids. Gastroenterology 80:1451

23. Lam SK, Lam KC, Lai CL et al. (1979) Treatment of duodenal ulcer with antacid and sulpiride. Gastroenterology 76:315

24. Langman MJS, Bell GD (1982) Alcohol and the gastrointestinal tract. Br Med Bull 38:71

25. Lennard-Jones JE, Babouris N (1965) Effect of different food on the acidity of the gastric contents in patients with duodenal ulcer. Gut 6:113

26. Levin A, Schlebusch L, Katzeff JE et al. (1981) Psychosituational factors and duodenal ulceration in South African blacks and indians. S Afr Med J 59:5

27. Lux G, Hartog C, Lederer PC et al. (1981) Reduzierte Magensäureresektion unter Formuladiät – eine vergleichende Untersuchung mit einer peptonehaltigen Probemahlzeit. In: Malchow H, Peters H, Zöckler CE (Hrsg) Klinische Ernährung, Bd 4. Zuckschwerdt, München, S 22

28. Malchow H, Sewing KF, Albinus M et al. (1978) Cimetidin in der stationären Behandlung des peptischen Ulkus. Dtsch Med Wochenschr 103:149

29. Malhotra SL (1978) A comparison of unrefined wheat and rice diets in the management of duodenal ulcer. Postgrad Med J 54:6

30. Massarat S, Eisenmann A (1981) Factors affecting the healing rate of duodenal and pyloric ulcers with low-dose antacid treatment. Gut 22:97

31. McDonald AJ, Peden NR, Hayton R et al. (1980) Symptom relief and the placebo effect in the trial of an anti-peptic drug. Gut 21:323

32. Middleton WRJ, Cooke AR, Stephen D et al. (1965) Biogastrone in patient treatment of gastric ulcer. Lancet I:1030
33. Ottenjann R, Rösch W (1970) Clinical and experimental studies on carbenoxolone sodium. In: Baron JH, Sullivan FM (eds) Carbenoxolone sodium. Butterworths, London, p 75
34. Paffenberger RS, Wing AL, Hyde RT (1974) Coffee, cigarettes and peptic ulcer. N Engl J Med 290:1091
35. Peter P, Kiene K, Gonvers JJ et al. (1978) Cimetidin in der Behandlung des Ulcus duodeni. Ergebnisse einer Doppelblindstudie bei ambulant behandelten Patienten. Dtsch Med Wochenschr 103:1163
36. Petersen WL, Sturdevant RAL, Frankl HD et al. (1977) Healing of duodenal ulcer with an antacid regimen. N Engl J Med 297:341
37. Piper DW, Shinners J, Greig M et al. (1978) Effect of ulcer healing on the prognosis of chronic gastric ulcer. Gut 19:419
38. Piper DW, McIntosh JH, Ariotti DE et al. (1981) Life events and chronic duodenal ulcer: a case control study. Gut 22:1011
39. Porro GB, Petrillo M, Grossi E et al. (1980) Smoking and duodenal ulcer (letter). Gastroenterology 79:180
40. Rees WD, Turnberg LA (1980) Reappraisal of the effect of aspirin on the stomach. Lancet II:410
41. Sarles H, Camatte R, Sahel J (1977) A study of the variation in the response regarding duodenal ulcer when treated with placebo by different investigators. Digestion 16:289
42. Scheurer U, Witzel L, Halter F et al. (1977) Gastric and duodenal ulcer healing under placebo treatment. Gastroenterology 72:838
43. Scholten T, Fritsch WP, Hagenmüller F et al. (im Druck) Die Behandlung des Ulcus duodeni mit synthetischem Depot-Sekretin. Z Gastroenterol
44. Scobie BA (1960) Gastric ulcer treatment with carbenoxolone sodium. NZ Med J 65:308
45. Sillet RW, Wilson MD, Malcolm RE et al. (1978) Deception among smokes. Br Med J II:1185
46. Sonnenberg A, Müller-Lissner SA, Vogel E et al. (1981) Predictors of duodenal ulcer healing and relapse. Gastroenterology 81:1061
47. Sturdevant RAL (1976) Epidemiology of peptic ulcer. Report of a conference. Am J Epidemiol 104:9
48. Sturdevant RAL, Walsh JH (1978) Duodenal ulcer. In: Sleisenger MH, Fordtran JS (eds) Gastrointestinal disease. Saunders, Philadelphia London Toronto
49. Taylor WH (1980) Smoking and peptic ulceration. J R Soc Med 73:159
50. Thomas J, Greig M, Piper DW (1980) Chronic gastric ulcer and life events. Gastroenterology 78:905
51. Tovey FJ (1974) Aetiology of duodenal ulcer: an investigation into the buffering action and effect on pepsin of bran and unrefined carbohydrate foods. Postgrad Med J 50:683
52. Truelove SC (1960) Stilbestrol, phenobarbitone and diet in chronic duodenal ulcer. A factorial therapeutic trial. Br Med J II:559
53. Turpie AGG, Thomson TJ (1965) Carbenoxolone sodium in the treatment of gastric ulcer with special reference to side effects. Gut 6:591
54. Welsh JD (1977) Diet therapy of peptic ulcer disease. Gastroenterology 72:740
55. Wetterhus S, Aubert E, Berg C et al. (1976) The effect of trimipramine on symptoms and healing of peptic ulcer. Scand J Gastroenterol [Suppl 43] 12:33
56. Wormsley KG (1978) Smoking and duodenal ulcer. Gastroenterology 75:139
57. Würsch TG, Hess H, Walser R et al. (1978) Die Epidemiologie des Ulcus duodeni. Dtsch Med Wochenschr 103:613

Konservative Therapie des chronischen Ulkusleidens – Medikamente für den Ulkusschub

W. Domschke

1 Therapieziele

Die Therapie des Ulkusschubs hat im wesentlichen 3 Zielsetzungen:

1) Beschwerdefreiheit des Patienten,
2) Beschleunigung der Ulkusheilung und Verhinderung von Ulkuskomplikationen,
3) womöglich Prophylaxe des Ulkusrezidivs ohne Langzeittherapie.

Die aufgeführten therapeutischen Ziele sollten bei einem Minimum an Nebenwirkungen und Kosten der eingesetzten Medikamente erreicht werden. Die derzeit verfügbaren konservativen Behandlungsverfahren des Magen-Zwölffingerdarm-Geschwürs stellen nach wie vor eine symptomatische, nicht aber eine kurative Therapie dar. Diese Feststellung scheint um so bedeutsamer, als Verlaufsbeobachtungen ergeben haben, daß die Rezidivneigung innerhalb 15–25 Jahren beim Ulcus ventriculi zwischen 50 und 75% bzw. beim Ulcus duodeni zwischen 40 und 90% liegt.
Bei der Definition der Therapieziele ist auch die Kostenfrage einzubeziehen. Entscheidend ist, daß unkomplizierte Ulzera ambulant behandelt werden können. Damit entfallen die hohen Krankenhauskosten; außerdem bleiben die Patienten in ihrem gewohnten sozialen Umfeld zu Hause und am Arbeitsplatz. Komplizierte Fälle – Patienten mit penetrierenden, perforierenden, blutenden Ulzera, Stenoseerscheinungen, exzessiven Schmerzen oder besonderen häuslichen Schwierigkeiten – gehören natürlich in klinische Betreuung. Letzten Endes sollte eine wirksame konservative Ulkustherapie infolge Verkürzung der Rekonvaleszenz und/oder Arbeitsunfähigkeit, Senkung der Hospitalisierungsrate und Abnahme notwendiger Indikationen zu Elektivoperationen zu Kosteneinsparungen führen.

2 Medikamente für den Ulkusschub

2.1 Prinzipien der Ulkustherapie

Die konservative Ulkustherapie wird nach 2 Prinzipien praktiziert: Minderung schleimhautaggressiver und Stärkung schleimhautprotektiver Faktoren. In Tabelle 1 sind die Wirkmechanismen von Präparaten aufgeführt, die diesen beiden therapeutischen Linien folgen. Bevor die wichtigsten Ulkusmedikamente einzeln besprochen werden, sollte gesagt werden, daß wir selbst beim Ulcus duodeni und beim präpylorischen Ulcus ventriculi Medikamente bevorzugen, die v. a. die aggressiven Faktoren Säure und Pepsin supprimieren, während uns bei Ulkuslokalisation im proximalen Magen eher schleimhautprotektiv wirkende Substanzen therapeutisch sinnvoll erscheinen. Da die sog. Motilitätsregulatoren die Magenentleerung und damit die Elimination von Gallensäuren und Lysolecithin beschleunigen, bieten sie sich zur Behandlung des duodenogastrischen Refluxes, in diesem Zusammenhang v. a. zur Therapie des Ulcus ventriculi an. Allerdings hat sich mit diesen Medikamenten bisher nur ein günstiger Effekt auf die Beschwerdesymptomatik der Patienten, nicht aber auf die Heilung des Ulcus ventriculi bzw. duodeni nachweisen lassen. Die Präparate sollten daher vorzugsweise zur symptomatischen Behandlung dyspeptischer, in der Regel postprandial auftretender Beschwerden als adjuvante Ulkustherapeutika eingesetzt werden. Da sich die konsequente Gabe von Colestyramin im Hinblick auf eine Beschleunigung der Ulkusheilung als unwirksam erwiesen hat, erscheint es berechtigt, die Bedeutung des duodenogastrischen Refluxes bei der Entstehung des Ulcus ventriculi, zumindest als alleiniges pathogenetisches Prinzip, zu bezweifeln.

2.2 Hemmung aggressiver Faktoren

Histamin-H_2-Rezeptorantagonisten (H_2-Antagonisten). Diese Medikamente können im Gegensatz zu den konventionellen Antihistaminika (H_1-Antagonisten) die Magensekretion wirkungsvoll hemmen unabhängig davon, ob Histamin, Pentagastrin, Insulin oder intragastrale Instillation einer Mahlzeit als Sekretionsreiz angewandt wird. Als erster klinisch einsetzbarer H_2-Antagonist ist seit 1976 das Cimetidin (Tagamet) im Handel erhältlich. Bislang (1982) sind mit diesem Medikament an die 30 Mio. Patienten behandelt worden. In Abb. 1 ist die Strukturformel von Cimetidin im Vergleich zu der von Histamin dargestellt; jüngere Entwicklungen sind Oxmetidin, Ranitidin und Tiotidin, wovon das Ranitidin in Großbritannien bereits als „Zantac" auf den Markt gebracht

Tabelle 1. Prinzipien der medikamentösen Ulkustherapie

I. Hemmung aggressiver Faktoren

1. Hemmung von Säure und Pepsin
   Säureneutralisierung
      durch Nahrungspuffer bzw. Antazida im Magen,
      durch pankreatisches Bikarbonat im Duodenum
   Hemmung der Säure- und Pepsinogensekretion
      durch Anticholinergika, H_2-Rezeptorantagonisten, Prostaglandine, Somatostatin, Sekretin, Blocker der Belegzell-K^+-ATPase (Benzimidazole), Psychopharmaka (Trimipramin, Tritiozin), Gastrinrezeptorantagonisten (Proglumid)?
   Hemmung der peptischen Aktivität
      durch Inhibition der Pepsinogen-Pepsin-Konversion
         Antazida (pH-Effekt), Carbenoxolon
      durch Pepsinadsorption
         aluminiumhydroxidhaltige Antazida,
         Carbenoxolon, kolloidales Wismut
      durch Inhibition der Pepsin-Substrat-Interaktion
         sulfatierte Disaccharide (Sucralfat)
      durch intragastrale pH-Verschiebung
         Säurehemmer, Antazida
   Säure- und Pepsinelimination durch beschleunigte Magenentleerung
      Motilitätsregulatoren: Metoclopramid, Bromoprid, Domperidon, Sulpirid

2. Ausschaltung potentiell zytotoxischer Duodenalsaftbestandteile
   (Gallensäuren, Lysolecithin)
   Adsorption
      durch aluminiumhydroxidhaltige Antazida, Colestyramin, sulfatierte Disaccharide (Sucralfat)
   Beschleunigte Elimination
      durch Motilitätsregulatoren (s. unter 1.)

II. Unterstützung protektiver Faktoren

1. Normalisierung des gastralen Epithelzellumsatzes
   (Stärkung der Magenschleimhautbarriere)
      durch Carbenoxolon

2. Stimulation der gastralen Schleim- und Alkalisekretion
   (Stärkung der Magenschleimbarriere)
      durch Carbenoxolon, Prostaglandine

3. Steigerung der Magenschleimhautdurchblutung
      durch Prostaglandine, Sekretin

4. Filmbildung auf der gastroduodenalen Schleimhaut
      durch kolloidales Wismut, sulfatierte Disaccharide (Sucralfat), sulfatierte Polysaccharide (Amylopectinsulfat)?

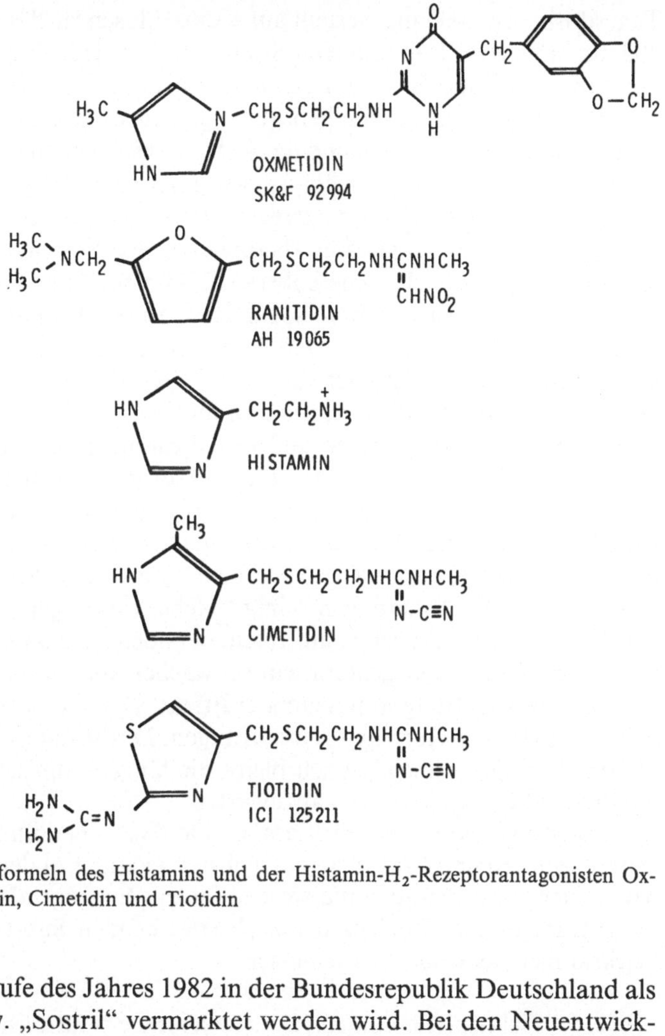

OXMETIDIN
SK&F 92994

RANITIDIN
AH 19065

HISTAMIN

CIMETIDIN

TIOTIDIN
ICI 125211

Abb. 1. Strukturformeln des Histamins und der Histamin-H_2-Rezeptorantagonisten Oxmetidin, Ranitidin, Cimetidin und Tiotidin

ist und im Laufe des Jahres 1982 in der Bundesrepublik Deutschland als „Zantic" bzw. „Sostril" vermarktet werden wird. Bei den Neuentwicklungen zielt man auf Verbindungen mit höherer molarer Wirksamkeit, was im klinischen Bereich zur Reduktion nicht H_2-spezifischer Nebenwirkungen und einer Verlängerung des Dosierungsintervalls führen sollte. Ranitidin ist z. B. auf molarer Basis etwa 8mal stärker wirksam als Cimetidin [6], und das jüngste Kind der H_2-Antagonisten-Familie – die Verbindung SKF 93479 – soll sogar 10- bis 12mal wirksamer als die Erstsubstanz sein [4].

In zahlreichen prospektiven, doppelblindgeführten, endoskopisch kontrollierten Studien konnte nachgewiesen werden, daß Cimetidin die Abheilung des Ulcus duodeni und auch des Ulcus ventriculi signifikant beschleunigt (Literatur bei [2, 21]). Cimetidin wird üblicherweise in einer

Tagesdosis von 1 000 mg, verteilt auf 4 Einzeldosen zu 200, 200, 200 und 400 mg, angewandt; in jüngeren Studien konnte jedoch belegt werden, daß mit einer Tagesdosis von 800 mg Cimetidin, in 2 Einzeldosen von jeweils 400 mg gegeben, ähnlich günstige Effekte auf die Beschwerdesymptomatik der Patienten und die Abheilungsgeschwindigkeit der peptischen Ulzera erzielt werden können wie mit der 1 000-mg-Menge [7]. Ranitidin hat bei einem Dosierungsregime von 2mal 150 mg/Tag eine dem Cimetidin vergleichbar günstige therapeutische Wirksamkeit gezeigt (Literatur bei [21]). Für die neue Substanz SKF 93479 werden Tagesdosierungen von 2mal 100 mg bzw. sogar 2mal 50 mg diskutiert. Insgesamt gesehen ist das Cimetidin ein Medikament mit relativ niedriger Inzidenz an Nebenwirkungen. Als unerwünschte Effekte sind erwähnenswert eine gelegentlich auftretende Kreatininerhöhung durch Verminderung der tubulären Kreatininclearance und eine Erhöhung der Transaminasen sowie der alkalischen Phosphatase als Ausdruck einer hepatischen Hypersensitivitätsreaktion. Daneben können Interaktionen mit dem hepatischen Metabolismus anderer Medikamente (z. B. Antikonvulsiva, Antikoagulanzien) vorkommen. Außerdem sind dem Cimetidin, vorwiegend bei hohen Dosierungen, einige Nebenwirkungen zugeschrieben worden, die zwar sehr selten auftreten, dennoch aber im Auge behalten werden müssen. Dazu gehören ein schwacher antiandrogener und die Prolaktinausschüttung stimulierender Effekt (Gynäkomastie), Verwirrtheitszustände und Herzrhythmusstörungen. Das Ranitidin soll weniger Nebenwirkungen haben, jedoch bleibt die längere klinische Erfahrung mit diesem Medikament noch abzuwarten.
Seine besondere klinische Wirksamkeit hat das Cimetidin in den letzten Jahren zum Referenzmedikament bei der Prüfung anderer, potentiell wirksamer Ulkustherapeutika werden lassen. Im folgenden wird daher die therapeutische Effizienz der zu besprechenden Substanzen an der Wirksamkeit des Cimetidin gemessen.

Antazida. Ziel der Therapie mit Antazida ist die Neutralisierung der gebildeten Salzsäure. Dies führt bei einem pH-Anstieg über 3,5 zugleich zu einer erheblichen Minderung der peptischen Aktivität. Obwohl die Antazidagabe eines der älteren Behandlungsprinzipien darstellt, konnte erst in den letzten Jahren der kurative Effekt konsequenter Antazidagabe nachgewiesen werden. In Tabelle 2 sind Studien aus den letzten Jahren aufgeführt, in denen die Wirksamkeit einer Antazidatherapie im Vergleich zur Placebogabe und auch gegenüber Cimetidinbehandlung beim Ulcus duodeni belegt worden ist. Aus dieser Zusammenstellung ist ersichtlich, daß Antazida auch in niedrigerer Dosierung durchaus therapeutisch günstig wirken können. Auch beim Ulcus ventriculi hat man eine Ebenbürtigkeit der Antazidatherapie (Neutralisationskapazität: 330

Tabelle 2. Ulcus-duodeni-Heilungsraten (%) bei Therapie mit Antazida bzw. Cimetidin

Antazidum [mmol/Tag]		Cimetidin 0,8–1,2 g/Tag	Autor (Jahr)
1008	78%	–	Peterson et al. (1977, [24])
860	52%	59%–64%	Ippoliti et al. (1978, [12])
550	75%	78%	Fedeli et al. (1979, [9])
175	77%	–	Lam et al. (1979, [17])

bzw. 192 mmol/Tag) im Vergleich zur Cimetidinbehandlung nachweisen können [8, 23]. Antazida sind 1 h und evtl. zusätzlich 3 h nach den Mahlzeiten einzunehmen; die Einzeldosis des zu verabreichenden Antazidums sollte dabei wenigstens 50 mmol Salzsäure neutralisieren können [10]. Nebenwirkungen einer konsequenten Antazidatherapie betreffen v. a. die Stuhlgewohnheiten: Aluminiumhydroxid und Kalziumkarbonat können Obstipation, Magnesiumpräparate durchfällige Stühle verursachen. Unter der starken Adsorptionswirkung von Aluminiumhydroxid können Interaktionen mit anderen Medikamenten auftreten: Bekannt ist die Bindung von Tetrazyklinen, Digitalisglykosiden, Psychopharmaka, Steroiden und Dicumarolverbindungen. Solche Medikamente müssen dementsprechend zeitlich getrennt vom Antazidum appliziert werden. Dem behandelnden Arzt steht heute eine Vielzahl von Kombinationspräparaten zur Verfügung, die eine weitgehend nebenwirkungsfreie Therapie ermöglichen. Wir empfehlen unseren Patienten die Einnahme eines aluminium- und/oder magnesiumhydroxidhaltigen Antazidums (z. B. Maaloxan, Maalox 70, Solugastril, Locid) eine Stunde nach jeder Mahlzeit sowie vor dem Zubettgehen. Dabei sollte die Neutralisationskapazität der pro Tag zu verabreichenden Antazidumdosis etwa 300 mmol betragen. Bessert sich unter dieser Therapie die Beschwerdesymptomatik des Patienten nicht innerhalb weniger Tage, sollten 3 zusätzliche Einzeldosen – jeweils 3 h nach den Hauptmahlzeiten genommen werden.

Anticholinergika. An die Stelle der herkömmlichen Anticholinergika ist seit einigen Jahren das Pirenzepindihydrochlorid (Gastrozepin) getreten. Im Akutversuch wird die basale Magensekretion durch 25 mg Pirenzepin p. o. um 50%, die pentagastrinstimulierte Sekretion um 30–40% gehemmt. Die Wirkung scheint auf einem mehr oder weniger magenspezifischen, anticholinergen Effekt zu beruhen, d. h. die üblichen anticholinergen Nebenwirkungen (Akkomodationsstörungen, Photophobie, Mundtrockenheit, Miktionsstörungen) treten erst bei höherer

Dosierung auf. Bei einer Dosierung zwischen 100 und 150 mg täglich scheint Pirenzepin die Abheilung des Ulcus duodeni und auch des Ulcus ventriculi zu beschleunigen (Literatur bei [1]). Wir selbst setzen Pirenzepin in Form einer Kombinationstherapie, z. B. mit Histamin-H_2-Rezeptorantagonisten, bei schlecht heilenden peptischen Ulzera ein, wobei die Kontraindikationen für die Pirenzepinmedikation (Glaukom, Prostatahypertrophie, Magenausgangsstenose, gastroösophagealer Reflux) im Auge behalten werden müssen.

Psychopharmaka. In den letzten Jahren sind als potentielle Ulkustherapeutika das trizyklische Antidepressivum Trimipramin (Surmontil, Stangyl) und der Tranquilizer Tritiozin (Tresanil) ins Gespräch gekommen. Diese Substanzen hemmen offenbar über einen zentralen Angriffspunkt die Magensekretion. Ein leicht sedierender Effekt dieser Medikamente bleibt meist erhalten, auch wenn sie in erheblich niedrigerer Dosierung als im psychiatrischen Zusammenhang eingesetzt werden. Vor allem das Trimipramin ist von skandinavischen Autoren bereits als therapeutisch wirksam bei peptischen Ulzera ausgewiesen worden. Natürlich müssen derartige günstige Ergebnisse noch von anderen gastroenterologischen Zentren bestätigt werden, ehe eine verbindliche Beurtcilung dieser Substanzklasse möglich wird.

Hormone. In letzter Zeit ist über den erfolgreichen therapeutischen Einsatz des aus 14 Aminosäuren zusammengesetzten Somatostatin bei blutenden peptischen Läsionen des oberen Gastrointestinaltrakts berichtet worden [15]. Diese günstige Wirkung läßt sich auf einen Hemmeffekt des Somatostatins (therapeutische Dosis: 250 µg/h, i.v.) auf die Magensäuresekretion und darüber hinaus auf die splanchnische Durchblutung zurückführen.
Sekretin bot sich aufgrund seiner Hemmwirkung auf die gastrale Säuresekretion und seines anregenden Effekts auf die Schleimhautdurchblutung des Magenantrums sowie die pankreatische Bikarbonatproduktion als Ulkustherapeutikum an. Inzwischen haben aber kontrollierte klinische Studien gezeigt, daß die ulkustherapeutische Wirksamkeit von Sekretin begrenzt ist. Auch der Einsatz des Hormons zur Streßulkusprophylaxe bzw. Therapie nichtspritzender Blutungen aus Streßläsionen ist noch nicht als verbindliche klinische Empfehlung etabliert.

Gastrinrezeptorantagonisten. In diesem Zusammenhang wird das Proglumid (Milid), ein Derivat der Isoglutaminsäure, angeboten; allerdings erscheint der Wirkungsmechanismus dieser Substanz noch weitgehend unklar. Jedenfalls besitzt das Proglumid eine gewisse sekretionshemmende Wirksamkeit. Die Ergebnisse klinischer Studien bei Patienten mit peptischem Ulkus sind jedoch noch so uneinheitlich, daß zur Zeit eine definitive Beurteilung der Therapie mit Proglumid noch nicht erfolgen kann.

Benzimidazole. Substituierte Benzimidazolverbindungen können die Magensekretion noch wirkungsvoller als Histamin-H_2-Rezeptorantagonisten inhibieren, und zwar durch Hemmung der in den Belegzellmembranen lokalisierten, für die Säuresekretion letzten Endes entscheidenden K^+-abhängigen ATPase [22]. Medikamente dieses Typs brauchen allerdings noch eine eingehende klinische Prüfung. Das derzeit untersuchte Präparat führt die Bezeichnung Omeprazol.

2.3 Unterstützung protektiver Faktoren

Carbenoxolon. Die pharmakologischen Wirkungen von Carbenoxolon-Natrium (Biogastrone, Biogastrone Duodenal), einem Bernsteinsäurederivat der Glyzyrrhetinsäure, bestehen einerseits in der Normalisierung des beim Ulcus-ventriculi-Patienten gesteigerten gastralen Epithelzellumsatzes sowie andererseits in der vermehrten Produktion eines an N-Acetyl-Neuraminsäure-(NANA)haltigen Glykoproteinen reichen Magenschleims [5].
Diese beiden Eigenschaften bewirken, neben einer geringgradig antipeptischen Aktivität von Carbenoxolon, eine Stärkung des Magenschleimhautschutzes. Dementsprechend konnte in zahlreichen kontrollierten Studien die günstige therapeutische Wirksamkeit des Präparats in bezug auf die Abheilung von Magengeschwüren belegt werden. In den letzten Jahren sind zudem Arbeiten erschienen, in denen eine beschleunigte Abheilung auch des Ulcus duodeni berichtet wird. Aufgrund von Vergleichsstudien sind Carbenoxolon und Cimetidin offenbar therapeutisch ebenbürtig (Literatur bei [21]). Da das Präparat bei niedrigem pH im Magen absorbiert wird und dann lokal seine Wirkung entfaltet, ist die Kombination von Carbenoxolon mit stark säurehemmenden Pharmaka, insbesondere H_2-Antagonisten, nicht sinnvoll.
Unter Carbenoxolontherapie können in etwa 30% der Fälle mineralokortikoidartige Nebenwirkungen (Hypertonie, Ödeme, Hypokaliämie) auftreten, weshalb – besonders bei älteren Patienten – zur adjuvanten Behandlung kaliumsparende Diuretika und Kalium empfehlenswert sind. Bei bestehender Hypertonie, Herz- oder Niereninsuffizienz sollte Carbenoxolon-Natrium nicht eingesetzt werden.

Prostaglandine. Der ausgeprägte Säurehemmeffekt (antiaggressives Prinzip) bestimmter Prostaglandine, speziell der E-Reihe, legte Untersuchungen zur ulkustherapeutischen Aktivität dieser Verbindungen nahe. Es ließ sich tatsächlich belegen, daß antisekretorische Prostaglandine Magen- und Zwölffingerdarmgeschwüre des Menschen beschleunigt zur Abheilung bringen können (Literatur bei [13]). Zu einem späteren Zeitpunkt wurde allerdings klar, daß die Prophylaxe gastroduodenaler Geschwüre durch Prostaglandine nicht nur die Folge reduzierter Säuresekretion war, sondern daß Prostaglandine und Prostaglandinanaloga unabhängig von ihrer Fähigkeit, die Magensäuresekretion zu hemmen, ulkusheilend wirken können. Diese zusätzliche Prostaglandinwirkung ist „Zytoprotektion" genannt worden, und sie läßt sich, zumindest teilweise, auf eine Anregung der gastralen Schleim- und Alkaliproduktion zurückführen [25]. Außerdem wird ein steigernder Effekt der Prostaglandine auf die Magenschleimhautdurchblutung diskutiert.

Die zytoprotektive Wirksamkeit oral applizierbarer Prostaglandine ist durch Studien belegt, in denen entweder das Auftreten gastrointestinaler Blutungen im Zusammenhang mit längerdauernder Einnahme von Indometacin oder Acetylsalicylsäure verhindert wurde [3, 11, 14] oder in denen sich günstige therapeutische Effekte beim Gastroduodenalulkus nachweisen ließen [13, 16, 26].

Insgesamt erscheint der therapeutische Einsatz exogener Prostaglandine vielversprechend und muß weiter verfolgt werden. Natürlich müssen in diesem Zusammenhang auch mögliche Nebenwirkungen einer Prostaglandintherapie – z.B. Diarrhöen, Bronchialspasmus – im Augen behalten werden.

Kolloidales Wismut. Zitronensaures Kaliumwismutat (DeNol) läßt Ulcera ventriculi und duodeni schneller abheilen als dies unter Placebobehandlung der Fall wäre (Literatur bei [21]). Dieser Effekt des Wismuts soll mit seinen pepsinostatischen und zytoprotektiven Aktivitäten in Zusammenhang stehen. Jedenfalls hat die Substanz auf die gastrale Säuresekretion keinen Einfluß. Aufgrund der derzeit verfügbaren Studien scheint die therapeutische Wirksamkeit von Wismut und Cimetidin sowohl beim Ulcus ventriculi [21] als auch beim Ulcus duodeni (Literatur bei [20, 21]) vergleichbar zu sein. Es verdient besondere Beachtung, daß nach vorausgegangener erfolgreicher Therapie des Ulcus-duodeni-Schubs mit Wismut weniger Ulkusrezidive auftreten sollen als nach entsprechender Cimetidinbehandlung [20]. Ob sich jedoch tatsächlich der natürliche Ulkusverlauf durch Wismuttherapie günstig beeinflussen läßt, muß selbstverständlich noch eingehender untersucht werden.

Nachteil von Wismutpräparaten ist ihr unangenehmer Geruch nach Ammoniak; außerdem führt Wismut zu schwarzen Stühlen und gelegentlich zu Schwarzfärbung der Zunge.

Sucralfat (Ulcogant), ein Aluminiumsalz von Saccharosesulfat, hat sich in mehreren Studien in der Behandlung von Ulcera ventriculi und duodeni günstig erwiesen (Literatur bei [18, 21]). Sucralfat soll auf der Ulkusoberfläche mit Proteinen einen chemischen Komplex bilden, der – wie eine Barriere – das Eindringen von Pepsin, Säure und Galle im Ulkusbereich verhindert. Außerdem soll Sucralfat Pepsin und Gallensäuren adsorbieren können. Dagegen wird die gastrale Säuresekretion durch Sucralfat praktisch nicht beeinflußt. Daten aus jüngeren Untersuchungen lassen annehmen, daß Sucralfat in der Behandlung des akuten Ulkusschubs (Ulcus ventriculi, Ulcus duodeni) der therapeutischen Wirksamkeit von Cimetidin ebenbürtig ist [18]. Darüber hinaus hat sich nachweisen lassen, daß nach Sucralfattherapie im weiteren Verlauf Ulkusrezidive später als nach vergleichbarer Cimetidinbehandlung auftreten; allerdings ist die Gesamtinzidenz an Ulkusrezidiven ein Jahr nach Kurzzeittherapie mit einem der beiden Medikamente identisch [19]. Demnach ist eine wesentliche Beeinflussung des natürlichen Verlaufs der Ulkuskrankheit durch Sucralfattherapie nicht zu erwarten.

Da Sucralfat intestinal nicht absorbiert wird, sind systemische Nebenwirkungen unwahrscheinlich. Gelegentliches Auftreten von Obstipation wird auf den Aluminiumgehalt des Präparats zurückgeführt.

2.4 Therapiekosten

In Tabelle 3 sind die bei der Therapie des Ulkusschubs zu erwartenden Kosten für die einzelnen Medikamente aufgeführt. Dabei ist zu berücksichtigen, daß sich die relativ niedrigen Kosten einer Carbenoxolontherapie durch evtl. adjuvant zu verabreichende Medikamente (Pseudoaldosteronantagonisten, Kalium) erhöhen können. Kolloidales Wismut (DeNol, Ulcerone) ist in der Bundesrepublik Deutschland derzeit nur über internationale Apotheken zu beziehen; der Preis derartiger Präparate dürfte sich nach Einführung auf dem deutschen Markt deutlich erniedrigen.

Tabelle 3. Therapiekosten (DM/Monat) bei Behandlung des Ulkusschubs. (Stand 1982)

Carbenoxolon	80
Antazida	70–140
Sucralfat	120
Kolloidales Wismut	135
H_2-Blocker	145–180

3 Therapiestrategie

Nach heutiger Sicht der Dinge ist eine wirkungsvolle medikamentöse Therapie des Ulkusschubs gleichermaßen mit säure- und pepsinhemmenden „Antiaggressiva" (H_2-Blocker, Antazida) wie auch mit „Zytoprotektiva" (Carbenoxolon, Prostaglandine, Sucralfat, kolloidales Wismut) möglich. Bei den Medikamenten bestehen Unterschiede hinsichtlich der Inzidenz und Dignität von Nebenwirkungen, des Einnahmekomforts und der Kosten. Bei Kurzzeitbehandlung (4–6 Wochen) sind die genannten Substanzen bemerkenswert ungefährlich; beim Carbenoxolon-Natrium werden gelegentlich unerwünschte aldosteronartige Effekte registriert. Der Einnahmekomfort ist bei den Histamin-H_2-Rezeptorantagonisten am größten, da diese Medikamente zu den Mahlzeiten genommen werden, während die Einnahme der anderen Therapeutika die Phasen zwischen den Mahlzeiten, d. h. die Arbeitszeiten, unterbricht. Eine Therapie mit Carbenoxolon oder Antazida in maßvoller Dosierung (Neutralisationskapazität ca. 300 mmol/Tag) stellt sich derzeit als am kostengünstigsten dar. Kurzzeitbehandlung mit kolloidalem Wismut, in geringerem Maße mit Sucralfat, weist gegenüber entsprechender Cimetidintherapie möglicherweise den Vorzug niedrigerer Rezidivulkusraten in der posttherapeutischen Phase auf. Letztere Frage bedarf allerdings noch weiterer Untersuchungen.

Die Gesamtschau der dargestellten Daten läßt folgende Empfehlungen für die medikamentöse Therapie des Ulkusschubs diskutabel erscheinen:

1) Beim Schub eines unkomplizierten peptischen Ulkus: Ambulante Therapie des Ulcus ventriculi und/oder duodeni mit Antazida. Bei leichten Beschwerden 10–15 ml eines Aluminium-/Magnesiumhydroxidgels jeweils 1 h nach den Hauptmahlzeiten und vor dem Zubettgehen (insgesamt 4 Portionen). Bei starken Beschwerden zusätzliche Antazidumgaben jeweils 3 h nach den Hauptmahlzeiten (insgesamt 7 Portionen). Alternativ können Sucralfat bzw. kolloidales Wismut eingesetzt werden. Beim Versagen dieser Therapie, d. h. bei fehlender Besserung der Beschwerden innerhalb weniger Tage bzw. bei fehlender Heilungstendenz des Ulkus nach 4 wöchiger Therapie Umstellung der Behandlung auf Histamin-H_2-Rezeptorantagonisten. Bei auch unter Cimetidingabe schlecht heilenden Ulcera ventriculi sollte noch ein Therapieversuch mit Carbenoxolon angeschlossen werden, ehe die operative Revision der Verhältnisse angestrebt wird.

2) Beim Schub eines komplizierten peptischen Ulkus: Beim Vorliegen einer Zweitkrankheit, die erfahrungsgemäß zu Komplikationen des Ulkus führen und/oder die Heilung verzögern kann (z. B. Leberzirrhose, respiratorische oder renale Insuffizienz bzw. Krankheiten, bei denen längerfristig ulzerogene Medikamente eingenommen werden müssen), sollte die Ulkustherapie ambulant von Anfang an mit Histamin-H_2-Rezeptorantagonisten durchgeführt werden. Stationäre Behandlung ist erforderlich bei Ulzera mit Penetrationstendenz bzw. nach Ulkusblutung. Auch in diesen Fällen wird mit H_2-Blockern therapiert: Cimetidin, 2mal 400 mg/ Tag bzw. 200, 200, 200, 400 mg/Tag, oder Ranitidin, 2mal 150 mg/Tag. Diese Behandlung wird fortgesetzt, wenn nach 4wöchiger Therapiedauer das Ulkus noch nicht abgeheilt ist, wohl aber eindeutige Heilungstendenz zeigt. Bei fehlender Heilungstendenz sollte die Therapie mit H_2-Antagonisten fortgeführt werden, entweder in erhöhter Tagesdosis (Cimetidin, 2 g/Tag, bzw. Ranitidin, 600 mg/Tag) oder in üblicher Dosierung zusammen mit Antazida bzw. Anticholinergika (z. B. Pirenzepin, 2mal 25 mg/Tag).

Literatur

1. Blum AL, Hammer R (1979) Die Behandlung des Ulcus pepticum mit Pirenzepin. Demeter, Gräfelfing
2. Blum AL, Siewert JR, Halter F (1978) Ulkustherapie mit Cimetidin. Dtsch Med Wochenschr 103:135
3. Cohen MM, Cheung G, Lyster DM (1980) Prevention of aspirin induced faecal blood loss by prostaglandin E_2. Gut 21:602
4. Dammann HG, Müller P, Simon B (1982) Inhibition of nocturnal acid secretion by H_2-receptor antagonist SKF 93479. Lancet I:224
5. Domschke W, Domschke S, Hagel J, Demling L, Croft DN (1977) Gastric epithelial cell turnover, mucus production, and healing of gastric ulcers with carbenoxolone. Gut 18:817
6. Domschke W, Lux G, Domschke S (1980) Furan H_2-antagonist ranitidine inhibits pentagastrin-stimulated gastric secretion stronger than cimetidine. Gastroenterology 79:1267
7. Eckardt VF, Kanzler G, Willems D et al. (1982) Therapie des Ulcus duodeni mit Cimetidin. Vergleichende Untersuchungen der Wirksamkeit von zwei Dosierungen. Dtsch Med Wochenschr 107:60
8. Englert E, Freston JW, Graham DY et al. (1978) Cimetidine, antacid, and hospitalization in the treatment of benign gastric ulcer. Gastroenterology 74:416
9. Fedeli G, Anti M, Rapaccini GL, De Vitis I, Butti A, Civello IM (1979) A controlled study comparing cimetidine treatment to an intensive antacid regimen in the therapy of uncomplicated duodenal ulcer. Dig Dis Sci 24:758
10. Fortran JS, Morawski SG, Richardson CT (1973) In vivo and in vitro evaluation of liquid antacids. N Engl J Med 288:923
11. Hung JN, Franz DR (1981) Effect of prostaglandin E_2 on gastric mucosal bleeding caused by aspirin. Dig Dis Sci 26:301
12. Ippoliti AF, Sturdevant RAL, Isenberg JI et al. (1978) Cimetidine versus intensive antacid therapy for duodenal ulcer. Gastroenterology 74:393
13. Johansson C, Kollberg B (1981) E_2-Prostaglandine – potentielle Substanzen zur Behandlung des peptischen Ulkus. In: Holtermüller KH, Malagelada JR, Herzog P (Hrsg) Pathogenese und Therapie der Ulkuserkrankung. Excerpta Medica, Amsterdam, S 300

14. Johansson C, Kollberg B, Nordemar R, Samuelson K, Bergström S (1980) Protective effect of prostaglandin E_2 in the gastrointestinal tract during indomethacin treatment of rheumatic diseases. Gastroenterology 78:479
15. Kayasseh L, Keller U, Gyr K (1980) Somatostatin and cimetidine in peptic-ulcer haemorrhage. Lancet I:844
16. Kollberg B, Slezak P (im Druck) The effect of prostaglandin E_2 on duodenal ulcer healing. Scand J Gastroenterol
17. Lam SK, Lam KC, Lai CL, Yeung CK, Yam LYC, Wong WS (1979) Treatment of duodenal ulcer with antacid and sulpiride. Gastroenterology 76:315
18. Marks IN, Wright JP, Denyer M, Garish JAM, Lucke W (1980) Comparison of sucralfate with cimetidine in the short-term treatment of chronic peptic ulcers. S Afr Med J 57:567
19. Marks IN, Lucke W, Wright JP, Girdwood AH (1981) Ulcer healing and relapse rates after initial treatment with cimetidine or sucralfate. J Clin Gastroenterol [Suppl 2] 3:163
20. Martin DF, May SJ, Tweedle DEF, Hollanders D, Ravenscroft MM, Miller JP (1981) Difference in relapse rates of duodenal ulcer after healing with cimetidine or tripotassium dicitrato bismuthate. Lancet I:7
21. Misiewicz JJ (1981) Medical treatment of peptic ulcer. In: Domschke W, Wormsley KG (Hrsg) Magen und Magenkrankheiten. Thieme, Stuttgart New York, S 262
22. Olbe L, Haglund U, Leth R et al. (1982) Effects of substituted benzimidazole (H 149/94) on gastric acid secretion in humans. Gastroenterology 83:193
23. Pace F, Domschke W, Eichenberger P et al. (1982) Gelusil und Tagamet bei der ambulanten Therapie des Ulcus ventriculi: Resultate der Gelumet-Studie. Z Gastroenterol 20:528
24. Peterson WL, Sturdevant RAL, Frankl HD et al. (1977) Healing of duodenal ulcer with an antacid regimen. N Engl J Med 297:341
25. Ruppin H, Person B, Robert A, Domschke W (1981) Gastric cytoprotection in man by prostaglandin E_2. Scand J Gastroenterol 16:647
26. Vantrappen G, Popiela T, Tytgat DNJ, Lambert R, Robert A (1980) A multicenter trial of 15(R)-15-methyl prostaglandin E_2 in duodenal ulcer. Gastroenterology 78:1283

Konservative Therapie des chronischen Ulkusleidens – Indikation und Medikamentenwahl für die Langzeittherapie (Rezidivprophylaxe)

R. GUGLER

1 Voraussetzungen zur Langzeittherapie

Eine Abwägung von Nutzen und Risiko einer Langzeithreapie ist nur möglich, wenn Kenntnisse über den natürlichen Verlauf einer Erkrankung vorhanden sind; solche exakten Daten sind für die Ulkuskrankheit trotz ihrer Häufigkeit und der kaum noch zu überblickenden Zahl an therapeutischen Untersuchungen bis heute gering. Charakteristisch sind für die Ulkuskrankheit 1) die grundsätzlich benigne Natur der Erkrankung, 2) eine hohe Neigung zur Spontanheilung, die jedoch geographisch bedingte Unterschiede mit einer Variation zwischen 30 und 80% aufweist [13, 17, 26], 3) eine hohe Neigung zum Rezidiv.
Eine Forderung vor der Langzeittherapie ist die Identifikation derjenigen Patienten, die daraus einen Nutzen ziehen können. Von 100 Patienten mit einem Ulcus duodeni werden 36 im folgenden Jahr ein weiteres Ulkus haben, 20 werden 2 Ulzera haben und 7 mehr als 2 Ulzera [1]. Ebenso wie es sinnvoll wäre, Patienten mit einmaligem Ulkus über lange Zeiträume zu behandeln, ist es unumstritten, daß für Patienten mit 2 oder mehr Ulzera pro Jahr eine Langzeittherapie (medikamentös oder chirurgisch) erforderlich ist. Schwieriger ist die Entscheidung für solche Patienten, die durchschnittlich einmal jährlich ein Ulkus haben.

2 Rezidivrate

Die Rezidivquote im Anschluß an die Abheilung eines Ulkus liegt innerhalb eines Jahres zwischen 45 und 80%, ohne daß zwischen Magen- und Duodenalulkus ein wesentlicher Unterschied bestünde [4, 5, 12, 16]. Auch die unterschiedlichen Zahlen für die Rezidivquote sind offenbar – ähnlich wie die Spontanheilungszahlen – durch geographische Unterschiede bedingt. Die Rezidivraten sind unabhängig davon, ob die vor-

Tabelle 1. Ulkusrezidivrate in Abhängigkeit von der vorausgegangenen Therapie

Heilung unter Therapie mit	12 Monate Langzeitbeobachtung unter Placebo			Literatur
	Patientenzahl	Rezidive [%]	Signifikanz	
Cimetidin	17	82,4	+	[15]
Proglumid	12	24,9		
Cimetidin	27	85	+	[21]
Kolloidales Wismut	28	39,3		
Cimetidin	18	61	n.s.	[29]
Trithiozin	15	47		
Cimetidin	9	89	+	[14]
Pirenzepin	10	30		
Placebo	13	54		
Cimetidin	43	70	n.s.	[20]
Sucralfat	43	70		

ausgegangene Cimetidinbehandlung 4 Wochen, 3 Monate, 6 Monate oder ein Jahr dauerte [3, 4, 16, 24], und ob es die erste Ulkusbehandlung oder bereits die Behandlung eines Rezidivs war [1]. Die Feststellung, daß Dauer und Häufigkeit einer Behandlung keinen Einfluß auf den weiteren Verlauf der Ulkuskrankheit haben, erlaubt noch nicht den Schluß, daß nicht eine einmalige Kurzzeittherapie bei einem Gastroduodenalulkus den Verlauf der Ulkuskrankheit (Rezidivrate) positiv oder negativ beeinflussen kann.

Tatsächlich findet sich in 2 Untersuchungen eine geringere Rezidivrate bei den Patienten, deren Ulkus unter Placebo geheilt ist, im Vergleich zu solchen mit Abheilung unter Cimetidin [9, 11], obgleich der Unterschied (z. B. 47 versus 63% innerhalb eines Jahres) auch in der größeren der beiden Studien nicht signifikant ist [9].

In mehreren Studien wurde über ein Jahr die Rezidivhäufigkeit nach einer Akutbehandlung mit verschiedenen Ulkustherapeutika beobachtet [14, 15, 21, 29]. In einem Teil der Studien wurden nach Cimetidin häufiger Rezidive gesehen als nach dem jeweiligen Vergleichspräparat [14, 15, 21], auch wenn es sich um Präparate mit umstrittener Wirkung in der Akuttherapie handelte (Tabelle 1); in den übrigen Studien hatte die Vorbehandlung mit Cimetidin keine ungünstige Wirkung auf das Rezidivverhalten [6, 29]. Die Mehrzahl dieser Ergebnisse sind mit 2 methodischen Fehlern behaftet, die eine Beurteilung ihrer Relevanz erschweren: 1) kleine Patientenzahlen machen eine statistische Aussage zweifelhaft; 2) da in diese Nachbeobachtungsphase nur die abgeheilten Ulzera ein-

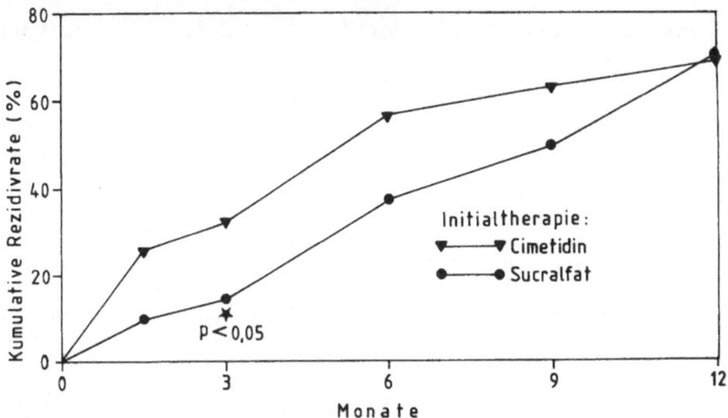

Abb. 1. Rezidivrate bei Ulcus duodeni über einen Zeitraum von 12 Monaten nach vorausgegangener Behandlung mit Cimetidin oder Sucralfat. (Nach [20])

gingen, ist damit zu rechnen, daß schlecht heilende Ulzera bei wenig wirksamer Akuttherapie gar nicht in die Nachbeobachtung kamen. Unter Cimetidin können diese hartnäckigen Ulzera mit schlechter Heilungstendenz, aber auch mit hoher Rezidivneigung, doch abgeheilt und als ungünstige Gruppe mit in die Nachbeobachtung eingegangen sein. Von Interesse ist, daß auch in der Vergleichsstudie mit Sucralfat trotz gleicher Rezidivrate von 70% nach einem Jahr die mit Cimetidin vorbehandelten Patienten eine Tendenz zum früheren Rezidiv zeigten (Abb. 1). Eine gültige Aussage darüber, ob eine Akuttherapie mit Cimetidin oder anderen Ulkustherapeutika den Verlauf der Ulkuskrankheit günstig oder ungünstig (Rezidivrate) beeinflußt, wird erst dann möglich sein, wenn in ausreichendem Umfang Beobachtungen über das Rezidivverhalten nach Abheilung ohne Therape bzw. mit Placebo vorliegen; bisherige Daten deuten auf eine jährliche Rezidivquote nach Placeboheilung um 50–60% hin [9, 14].

3 Langzeittherapie

Bei einem Entschluß zu einer langfristigen Strategie in der Therapie der Ulkuskrankheit stehen 3 Möglichkeiten zur Verfügung, über deren Wert man zwar grundsätzlich diskutieren kann, über deren Einsatz beim Patienten aber immer individuell nach den Gegebenheiten entschieden werden muß: 1) medikamentöse Dauerprophylaxe, 2) intermittierende Therapie, 3) operative (elektrive chirurgische) Therapie.

3.1 Medikamentöse Dauerprophylaxe

Ergebnisse über eine medikamentöse Dauertherapie liegen bis heute in größerem Umfang nur mit H_2-Rezeptorantagonisten (besonders Cime-

Tabelle 2. Rezidivprophylaxe des Ulcus duodeni über 12 Monate mit Cimetidin. (Nach [8])

Zahl der Patienten	Cimetidindosis [mg]	Rezidivulkus [%]		
		Gesamt	Symptomatisch	Asymptomatisch
179	400	18,7	13,4	5,3
184	800	22,3	13,0	9,3
333	Placebo	77,4	47,4	30,0

Tabelle 3. Langzeitprophylaxe des Ulcus ventriculi mit H_2-Rezeptorantagonisten

Autoren	Zahl der Patienten	Medikament (Dosis [mg])	Dauer (Monate)	Rezidive [%]
Bodemar u. Walan (1978, [4])	32 36	Cimetidin (800) Placebo	12	19 83
Machel et al. (1978, [18])	6 11	Cimetidin (800) Placebo	11	17 82
Mekel (1978, [23])	26 14	Cimetidin (800) Placebo	12	19 100
Wulff u. Rune (1978, [30])	10 9	Cimetidin (800) Placebo	12	0 56
Machel et al. (1979, [19])	14 11	Cimetidin (1000) Placebo	11	18 86
Cockel (1981, [10])	13 15	Ranitidin (150) Placebo	6	7 44

tidin) vor. Unter einer Dauerbehandlung mit Cimetidin nach abgeheiltem *Ulcus duodeni* kommt es bei 15–25% der Patienten innerhalb eines Jahres zum Rezidiv, während die Rezidivquote in den Placebogruppen zwischen 60 und 80% liegt [6]. Aus einer zusammengefaßten Darstellung von mehreren Studien mit einer Gesamtzahl von nahezu 700 Patienten [8] wird deutlich, daß die durchschnittliche Rezidivquote unter Cimetidin bei 20% liegt (Tabelle 2). Diese Rezidivzahlen lassen sich nicht weiter reduzieren, wenn man die Cimetidindosis von 400 mg (zur Nacht) auf 800 mg (morgens und abends 400 mg) verdoppelt. Auch aus den bisher bekannten Studien mit Ranitidin, welches in einer stärker säurehemmenden Dosis als Cimetidin (150 bzw. 300 mg) verabreicht wurde, ergibt sich eine ähnliche Rezidivhäufigkeit von 20% [7]. Daraus ist die Vermutung abzuleiten, daß sich bei einer bestimmten Gruppe von Ulkuspatienten eine erfolgreiche Rezidivprophylaxe nicht erreichen läßt.

Aus Tabelle 2 geht weiterhin hervor, daß etwa ein Drittel der jeweiligen Rezidive beim Duodenalulkus asymptomatisch auftreten, unabhängig davon, ob eine wirksame Prophylaxe betrieben wird oder eine Placeboprophylaxe. Die wahre Rezidivrate ist somit nur bei Durchführung von Kontrollendoskopien nach einem festen zeitlichen Schema, unabhängig von den Beschwerden, zu ermitteln.

Die Rezidivquote beim *Ulcus ventriculi* unter einer Langzeitprophylaxe mit H_2-Rezeptorantagonisten liegt ebenfalls bei einem mittleren Wert von 20% (Tabelle 3) und ist somit vergleichbar mit der beim Ulcus duodeni [4, 10, 12, 18, 19, 22, 23, 30]. Allerdings war hier die tägliche Cimetidindosis in allen Fällen 800 mg, so daß zur Möglichkeit einer 400-mg-Dosis nicht Stellung genommen werden kann.

Risiken der Langzeittherapie

Während Nebenwirkungen unter H_2-Rezeptorantagonisten in der Akutbehandlung des Ulkus kaum zu erwarten sind, kann es unter der chronischen Therapie mit Cimetidin – wenn auch sehr selten – zu Nebenwirkungen kommen (Tabelle 4). Gynäkomastie und Galaktorrhö sind im Zusammenhang mit höheren Dosen bei der Behandlung des Zollinger-Ellison-Syndroms beobachtet worden. Als Ursache wird eine antiandrogene Wirkung angenommen. Ebenfalls in diesen Komplex einzuordnen sind Meldungen über Libidoverlust und Impotenz. Die Inzidenz

Tabelle 4. Nebenwirkungen unter Cimetidintherapie

1) Zusammenhang mit Cimetidintherapie sicher:	Gynäkomastie Galaktorrhö Hyperprolaktinämie Libidostörungen Potenzstörungen Verwirrtheitszustände Hemmung des Arzneimittelstoffwechsels
2) Uncharakterisch, möglicher Zusammenhang mit Cimetidin:	Kopfschmerz Müdigkeit Schwindel Verstopfung/Durchfälle Arzneimittelexanthem
3) Laborwerte:	Passagerer Anstieg von Serumkretinin, Serumtransaminasen
4) Anekdotische Berichte	Granulozytopenie Interstitielle Nephritis Cholestase Hypotension Bradykardie

der endokrinologischen Nebenwirkungen dürfte nicht über 1/15 000 Behandlungsfälle liegen. Verwirrtheitszustände unter Cimetidin sind in erster Linie bei alten Menschen und bei Patienten mit Niereninsuffizienz und Leberzirrhose beobachtet worden [20]. Von großer Bedeutung ist die Hemmung des Arzneimittelstoffwechsels in der Leber durch Cimetidin, z. B. für Carbamazepin (Tegretal), Chlormethiazol (Distraneurin), Diazepam (Valium), Morphin, Phenytoin (Zentropil), Propranolol (Dociton), Theophyllin (Euphyllin) [29]. Bei zahlreichen anderen Nebenwirkungen ist der Zusammenhang mit Cimetidin nicht eindeutig gesichert. Ranitidin hat nicht die endokrinologischen Nebenwirkungen von Cimetidin und beeinflußt nicht den Arzneimittelstoffwechsel, doch sind die Risiken dieses H_2-Blockers erst nach Jahren der Einführung abzuschätzen.

3.2 Intermittierende Therapie

Die intermittierende Therapie ist die von den meisten Ärzten verfolgte Strategie beim rezidivierenden Ulcus duodeni oder ventriculi. Bardhan [1] sowie Rune et al. [26] fanden, daß die intermittierende Therapie bei 80 bzw. 66% ihrer Ulkuspatienten die geeignete Therapieform ist. Dieses Vorgehen ist besonders bei solchen Patienten zu erwägen, die in größeren Abständen die für sie typische Ulkussymptomatik beobachten lassen und, nach Bardhan ohne erneute Diagnostik (beim Ulcus duodeni), unverzüglich mit einer 4- bis 6 wöchigen Behandlung beginnen [1]. Für diese Patientengruppe ist diese Therapieform einfach, kostensparend und ohne das Risiko von Langzeitnebenwirkungen.
Ein Anteil von 20–34% der Ulkuspatienten ist für eine intermittierende Therapie aus den folgenden Gründen primär ungeeignet [6]:

1) häufige Rezidive (2 oder mehr pro Jahr),
2) vorausgegangene oder jetzt drohende Komplikation (Blutung, Perforation),
3) plötzliches Auftreten schwerer Ulkusschmerzen,
4) ältere Patienten und solche mit ernsten Begleitkrankheiten.

Von Pounder wurden Berechnungen angestellt über den Prozentsatz der Ulkuspatienten, die unter verschiedenen medikamentösen Behandlungsstrategien zu jedem Zeitpunkt rezidivfrei sein würden [25]. Die Behandlungsregime waren: A. Akuttherapie mit Cimetidin, Dauerprophylaxe mit Cimetidin, B. Akuttherapie mit Cimetidin, keine Dauerprophylaxe (intermittierende Therapie), C. keine aktive Akuttherapie (Placebo), keine Dauerprophylaxe (Placebo). Angenommen wurde eine Spontanheilung (1 Monat) von 43%, eine Heilung unter Cimetidin von 77%, eine monatliche Rezidivrate von 8,5% ohne Therapie und von 2,5% unter

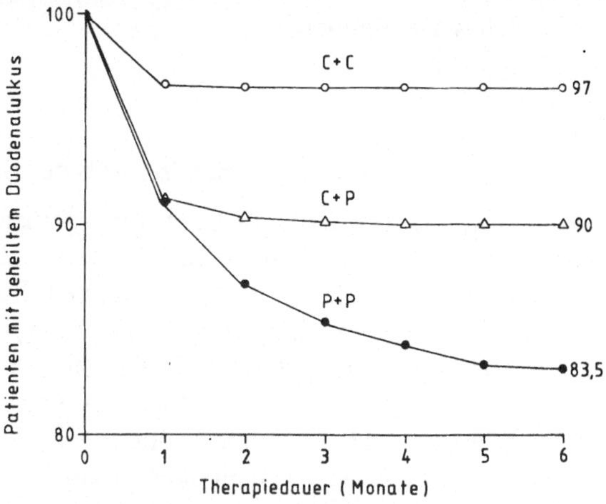

Abb. 2. Anzahl jederzeit geheilter Ulcera duodeni in Abhängigkeit von Akuttherapie und Dauerprophylaxe nach Ulcusheilung. (Nach [25]). $C+C$ Akuttherapie Cimetidin, Prophylaxe Cimetidin; $C+P$ Akuttherapie Cimetidin, Prophylaxe Placebo; $P+P$ Akuttherapie Placebo, Prophylaxe Placebo

Cimetidinprophylaxe (Abb. 2). Unter diesem Vorgehen waren in Gruppe A 97% ständig frei von einem Ulkus, 3% hatten zu jedem beliebigen Zeitpunkt einen Ulkus. In Gruppe B mit intermittierender Therapie wäre die Erkrankungsrate ständig 10% (90% jeweils ohne Ulkus). In Gruppe C müßte jederzeit mit 16,5% Patienten gerechnet werden, die ein aktives Ulcus haben würden.

Die Zahlen veranschaulichen den jeweiligen Gewinn, der mit den verschiedenen Behandlungsstrategien zu erreichen wäre. Während die intermittierende Therapie den Anteil der zu jedem Zeitpunkt an einem Ulkus Erkrankten bereits von 16,5 auf 10% senkt, reduziert sich dieser Anteil bei aktiver Therapie in der Akutphase und bei Dauerprophylaxe auf 3%. Dem jeweiligen Gewinn sind der Aufwand und die Risiken einer Therapie gegenüberzustellen.

4 Sinn einer Langzeittherapie

Ohne Zweifel kann durch eine Langzeittherapie das Auftreten des Duodenal- und Magenulkus erfolgreich unterdrückt werden. Doch stellen sich eine Reihe von Fragen, deren Beantwortung erst eine Entscheidung darüber möglich macht, ob das erreichte Ziel den Aufwand und die Risiken rechtfertigt, z. B.

1) Welches Medikament?
2) Wie lange?
3) Kosten?
4) Langzeitnebenwirkungen?
5) Beeinflussung des natürlichen Verlaufs der Erkrankung?

Bisher sind nur für die H_2-Rezeptorantagonisten überzeugende Ergebnisse zur prophylaktischen Therapie bekannt, doch ist auch mit solchen Zahlen für andere Medikamente zu rechnen. Beobachtungen über einen Zeitraum von 2 Jahren hinaus liegen nicht vor; in jedem Fall sollte durch einen Auslaßversuch nach 2 Jahren überprüft werden, ob die Indikation zur Langzeitprophylaxe noch gegeben ist. Die reinen Medikamentenkosten belaufen sich bei einer 400-mg-Cimetidindosis auf jährlich DM 850,–. Für andere H_2-Blocker ist ein ähnlicher Preis zu erwarten. Die Langzeitnebenwirkungen sind selten und nach heutigen Erkenntnissen reversibel. Bisher gibt es keine Hinweise dafür, daß eine Langzeittherapie den natürlichen Verlauf der Ulkuskrankheit günstig beeinflußt, ebenso sind ungünstige Einflüsse nicht gesichert. Zur Bewertung dieser Frage fehlen aber zur Zeit noch größere Beobachtungen über längere Zeiträume.

5 Grenzen der medikamentösen Therapie

Die Grenzen der medikamentösen Therapie sind in etwa identisch mit den Indikationen zum operativen Vorgehen (Tabelle 5). Bei einer Blutungskomplikation wird in der Regel zuerst der Versuch einer konservativen Blutstillung gemacht. Für die Indikationen 2–6 gilt im Falle des Ulcus duodeni die selektive proximale Vagotomie als das Operationsverfahren der ersten Wahl. Die Indikationen 5 und 6 sind relative Indikationen, über die im Einzelfall zu entscheiden ist, wobei die Präferenz des Patienten entscheidendes Gewicht hat.

Tabelle 5. Indikationen zur operativen Therapie der Ulkuskrankheit

1) Komplikationen (besonders Obstruktion, Perforation)
2) Versagen der medikamentösen Therapie [a]
3) Häufig rezidivierende Ulcera [a]
4) Patienten mit besonders schwerer Symptomatik [a]
5) Vor Aufenthalt in Regionen mit schlechter ärztlicher Versorgung [a]
6) Keine ernsten Begleitkrankheiten [a]

[a] Bei Ulcus duodeni selektive proximale Vagotomie

Literatur

1. Bardhan KD (1980) Intermittent treatment of duodenal ulcer with cimetidine. Br Med J 281:20–22
2. Bardhan KD (1981) Long-term management of duodenal ulcer – a physician's view. In: Baron JH (ed) Cimetidine in the eighties. Livingstone, Edinburgh, pp 95–112
3. Bardhan KD, Cole DS, Hawkins BW, Franks CR (1982) Does treatment with cimetidine extended beyond initial healing of duodenal ulcer reduce the subsequent relapse rate? Br Med J 284:621–623
4. Bodemar G, Walan A (1978) Maintenance treatment of recurrent peptic ulcer by cimetidine. Lancet I:403–407
5. Bodemar G, Walan A (1980) Two-year-follow-up after one year's treatment with cimetidine or placebo. Lancet I:38–39
6. Bodemar G, Gotthard R, Ström M, Walan A (1981) Maintenance treatment – length of therapy and indications. In: Baron JH (ed) Cimetidine in the eighties. Livingstone, Edinburgh, pp 75–84
7. Boyd EJS, Wilson JA, Wormsley KG (1982) Review of the use of ranitidine in the prevention of ulcer recurrence (Abstracts). The ranitidine Symposium. World Congr Gastroenterology, p 8
8. Burland WL, Hawkins BW, Horton RJ, Beresford J (1978) The longer treatment of duodenal ulcer with cimetidine. In: Wastell C, Lance P (eds) Cimetidine. The Westminster Hospital Symposium. Linvingstone, Edinburgh, pp 66–78
9. Burland WL, Hawkins BW, Beresford J (1980) Cimetidine treatment for the prevention of recurrence of duodenal ulcer: an international collaborative study. Postgrad Med J 56:173–176
10. Cockel R (1981) Ranitidine in the long term treatment of gastric ulcers. In: The clinical use of ranitidine. Barbican Conference Centre Abstracts, p 19
11. Danielsson A, Ek B, Steen L (1981) Effect of fifteen months of double-blind treatment with cimetidine and placebo on peptic ulcer recurrence. Eur J Clin Pharmacol 19:335–341
12. Dölle W (1980) Histamine-H_2-receptor antagonists in short and long term treatment of gastric ulcer. In: Holtermüller KH, Malagelada JR (eds) Advances in ulcer disease. Excerpta Medica, Amsterdam, pp 330–335
13. Doll R, Hill ID, Hutton C, Underwood DJ (1962) Clinical trial of a triterpenoid liquorice compound in gastric and duodenal ulcer. Lancet II:793–796
14. Eichenberger PM, Giger M, Mattle W (1982) Behandlung und Rezidivprophylaxe des Ulcus duodeni mit Pirenzepin und Cimetidin. Schweiz Med Wochenschr 112:25–30
15. Galeone M, Moise G, Casula PL, Bignamini AA (1982) Eine zweijährige Studie zum Auftreten von Ulkusrezidiven nach Proglumid-Therape. Med Welt 32:173–175
16. Gudmand-Hoyer E, Birger-Jensen K, Krag E, Rask-Madsen J, Rahbek I, Rune J, Wulff HR (1978) Prophylactic effect of cimetidine in duodenal ulcer disease. Br Med J I:1095–1097
17. Holtermüller KH (1978) Natürlicher Verlauf der Ulkuskrankheit. In: Blum AL, Siewert JR (Hrsg) Ulcustherapie. Springer, Berlin Heidelberg New York, S 63–70
18. Machel RJ, Ciclitiva PJ, Farthing MJG (1978) Cimetidine in the prevention of gastric ulcer relapse. Postgrd Med J 55:393
19. Machel RJ, Ciclitiva PJ, Farthing MJG, Dick AP, Hunter JO (1979) The prevention of gastric ulcer relapse with cimetidine. Gastroenterology 76:1091
20. Marks IN, Lucke W, Wright JP, Girdwood AH (1981) Ulcer healing and relapse rates after initial treatment with cimetidine or sucralfate. J Clin Gastroenterol 3:163–165

21. Martin DF, Hollanders D, May SJ, Ravenscroft MM, Tweedle DEF, Miller JP (1981) Difference in relapse rates of duodenal ulcer after healing with cimetidine or tripotassium dicitrate bismuthate. Lancet I:7–10
22. McMillen MAD, Ambis D, Siegel JH (1978) Cimetidine and mental confusion. N Engl J Med 298:284
23. Mekel RCPM (1978) Long term treatment with cimetidine. S Afr Med J 54:1089
24. Mekel RCPM (1980) Two year maintenance treatment with cimetidine for duodenal ulcers. S Afr Med J 57:293
25. Pounder RE (1981) Model for medical treatment for duodenal ulcer. Lancet I:29–30
26. Rune SJ, Mollman KM, Rahbeck J (1980) Frequency of relapses in duodenal ulcer patients treated with cimetidine during symptomatic periods. Scand J Gastroenterol [Suppl] 15:85–92
27. Scheurer U, Witzel L, Halter F, Keller HM , Huber R, Galeazzi R (1977) Gastric and duodenal ulcer healing and placebo treatment. Gastroenterology 72:838–841
28. Somogyi A, Gugler R (1982) Drug interactions with cimetidine. Clin Pharmacokinet 7:23–41
29. Tomasetti P, Stanghellini E, Bonora G, Vezzadini A, Labo G (1981) Comparative trial on healing and relapse of duodenal ulcer treated with trithiozine or cimetidine. Curr Ther Res 29:517–524
30. Wulff HR, Rune SJ (1978) A comparison of studies on the treatment of gastric ulceration with cimetidine. In: Wastell C, Lance P (eds) Cimetidine. Livingstone, Edinburgh London New York, pp 281–288

Kapitel 9

Indikation zur elektiven Operation beim Ulcus ventriculi und duodeni

H. D. Becker

Die Indikation für ein bestimmtes Behandlungsprinzip stellt insbesondere bei benignen Grunderkrankungen eine Risikoabwägung verschiedener Methoden dar. Hierbei müssen die Behandlungsziele genau definiert sein, da die chronische Erkrankung durch die meisten Therapieverfahren in ihrem natürlichen Verlauf nicht beeinflußt wird.

Bei der Therapie des chronischen unkomplizierten Ulkus sind diese Ziele: die beschleunigte Abheilung des Geschwürs, die Verhütung von Komplikationen und die Vermeidung von Rezidiven. An diesen 3 Kriterien lassen sich die verschiedenen Behandlungsprinzipien messen und die Indikation für ein einzuschlagendes Therapieprinzip darlegen.

Durch die Einführung effektiver neuer konservativer Behandlungsmethoden (H_2-Antagonisten etc.) in die Therapie des chronischen Ulcus duodeni et ventriculi ist die Abgrenzung zwischen konservativen und operativen Behandlungsmöglichkeiten erneut in Bewegung geraten. Da eine endgültige Bewertung der Langzeittherapie mit H_2-Antagonisten z. Z. noch nicht möglich ist, müssen die folgenden Ausführungen einen vorläufigen Charakter haben.

1 Bewertungskriterien chirurgischer Maßnahmen beim unkomplizierten peptischen Ulkus

Die Indikation zum chirurgischen Vorgehen bei chronisch unkomplizierten Ulcera peptici unterliegt strengen Beurteilungsfaktoren (Tabelle 1). Hierbei steht v. a. die Operationsletalität im Vordergrund der Überlegungen, da die Behandlung bei einer benignen Grunderkrankung mit überschaubarer Komplikationsrate durchgeführt wird. Daneben sind die Rezidivraten nach den verschiedenen Operationsverfahren sowie postoperative Beschwerden und Langzeitfolgen zu beachten.

Tabelle 1. Wesentliche Beurteilungsfaktoren elektiver chirurgischer
Maßnahmen bei chronischem Ulcus duodeni et ventriculi

---

1) Operationsletalität und postoperative Morbidität
2) Rezidivulkusrate (10–15 Jahre postoperativ)
3) Postgastrektomie-Postvagotomie-Syndrome
4) Metabolische Langzeitfolgen
   a) Gewichtsverlust
   b) Anämie (Eisenmangel, megaloblastisch)
   c) Tuberkulose
   d) Knochenerkrankungen (Osteomalazie, Osteoporose)
5) Magenkarzinomrate nach 15–30 Jahren
6) Induzierte Probleme für eine eventuelle Zweitoperation

---

2 Bewertung der Behandlungserfolge

Bei der Bewertung der zu erzielenden Behandlungserfolge des peptischen
Ulkus erscheint es sinnvoll, eine Unterteilung in Ulcus duodeni und Ulcus ventriculi vorzunehmen, da sowohl die konservativ zu erzielenden
Behandlungsergebnisse als auch die Indikation zum chirurgischen Vorgehen unterschiedlich beurteilt werden müssen.

2.1 Ulcus duodeni

Das klassische Ulcus duodeni, lokalisiert im Bulbus duodeni, ist die Domäne der konservativen Therapie. Durch die neuen, die Säuresekretion
des Magens blockierenden Substanzen ist die Indikation zur chirurgischen Therapie erneut Gegenstand zahlreicher Diskussionen geworden,
die wegen der noch fehlenden endgültigen Daten zur konservativen
Langzeittherapie noch nicht abgeschlossen sind. Andererseits ist durch
die weite Verbreitung nichtresezierender Operationsverfahren in der
Therapie des chronischen Ulcus duodeni eine Senkung der Operationsletalität eingetreten, die eine weitere Indikationsstellung in der Therapie
der Ulcera duodeni nach sich ziehen kann.

2.1.1 Konservative Behandlungsergebnisse des chronischen Ulcus duodeni

Eine ausführliche Darstellung der konservativen Behandlungsergebnisse
des chronischen Ulcus duodeni ist in den vorausgehenden Kapiteln gegeben worden. Die Heilungsraten nach Gabe von H_2-Antagonisten
beim chronischen Ulcus duodeni lassen erkennen (Tabelle 2), daß ca.
75% aller Patienten innerhalb von 4–6 Wochen eine Heilung ihrer Ulcera duodeni erfahren. Aus diesen Daten ist ersichtlich, daß ca. 25% der

Tabelle 2. Heilungsraten mit H_2-Rezeptorantagonisten beim Ulcus duodeni

Land	n	Wochen	Cimetidin-heilungsrate [%]	n	Placebo-heilungsrate [%]
Großbritannien	441	4	73	151	31
Großbritannien	118	6	69	33	21
Schweden	54	6	87	38	34
Frankreich	109	4	69	99	55
Schweiz	101	4	81	106	58
Bundesrepublik Deutschland	99	4	76	101	62
Australien	43	6	84	42	38
USA	264	4	58	195	41

primär konservativ Behandelten nach einem ersten Behandlungszyklus als sog. Therapieversager bezeichnet werden mußten. Ein wesentliches Prinzip aller Behandlungsmethoden des chronischen unkomplizierten Ulcus duodeni besteht in der Verhütung von Rezidiven. Daher sind die Behandlungsergebnisse unter Dauertherapie mit H_2-Antagonisten von besonderer Bedeutung (Tabelle 3). Obwohl die Zahl der untersuchten Patienten bisher noch relativ begrenzt ist, kann man davon ausgehen, daß auch unter einer H_2-Antagonistendauertherapie in bis zu 25% der Fälle in Abhängigkeit von dem Beobachtungszeitraum und der Dosierung Rezidive auftreten. Auch bei dieser Patientengruppe handelt es sich um sog. Therapieversager.

2.1.2 Therapieversager

Nach Einführung der H_2-Antagonisten muß der Begriff einer ineffektiven konservativen Behandlung wie folgt definiert werden:

1) fehlende Abheilung unter hoher Cimetidindosis;
2) Rezidiv unter Cimetidinerhaltungsdosis;
3) Cimetidinintoleranz:
    a) niedrige Compliance,
    b) fragliche Nebenwirkungen,
    c) echte Nebenwirkungen.

Die Ursachen für eine fehlende Abheilung unter ausreichender H_2-Antagonistengabe sind unterschiedlich: Gedacht werden muß an eine fehlende Medikamenteneinnahme, an bestehende organische Veränderungen im Bereich des Duodenums (z. B. Duodenalstenose), an ein Hypergastrinämiesyndrom, an eine fragliche H_2-Antagonistenresistenz oder

Tabelle 3. Rezidivrate unter Dauertherapie mit H_2-Antagonisten beim Ulcus duodeni

Autor	Cimetidin	Placebo	Dosis	Dauer (Monate)	Rezidive (%)			
					Cimetidin		Placebo	
					Sympt.	Asympt.	Sympt.	Asympt.
Hansky u. Korman (1979, [17])	20	20	2 mal 400 mg	12	5	0	80	20
Berstad et al. (1979, [7])	23	24	400 mg nachts	12	9	0	58	8
Bardhan (1980, [2])	29	32	2 mal 400 mg	6	14	7	58	10
Blackwood et al. (1976, [9])	21	24	800 mg nachts	6	14	10	50	38
Dronfield et al. (1979, [11])	20	20	2 mal 400 mg	6	25	–	73	–
Gray et al. (1977, [16])	26	30	400 mg nachts	6	27	0	80	0

an vermehrten Vagotonus. Häufig ist die Ursache jedoch nicht geklärt, so daß das erneute Auftreten von Ulzerationen unter H_2-Antagonistentherapie meist durch fehlende Medikamenteneinnahme (niedrige Compliance) bedingt sein dürfte. Auch kann eine zu niedrige Dosis von H_2-Antagonisten verabreicht worden sein, da das Ausmaß der erzielten Säuresekretionshemmung individuellen Schwankungen unterliegt.

2.1.3 Ergebnisse der chirurgischen Therapie des chronischen Ulcus duodeni

Durch die Einführung der nichtresezierenden Operationsverfahren in Form der verschiedenen Formen der Vagotomie ist die Operationsletalität beim chronischen Ulcus duodeni drastisch gesenkt worden. Aus großen Sammelstatistiken geht hervor, daß nach selektiv-proximaler Vagotomie, dem heute am meisten geübten Verfahren beim Ulcus duodeni, eine Operationsletalität von ca. 0,3–0,4% erwartet werden muß, während die resezierenden Magenoperationen früher mit einer Letalität von 2–4% behaftet waren [23, 25]. Todesfälle nach selektiv-proximaler Vagotomie werden vorwiegend im Rahmen von allgemeinen Herz-Kreislauf-Reaktionen, pulmonalen Komplikationen und evtl. postoperativen Lungenembolien beobachtet.

Die Rezidivrate dagegen ist bei den resezierenden Operationsverfahren (Billroth-II-Resektion, Billroth-I-Resektion) deutlich niedriger als nach den nicht resezierenden Verfahren (Tabelle 4). In diesen kontrollierten Untersuchungen kann davon ausgegangen werden, daß nach einem Beobachtungszeitraum von 5–10 Jahren bei ca. 10% aller Patienten Rezidivulzera nach selektiv-proximaler Vagotomie auftreten.

Tabelle 4. Rezidivulkusraten nach selektiver proximaler Vagotomie bei chronischem Ulcus duodeni. (Nach [4, 25])

Autor	n	Beobachtungszeitraum (Jahre)	Rezidivrate [%]
Kennedy et al. (1975)	50	5–8	12
Goligher et al. (1978)	117	5–8	8 (15,4)[a]
Nilsell (1979)	118	5	19,2
Jensen u. Amdrup (1978)	100	5–8	9
Liavag u. Roland (1979)	210	5–7	9
Becker et al. (1979)	186	6–9	8,6
De Miguel (1980)	143	5–9	10
Johnston et al. (1980)	225	5–11	8
Andersen et al. (1980)	692	5	5,6 (13,9)[a]
Müller et al. (1981)	524	5	15

[a] Einschließlich endoskopisch nachgewiesene, asymptomatische Ulzera

Die Ursache dieser Rezidivulzera ist nicht endgültig geklärt. Im Vordergrund dürfte jedoch eine imkomplette Vagotomie stehen, da die selektiv-proximale Vagotomie primär lediglich eine graduelle Denervierung des Magens darstellt. Alle bisher empfohlenen intraoperativen Kontrollen der Vollständigkeit der Vagotomie haben nicht zu einer Reduktion der Rezidivulzera führen können. Die Zahl und die Intensität der postoperativen Beschwerden (Postvagotomiesyndrom), wie Dumping, Diarrhö, Galleerbrechen etc. ist nach der selektiv-proximalen Vagotomie im Vergleich zu den resezierenden Verfahren gering. Lediglich ein postprandiales Völlegefühl als Ausdruck der gestörten rezeptiven und adaptiven Relaxation des Magenfundus wird von 10–20% aller Patienten geklagt.

2.1.4 Indikationen zur chirurgischen Therapie

Die Indikation zu einem chirurgischen Vorgehen ergibt sich aus der Risikoabwägung zwischen den geschilderten konservativen und operativen Behandlungsergebnissen (Tabelle 5). Eine Indikation zum chirurgischen Vorgehen ist immer gegeben bei primären Ulkuskomplikationen, bei spezieller sozialer Problematik und primären endokrinen Störungen. Die größte Gruppe der Patienten dürfte jedoch nach ineffektiver konservativer Behandlung einer chirurgischen Therapie zugeführt werden.

Die vorliegenden Daten demonstrieren eindeutig, daß die H_2-Antagonisten weder lediglich eine Verzögerung des Zeitpunkts der effektiven (=chirurgischen) Therapie herbeiführen noch die risiko- und nebenwirkungsreiche (=chirurgische) Therapie überflüssig machen. H_2-Antagonisten und chirurgische Therapie ergänzen sich, wobei bei unkompliziertem Ulcus duodeni H_2-Antagonisten immer die Therapie der Wahl sind.

Tabelle 5. Indikation zur chirurgischen Intervention bei chronischem Ulcus duodeni. (In Anlehnung an Venables [25])

1) Ineffektive konservative Behandlung
   a) Starke Beschwerden
   b) Häufige Rezidive
   c) Arbeitsunfähigkeit

2) Ulkuskomplikationen
   a) Stenose
   b) Perforation
   c) Blutung (akut oder chronisch)

3) Soziale Problematik
   a) Medikamentöse Therapie unsicher
   b) Drohender Arbeitsplatzverlust

4) Primäre endokrine Störung

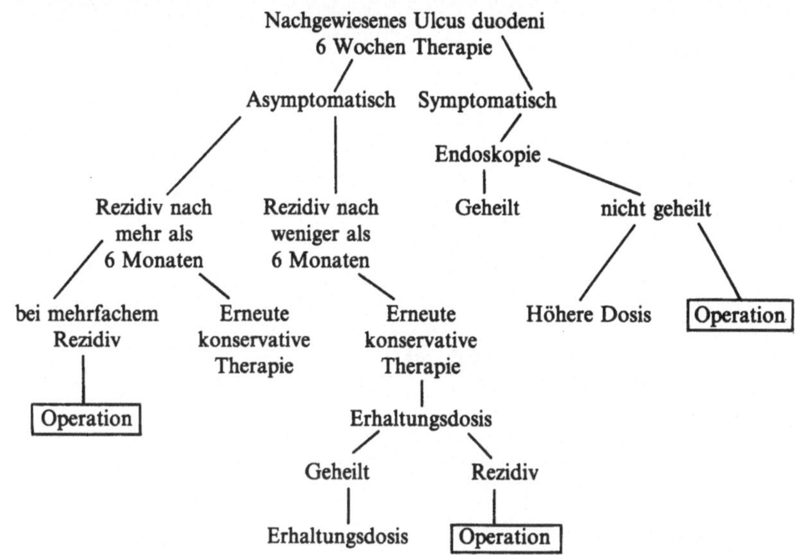

Abb. 1. Indikation zur chirurgischen Therapie beim chronischen Ulcus duodeni

Wie häufig konservative Behandlungszyklen durchgeführt werden sollten, hängt von der Beschwerdesymptomatik des Patienten, seinen sozialen Gegebenheiten, evtl. bestehenden Zweiterkrankungen, der Einnahme exogener Noxen und der Dauer der Ulkuserkrankung ab. Als Richtlinie kann angenommen werden, daß bei 2–3 Rezidiven in einem Zeitraum von 2–3 Jahren trotz konsequenter konservativer Therapie eine chirurgische Intervention indiziert ist, da die chirurgische Therapie die niedrigste Rezidivrate über einen langen Beobachtungszeitraum bietet. In Anlehnung an Venables [25] kann, wie in Abb. 1 dargestellt, nach einem dort vorgeschlagenen Behandlungsprinzip verfahren werden. Modifikationen erfährt dieses Schema v. a. durch allgemeine und individuelle Charakteristika des Patienten. Der Wert der Erhaltungsdosis und der Langzeittherapie mit effektiven Ulkustherapeutika ist zum jetzigen Zeitpunkt jedoch noch nicht endgültig zu bewerten.

2.2 Ulcus ventriculi

2.2.1 Definitionen

Die Indikation zur chirurgischen Therapie des Ulcus ventriculi ist dann gegeben, wenn durch ein chirurgisches Vorgehen die Ziele der Ulkustherapie besser erreicht werden können. Vor allem die Verhütung von Komplikationen, insbesondere die Verkennung von Malignomen, sowie

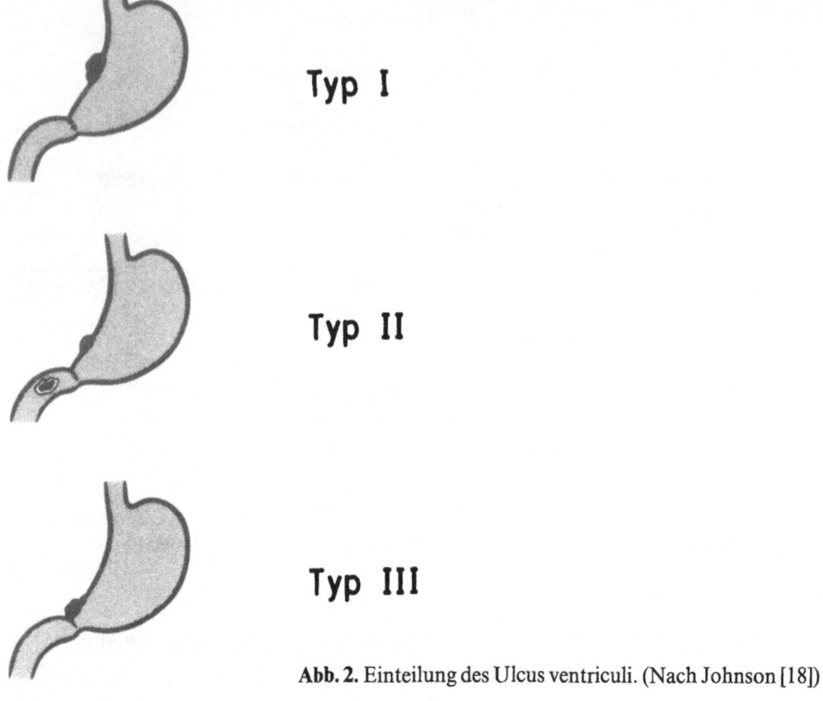

Abb. 2. Einteilung des Ulcus ventriculi. (Nach Johnson [18])

die Verhütung von Rezidiven sind beim Ulcus ventriculi von besonderer Bedeutung.

Als Therapieversager sind Patienten zu bezeichnen, bei denen die allgemeinen Ziele der Ulkustherapie, wie Beschleunigung der Heilung, Verhütung von Komplikationen und von Rückfällen, verglichen mit einem Kontrollkollektiv nicht erzielt werden können.

Beim Ulcus ventriculi sind nach Johnson et al. [18] 3 Typen zu unterscheiden (Abb. 2). Von besonderem Interesse sind der Typ I des Ulcus ventriculi sowie der Typ III (sog. präpylorisches Ulcus ventriculi).

2.2.2 Konservative Therapie

Der natürliche Verlauf der Ulkuskrankheit ist in vorausgegangenen Kapiteln dargestellt worden. Die Daten beruhen vorwiegend auf Untersuchungen bei Patienten mit Ulcus ventriculi Typ I, während unsere Kenntnisse über den natürlichen Verlauf des präpylorischen Ulkus (Typ III nach Johnson) sehr mangelhaft sind.

Die in der Literatur mitgeteilten Ergebnisse der konservativen Therapie variieren außerordentlich. Vor Einführung der H_2-Antagonisten beob-

Tabelle 6. Heilungsrate mit H_2-Antagonisten beim Ulcus ventriculi

Autor	n	Cimetidin-heilungsrate [%]	Placebo-heilungsrate [%]
Bader et al. (1977, [1])	53	69	37
Frost et al. (1977, [15])	45	78	27
Ciclitira et al. (1977, [10])	60	66	52
Dyck et al. (1978, [13])	59	60	41
Englert et al. (1978, [14])	130	59	61

Tabelle 7. Ergebnisse der Langzeittherapie mit H_2-Antagonisten beim Ulcus ventriculi

Autor	n	Dauer (Monate)	Dosis [mg]	Rezidivrate [%]	
				Cimetidin	Placebo
Birger et al. (1979, [8])	19	12	800	0	56
Machell et al. (1978, [22])	25	11	1000	18	86
Kang et al. (1979, [19])	31	12	800	0	44

achteten Larsson et al. [20] bei einem Kollektiv mit einer 5 Jahre dauernden Beobachtungszeit, daß lediglich 21,7% aller Patienten völlig beschwerdefrei waren, während sich in der Zwischenzeit 38,5% einer chirurgischen Therapie unterziehen mußten. Die Gruppe um Amdrup [21] analysierte die während einer konservativen Therapie des Ulcus ventriculi Typ I auftretende Komplikationen: Bei den 329 beobachteten Ulcus-ventriculi-Patienten waren nach 7–15 Jahren 40% verstorben, wobei als Todesursache bei 12% eine Komplikation der Ulkuskrankheit beobachtet wurde.

Die Ergebnisse der konservativen Behandlung des Ulcus ventriculi Typ I mit H_2-Antagonisten sind in Tabelle 6 wiedergegeben. Die Heilungsergebnisse unter H_2-Antagonistengabe scheinen ca. 10–15% schlechter zu sein als beim Ulcus duodeni. Die Ergebnisse der Langzeittherapie mit H_2-Antagonisten nach Abheilen des Ulcus ventriculi sind bisher sehr spärlich (Tabelle 7), jedoch scheint die Rezidivrate niedriger zu liegen als bei Placebogabe.

2.2.3 Therapieversager

Beim Ulcus ventriculi wird von einer erfolglosen konservativen Therapie gesprochen, wenn nach 3 monatiger konsequenter Therapie eine Heilung nicht erfolgt ist. Nach den Angaben in der Literatur sind die Voraussetzungen für eine konservative Therapie besonders ungünstig bei Patienten mit Riesenulzera, fehlender Heilungstendenz nach 4 wöchiger Therapie und Verkleinerung der Ulkusfläche von weniger 50% nach 6- bis 8 wöchiger Therapie. Ein besonders gravierendes Argument für die Beendigung einer konservativen Therapie ist jedoch der bis zum Beweis des Gegenteils jeweils vorhandene Malignitätsverdacht des chronischen Ulcus ventriculi.

2.2.4 Letalität des Ulcus ventriculi bei konservativer und chirurgischer Therapie

Ulcera ventriculi Typ I nach Johnson sind charakterisiert durch das hohe Alter der Patienten und die relative Häufigkeit von Zweiterkrankungen. Obwohl Komplikationen ähnlich häufig wie beim Ulcus duodeni zu sein scheinen, ist die Letalität einer auftretenden Blutung oder Perforation wegen der zusätzlichen allgemeinen Risiken dieser Patientengruppe deutlich höher [3, 5]. Von Lindskov et al. [21] wurde belegt, daß Ulcus-ventriculi-Patienten eine deutlich höhere Letalität als die Durchschnittsbevölkerung aufweisen. Haben die Patienten sich einer chirurgischen Therapie unterzogen, liegt die Letalität deutlich niedriger.

2.2.5 Ergebnisse der chirurgischen Therapie des chronischen Ulcus ventriculi

Die Operationsletalität der Ulcus-ventriculi-Patienten ist der entscheidende Faktor bei der Beurteilung der Leistungsfähigkeit der chirurgischen Therapieverfahren. Nach Billroth-I-Resektion wird eine Operationsletalität von ca. 4%, nach Billroth II zwischen 3 und 5% angegeben [5, 12, 23]. Rezidive sind nach beiden Operationen ausgesprochen selten, auch postoperative Beschwerden im Rahmen von Postgastrektomiesyndromen werden bei Ulcus-ventriculi-Patienten Typ I selten beobachtet. Die Vagotomie oder Ulkusexzision dagegen scheint beim Ulcus ventriculi Typ I von einer hohen Rezidivrate belastet zu sein [6].

2.2.6 Indikation zur Operation

Beim Ulcus ventriculi Typ I scheint ein frühzeitiges chirurgisches Vorgehen den natürlichen Verlauf der Erkrankung günstig zu beeinflussen [4]. Wesentliche Faktoren, die bei der Indikation bedacht werden müssen, sind in der Tabelle 8 zusammengestellt: Eine absolute Indikation zum chirurgischen Vorgehen besteht immer bei Verdacht auf Malignität und Ulkuskomplikationen. Patienten mit multiplen Ulcera ventriculi mit schlechter Abheilungstendenz und Patienten mit Zweiterkrankung ohne wesentlich erhöhtes Operationsrisiko zum Zeitpunkt der Diagnosestellung sollten sich einer chirurgischen Therapie unterziehen. Auch eine

Tabelle 8. Indikation zur chirurgischen Behandlung des unkomplizierten Ulcus ventriculi

1) Verdacht auf Malignität
2) Ulzera mit schlechter oder fehlender Abheilungstendenz
3) Multiple Ulzera
4) Sehr große, sog. Riesenulzera
5) Medikamenteninduzierte Ulcera ventriculi bei Patienten mit Polyarthritis etc.
6) Ulcus-ventriculi-Rezidive nach vorausgegangener erfolgreicher konservativer Therapie
7) Rezidivulzera nach vorausgegangener Ulkuskomplikation

lange Anamnesedauer mit häufigen Rezidiven sowie medikamenteninduzierte Ulcera ventriculi bei Patienten mit voraussichtlich weiterer Medikamenteneinnahme sind einer chirurgischen Therapie zuzuführen. *Keine* chirurgische Therapie sollte lediglich bei kurzer Anamnesedauer und bisher nicht erfolgter konsequenter konservativer Therapie erwogen werden.

Besondere Aspekte des Ulcus ventriculi Typ III. Eine Indikation zur Operation beim Ulcus ventriculi Typ III (präpylorisches Ulkus) ist nach den Kriterien des chronischen Ulcus duodeni zu stellen. Wie bereits betont, sind unsere Informationen über den natürlichen Verlauf und besondere Aspekte dieser speziellen Ulkusform jedoch sehr gering. Bei der Therapie hat sich mittlerweile herausgestellt, daß bei Durchführung einer selektiven proximalen Vagotomie eine deutlich höhere Rezidivquote auftritt als beim Ulcus duodeni [4]. Diese höhere Rezidivrate kann jedoch durch eine Drainageoperation (Pyloroplastik etc.) deutlich reduziert werden. Als adäquate Operation des präpylorischen Ulkus dürfte zum jetzigen Zeitpunkt die Antrektomie plus selektive gastrale Vagotomie gelten.

Literatur

1. Bader JP, Morni E, Bernier JJ et al. (1977) Treatment of gastric ulcer by cimetidine: a multicenter trial. Excerpta Medica, Amsterdam, pp 287–292
2. Bardhan KD (1980) Intermittent treatment of duodenal ulcer with cimetidine. Br Med J II:20
3. Becker HD (1981) Operative Therapie des Ulcus ventriculi. Dtsch Med Wochenschr 106:89
4. Becker HD (1982) Indikation zur chirurgischen Therapie beim unkomplizierten Ulcus ventriculi. In: Blum AL, Siewert JR (Hrsg) Ulcustherapie, 2. Aufl. Springer, Berlin Heidelberg New York, S 552–567
5. Becker HD, Peiper HJ (1977) Ulcus ventriculi. Thieme, Stuttgart
6. Becker HD, Lehmann L, Löhlein D, Schumpelick V, Troidl H (1982) Selektiv-proximale Vagotomie mit Ulcusexcision oder Billroth I-Resektion beim chronischen Ulcus ventriculi. Chirurg 53:773

7. Berstad A, Adland E, Carlsen E, Myren J, Semb LS, Kruse-Jensen A (1979) Maintenance treatment of duodenal ulcer patients with a single bedtime dose of cimetidine. Scand J Gastroenterol 14:827

8. Birger Jensen K, Mollmann KM, Rahbeck K, Rask-Madsen J, Rune SJ, Wulff HR (1979) Prophylactic effect of cimetidine in gastric ulcer patients. Scand J Gastroenterol 14:175

9. Blackwood WS, Mandgal DP, Pickard RG, Lawrence D, Northfield TC (1976) Cimetidine in duodenal ulcer. Lancet II:174

10. Ciclitira PJ, Machell RJ, Farthing MJ, Dick AP, Hunter JO (1977) Experience with cimetidine in the treatment of gastric ulceration. Gut 18:419

11. Dronfield MW, Batchelor AJ, Lackworthy W, Longman MJS (1979) Controlled trial of maintenance cimetidine treatment in healed duodenal ulcers: Short and long-term effects. Gut 20:526

12. Duthie HL (1977) Surgery of gastric ulcer. World J Surg 1:29

13. Dyck WP, Belsito A, Fleshler B, Liebermann TR, Dickinson PB, Wood JM (1978) Cimetidine and placebo in the treatment of benign gastric ulcer. A multicentre double blind study. Gastroenterology 74:410

14. Englert E, Freston JW, Graham D et al. (1978) Cimetidine, antacid, and hospitalisation in the treatment of benign gastric ulcer. A multicentre double blind study. Gastroenterology 74:416

15. Frost F, Rahbek I, Rune SJ (1977) Cimetidine in patients with gastric ulcer. A multicentre controlled trial. Br Med J II:795

16. Gray GR, McKenzie I, Smith IS, Crean GP, Gillespie G (1977) Oral cimetidine in severe doudenal ulceration. Lancet I:4

17. Hansky J, Korman MG (1979) Long-term cimetidine in duodenal ulcer disease. Dig Dis Sci 24:465

18. Johnson HD, Love AHG, Rogers NC, Wyatt AP (1964) Gastric ulcer blood groups and acid secretion. Gut 5:402

19. Kang JY et al. (1979) The use of long-term cimetidine in the prevention of gastric ulcer relapse: Double blind trial. Ann. Sci. Meeting. Gastroenterol Soc Austr 9:15

20. Larson NE, Cain JC, Bartholomeus LG (1961) Prognosis of medically treated small gastric ulcer. N Engl J Med 119:119

21. Lindskov J, Nielsen J, Amdrup P et al. (1970) Causes of death in patients with gastric ulcer. Acta Chir Scand 141:670

22. Machell RJ, Ciclitira PJ, Farthing MJG, Dick AP, Hunter JO (1978) Maintenance cimetidine in the prevention of gastric ulcer relapse. Lancet I:663

23. McKoewn KC (1970) A study of peptic ulcer. Br J Surg 57:131

24. Nielsen J, Amdrup E, Christiansen P et al. (1973) Gastric ulcer, surgical treatment. Acta Chir Scand 139:460

25. Venables CW (1980) Indications for surgery in duodenal ulcer nonresponses to cimetidine, series 521. Excerpta Medica, Amsterdam, p 16

Kapitel 10

Chirurgische Therapie des Ulcus ventriculi und duodeni – Verfahrenswahl beim elektiven Eingriff

H. BAUER

Mehr als 100 Jahre nach der ersten wegen eines intrapylorischen Ulkus durchgeführten Resektion und knapp 40 Jahre nach Einführung der Vagotomie in die chirurgische Behandlung des chronischen Ulcus duodeni bereitet eine Wertung der einzelnen Verfahren immer noch Schwierigkeiten. Die fast unübersehbare Literatur ist häufig gekennzeichnet durch persönliche Meinungen und gelegentlich auch Vorurteile. Vor allem seit sich nicht resezierende Verfahren neben der Resektion zunehmend etabliert haben und seit retrospektiv als gesichert Angesehenes durch prospektive Studien z. T. in Zweifel gezogen wurde, hat die Unsicherheit eher zugenommen [7, 12, 17, 31, 32]. Eine ausufernde Nomenklatur gerade bei den einzelnen Vagotomievarianten [5] läßt vielfach zusätzlich Zweifel am Wert der einzelnen Verfahren entstehen. Will man zu Empfehlungen für die Verfahrenswahl bei der elektiven chirurgischen Therapie des Ulkusleidens kommen, so sind die einzelnen Verfahren an dem Therapieziel zu messen, nämlich bei niedriger Mortalitätsrate eine hohe Erfolgsquote (Dauerheilung), niedrige postoperative Morbidität, geringen Aufwand und Anwendbarkeit nach Möglichkeit für die Gesamtheit der Kranken zu bieten.

1 Operationsverfahren – Nomenklatur – Definitionen

Resektion und Vagotomie in unterschiedlichen Varianten und unterschiedlichen Kombinationen bieten ein breites Verfahrensspektrum. Die Passagewiederherstellung nach distaler Resektion (Abb. 1) erfolgt wegen der nötigen ausgedehnteren Resektion beim Ulcus duodeni im Regelfall nach der Billroth-II-Modifikation, beim Ulcus ventriculi eher durch Gastroduodenostomie. Im Hinblick auf die geringeren postoperativen duodeno gastralen Refluxraten sollte hier der terminolateralen Anastomose vor der terminoterminalen der Vorzug gegeben werden. Refluxfreiheit

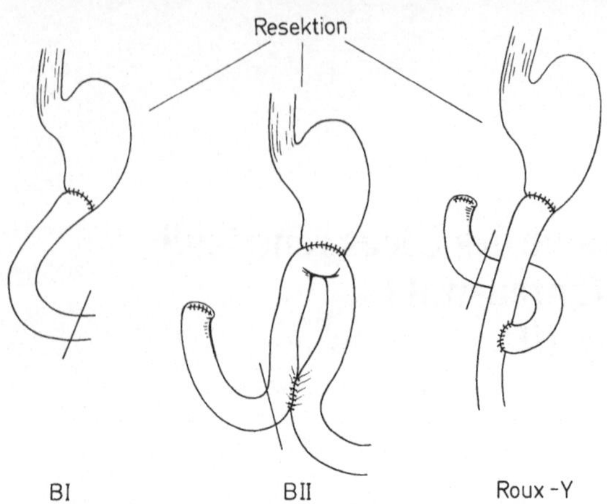

Abb. 1. Gebräuchliche Resektionsverfahren beim Ulkusleiden

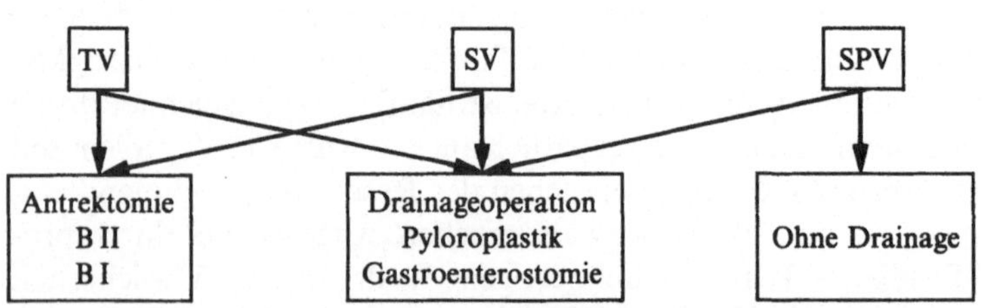

Abb. 2. Gebräuchliche Vagotomieverfahren kombiniert mit Resektion oder Drainageoperation

im Restmagen und damit Prävention von möglichen Folgeerkrankungen wie Gastritis, Ulkus und Karzinom hat die Y-Anastomose nach Roux wieder zunehmend in den Blickpunkt des Interesses gerückt [25]. Während die Resektionsverfahren als alleinige Methode angewendet werden, werden die Vagotomieoperationen meist mit einer Resektion oder mit Drainagemaßnahmen (D) kombiniert (Abb. 2). Dies gilt v. a. für die trunkuläre Vagotomie (TV) sowie die selektive gastrale Vagotomie (SV), beides Verfahren, die heute weniger im Primäreingriff als vielmehr bei Korrekturoperationen v. a. mit Antrektomie (A) Anwendung finden. Die selektive proximale Vagotomie (SPV) wird wegen der erhaltenen Antrummotorik von den meisten Autoren ohne eine zusätzliche Pyloroplastik (P) angewendet. Eine bereits seit langem angestrebte Vereinheitlichung der Nomenklatur für die einzelnen Vagotomievarianten [5] wäre schon aus Gründen der besseren Verständigung dringend erforderlich (Tabelle 1).

Neben den einzelnen Verfahren müssen auch die Ulkustypen definiert sein, bei denen sie zur Anwendung kommen. Während das Ulcus duode-

Tabelle 1. Vagotomienomenklatur

Nomenklaturvorschläge	Gewählte Nomenklatur
Trunkuläre Vagotomie Totale Vagotomie Totale abdominale Vagotomie	TV
Selektive Vagotomie Selektive gastrale Vagotomie Selektive totale Vagotomie Totale gastrale Vagotomie Gastrale Vagotomie	SV
Selektive proximale Vagotomie Proximale selektive Vagotomie Proximale gastrale Vagotomie Hochselektive Vagotomie Parietalzellvagotomie Superselektive Vagotomie Säure-Fundus-Vagotomie Selektive restriktive Vagotomie	SPV

ni als eine Einheit angesehen wird, gilt dies nicht für das Ulcus ventriculi, wo für die 3 verschiedenen Ulkustypen nach Johnson bei den einzelnen Verfahren sehr unterschiedliche Resultate mitgeteilt werden. Als Ulcus ventriculi Typ I ist das auf der Seite der kleinen Kurvatur zwischen Angulus und Cardia lokalisierte Ulkus zu verstehen, der Typ II bezeichnet die Kombination von Ulcus duodeni und Ulcus ventriculi, als Typ III ist das präpylorische Ulcus definiert [10].

2 Vergleich der Resultate

Häufigkeit und Schwere der postoperativen Syndrome nach Ulkusoperationen (Tabelle 2) müssen die primäre Verfahrenswahl beeinflussen. Ohne in diesem Zusammenhang auf die Problematik einzugehen, die sich bei der Beurteilung dazu vorliegender retro- und prospektiver Therapiestudien ergeben, soll hier nur kurz die Leistungsfähigkeit der einzelnen Verfahren bezüglich Mortalität, Rezidiv- und Reoperationsquote sowie funktioneller Resultate in Form von sog. Richtwerten nach Müller u. Allgöwer [27] für das Ulcus duodeni angegeben werden (Tabelle 3–5). Nimmt man die prozentuale Reduktion der Säuresekretion als Wertmaßstab einer Ulkusoperation, so zeigt sich, daß die Verfahren mit den niedrigsten Rezidivquoten auch die höchsten Säurereduktionen basal

Tabelle 2. Postoperative Syndrome nach Ulkusoperationen

1) Rezidiv im operierten Magen (Therapieversager)
   Perisistierendes Ulkus
   Rezidivulkus an gleicher/anderer Stelle
   Ulkuskomplikationen (Blutungen, Perforation)

2) Folgekrankheiten des operierten Magens
   Dumpingsyndrom (früh/spät)
   Diarrhö
   Refluxkrankheit (gastroösophageal, duodenojejunogastral)
   Schlingensyndrom
   Stase, Stenose
   Malabsorption, metabolische Folgen
   Karzinom

Tabelle 3. Postoperative Letalität und klinische Rezidivrate verschiedener Verfahren in der elektiven Chirurgie des Ulcus duodeni. (Nach Müller u. Allgöwer [27])

Verfahren	Postoperative Letalität		Klinische Rezidivrate	
	Bereich [%]	Richtwert [%]	Bereich [%]	Richtwert [%]
B II	0–4,9	2,0	2,0–15,0	3
B I	0–4	1,5	2,5–19	10
TV + A	0–3,9	1,6	0 – 3,2	1
SV + A	0–3,9	0,6	0 – 3,5	1
TV + D	0–2,7	0,8	2,5–27	9
SV + D			2,6–14	6
SPV + P	0–0,09	0,3	0,9–19,2	6
SPV	0–2,6	0,3	1,9–26	10

und stimuliert aufweisen. Ähnliche Richtwerte für die Leistungsfähigkeit der Operationsverfahren beim Ulcus ventriculi zu erstellen, ist wegen der geringeren Zahl und der wesentlich uneinheitlicheren Studien [7] hier nicht möglich (Tabelle 6). Zusammenfassend läßt sich feststellen, daß beim Ulcus duodeni bei praktisch fehlender Mortalität, geringer postoperativer Morbidität und vertretbaren Rezidivquoten die SPV als Verfahren der Wahl angesehen werden kann (ausführliche Literatur bei [5–8, 15, 17, 20, 27]). Nimmt man das Ulcus ventriculi in seiner Gesamtheit, so scheinen hier die Resektionsverfahren der SPV gegenüber als Standardoperation überlegen zu sein. Wird die SPV, durchgeführt in einer bezogen auf die Säurereduktion sehr radikalen Technik, wie von Holle gefordert grundsätzlich mit einer Pyloroplastik kombiniert, so scheinen sich nicht nur für das Ulcus duodeni, sondern auch für das Ul-

Tabelle 4. Reoperationshäufigkeit wegen Rezidivs nach chirurgischer Behandlung des Ulcus duodeni. (Modifiziert nach Müller u. Allgöwer [27])

Autor	Primäroperation	Reoperation (% des Gesamtkrankenguts)	Reoperation (% der Rezidivulzera)
Postlethwait (1973)	B II	4,4	100
De Miguel (1974)	SV+P	5,7	62
Kronborg (1975)	TV+D	10,0	91
Bauer (1976)	SPV+P	1,8	86
Dorricott (1978)	TV+A	1,3	100
Dorricott (1978)	SPV	4,9	80
Junginger (1979)	SPV	4,0	36
Liavag (1979)	SPV	4,4	40
Madsen (1980)	SV+P	12	88
Madsen (1980)	SPV	22	85
Mühe (1981)	SPV	2,3	19

Tabelle 5. Klinisches Resultat und Morbidität (%) nach chirurgischer Behandlung des Ulcus duodeni. Richtwerte in Klammern. (Nach Müller u. Allgöwer [27])

Verfahren	Galleerbrechen	Durchfall	Dumping	Metabolische Folgen	Gewichtsverlust	Karzinom	Visick III+IV
B II	1–13 (10)	1–17 (5)	1–40 (20)	8–38	20–80 (40)	6,3	6–23 (15)
B I	(5)	(5)	0–30 (15)	10–20		?	10–22 (15)
TV+A	3–14 (10)	3–23 (20)	9–19 (15)	10–40	22–40 (30)	?	10–24 (15)
SV+A	(6)	2–12 (10)	0–48 (15)	10–20			
TV+D	2–26 (15)	0–41 (25)	0–39 (20)	3–40	6–64 (20)	?	6–45 (25)
SV+D	4–20 (10)	0–27 (15)	0–39 (20)			?	3–32 (15)
SPV+P	1–22 (3)	2–14 (10)	1–37 (15)	–	–	?	8–37 (15)
SPV	0– 5 (1)	0–16 (5)	0–17 (5)		–	?	0–32 (12)

cus ventriculi günstigere Ergebnisse zu zeigen [6, 20]. Bei dem mit den höchsten Rezidivraten belasteten Ulcus ventriculi Typ III wird jetzt auch von anderen Autoren die Kombination einer SPV mit Pyloroplastik als mögliches Verfahren diskutiert [3, 20, 31].

3 Ein Verfahren für die Gesamtheit der Ulkuskranken?

Dies leitet über zu der Frage, ob unabhängig vom Ulkustyp, von der Sekretionslage sowie von Alter und Geschlecht ein Operationsverfahren für die Gesamtheit der Ulkuskranken empfohlen werden kann. Versu-

Tabelle 6. Ergebnisse retro- und prospektiver Therapiestudien beim Ulcus ventriculi. (Literatur s. [7])

Retrospektive Studien

Operation	Zahl	Mortalität [%]	Rezidiv [%]	Autoren
B II	1222	3,5 (1,2–6)	3,0 (1–6)	Welch (1958); Harvey (1961); McKeown (1962); Nielsen (1973); Kraus (1976)
B I	346	2,4 (0–6)	3,4 (1,3–6,5)	McKeown (1962); Henley (1965); Salzer (1967); Duthie (1970); Nielsen (1973)
TV + P	165	2,0 (0–8)	14,3 (5–36)	Farris (1963); Stemmer (1968); Duthie (1970); Sawyers (1971)
SV + P	73	0	19,1	De Miguel (1975)
SPV + P	106	0	7,5	Holle/Bauer (1981)

Prospektive Studien

Operation	Zahl	Mortalität		Rezidiv		Visick III/IV		Autoren
B I/TV + P	72/73	1,4 n.s.	0	2,8 n.s.	11,0	16,9 n.s.	28,8	Duthie (1973) Madsen (1976)
B I/SPV	73/72	0 n.s.	1,4	0 +	6,9	20,5 n.s.	15,7	Johnston (1977) Liedberg (1979)

che, aufgrund einer präoperativen Sekretionsanalyse die Indikation zu einer Ulkuschirurgie nach Maß zu stellen, haben enttäuscht; die präoperative Säurebestimmung hat jeglichen indikatorischen Wert verloren. Dennoch ist natürlich die Säurereduktion das entscheidende Therapieprinzip. Dies gilt nicht nur für das Ulcus duodeni. Auch das Ulcus ventriculi, ganz gleich in welcher Lokalisation, stellt eine peptische Läsion dar. Eine Reduktion der Säure, auch bei gemessenen norm- oder sogar hypaziden Werten ist hier durchaus sinnvoll, denn es gibt keine chirurgische Maßnahme, welche es erlaubt, die geschwächten protektiven Schleimhautfaktoren beim Ulcus-ventriculi-Leiden zu stärken.

Die Höhe der Säurereduktion nach SPV wird wesentlich von der technischen Durchführung dieser Operation beeinflußt. Dabei ist es nicht nur von Bedeutung, den abdominellen Ösophagus ausreichend hoch zirkulär freizupräparieren, sondern es muß auch am Angulus in der Übergangszone Korpus – Antrum ausreichend weit nach distal bis zum sichtbaren untersten Ast der sog. Krähenfußarkade vagotomiert werden [6,

Tabelle 7. Rezidivrate nach SPV plus Pyloroplastik beim Gastroduodenalulkus (Arbeitsgruppe Holle, Langzeitergebnisse 2–9 Jahre)

Ulcus duodeni		(n = 546)	3,7%
Ulcus ventriculi	Typ I	(n = 56)	10,7%
	Typ II	(n = 11)	9,1% 7,5%
	Typ III	(n = 39)	2,8%
Rezidivdiagnostik:	Symptome und Röntgen negativ		
	Symptomfrei und Röntgen suspekt		Endoskopie
	Symptome und Röntgen suspekt		

20]. Mit einer solchen SPV-Technik werden die höchsten Säurereduktionen erzielt. Ein dadurch entstehender Motilitätsverlust mit Entleerungsverzögerung muß durch eine Pyloroplastik ausgeglichen werden.

Die Haupteinwände, die gegen die Pyloroplastik gebracht werden, betreffen die Induktion von Reflux sowie eine höhere Rate postoperativer Störungen sowie Dumping und Diarrhö. Dies gilt v. a. für die konventionellen Pyloroplastikformen mit einfacher Längsinzision und Quervernähung. Die von Holle angegebene subtilere und individualisierende Technik der Pyloroplastik bringt demgegenüber einen sicheren Drainageeffekt ohne funktionelle Störungen [19, 20]. Die szintimetrisch gemessenen duodenogastralen Refluxraten werden durch eine submuköse Pyloroplastik im Gegensatz zur Standardtechnik nach Heineke-Mikulicz nicht verändert, wie wir tierexperimentell nachweisen konnten. Bei Ulcusduodeni-Patienten nimmt im Vergleich zu den präoperativen Werten die Gallensäurekonzentration im Magensaft postoperativ nach SPV mit Plyoroplastik nicht zu. Bei den Kranken, die bereits präoperativ eine hohe Gallensäurekonzentration im Magensaft aufwiesen, wird diese durch die Pyloroplastik sogar verringert. Auch an größeren Kollektiven von Ulcus-duodeni-Kranken wird im Vergleich zu den Ausgangswerten nach SPV mit Pyloroplastik keine höhere Refluxrate gefunden [30]. Es werden nicht annähernd die Refluxwerte erreicht, wie sie nach Resektion gefunden werden, ein Argument, das gerade für die Indikation beim Ulcus ventriculi von Bedeutung ist. Operationsrisiko sowie Folgekrankheiten sind nach der Kombinationsoperation von SPV mit Pyloroplastik nicht höher als nach der alleinigen SPV [20, 31]. Werden konventionelle Pyloroplastiktechniken angewendet, so schneidet die Kombination von SPV mit Pyloroplastik sowohl im prospektiven als auch in retrospektiven Studien schlechter ab [1, 24, 26, 28, 33].

Die Rezidivraten nach SPV plus Pyloroplastik schwanken zwischen 2,8% beim Ulcus ventriculi Typ III, 3,7% beim Ulcus duodeni und erreichen über 10% beim Ulcus ventriculi Typ I, wie Langzeituntersuchungen aus der Arbeitsgruppe von Holle gezeigt haben (Tabelle 7). Die

Tabelle 8. Rezidivulkus nach selektiver proximaler Vagotomie (SPV), SPV plus Pyloroplastik und selektiv-gastraler Vagotomie plus Drainage wegen Ulcus duodeni (*UD*) und Ulcus ventriculi (*UV*) Typ III

Autor	SPV		SV+D		SPV+P	
	UD	UV	UD	UV	UD	UV
Frede u. Müller (1982, [18])	13,9	24,3				
Andersen et al. (1982, [3])	15	33	9	14		
Holle/Bauer (1981)					3,7	2,8

Pyloroplastik ist offensichtlich auch der entscheidende Faktor für die im Vergleich zur alleinigen SPV eindeutig niedrigeren Rezidivquoten, ganz gleich, ob die Drainageoperation mit einer selektiven oder mit einer selektiven proximalen Vagotomie kombiniert ist (Tabelle 8).

Wir wenden die SPV mit Pyloroplastik zu 100% elektiv beim Ulcus duodeni und zu 86% beim Ulcus ventriculi in seiner Gesamtheit an. Die submuköse Form der Pyloroplastik ist dabei in mehr als 80% der Fälle möglich. Nach unserer Erfahrung hat sich die SPV mit Pyloroplastik als Standardverfahren sowohl beim Ulcus duodeni als auch beim Ulcus ventriculi, hier obligat mit Ulkusexzision in toto und Schnellschnittuntersuchung bewährt.

4 Verfahrenswahl

Gestützt auf pathophysiologischen Überlegungen, vorliegende Resultate sowie unter Abwägung der Vor- und Nachteile der einzelnen Vagotomieoperationen lassen sich verbindliche Indikationen für die verschiedenen Varianten aufstellen (Tabelle 9). Hervorzuheben ist, daß selektive und trunkuläre Vagotomie im wesentlichen Korrekturoperationen beim Ulcus pepticum jejuni vorbehalten bleiben. Präoperative Sekretionsanalysen haben keinen Einfluß auf die Verfahrenswahl. Intraoperative Tests wie der Elektrostimulationstest nach Burge haben v. a. bezüglich einer möglichen Senkung der Rezidivrate enttäuscht und sind überflüssig.

Eine Indikation zur obligaten Drainageoperation ergibt sich bei allen Vagotomievarianten, die zu Motilitätsstörungen im Antrum und damit zu Entleerungsverzögerungen führen (Tabelle 10). Die Indikation zur sekundären Drainage bei einer Stase nach Vagotomie, sei es durch versehentlich geschädigte Antruminnervation oder eine Stenose der Pyloroplastik, ist sehr streng zu stellen. In diesen Fällen ist meist die Antrumresektion vorzuziehen.

Tabelle 9. Vorteile, Nachteile und Indikation der verschiedenen Vagotomievarianten

Vagotomie-variante	Vorteile	Nachteile, Nebenwirkungen	Indikation
SPV	Denervierung nur des säurebildenden Magenabschnitts, geringste postoperative Morbidität	Präparatorisch anspruchsvoll, „Problemzone" am Angulus (sog. Krähenfuß)	Wahloperation bei Ulcus duodeni. Anwendung auch bei Ulcus ventriculi, Ulkusblutung, frischer Perforation
SV	Präparatorisch einfacher. Auch bei voroperierten Patienten nach Resektion gut möglich	Denervation des gesamten Magens mit erheblichem Motilitätsverlust. Hohe Rate intestinaler Störungen	Stumpfvagotomie bei Rezidivulkus nach Resektion. Anwendung auch beim Ulcus ventriculi, kombiniert mit Antrektomie
TV	Präparatorisch einfach, rasch durchführbar	Denervation der gesamten Oberbauchorgane, des Dünndarms und des rechten Kolons. Hohe Rezidivquote. Hohe Rate intestinaler Störungen	Rezidivulkus nach Resektion (Mehrfacheingriffe) bei ausgeschlossenen Zollinger-Ellison-Syndrom. Dann evtl. thorakales Vorgehen

Tabelle 10. Indikationen zur Dränageoperation

Obligat bei:	TV, SV und SPV mit partieller Angulusdenervierung (adäquate SPV nach Holle [19])
Primär bei:	peptischem Pylorus/Duodenalstenose in Kombination mit SPV
Sekundär bei:	Stase nach Vagotomie (Stenose der Pyloroplastik, versehentlich geschädigte Antruminnervation nach SPV); Resektion meist vorzuziehen!

Die klassische Magenresektion hat vorwiegend noch ihre Berechtigung beim Ulcus ventriculi, v. a. dann, wenn aus lokalen Gründen eine Ulkusexzision in toto sowie eine ausreichende SPV nicht möglich sind. Weiterhin ist die Resektion angezeigt beim therapieresistenten Rezidivulkus nach Vagotomie (Tabelle 11). Gerade diese Ulzera sprechen jedoch sehr gut auf konservative Behandlung, insbesondere H_2-Blocker, an. Es sollten die Anastomosentechniken angewandt werden, die möglichst gerin-

Tabelle 11. Indikation zur Magenresektion

Resektionsart	Indikation	Bemerkungen
Hohe Resektion (modifizierte Billroth-II-Resektion)	Ulcus duodeni	Therapieresistentes Ulkusrezidiv nach Vagotomie
	Ulcus ventriculi	
Antrumresektion (modifizierte Billroth-I-Resektion)	Ulcus duodeni	Mit SV als „kombinierte Operation" bei extremer Hypersekretion
	Ulcus ventriculi	
	Refluxarme Anastomose	

Tabelle 12. Wertung der operativen Verfahren beim chronischen Gastroduodenalulkus

Verfahren	Indiziert bei		Wirksamkeit	Risiko	Neben-wirkung
	Ulcus duodeni	Ulcus ventriculi			
B II	+	+	Sehr gut	Erhöht	
B I	−	+	Gut	Erhöht	
Roux-Y	+	+	Sehr gut	Erhöht	
TV+A	+	(+)	Sehr gut	Erhöht	z. T. erheblich
TV+D	+	−	Befriedigend	Gering	
SV+A	+	(+)	Sehr gut	Erhöht	
SV+D	+	−	Befriedigend	Gering	
SPV+P	+	+	Sehr gut	Gering	Gering
SPV	+	−	Gut	Gering	Gering

ge duodenogastrale bzw. jejunogastrale Refluxraten aufweisen (terminolateraler Billroth I, Gastrojunostomie mit tief angelegter Braun-Anastomose oder Y-Anastomose nach Roux). Die retrokolische GE mit kurzer zuführender Schlinge sollte endgültig der Vergangenheit angehören. Für eine primäre distale Resektion beim unkomplizierten Ulcus duodeni sehen wir heute keine Indikation mehr. Die proximale Magenresektion, wie sie früher noch für das subkardiale Ulkus als gesonderte Indikation angegeben wurde, sollte wegen schlechter Resultate ebenfalls verlassen werden.

Abschließend ist festzustellen, daß aufgrund der Wertung der einzelnen operativen Verfahren sich klare Indikationen für die Verfahrenswahl ergeben (Tabelle 12). Ausschlaggebend ist aber auch die Erfahrung des einzelnen Chirurgen mit dem von ihm bevorzugten Verfahren. Die Ergebnisse der Mainzer Umfrage zur Verfahrenswahl ist der Ulkuschirurgie von 1977 [29] sind wohl heute nicht mehr repräsentativ. Damals zeigte sich, daß die Resektionsverfahren insgesamt bevorzugt wurden. Dabei ließ sich bezüglich der Anwendung der Vagotomie eine Abhängigkeit vom Examensjahr der Chirurgen sowie vom akademischen Grad herstellen. Heute ist die Vagotomie ebenso etabliert und ebenso standardisiert wie die Resektion und kann wie diese, jedoch mit geringerem Risiko und geringeren Nebenwirkungen, auch bei der Gesamtheit der Ulkuskranken angewendet werden.

Literatur

1. Aeberhard P, Walter M (1978) Results of a controlled randomized trial of proximal gastric vagotomy with and without pyloroplasty. Br J Surg 65:643
2. Alexander-Williams J (1977) Invited commentary zu [16]. World J Surg 1:16–17
3. Andersen D, Amdrup E, Höstrup H, Sörensen GH (1982) The Aarhus county vagotomy trial: Trends in the problem of recurrent ulcer after parietal cell vagotomy and selective gastric vagotomy with drainage. World J Surg 6:86–92
4. Baron JH (1973) The rationale of different operations for peptic ulcer. In: Cox AG, Alexander-Williams J (eds) Vagotomy on trial. Heinemann, London
5. Bauer H (1978) Therapeutisches Prinzip: Vagotomie. In: Blum AL, Siewert JR (Hrsg) Ulcus-Therapie. Springer, Berlin Heidelberg New York
6. Bauer H (1980) Nichtresezierende Ulcuschirurgie. Springer, Berlin Heidelberg New York
7. Bauer H (1980) Chirurgie des Gastroduodenalulcus – Versuch einer Stadortbestimmung. Schwerpunktmed 3:33
8. Becker HD (1980) Nichtresezierende Chirurgie des Ulcus ventriculi. In: Bauer H (Hrsg) Nichtresezierende Ulcuschirurgie. Springer, Berlin Heidelberg New York
9. Becker HD, Caspary WF (1980) Postgastrectomy and postvagotomy syndromes. Springer, Berlin Heidelberg New York
10. Becker HD, Peiper HJ (1977) Ulcus ventriculi. Thieme, Stuttgart
11. Bittner R, Schnoy N, Zschiedrich M, Beger HG (1982) Die Nekrose der kleinen Magenkurvatur – eine vermeidbare Komplikation der selectiven proximalen Vagotomie. Aktuel Chir 16:175–179
12. Blum AL, Fasel J (1974) Die elective Chirurgie des Ulcus duodeni, ein dreifaches Dilemma. Dtsch Med Wochenschr 99:1033–1038
13. Duthie HL (1977) Surgery for gastric ulcer. World J Surg 1:29–34
14. Emas S (1977) Chirurgisches Vorgehen beim chronischen Ulcus duodeni. Dtsch Ärztebl 2381
15. Emas S (1980) Nichtresezierende Ulcuschirurgie: Vergleich verschiedener Operationsverfahren. In: Bauer H (Hrsg) Nichtresezierende Ulcuschirurgie. Springer, Berlin Heidelberg New York
16. Feifel G, Koller H (1982) Das Ulcusrezidiv nach chirurgischer Therapie des Ulcus duodeni. Chirurg 53:23–28
17. Feldman S, Wise L, Ballinger WF (1977) Review of elective surgical treatment of chronic duodenal ulcer. World J Surg 1:9–16
18. Frede KE, Müller C (1982) Art und Häufigkeit des Ulcusrezidivs nach proximalselektiver Vagotomie. In: Bünte H, Langhans P (Hrsg) 100 Jahre Ulcuschirurgie. Urban & Schwarzenberg, München, S 90–92

19. Holle F (1968) Spezielle Magenchirurgie. Springer, Berlin Heidelberg New York
20. Holle F, Holle GE (1980) Vagotomy and pyloroplasty. Springer, Berlin Heidelberg New York
21. Hollinshead JW, Smith RC, Gillett DJ (1982) Parietal cell vagotomy: Experience with 114 patients with prepyloric or duodenal ulcer. World J Surg 6:596–602
22. Jordan PH (1982) Invited Commentary zu [19]. World J Surg 6:602
23. Junginger T (1982) Folgeerkrankungen nach Vagotomie bei Gastroduodenalulcus. Leber Magen Darm 12:52–59
24. Junginger T, Raab M, Pichlmaier H (1981) Der Elektrostimulationstest zur intraoperativen Vagotomiekontrolle. Chirurg 52:519–524
25. Langhans P (1982) Folgeerkrankungen der resezierenden Ulcuschirurgie. Leber Magen Darm 12:44–51
26. Largiader F (1976) Proximal selective vagotomy without pyloroplasty. A randomized clinical study. Surg Res 8:4
27. Müller C, Allgöwer M (1982) Elective chirurgische Eingriffe in der Ulcus duodeni-Therapie. Chirurg 53:9–15
28. Nilsell K (1979) Five to nine years results of selective proximal vagotomy with and without pyloroplasty for duodenal ulcer. Acta Chir Scand 145:251–254
29. Rothmund M, Stüwe W, Kümmerle F (1977) Operative Behandlung des Ulcus duodeni. Ergebnisse einer Umfrage. Dtsch Med Wochenschr 102:1409
30. Schmidt GF, Schneider JA, Bauer H, Frey KW, Holle F (1982) Measurement of duodenogastric reflux with ^{99m} Tc-HIDA in duodenal ulcer patients. World J Surg 6 :98–102
31. Siewert R, Müller C (1981) Proximal gastrische Vagotomie – Eine Zwischenbilanz. Chirurg 52:511
32. Troidl H, Lorenz W, Rohde H, Fischer M, Hammelmann H (1975) Was ist gesichert in der Behandlung der Ulcuskrankheit durch Vagotomie? Internist (Berlin) 15:575
33. Wastell C, Colin J, Wilson T, Walker E, Gleeson J, Zeegen R (1977) Prospectively randomized trial of proximal gastric vagotomy either with or without pyloroplasty in treatment of uncomplicated duodenal ulcer. Br Med J II:851

Kapitel 11

Chirurgische Therapie des Ulcus ventriculi und duodeni – Langzeitergebnisse

TH. JUNGINGER

Die Ziele der chirurgischen Therapie des Gastroduodenalulkus sind klar definiert. Bei möglichst geringem Risiko soll das Ulkusleiden ohne unerwünschte Folgeerkrankungen dauerhaft geheilt werden. Die Ergebnisse der einzelnen chirurgischen Verfahren entsprechen diesen Zielsetzungen allerdings nur teilweise und haben wiederholt zu Änderungen des Behandlungskonzepts geführt. Kennzeichnend für die letzten Jahre sind einmal die zunehmende Anwendung nicht resezierender Verfahren, insbesondere der selektiven proximalen Vagotomie (SPV). Zum anderen wurde versucht, durch prospektive Studien die Wertigkeit der einzelnen Behandlungsverfahren zu vergleichen. Im folgenden sollen unter Berücksichtigung der vorliegenden Erfahrungen und des eigenen Krankenguts die Heilungschance sowie die Quote unerwünschter Funktionsstörungen nach resezierenden und nichtresezierenden Verfahren bei der Therapie des Gastroduodenalulkus dargestellt werden.
Der Begriff Langzeitergebnisse muß dabei auf einen Zeitraum von 5–10 Jahren postoperativ eingeschränkt werden, da längerfristige Verlaufsbeobachtungen nach selektiver proximaler Vagotomie fehlen.

1 Ulcus duodeni

1.1 Operationsverfahren

Zur Anwendung kommen neben den resezierenden Verfahren die verschiedenen Formen der Vagotomie und die Kombination aus Vagotomie und (Antrum)-Resektion (AV-Resektion).
Unter der Vorstellung, das Antrum auszuschalten und die Parietalzellmasse zu reduzieren, werden bei der alleinigen Resektion des distalen Magens 50–80%, in der Regel $^2/_3$, reseziert und die Kontinuität durch Gastroduodenostomie (Billroth I) oder Gastrojejunostomie mit oder

ohne Enteroanastomose (Billroth II) wiederhergestellt. Die alleinige Antrumresektion führt bei der Behandlung des Duodenalulkus zu keiner ausreichenden Säurereduktion und ist mit einem hohen Rezidivrisiko belastet. Die Vagotomie wird in 3 Variationen durchgeführt. Die trunkuläre und selektive Form werden zur Sicherstellung der Magenentleerung in der Regel mit einer Drainageoperation kombiniert. Die selektive proximale Vagotomie schaltet nur den exokrinen Magenanteil aus. Durch Erhaltung der antralen Innervation werden die Entleerungsmechanismen weniger beeinträchtigt, so daß im Gegensatz zum Vorgehen von Holle, der die grundsätzliche Notwendigkeit der Pyloroplastik betont, bei fehlender Magenausgangsstenose der Verzicht auf eine Drainageoperation gerechtfertigt ist. Ob es sinnvoll ist, die mit einer Pyloroplastik kombinierte Form als SPV sprachlich von der Vagotomie ohne Drainageform als PSV, HSV, PCV oder PGV abzugrenzen, sei dahingestellt. Wenngleich operationstechnische Unterschiede bestehen, spricht das ähnliche therapeutische Prinzip für den synonymen Gebrauch der Bezeichnungen.

1.2 Vagotomie

Pathophysiologisch unterscheiden sich die Formen der Vagotomie in ihrem säurereduzierenden Effekt nicht [37] oder nur geringgradig [9]. Entsprechend kommt es auch nach allen Formen der Vagotomie zu einem Gastrinanstieg. Die Magenentleerung wird in jedem Fall beeinträchtigt, entspricht aber nach SPV am ehesten dem normalen Entleerungsmuster. Der duodenogastrale Reflux ist nach alleiniger SPV geringer als nach Kombination mit einer Drainageoperation [54], wobei Unterschiede bei den einzelnen Formen der Pyloroplastik anzunehmen sind.

1.2.1 Trunkuläre Vagotomie und Drainageoperation

Die trunkuläre Vagotomie und Pyloroplastik [22, 34, 41, 43, 47, 51, 66, 73, 75] oder Gastroenterostomie führen bei 46–90% der Patienten zu langdauernder Beschwerdefreiheit, entsprechend dem Beurteilungsgrad I und II nach Visick. Aufgrund der durch den Eingriff gestörten physiologischen Mechanismen des Oberbauchs sind bei etwa 20% der Patienten unerwünschte Folgeerkrankungen zu erwarten, die sich vorwiegend als Diarrhö oder Dumpingsyndrom manifestieren. Die Schwere der Veränderungen schwankt in den einzelnen Untersuchungsreihen. In der Regel nehmen die Beschwerden im weiteren Verlauf ab und sind nur bei einem Teil der Kranken gravierend. Mit einem Rezidivulkus ist in 5,8–27% der Fälle zu rechnen (Tabelle 1), wobei mit steigender Beobachtungszeit eine deutliche Zunahme besteht [62].

Tabelle 1. Langzeitergebnisse nach trunkulärer Vagotomie und Pyloroplastik wegen Duodenalulkus. (*p* prospektiv, *r* randomisiert, *k.A.* keine Angaben; eingeklammerte Zahlen waren nicht eindeutig zu ermitteln)

Autor	Jahr	n	Ge-schlecht	Klinik-letalität [%]	Verlaufsbeobachtung			Rezidiv-ulkus [%]	Rezidiv-ulkus-verdacht [%]	Visick			
					Jahre	n	Vollständig-keit [%]			I [%]	II [%]	III [%]	IV [%]
Small u. Johade	1970 [73]	145	m., w.	0,7	4–11	137	95	7	–	90		3	7
Stempien et al.	1971 [75], *p, r*	250	m.	0	10–18	161	64	27,3	–	68		32	
Kennedy et al.	1973 [43], *p, r*	50	m., w.	0	5	46	92	6,5	2,2	63	24	4	9
Howard et al.	1973 [34], *p, r*	100	m.	0	2–10	70	70	10	–	46	k.A.	k.A.	k.A.
Postlethwait	1973 [66], *p, r*	337	m.	0,6	5	(241)	(85)	7,5	0,4	k.A.	k.A.	k.A.	k.A.
Jordan[a]	1974 [41]	108	m.	1,8	5– 8	86	94	8,3	1,6	78	17	5	
Kronborg	1975 [47]	417	m., w.	0,6	6– 8	413	99	10,4	–	46	26	6	22
O'Leary et al.[b]	1976 [51]	457	m., w.	1	7–17	348	76	5,8	–	87		7	6
Goligher et al.	1979 [22], *p*	194	m.	0,5	10–16	134	76	10,4	5,2	45	23	18	14

[a] Pyloroplastik oder Gastrojejunostomie
[b] Notfalloperationen eingeschlossen

1.2.2 Selektive Vagotomie

Prospektive Vergleichsstudien zwischen trunkulärer und selektiver Vagotomie über einen Zeitraum von 5 Jahren haben im klinischen Gesamtresultat keinen eindeutigen Unterschied zwischen beiden Verfahren erbracht [43, 48]. Signifikant geringer war nach selektiver Vagotomie der Anteil der Patienten mit Diarrhö, was mit retrospektiven Untersuchungen übereinstimmt [40]. Hinsichtlich der Häufigkeit eines Dumpingsyndroms waren die Ergebnisse unterschiedlich. Kennedy et al. [43] fanden ähnlich wie Humphrey et al. [35] eine etwas höhere Rate nach selektiver Vagotomie, während sich im Krankengut von Kronborg et al. [48] kein Unterschied ergab. Gleich waren auch die Raten von Rezidivgeschwüren, so daß die selektive Vagotomie gegenüber der trunkulären, von der geringeren Diarrhörate abgesehen, keine wesentlichen Vorteile besitzt.

1.2.3 Selektive proximale Vagotomie

Die SPV ist von allen Vagotomieformen das Verfahren mit dem geringsten Operationsrisiko und der niedrigsten Quote an Funktionsstörungen. Dies geht aus prospektiven Vergleichsuntersuchungen mit der AV-Resektion und der selektiven Vagotomie hervor, in denen nach SPV bei einer Beobachtungszeit bis zu 4 Jahren Diarrhö und Dumpingsyndrom signifikant geringer auftraten [9, 71]. Nach den vorliegenden Langzeituntersuchungen nach SPV schwankt die Diarrhöhäufigkeit zwischen 0,5 und 10% und die Dumpingrate zwischen 0,6 und 7%, wobei nur ausnahmsweise schwere Formen vorliegen. 77–86% der Patienten sind 5–9 Jahre nach SPV ganz oder nahezu beschwerdefrei (Visick I und II, Tabelle 2). Die Kombination mit einer Drainageoperation steigert nach mehreren Untersuchungen [52, 61, 65, 82] – im Gegensatz zu den Befunden von Aeberhard u. Walther [2] – die Rate unerwünschter Funktionsstörungen, insbesondere des Dumpingsyndroms, z. T. aber auch die Diarrhöhäufigkeit, ohne die Rezidivulkusrate eindeutig zu senken, was sich auch am eigenen Krankengut zeigte (Tabelle 3).
Die Beurteilung des Rezidivrisikos nach SPV ist derzeit nicht endgültig möglich, da Verlaufsbeobachtungen sich erst über einen Zeitraum bis zu 10 Jahren erstrecken und Unterschiede in der Art der Nachuntersuchung und der Berechnungsmethode zwischen den einzelnen Untersuchungsreihen bestehen. 5–9 Jahre nach SPV schwanken die Angaben zur Rezidivrate zwischen 9 und 17%. Poppen et al. [65] errechneten bei Zugrundelegung auch rezidivverdächtiger Symptome eine Quote von 32%. Im eigenen Krankengut mit 737 Patienten, die zwischen 1971 und 1979 operiert wurden und deren Verlauf in jährlichem Abstand schriftlich erfragt und ggf. durch klinische Untersuchungen erfaßt wird, fand sich 1–9 Jahre nach SPV bei 13,6% ein endoskopisch, röntgenologisch oder in-

Tabelle 2. Langzeitergebnisse nach selektiver proximaler Vagotomie ohne Drainageoperation wegen Duodenalulkus

Autor	Jahr	n	Ulkustyp[a]	Klinik-letalität [%]	Verlaufsbeobachtung [%]	Jahre	Rezidiv-ulkus [%]	Rezidiv-ulkus-verdacht [%]	Visick I [%]	II [%]	III [%]	IV [%]
Goligher et al.	1978 [21]	136	DU	0	89	5–8	4,3	11,1	56	19	13	12
Jensen u. Amdrup	1978 [36]	110	DU, PPU, PU	0	94	5–8	9	–	72	14	4	10
Liavag u. Roland	1979 [52]	182	DU	0,2	(96)	5–7	10	–	65	23	2	10
Madsen u. Kronborg	1980 [56]	50	DU	0	98	5½–9	27	–	k.A.	k.A.	k.A.	k.A.
Storey et al.	1980 [77]	120	DU	0	78	5–9	15	7	55	22	k.A.	k.A.
Poppen u. Delin	1981 [65]	132	DU, PU	0	100	5–7	16,9	15,7	59	19	11	11
Miguel de	1982 [59]	158	DU	0	97	5–9	9,1	0,7	66	20	3	11

[a] DU, PPU, PU = Duodenal-, präpylorisches, pylorisches Ulkus

Tabelle 3. Rezidivulzera und Reoperationen nach SPV wegen unkompliziertem Ulcus duodeni. Krankengut der Chir. Universitätsklinik Köln 1971–1979

	Operierte Patienten	Verlauf bekannt		Rezidivulkus nachgewiesen IVb und c		Reoperation IVc	
	n	n	[%]	n	[%]	n	[%]
SPV	587	532	91	70	13,0	20	3,8
SPV Pyloroplastik	150	129	86	20	15,5	8	6,2
	737	661	90	90	13,6	28	4,2

traoperativ nachgewiesenes Rezidivulkus (Tabelle 3). Die Mehrzahl der Rezidive trat während der ersten 3 postoperativen Jahre auf (Abb. 1), wobei das längerfristig beobachtete Krankengut jedoch weniger umfangreich ist. Klinisch standen Schmerzen im Vordergrund, während eine Blutung (6%) oder Perforation (2%) selten waren. Entsprechend der um 30% schwankenden Endoskopierate, wurden nur wenige asymptomatische Ulzera erfaßt. Diese Geschwüre führen aber nur selten zu Komplikationen und es ist damit fraglich, ob ihnen klinische Bedeutung zukommt. Etwa 30% der Patienten mit erneutem Geschwür mußten wieder operiert werden. Die Letalität von 9% beim Zweiteingriff ist vorwiegend durch die Notfalleingriffe bedingt. Auch unter Einbeziehung dieser Letalität wird jedoch der wesentliche Vorteil der SPV, das vergleichsweise geringere Operationsrisiko, nicht aufgewogen.

Die SPV kann damit als das risikoärmste Behandlungsverfahren bei Duodenalulkus mit einer nur geringen Quote unerwünschter Funktionsstörungen gelten. Bezogen auf das Rezidivrisiko besitzt sie gegenüber den anderen Vagotomieformen keine Vorteile. Auch hier besteht eine

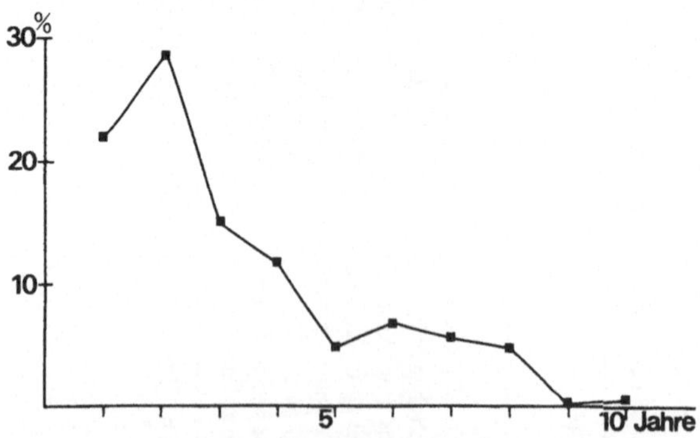

Abb. 1. Rezidivulzera 1–10 Jahre nach SPV wegen Duodenalulkus (n = 112)

deutliche Abhängigkeit vom postoperativen Beobachtungszeitraum. 5–
10 Jahre postoperativ ist bei mindestens 10% der Patienten mit einem
Rezidivulkus zu rechnen.

1.3 Resektionsbehandlung

Die Zweidrittelresektion des Magens galt vor Einführung der Vagotomie als Methode der Wahl bei der Therapie des Duodenalulkus. Die
meisten Untersuchungen sind entsprechend retrospektive Analysen aus
diesem Zeitraum. Vergleichsuntersuchungen mit der trunkulären Vagotomie oder AV-Resektion haben keine wesentlichen Unterschiede im klinischen Resultat erbracht. 63–91% der Patienten sind nach Billroth-II-
Resektion beschwerdefrei (Visick I und II), als Funktionsstörungen
kommen vor: Dumpingsyndrom (6–25%), Diarrhö (0–35%), Erbrechen
von Galle oder Speisen (0–29%) und Völlegefühl (23–49%) neben anderen seltenen Symptomen [6, 10, 13, 20, 22, 66, 67, 80, 81]. Für die Häufigkeit des Rezidivulkus gelten die erwähnten Einschränkungen, wobei
bei den früheren Untersuchungen die Endoskopie nur selten zur Anwendung kam und häufig nur operativ bestätigte Rezidivulzera erfaßt wurden [66]. Die Rezidivraten müssen daher als Minimalwerte gelten und
besitzen allenfalls vergleichende Bedeutung (Tabelle 4).

Tabelle 4. Langzeitergebnisse nach Magenresektion (Billroth I) wegen Duodenalulkus

Autor/Jahr	n	Ge-schlecht	Operations-letalität [%]	Verlaufsbeobachtung			Rezidiv-ulkus [%]
				Jahre	n	Voll-ständig-keit [%]	
Wallensten (1954, [80])		m.	(1,2)	1–21	111	(93)	11,7
Goligher et al. (1956, [20])	148	m., w.	4,1	1–7	132	89	15,1[b]
Hickinbotham (1956, [30])	100	k.A.	5	> 2	96	96	11,5
Walters et al. (1957, [81])	27	k.A.	(1,2)	6–10	k.A.	k.A.	14[b]
Borg u. Borgström (1969, [6])[a]	k.A.	w.	(0,9)	5	33	k.A.	12,1
Borg u. Borgström (1969, [6])[a]	k.A.	m.	(0,9)	5	82	k.A.	23,2
Postlethwait (1979, [67])	15	m.	(3,5)	5–25	k.A.	k.A.	13,3

[a] Alternierende Studie
[b] Einschließlich Rezidivverdacht

1.3.1 Resektion nach Billroth I und II

Im Gegensatz zur Billroth-II-Resektion wurde die Billroth-I-Resektion
(Tabelle 4) bei der Behandlung des Duodenalulkus seltener angewandt.
Nach einer Literaturzusammenstellung von Capper u. Welbourn [8] aus
dem Jahre 1954 sind nach Gastroduodenostomie die Funktionsstörungen geringer als nach Billroth-II-Resektion. Die Rezidivrate ist höher,
wenn nicht mindestens 70% des Magens reseziert wurden. In einer späteren retrospektiven Untersuchung [80] sowie in der alternierenden Vergleichsstudie von Borg u. Borgström [6] wurde die geringere Quote postoperativer Funktionsstörungen nach Billroth-I-Resektion wegen Duodenalulkus bestätigt, andere Untersucher haben jedoch keinen Unterschied zwischen beiden Verfahren gefunden [20, 81]. Widersprüchlich
sind auch die Angaben über die Rezidivrate nach beiden Verfahren.
Borg u. Borgström [6] fanden bei gleichem Resektionsausmaß nach Bill-
roth-I-Anastomose 23,2% und nach Billroth-II-Resektion 3,6% Rezidive, was mit den retrospektiven Untersuchungen von Goligher et al. [20],
Wallensten [80] und Walters et al. [81] übereinstimmt. Im Gegensatz dazu waren bei allerdings geringerer Fallzahl im Krankengut von Postlethwait [67] die Rezidivraten nach Billroth-I- und Billroth-II-Resektion
ähnlich. Wenngleich kein zwingender Beweis vorliegt, überwiegen die
Hinweise für ein höheres Rezidivrisiko bei allerdings geringerer Quote
von Funktionsstörungen nach Billroth-I-Resektion im Vergleich zur
Magenresektion nach Billroth II.

1.4 Kombinierte Verfahren

Die Kombination von Vagotomie und Resektion reduziert die Säureproduktion am weitgehendsten und verspricht damit eine hohe Sicherheit gegen ein erneutes Geschwür. Die klinischen Ergebnisse zeigen zumindest in großen retrospektiven Untersuchungen mit Einschluß der Ergebnisse auch weniger erfahrener Operateure ein höheres Operationsrisiko als nach trunkulärer Vagotomie und Pyloroplastik [29]. In prospektiven Vergleichsstudien waren die Rezidivraten nach AV-Resektion am
geringsten [22], wenn auch nicht immer signifikant verschieden [34]. Hohe Rezidivraten nach AV-Resektion wurden nur vereinzelt mitgeteilt
[78]. Der Prozentsatz von Funktionsstörungen unterschied sich von dem
nach alleiniger Resektion oder trunkulärer Vagotomie nicht signifikant.
Insgesamt hat die AV-Resektion als Ersteingriff jedoch mit zunehmender Anwendung der SPV zahlenmäßig an Bedeutung verloren.

2 Ulcus ventriculi

Ulcera ventriculi unterscheiden sich von Duodenalgeschwüren in der Pathogenese, der Möglichkeit der malignen Entartung und in ihrer Heterogenität. Johnston [39] schlug die Unterteilung in 3 verschiedene Typen vor: Typ I entspricht dem solitären Ulkus im Magenkorpus oder -fundus, Typ II einem kombinierten Gastroduodenalulkus und Typ III einem präpylorischen Ulkus. Allerdings ist bisher nicht geklärt, inwieweit hierbei unterschiedliche Behandlungskonzepte gerechtfertigt sind.

2.1 Vagotomie bei Ulcus ventriculi (Typ I)

Die Ergebnisse prospektiver randomisierter Vergleichsstudien zwischen trunkulärer Vagotomie und Magenresektion nach Billroth I beim Ulcus ventriculi (Typ I) entsprechen denen ähnlicher Untersuchungen beim Duodenalulkus (Tabelle 5): Das Letalitätsrisiko ist nach beiden Verfahren gering, die postoperative Morbidität ist nach Resektion höher [17], und die Rate unerwünschter Funktionsstörungen ist ähnlich. Rezidivgeschwüre treten nach Vagotomie häufiger als nach Resektion auf, allerdings ist der Unterschied im bisherigen, relativ kurzen Beobachtungszeitraum nicht signifikant.

Tabelle 5. Prospektive, randomisierte Studien zur operativen Behandlung des Magenulkus (Typ I). *B I* Billroth-I-Resektion, *V* Vagotomie, *PP* Pyloroplastik, *PE* Probeexzision, *UE* Ulkusexzision, *TV* trunkuläre Vagotomie; + $p < 0{,}05$, + + $p < 0{,}01$

	Duthie u. Kwong (1973, [17])		Madsen et al. (1976, [57])		Duthie u. Bransom (1979, [16])		Liedberg u. Oscarson (1979, [53])	
Operation	B I	V, PP, PE o. UE	B I	TV, PP	B I	SPV, UE	B I	SPV
n	50	50	22	23	30	26	23	27
Morbidität [%]	10	34 + +	14	13	67	31 +	k.A.	
Letalität [%]	0	0	4,5	0	0	0	0	0
Verlauf bekannt (n)	50	50	21	23	30	26	17	24
Beobachtungszeit (Jahre)	5,1	4,5	3,7	3,3	1–7		k.A.	
Dumping [%]	32	20	24	13	27	5	0	8
Diarrhö [%]	22	40	14	26	35	15	0	4
Erbrechen [%]	10	0	–	–	34	5	–	–
Rezidivulkus [%]	4	10	0	13	6,7	15,4	0	16,6
Visick I [%]	26	24	71	56	48	61	71	54
II [%]	52	44	24	22	28	17	k.A.	
III [%]	14	12	5	9	20	0	k.A.	
IV [%]	8	20	0	13	4	22	k.A.	

Von größerem Interesse sind die Ergebnisse prospektiver Untersuchungen zwischen Billroth-I-Resektion und SPV, da diese wesentlich geringere Quoten an Funktionsstörungen erwarten läßt. Dies hat sich in den beiden vorliegenden Untersuchungsreihen [16, 53] allerdings nicht bestätigt; und wenngleich nach SPV doppelt soviele Rezidivulzera auftraten, ergab sich statistisch keine eindeutige Überlegenheit eines der beiden Verfahren (Tabelle 5). Auf die Problematik einer möglichen Malignität des Ulcus ventriculi sei hier nicht eingegangen. Zum sicheren Ausschluß empfiehlt sich jedoch bei Anwendung der SPV die gleichzeitige Ulkusexzision.

2.2 Resektion

Bei den Ergebnissen der Resektionsbehandlung des Magenulkus wird vielfach nicht zwischen den einzelnen Ulkustypen unterschieden, was den Vergleich der einzelnen Untersuchungsreihen erschwert. Insgesamt führt die Resektion in 90–95% der Fälle und damit mit größerer Zuver-

Tabelle 6. Langzeitergebnisse nach Magenresektion (Billroth I) wegen Magenulkus

Autor/Jahr	n	Ge-schlecht	Klinik-letalität [%]	Verlaufsbeobachtung			Rezidiv-ulkus [%]
				Jahre	n	Voll-ständig-keit [%]	
Wallensten (1954,[80])		m.	(3,9)	1–21	33	(93)	6,1
Hickinbotham (1956, [30])	132	k.A.	0,8	> 2	125	95	0,8
Walters et al. (1957, [81])	113	m., w.	(1,2)	5–10	k.A.	k.A.	5,3
Taylor (1959, [79])	42	k.A.	0	10	k.A.	k.A.	0
Borg u. Borgström (1969, [6])[a]	k.A.	m.	0,9	5	27	k.A.	11,1
Borg u. Borgström (1969, [6])[a]	k.A.	w.	0,9	5	21		9,5
Nielsen et al. (1973, [60])	95	m., w.	6	5–10	73	77	10
Sapala u. Ponka (1973, [69])	31	m., w.	(2,7)	3–10	k.A.	k.A.	16,1
Hollender et al. (1978, [32])	228	m., w.	3	1–18		82	0

[a] Alternierende Reihe

Tabelle 7. Langzeitergebnisse nach Magenresektion (Billroth II) wegen Magenulkus

Autor/Jahr	n	Geschlecht	Klinik letalität [%]	Verlaufs- beobachtung		Rezidiv- ulkus
				Jahre	n	[%]
Wallensten (1954, [80])		m.	(5,9)	1–21	46	0
Walters et al. (1957, [81])	139	m., w.	(1,7)	5–10	k.A.	2,9
Henley u. Bowers (1956, [28])	k.A.	m.	k.A.	4,5–13	78	1,3
Borg u. Borgström (1969, [6])[a]	k.A.	m.	0,6	5	20	0
Nielsen et al. (1973, [60])	158	m., w.	2	5–10	84	5,9
Sapala u. Ponka (1973, [69])	21	m., w.	(2,7)	3–10	k.A.	(19,0)

[a] Alternierende Reihe

lässigkeit als beim Duodenalulkus zur Rezidivfreiheit, wobei die Unterschiede zwischen der Magenresektion nach Billroth I und Billroth II gering sind [60, 80, 81] (Tabelle 6 und 7). Bezüglich der Funktionsstörungen nach beiden Verfahren gilt das beim Duodenalulkus Dargestellte. Für die Annahme, bei der Resektion wegen Magenulkus seien die postoperativen Beschwerden geringer als beim Duodenalulkus [25, 28], findet sich zumindest in den Untersuchungen von Wallensten [80] keine Bestätigung.

Im eigenen Krankengut hat sich bei der Resektionsbehandlung des Magenulkus der Übergang von der Resektion nach Billroth II zu der nach Billroth I vollzogen. Die Ergebnisse der retrospektiven Untersuchung zeigen nach Billroth-II-Resektion eine geringere Rezidivrate als nach Billroth I; dies könnte – zumindest teilweise – durch den geringeren Anteil nachuntersuchter Patienten bedingt sein. Die höhere Rezidivrate nach Billroth-I-Resektion ergibt sich v.a. durch die ungünstigen Resultate der Resektionsbehandlung bei präpylorischem Ulkus, das als Sonderform anzusehen ist.

3 Präpylorisches Ulkus

Präpylorische Ulzera werden häufig den Duodenalulzera zugeordnet und entsprechend behandelt. Die Ergebnisse der Vagotomie sind jedoch

Tabelle 8. Ergebnisse nach Vagotomie bei gastralem Ulkus (Abkürzungen s. Tabelle 5)

| Autor | Jahr | Operation | n | Ulkustyp | | | Klinik-letalität [%] | Verlaufsbeobachtung | | Visick | Rezidivulkus | | | |
				I	II	III		Jahre	n	I u. II [%]	Ge-samt [%]	Typ I	II	III
Farris u. Smith	1963 [19]	V, PP	15		10	5	0	1 – 5	15	80	0			
Zahn et al.	1968 [83]	TV, PP	26		k.A.		0	2,5–15	26	k.A.	42			
Kraft et al.	1971 [46]	V, PP, PE[a]	118		k.A.		9	1 – 7	118	k.A.	5	3	10	
Sawyers et al.	1971 [70]	TV, PP, PE	22	17		2	0	– 6,5	22	77	18			
Kennedy et al.	1972 [42]	V, PE	75	33	42		1,3	1 – 7	66	88	7	13		3
Griffith et al.	1972 [24]	SV, PP, UE	9	9			0	4 – 9	9	k.A.	22			
Aagard et al.	1972 [1]	V, D, UE	22	22			4,5	1 – 9	19	k.A.	0			
Daniels u. Strachan	1973 [11]	V, PP, UE[a]	62		k.A.		6	1 – 9	57	90	2			
Lawson u. Hutchison	1973 [50]	V, PP, PE, UE	75	39	33		0	1 – 5	72	89	7	5	7	
De Miguel	1975 [58]	SV, PP, PE	73				0	5 –10	67	k.A.	19	18		20
Bauer et al.	1976 [5]	SPV, PP, UE[a]	148		k.A.		2	1 –10	102	92	4			
Cade u. Allan	1979 [7]	V, PP, UE[a]	90	65	21	4	2,2	1 –13	73	94	2			
Eastman u. Gear	1979 [18]	V, PP, PE[a]	80	58	16	6	10	2 – 6	54	74	8	8	7	
Johnson u. Giercksky	1980 [38]	V, D, UE	152	152			2,6	1 –10	144	66	16			

[a] Notfalloperationen eingeschlossen

widersprüchlich (Tabelle 8). Während Kennedy et al. [42] nach Vagotomie bei kombiniertem und präpylorischem Ulkus geringere Rezidivraten als beim Magenulkus vom Typ I fanden, war im Krankengut von De Miguel [58] kein Unterschied vorhanden, und Kraft et al. [46] gaben ungünstigere Ergebnisse nach Vagotomie beim kombinierten Gastroduodenalulkus an. Zwischen präpylorischen und Duodenalulzera ergaben sich nach SPV [33] bzw. nach trunkulärer, selektiver oder selektiver proximaler Vagotomie [9] keine signifikanten Unterschiede der Rezidivraten. Im Gegensatz dazu wiesen Andersen et al. [3, 4] und Poppen u. Delin [65] bei präpylorischem Ulkus nach alleiniger SPV höhere Rezidivraten als nach mit Pyloroplastik kombinierter selektiver Vagotomie oder SPV nach. Poppen u. Delin [65] empfehlen – übereinstimmend mit Holle – die SPV beim präpylorischen Ulkus mit einer Pyloroplastik zu kombinieren. Das mögliche Karzinom im präpylorischen Bereich ist ein wichtiger Grund für die Resektionsbehandlung dieser Ulzera. Deren Ergebnisse sind ungünstiger als beim höhersitzenden Ulkus. Davis et al. [12] fanden 1–14 Jahre nach alleiniger Resektion beim sog. Channelulkus in 8,5% der Fälle, bei Kombination mit Vagotomie dagegen nur in 3,5% ein Rezidivulkus. Diese Ergebnisse sprechen für die mit Pyloroplastik oder Antrumresektion kombinierte Vagotomie als geeignetes Behandlungsverfahren des präpylorischen Ulkus, wobei allerdings prospektive Langzeitergebnisse dieses Konzept bestätigen müssen.

4 Magenstumpfkarzinom (s. auch Kap. 12)

Als gravierendste Folgeerkrankung nach Magenresektion wird das Magenstumpfkarzinom angesehen. Es ist definiert als Karzinom des Restmagens, frühestens 5 Jahre nach Resektion wegen benigner Erkrankung. Die Zahl der beobachteten Fälle hat erheblich zugenommen, jedoch erlauben die bisher gewonnenen Erfahrungen keine eindeutigen Schlußfolgerungen. Kontrovers diskutiert werden die Fragen, ob und in welchem Umfang das Stumpfkarzinomrisiko erhöht ist, welchen Einfluß die Ulkuslokalisation auf die Karzinomhäufigkeit hat und ob Risikogruppen bestehen, bei denen die engmaschige endoskopische Überwachung als Krebsvorsorge angezeigt ist.

Hinweise auf eine erhöhte Karzinominzidenz nach Magenresektion ergeben sich aus Obduktionsstatistiken und klinischen Untersuchungen. Kühlmayer u. Rokitansky [49], Hebold [26] und Hilbe et al. [31] fanden in ihrem Obduktionsmaterial nach Magenresektion häufiger (8,2–10,0%) ein Karzinom als bei den restlichen Sektionen (5,4–5,9%). Stalsberg u. Taksdal (Schweden) [74] ermittelten ebenfalls im Obduktionsgut beim Vergleich zwischen Magenkarzinom und Kontrollen („matched pairs") in der ersten Gruppe vermehrt Magenresektionen (8,7% versus 3,0%) und haben eine Zunahme der Stumpfkarzinomhäufigkeit ab dem 15. postoperativen Jahr errechnet. Kivilasko et al. [45] (Finnland) konnten dies bei gleicher Methode und einer Rate von 1,9% versus 1,1% nicht bestätigen. In einer klinischen Vergleichsstudie haben Papachristou et al. [63] bei Patienten mit Magenkarzinom eine signifikant höhere Rate von Ulkusoperationen in der Anamnese festgestellt als in einer sonst gleichen Gruppe von Patienten mit intestinalen Tumoren. Insgesamt überwiegen die Hinweise auf ein erhöhtes Karzinomrisiko im Restmagen. Der Grad der Karzinomgefährdung wird unterschiedlich eingeschätzt. In retrospektiven Reihen schwanken die Prozentangaben zwischen 1,5 und 11,9% der Operierten (Tabelle 9), in endoskopischen Stu-

Tabelle 9. Häufigkeit der Magenstumpfkarzinome in retrospektiven klinischen Untersuchungen

Autor/Jahr	n	Verlauf bekannt		Beobachtungszeit	Magenstumpfkarzinom	
		[%]	n	(Jahre)	n	[%][a]
Helsingen u. Hillestad (1956, [27])	303	76	222	10–35	11	5,0
Krause (1957)	385	94	361	23–50	25	6,9
Liavag (1962)	679	91	616	15–29	9	1,5
Griesser u. Schmidt (1964, [23])	931	62	438	23–50	52	11,9
Peitsch (1976)	920	88	806	5–35	22	2,7
Rösch u. Prütting (1978, [68])	975	72	371	>5	14	3,7

[a] Bezogen auf die Fälle mit bekanntem Verlauf

Tabelle 10. Endoskopische Untersuchungen zur Häufigkeit des Magenstumpfkarzinoms

Autor/Jahr	n	Operation	Untersuchungen	Beobachtungszeit (Jahre)	Karzinom	
					n	[%]
Domellöf et al. (1976, [15])	131	B I	74	10–22	4	5,4
Domellöf u. Janunger (1977, [14])	488	B II	228	14–21	7	3,1
Schrumpf et al. (1977, [72])	421	B II	108	20–25	4	3,7
Rösch u. Prütting (1978, [68])	532	B II	117	>15	1	0,9

Tabelle 11. Magenstumpfkarzinom nach Resektion (Billroth II)

		Resektionen (n)	Magenstumpfkarzinome (n)	[%]
Peitsch (1982, [64])	Ulcus ventriculi	119	16	13,4
	Ulcus duodeni	252	18	7,1
Chir. Klinik	Ulcus ventriculi	108	9	8,3
Köln Lindenthal	Ulcus duodeni	305	5	1,6

dien zwischen 0,5 und 5,4% der Untersuchten (Tabelle 10), Papachristou et al. [63] errechneten eine 3fach höhere, Stalsberg u. Taksdal [74] eine 6fach höhere Quote bei mehr als 25 Jahren zurückliegender Resektion. Die Art der Resektion scheint zumindest nach den Untersuchungen von Domellöf et al. [14, 15] einen geringeren Einfluß zu haben als die Grunderkrankung, die Anlaß zur Operation gab. Nach Helsingen [27], Griesser u. Schmidt [23] u. a. ist das Stumpfkarzinomrisiko nach Operation wegen eines gastralen Ulkus höher als wegen Duodenalulkus, Resultate, die von Peitsch [64] unter Zugrundelegung verstorbener Patienten mit geklärter Todesursache und eigenen retrospektiven Erhebungen gestützt werden (Tabelle 11). Allerdings liegen auch gegenteilige Meinungen vor [63, 74].

Magenstumpfkarzinome treten, von wenigen Ergebnissen abgesehen [23], in der gleichen Altersgruppe wie Magenkarzinome auf, d. h., das freie Intervall ist um so größer, je jünger der Patient zum Zeitpunkt der Resektion ist [27, 44, 55, 63, 68]. Dies spricht dafür, daß die Resektion nicht die alleinige Ursache des Karzinoms ist, sondern daß das Magenstumpfkarzinom möglicherweise nur eine Sonderform des Magenkarzinoms ist.

Für die Erfassung von Frühfällen des Stumpfkarzinoms ist damit weniger das Intervall zur Operation, als das Patientenalter maßgebend. Endoskopische Untersuchungen empfehlen sich nach Magenresektion ab dem 50. Lebensjahr, wobei Abstände von 3–5 Jahren ausreichend sein dürften. Zumindest haben Stokkeland et al. [76] bei 3jährigem Intervall keine Änderung der Häufigkeit und Schwere von Dysplasien gesehen. Zur Steigerung der Trefferquote ist die Entnahme multipler Biopsien wichtig [76]. Nach Vagotomie wegen Duodenalulkus wurden bisher nur vereinzelt Karzinome beobachtet. Erst Langzeituntersuchungen werden über das Risiko der Krebsgefährdung dieser Patienten Auskunft geben können.

Literatur

1. Aagaard P, Christiansen J, Koudahl C (1972) Gastric ulcer treated with vagotomy pyloroplasty and excision. Scand J Gastroenterol 7:653
2. Aeberhard P, Walther M (1978) Results of a controlled randomized trial of proximal gastric vagotomy with and without pyloroplasty. Br J Surg 65:634
3. Andersen D, Høstrup H, Amdrup E (1978) The Aarhus county vagotomy trial. World J Surg 2:91
4. Andersen D, Amdrup E, Høstrup H, Sorensen GH (1982) The Aarhus county vagotomy trial: Trends in the problem of recurrent ulcer after parietal cell vagotomy and selective gastric vagotomy with drainage. World J Surg 6:86
5. Bauer H, Andersson S, Okukubo F, Kahn F, Schmidt G, Holle F (1976) Die nicht-resezierende Chirurgie des Gastro-Duodenal-Ulkus: I. Pathophysiologische Grundlagen. Münch Med Wochenschr 24:118
6. Borg J, Borgström S (1969) Spätergebnisse der Resektionsbehandlung nach Billroth I und Billroth II in der Ulkuschirurgie. Bruns Beitr Klin Chir 217:481
7. Cade D, Allan D (1979) Long term follow-up of patients with gastric ulcers treated by vagotomy, pyloroplasty and ulcerectomy. Br J Surg 66:46
8. Capper WM, Welbourn RB (1954) Billroth-I gastric resection. Lancet II:193
9. Christiansen J, Jensen HE, Ejby-Poulsen P, Bardram L, Hendriksen FW (1981) Prospective controlled vagotomy trial for duodenal ulcer. Ann Surg 193:49
10. Colp R (1956) Subtotal gastrectomy with and without vagotomy for duodenal and gastrojejunal ulcer. JAMA 162:1599
11. Daniels HA, Strachan AWB (1973) Gastric ulcer treated by vagotomy, pyloroplasty, and ulcerectomy. Br J Surg 60:389
12. Davis Z, Verheyden CN, Heerden JA van, Capetown CB, Judd ES (1977) The surgically treated chronic gastric ulcer. Ann Surg 185:205
13. Dinbar A, Avigad I, Shafir R, Tulcinsky DB (1980) Longterm results of subtotal gastrectomy for duodenal ulcer. World J Surg 4:625
14. Domellöf L, Janunger KG (1977) The risk for gastric carcinoma after partial gastrectomy. Am J Surg 134:581
15. Domellöf L, Eriksson S, Janunger KG (1976) Late precancerous changes and carcinoma of the gastric stump after Billroth I resection. Am J Surg 132:26
16. Duthie HL, Bransom CJ (1979) Highly selective vagotomy with excision of the ulcer compared with gastrectomy for gastric ulcer in a randomized trial. Br J Surg 66:43
17. Duthie HL, Kwong NK (1973) Vagotomy or gastrectomy for gastric ulcer. Br Med J IV:79
18. Eastman MC, Gear MWL (1979) Vagotomy and pyloroplasty for gastric ulcers. Br J Surg 66/4:238
19. Farris JM, Smith GK (1963) Treatment of gastric ulcer (in situ) by vagotomy and pyloroplasty: A clinical study. Ann Surg 158:461
20. Goligher JC, Moir, PJ, Wrigley JH (1956) The Billroth-I and Polya operations for duodenal ulcer. A comparison. Lancet I:220
21. Goligher JC, Hill GL, Kenny TE, Nutter E (1978) Proximal gastric vagotomy without drainage for duodenal ulcer: results after 5–8 years. Br J Surg 65:145
22. Goligher JC, Feather DB, Hall R et al. (1979) Several standard elective operations for duodenal ulcer: Ten to 16 year clinical results. Ann Surg 189:18
23. Griesser G, Schmidt H (1964) Statistische Erhebungen über die Häufigkeit des Karzinoms nach Magenoperation wegen eines Geschwürleidens. Med Welt 15:1836
24. Griffith CA, Leyse RM, Davis DR, Magoon CC (1972) Mortality and reccurent ulcer after selective vagotomy plus pyloroplasty. Am Surg 38:504

25. Harvey HD (1961) Twenty-five years of experience with elective gastric resection for gastric ulcer. Surg Gynecol Obstet 113:191
26. Hebold G (1958) Das Karzinom im Restmagen. Med Klin 53:1813
27. Helsingen N, Hillestad L (1956) Cancer development in the gastric stump after partial gastrectomy for ulcer. Ann Surg 143:173
28. Henley WH, Bowers RF (1956) Observations of surgical therapy for gastric ulcer. Arch Surg 90:205
29. Herrington JL Jr, Sawyers JL, Scott HW Jr, Tenn N (1973) A 25-years experience with vagotomy-antrectomy. Arch Surg 106:469
30. Hickinbotham P (1956) The Billroth I gastrectomy. Br J Surg 44:206
31. Hilbe G, Salzer GM, Hussl H, Kutschera H (1968) The incidence of cancer in the gastric remnant after subtotal gastric resection. Arch Klin Chir 323:142
32. Hollender CF, Bur F, Peteghem RP van, Alexion D, Starlinger M (1978) Hat die Resektion nach Billroth I beim Magengeschwür an Bedeutung verloren? Zentralbl Chir 103:329
33. Holst-Christensen J, Hart Hansen O, Pedersen T, Kronborg O (1977) Recurrent ulcer after proximal gastric vagotomy for duodenal and pre-pyloric ulcer. Br J Surg 64:42
34. Howard RJ, Murphy WR, Humphrey FW (1973) A prospective randomized study for the elective surgical treatment for duodenal ulcer: Two- to ten-year follow-up study. Surgery 73:256
35. Humphrey CS, Jahnston D, Walter BE, Pulvertaft CN, Goligher JC (1972) Incidence of dumping after truncal and selective vagotomy with pyloroplasty and highly selective vagotomy without drainage procedure. Br Med J III:785
36. Jensen HE, Amdrup E (1978) Follow-up of 100 patients five to eight years after parietal cell vagotomy. World J Surg 2:525
37. Jepson K, Lari J, Humphrey CS, Smith RB, Wilkinson AR, Johnston D (1973) A comparison of the effects of truncal, selective and highly selective vagotomy on maximal acid output in response to pentagastrin. Ann Surg 178:769
38. Johnson JA, Giercksky KE (1980) Gastric ulcer treated with ulcerectomy, vagotomy and drainage. World J Surg 4:463
39. Johnston HD (1965) Gastric ulcer: Classification, blood group characteristics, secretion patterns and pathogenesis. Ann Surg 162:996
40. Johnston D, Humphrey CS, Walter BE, Pulvertaft CN, Goligher JC (1972) Vagotomy without diarrhoe. Br Med J III:788
41. Jordan PH (1974) A followup report of a prospective evaluation of vagotomy-pyloroplasty and vagotomy-antrectomy for treatment of duodenal ulcer. Ann Surg 180:259
42. Kennedy T, Kelly JM, George JD (1972) Vagotomy for gastric ulcer. Br Med J II:371
43. Kennedy T, Connell AM, Love AHG, MacRae KD, Spencer EFA (1973) Selective or truncal vagotomy? Five-year results of a double-blind, randomized, controlled trial. Br J Surg 60:944
44. Kienzle HF (1977) Das Magenstumpfkarzinom. Klinische Erfahrungen und Beobachtungen aus 15 Jahren. Med Klin 72:399
45. Kivilasko E, Hakkiluoto A, Kalima TV, Lipponen P (1977) Relative risk of stump cancer following partial gastrectomy. Br J Surg 64:336
46. Kraft RW, Myers J, Overton S, Fry WJ (1971) Vagotomy and the gastric ulcer. Am J Surg 121:122
47. Kronborg O (1975) Clinical results 6 to 8 years after truncal vagotomy and drainage of duodenal ulcer in 500 patients. Acta Chir Scand 141:657
48. Kronborg O, Malmström J, Christiansen PM (1970) A comparison between the results of truncal and selective vagotomy in patients with duodenal ulcer. Scand J Gastroenterol 5:519

49. Kühlmayer R, Rokitansky O (1954) Das Magenstumpfcarcinom als Spätproblem der Ulcuschirurgie. Langenbecks Arch Klin Chir 278:361

50. Lawson WR, Hutchison JSF (1973) Vagotomy and pyloroplasty in the elective treatment of gastric ulcer. Br J Surg 60:713

51. O'Leary JP, Woodward ER, Hollenbeck JI, Dragstedt LR (1976) Vagotomy and drainage procedure for duodenal ulcer: The results of seventeen years' experience. Ann Surg 183:613

52. Liavag I, Roland M (1979) A seven-year follow-up of proximal gastric vagotomy. Clinical results. Scand J Gastroenterol 14:49

53. Liedberg G, Oscarson J (1979) Selective proximal vagotomy and gastric resection for gastric ulcer. In: Pichlmaier H, Junginger T (Hrsg) Selektive proximale Vagotomie. Thieme, Stuttgart

54. Löhlein D, Mellmann J, Reichelt HG (1979) Duodeno-gastraler Reflux nach selektiver proximaler Vagotomie mit und ohne Pyloroplastik. In: Pichlmaier H, Junginger T (Hrsg) Selektive proximale Vagotomie. Thieme, Stuttgart

55. Lüders K, Radomsky J, Ungeheuer E (1979) Magenstumpfkarzinom. Med Klin 74:91

56. Madsen P, Kronborg O (1980) Recurrent ulcer 5½–8 years after highly selective vagotomy without drainage and selective vagotomy with pyloroplasty. Scand J Gastroenterol 15:193

57. Madsen P, Kronborg O, Hart Hansen O, Pedersen T (1976) Billroth I gastric resection versus truncal vagotomy and pyloroplasty in the treatment of gastric ulcer. Acta Chir Scand 142:151

58. Miguel J De (1975) Recurrence of gastric ulcer after selective vagotomy and pyloroplasty for chronic uncomplicated gastric ulcer: 5–10 years follow up. Br J Surg 62:875

59. Miguel J De (1982) Late results of proximal gastric vagotomy without drainage for duodenal ulcer: 5–9 years follow-up. Br J Surg 69:7

60. Nielsen J, Amdrup E, Christiansen P, Fenger C, Jensen HE, Lindskor J, Nielsen SAD (1973) Gastric ulcer. II. Surgical treatment. Acta Chir Scand 139:460

61. Nilsell K (1979) Five to nine years' results of selective proximal vagotomy with and without pyloroplasty for duodenal ulcer. Acta Chir Scand 145:251

62. Nobles ER (1966) Vagotomy and gastroenterostomy, 15-year follow up of 175 patients. Am Surg 32:177

63. Papchristou DN, Agnanti N, Fortner JG (1980) Gastric carcinoma after treatment of ulcer. Am J Surg 139:193

64. Peitsch W (1982) Das Karzinomrisiko des resezierten Magens (Billroth II) – eine retrospektive Langzeitstudie. In: Bünte H, Langhans P (Hrsg) 100 Jahre Ulcuschirurgie. Urban & Schwarzenberg, München Wien Baltimore

65. Poppen B, Delin A (1981) Parietal cell vagotomy for duodenal and pyloric ulcers. I. Clinical factors leading to failure of the operation. Am J Surg 141:323

66. Postlethwait RW (1973) Five year follow-up results of operations for duodenal ulcer. Surg Gynecol Obstet 13:387

67. Postlethwait RW (1979) Retrospective study of operations for peptic ulcer. Surg Gynecol Obstet 149:704

68. Rösch W, Prütting E (1978) Das Karzinom im operierten Magen (Stumpfkarzinom) – Analyse eines endoskopischen Untersuchungsguts. Klinikarzt 7:386

69. Sapala JA, Ponka JL (1973) Operative treatment of benign gastric ulcer. Am J Surg 125:19

70. Sawyers JL, Scott HW, Graham C (1971) Clinical trial of vagotomy and pyloroplasty in the treatment of benign gastric ulcer. Am J Surg 121:119

71. Sawyers JL, Herrington JL Jr, Burney DP (1977) Proximal gastric vagotomy compared with vagotomy and antrectomy and selective gastric vagotomy and pyloroplasty. Ann Surg 186:510

72. Schrumpf E, Stadas J, Myren J (1977) Mucosal changes in the gastric stump 20–25 years after partial gastrectomy. Lancet II:467
73. Small WT, Jahadi MR (1970) Pyloroplasty and vagotomy for duodenal ulcer. Am J Surg 119:372
74. Stalsberg H, Taksdal S (1971) Stomach cancer following gastric surgery for benign conditions. Lancet II:1175
75. Stempien SJ, Dagradi AE, Lee ER, Simonton JH (1971) Status of duodenal ulcer patients ten years of more after vagotomy-pyloroplasty (V-P). Am J Gastroenterol 56:99
76. Stokkeland M, Schrumpf E, Serck Hanssen A, Myren J, Osnes M, Stadaas J (1981) Incidence of malignancies of the Billroth II operated stomach. A prospective follow-up. Scand J Gastroenterol 67:169
77. Storey DW, Boulos PB, Wyllie JH, Clark CG (1980) Long-term results of proximal gastric vagotomy. Gut 21:455
78. Svensson A (1974) Vagotomy with antrum resection. Acta Chir Scand 140:50
79. Taylor H (1959) Partial gastrectomy and peptic ulcer. Br Med J I:1133
80. Wallensten S (1954) Results of the surgical treatment of peptic ulcer by partial gastrectomy according to Billroth I and II methods. Acta Chir Scand [Suppl] 191:9
81. Walters W, Lynn TE, Mobley JE (1957) A five- to ten-year follow-up study of the Billroth I and Billroth II (Polya) operations for duodenal, gastric and gastrojejunal ulcer and gastroenterostomy with vagotomy in the treatment of duodenal ulcer. Gastroenterology 33:685
82. Wastell C, Colin J, Wilson T, Walker E, Gleeson J, Zeegen R (1977) Prospectively randomised trial of proximal gastric vagotomy either with or without pyloroplasty in treatment of uncomplicated duodenal ulcer. Br Med J II:851
83. Zahn RL, Stemmer EA, Hom LW, Connolly JE (1968) Delayed recurrence of gastric ulcer following vagotomy and drainage procedures. Am Surg 34:757

Kapitel 12

Operationsfolgen (Postvagotomiesyndrom, Postgastrektomiesyndrom, Indikationen zur Revisionsoperation)

B. KREMER und V. SCHUMPELICK

Für postoperative Syndrome gibt es in der Regel folgende 3 Erklärungsmöglichkeiten:

1) Persistenz oder Rezidiv der präoperativen Beschwerden,
2) Auftreten neuer Beschwerden bei Heilung oder zumindest Besserung des präoperativen Krankheitsbildes,
3) Kombination der genannten Möglichkeiten: Persistenz präoperativer Krankheitssymptome bei zusätzlichem postoperativem Auftreten neuer Beschwerden.

Für die erste Möglichkeit gibt es 2 Ursachen: Entweder war die Indikation falsch, so daß das Operationsverfahren dem Grundleiden nicht adäquat war, oder die Indikation war zwar richtig, die technische Durchführung aber mangelhaft.

Das Auftreten neuer Beschwerden kann unvermeidliche Folge der Operation sein, z. B. das Dumpingsyndrom beim Resektionsmagen, es kann aber auch Ausdruck operationstechnischer Fehler sein, wie die Postvagotomiediarrhö nach versehentlicher trunkulärer Vagotomie.

Die Kombination der Möglichkeiten weist zum einen auf Fehler in der Indikationsstellung, zum anderen auf Mängel in der Operationstechnik hin.

Bezogen auf das chronische Ulkusleiden ist die Unzulänglichkeit einer derartigen theoretischen Differenzierung zu erkennen. Zu sehr sind systemimmanente, indikatorische und operationstechnische Gesichtspunkte miteinander verknüpft, als daß eine eindeutige ursächliche Trennung im Einzelfall möglich wäre. Deshalb sollen hier entsprechend der Voroperation lediglich ein Postvagotomiesyndrom und ein Postresektions- oder auch Postgastrektomiesyndrom unterschieden werden.

1 Postvagotomiesyndrom

Unter diesem Begriff werden folgende mehr oder weniger gut definierte und objektivierbare Funktionsstörungen zusammengefaßt:

- Dysphagie,
- gastroösophagealer Reflux,
- Völlegefühl,
- Magenentleerungsstörung,
- Dumpingsyndrom,
- Diarrhö,
- Ulkusrezidiv,
- duodenogastraler Reflux.

Betrachtet man die Häufigkeitsangaben in der Literatur, so findet sich ein verwirrendes Bild. Es existieren nur wenige Daten aus prospektiven, kontrollierten Studien. Entsprechend den jeweiligen Beurteilungskriterien differieren zudem die Angaben auch noch beträchtlich.

1.1 Dysphagie

Die Angaben für das Auftreten einer Dysphagie nach Vagotomie liegen zwischen 0 und 16,7% (Tabelle 1). Die generelle Tendenz der letzten Jahre liegt bei eindeutig niedrigeren Werten und ist in erster Linie auf das Verlassen der trunkulären Vagotomie zugunsten der selektiven proximalen Vagotomie zurückzuführen. Doch auch bei höheren Raten weisen die Autoren stets darauf hin, daß es sich nur um ein intermittierendes Symptom handelt, das sich spätestens nach einem Jahr spontan zurückgebildet hat [30]. In der kontrollierten Multicenterstudie (dt., schweiz., frz.) [20] ist die Dysphagie 6 Jahre postoperativ kein relevantes Problem mehr. Auch nach anderen Studien handelt es sich im wesentlichen um funktionelle Störungen, die der konservativen Therapie zugänglich sind [1, 2, 6, 8]. Eine Operationsindikation stellt sich praktisch nie [20, 29, 30]. Zur Erklärung dieser vorübergehenden Dysphagie wird neben der Denervierung v. a. eine Traumatisierung des distalen Ölophagus diskutiert. Aufgrund eigener Erfahrungen mit der zirkulären Myotomie der Ösophaguslängsmuskulatur zur Vervollständigung der selektiven proximalen Vagotomie erscheint uns die Erklärung durch Traumatisierung wenig plausibel, da wir bei unseren Patienten nach SPV Dysphagien nur in 4,3% der Fälle beobachtet haben.

Tabelle 1. Häufigkeit von Beschwerden nach Vagotomie in verschiedenen Stadien (*TV* trunkuläre Vagotomie, *PGV* proximale gastrale Vagotomie)

Autoren	n	Vagotomie-verfahren	Postvagotomiesyndrome					
			Dysphagie [%]	Sodbrennen [%]	Postprand. Völlegefühl [%]	Magenentleerungsstörung [%]	Dumping [%]	Diarrhö [%]
Dagradi et al. (1962 [6])	1300	TV	1,1	–	–	–	–	–
Anderson et al. (1966 [2])	1268	TV	0,7	–	–	–	–	–
Williams u. Woodword (1967 [30])	150	TV	16,7	7,0	–	–	–	–
Kennedy et al. (1975 [16])	50	PGV	–	–	–	–	8,0	4,0
Amdrup et al. (1978 [1])	120	PGV	12,0	–	–	0,0	4,0	1,0
Dorricott et al. (1978 [8])	82	PGV	0,0	10,0	7,0	2,0	5,0	10,0
Goligher et al. (1978 [9])	117	PGV	–	13,2	8,6	0,9	5,1	30,8
Stoddard et al. (1978 [29])	56	PGV	5,0	–	–	–	–	21,0
Müller u. Allgöwer (1982, [20])	717	PGV	0,0	1,4	2,0	0,7	0,0	1,4

1.2 Gastroösophagealer Reflux (Tabelle 1)

In einzelnen Studien werden Häufigkeiten bis zu 13% angegeben [9]. Die Angaben lassen sich wegen unterschiedlicher Beurteilungskriterien allerdings nicht vergleichen, manometrische Untersuchungen zur Funktion des unteren Ösophagussphinkters liegen nur vereinzelt vor, noch seltener sind prä- und postoperative Befunde. Aufschlußreich ist hier eine Studie von Schlattermann et al. [21] bei Patienten mit Ulcus duodeni. In diesem Patientenkollektiv fanden sich bereits in 39% der Fälle präoperativ histologisch verifizierbare Ösophagitiden, welche nach proximal gastraler Vagotomie infolge der therapeutischen Säuredepression ausheilten. Einen Hinweis auf einen sekundären gastroösophagealen Reflux nach SPV ergab diese Studie nicht. Insofern ist die Refluxösophagitis „nach" SPV wohl als präexistentes Problem anzusehen, nicht aber als postoperatives Syndrom.

1.3 Postprandiales Völlegefühl (Tabelle 1)

Nach Vagotomie ist dieses Symptom unmittelbar postoperativ von erheblicher klinischer Relevanz. Betroffen sind bis zu einem Drittel der Operierten, im eigenen Krankengut der letzten 8 Jahre 34,5%. Man muß heute davon ausgehen, daß es sich um ein vagotomiespezifisches Phänomen handelt, das seine Ursache im Verlust der rezeptiven und adaptiven Relaxation des proximalen Magens im Rahmen der vagalen Denervation hat. Es kann verbunden sein mit einer beschleunigten Entleerung von Flüssigkeiten sowie einer Entleerungsverzögerung für feste Speisen. Als Ursache wird auch eine Störung des im Fundus gelegenen Pacemakers diskutiert [3,, 4, 12].
In der Regel sprechen die Beschwerden gut auf konservative Maßnahmen wie Motilitätsfördernde Medikation (Metoclopramid, Domperi-

Tabelle 2. Inzidenz von Funktionsstörungen nach verschiedenen Vagotomieformen (*TV* trunkuläre Vagotomie, *GE* Gastroenterostomie, *Antr.* Antrektomie, *Pyl.* Pyloroplastik, *SPV* selektive proximale Vagotomie). (Nach Goligher et al. [9])

	TV + GE (n = 119) [%]	TV + Antr. (n = 116) [%]	TV + Pyl. (n = 164) [%]	SPV (n = 117) [%]
Völlegefühl	40,2	36,5	37,1	30,8
Entleerungsstörung	4,3	9,6	4,4	8,6
Dumping	17,9	8,6	11,9	0,9
Diarrhö	26,3	23,2	21,7	5,1
Rezidiv	0,25	0,0	6,7	4,3

don) und Beschränkung und Verteilung der Ernährung auf viele kleine
Mahlzeiten an. Eine Indikation zur Reoperation ergibt sich nicht. Zumal
verschiedene Studien zeigen, daß auch bei zusätzlicher Pyloroplastik
oder Antrektomie derartige Beschwerden gleich häufig oder noch häufiger auftreten [9] (Tabelle 2).

1.4 Magenentleerungsstörungen

Objektivierbare Magenentleerungsstörungen sind ein gravierender Befund nach SPV (Tabelle 1). Sie sind v. a. dann zu erwarten, wenn unab-
sichtlich der Latarget-Nerv verletzt, die Vagotomie im Bereich des „Krä-
henfußes" zu weit distal betrieben oder aber eine präexistente Pylorusstenose nicht ausreichend berückscihtigt wurde.
Die primär immer konservative Therapie besteht in der oralen Sonden-
ableitung und der motilitätsfördernden Medikation. In Einzelfällen
muß allerdings eine zusätzliche Pyloroplastik oder gar Antrektomie die
ausreichende Drainage des Magens gewährleisten. In der schon zitierten
Multicenterstudie [20] war aus dieser Indikation nach SPV eine Reoperation bei 1,2% der Patienten erforderlich.

1.5 Dumping

Dumpingschäden nach selektiver proximaler Vagotomie sind selten.
Nach neueren Studien liegt die Rate uner 2% (Tabelle 1). Bei höheren
Inzidenzen müssen operationstechnische Fehler wie die unabsichtliche
Verletzung des dorsalen Vagusstamms erwogen werden. Nach Vagotomie und Kombination mit einer Drainageoperation ist die Dumping-
quote in Abhängigkeit vom Operationstyp um das 2- bis 4 fache gesteigert [9, 23].
Die Indikation zur Reoperation wegen eines Dumpingsyndrom ist nach
SPV ausgesprochen restriktiv zu stellen. Diätetische Maßnahmen wie
die Anwendung von Guam oder der Einsatz von Serotoninantagonisten
beeinflussen das Beschwerdebild in der Regel nachhaltig. Nur in Einzelfällen sollte eine Reoperation erwogen werden, die in der Rekonstruktion des Pylorus oder – sicher schlechter – in der Antrektomie und Jejunuminterposition bestehen kann [13].

1.6 Postvagotomiediarrhö

Postoperative Diarrhöen nach SPV sind ein seltenes Problem: meist sind
sie Folge einer unbeabsichtigten trunkulären Vagotomie (Tabelle 1). Pa-

thogenetisch wird eine gesteigerte Ausscheidung von Gallensäuren diskutiert, ebenso eine Veränderung des Gallensäuremusters mit Anstieg der Chenodesoxycholsäure [5]. Therapeutisch kommt die Medikation von Colestyramin in Frage oder die Gallensäureabsorption durch aluminiumhydroxidhaltige Antazida. Eine Indikation zur chirurgischen Reintervention ergibt sich nur äußerst selten, zumal lediglich symptomatische Maßnahmen wie die Invertierung einer Dünndarmschlinge angeboten werden können, die als Methoden selbst nicht frei von Folgesyndromen sind.

1.7 Rezidivulkus (s. Kap. 11)

Das Rezidivgeschwür nach selektiv proximaler Vagotomie (SPV) stellt das mit Abstand wichtigste postoperative Problem dar. Die gesamte Problematik wurde in Kap. 11 schon ausführlich dargestellt. Zur Zeit muß offen bleiben, in welchem Grade das Rezidivulkus nach SPV ein systemimmanentes, indikatorisches oder ein operationstechnisches Problem ist. Aufgrund unserer Erfahrungen mit der zirkulären Myotomie des terminalen Ösophagus halten wir noch operationstechnische Verbesserungen zur Komplettierung der Vagotomie für möglich (Tabelle 3) [24, 26].
Allgemein gilt, daß das Rezidivulkus nach SPV im Gegensatz zum Rezidivulkus nach Resektion häufig asymptomatisch verläuft und in bis zu 80% der Fälle unter konservativen Maßnahmen ausheilt [20]. So waren in der von Müller u. Allgöwer (1982) [20] publizierten Studie nur 19% der Patienten mit einem endoskopisch verifizierten Rezidivulkus reoperationspflichtig. Als operative Verfahren kommen die Revagotomie, die Drainageoperation und die Resektion, jeweils mit oder ohne Revagotomie, in Frage.

Tabelle 3. Ulkusrezidiv nach SPV wegen Ulcus duodeni

Autoren	n	Jahre postoperativ	Rezidive [%]
Wastell (1974)	50	2 -5	6,0
Kravag (1976)	380	3–6	4,2
Kenedy (1976)	250	1–8	6,8
Goligher et al. (1978, [9])	117	5–8	4,7
Andersen (1978)	132	2	9,8
Müller u. Allgöwer (1982, [20])	415	6	13,9
Hamburg (1982)	90	1–6	4,2

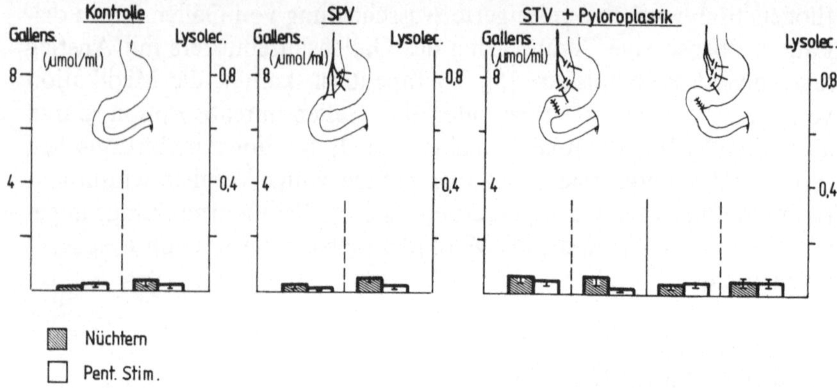

Abb. 1. Intragastrale Konzentration von Gallensäuren und Lysolecithin bei Normalpersonen sowie bei Patienten mit verschiedenen Formen der Vagotomie mit und ohne Pyloroplastik [24]

1.8 Duodenogastraler Reflux

Wie in den letzten Jahren gezeigt werden konnte, ist der duodenogastrale Reflux kein zentrales Problem des vagotomierten Magens, auch nicht bei Kombination mit einer Pyloroplastik [24, 25]. Nicht die absolute Weite des Pylorus, sondern die antrale und duodenale Motilität, der gastrale Verteilungsraum, die gastrale Sekretion, das pH-Milieu und als Resultante die Kontaktzeit und die Konzentration entscheiden über die Schädlichkeit des Regurgitats. Hinsichtlich aller dieser Parameter schneidet der vagotomierte Magen günstiger ab als der resezierte. Die Refluxkonzentrationen im Magensaft nach Vagotomie mit und ohne Pyloroplastik erreichen nur 20% der Werte bei Resektionsmägen (Abb. 1).

Nur selten besteht eine Refluxgastritis mit Krankheitswert, welche sich darüber hinaus meist konservativ durch Applikation aluminiumhydroxidhaltiger Antazida ausreichend beeinflussen läßt. Eine Indikation zu einem Revisionseingriff ist die Ausnahme. Im eigenen Krankengut der letzten 10 Jahre wurden unter dieser Indikationsstellung nach Vagotomie und Pyloroplastik nur 2 Patienten reoperiert. Als Methoden kamen jeweils die Antrektomie und Jejunalinterposition zur Anwendung.

2 Postgastrektomiesyndrom

Um Wiederholungen zu vermeiden, soll nur auf die folgenden Symptomenkomplexe näher eingegangen werden:

Rezidivulkus, Schlingensyndrome, Dumpingsyndrom, Refluxgastritis –
und evtl. damit assoziiert das Problem des Stumpfkarzinoms.

2.1 Rezidivulkus

Bei 226 Patienten, bei denen wir zwischen 1965 und 1981 eine Reintervention nach Billroth-II-Resektion vorzunehmen hatten, war das Rezidivulkus mit 63% die häufigste Indikation (Tabelle 4). Generell muß
nach Magenresektion wegen eines Ulkus von einer Rezidivwahrschein-
lichkeit von 2–5% ausgegangen werden, und zwar mit eindeutiger Präferenz bei Billroth-I-Resektionen. Die Reoperation ist bei Erfolglosigkeit
der konservativen Therapie indiziert. In der Literatur schwanken die
Angaben zur Heilungsrate unter Cimetidin zwischen 32 und 67%, allerdings bei einer Komplikationsrate von 10,8% und einer erneuten Rezidivquote nach Abheilung und Absetzen von Cimetidin von bis zu 40%
[14, 15]. Angesichts dieser Zahlen erscheint es gerechtfertigt, den Eingriff
nicht zu lange hinauszuzögern. Der Letalitätsquote von 6,6% im elektiven Patientengut stehen Sterblichkeitsziffern von bis zu 20% bei
Blutung, Perforation oder gastrokolischer Fistel gegenüber [22].
Die Operationstaktik beim Rezidivulkus wird derzeit noch diskutiert.
Prinzipiell bieten sich die in Tabelle 4 aufgelisteten Verfahren für den
Eingriff an. Kontrollierte Studien zum Therapieerfolg fehlen, im wesentlichen muß auf die retrospektiven Analysen der einzelnen Arbeitsgruppen zurückgegriffen werden. Hiernach ist ein Visick-Grad I und II in
70% der Fälle mit kleinen Abweichungen zwischen den einzelnen Verfahren zu erreichen [13]. Die erneute Rezidivquote liegt nach Angaben

Tabelle 4. Indikationen und Umwandlungsoperationen von Billroth II nach Billroth I sowie andere Reoperationen an der Chirurgischen Universitätsklinik Hamburg 1965–1981

| Indikationen | Reparative Verfahren | | | | | | Gesamt | |
| | Direkter B I | | Henley-Soulpault | | Jejunum-interposition | | | |
	n	†	n	†	n	†	n	†
Ulcus pepticum jejuni	110	7	8	–	25	2	143	9
Schlingensyndrom	10	1	11	2	4	–	25	3
Dumpingsyndrom	16	1	6	–	1	–	23	1
Zu kleiner Restmagen	–	–	5	–	4	1	9	1
Gastrojejunokolische Fistel	16	1	1	–	1	–	18	1
Seltene Indikationen	6	–	2	–	–	–	8	–
Gesamt	158	10	33	2	35	3	226	15

von Stabile und Passaro um 10%, noch etwas besser liegen die kombinierten Verfahren [27]. Als weitere Reoperationsmethode ist die thorakale, trunkuläre Vagotomie gesondert zu erwähnen. Besonders in letzter Zeit wurde wiederholt über Erfahrungen mit dieser Methode berichtet, wobei bis zu 80% gute Ergebnisse bei Null-Letalität erzielt wurden [17, 19]. Postvagotomiediarrhöen stellten in diesen Studien anscheinend kein Problem dar.

2.2 Schlingensyndrome

Etwa 10% der Beschwerden nach Billroth-II-Resektion lassen sich ursächlich als Schlingensyndrom definieren. Primäre Ursachen sind hierbei meist operativ-technische Unzulänglichkeiten, in deren Folge sich allmählich zunehmende oder akute mechanische Störungen der Passage ergeben, die in der Regel die schnelle operative Korrektur erfordern. Mit abnehmender Häufigkeit der Billroth-II-Resektion in der Ulkuschirurgie wird dieses Syndrom an Bedeutung verlieren.

2.3 Dumping

Mit eindeutiger Präferenz der Billroth-II-Resektion war dieses Syndrom in unserem Krankengut ebenfalls mit etwa 10% der Postresektionsbeschwerden vertreten (Tabelle 4). Eine Reoperationsindikation stellt sich nur in den seltenen Fällen, bei denen durch eine konservative Therapie keine ausreichende Beschwerdelinderung erreicht werden kann (diätetische Maßnahmen, Verabreichung von Guam zu den Mahlzeiten etc.). Für die Reintervention bieten sich als Methoden an: Wiederherstellung der Duodenalpassage durch Billrot-II-/Billroth-I-Umwandlung. Vergrößerung des Magenreservoirs durch isoperistaltische Jejunuminterposition und als Sonderform die Interposition nach Henley-Soulpault.
Die Letalitätsziffern der Reintervention beim Dumpingsyndrom lagen in unserem Patientengut bei 4,2%, VISICK I und II erreichten 60%. Diese Zahlen decken sich mit den Erfahrungen von Kelly et al. [13].

2.4 Refluxgastritis

Beschwerden infolge einer postoperativen Refluxgastritis treten naturgemäß beim retrokolischen Billroth-II-Magen mit obligatem Influx von Duodenalinhalt gehäuft auf. Aber auch nach Billroth-I-Resektion lassen sich hochpathologische Konzentrationen an Gallensäuren und Lysolecithin im Magen nachweisen (Abb. 2). Bei hartnäckigen Beschwerden

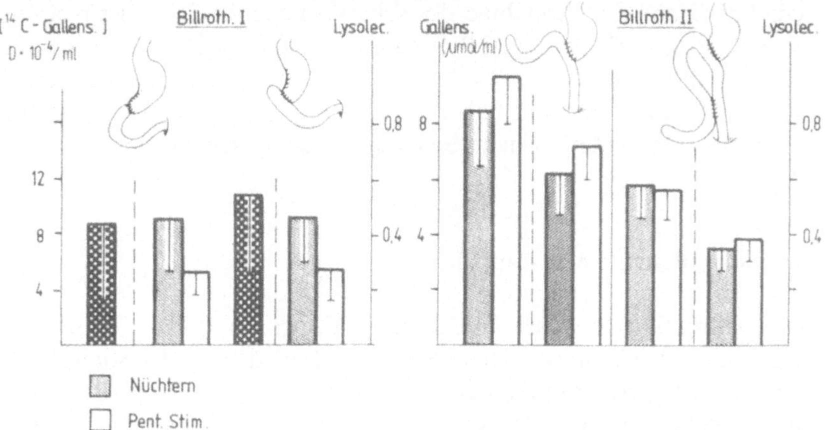

Abb. 2. Intragastrale Konzentration von Gallensäuren und Lysolecithin bei Patienten nach Billroth-I- und -II-Resektion. *Links* Billroth-I-Resektion mit terminoterminaler und mit terminolateraler Anastomose. *Rechts* retrokolische Billroth-II-Anastomose und antekolische Billroth-II-Anastomose plus Braun-Fußpunktsanastomose [24]

mit Galleerbrechen, Völlegefühl und dem endoskopischen Bild einer Stumpfgastritis mit sichtbarem galligen Reflux, der "red-green disease", sollte versucht werden, durch Gallensäurenabsorption mit aluminium-/ magnesiumhydroxidhaltigen Antazida die Beschwerden günstig zu beeinflussen.

Nach Resektion ist die konservative Therapie jedoch deutlich weniger erfolgreich als z. B. nach Vagotomie und Drainageoperation. Aufgrund dieser Erfahrungen stellt sich deshalb zunehmend häufiger die Indikation zur refluxverhütenden Reintervention. Diese kann in einer Umwandlung nach Henley-Soupault, in einer Jejunuminterposition oder in einer Roux-Y-Gastrojejunostomie bestehen.

Derartige Operationen können den Reflux praktisch auf Normalwerte reduzieren [24, 25]. Eine derartige Refluxnormalisierung sollte aber auch nicht überbewertet werden; an der Gesamtsituation des Resektionsmagens mit pathologischem pH-Milieu, Keimbesiedlung, Nitrosaminkonzentration und progredienter Schleimhautveränderung ändert die refluxverhütende Operation nur wenig [24, 26]. So zeigten sich in einer kontrollierten Studie von Hoare et al. [10, 11] ein Jahr nach Roux-Y-Anastomosierung keine signifikanten Veränderungen der Schleimhaut; lediglich eine Abnahme des Schleimhauterythems sowie interessanterweise der Ösophagitis wurden beobachtet.

Eigene Untersuchungen zur Schleimhautbeeinflussung durch refluxprotektive Operationen bestätigen diesen Befund. Bei 27 Patienten fand sich im Durchschnitt 3,1 Jahre nach isoperistaltischer Jejunuminterposition lediglich 5 mal eine Abnahme der Oberflächengastritis, sonst eine im Vergleich zum präoperativen Befund unveränderte Schleimhaut. Damit scheint sich abzuzeichnen, daß das Syndrom Reflux zwar operativ beeinflußbar ist, diese Operation aber auf die gesetzmäßige Progredienz der Schleimhautveränderungen im Resektionsmagen nicht einzuwirken vermag.

2.5 Stumpfkarzinom (s. Kap. 11)

Zum Stumpfkarzinom sei abschließend nur ein wesentlicher Aspekt erwähnt. Zur Zeit kann noch nicht entschieden werden, ob das Stumpfkarzinom die Resultante eines taktischen Fehlers oder ein systemimmanentes Problem darstellt. Alles scheint dafür zu sprechen, daß der retrokolische Billroth-II-Magen die falsche Operationstaktik war, vieles spricht dafür, daß eine hochgradige Säuredepression gleich welcher Art auch ein karzinogenes Potential schafft [7, 18, 28]. Unabhängig von diesen Erklärungsversuchen ist die Reintervention beim nachgewiesenen Stumpfkarzinom absolut indiziert, sie kann nur in der Gastrektomie, häufig nur noch in der palliativen Drainageoperation bestehen.

Literatur

1. Amdrup E, Andersen D, Hostrup H (1978) The Aarhus county vagotomy trial. I. An intrim report on primary results and incidence of sequelae following parietal cell vagotomy and selective gastric vagotomy in 748 patients. World J Surg 2:85
2. Anderson HA, Schlegel JF, Olsen AM (1966) Post-vagotomy dysphagia. Gastrointest Endosc 12:13
3. Blum AL, Hegglin J, Krejs GJ, Largiader F, Säuberli H,, Schmid P (1976) Gastric Empting of organic acids in the dog. J Physiol (Lond) 261:285
4. Clarke RJ, Alexander-Williams J (1973) The effect of preserving antral innervation and of pyloroplasty on gastric emptying after vagotomy in man. Gut 14:300
5. Condon JR, Robinson V, Suleman MI, Fan VS, McKeown MD (1975) The cause and treatment of post-vagotomy diarrhoea. Br J Surg 62:309
6. Dagradi AE, Stempien SJ, Seifer HW, Weinberg JA (1962) Terminal esophageal vestibular spasm after Vagotomy. Arch Surg 85:105
7. Dahm K, Werner B (1973) Experimentelles Anastomosencarzinom. Ein Beitrag zur Pathogenese des Magenstumpfcarzinoms. Langenbecks Arch Chir 333:211
8. Dorricott NJ, McNeish AR, Alexander-Williams J et al. (1978) Prospective randomized multicentre trial of proximal gastric vagotomy or vagotomy and antrectomy for chronic duodenal ulcer. Gut 17:831
9. Goligher JC, Hill GL, Kenny TE, Nutter E (1978) Proximal gastric vagotomy without drainage for duodenal ulcer: results after 5–8 years. Br J Surg 65:145
10. Hoare AM, McLeish A, Thompson H, Alexander-Williams J (1978) Selection of patients for bile diversion surgery: Use of bile acid measurment in fasting gastric aspirates. Gut 19:163

11. Hoare AM, Keighley MRB, Starkey B, Alexander-Williams J (1978) Measurment of bile acids in fasting gastric aspirates: An objective test for bile reflux after gastric surgery. Gut 19:166
12. Jahnberg T (1977) Gastric adaptive relaxation. Effects of vagal activation and vagotomy. An experimental study in dog and man. Scand J Gastroenterol 12:1
13. Kelly KA, Becher JM, Heerden JA v (1981) Reconstructive gastric surgery. Br J Surg 68:687
14. Kennedy T (1981) The failures of gastric surgery. Br J Surg 68:677
15. Kennedy T, Green WER (1980) Stomal and recurrent ulceration: Medical or surgical management? Am J Surg 139:18
16. Kennedy T, Johnston GW, MacRae KD, Spencer EFA (1975) Proximal gastric vagotomy. Interim results of a randomized controlled trial. Br Med J II:301
17. Kieninger G, Breucha G (1982) Ergebnisse der thorakalen Vagotomie bei Billroth I-Anastomosenulcus. Langenbecks Arch Chir 356:181
18. Kliems G (1982) Die atrophische Gastritis des Resektionsmagens. In: Bünte H, Langhans P (Hrsg) 100 Jahre Ulkus-Chirurgie. Urban & Schwarzenberg, München, S 246
19. Lehr L, Pichlmayr R (1981) Die Behandlung des Rezidivulcus nach Magenresektion durch thorakale Vagotomie. Chirurg 52:247
20. Müller C, Allgöwer M (1982) Elektive chirurgische Eingriffe in der Ulkus duodeni-Therapie. Chirurg 53:9
21. Schlattermann G, Lepsien G, Siewert R (1979) Cardiafunktion nach proximal gastrischer Vagotomie. Langenbecks Arch Chir 348:231
22. Schreiber HW, Eichfuß HP, Farthmann E, Kortmann KB, Schlosser GA (1975) Gastrojejunokolische Fistel. Zentralbl Chir 100:914
23. Schumpelick V (1981) Selektive proximale Vagotomie. Inn Med 8:239
24. Schumpelick V, Begemann F (1981) Refluxgrößen des operierten Magens. Dtsch Med Wochenschr 106:497
25. Schumpelick V, Kortmann KB (1981) Chirurgische Therapie der Folgekrankheiten des operierten Magens. Therapiewoche 31:3568
26. Schumpelick V, Schassan HH (1980) Die Bakteriologie des operierten Magens. Langenbecks Arch Chir 350:271
27. Stabile BE, Passaro E (1976) Recurrent peptic ulcer. Gastroenterology 70:124
28. Stegemann B, Liening M, Richter KD (1982) Krebsrisiko nach Vagotomie aus experimenteller Sicht. In: Bünte H, Langhans P (Hrsg) 100 Jahre Ulkus-Chirurgie. Urban & Schwarzenberg, München, S 292
29. Stoddard CJ, Vassilakis JS, Duthie HL (1978) Highly selective vagotomy or truncal vagotomy and pyloroplasty for chronic duodenal ulcerations: A randomized, prospective clinical study. Br J Surg 65:793
30. Williams JA, Woodward DAL (1967) The effect of supradiaphragmatic vagotomy on the function of the gastroesophageal sphincter. Surg Clin North Am 47:1321

Kapitel 13

Chronisches Ulkusleiden – Konsequenzen und praktisches Vorgehen

W. RÖSCH und E. H. FARTHMANN

1 Gesicherte Erkenntnisse

Für die Behandlung des peptischen Ulkus stehen uns eine Vielzahl von Präparaten zur Verfügung, die sich im kontrollierten Versuch gegenüber einer Placebotherapie als überlegen erwiesen haben. Von den 57 auf dem Weltkongreß für Gastroenterologie in Stockholm 1982 von Wormsley vorgestellten Medikamenten für die Behandlung des Ulcus duodeni spielen allerdings nur wenige eine überragende Rolle.

Gesichert ist die Wirksamkeit hochdosierter Antazida sowie der H_2-Blocker Cimetidin und Ranitidin beim Zwölffingerdarmgeschwür, fraglich der Effekt von Sucralfat, Gastrozepin, Trimipramin und Carbenoxolon-Natrium. Beim Ulcus ventriculi stehen ebenfalls die H_2-Blocker Cimetidin und Ranitidin sowie das Carbenoxolon-Natrium zur Verfügung, wahrscheinlich wirksam sind Sucralfat und Gastrozepin.

Für die Langzeitbehandlung liegen gesicherte Daten lediglich für das Ulcus duodeni vor: Neben den H_2-Blockern Cimetidin und Ranitidin ist der Einsatz von Sucralfat in einer Dosierung von 2,0–2,5 g/Tag zu diskutieren (Tabelle 1).

Inwieweit die Ergebnisse von Rydning et al. [15], die zeigen konnten, daß die Rezidivquote des Ulcus duodeni auch durch eine faserreiche Kost

Tabelle 1. Langzeittherapie mit Sucralfat

	Dosierung	n	Dauer	Rezidive [%]
Classen et al. (1982, [3])	2 mal 1 g	63	6 Monate	22
	Placebo	59		51
Moshal u. Spitaels (1982)	2 mal 1,5 g	20	12 Monate	37,3
	Placebo	15		85,7

günstig beeinflußt werden kann, wiederholt werden können, muß derzeit noch offengelassen werden.

Aus chirurgischer Sicht ist die heutige Situation durch 2 Tendenzen gekennzeichnet: Rückgang der Operationszahlen wegen peptischer Ulzera und Standardisierung der operativen Therapie mit gleichzeitiger Stabilisierung der Leistungsziffern.

Bei einem weltweiten Rückgang der Mortalitätsrate und der Krankenhausaufnahme wegen peptischer Ulzera (s. Kap. 5) steht der Beweis für eine tatsächliche Abnahme von Inzidenz und Prävalenz des Ulkusleidens noch aus. Untersuchungen aus Skandinavien scheinen gegen diese Annahme zu sprechen [2]. In chirurgischen Statistiken schlägt sich die Einführung von Cimetidin 1967/77 als „Pillenknick" nieder. Der Rückgang betrifft in erster Linie die Operationen wegen unkomplizierter Ulzera, Ulkuskomplikationen scheinen noch gleichhäufig zu sein [14]. Aus dieser Entwicklung resultiert eine Verschiebung des chirurgischen Krankenguts zu den problematischen, weil komplizierten Verläufen. Mit einer Zunahme postoperativer Letalität und Morbidität muß daher gerechnet werden.

In etwa dem gleichen Zeitraum hat die Entwicklung chirurgischer Methoden eine deutliche Stabilisierung erfahren. Zwar ist das Verfahrensspektrum noch breit gefächert, aber die Verfahrenswahl auf wenige Methoden beschränkt. Die klassischen resezierenden Verfahren haben den Stellenwert behalten, der ihnen durch die Entwicklung der bionomen Methoden zugewiesen wurde. Diese wiederum sind weniger differenziert, da trunkuläre und selektive totale Vagotomie als Durchgangsstadien von der selektiven proximalen Vagotomie ersetzt sind. Kombinierte Verfahren werden selten eingesetzt.

Grundsätzlich gilt für die Verfahrenswahl, daß niedriges Risiko (Letalität, Morbidität) mit höherer Rezidivulkusrate erkauft wird, die dann ihr eigenes Risiko birgt. Umgekehrt ist eine maximale Heilungschance für die Ulkuskrankheit nur durch einen höheren operativen Aufwand zu erreichen.

2 Praktisches Vorgehen

2.1 Diagnostik zur Überwachung

Auf die Diskrepanz zwischen klinischer Symptomatik und der Präsenz eines Ulkus ist in vielen Akuttherapiestudien hingewiesen worden, wo Beschwerdefreiheit und Verschwinden des Epitheldefekts schlecht in Einklang zu bringen waren. In allen Langzeitstudien hat sich gezeigt, daß mindestens 50% aller Ulkusrezidive – und dies trifft auch für opera-

Tabelle 2. Prognostische Faktoren bei der Ulkuskrankheit

Negativ	Positiv
Langjährige Anamnese	Frauen
Narbenbulbus	Nichtraucher
Raucher	Mäßiger Alkoholkonsum
Schlechte Heilungstendenz	Jugendliches Alter
Hohe Säureproduktion	

tive Verfahren zu – asymptomatisch verlaufen. Man wird sicher bei einer akuten Exazerbation eine gezielte Diagnostik, nach Möglichkeit endoskopisch, durchführen; daneben ist zu diskutieren, ob nicht unter Langzeittherapie jährliche Kontrollen erfolgen sollten. Dies betrifft auch das Ulcus duodeni, nachdem mehrfach gezeigt werden konnte, daß die in vielen Lehrbüchern zu findende Meinung, das Zwölffingerdarmgeschwür schütze vor Magenkrebs, nicht mehr aufrecht zu erhalten ist [7, 13]. Insbesondere bei der in England populären, weitgehend vom Patienten gesteuerten intermittierenden Therapie sollten gelegentliche Kontrollen eingebaut werden [1].

Als prognostische Kriterien hinsichtlich eines erneuten Ulkusrezidivs und dessen voraussichtlichen Verlaufs können die in Tabelle 2 wiedergegebenen Punkte gewertet werden.

Für den operierten Patienten kann eine generelle Empfehlung zur Überwachung nicht gegeben werden. Sie bleibt kontrollierten Studien vorbehalten. Eine Ausnahme macht lediglich der nach Billroth II Resezierte, insbesondere mit obligatem Reflux, wobei der Zeitpunkt der endoskopischen Vorsorgeuntersuchungen vom Alter des Patienten zum Zeitpunkt der Operation mitbestimmt werden sollte, auch wenn die allgemein gültige Empfehlung Untersuchungen ab dem 15. Jahr post resectionem angibt.

2.2 Therapiemöglichkeiten

2.2.1 Akutbehandlung

Die früher gegenüber den H_2-Blockern geübte Zurückhaltung bei der Erstbehandlung des peptischen Ulcus kann nicht länger aufrecht erhalten werden. Die von einigen Autoren [4, 9, 10, 18] gemachte Beobachtung, daß der natürliche Verlauf der Ulkuskrankheit von der Art der Akutbehandlung abhängt, erscheint zwar diskussionswürdig, doch dürfte ihr keine wesentliche klinische Bedeutung zukommen. Über Sucralfat, Trikaliumdicitratwismutat (De-Nol), Proglumid und Trithiozin ist die

Behauptung aufgestellt worden, daß die Rezidivquote während eines Beobachtungszeitraums von einem Jahr niedriger liege als bei einer Vorbehandlung mit H_2-Blockern, doch macht insbesondere die Studie von Marks [9] es wahrscheinlich, daß dieser Effekt nur in den ersten Monaten nach Beendigung der Akuttherapie nachweisbar ist und daß nach 12 Monaten die Rezidivquoten identisch werden.

Bei Therapieresistenz empfiehlt sich ein Wechsel des Therapieprinzips, wenn die Patientencompliance außer Frage steht, z.B. auch von Cimetidin auf Ranitidin oder beim Ulcus ventriculi von einem antiaggressiven Prinzip zu einer mukosaprotektiven Substanz.

Eine Kombinationstherapie ist, von der symptomatischen Begleittherapie mit Antazida einmal abgesehen, nur bei Ulzera mit Blutungsanamnese gerechtfertigt, wobei sich hier nach den Erfahrungen von Londong [8] die Kombination von H_2-Blockern mit Gastrozepin bewährt hat, um einer Rezidivblutung vorzubeugen.

Beim Ulcus jejuni pepticum (und beim Zollinger-Ellison-Syndrom) kommen für eine erfolgreiche konservative Therapie nur H_2-Blocker in Frage, wobei allerdings damit gerechnet werden muß, daß nach Absetzen der Medikation das Rezidiv praktisch vorprogrammiert ist, wenn nicht eine Langzeitprophylaxe durchgeführt wird [6].

Die Indikation zu einem operativen Verfahren ergibt sich aus internistischer Sicht, von Ulkuskomplikationen einmal abgesehen, beim Ulcus ventriculi bei persistierendem Verdacht auf Malignität und wenn das Geschwür nach 12wöchiger konservativer Behandlung nicht vollständig abgeheilt ist. Bei Ulcus duodeni gelten Rezidive unter einer Langzeittherapie, intolerable Arzneimittelnebenwirkungen und persistierende Beschwerden als Operationsindikation.

Operative Verfahren kommen für die Behandlung des akuten Ulkusschubs nicht in Betracht, es sei denn, dieser führe zu Komplikationen. Diese können als Erstmanifestation eines peptischen Geschwürs oder auch nach langer Krankheitsdauer auftreten.

Akutkomplikationen sind die freie Perforation und die Blutung. Für sie gelten die Prinzipien der Notfalltherapie, die an anderer Stelle beschrieben sind [16]. Die akut dekompensierte Magenausgangsstenose wird initial konservativ behandelt und elektiv operiert, wenn nach erreichter Rekompensation eine organische Stenose nachweisbar bleibt. Sie weist, wie die tiefe Ulkuspenetration in Nachbarorgane, auf eine verspätet gestellte Operationsindikation hin, die die Verfahrenswahl einengt.

2.2.2 Intervalltherapie

Die intermittierende Therapie, wie sie in erster Linie von Bardhan [1] befürwortet wird, entzieht sich weitgehend der ärztlichen Kontrolle. Sie

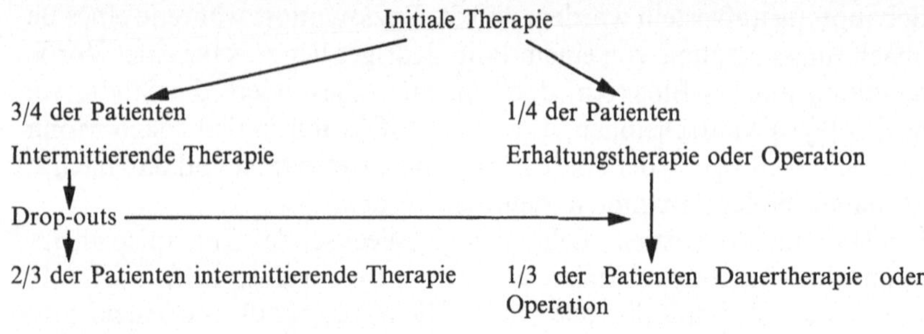

Abb. 1. Erfahrungen bei der intermittierenden Therapie. (Nach Bardhan [1])

scheint aber für ca. 60% der Ulcus duodeni Patienten akzeptabel (Abb. 1).

Asymptomatische Ulzera, die zu Komplikationen führen können, werden nicht erfaßt, auf der anderen Seite werden sicher eine Reihe von uncharakteristischen Oberbauchbeschwerden mit nicht indifferenten Medikamenten therapiert, auch wenn dagegen eingewandt werden kann, daß der erfahrene Ulkuspatient seine Symptome weit besser einzuordnen weiß als der ihn betreuende Arzt.

Aus chirurgischer Sicht gibt es kein der intermittierenden Therapie entsprechendes operatives Vorgehen. Die potentielle Gefahr der Verkennung von Frühsymptomen einer Komplikation durch den Patienten sollte nicht außer acht gelassen werden. Daher erfordert auch die vom Patienten selbst bestimmte medikamentöse Therapie regelmäßige ärztliche Befundkontrollen.

2.2.3 Langzeittherapie

Eine Langzeittherapie stellt eine Alternative zum operativen Vorgehen dar. Die Entscheidung darüber sollte deshalb in einem gemeinsamen Gespräch zwischen Internisten und Chirurgen fallen. Sie erscheint gerechtfertigt bei Patienten mit mehr als 2 Ulkusrezidiven pro Jahr, bei vorausgegangenen Komplikationen wie Blutung oder Perforation (Zustand nach Übernähung) sowie bei Patienten mit schwerer Grundkrankheit (Niereninsuffizienz, Zustand nach Nierentransplantation, Leberzirrhose, chronische pulmonale Insuffizienz, Herzklappenfehler). Dabei ist auch bei Einhalten der Dauermedikation mit einer Rezidivquote zwischen 20 und 40% zu rechnen. Ob die Zahl der Rezidive nach vieljähriger Langzeittherapie absinkt, erscheint spekulativ.

Eine erste Studie von Gray et al. [5] zeigt, daß dieses Konzept praktikabel ist und daß 30 von 50 (60%) Patienten, die primär für eine Vagotomie

Tabelle 3. 5jährige Langzeittherapie des Ulcus duodeni mit Cimetidin. (Nach Gray et al. [5])

50 Patienten, für Elektivoperation vorgesehen (1/3 mit Anamnese von Perforation oder Blutung)
30 (60%) konservative Dauertherapie mit 400 mg Cimetidin 12 beschwerdefrei 18 Symptome bei Absetzen der Therapie – intermittierende Behandlung
20 (40%) Elektivoperation 2 (10%) Rezidivulkus

vorgesehen waren, bei 5jähriger Therapiedauer die Operation erspart werden kann (Tabelle 3).

3 Zusammenfassung

Für die Ulkustherapie kommen demnach drei Behandlungsformen in Frage, die Akutbehandlung des frischen Schubs, die intermittierende Behandlung und die Langzeittherapie. In Tabelle 4 ist das entsprechende Vorgehen dargestellt.

Bislang existiert erst eine kontrollierte prospektive Studie von Ström et al. [17], in der die Ergebnisse einer 2jährigen Langzeittherapie einer operativen Behandlung (SPV) gegenübergestellt wurden. Wie Tabelle 5 zeigt, sind dabei die Ergebnisse in etwa gleich unbefriedigend, doch muß ergänzend bemerkt werden, daß Rezidivulzera nach SPV in der Regel auf eine konservative Behandlung gut ansprechen. Gear [3a] kam in einer prospektiven randomisierten Studie zu dem Ergebnis, daß die Elektivoperation den Patienten angeboten werden sollte, deren Ulkus unter Langzeittherapie rezidiviert.

Tabelle 4. Behandlung des peptischen Ulkus

Akutbehandlung	Intermittierende Behandlung	Langzeitbehandlung
H_2-Blocker für 4–6 Wochen	H_2-Blocker bei Bedarf	H_2-Blocker abends für 1–2 Jahre Kontrolle alle 6 Monate, bei Rezidivulkus Volldosis
Operation bei Therapieresistenz	Operation bei Komplikationen	Operation bei Therapieversagen und Komplikationen

Tabelle 5. Kontrollierte Studien Cimetidin versus spVagotomie

	Cimetidin 400 mg		SpVagotomie	
	n = 43		n = 39	
Ström et al. 1982	Letalität (%)	0	Letalität (%)	2,6
Beobachtungszeit 23 Monate	Rezidive (%)	46,5	Rezidive (%)	18
	Operation (%)	14	Visick III, IV (%)	28,2
	n = 24		n = 20	
Gear 1983	Rezidive (%)	54	Rezidive (%)	10
Beobachtungszeit 1–4 Jahre			Visick III, IV (%)	10

Aus chirurgischer Sicht ist davon auszugehen, daß die Elektivoperation für solche Patienten erwogen werden muß, die auch für eine medikamentöse Langzeittherapie in Betracht kommen. Insofern beschreiben Internisten und Chirurgen eine identische Patientengruppe: Überschreiten einer – eher willkürlich – definierten Rezidivquote pro Zeiteinheit, abgelaufene (Perforation, Blutung) oder bestehende (Stenose) Komplikationen, Komorbidität.

Die Entwicklung allgemeiner Entscheidungskriterien wird durch die Tatsache erschwert, daß sich ein Leistungsvergleich konservativer mit operativen Verfahren für diese Patientengruppe heute noch nahezu ausschließlich auf historische Daten stützen muß. Die genannten prospektiven Untersuchungen [5, 17] sind in ihren Eingangsdaten und chirurgischen Resultaten nicht repräsentativ und daher in jede Richtung interpretationsfähig.

Somit kann heute noch nicht eine Gleichwertigkeit von Langzeittherapie und Elektivoperation für die beschriebene Patientengruppe postuliert werden. Dazu bedarf es weitergehender Untersuchungen, in die auch die Komplikationsrate von unter Dauertherapie rezidivierenden Ulzera eingehen muß, die mit ca. 20% die Rezidivrate nach Vagotomie derzeit noch übertrifft. Weiterhin ist der Krankheitswert von asymptomatischen Rezidiven zu definieren und auch die Kostenfrage zu analysieren. Anders als eine vermutete Gleichwertigkeit beider Prinzipien ist die Aussage unstrittig, daß die Grenzen der medikamentösen Therapie identisch sind mit der Indikation zum Elektiveingriff (s. Kap. 8). Dieser gedankliche Ansatz findet seine konkrete Entsprechung bei der Entscheidungsfindung im Einzelfall, die wesentlich unproblematischer ist als die Entwicklung allgemeiner Grundsätze (s. Kap. 9, Abb. 4). Individualfaktoren und auch die Neigung des Patienten zu eher aktivem oder eher abwartendem Vorgehen lassen für den Einzelnen eine abgewogene Entscheidung zu.

Zu diesen Individualfaktoren zählt in erster Linie die Lokalisation des Ulkus. Die vorstehenden Überlegungen beziehen sich auf das unkomplizierte Ulcus duodeni. Beim Ulcus ventriculi vom Typ Johnson I wird die Indikation zur Elektivoperation weiter gestellt. Ausbleibende Abheilung innerhalb von 3 Monaten gilt allgemein als Anzeige zur operativen Behandlung.

Das differenzierte Methodenspektrum der heutigen Ulkuschirurgie (s. Kap. 10) erleichtert auf der einen Seite die Indikationsstellung, erfordert auf der anderen aber genaue Kenntnisse der Leistungsfähigkeit der einzelnen Verfahren. In erster Annäherung läßt sich für heute festhalten, daß für das unkomplizierte Ulcus duodeni aufgrund der dokumentierten Ergebnisse [11] die selektive proximale Vagotomie bevorzugt wird. Beim Ulcus ventriculi Typ I gilt die distale Magenresektion mit Wiederherstellung nach Billroth I als Methode der Wahl. Sonderformen (präpylorisches Ulkus) oder Komplikationen (Magenausgangsstenose) gehen in die Methodenwahl ein, meist im Sinne aufwendigerer Eingriffe.

Dieser Kommentar zur Langzeittherapie erfordert auch einen Hinweis auf postoperative Folgezustände. Sie sind im einzelnen in Kap. 11 und 12 beschrieben. Für die Praxis folgt daraus die Empfehlung, Beschwerden nach Magenoperationen genau zu analysieren und nicht als „systemimmanent" hinzunehmen. Das vorhandene Wissen über diese Störungen wird eine abwartende Haltung (Dysphagie nach Vagotomie), eine konservative Therapie (Dumping) oder auch eine Korrekturoperation (gastrojejunokolische Fistel) als angezeigt erscheinen lassen. Eine kontrollierte Langzeitüberwachung wird sich nicht für alle Operierten realisieren lassen, bleibt aber für repräsentative Stichproben äußerst wünschenswert, um die Leistungsfähigkeit und Grenzen chirurgischer Verfahren zu objektivieren.

4 Sozialmedizinische Aspekte

Die Ulkustherapie wird heute, nicht zuletzt unter dem Aspekt der Therapiekosten, ambulant durchgeführt. Die Frage der Arbeitsunfähigkeit hängt dabei von der Persönlichkeitsstruktur des Patienten und dessen Leidensdruck ab, doch kann davon ausgegangen werden, daß die akuten Beschwerden in der Regel innerhalb weniger Tage abklingen und eine über 8–14 Tage hinausgehende Arbeitsunfähigkeit praktisch nie gegeben ist.

Das Ulkusleiden ist eine gutartige, in Schüben verlaufende Erkrankung. Die Frage der Berentung stellt sich deshalb nicht, Kuren erscheinen wenig sinnvoll.

Die Rehabilitation des Operierten verlangt i. allg. keine besonderen Maßnahmen. Bei ungünstiger Ausgangslage (Operation wegen Blutung oder Stenose) kann eine stationäre Nachbehandlung sinnvoll sein. Für die postoperative Führung gilt, daß exogene Noxen auch für den Operierten schädlich bleiben. Darüber hinaus sollte verhindert werden, daß er als Magenoperierter stigmatisiert wird bis zur Entwicklung eines Albatrossyndroms. Auch aus dieser Sicht erübrigt sich daher, von Ausnahmen abgesehen, eine Berentung.

5 Offene Fragen

Über den natürlichen Verlauf der Ulkuskrankheit wissen wir relativ wenig, insbesondere darüber, wann es zu einem „Ausbrennen" der Erkrankung kommt. Bei einem kleinen Teil der Patienten scheint es zu einem Lokalisationswechsel mit zunehmendem Lebensalter zu kommen [12], d. h. aus einem Ulcus duodeni wird ein Ulcus ventriculi. Langzeitverlaufsbeobachtungen aus Großbritannien machen es wahrscheinlich, daß 10–15 Jahre nach Beginn des Ulkusleidens über 50% der Patienten beschwerdefrei geworden sind.

Ob durch eine Langzeitbehandlung mit H_2-Blockern die Zahl der Patienten, die letztlich einer operativen Behandlung zugeführt werden müssen – und das sind immerhin 25–30% – gesenkt werden kann, erscheint derzeit noch spekulativ. Inwieweit die faserreiche Kost, die ja derzeit für eine Vielzahl von Wohlstandskrankheiten propagiert wird, eine echte (und preiswerte) Alternative zur Lösung des Ulkusproblems darstellt, muß offengelassen werden, zumal die vorliegenden Daten noch sehr vorläufig sind. Insgesamt hat man den Eindruck, daß das Ulkusleiden nicht nur hinsichtlich der Inzidenz seinen Zenith überschritten hat, sondern daß auch die Therapiekosten seit Einführung der H_2-Blocker deutlich gesenkt werden konnten. Ob dabei den medikamentösen Therapieprinzipien eine Änderung des natürlichen Verlaufs entgegen kommt, wissen wir nicht, doch fällt auf, daß eine Reihe von Substanzen, die noch vor 20 Jahren als unwirksam galten, sich heute im kontrollierten Versuch als wirksam erweisen. Festzuhalten bleibt, daß die medikamentöse Ulkustherapie effektiver und sicherer geworden ist, eine Feststellung, die auch von chirurgischer Seite anerkannt wird.

Umgekehrt wird von internistischer Seite nicht bestritten, daß die chirurgischen Verfahren der Ulkustherapie ernstzunehmende Alternativen zur konservativen Behandlung darstellen und daß in bestimmten Situationen nicht auf sie verzichtet werden kann. Die indikatorischen Probleme liegen an der Nahtstelle, die auch eine Überlappung bedeuten kann, zwischen den beiden therapeutischen Prinzipien. Wir wären weiter, wenn uns der natürliche Verlauf der Ulkuskrankheit besser bekannt wäre, um insbesondere die den Chirurgen belastende Letalität seiner Therapie mit der Mortalität der nicht oder konservativ behandelten Krankheit zu vergleichen.

Wichtig wäre auch die Klärung der Frage, ob eine Ulkuskrankheit nach 10 oder mehr Jahren zur Ruhe kommen kann, da dann risikoarme Verfahren mit anscheinend zeitlich nachlassender Wirkung wie die Vagotomie in einem neuen, d. h. günstigeren Licht erschienen.

Das alles würde jedoch noch nicht das Dilemma des nichtprognostizierbaren individuellen Verlaufs lösen, das mit statistischen Wahrscheinlichkeiten nicht zu bewältigen ist. Hier bleibt ein Raum für die verantwortungsvolle Entscheidung des Einzelnen, die im Dialog der Partner gefunden werden muß.

Literatur

1. Bardhan KD (1980) Intermittent treatment of duodenal ulcer with cimetidine. Br Med J XX:2824
2. Bonnevie O (1980) Peptic ulcer in Denmark. Scand J Gastroenterol [Suppl 63] 15:163–174
3. Classen M, Bethge H, Brunner G et al. (1982) Sucralfate prevents duodenal ulcer recurrences. A controlled double-blind study. Gastroenterology 82:1034
3a. Gear MWL (1983) Proximal gastric vagotomy versus long-term maintenance treatment with cimetidine for chronic duodenal ulcer: a prospective randomized trial. Brit Med J 286:98–99
4. Galeone M, Moise G, Casula PL, Bignamini AA (1982) Eine zweijährige Studie zum Auftreten von Ulcusrezidiven nach Proglumidtherapie. Med Welt 32:173–175
5. Gray GR, McWhinnie D, Smith IS, Gillespie G (1982) Five-year study of cimetidine or surgery for severe duodenal ulcer dyspepsia. Lancet I:787–789
6. Holtermüller KH, Gröninger J, Herzog P, Rothmund M, Weis H (1982) Behandlung von Ulcera peptica jejuni mit Cimetidin oder einem Antacidum? Ergebnisse einer Langzeitstudie. Dtsch Med Wochenschr 107:1800–1804
7. Lewis JH, Woods M (1982) Gastric carcinoma in patients with unoperated duodenal ulcer disease. Am J Gastroenterol 77:368–373
8. Londong W (1982) Anticholinergics for peptic ulcer – a renaissance? Hepatogastroenterology 29:40–46
9. Marks IN, Lucke W, Wright JP, AH Girdwood (1981) Ulcer healing and relapse rate after initial treatment with cimetidine or sucralfate. J Clin Gastroenterol 3:163–165
10. Martin DF, Hollander D, May SJ, Ravenscroft MM, Tweedle DEF, Miller JP (1981) Difference in relapse rates of duodenal ulcer after healing with cimetidine or tripotassium dicitrate bismuthate. Lancet I:7–10
11. Müller C, Allgöwer M (1982) Elektive chirurgische Eingriffe in der Ulcus duodeni-Therapie. Chirurg 53:9–15
12. Rösch W, Kinzler E, Demling L (1973) Das Ulcusrezidiv-Langzeitbeobachtungen. In: Demling L, Moser K, Rösch W (Hrsg) Das peptische Ulcus. Pathophysiologie, Diagnose, Therapie. Schattauer, Stuttgart New York
13. Rösch W, Stelzel W (1982) Assoziation Ulcus und Karzinom keine Rarität. Z Gastroenterol 20:752–756
14. Rothmund M, Pitsch WJ, Schicketanz KH (1983) Hospitalisations- und Operationsfrequenz wegen Ulcuskrankheit 1970–1981. Dtsch Med Wochenschr 108:483

15. Rydning A, Berstad A, Aadland E, Ødegaard B (1982) Prophylactic effect of dietary fibre in duodenal ulcer disease. Lancet II:736–738
16. Siewert JR, Blum AL, Farthmann EH, Lankisch PG (Hrsg) (1982) Notfalltherapie. Springer, Berlin Heidelberg New York
17. Ström M, Bodemar G, Lindhagen J, Sjödahl R, Walan A (1982) Operation or maintenance treatment with cimetidine in patients with duodenal or prepyloric ulcer: World Congresses in Gastroenterology (OMGE), Stockholm
18. Tomasetti P, Stanghellini E, Bonory G, Vezzadini A, Labo G (1981) Comparative trial on healing and relapse of duodenal ulcer treated with trithiozine or cimetidine. Curr Ther Res 29:517–524

Refluxkrankheit der Speiseröhre

Kapitel 14

Refluxkrankheit der Speiseröhre – Konservative Therapie

H. R. KOELZ

1 Definitionen

1.1 Refluxkrankheit

Die Refluxkrankheit ist die fakultative Folge eines pathologisch häufigen Zurückströmens von Magen- oder Dünndarminhalt in die Speiseröhre ohne begleitendes Würgen oder Erbrechen. Die Refluxkrankheit kommt in zwei Hauptformen vor, nämlich *einerseits als Ösophagitis* mit oder ohne Beschwerden, *andererseits als Beschwerdebild mit ösophagealen Symptomen ohne faßbare Ösophagitis.*
Aufgrund der Ätiologie wird eine primäre Form von einer sekundären unterschieden. Die *primäre Refluxkrankheit* ist ein eigenständiges Krankheitsbild mit letztlich unklarer Ursache, während die *sekundäre Refluxkrankheit* als Folge einer organischen Erkrankung der Speiseröhre oder des Magens auftritt, beispielsweise als Folge einer Motilitätsstörung des Ösophagus bei Sklerodermie oder als Folge einer Magenretention bei Pylorusstenose. Die Refluxkrankheit in Kombination mit axialer Hiatushernie wird als primär betrachtet, da letztere wahrscheinlich keinen eigenständigen Krankheitswert aufweist.
Von einer *alkalischen Refluxkrankheit* spricht man dann, wenn die Störung auf Reflux von Dünndarminhalt (Galle, Pankreasenzyme) zurückgeführt werden kann.

1.2 Refluxösophagitis

Die Refluxösophagitis kann entweder makroskopisch-endoskopisch oder aber mikroskopisch-bioptisch definiert werden. Zuverlässig ist die *endoskopische Definition* anhand von peptischen Epitheldefekten. Die Anwesenheit von Epitheldefekten ist auch Voraussetzung für die Entstehung der wichtigsten Komplikationen der Refluxösophagitis, beispielsweise einer peptischen Stenose, und deshalb von klinischer Relevanz. Andere endoskopische Befunde, wie fleckige, streifige oder diffuse Rötung, erhöhte Lädierbarkeit der Mukosa nach Berührung mit dem Instrument, Glanzverlust des Epithels usw., sind unsichere und inkonstante Zeichen einer Ösophagitis [44]. Umstritten ist die *bioptische Diagnostik* einer Ösophagitis anhand einer Verdickung der Basalzellschicht und Verlängerung der Stromapapillen, der sog. hyperregeneratorischen Ösophagopathie [27], oder anhand von Leukozyteninfiltrationen in der Lamina propria [46]. Zumindest im Einzelfall sind diese Kriterien nicht genügend zuverlässig.

2 Pathogenese der Refluxkrankheit (Abb. 1)

Nach den heutigen Vorstellungen kommt es durch das Zusammenspiel von 4 Hauptfaktoren zum Krankheitsbild der Refluxkrankheit [29].

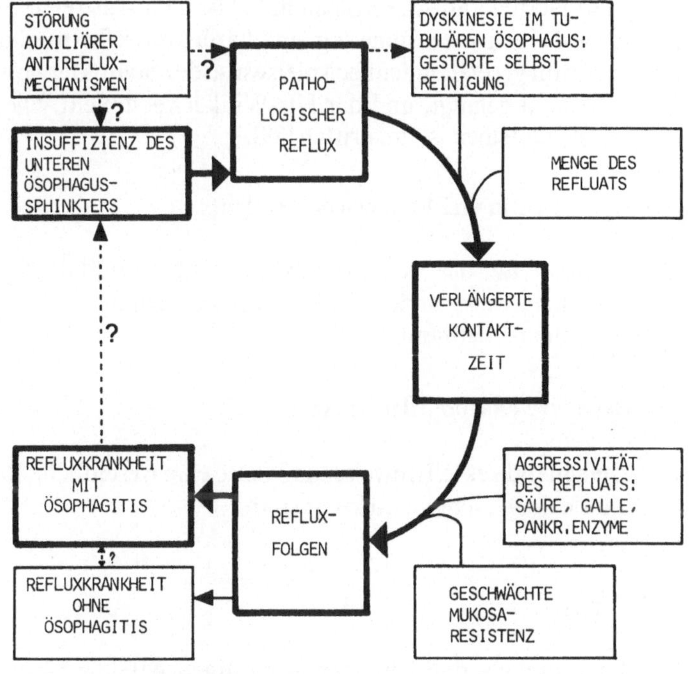

Abb. 1. Pathogenese der Refluxösophagitis

2.1 Motilitätsstörung

Eine Motilitätsstörung des unteren Ösophagussphinkters führt dazu, daß Gastroduodenalinhalt entlang dem physiologischen Druckgradienten zwischen Magen- und Ösophaguslumen abnorm häufig in den Ösophagus refluiert. Dabei sind zwei verschiedenartige Mechanismen beteiligt. Der untere Ösophagussphinkter weist entweder einen *dauernd reduzierten Tonus* auf und/oder es kommt bei normalem Dauertonus plötzlich zu einem *vorübergehenden Tonusabfall* [16].
Bei den meisten Refluxkranken findet sich zusätzlich eine *Störung der Ösophagusperistaltik,* welche zur Folge hat, daß einmal refluierte Flüssigkeit verzögert in den Magen zurücktransportiert wird. Die Ursache der Motilitätsstörung ist unbekannt.

2.2 Anatomische Veränderung

In erster Linie ist hier die *axiale Hiatushernie* zu erwähnen, die bei Refluxkranken praktisch immer gefunden wird. Anderseits kommt eine axiale Hiatushernie weitaus häufiger bei Patienten ohne Refluxkrankheit vor, so daß offenbar meist erst die Kombination von Motilitätsstörung und Hernie klinische Folgen hat. Mit dem Auftreten einer Hiatushernie wird eine ganze Reihe sog. auxiliärer Antirefluxmechanismen außer Funktion gesetzt, indem beispielsweise der Sphinkter von abdominal nach thorakal gelangt, und der His-Winkel verstreicht. Die Bedeutung dieser Mechanismen ist umstritten [29].

2.3 Aggressivität und Volumen des Refluats

Die Aggressivität des Refluats wird durch die Azidität, Pepsinaktivität und möglicherweise andere Faktoren, wie Gehalt an Galle und Pankreasenzymen, bestimmt.

2.4 Defensive Faktoren der Mukosa

Es bestehen indirekte Hinweise, daß diese eine wesentliche Rolle spielen, obwohl sie noch nicht identifiziert sind.

3 Verlauf

Es ist erstaunlich, daß bei einer so häufigen Affektion wie der Refluxkrankheit sehr wenig gesichertes Wissen über den Spontanverlauf und

die Langzeitprognose verfügbar ist. Dieser Informationsmangel ist v. a.
darauf zurückzuführen, daß das Krankheitsbild in den letzten Jahren
entsprechend dem jeweiligen Wissensstand mehrmals neu definiert wurde und somit in älteren Studien beispielsweise nicht zwischen Hiatushernie, Refluxkrankheit ohne Ösophagitis und Refluxkrankheit mit Ösophagitis (nach der oben erwähnten Definition) unterschieden wurde [41].

3.1 Kurzfristiger Spontanverlauf

Der kurzfristige „Spontanverlauf" der Refluxkrankheit ist dank placebokontrollierter Studien recht gut bekannt. Innerhalb von 1–2 Monaten
läßt sich bei etwa der Hälfte der Refluxkranken mit oder ohne Ösophagitis eine Besserung der Beschwerden feststellen, wobei jedoch nur ein
geringerer Teil der Patienten völlig asymptomatisch wird. Eine Besserung der erosiv-ulzerösen Ösophagitis unter Placebobehandlung tritt im
gleichen Zeitraum seltener ein, und weniger als ein Drittel der Patienten
zeigt endoskopisch eine Heilung der Epitheldefekte.

3.2 Langfristiger Spontanverlauf

Nach den vorläufigen Ergebnissen einer Studie von Bright-Asare et al.
[10] bei Refluxkranken mit oder ohne Ösophagitis finden sich innerhalb
von 6 Monaten nach Heilung unter Placebobehandlung bei 40% rezidivierende Refluxbeschwerden. Nach Heilung einer erosiv-ulzerösen Ösophagitis unter Ranitidintherapie fanden wir unter Placebobehandlung
innerhalb von 6 Monaten bei mehr als einem Drittel der Patienten ein
Rezidiv der Ösophagitis [31]. Ohne Unterscheidung zwischen Refluxkrankheit mit und ohne Ösophagitis beobachteten Behar et al. [2] unter
einer Therapie mit Antazida und den üblichen Allgemeinmaßnahmen
nach 1 Jahr bei nur 17% und nach 2 und 3 Jahren bei 19% einen befriedigenden Verlauf der Refluxbeschwerden. Bucher et al. [11] berichteten,
daß unter konservativer Behandlung nach einer mittleren Zeit von 2,6
Jahren 24% der Patienten asymptomatisch waren und zusätzlich 47%
weniger Beschwerden als bei der initialen Diagnosestellung angaben.
Dabei scheint es, daß ein chronischer Verlauf mit über Jahre hinweg
gleichbleibenden Beschwerden typisch für Refluxkranke ohne Ösophagitis ist, jedoch auch bei etwa 60% der Patienten mit Ösophagitis vorkommt [11]. Aus dem Beschwerdemuster allein können daher keine zuverlässigen Schlüsse auf den zu erwartenden endoskopischen Befund gezogen werden.
Aus klinischer Sicht bedeutsam ist die Beobachtung, daß Patienten mit
chronischer Refluxkrankheit ohne Ösophagitis praktisch nie eine Öso-

phagitis entwickeln [48]. Diesen Patienten kann somit im Hinblick auf organische Komplikationen eine gute Prognose versprochen und demzufolge aus dieser Sicht von einer chirurgischen Intervention abgeraten werden. Anderseits finden sich offenbar analoge Verhältnisse bei Refluxkranken mit Ösophagitis, wo ein Wiederauftreten von Refluxbeschwerden nach geheilter Ösophagitis in der Regel wiederum auf eine Ösophagitis hinweist [31].

Es ist somit klar, daß die Refluxkrankheit – wie die Ulkuskrankheit – in den meisten Fällen einen chronischen oder schubweisen Verlauf nimmt. Die Befreiung des Patienten von Refluxbeschwerden oder ösophagealen Läsionen bedeutet damit meist nicht eine Heilung der Krankheit, sondern lediglich eine temporäre Remission. Die Ursache für die geringe endgültige Heilungstendenz der Refluxkrankheit ist noch weitgehend unklar. Ein Grund dürfte jedoch sein, daß trotz vollständiger Abheilung der endoskopisch sichtbaren Epitheldefekte sowohl entzündliche Infiltrate der Ösophagusmukosa wie auch die für Refluxkranke typischen ösophagealen Motilitätsstörungen persistieren [49].

3.3 Verlaufsformen der Ösophagitis und Komplikationen

Mögliche Verlaufsformen der Ösophagitis sind in Abb. 2 schematisch dargestellt. Oberflächliche Epitheldefekte im Sinne von *Erosionen* (Abb. 3) können mit Restitutio ad integrum abheilen. Eine Bedeckung der Epitheldefekte mit Zylinderepithel anstelle des ursprünglichen Plattenepithels führt zur Zylinderzellnarbe und allmählich zum Bild des *Endobrachyösophagus*. Damit ist die Voraussetzung zur Bildung von *Ulzera* gegeben. Ein Ulkus am Übergang vom Platten- zum Zylinder-

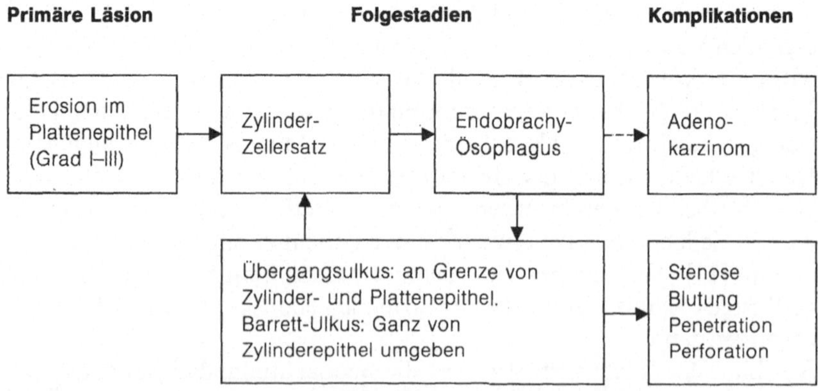

Abb. 2. Verlaufsmöglichkeiten und Komplikationen der Refluxösophagitis

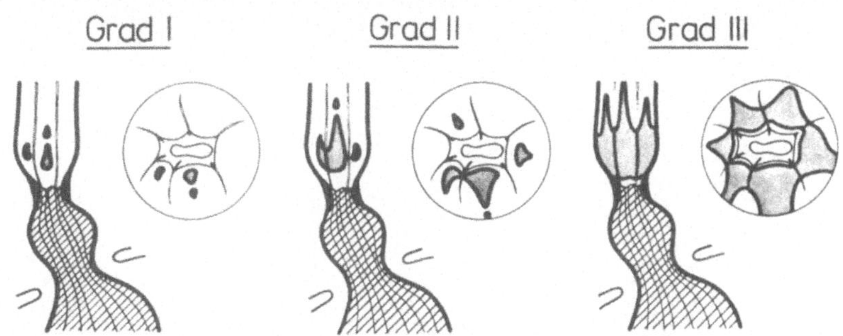

Abb. 3. Endoskopische Klassifizierung der erosiven Ösophagitis nach Savary u. Miller [43]. Endoskopisch eindeutig diagnostiziert werden können diese Veränderungen nur, wenn die Erosionen von einer fibrinoiden Nekrose überlagert sind

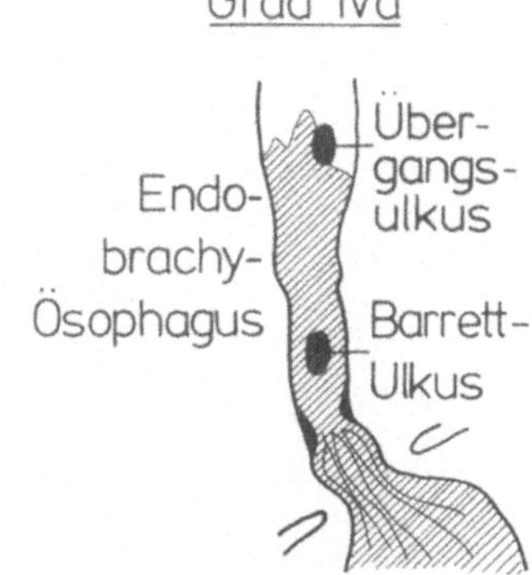

Abb. 4. Endoskopische Klassifizierung der ulzerösen Ösophagitis nach Savary u. Miller [43]. Das Übergangsulkus befindet sich am Übergang vom Platten- zum Zylinderepithel, während das Barrett-Ulkus vollständig innerhalb des Zylinderepithels eines Endobrachyösophagus gelegen ist. Ebenfalls als Schweregrad IVa werden erosive Veränderungen bei gleichzeitig bestehendem Endobrachyösophagus oder peptischer Stenose bezeichnet

epithel wird als *Übergangsulkus,* ein ganz im Zylinderepithel liegendes als *Barrett-Ulkus* bezeichnet (Abb. 4). Die narbige Schrumpfung eines Ulkus führt zur peptischen Stenose (Abb. 5).

4 Diagnose

4.1 Klinische Symptomatik

Die 5 charakteristischen und die 5 häufigsten Symptome der Refluxkrankheit finden sich in Tabelle 1. Nicht aufgeführt ist das Alarmsymptom Dysphagie, das bei Refluxkrankheit weder typisch ist noch häufig

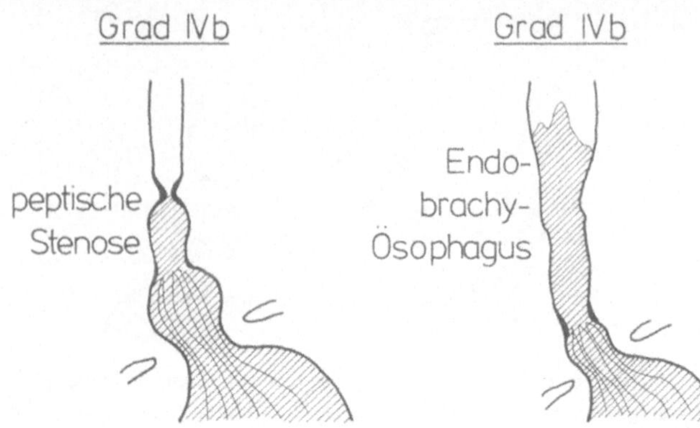

Abb. 5. Peptische Stenose und Endobrachyösophagus. Die peptische Stenose ist eine Komplikation der Ösophagitis mit schrumpfender narbiger Abheilung. Beim Endobrachyösophagus ist zugrunde gegangenes Plattenepithel durch Zylinderepithel ersetzt worden. In Abwesenheit florider Epitheldefekte sind die beiden Zustände *nicht* als Ösophagus zu bezeichnen

Tabelle 1. Symptomatik der Refluxkrankheit. (Nach [9])

Typische Symptome	Häufige, aber weniger typische Symptome
1. Säureregurgitation	1. Epigastrischer Schmerz
2. Sodbrennen	2. Retrosternaler Schmerz
3. Retrosternales Brennen	3. Retrosternales Engegefühl
4. Pharyngales Brennen	4. Aufstoßen von Luft
5. Schmerzen beim Schlucken	5. Nausea, Brechreiz, Erbrechen

vorkommt. Das Auftreten von Dysphagie nach langer Anamnese von Refluxbeschwerden kann auf eine peptische Stenose, bei Endobrachyösophagus auch auf ein Adenokarzinom hinweisen.

4.2 Endoskopie

Die Fiberendoskopie des Ösophagus ist die grundlegende und in den meisten Fällen ausreichende Spezialuntersuchung bei Verdacht auf Refluxkrankheit. Damit können gleichzeitig auch pathologische Prozesse im Magen und Duodenum erfaßt werden. Epitheldefekte und/oder narbige Folgezustände, wie in Abb. 3–5 dargestellt, lassen so zuverlässig auf eine Refluxkrankheit schließen, daß zusätzliche Abklärungen vor einer konservativen Behandlung meist überflüssig sind. Bei atypischen Veränderungen und bei Verdacht auf Endobrachyösophagus sollte biopsiert werden. Schwierig ist die Situation bei negativem Endoskopiebefund.

Ein endoskopisch beobachteter Reflux oder eine „klaffende Kardia" be-rechtigen nicht zur Diagnose Refluxkrankheit, da sowohl die Prämedi-kation zur Endoskopie wie das Einführen des Endoskops unphysiologi-sche, refluxfördernde Maßnahmen sind. Wie oben erwähnt, ist die histo-logische Diagnose der Ösophagitis sogar dann unsicher, wenn die für die Beurteilung wichtige Lamina propria erfaßt wird, was bei Biopsie mit den üblichen Instrumenten häufig nicht der Fall ist.

4.3 Röntgenuntersuchung

Radiologisch ist ein direkter Refluxnachweis nur dann aussagekräftig, wenn die Untersuchung unter standardisierten Bedingungen durchge-führt wird. Auch dann ist der diagnostische Wert umstritten. Die ent-scheidende Frage bei Verdacht auf Refluxkrankheit, nämlich die nach dem Bestehen einer Ösophagitis, kann radiologisch nur ausnahmsweise (bei Ulzera) beantwortet werden. Die Röntgenuntersuchung hat daher hauptsächlich eine ergänzende Funktion, v. a. bei der Beurteilung einer peptischen Stenose.

4.4 Manometrie und andere Spezialuntersuchungen

Die *Ösophagusmanometrie* eignet sich nicht zur Beantwortung der Fra-ge, ob eine Refluxkrankheit besteht oder nicht [36, 39]. Vor einer Anti-refluxoperation kann jedoch eine manometrische Untersuchung zum Ausschluß einer schweren Peristaltikstörung und zur sicheren Lokalisa-tion des unteren Ösophagussphinkters wertvoll sein.
Mit der *Langzeit-pH-Metrie* kann unter praktisch physiologischen Be-dingungen der Reflux direkt gemessen werden. Dies trifft v. a. für die netzunabhängigen tragbaren Geräte zu, welche allerdings noch in der Experimentierphase stehen [54]. Wünschenswert wäre die Durchführung einer Langzeit-pH-Metrie gelegentlich bei Patienten mit persistierenden Refluxbeschwerden ohne eindeutige Ösophagitis.
Andere Spezialuntersuchungen sind entweder technisch aufwendig (szintigraphischer Refluxnachweis) oder von beschränkter Aussagekraft (Säureperfusions- bzw. Bernsteintest, Säureclearance) und somit für die klinische Diagnostik meist entbehrlich.

5 Therapie

5.1 Therapieziel

Bei Refluxkrankheit mit und ohne Ösophagitis besteht das Nahziel im Erreichen von Beschwerdefreiheit. Da mit Ausnahme der seltenen pulmonalen Komplikationen durch nächtliche Aspiration [6, 13] sämtliche Komplikationen der Refluxkrankheit von einer Ösophagitis ausgehen, wird bei Ösophagitis zudem eine vollständige Heilung der Epitheldefekte angestrebt, auch wenn der Patient vollständig beschwerdefrei ist. Wegen des wahrscheinlich auf ein Mehrfaches erhöhten Karzinomrisikos bei Endobrachyösophagus wäre auch eine Rückbildung der Zylinderzellheterotopie erwünscht. Bisherige Untersuchungen haben jedoch wahrscheinlich gemacht, daß, wenigstens unter einer konsequenten konservativen Therapie, der Endobrachyösophagus irreversibel ist [9, 58]. Schließlich sollte die Behandlung auch Rezidive verhindern können.

5.2 Allgemeine Maßnahmen (Tabelle 2)

Es ist üblich, den Patienten zusätzlich zur medikamentösen Therapie allgemeine Verhaltensrichtlinien zu empfehlen [26]. Diese basieren auf klinischer Erfahrung sowie pathophysiologischen Erkenntnissen, Vorstellungen oder Vermutungen, wobei die Wirkung sowohl auf die Refluxsymptomatik wie auf die Ösophagitis ungenügend gesichert ist. Die Maßnahmen sind praktisch alle umständlich, z. T. teuer und oft nicht realisierbar. Sie sollten daher vorsichtig und gezielt dem Einzelfall angepaßt werden. Zwei Empfehlungen möchten wir besonders hervorheben, nämlich das Hochstellen des Betts am Kopfende um etwa 15 cm, weil damit die Selbstreinigungsfunktion des Ösophagus verbessert wird [28], und bei Rauchern die Nikotinabstinenz, weil wir beobachtet haben, daß die Ösophagitis bei Zigarettenrauchern verzögert heilt.

Tabelle 2. Allgemeine Maßnahmen bei Refluxkrankheit

Kopfende des Betts anheben
Refluxprovozierende Körperhaltung
  meiden
Lockere Kleider tragen
Potentiell schädliche Medikamente meiden
Bei Übergewicht Gewichtsreduktion
Bei Rauchern Nikotinabstinenz
Bei Alkoholikern Abstinenz
Bei Obstipation Laxans
Eiweißreiche Diät
Fettarme Diät
Zwischenmahlzeiten
Kein Abendessen
Streß abbauen

5.3 Medikamente (Tabelle 3)

Wenn immer möglich basierte die nachfolgende Beurteilung der medikamentösen Therapie auf den Ergebnissen kontrollierter klinischer Studien. Ein wesentliches Problem bei der Mehrzahl der Studien besteht nach unserer Ansicht darin, daß die einbezogenen Patientenkollektive heterogen waren, da gleichzeitig Patienten mit sehr unterschiedlichem Schweregrad der Krankheit behandelt wurden. In vielen Fällen wurde beispielsweise sowohl Refluxpatienten mit normalem endoskopischem Befund des Ösophagus, solche mit leichten Veränderungen wie Rötung der Mukosa, solche mit erosiv-ulzeröser Ösophagitis und solche mit peptischer Stenose aufgenommen und die Ergebnisse nicht entsprechend dem Schweregrad der Krankheit analysiert. In anderen Studien wurde eine Endoskopie überhaupt nicht oder nicht bei allen Patienten durchgeführt.

Tabelle 3. Übersicht über die wichtigsten Medikamentengruppen (Ergebnisse kontrollierter Studien)

Therapeutisches Prinzip	Therapeutische Wirkung		Nebenwirkungen
	Auf Reflux-symptome	Auf erosiv-ulzeröse Ösophagitis	
1. Verbesserung der Motilität			
– Cholinergika	Umstritten	Umstritten	+
– Metoclopramid	Günstig	?	+ +
– Domperidon	Günstig	?	(+)
2. Reduktion der Azidität und der Pepsinaktivität			
– Sekretionshemmung			
– H_2-Antagonisten	Günstig	Günstig	(+)
– klassische Anticholinergika	(Wahrscheinlich ungünstig wegen Schwächung des Sphinkters sowie Hemmung der Peristaltik und der Speichelsekretion)		+ +
– Pirenzepin	?	?	+
– Neutralisation			
– Antazida	?	?	+
3. Schutzfilm			
– Alginsäure	Möglich	?	(+)
– Sucralfat	Möglich	Günstig?	(+)
4. Erhöhung der Mukosaresistenz			
– Carbenoxolon-Alginsäure	Möglich	Möglich	+ +

5.3.1 Motilitätswirksame Medikamente

Cholinergika: Bethanechol (Urecholin, Myocholine-Glenwood)

Die theoretischen Vorteile von Cholinergika bei der Refluxkrankheit sind Steigerung des Sphinkterruhedrucks, Verbesserung der Ösophagusperistaltik, Beschleunigung der Magenentleerung und Stimulation der Speichelsekretion, ein möglicher Nachteil ist die Stimulation der Magensekretion.

Drei Doppelblindstudien mit Bethanechol haben widersprüchliche Ergebnisse gebracht. In einer ersten Studie wirkte Bethanechol (4 mal 25 mg/Tag) günstig auf die Refluxsymptome; eine Wirkung auf die Ösophagitis wurde nicht geprüft [19]. In einer anderen Studie beschleunigte Bethanechol die Heilung der Ösophagitis, wirkte jedoch nicht auf die Symptome [51], und in einer dritten Studie war weder auf Ösophagitis noch auf Symptome ein positiver Effekt nachzuweisen [42]. Aufgrund dieser Ergebnisse und der möglichen Nebenwirkungen kann diese Therapie z. Z. nicht empfohlen werden.

Metoclopramid (Paspertin, Primperan) und Domperidon (Motilium)

Beide Medikamente bewirken eine Erhöhung des Drucks des unteren Ösophagussphinkters, eine Verbesserung der Ösophagusperistaltik und eine Beschleunigung der Magenentleerung. Eine günstige Wirkung auf Refluxbeschwerden ist für beide Substanzen gesichert, dagegen nicht auf die Ösophagitis [53]. Die übliche Dosierung beträgt 4 mal 10 mg/Tag für beide Medikamente; bei Metoclopramid ist das Risiko extrapyramidaler Nebenwirkungen zu beachten.

5.3.2 Reduktion der aggressiven Faktoren

Sekretionshemmung des Magens durch Histamin-H_2-Antagonisten

Die beiden H_2-Antagonisten Cimetidin (Tagamet) und Ranitidin (Zantic, Sostril) wirken wahrscheinlich über eine Sekretionshemmung des Magens. Dadurch werden Azidität und Pepsinaktivität wie auch die Menge des verfügbaren Refluats vermindert. Eine direkte Wirkung von Cimetidin auf den Sphinkter besteht nicht; bei Ranitidin sind die Ansichten noch kontrovers [8, 14].

In einer großen Anzahl kontrollierter Doppelblindstudien konnte gezeigt werden, daß eine *Cimetidinbehandlung* einer Placebotherapie bezüglich Wirkung auf *Refluxbeschwerden* eindeutig überlegen ist (Übersicht bei [52]). Bei den meisten dieser Untersuchungen wurde auch ein günstiger Effekt auf den endoskopischen Aspekt sowie auf histologische Veränderungen des Ösophagus beobachtet. Resultate über die Wirkung auf die *erosiv-ulzeröse Ösophagitis* liegen nur in wenigen Studien vor (Ta-

Tabelle 4. Ergebnisse von Doppelblindstudien über die Wirkung von H_2-Antagonisten auf erosiv-ulzeröse Ösophagitis

Autor	Therapie	Dauer (Wochen)	n	Erosiv-ulzeröse Ösophagitis					Refluxsymptome
				Geheilt	Besser	Gleich	Schlechter	p	
Wesdorp et al. (1978, [57])	Cimetidin 1,6 g/Tag	8	12	4	4	4	0	<0,01	Kein signifikanter
	Placebo		12	0	0	10	2		Unterschied
Druguet u. Lambert (1979 [17])	Cimetidin 1,6 g/Tag	4	26	20		6		<0,02	Kein signifikanter
	Placebo		23	10		13			Unterschied, aber Antazidaverbrauch geringer unter Cimetidin
Lepsien et al. (1979, [33])	Cimetidin 1,6 g/Tag	6	16	2	7	6	1	N.S.	Cimetidin besser
	Placebo		20	1	9	9	1		als Placebo
	Cimetidin 1,6 g/Tag	12	12	2	6	3	1	<0,001	
	Placebo		10	0	3	4	3		
Fiasse et al. (1980 [22])	Cimetidin 1,6 g/Tag	8	10	2	0	8	0	N.S.	Cimetidin besser
	Placebo		11	3	1	5	2		als Placebo
Wesdorp (1982 [56])	Ranitidin 300 mg/Tag	6	19	7	8	4	0	<0,01	Ranitidin besser
	Placebo		17	2	2	10	3		als Placebo

belle 4). Trotz der positiven Wirkung sind die Heilungsraten nicht befriedigend. Unter einer hochdosierten Cimetidintherapie mit 4 mal 400 mg/Tag während 6–8 Wochen wurde eine vollständige Heilung der Epitheldefekte nur bei 8 der 38 Patienten (21%) gegenüber 4 der 43 Patienten (9%) unter Placebotherapie erreicht. Eine Besserung oder Heilung der Ösophagitis wurde nach 4–8 Wochen bei 39 von 64 (61%) Patienten unter Cimetidin und 24 von 66 (36%) unter Placebo beobachtet. Bei 15 Patienten mit erosiver Ösophagitis im Rahmen einer Sklerodermie war Cimetidin (4 mal 300 mg/Tag) während 8 Wochen in einer doppelblinden Cross-over-Studie einer Antazidatherapie bezüglich retrosternalen Schmerzen und endoskopischem Aspekt überlegen, während eine peptische Stenose bei 9 Patienten nicht signifikant gebessert wurde [35]. Auch in einer anderen placebokontrollierten Studie verminderte bei Patienten mit peptischer Stenose eine 6 monatige Cimetidinbehandlung (4 mal 400 mg/Tag) die Frequenz der notwendigen Bougierungen im Vergleich zu Placebotherapie nicht, besserte aber den endoskopischen Aspekt der Ösophagitis [18].

Die Erfahrungen mit *Ranitidin* bei Refluxkrankheit sind noch beschränkt, doch scheint auch eine Ranitidinbehandlung einer Placebobehandlung bezüglich Wirkung auf Beschwerden, auf endoskopische Veränderungen des Ösophagus und auf erosiv-ulzeröse Ösophagitis überlegen zu sein [5, 44, 55] (Tabelle 4). In einer Multicenterstudie mit offener Behandlung der erosiv-ulzerösen Refluxösophagitis beobachteten wir einen günstigen Heilungsverlauf unter Ranitinbehandlung [17]. In dieser Studie, bei der Patienten mit peptischer Stenose ausgeschlossen waren, heilte die Ösophagitis bei 20 von 38 Patienten (53%) unter Ranitidin (2 mal 150 mg/Tag) innerhalb von 6 Wochen. Eine Erhöhung der Ranitidindosis auf 2 mal 300 mg/Tag brachte ein ähnliches Ergebnis mit einer Heilung von 22 der 35 Patienten (65%).

Über einen direkten Vergleich von Cimetidin (4 mal 400 mg/Tag) mit Ranitidin (2 mal 150 mg/Tag) sind nur vorläufige Resultate einer einzigen einfachblinden Studie bekannt, wonach kein Unterschied in der Wirkung auf Beschwerden oder endoskopischen Aspekt besteht [55].

Sekretionshemmung des Magens durch Anticholinergika

Während konventionelle Anticholinergika wegen ihrer depressiven Wirkung auf die Ösophagus- und Magenmotilität bei der Refluxkrankheit wahrscheinlich kontraindiziert sind, ist für Pirenzepin (Gastrozepin) ein positiver Effekt auf den Druck im unteren Ösophagussphinkter und auf die Ösophagusperistaltik gezeigt worden [15, 18, 34]. Über die therapeutische Wirksamkeit von Pirenzepin bei Refluxkrankheit gibt es noch keine Erfahrungen.

Die Wirkung von Antazida auf Beschwerden und Ösophagitis ist erstaunlicherweise noch immer nicht durch kontrollierte Studien gesichert. Trotzdem können Antazida – schlimmstenfalls als „logisches Placebo" – zur symptomatischen Behandlung gegeben werden. Bei Refluxkrankheit ohne Ösophagitis dürfen sie sogar als alleinige Therapie empfohlen werden.

5.3.3 Schutzfilm: Alginsäureantazidum (Gaviscon) und Sucralfat (Ulcogant)

In 2 Cross-over-Studien war *Gaviscon* einem einfachen Antazidum oder Alginsäure allein in der Wirkung auf die Symptome überlegen [1, 5]. Andere Studien konnten jedoch keine positive Wirkung auf Beschwerden oder Ösophagitis nachweisen [24, 35, 45, 50].

Zur Wirkung von *Sucralfat* (Ulcogant, 4 mal 1 g/Tag) bei erosiv-ulzeröser Ösophagitis sind 2 Untersuchungen publiziert worden. Die günstigen Ergebnisse einer offenen Studie [4] wurden in einer doppelblinden placebokontrollierten Studie [55] bestätigt. Dabei war Sucralfat dem Placebo bezüglich Heilung der Epitheldefekte und Antazidaverbrauch signifikant überlegen, jedoch nicht bezüglich Refluxsymptomatik.

5.3.4 Verbesserung der Mukosaresistenz: Carbenoxolon-Alginsäure (Pyrogastrone)

Das Medikament ist in einer einzigen kontrollierten Studie geprüft worden und hat dort eine günstige Wirkung auf Beschwerden und Ösophagitis gezeigt [40]. Wegen aldosteronähnlicher Nebenwirkungen kommt auch Pyrogastrone nur beim Versagen anderer Medikamente in Frage.

5.4 Bougierungsbehandlung bei der peptischen Stenose

Peptische Stenosen können durch Bougierungsbehandlung in gewissen Fällen endgültig beseitigt, in den übrigen meist so über Jahre hin offen gehalten werden, daß zumindest eine kalorisch genügende, wenn auch dem Durchmesser der Stenose angemessene Ernährung möglich ist.

Nach den publizierten Berichten kann unter alleiniger Bougierungsbehandlung oder in Kombination mit medikamentöser Therapie in über 50% der Fälle ein gutes (keine Dysphagie bei normaler Kost) und in 10–15% ein völlig unbefriedigendes (dauernde Notwendigkeit zu Bougierung in kurzen Intervallen, Dysphagie auch für Flüssigkeiten) Resultat erwartet werden [3, 32, 37, 59]. Wie bereits erwähnt, hat eine zusätzliche Cimetidintherapie offenbar keinen signifikanten Effekt auf Stenose und Dysphagie, bessert jedoch die Ösophagitis [20].

An Komplikationen der Bougierung kommen Perforation, Blutung und Aspiration je etwa gleich häufig (3%) vor und führen in etwa 1% der Fälle zum Tod [25]. Im allgemeinen kann die Behandlung ambulant durchgeführt werden. Bei engen und/oder exzentrischen Stenosen empfiehlt sich eine Bougierung unter Sicht, wobei zuerst ein Führungsdraht durch den Instrumentierkanal des Endoskops unter endoskopischer oder bei nicht passierbarer Stenose unter radiologischer Kontrolle in den Magen eingelegt wird und nach Entfernung des Endoskops Kunststofflochbougies oder das olivenförmige Bougiergerät nach Eder-Puestow eingeführt werden. Bei konzentrischen, v.a. auch geringgradigen Stenosen kann meist mittels Gummi- oder Quecksilberbougies „blind" bougiert werden. Geschickte Patienten, bei denen eine häufige Bougierung notwendig ist, können sich nach einer eingehenden Instruktion auch zu Hause selbst bougieren.

Die Erfahrung mit endoskopisch eingelegten *Prothesen* bei peptischen Stenosen sind für eine breitere Anwendung noch zu beschränkt und die Resultate nicht überzeugend [12].

5.5 Rezidivprophylaxe

Es ist bisher noch keine konservative Maßnahme bekannt, mit welcher Rezidive der Refluxkrankheit verhindert werden können. In einer vorläufigen Mitteilung berichteten Bright-Asare et al. [10] über eine doppelblinde Studie, bei der die Wirkung von 2 mal 300 mg Cimetidin mit 400 mg Cimetidin abends und Placebo auf das Wiederauftreten von Refluxbeschwerden geprüft wurde. Ohne signifikanten Unterschied zwischen den Behandlungsgruppen kam es innerhalb von 6 Monaten bei 27% (Cimetidin 2 mal 300 mg), 43% (Cimetidin 400 mg) und 40% (Placebo) der Patienten zu Rezidiven; auch nach 12 Monaten waren die Unterschiede nicht signifikant. In einer eigenen Doppelblindstudie prüften wir die prophylaktische Wirkung von 150 mg Ranitidin abends gegenüber Placebo bei Patienten mit geheilter erosiv-ulzeröser Refluxösophagitis [31]. Innerhalb von 6 Monaten wurde endoskopisch bei 36% der Patienten unter Ranitidin und bei 42% derjenigen unter Placebo ein Rezidiv nachgewiesen. In einer kleinen offenen Studie rezidivierten 6 von 7 Patienten mit ulzeröser Ösophagitis innerhalb eines Jahres unter einer Erhaltungstherapie mit 2 mal 400 mg Cimetidin täglich [21].

5.6 Praktische Durchführung der Behandlung

Siehe auch Kap. 16, Abb. 1.
Bei klinischem Verdacht auf Refluxkrankheit, kurzer Anamnese und typischen Beschwerden (Tabelle 1) kann versuchsweise eine symptomati-

sche Behandlung mit Gaviscon oder einem einfachen Antazidum eingeleitet werden. Bei fehlendem Erfolg innerhalb von etwa 2 Wochen sollte eine obere Endoskopie durchgeführt werden. Bei normalem Befund kann die symptomatische Therapie evtl. durch Motilium (4 mal 10 mg/Tag) ergänzt werden. Weiteres Versagen der Behandlung muß zur Überprüfung der klinischen Verdachtsdiagnose führen mit Abklärung der Gallenwege, Pankreas etc. sowie wenn möglich mit Durchführung einer Langzeit-pH-Metrie.

Von wenigen Ausnahmen abgesehen (beispielsweise bei schwerer peptischer Stenose und guter Operabilität) erscheint bei allen Schweregraden der Ösophagitis ein konservativer Behandlungsversuch mit Cimetidin (Tagamet 4 mal 400 mg/Tag) oder Ranitidin (Zantic, Sostril, 2 mal 150 mg/Tag) gerechtfertigt. Zusätzlich kann ein Antazidum oder Gaviscon verschrieben werden. Empfehlungen zur Änderung der Lebensgewohnheiten (Tabelle 2) sollten den Bedürfnissen und Möglichkeiten des Patienten entsprechen. Bei peptischer Stenose richtet sich die Frequenz der Bougierungen nach den dysphagischen Beschwerden. Wenn die Kontrollendoskopie nach 6 Wochen eine vollständige Heilung zeigt und der Patient gleichzeitig beschwerdefrei ist, kann je nach bisherigem Verlauf der Krankheit eine Erhaltungstherapie mit Cimetidin (400 mg abends) oder Ranitidin (150 mg abends) zur Rezidivprophylaxe versucht werden, wobei jedoch eine günstige prophylaktische Wirkung nicht gesichert ist. Bei Fortbestehen der Beschwerden trotz Heilung der Ösophagitis könnte nach Ausschluß einer Zweitkrankheit eine rein symptomatische Therapie weitergeführt werden. Bei fehlender Heilung der Ösophagitis wäre unter konsequenter Therapie eine Kontrollendoskopie nach weiteren 6, nötigenfalls nach insgesamt 24 Wochen vorzunehmen. Ist zu diesem Zeitpunkt die Ösophagitis noch immer nicht geheilt und handelt es sich um einen Schweregrad III oder IV, so ist eine operative Therapie zu diskutieren. Bei Stadium I oder II entscheiden der bisherige Verlauf, die Beschwerdeintensität und das Operationsrisiko über die Indikation zur chirurgischen Therapie.

6 Schlußfolgerungen

Beide Formen der Refluxkrankheit, d. h. mit und ohne makroskopisch sichtbare Defekte der Ösophagusmukosa, neigen zu einem chronisch-rezidivierenden Verlauf. Die bisher verfügbaren konservativen Behandlungsmöglichkeiten sind v. a. bei schweren Fällen von Refluxösophagitis ungenügend. Eine wirksame medikamentöse Langzeittherapie oder Rezidivprophylaxe ist noch unbekannt.

Literatur

1. Beeley M, Warner JO (1972) Medical treatment of symptomatic hiatus hernia with low-density compounds. Curr Med Res Opin 1:63–69
2. Behar J, Sheahan DG, Biancani P, Spiro HM, Storer EH (1975) Medical and surgical management of reflux esophagitis. A 38-months report on a prospective clinical trial. N Engl J Med 293:263–268
3. Benedict EB (1966) Peptic stenosis of the esophagus. Am J Dig Dis 11:761–770
4. Berges W, Sonnenberg A, Wiebeck M (1981) Sucralfat bei Refluxoesophagitis. Dtsch Med Wochenschr 106:853–854
5. Bernardo DE, Lancaster-Smith M, Strickland ID, Wright JT (1975) A double-blind controlled trial of "Gaviscon" in patients with symptomatic gastro-esophageal reflux. Curr Med Res Opin 3:388–391
6. Bernstein A, Temple JG (1981) Gastro-oesophageal reflux and bronchial asthma – a relationship? In: Baron J (ed) Cimetidine in the 80's. Livingstone, Edinburgh London Melbourne New York, pp 167–171
7. Berstad A (1981) Overview of ranitidine in reflux oesophagitis: Its effect on symptoms, endoscopic appearance and histology. In: Misiewicz JJ, Wormsley KG (eds) The clinical use of ranitidine. Medicine Publishing, Oxford, pp 297–304
8. Bertaccini G, Coruzzi G (1982) Cholinergic-like effects of the new histamine H_2-receptor antagonist ranitidine. Agents Actions 12:168–171
9. Brand DL, Ylsaker IT, Gelfand M, Pope CE II (1980) Regression of columnar esophageal (Barrett's epithelium after anti-reflux surgery). N Engl J Med 302:844–847
10. Bright-Asare P, Behar J, Brand DL et al. (1981) Effects of long-term maintenance cimetidine therapy on gastroesophageal reflux disease. Gastroenterology 82:1025
11. Bucher P, Lepsien G, Sonnenberg A, Blum AL (1978) Verlauf und Prognose der Refluxkrankheit bei konservativer und chirurgischer Behandlung. Schweiz Med Wochenschr 108:2072–2078
12. Célestin LR, Etienne J, Raimbert P, Fallouh H, Sultan R (1980) Traitement endoscopic des sténoses oesophagiennes par prothèse de Célestin. Nouv Presse Med 9:2155–2157
13. Chernow B, Johnson LF, Janowitz WR, Castell DO (1979) Pulmonary aspirations as a consequence of gastro-esophageal reflux: A diagnostic approach. Dig Dis Sci 24:839–844
14. Denis P, Galmiche JP, Ducrotte P, Colin R, Pasquis P, Lefrançois R (1981) Effect of ranitidine on resting pressure and pentagastrin response of human lower esophageal sphincter. Dig Dis Sci 26:999–1002
15. Denis P, Galmiche JP, Gibon JP, Colin R, Pasquis P, Lefrançois R (1982) Effect du pirenzepine sur la motilité oesophagienne chez l'adulte sain. Gastroenterol Clin Biol 6:27
16. Dodds WJ, Dent J, Hogan WS, Helm HF, Hauser R, Patel GK, Egide MS (1982) Mechanisms of gastroesophageal reflux in patients with reflux esophagitis. N Engl J Med 307:1547–1552
17. Druguet M, Lambert R (1980) Oral cimetidine in reflux oesophagitis: A double-blind controlled trial. In: Dresse A, Barbier F, Harvengt C, Tytgat GN (eds) Cimetidine. Proceedings of the Second National Symposium. Excerpta Medica, Amsterdam Oxford Princeton, pp 30–38
18. Erckenbrecht E, Berges W, Sonnenberg A, Erckenbrecht J, Wienbeck M (1982) The effect of pirenzepine on esophageal motility. Scand J Gastroenterol [Suppl 72] 17:185–190
19. Farrell RL, Roling GT, Castell DO (1974) Cholinergic therapy of chronic heartburn: A controlled trial. Ann Intern Med 80:573–576

20. Ferguson R, Dronfield MW, Atkinson M (1979) Cimetidine in treatment of reflux oesophagitis with peptic stricture. Br Med J II:472–474

21. Festen HPM, Driessen WMM, Lamers CPH, Van Tongerén JHM (1980) Cimetidine in the treatment of severe ulcerative reflux oesophagitis: Results of an 8-week double-blind study and of subsequent long-term maintenance treatment. Neth J Med 23:237–240

22. Fiasse R, Hanin C, Lepot A, Deschamps C, Lamy F, Dive C (1980) Controlled trial of cimetidine in reflux esophagitis. Dig Dis Sci 25:750–755

23. Girardi MG, Blum AL (1981) Refluxkrankheit – ein akzeptiertes Krankheitsbild? Ergebnisse einer Umfrage bei praktizierenden Ärzten. In: Blum AL, Siewert HR (Hrsg) Refluxtherapie. Springer, Berlin Heidelberg New York, S 2–9

24. Graham DY, Lanza F, Dorsch ER (1977) Symptomatic reflux oesophagitis: A double-blind controlled comparison of antacids and alginate. Curr Ther Res 22:653–658

25. Heitmann P (1981) Endoskopische Therapiemöglichkeiten: Bougierung. In: Blum AL, Siewert JR (Hrsg) Refluxtherapie. Springer, Berlin Heidelberg New York, S 224–234

26. Holtermüller F (1981) Allgemeine Maßnahmen. In: Blum AL, Siewert JR (Hrsg) Refluxtherapie. Gastrooesophageale Refluxkrankheit: Konservative und operative Therapie. Springer, Berlin Heidelberg New York, S 143–153

27. Ismail-Beigi F, Pope CE II (1974) Distribution of physiological changes of gastroesophageal reflux in the distal esophagus in man. Gastroenterology 66:1109–1113

28. Johnson LF, DeMeester TR (1981) Evaluation of elevation of the head of the bed, bethanechol, and antacid foam tablets on gastroesophageal reflux. Dig Dis Sci 26:673–680

29. Koelz HR (1981) Pathogenese von Hiatushernie und Kardiainsuffizienz. In: Blum AL, Siewert JR (Hrsg) Refluxtherapie. Springer, Berlin Heidelberg New York, S 44–65

30. Koelz HR, Birchler R, Bron B et al. (1982) Behandlung der Refluxoesophagitis mit Ranitidin: Eine multizentrische Studie. Schweiz Med Wochenschr 112:1901–1904

31. Koelz HR, Birchler R, Capitaine Y et al. (1983) Rezidive der Refluxoesophagitis unter Langzeitbehandlung mit Ranitidin. Gut 24:A 1007

32. Lanza FL, Graham DY (1978) Bouginage is effective therapy for most benign esophageal strictures. JAMA 240:844–847

33. Lepsien G, Sonnenberg A, Berges W, Weber KB, Wienbeck M, Siewert JR, Blum AL (1979) Die Behandlung der Refluxoesophagitis mit Cimetidin. Dtsch Med Wochenschr 104:901–906

34. Malhotra A, Patel GK, Texter EC Jr, Morrison E, Baskin B, Williams AD Jr (1983) Pirenzepine, a muscarinic antagonist, increases lower esophageal sphincter pressure 2–3 fold for a prolonged period. Gastroenterology 84:1238

35. McHardy G (1978) A multicentric, randomized clinical trial of Gaviscon in reflux esophagitis. S Afr Med J [Suppl 1]71:16–21

36. Meyer GW, Castell DO (1981) In support of the clinical usefulness of lower esophageal sphincter pressure determination. Dig Dis Sci 26:1028–1031

37. Ogilvie AL, Ferguson R, Atkinson M (1980) Outlock with conservative treatment of peptic oesophageal stricture. Gut 21:23–25

38. Petrokubi RJ, Jeffries GH (1979) Cimetidine versus antacid in scleroderma with reflux esophagitis. A randomized double-blind controlled study. Gastroenterology 77:691–695

39. Pope CE II (1981) Is determination of LES pressure clinically useful? Dig Dis Sci 26:1025–1027

40. Reed PI, Davies WA (1978) Controlled trial of a new dosage form of carbenoxolone (Pyrogastrone) in the treatment of reflux esophagitis. Dig Dis Sci 23:161–165

41. Rex JC, Andersen HA, Batholomew LG, Cain JC (1961) Esophageal hiatal hernia – a 10-year study of medically treated cases. JAMA 178:271–274

42. Saco LS, Orlando RC, Levinson SI, Bozymski EM, Jones JD, Frakes JT (1982) Double blind controlled trial of bethanechol and antacid versus placebo and antacid in the treatment of erosive esophagitis. Gastroenterology 82:1369–1373

43. Savary M, Miller G (1977) Der Oesophagus. Gassmann, Solothurn

44. Schüle A, Brändli HH, Pelloni S, Koelz HR, Pirozynski WJ, Blum AL (1977) Endoskopische Diagnose der Oesophagitis: Wo liegt die Grenze zum Normalen? Dtsch Med Wochenschr 102:606–609

45. Scobie BA (1976) Endoscopically controlled trial of alginate and antacid in reflux oesophagitis. Med J Aust 1:627–628

46. Seefeld U, Krejs GJ, Siebenmann RE, Blum AL (1977) Esophageal histology in gastroesophageal reflux: Morphometric findings in suction biopsies. Am J Dig Dis 22:956–964

47. Sherbaniuk R, Wensel R, Trautman A et al. (1982) Ranitidine in short-term management of symptomatic gastro-oesophageal reflux. In: Misiewicz JJ, Wormsley KG (eds) The clinical use of ranitidine. Medicine Publishing, Oxford, pp 283–292

48. Sonnenberg A (1981) Epidemiologie und Spontanverlauf der Refluxkrankheit. In: Blum AL, Siewert JR (Hrsg) Refluxtherapie. Springer, Berlin Heidelberg New York, S 85–106

49. Sonnenberg A, Lepsien G, Müller-Lissner SA, Koelz HR, Siewert JR, Blum AL (1982) When is esophagitis healed? Esophageal endoscopy, histology and function before and after cimetidine treatment. Dig Dis Sci 27:297–302

50. Stanciu C, Bennett JR (1974) Alginate antacid in the reduction of gastro-esophageal reflux. Lancet I:109–111

51. Thanik KD, Chey WY, Shah AN, Gutierrez JG (1980) Reflux esophagitis: Effect of oral bethanechol on symptoms and endoscopic findings. Ann Intern Med 93:805–808

52. Tytgat GN (1981) Cimetidin. In: Blum AL, Siewert JR (Hrsg) Refluxtherapie. Springer, Berlin Heidelberg New York, S 170–192

53. Weihrauch TR (1982) Motilitätswirksame Medikamente. In: Blum AL, Siewert JR (Hrsg) Refluxtherapie. Springer, Berlin Heidelberg New York, S 193–210

54. Weiser HF, Pace F, Lepsien G, Müller-Lissner SA, Blum AL, Siewert JR (1982) Gastrooesophagealer Reflux – was ist physiologisch? Dtsch Med Wochenschr 107:366–370

55. Weiss W, Brunner H, Büttner GR, et al. (1983) Therapie der Refluxösophagitis mit Sucralfat. Dtsch Med Wochenschr 108:1706–1711

56. Wesdorp ICE (1982) Review of the use of ranitidine in reflux oesophagitis. In: Riley AJ, Sàlmon PR (eds) Proceedings of an International Symposium. Excerpta Medica, Amsterdam Oxford Princeton, pp 95–101

57. Wesdorp ICE, Bartelsman J, Pape K, Dekker W, Tytgat GN (1978) Oral cimetidine in reflux esophagitis: A double blind controlled trial. Gastroenterology 74:821–824

58. Wesdorp ICE, Bartelsman J, Schipper MEI, Tytgat GN (1981) Effect of long-term treatment with cimetidine and antacids in Barrett's oesophagus. Gut 22:724–727

59. Wesdorp ICE, Bartelsmann JFWM, DenHartog Jager FCA, Huiregtse K, Tytgat GN (1982) Results of conservative treatment of benign esophageal strictures: A follow-up study in 100 patients. Gastroenterology 82:487–493

Kapitel 15

Refluxkrankheit der Speiseröhre – chirurgische Therapie

J. R. SIEWERT

1 Problemstellung

Unter chronischer Refluxkrankheit sollte man aus chirurgischer Sicht eine trotz adäquater konservativer Therapie über mindestens 3 Monate nicht abheilende oder eine nach Absetzen der Medikation erneut rezidivierende Refluxkrankheit verstehen.

Voraussetzung für jede chirurgische Intervention ist, daß der ursächliche Zusammenhang zwischen den vom Patienten geklagten Beschwerden und der Refluxkrankheit wahrscheinlich und die Refluxkrankheit selbst entweder makroskopisch-endoskopisch durch eine Refluxösophagitis oder in der Langzeit-pH-Metrie durch einen pathologischen Reflux nachgewiesen ist.

Mehr noch als bei der Indikationsstellung im Rahmen der üblichen Refluxkrankheit – hier überwiegen die objektiven Fakten – tritt bei der chronischen Refluxkrankheit der Leidensdruck des Patienten in den Vordergrund. Die Chronizität des Leidens – entweder in Form immer wieder neu auftretender oder persistierender, konservativ unbefriedigend beeinflußbarer Beschwerden – bewegt Arzt und Patienten, eine Lösung in der chirurgischen Therapie zu suchen.

Wenn schon die Indikationsstellung zur chirurgischen Therapie bei der chronischen Verlaufsform der Refluxkrankheit subjektiver als sonst üblich sein kann, so muß wenigstens die Verfahrensfrage unter möglichst objektiven Gesichtspunkten geklärt werden. Beeinflußbar durch chirurgische Maßnahmen sind von allen derzeit diskutierten pathogenetischen Prinzipien am ehesten die Zusammensetzung des Regurgitats (Qualität) und das Ausmaß des gastroösophagealen Refluxes (Quantität).

2 Chirurgische Möglichkeiten zur Beeinflussung der Qualität des Refluxes

Zwei Bestandteile des Regurgitats sind für die Entwicklung von Refluxfolgen von Bedeutung: Magensäure und Duodenalinhalt.

Obwohl die Säure nicht unabdingbare Voraussetzung für die Entwicklung einer Ösophagitis ist (z. B. alkalische Refluxösophagitis nach totaler Gastrektomie), spielt sie im Rahmen der primären Refluxkrankheit dennoch eine entscheidende Rolle. Dabei besteht zwar keine Korrelation zwischen Ausmaß der Säureproduktion im Bereich des Magens und Schweregrad der Refluxfolgen [2, 12], eine nähere Analyse der pH-Werte in der Speiseröhre von Refluxkranken und von gesunden Probanden über 24 Std zeigt aber, daß der Grad des Säurekontakts von entscheidender Bedeutung für die Entwicklung der Refluxösophagitis ist. Patienten mit einer dekompensierten Kardiainsuffizienz, d. h. einem pharmakologisch nicht mehr stimulierbaren unteren Ösophagussphinkter, und mit einer makroskopisch erkennbaren Ösophagitis vom Schweregrad III und IV haben tags, vor allem aber nachts signifikant längere Refluxepisoden mit pH-Werten unter 4, aber auch unter 2 als Patienten mit einer noch kompensierten Kardiainsuffizienz und einer Refluxösophagitis vom Schweregrad I und II, die v. a. nachts regurgitieren [13, 14].

Säure im Ösophagus während des Tages ist dagegen nicht pathologisch. Dieser Befund läßt sich bei Gesunden und Refluxkranken mit geringen quantitativen Unterschieden erheben. Unter diesen Gesichtspunkten wäre eine Säurereduktion oder gar Elimination v. a. nachts eine pathogenetisch sinnvolle Therapie. Diese Aussage gilt in allererster Linie für Patienten mit einer Refluxösophagitis Grad I und II. Bei Patienten mit schwerer Refluxösophagitis (Grad III und IV) besteht nachts wie tags ein praktisch ungehemmter Reflux, so daß hier eine komplette Antirefluxbarriere eine sinnvolle Therapie zu sein scheint.

Eine Säurereduktion ist nicht nur durch H_2-Rezeptorblocker (s. Kap. 14) sondern auch chirurgisch durch Vagotomie möglich. Vorteil der Vagotomie ist, daß sie keiner Patientencompliance unterliegt. In eigenen Untersuchungen konnten wir zeigen, daß durch proximale gastrische Vagotomie (PGV) v. a. die Qualität des Regurgitats, nicht jedoch seine Quantität beeinflußt wird [7]. Nach PGV wurden weder tags noch nachts Refluxphasen mit pH-Werten < 2 beobachtet. Diese günstige Beeinflussung des Regurgitats durch die PGV kann zu einer Ausheilung ösophagitischer Veränderungen führen. In einer prospektiven Studie an Patienten mit einer Ulcus-duodeni-Krankheit konnten wir zeigen, daß eine Ösophagitis (mikroskopischer Nachweis bzw. Ösopahgitis Grad I), die bei 38,9% der Patienten als Folge eines sekundären Refluxes präoperativ nachweisbar war, ein Jahr nach PGV ausgeheilt war [7]. Damit ist die Vagotomie als pathogenetisch sinnvolles therapeutisches Prinzip zumindest bei den leichteren Formen der Refluxkrankheit zu diskutieren.

Noch ein weiterer Gesichtspunkt kann für die Anwendung der Vagotomie in der Therapie der Refluxkrankheit angeführt werden: Bei der proximalen gastrischen Vagotomie ergibt sich eine „anatomische Rekonstruktion der Kardiaregion inklusive einer Klappenbildung" fast von selbst, wenn man die Reserosierung der kleinen Kurvatur ausführt.

Aufgrund ihres Wirkprinzips scheint die PGV als Verfahren v. a. in solchen Fällen chronischer Refluxkrankheit diskutabel, in denen eine Beeinflussung der Symptome z. B. durch H_2-Blocker gut gelingt, nach Absetzen der Medikamente aber rasch Rezidive auftreten, oder aber für solche Patienten, die eine schlechte Compliance haben und aus diesem Grunde zu Rezidiven ihrer Refluxkrankheit neigen. Inwieweit eine Langzeittherapie z. B. mit H_2-Blockern bei bestimmten Patienten sinnvoll sein könnte (z. B. persistierende mikroskopische Entzündungszeichen nach Beendigung der Schubtherapie) ist derzeit noch nicht entschieden. In all den Fällen, in denen eine Langzeittherapie künftig einmal angezeigt erscheinen könnte, ist, wie bei der Ulkuskrankheit, als Alternative die proximale gastrische Vagotomie zu diskutieren.

Eine andere Möglichkeit, die Qualität des Refluxes zu beeinflussen, besteht in der Elimination von duodenalem Reflux in Kombinaton mit einer Säurereduktion. Über die Bedeutung des duodenalen Refluxes in der Pathogenese der ösophagealen Refluxkrankheit liegen bisher mehr Spekulationen als Fakten vor. In einer experimentellen Studie konnte unlängst wahrscheinlich gemacht werden, daß in Anwesenheit von Säure und Pepsin besonders die Regurgitation von konjugierten Gallensalzen eine wichtige Rolle in der Pathogenese der Refluxösophagitis spielt [3]. Im Gegensatz dazu spielt beim Fehlen von Salzsäure und Pepsin die Regurgitation von unkonjugierten Gallensäuren möglicherweise in Kombination mit Trypsin eine Rolle in der Entwicklung der alkalischen Refluxösophagitis. Dennoch ist der Stellenwert des galligen Refluxes im Rahmen der Pathogenese der primären ösophagealen Refluxkrankheit beim Menschen noch nicht festzulegen.

Untersuchungen, die das Ausmaß des Gallerefluxes in die Speiseröhre bei ösophagealer Refluxkrankheit am Patienten abschätzen lassen, liegen bislang nur vereinzelt vor. In eigenen ersten orientierenden Untersuchungen zeigte sich, daß bei Patienten mit makroskopisch nachweisbarer Ösophagitis vom Grad I und II nicht mehr Gallensäure im Regurgitat nachweisbar waren als bei gesunden Probanden und daß bei Patienten mit schwerer Refluxösophagitis (Grad III und IV) keine weitere Zunahme dieses galligen Refluxes vorlag [14].

In einer älteren Studie ist die Häufigkeit des duodenalen Gallerefluxes in den Magen bei Patienten mit leichter und schwerer ösophagealer Refluxkrankheit untersucht worden [2]. Dabei konnte gezeigt werden, daß der duodenale Reflux im Mittel bei Patienten mit Ösophagitis im Vergleich zu gesunden Probanden erhöht ist. Eine Korrelation von Ausmaß des Gallerefluxes und Schweregrad der Ösophagitis fand sich in dieser Untersuchung ebenfalls nicht. All diese Aussagen gelten nur für Kollektive von Refluxpatienten, nicht für den einzelnen Patienten, da weite Überlappungen zwischen allen Gruppen bestehen. Aus diesem Grund sind chirurgische Konsequenzen für die Standardtherapie der primären Refluxkrankheit derzeit noch nicht vertretbar.

Dies um so mehr als das effektivste chirurgische Verfahren der duodenalen Galleableitung, die Roux-Y-Ableitung, relativ aufwendig und nicht ohne Risiko ist.

Derzeit bleibt dieses Verfahren noch der Behandlung von Therapieversagern nach konventioneller Antirefluxchirurgie vorbehalten.

3 Chirurgische Möglichkeiten zur Beeinflussung der Quantität des Refluxes

Die Beeinflussung der Quantität eines gastroösophagealen Refluxes war schon immer das entscheidende therapeutische Prinzip aller chirurgischen Maßnahmen, die bei der Behandlung der Refluxkrankheit zur Anwendung kamen.

3 Typen von Operationsmethoden lassen sich unterscheiden:

1) Verfahren, die durch Beseitigung der Hiatushernie bzw. durch den Verschluß einer Bruchlücke eine Refluxbeeinflussung anstreben;
2) Verfahren, die durch anatomische Rekonstruktion der Kardiaregion eine günstige Beeinflussung des Refluxes anstreben;
3) Verfahren, die durch Schaffung eines Ventils im Bereich des gastroösophagealen Übergangs – in erster Linie sind hier die Valvuloplastiken zu nennen – dieses Ziel anstreben.

Am besten untersucht und in ihrer Effektivität belegt sind die sog. Valvuloplastiken (Operation nach Hill, nach Belsey oder nach Nissen). All diesen Verfahren gemeinsam – mit geringen quantitativen Unterschieden – ist die annähernd komplette Refluxausschaltung. Diese wäre eigentlich für die leichteren Formen der Refluxkrankheit nicht notwendig, denn die langzeitig-pH-metrischen Untersuchungen zeigen, daß v. a. der nächtliche Reflux von pathogenetischer Bedeutung ist.

Eine nächtliche Antirefluxbarriere wäre theoretisch ausreichend und im Hinblick auf Nebenwirkungen wahrscheinlich von Vorteil. Die komplette Refluxverhütung, die z. B. durch Fundoplikatio erreicht wird, ist zugleich auch Anlaß der gelegentlich auftretenden Folgekrankheiten. Dennoch zeigen praktisch alle bisher vorliegenden klinischen Nachuntersuchungen, daß die Heilung der Refluxkrankheit in ca. 80–85% der Fälle durch diese Valvuloplastiken gelingt. Allerdings muß bei derartigen Sammelstatistiken berücksichtigt werden, daß die Eingangskriterien und damit die Indikation zur Operation ganz unterschiedlich gehandhabt werden. Deswegen ist vielleicht die Analyse unserer eigenen Ergebnisse, bei der nur verifizierte Refluxösophagitiden überwiegend der Grade III und IV operiert wurden, aufschlußreicher. Die klinischen Ergebnisse in einer Visick analogen Klassifikation zeigen, daß 59,2% unserer Patienten gute bis sehr gute Ergebnisse aufwiesen, 26,2% befriedigende und 14,6% der Patienten klinisch schlechte Ergebnisse zeigten. Diese Zahlen decken sich gut mit den Ergebnissen der von den Patienten durchgeführten Selbstbeurteilung ihres Operationsergebnisses [9].

Legt man objektive Untersuchungsergebnisse zur Effektivität der Operation zugrunde, so ist in 81,9% unserer Fälle das Therapieziel, eine ausreichende Antirefluxbarriere aufzubauen, erreicht worden. Besondere Relevanz bekommt dieses Ergebnis dadurch, daß alle Patienten lückenlos kontrolliert worden sind und Ausfälle bei den Kontrolluntersuchungen nicht zu verzeichnen waren. Interessant ist, daß bei der von uns durchgeführten Fundoplikatiotechnik, d. h. bei betont lockerer Anlage der Manschette unter peinlicher Beachtung der Mageninnervation – was in der Regel nur gelingt, wenn der Fundus entlang der großen Kurvatur gut mobilisiert wird – das oftmals als operationsspezifische Komplikation angesehene „Nicht-aufstoßen-Können" nur 12,6% der Patienten beobachteten. Eine Kombination der proximalen gastrischen Vagotomie mit der Fundoplikatio in Vorderwandtechnik erscheint nicht empfehlenswert. In der Literatur liegen ausreichend Ergebnisse dafür vor, daß die Kombination dieser beiden Verfahren zu schlechteren klinischen Ergebnissen führt als die Fundoplikatio allein [9].

Es liegen Befunde vor, die den Wirkungsmechanismus der Fundoplikatio verstehen lassen. Die Fundoplikatio scheint nach diesen Ergebnissen auch ein pathophysiologisch sinnvolles Verfahren zu sein. Die zur Rekonstruktion des insuffizienten unteren Ösophagussphinkters benutzte Fundusmuskulatur hat ganz ähnliche myogene Eigenschaften wie die terminale Ösophagusmuskulatur. Die Untersuchungen von Liebermann-Meffert [4] haben in Ergänzung dazu gezeigt, daß die ösophagealen Muskelfasern unmittelbar in den Fundus übergehen, daß also der Magenfundus als ein funktionell dem distalen Ösophagus ähnlicher Magenanteil angesehen werden kann. Durch die Bildung der Fundusmanschette werden die Muskelfasern zu einer Schlinge geformt, die einen aktiv tätigen Ventilmechanismus aufbaut.

In letzter Zeit sind wieder vorwiegend mechanische Erklärungsversuche, die sich in erster Linie am La-Place-Gesetz orientieren, in den Vordergrund getreten.

Entscheidend für die Refluxentstehung ist in dieser Theorie der sog. Öffnungsdruck vom Magenfundus her [5]. Dieser Öffnungsdruck kann mechanisch, z. B. durch einen um die Kardia gelegten Ring, weitgehend neutralisiert werden. Experimentelle Untersuchungen mit Silikonmanschetten belegen dies. Die inzwischen vorliegenden klinischen Erfahrungen mit einer Silikonmanschette – der sog. Angelchikprothese – sprechen ebenfalls in diesem Sinne. Tatsächlich gelingt es, durch diese Prothese eine zuverlässige Antirefluxbarriere aufzubauen. Die Prothese scheint in gleicher Weise in vivo zu wirken wie der um die terminale Ösophagusmuskulatur geschlungene Ring in vitro [6]. Da die Einlage einer Antirefluxprothese wesentlich einfacher ist als die Fundoplikatio, erfreut sich diese Operation v. a. in den USA steigender Beliebtheit [10].

Die Hoffnung, daß die Silikonprothese in der Lage ist, die typischen Postfundoplikatiosyndrome zu verhindern, hat sich allerdings nur zum Teil erfüllt. Zwar sind Gas-bloat-Syndrom und Dysphagie seltener, dafür kann es aber zur Prothesendislokationen und Perforationen in den Gastrointestinaltrakt kommen.

Zudem ist der Preis derartiger Prothesen derzeit noch ungerechtfertigt hoch. Aus diesen Gründen kann die Silikonprothese zunächst noch nicht als Alternative zur Fundoplikatio angesehen werden. Wir setzen sie aber immer dann ein, wenn bei Rezidivoperationen die Funduswand durch Voroperationen aufgebraucht ist (z. B. Fundoplikatio bei der Erstoperation) und eine neue Fundusmanschette nur noch unter Schwierigkeiten anzulegen wäre. Ein möglicher weiterer Vorteil der Silikonprothese könnte es sein, daß sie bei Therapieversagern relativ leicht wieder entfernt werden kann.

Die Fundoplikatio als effektivste Antirefluxoperation hat ihre Indikation bei den schweren Formen der chronischen Refluxkrankheit (Ösophagitis Grad III bzw. Komplikationen der Refluxkrankheit) und den Formen der Refluxkrankheit, die unter adäquater konservativer Therapie auch makroskopisch nicht abheilen.

4 Schlußfolgerungen

Entsprechend der eingangs gegebenen Definition erscheint eine Indikation zur chirurgischen Therapie im Verlauf der chronischen Refluxkrankheit in folgenden Situationen gegeben:

- Refluxkrankheit leichteren Ausmaßes (Ösophagitis Grad I und II), die jeweils nach Beendigung einer adäquaten medikamentösen Schubtherapie erneut entflammt und einer medikamentösen Langzeittherapie bedarf.
  Hier erscheint die proximal gastrische Vagotomie mit Ventilbildung im oben beschriebenen Sinne eine geeignete Alternative zur konservativen Langzeittherapie.
- Die gleichen therapeutischen Überlegungen gelten, wenn aufgrund der schlechten Compliance eines Patienten Refluxrezidive auftreten.
- Heilt eine Ösophagitis trotz adäquater und langzeitig durchgeführter konservativer Therapie nicht ab, ist eine Fundoplikatio indiziert (Vorderwandtechnik nach Rossetti).
- Besteht eine chronische Refluxkrankheit als Folge oder trotz einer ineffektiven Antirefluxoperation weiter, so sind die therapeutischen Überlegungen schwieriger. Nur unter der Voraussetzung, daß alle konservativen Therapiemöglichkeiten ausgeschöpft sind, ist eine Reoperation indiziert. Anzustreben ist die Bildung einer Fundoplikatio bzw. die Neubildung einer Fundoplikatio. Steht als Folge der Voroperation Magenfunduswand nicht mehr in wünschenswertem Umfang zur Bildung einer spannungslosen neuen Fundusmanschette zur Verfügung, kann eine Silikonprothese eingelegt werden. Bei komplizierten Formen der chronischen Refluxkrankheit nach Antirefluxchirurgie (peptische Stenose, rezidivierende Ulzera im Ösophagus) ist eine distale Magenresektion mit Roux-Y-Anastomose als Ultima ratio zu diskutieren.

Literatur

1. Blum AL, Siewert JR (1981) Refluxtherapie. Springer, Berlin Heidelberg New York
2. Crumplin MKH, Stoll DW, Murphy M, Collins JL (1974) The pattern of bile salt reflux and acid secretion in sliding hiatal hernia. Br J Surg 61:611
3. Kivilaasko E, Fromm D, Silen W (1980) Effect of bile salts and related compounds on isolated esophageal mucosa. Surgery 87:280
4. Liebermann-Meffert D (1981) Funktionelle Anatomie von Kardia und Magenfundus. In: Blum AL, Siewert JR (Hrsg) Refluxtherapie. Springer, Berlin Heidelberg New York
5. Petterson GB, Bombeck CT, Nyhus LM (1980) The lower esophageal sphincter: mechanisms of opening and closure. Surgery 88:307–314
6. Samelson SL et al. (1983) A new concept in the surgical treatment of gastroesophageal reflux. Ann Surg 197/3:254–259
7. Schattenmann G, Lepsien G, Siewert JR (1979) Kardiafunktion nach proximal-gastrischer Vagotomie. Langenbecks Arch Chir 348:231
8. Siewert JR (1978) Operative Behandlung der Refluxkrankheit. Chirurg 49:137–145
9. Siewert JR, Lepsien G (1980) Chirurgische Behandlung der Refluxkrankheit. Helv Chir Acta 47:707–724

10. Siewert JR, Weiser HF (1983) Silikon-Prothese als Antirefluxoperation. Dtsch med Wochenschr 108:1601
11. Siewert JR et al. (1975) Experimentelle und klinische Ergebnisse der Fundoplicatio. Langenbecks Arch Chir 333:5–21
12. Stanciu L (1975) Gastric secretion, gastroesophageal reflux and esophagitis. Am J Gastroenterol 67:104
13. Weiser HF (1982) Gastro-oesophagealer Reflux – was ist physiologisch? Dtsch Med Wochenschr 107/10:366–370
14. Weiser HF, Siewert JR (1982) Investigations with the 24-hour solid-state-pH-Metry: Correlation between Gastroesophageal Reflux Extent and Reflux Sequelae. Surg Gastroenterol 1:327

Kapitel 16

Refluxkrankheit der Speiseröhre – Konsequenzen und praktisches Vorgehen

F. HALTER und J. R. SIEWERT

Ein gelegentlicher Reflux von Säure in den Ösophagus ist ein durchaus normales, physiologisches Geschehen. Bei der ausgeprägten Clearancefunktion des Ösophagus wird das Refluat rasch wieder in den Magen zurückbefördert. Besteht jedoch eine chronische Insuffizienz des unteren Ösophagussphinkters bzw. eine Diskoordination zwischen Sphinkterdruck und Clearancefunktion des Ösophagus, so entsteht die eigentliche Refluxkrankheit. Besonders ungünstig ist in diesem Zusammenhang der nächtliche Reflux [4–7].

1 Gesicherte Erkenntnisse

In den letzten Jahren wurden in der Behandlung der Refluxösophagitis wesentliche Fortschritte erzielt, die zunächst von den Chirurgen ausgingen. Andererseits wurde auch durch die Entwicklung mehrerer Medikamente, die aktiv in das pathophysiologische Geschehen der Refluxösophagitis eingreifen, das Spektrum der konservativen Therapie stark erweitert [5–7].

Die *Chirurgen* haben durch Entwicklung von sog. Valvuloplastiken (Operation nach Hill, nach Belsey und nach Nissen; s. Kap. 15) Methoden geschaffen, welche geeignet sind, den gastroösophagealen Reflux weitgehend auszuschalten, dies bei geringer operativer Morbidität und sehr niedriger Mortalität. Mit Erfolgsquoten von um 80% sind die Resultate gut [1, 11]. Gelegentlich fällt die Refluxverhinderung zu komplett aus, was zu Schluckstörungen oder Unfähigkeit des Aufstoßens führen kann. Dieses Postfundoplikatiosyndrom und insbesondere ein Weiterbestehen der Refluxkrankheit trotz durchgeführter Operation sind sowohl konservativ als auch chirurgisch besonders schwer zu behandeln. Und es sind denn auch diese Versager und Fortschritte in der medikamentösen Therapie, welche in den letzten Jahren zu einer zunehmenden

Skepsis gegenüber der operativen Therapie der Refluxkrankheit geführt haben. Auch das Argument, daß eine frühzeitige Operation der Refluxösophagitis nötig sei, weil der Patient mit langdauerndem Refluxleiden besonders gefährdet sei, ein Ösophaguskarzinom zu entwickeln, ist etwas ins Wanken geraten. Zwar gibt es aus retrospektiven Studien Anhaltspunkte dafür, daß das Ösophaguskarzinomrisiko um ein mehrfaches höher ist als beim Patienten ohne Refluxkrankheit [10]. Dies ist indessen nicht aus prospektiven Studien belegt, insbesondere haben wir keine Studien, die beweisen, daß eine durchgeführte Refluxoperation das Karzinomrisiko wirklich verkleinert. Zudem bietet die regelmäßige endoskopische Überwachung solcher Patienten eine viel bessere Kontrollmöglichkeit, als dies früher mit der Radiologie möglich war. Es ist deshalb beim etablierten Endobrachyösophagus ähnlich wie bei der Colitis ulcerosa kaum indiziert, einem sonst weitgehend beschwerdefreien Patienten allein wegen des Karzinomrisikos die Operation zu empfehlen. Trotz diesen kritischen Äußerungen darf nicht verkannt werden, daß bei wirklich schwerer und auf medikamentöse Therapie refraktärer Refluxösophagitis die chirurgische Behandlung, von einem erfahrenen Chirurgen ausgeführt, nach wie vor ein wertvolles therapeutisches Verfahren darstellt.

Auch was die *medikamentöse Therapie* betrifft, sind wir trotz der auch hier erzielten großen Fortschritte weit von einer optimalen Behandlung der Refluxösophagitis entfernt. Die Wirksamkeit vieler Medikamente, die bei diesem Leiden eingesetzt werden, ist ungenügend dokumentiert. Bei den Histamin-H_2-Antagonisten, deren Wirkung v. a. in Akutstudien eindeutig erwiesen ist [2, 3, 9, 13, 14], wissen wir, daß mit einer Versagerquote von mindestens 30% zu rechnen ist. Auch fehlt bis heute, im Gegensatz zur Ulkuskrankheit, der Beweis, daß durch eine Langzeitmedikation Rezidive verhindert werden können.

Bei der Festlegung vernünftiger therapeutischer Maßnahmen gilt es, das therapeutische Potential der medikamentösen und chirurgischen Therapie voll auszuschöpfen, jedoch die Grenzen beider Verfahren bei der Betreuung des individuellen Patienten zu berücksichtigen.

2 Praktisches Vorgehen

2.1 Diagnostik zur Überwachung

Der Patient sucht uns wegen seiner Symptomatik auf, die oft uncharakteristisch ist und nicht leicht von der eines peptischen Ulkus abgegrenzt werden kann. Der objektive Gradmesser der Refluxösophagitis ist heute eindeutig der endoskopische Aspekt der Ösophagusmukosa. Die Zusatzinformation, welche aus dem mikroskopischen Aspekt von mit Fiberendoskopen entnommenen Biopsien gewonnen werden kann, ist gering. Zur Klassifizierung der Refluxösophagitis wird heute i. allg. die Einteilung von Savary und Miller (s. Kap. 14) verwendet. Gewarnt werden muß vor der Verwendung der Endoskopie zur Feststellung, ob beim Patienten ein gastroösophagealer Reflux vorliegt oder nicht. Dazu ist die Methode sicher zu unphysiologisch.

Die Endoskopie ist jedoch auch wichtig zur Objektivierung eines Therapieerfolges. Da die Heilungsgeschwindigkeit weniger rasch ist als beim Ulkus, sollte nach Beginn der Behandlung mindestens 6, höchstens jedoch 12 Wochen bis zur Kontrollendoskopie gewartet werden.

Im Remissionsstadium sind Kontrollendoskopien nur beim Endobrachyösophagus (Karzinomprophylaxe!) nötig. Intervalle von 1–2 Jahren genügen.

Der Ösophagusmanometrie und der Bestimmung der Säureclearance kommen bei der Refluxösophagitis kaum eine praktische Bedeutung zu. Die Langzeit-pH-Metrie wäre aussagekräftiger, ist aber zu aufwendig, um als Routineuntersuchung eingesetzt zu werden. Stark an Bedeutung eingebüßt hat auch die radiologische Untersuchung (Bariumpassage). Sie ist v. a. wertvoll zur Beurteilung von Strikturen bzw. zur Objektivierung der Herniengröße und -lage vor einer etwaigen Operation.

2.2 Therapiemöglichkeiten

2.2.1 Akuter Schub

Die allgemeinen Maßnahmen, die bei dieser Krankheit empfohlen werden, wie Gewichtsabnahme und Hochheben des Kopfendes beim Bett [8], sind vom pathophysiologischen Standpunkt aus gesehen logisch, ihre klinische Wirksamkeit ist jedoch nicht belegt. Sie zu befolgen, dürfte zur Motivation und Kooperation des Patienten, die bei dieser Erkrankung besonders wichtig ist, nützlich sein.

Was die medikamentöse Therapie betrifft (Abb. 1), so empfiehlt sich heute in erster Linie eine Behandlung mit Histamin-H_2-Antagonisten, wobei durchaus eine Kombination mit Antazida, Gaviscon und Metoclopramid bzw. Domperidon in Frage kommt. Neben dem Befolgen der erwähnten allgemeinen Maßnahmen ist bei peptischer Stenose eine regelmäßige Bougierungstherapie notwendig. Eine endoskopische Kontrolle empfiehlt sich frühestens nach 6 Wochen, wobei ein Nichtansprechen auf die Therapie nach dieser Zeit nicht dazu führen soll, bereits ein Versagen der konservativen Therapie festzustellen. Es dürfte sich bei der Refluxösophagitis aber lohnen, die Diagnose zu diesem Zeitpunkt zu überprüfen, da zwischen Symptomatik und objektivem Befund eine

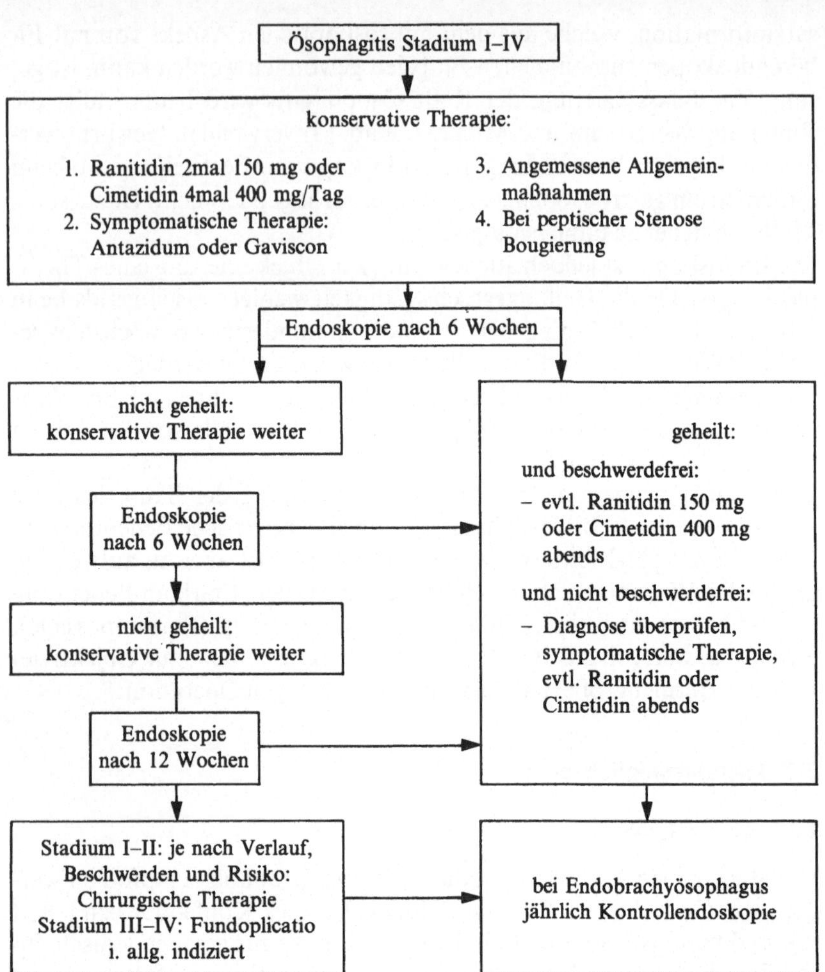

Abb. 1. Therapieschema zur Langzeitbetreuung des Patienten mit Refluxösophagitis

schlechte Korrelation besteht und da andere Krankheiten, v. a. Kardio-
pathien, ähnliche Symptome hervorrufen können wie die Refluxösophagitis. Dies gilt v. a. dann, wenn der Patient trotz objektiver Heilung nicht
beschwerdefrei ist. Ist die Refluxösophagitis nach 6 Wochen nicht geheilt, empfiehlt sich unter Beibehaltung der Therapie eine neue Kontrolle nach 12 Wochen. Spricht der Patient auch zu diesem Zeitpunkt nicht
auf die Therapie an, sollte in Zusammenarbeit mit einem erfahrenen
Chirurgen die Operation in Betracht gezogen werden. Größere Zurückhaltung drängt sich sicher auf, wenn eine Refluxösophagitis im Stadium
I–II vorliegt.

2.2.2 Intervalltherapie

Beim heutigen Stand des Wissens ist diese nur in Ausnahmefällen indiziert, da selbst für die Histamin-H_2-Antagonistentherapie die prophylaktische Wirkung bei der Refluxösophagitis nicht dokumentiert ist. Die prophylaktische Therapie sollte deshalb v. a. bei jenen Patienten Anwendung finden, bei denen frühere häufige Schübe die Schwere des Leidens dokumentiert haben und wenn ernsthafte Gegenindikationen gegen eine Operation bestehen wie v. a. bei fortgeschrittenem Alter. Die empfohlene Dosierung beträgt für Ranitidin 150 mg oder für Cimetidin 400 mg, abends. Bei einem neuen Schub empfiehlt es sich, sofort wieder auf die volle Therapiedosis überzugehen.

2.2.3 Erfolgskontrollen – Langzeitüberwachung

Beim symptomfreien Patienten ohne Endobrachyösophagus sind endoskopische Kontrollen im freien Intervall nicht nötig, drängen sich aber bei erneut auftretenden Beschwerden auf, v. a. zur Differentialdiagnose gegenüber dem Ösophaguskarzinom und dem peptischen Ulkus des Magens. Bei Patienten mit Endobrachyösophagus ist eine jährliche Kontrollendoskopie indiziert.

2.2.4 Sozialmedizinische Aspekte

Ähnlich wie bei der Ulkuskrankheit können heute während der Behandlung mit Histamin-H_2-Antagonisten die meisten Patienten mit Refluxösophagitis im Arbeitsprozeß belassen werden, außer wenn die Symptomatik des Patienten durch die Arbeit stark aggraviert wird bzw. sich als therapieresistent auf konservative und chirurgische Maßnahmen erweist. Bei Patienten, die starke Lasten heben oder häufig in gebückter Stellung arbeiten müssen (Gärtner), kann (selten) eine Berufsänderung erforderlich sein.

Eine eigentliche Kurbehandlung hat bei der Refluxkrankheit sicher keinen Zweck, es sei denn im Rahmen der Behandlung einer massiven Adipositas, welche als Risikofaktor dieser Erkrankung zu betrachten ist.

3 Offene Fragen

Es ist sowohl in der chirurgischen als auch in der konservativen Therapie bei dieser Krankheit in nächster Zeit mit weiteren Fortschritten zu rechnen. Bei der Chirurgie erscheint die weitere Evaluation der Angelchik-Prothese wichtig zu sein. Was die konservative Therapie betrifft, interessiert die Frage, ob erste erfolgreiche Ansätze mit zytoprotektiv wirkenden Medikamenten (z. B. Sucralfat, [12]) durch größere Studien weiter belegt werden. Interessant ist auch die Frage, ob durch besonders potente Säureinhibitoren, z. B. Omeprazol, die Refluxösophagitis noch besser beeinflußbar ist als durch die z. Z. im Handel befindlichen Histamin-H_2-Antagonisten.

Literatur

1. Brand DL, Eastwood IR, Martin D, Carter WB, Pope II CE (1979) Esophageal symptoms, manometry, and histology before and after antireflux surgery. Gastroenterology 76:1393–1401
2. Druguet M, Lambert R (1980) Oral cimetidine in reflux ösophagitis: A double-blind controlled trial. In: Dresse A, Barbier F, Harvengut C, Tytgat GN (eds) Cimetidine. Proceedings of the Second National Symposium. Excerpta Medica, Amsterdam Oxford Princetown, pp 30–38
3. Fiasse R, Hanin C, Lepot A, Deschamps C, Lamy F, Dive C (1980) Controlled trial of cimetidine in reflux esophagitis. Dig Dis Sci 25:750–755
4. Halter F (1979) Gastro-oesophagealer Reflux und Oesophagitis. In: Gastrointestinale Motilitätsstörungen – pathophysiologische und klinische Aspekte. Die gastroenterologische Reihe. Sonderband S 37–40
5. Halter F (1980) Refluxoesophagitis – konservative Therapie oder Operation? Z Allg Med 56:1933–1936
6. Halter F (1980) Wandel im pathophysiologischen Verständnis eines Organs. Z Allg Med 56:1898–1902
7. Halter F (1981) Therapieziele bei der Refluxkrankheit. In: Blum AL, Siewert JR (Hrsg) Springer, Berlin Heidelberg New York, S 314–325
8. Johnsons LF, DeMeester TR (1981) Evaluation of elevation of the head of the bed, bethanechol, and antacid foam tablets on gastroesophageal reflux. Dig Dis Sci 26:673–680
9. Lepsien G, Sonnenberg A, Berges W, Weber KB, Wienbeck M, Siewert JR, Blum AL (1979) Die Behandlung der Refluxoesophagitis mit Cimetidin. Dtsch Med Wochenschr 104:901–906
10. Savary M, Miller G, Röthlisberger G (1981) Spezielle Probleme des Endobrachyoesophagus. In: Blum AL, Siewert JR (Hrsg) Refluxtherapie. Springer, Berlin Heidelberg New York, S 437
11. Siewert JR, Lepsien G (1980) Chirurgische Behandlung der Refluxoesophagitis. Helv Chir Acta 47:707–724
12. Weiss W (1983) Klinische Erfahrung mit Ulcogant bei der Refluxoesophagitis. Swiss Med 5:56
13. Wesdorp ICE, Bartelsmann J, Pape K, Dekker W, Tytgat N (1978) Oral cimetidine in reflux esophagitis: A double blind controlled trial. Gastroenterology 74:821–824
14. Wesdorp ICE (1982) Review of the use of ranitidine in reflux esophagitis. In: Riley AJ, Salmon PR (eds) Proceedings of an international Symposium. Excerpta Medica, Amsterdam Oxford Princetown, pp 95–101

Chronische Pankreatitis

Epidemiologie, sozioökonomische Bedeutung und Spontanverlauf der chronischen Pankreatitis

P. Layer und M. V. Singer

1 Problemstellung

In der Literatur besteht Übereinstimmung darüber, daß übermäßiger Alkoholkonsum die wichtigste Ursache der chronischen Pankreatitis in der Bundesrepublik Deutschland darstellt. Allerdings liegen bei uns im Gegensatz zu anderen Ländern, etwa Frankreich oder der Schweiz, keine neueren systematischen epidemiologischen Erhebungen vor, welche die herausragende ätiologische Rolle des Alkohols statistisch exakt belegen könnten. Die wenigen vorliegenden Studien aus unserem Bereich sind älteren Datums, und der Anteil der alkoholinduzierten Pankreatitiden spielt in diesen Studien prozentual eine wesentlich geringere Rolle als heute angenommen wird.

Die Zunahme der alkoholinduzierten Form der chronischen Pankreatitis seit dem 2. Weltkrieg läßt sich einerseits auf den zunehmenden Alkoholkonsum der letzten Jahrzehnte zurückführen, andererseits ist es heute durchweg möglich, durch frühzeitigere Diagnostik und fortgeschrittenere Operationstechniken die Entwicklung vieler nichtalkoholischer Pankreatitiden (z. B. biliärer Genese oder als Folge eines primären Hyperparathyreoidismus) zu verhindern.

Da chronische Pankreatitiden aus nichtalkoholischer Genese heute Seltenheiten darstellen (Tabelle 1) und sie zudem für die Langzeitbetreuung

Tabelle 1. Ursachen der chronischen Pankreatitis

Alkohol (bis 90%)	Hereditär
Biliär	Mukoviszidose
Hyperkalzämie	Trauma
Hyperlipoproteinämie	Vaskulär (?)
Nierentransplantation	Idiopathisch

der Patienten meist keine schwerwiegenden Probleme aufwerfen, soll im folgenden bevorzugt die alkoholinduzierte Pankreatitis abgehandelt werden.

2 Epidemiologie

Die verfügbaren Daten zur Häufigkeit der chronischen Pankreatitis sind unterschiedlich und nicht aktuell. Dies ist zum einen auf diagnostische Schwierigkeiten und fehlende diagnostische Kriterien und zum anderen auf die fehlende systematische Registrierung der Erkrankung zurückzuführen. Insgesamt ist die Inzidenz aber eher niedrig, etwa bei 0,01–0,4%, einzuschätzen [15, 18, 30, 34, 40]. Unter den Erkrankten überwiegt das männliche Geschlecht bei weitem; das durchschnittliche Erstmanifestationsalter liegt bei etwa 40 Jahren [3, 5, 14, 16, 37]. Anamnestisch läßt sich durchweg ein 10- bis 20 jähriger Alkoholgenuß sichern, wobei in Einzelfällen auch kürzere Expositionszeiträume beobachtet wurden [38]. Die konsumierte Alkoholmenge beträgt praktisch immer mehr als 80 g, in den meisten Fällen mehr als 150 g reinen Alkohol täglich. Statistisch ließ sich keine untere toxische Schwellendosis [14] nachweisen, was auf eine unterschiedliche individuelle Empfindlichkeit gegenüber Alkohol zurückgeführt wird. Dies würde auch erklären, warum die Mehrzahl der Alkoholiker niemals eine Pankreatitis entwickelt [13, 19]. Damit läßt sich die kritische Alkoholmenge, die zur Drüsenschädigung führt, im Einzelfall nicht vorhersagen. Insbesondere bei Frauen, die ca. 15% der Patienten ausmachen [3, 5, 13, 16, 37], soll eine niedrigere Menge bereits nach kürzerer Expositionszeit zur Erkrankung führen [38]. Aus diesen Gründen ist sowohl eine genetische als auch eine Geschlechtsdisposition postuliert worden [19]. Bei der Entwicklung der Erkrankung spielt offensichtlich nur die Alkoholmenge, nicht die Art des alkoholischen Getränks die entscheidende pathogenetische Rolle [38, 39]. Eine hochkalorische, besonders fett- und eiweißreiche Ernährung soll die Entstehung einer alkoholischen Pankreatitis begünstigen [14, 16, 33, 37].
Die wichtigsten epidemiologischen Daten sind in Tabelle 2 zusammengefaßt.

Tabelle 2. Epidemiologische Daten zur chronischen Pankreatitis

Inzidenz	0,01–0,2%
Männer : Frauen	85–93 : 15–7%
Erkrankungsalter	38–43 Jahre
Alkoholabusus vor Ausbruch der Symptome	Meist 10–20 Jahre, meist mehr als 150 g täglich
Genetische Disposition	(?)
Geschlechtsdisposition	(?)

3 Sozioökonomische Bedeutung und Prognose

Dem Alkoholismus und seinen Folgeerscheinungen kommt in der Bundesrepublik Deutschland eine zunehmende sozioökonomische Bedeutung zu. Statistisch betrachtet gehört die chronische Pankreatitis zu den weniger häufigen Folgeerkrankungen des Alkoholismus. Dies ist v. a. Ausdruck der Tatsache, daß nur eine Minderheit aller Alkoholiker eine Pankreatitis entwickelt; aus den hierzu vorliegenden Untersuchungen läßt sich schließen, daß das Erkrankungsrisiko eines Alkoholikers sicher kleiner als 10% ist; wahrscheinlich liegt es um 1–2% (Übersicht bei [13]). Liegt die Pankreatitis erst einmal vor, so ergeben sich für die noch relativ jungen Patienten meist schicksalbestimmende Konsequenzen in beruflicher und sozialer Hinsicht. Bei nur der Hälfte der Patienten kann mit längerfristig erhaltener Arbeitsfähigkeit gerechnet werden; ein Teil dieser Patienten ist nicht mehr in der Lage, den alten Beruf auszuüben. Ein Drittel der Patienten wird im Verlauf der Erkrankung erwerbsunfähig und dauerberentet. Der Rest der Patienten ist immer wieder längerfristig erkrankt und oft zwischenzeitlich befristet berentet [31]. Ähnliche Daten wurden in Frankreich erhoben [16]. Untersuchungen in der Schweiz ergaben, daß lediglich etwa 20% der Patienten niemals hospitalisiert wer-

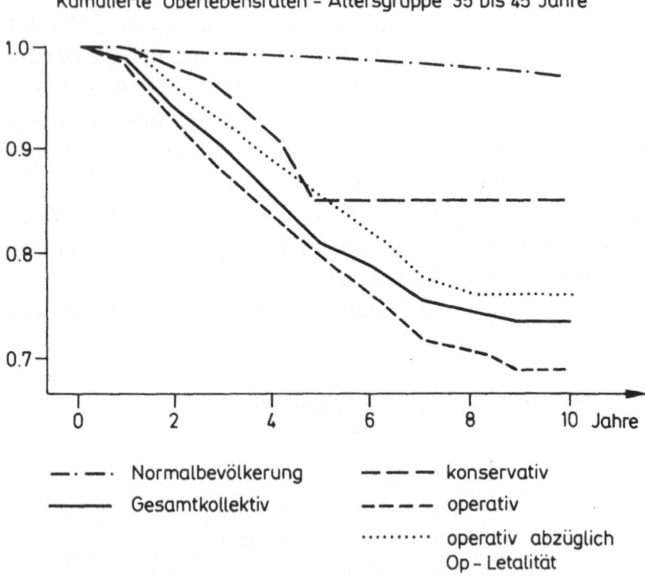

Abb. 1. Überlebensraten bei Patienten mit chronischer Pankreatitis im Vergleich zur Normalbevölkerung. (Aus [31]; mit freundlicher Genehmigung der Autoren und des Verlags)

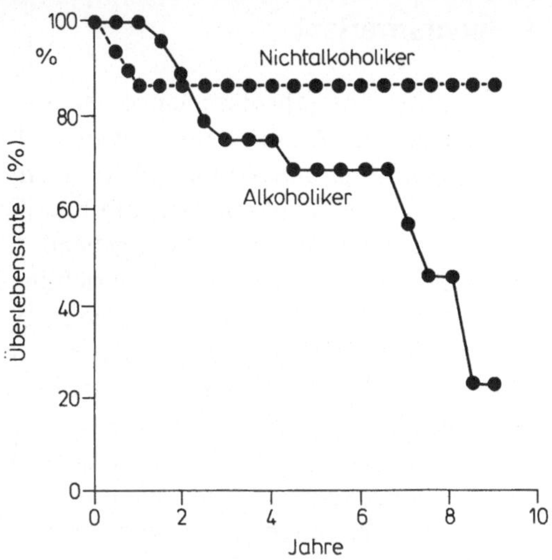

Abb. 2. Einfluß der Alkoholabstinenz auf die Überlebensrate bei operierten (Zustand nach Pankreatikojejunostomie) Patienten mit chronischer Pankreatitis. (Aus [51]; mit freundlicher Genehmigung der Autoren und des Verlags)

den und daß 50% mit mehr als einem Krankenhausaufenthalt rechnen müssen [3].
Deutlich eingeschränkt ist auch die Lebenserwartung: Rösch et al. beobachteten bei ca. 350 Patienten eine 10-Jahres-Letalität von ca. 30% ([31]; Abb. 1). Diese Zahlen aus der Bundesrepublik Deutschland stimmen mit den Daten überein, die Ammann bereits früher aus Zürich mitgeteilt hat [3, 5]. Die Todesursache ist bei 20–50% der Erkrankten unmittelbare Folge der Pankreatitis [3–5, 11, 26, 47]. Diese Patienten sterben durchschnittlich vor ihrem 55. Lebensjahr [3, 5].
Die Prognose ist in hohem Maße abhängig vom Verlauf und von den auftretenden Komplikationen und damit wiederum ganz wesentlich vom weiteren Trinkverhalten. Es läßt sich aus den vorliegenden Daten schließen, daß die Entscheidung des Patienten, entweder abstinent zu werden oder weiter Alkohol zu trinken, eine zentrale Weichenfunktion für die weitere Entwicklung des Krankheitsverlaufs hat: Abstinenz kann zwar die fortschreitende Destruktion der Drüse wahrscheinlich nicht aufhalten [2, 28, 47], bedeutet aber in der Mehrzahl der Fälle Schmerzlinderung [2, 48] sowie eine erhebliche Abnahme der Letalität, wie White u. Keith zeigen konnten ([51], Abb. 2): Während sich die Prognose des abstinenten Patienten praktisch nicht von der eines Gesunden unterscheidet, sind von den weiter exzessiv trinkenden Patienten nach 9 Jahren nur noch etwa 20% am Leben.

4 Spontanverlauf

Nach jahre- bis jahrzehntelanger symptomloser Vorschädigung der Drüse durch den Alkoholkonsum tritt die Krankheit aus ihrem präklinischen in ihr klinisches Stadium über, indem sie sich (in der Mehrzahl der Fälle) als akuter Pankreatitisschub manifestiert. Die Symptomatik zu diesem Zeitpunkt entspricht weitgehend der einer akuten Pankreatitis, so daß es häufig unmöglich ist, die richtige Diagnose zu stellen und das Geschehen von einer „echten" akuten Pankreatitis zu unterscheiden. Eine zusätzliche Schwierigkeit liegt darin, daß beweisende Veränderungen häufig erst spät im Rahmen der fortschreitenden morphologischen und funktionellen Zerstörung der Drüse nachweisbar sind.

Es kann jedoch auch ein primär schmerzloser, schleichender Verlauf ohne Schübe vorliegen, der sich erst durch die Symptome der Pankreasinsuffizienz, d. h. durch Malabsorption und Diabetes mellitus, manifestiert und der bei einer Minderheit der Patienten (etwa 5–10% der Fälle) beobachtet wird [3, 4, 11, 21, 26, 37].

Zwischen diesen beiden extremen Verlaufsmustern (Abb. 3) sind Zwischenformen und Übergänge möglich. Häufig besteht nur eine chronische, mehr oder minder starke, uncharakteristische, wechselnde Oberbauchsymptomatik mit Schmerzen, Dyspepsien, Blähungen, Völlegefühl u. ä. ohne echte akute pankreatitische Schübe.

Der weitere Krankheitsverlauf wird nach Amman in 3 Stadien eingeteilt ([2]; Abb. 4).

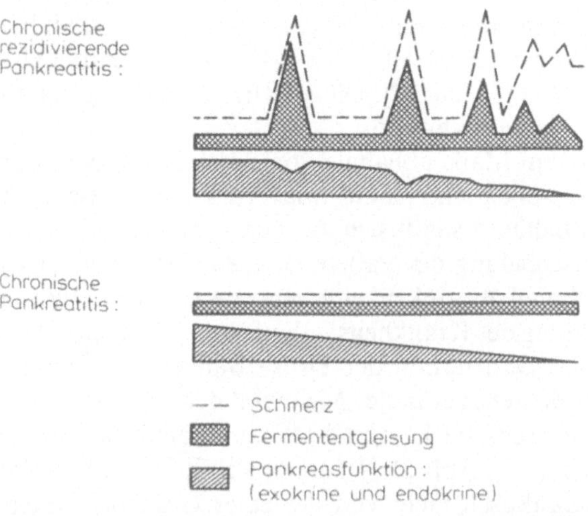

Abb. 3. Formen der chronischen Pankreatitis. (Aus [2]; mit freundlicher Genehmigung des Autors und des Verlags)

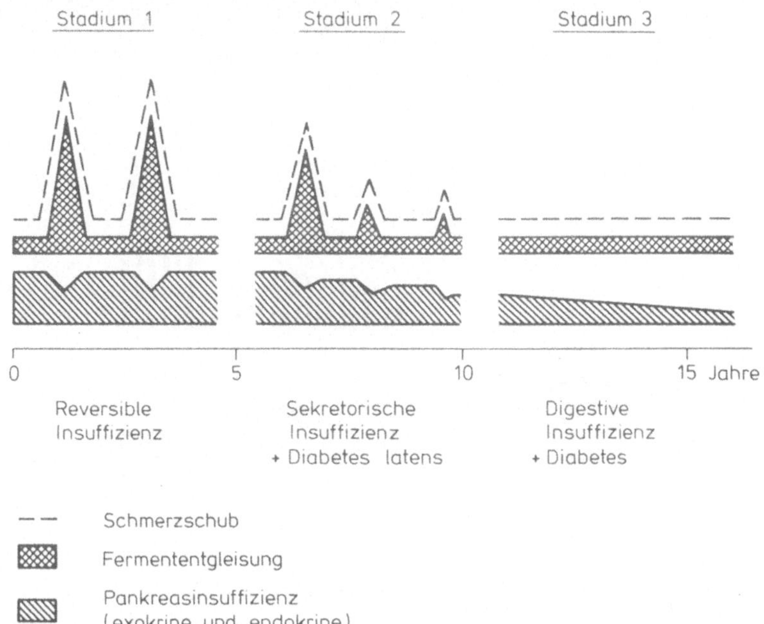

Abb. 4. Spontanverlauf der chronischen Pankreatitis I. (Aus [2]; mit freundlicher Genehmigung des Autors und des Verlags)

Stadium I. Nach der Erstmanifestation der Erkrankung durch einen akuten Schub folgen anschließend in unregelmäßige Intervallen weitere akute, rezidivierende Entzündungs- und Schmerzschübe, denen immer wieder beschwerdefreie Intervalle folgen. Die endokrine und exokrine Pankreasfunktion ist noch vollkommen erhalten.

Stadium II. Nach etwa 5 Jahren nehmen Heftigkeit und Frequenz der Entzündungsschübe allmählich ab. Gleichzeitig setzt jetzt eine allmähliche Funktionsminderung der Drüse ein, wobei sich die Ausfälle klinisch noch nicht manifestieren, sondern lediglich mit Hilfe gezielter Provokationstests (Sekretin-Pankreozymin-Test, orale Glukosebelastung) zu erfassen sind.

Stadium III. Nach etwa 6–15 Jahren wird dann mit dem endgültigen und vollständigen „Ausbrennen" der Drüse gerechnet. Hierbei gehen die manifesten Insuffizienzsymptome mit einem vollständigen Sistieren der Schmerzen parallel [5].

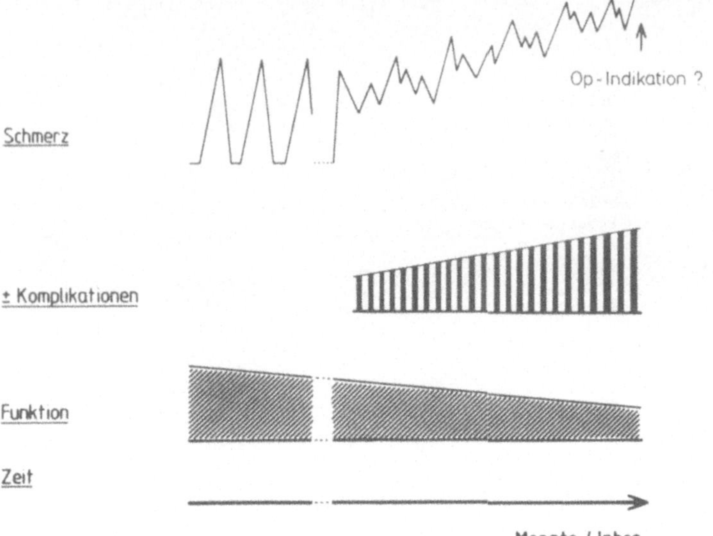

Abb. 5. Spontanverlauf der chronischen Pankreatitis II

Unserer Erfahrung nach gibt es zahlreiche Patienten, deren Erkrankung sich in anderer Weise entwickelt, als in dem oben beschriebenen Schema dargestellt; bei ihnen ist die Langzeitbetreuung besonders problematisch (Abb. 5). Nach anfänglich schubweisem Krankheitsverlauf leiden die Patienten unter starken, kontinuierlichen, oft progredienten Abdominalbeschwerden ohne schmerzfreie Intervalle. Diese Schmerzen sind oft therapierefraktär und stellen daher eine häufige Operationsindikation dar. In der Mehrzahl der Fälle bestehen keine Komplikationen.
Die Notwendigkeit der Operation zur alleinigen Schmerzbekämpfung bei fehlenden Komplikationen ist in der Literatur umstritten [1, 6, 7, 22, 50]. Erschwert wird der Entschluß zur Operation häufig durch die Tatsache, daß gerade diese Patienten nicht alkoholabstinent sind [22, 37, 48].
Anhand der vorliegenden Studien kann man weder statistisch noch im Einzelfall damit rechnen, daß sich die Schmerzsymptomatik innerhalb eines überschaubaren Zeitraums spontan zurückbildet oder es zum völligen Verschwinden der Schmerzen kommt. Gastard et al., die 250 Patienten über einen Zeitraum bis zu 20 Jahren beobachtet hatten, fanden, daß sich zwar im Verlauf von 20 Jahren eine gewisse allgemeine Tendenz zur Schmerzlinderung einstellte, daß aber selbst nach längster Krankheitsdauer nur etwa 25% der noch lebenden Patienten keine oder nur

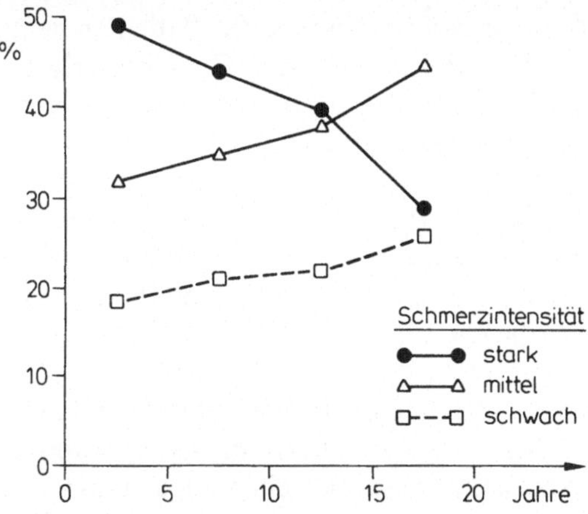

Abb. 6. Verteilung (in %) von 250 Patienten mit chronischer Pankreatitis und unterschiedlicher Schmerzstärke im zeitlichen Verlauf der Erkrankung [16]

leichte Beschwerden hatten, unter mäßigen Schmerzen litten nur noch um 40%, unter starken Schmerzen noch ca. 30% ([16], Abb. 6). Diese Beobachtungen korrelieren mit den Mitteilungen anderer Untersucher [31, 48, 50].

5 Leitsymptome

Abdominalschmerz. Während der akuten Pankreatitisschübe kommt es bei praktisch allen Patienten zu heftigen Schmerzattacken, die keinen rhythmisch kolikartigen, sondern einen konstant bohrenden dumpfen Charakter aufweisen. Die Schmerzen schwellen innerhalb von Minuten bis Stunden auf ihre volle Intensität an und halten dann für mehrere Stunden bis Tage an. Bei etwa 75% der Patienten dauern die Anfälle länger als 6 h, bei etwa 30% länger als 24 h [46].
Der Schmerz ist meist im mittleren Oberbauch lokalisiert und kann unter den rechten und linken Rippenbogen sowie in den Rücken ausstrahlen. Daneben bestehen oft Blähungen, Übelkeit und Erbrechen, meist jedoch kein Fieber.
Die Schmerzattacken werden häufig durch das Essen ausgelöst, so daß viele Patienten Furcht vor dem Essen und dadurch einen Gewichtsverlust entwickeln können [36, 37]. Der Genuß von Alkohol löst bei vielen Patienten ebenfalls Schmerzattacken aus [25, 33]. Typischerweise lassen sich die Schmerzen durch Einnehmen einer Schonhaltung (Hocken oder Sitzen mit angezogenen Knien in leicht gebückter Haltung) lindern.

Gewichtsverlust. Nahezu alle Patienten nehmen bereits im Frühstadium der Erkrankung ab. Der Gewichtsverlust ist zunächst Folge der Eßfurcht wegen der postprandial ausgelösten Schmerzen, später Zeichen der Pankreasinsuffizienz.

Ikterus. Ein flüchtiger Ikterus unterschiedlicher Ausprägung ist ein häufiges Begleitsymptom eines entzündlichen Schubs. Er findet sich bei etwa einem Drittel der Patienten und dauert gewöhnlich einige Tage bis eine Woche [23, 45].

Malabsorption. Bei fortgeschrittenem Krankheitsverlauf mit Zerstörung großer Drüsenanteile kommt es zur pankreatogenen Malabsorption mit Steatorrhö, Mangelerscheinungen und Gewichtsverlust. Die Stühle sind massig, fettglänzend und übelriechend. Es kommt zum Auftreten von Allgemeinsymptomen durch den kontinuierlichen Verlust von Fett und Eiweiß sowie von fettlöslichen Vitaminen.

Diabetes mellitus. Die Mehrzahl der Patienten entwickelt im späteren Krankheitsverlauf einen pankreatogenen Diabetes mellitus. Ketoazidosen, Koma, Angiopathien und Neuropathien sollen seltener als bei anderen Diabetesformen auftreten [45]. Demgegenüber ist der Blutzuckerspiegel instabiler als bei primärem Diabetes mellitus, und die Patienten neigen gehäuft zu hypoglykämischen Krisen, besonders bei fortbestehendem Alkoholabusus [45].

6 Komplikationen

Neben den Schmerzen prägen auftretende Komplikationen den Verlauf der chronischen Pankreatitis von Beginn an entscheidend. Am häufigsten werden *Zysten* beobachtet, wobei es sich in der Mehrzahl um Retentionszysten, nur vergleichsweise selten um postnekrotische Pseudozysten handelt. Zysten neigen ihrerseits wieder in hohem Maße zu Folgekomplikationen wie lokalen Verdrängungserscheinungen mit oder ohne Cholestase, Infektionen mit Abszedierung, Ruptur, Einblutung, Fistelung in Nachbarorgane oder in die freie Bauchhöhle mit Ausbildung eines pankreatogenen Aszites [9, 10, 17, 32].
Eine weitere häufige Komplikation ist die *Cholestase,* die ihrerseits durch eine Striktur des Ductus choledochus als Folge eines akut entzündlichen Pankreaskopfödems oder durch eine Zyste hervorgerufen wird. Ein intermittierender Ikterus wird im Rahmen von akuten Pankreatitisschüben häufig beobachtet, bildet sich jedoch selbst bei Vorlie-

Tabelle 3. Komplikationen der chronischen
Pankreatitis

	[%]
Zysten	30–60
Choledochusstenose	25–44
Gastrointestinale Blutungen	3– 9
Duodenalstenose	1–20
Portale Hypertension	< 5
Aszites	< 5
Pleura-/Perikardergüsse	< 5
Kolonstenose	< 5
Opiatabhängigkeit	2– 8

gen deutlicher Choledochusveränderungen häufig innerhalb weniger
Tage spontan zurück [10, 23, 29, 42, 43, 44].

Das Risiko einer sich im Rahmen der konservativen Schmerztherapie
entwickelnden *Opiatabhängigkeit* wird allgemein überraschend niedrig
eingeschätzt [2, 41, 47]. Allerdings dürfte eine erhebliche Dunkelziffer
existieren [49]. Eine Aufstellung der wichtigsten möglichen Komplikationen der chronischen Pankreatitis findet sich in Tabelle 3.

7 Extrapankreatische Zweiterkrankungen

Neben den direkten Folgeerkrankungen der Pankreasinsuffizienz, d. h.
Mangelkrankheiten und Diabetes mellitus, die im Spätstadium der Pankreatitis praktisch obligat auftreten, werden gehäuft extrapankreatische
Zweiterkrankungen beobachtet, die nur indirekt mit der Pankreaser-
krankung in Zusammenhang stehen.

Leberzirrhose. Eine alkoholische Zirrhose bei chronischer Pankreatitis
ist häufiger als in der Normalbevölkerung, wird jedoch nur bei einer
Minderheit der Patienten beobachtet [5, 16, 17, 24, 37, 47]. Neben einer
unterschiedlichen genetischen Disposition für die beiden Erkrankungen
dürfte eine Rolle spielen, daß die alkoholische Zirrhose einer wesentlich
längeren alkoholischen Exposition bedarf und sich daher durchschnittlich erst etwa 11 Jahre später manifestiert als die chronische Pankreatitis
[14]. Dies hat zur Folge, daß die Mehrzahl zumindest der Pankreaspa-
tienten, die ihren Alkoholkonsum nach Diagnosestellung der Pankreatitis einstellen, dies so rechtzeitig tun, daß sich eine Zirrhose nicht mehr
entwickeln kann. Andererseits stirbt ein erheblicher Teil der Patienten,
die weiter Alkohol trinken, innerhalb der ersten 10 Jahre nach Manifestation der Pankreatitis.

Infekte und Infektionskrankheiten. Bei chronischer Pankreatitis wird eine gesteigerte Neigung zu Infektionskrankheiten, insbesondere zu Tuberkulose, beobachtet. Gleichzeitig besteht eine vermehrte Disposition zu unspezifischen bakteriellen Infekten, v. a. im Bereich der Atemwege. Bakterielle Erkrankungen, insbesondere Pneumonien, bilden einen bedeutenden Teil der unmittelbaren Todesursachen bei chronischer Pankreatitis [5]. Die relativ hohe Inzidenz postprimärer Tuberkulosen im Krankheitsverlauf muß bei der Langzeitbetreuung der Patienten stets bedacht werden [27]. Ursache für die gesteigerte Infektanfälligkeit ist zum einen die Reduktion des Allgemeinzustandes durch den entzündlichen Prozeß selbst, durch den Alkoholismus und durch die Malnutrition, zum anderen der Diabetes mellitus in den späteren Krankheitsstadien.

Kardiovaskuläre Erkrankungen. Eine gehäufte Inzidenz von kardiovaskulären Erkrankungen bei Patienten mit chronischer Pankreatitis wurde berichtet; diese Erkrankungen sollen hierbei in jüngerem Alter als in der übrigen Bevölkerung auftreten [35]. Allerdings fehlt es hierzu noch an genaueren epidemiologischen Daten. Als mögliche Mitursache ist der den Alkoholabusus praktisch stets begleitende überdurchschnittliche Nikotinabusus anzusehen.

Malignome. Ein gehäuftes Auftreten von extrapankreatischen Malignomen wird diskutiert, während sich ein gesteigertes Risiko in bezug auf Pankreaskarzinome nicht bestätigt hat [8, 24, 27, 36, 37]. Als möglicher Auslösefaktor wird auch hier der überdurchschnittliche Konsum an Alkohol und Nikotin angeschuldigt.

Literatur

1. Ammann RW (1970) Die chronische Pankreatitis. Dtsch Med Wochenschr 95:1–7
2. Ammann R (1979) Langzeitverlauf und Therapie der chronischen Pankreatitis. Internist (Berlin) 20:392–398
3. Ammann RW (1980) Zur Klinik und Differentialdiagnose der chronischen Pankreatitis – Langzeitverlauf von 258 Patienten. Schweiz Med Wochenschr 110:1322–1327
4. Ammann R, Sulser H (1976) Die „senile" chronische Pankreatitis – eine neue nosologische Einheit? Schweiz Med Wochenschr 429–437
5. Ammann RW, Hammer B, Fumagalh I (1973) Chronic pancreatitis in Zürich, 1963–1972 – Clinical findings and follow-up-studies of 102 cases. Digestion 9:404–415
6. Ammann R, Hollender LF, Kümmerle F, Mangold F, Schmidt H (1977) Chronische Pankreatitis. Dtsch Med Wochenschr 102:543–547
7. Ammann RW, Largiadèr F, Akorbiantz A (1979) Pain relief by surgery in chronic pancreatitis. Scand J Gastroenterol 14:209–215

8. Ammann RW, Knoblauch M, Möhr P et al. (1980) High incidence of extrapancreatic carcinoma in chronic pancreatitis. Scand J Gastroenterol 15:395–399
9. Bradley EL, Clements LJ (1975) Spontaneous resolutions of pancreatic pseudocysts. Am J Surg 129:23–28
10. Crass RA, Way LW (1981) Acute and chronic pancreatic pseudocysts are different. Am J Surg 142:660–663
11. Creutzfeldt W, Fehr H, Schmidt H (1970) Verlaufsbeobachtungen und diagnostische Verfahren bei der chronisch-rezidivierenden und chronischen Pankreatitis. Schweiz Med Wochenschr 100:1180–1189
12. Dreiling DA, Janowitz HD, Perrier CV (1964) Pancreatic inflammatory disease: a physiologic approach. Hoeber, New York
13. Dürr HK (1978) Alkoholschädigung des Pankreas. Internist (Berlin) 19:123–130
14. Durbec JP, Sarles H (1978) Multicenter survey of the etiology of pancreatic disease. Disease 18:337–350
15. Edmonson HA, Bullock WK, Mehl JW (1949) Chronic pancreatitis and lithiasis, pathology and pathogenesis of pancreatic lithiasis. Am J Pathol 26:37
16. Gastard J, Jourband F, Farbos T et al. (1973) Etiology and course of primary chronic pancreatitis in Western France. Digestion 9:416–428
17. Gebhardt J, Mundhenk K, Klinggräff G v, Slotty M (1978) Sonographische Langzeitkontrollen von Pankreaspseudocysten. Dtsch Med Wochenschr 103:1941–1942
18. Goebell H (1975) Clinical aspects of diseases of the exocrine pancreatitis. In: Anacker H (ed) Efficiency and limits of radiologic examination of the pancreas. Thieme, Stuttgart, pp 7–14
19. Goebell H, Singer MV (1981) Alkohol und Pankreas. In: Teschke R, Lieber CS (Hrsg) Alkohol und Organschäden. Witzstrock, Baden-Baden Köln New York, S 111–123
20. Gregg JA, Carr-Locke DL, Gallagher MM (1981) Importance of common bile duct structure associated with chronic pancreatitis. Am J Surg 141:199–203
21. James O, Agnew JE, Bouchier JAD (1974) Chronic pancreatitis in England: A changing picture? Br Med J I:34
22. Kümmerle F, Mangold G, Rückert K (1979) Chirurgie des Pankreas. Internist (Berlin) 20:399–406
23. Macquart-Moulin G, Cornée J, Sahel J, Lauret F, Sarles H (1980) Jaundice and chronic pancreatitis. Digestion 20:410–415
24. Marks IN, Bank S (1963) The etiology, clinical features and diagnosis of pancreatitis in South Western Cape. S Afr Med J 37:1039–1053
25. Marks IN, Bank S, Louw JH (1968) The diagnosis and management of pancreatitis. Progress in gastroenterology. Grune & Stratton, New York, p 412
26. Marks IN, Bank S, Louw JH (1973) Chronic pancreatitis in the Western Cape. Digestion 9:447–453
27. Marks IN, Bank S, Barbezat GO (1976) Alkoholpankreatitis – Ätiologie, klinische Formen, Komplikationen. Leber Magen Darm 6:257–270
28. Nagata A, Homma T, Tamai K et al. (1982) A study of chronic pancreatitis by serial endoscopic pancreatography. Gastroenterology 81:884–891
29. Neher M, Mangold G, Kümmerle F (1977) Ursachen und Behandlung des Ikterus bei entzündlichen Pankreaserkrankungen. Dtsch Med Wochenschr 102:644–647
30. Ritter U (1976) Gutachterliche Gesichtspunkte bei Pankreaserkrankungen. In: Forrell MM (Hrsg) Pankreas. Springer, Berlin Heidelberg New York (Handbuch der Inneren Medizin, Bd III, Teil 6, S 1175–1189)
31. Rösch W, Haschke H, Phillip J (1981) Lebenserwartung bei chronischer Pankreatitis. Lebensversicherungsmedizin 4:87–89
32. Sankaran S, Walt AJ (1975) The natural and unnatural history of pancreatic pseudocysts. Br J Surg 62:37–44

33. Sarles H (1971) Alcoholism and pancreatitis. Scand J Gastroenterol 6:193
34. Sarles H (1973) An international survey on nutrition and pancreatitis. Digestion 9:389–403
35. Sarles H, Crousillat B (1978) Fréquence des artériopathies dans les pancréatites chroniques. Gastroenterol Clin Biol 2:701
36. Sarles H , Gerolami A (1972) Chronic pancreatitis. Clin Gastroenterol 1:167
37. Sarles H, Sarles JC, Camatte R et al. (1965) Observations on 205 confirmed cases of acute pancreatitis, recurring pancreatitis and chronic pancreatitis. Gut 6:645
38. Sarles H, Singer MV, Sahel J (1978) Pathologische Anatomie, Pathogenese und Ätiologie der chronischen Pankreatitis. In: Sarles H, Singer MV (Hrsg) Akute und chronische Pankreatitis. Witzstrock, Baden-Baden Köln New York, S 147–164
39. Sarles H, Cros RC, Bidart JM, The International Group for the Study of Pancreatic Disease (1979) A multicenter inquiry into the etiology of pancreatic disease. Digestion 19:110–125
40. Sarles H, Sahel J, Bourry J, Langier R (1979) Chronic pancreatitis. In: Howat HT, Sarles H (eds) The exocrine pancreas. Saunders, London Philadelphia Toronto, pp 402–439
41. Sarles JC, Sarles H (1976) Konservative und chirurgische Therapie der chronischen Pankreatitis. Leber Magen Darm 6:294
42. Schulte WJ, LaPorta AJ, Condon RE et al. (1977) Chronic pancreatitis: A cause of biliary stricture. Surgery 82:303–309
43. Scott J, Summerfield JA, Elias E, Dir R, Sherloch S (1977) Chronic pancreatitis: a cause of cholestasis. Gut 18:196–201
44. Siegel JH, Sable RA, Ho R, Balthazar EJ, Rosenthal WS (1979) Abnormalities of the bile duct associated with chronic pancreatitis. Am J Gastroenterol 72:295–266
45. Singer MV, Sarles H (1980) Chronic pancreatitis in Western Europe. In: Podolsky S, Viswanathan M (eds) Secondary diabetes: The spectrum of the diabetic syndromes. Raven, New York, pp 89–103
46. Singer MV, Sarles H, Sahel J (1978) Klinik der chronischen Pankreatitis. In: Sarles H, Singer MV (Hrsg) Akute und chronische Pankreatitis. Witzstrock, Baden-Baden Köln New York, S 165–177
47. Strum WB, Spiro HM (1971) Chronic pancreatitis. Ann Intern Med 74:264–277
48. Trapnell JE (1979) Chronic relapsing pancreatitis: A review of 64 cases. Br J Surg 66:471–475
49. Wanke K (1978) Schmerzbehandlung und Suchtgefahr – am Beispiel der chronischen Pankreatitis. In: Bartelheimer H, Classen M, Ossenburg FW (Hrsg) Die Behandlung der kranken Bauchspeicheldrüse. Thieme, Stuttgart, S 101
50. Warshaw AL, Popp JW, Schapiro RH (1980) Long-term patency, pancreatic function and pain relief after lateral pancreaticojejunostomy for chronic pancreatitis. Gastroenterology 70:289–293
51. White TR, Keith RG (1973) Long term follow-up-study of fifty patients with pancreaticojejunostomy. Surg Gynecol Obstet 136:353

Chronische Pankreatitis: Diagnostische Probleme während der Langzeitbetreuung, Funktionstests (SP-Test, orale Funktionstests, Chymotrypsin im Stuhl)

G. H.-K. Dürr

Zur Prüfung der exkretorischen Funktion des Pankreas dienen *direkte und indirekte* Verfahren (Tabelle 1 und 2). Aus der Fülle der in den Tabellen angegebenen Methoden seien hier zur näheren Besprechung die folgenden Verfahren herausgegriffen: Sekretin-Pankreozymin-(Caerulein)Test; Stuhlchymotrypsinbestimmung; PABA-Test; Pancreolauryl-

Tabelle 1. Direkte Pankreasfunktionsprüfung

1. Sondierung des Duodenums oder des Pankreasgangs
2. Stimulierung der Pankreassekretion mit Sekretin, Pankreozymin oder Caerulein, oder durch eine Testmahlzeit
3. Sammlung der Sekrete, Bestimmung der Volumenflußraten
4. Analyse der Sekrete
   - Morphologische Bestandteile (z. B. pathologische Zellen)
   - Physikalische Eigenarten (z. B. Viskosität)
   - Chemische Zusammensetzung
     a) Bikarbonat
     b) Enzyme
     c) Weitere natürliche Bestandteile (Immunglobuline, onkofetale Antigene, Lactoferrin)
     d) Gehalt an i.v. verabreichten Testsubstanzen (z. B. ^{75}Se-Methionin, DMO)

Tabelle 2. Indirekte Pankreasfunktionsprüfung

1. Suche nach den Zeichen einer Maldigestion
   - Fettausscheidung im Stuhl
   - „Sondenlose Pankreasfunktionstests" (PABA-Test, Pancreolauryl-Test)
2. Bestimmung der katalytischen Aktivität oder der Stoffmengenkonzentration pankreasspezifischer Enzyme
   - im Blut (P-Amylase, Trypsin, Lipase)
   - im Stuhl (Chymotrypsin)
3. Suche nach den Zeichen einer gestörten Funktion des Inselzellapparats
   - Diabetessuchtests

Test. Die mit diesen Methoden angestrebte quantitative Erfassung der Sekretionskapazität des Pankreas dient bei Patienten mit chronischer Pankreatitis zum einen der Sicherung der Diagnose, zum anderen der Überwachung des Krankheitsverlaufs.

1 Sicherung der Diagnose
(Spezifität – Sensitivität – Vorhersagewert)

Vor allem im Frühstadium der chronischen Pankreatitis kann die Sicherung der Diagnose schwierig sein und für den Arzt, der diese Patienten mit ihren immer wiederkehrenden Schmerzattacken führt und betreut, zum Problem werden. Deswegen muß zunächst besprochen werden, mit welcher Zuverlässigkeit Pankreasfunktionstests die chronische Pankreatitis anzeigen. Hierüber existiert eine umfangreiche Literatur, aus der sich allerdings nicht ohne weiteres ein einheitliches Bild ergibt. Eine Zusammenstellung neuerer Arbeiten findet sich bei Stock et al. [9]. Versucht man, aus den Angaben der verschiedenen Autoren ungefähre Werte für die Spezifität und die Empfindlichkeit der verschiedenen indirekten Pankreasfunktionstests abzuleiten, so ergeben sich die in Tabelle 3 angegebenen Zahlen. (Bemerkenswerterweise wurde kürzlich auf einem Symposium über den Pancreolauryl-Test die Spezifität dieses Tests mit nur 66%, also doch deutlich niedriger als in der Tabelle, angegeben [4].) Die erheblichen Streubreiten der in Tabelle 3 genannten Werte erklären sich aus der Tatsache, daß die Einschlußkriterien für die jeweiligen Kollektive von Patienten und Kontrollpersonen von den verschiedenen Autoren ganz unterschiedlich gehandhabt werden. Wir selbst konnten für den Chymotrypsintest zeigen, daß die Treffsicherheit der Untersuchung erwartungsgemäß um so niedriger liegt, je geringer das Ausmaß der exkretorischen Pankreasinsuffizienz ist [6]. Bereits oben wurde erwähnt, daß diagnostische Probleme v. a. in den Frühstadien der chronischen Pankreatitis auftreten, wenn die Patienten wegen immer wiederkehren-

Tabelle 3. Empfindlichkeit und Spezifität des PABA-Tests, Fluorescein-Dilaurat-Tests (*FDL*) und der Chymotrypsinausscheidung im Stuhl (*Stuhl-CT*)

	Empfindlichkeit („richtig-pathologisch") [%]	Spezifität („richtig-normal") [%]
PABA	74–100	64– 94
FDL	67– 96	89– 95
Stuhl-CT	72– 95	71–100

Tabelle 4. Empfindlichkeit bei „leichter" exkretorischer Insuffizienz (Abkürzungen s. Tabelle 3)

PABA	ca. 40%
FDL	38–71%
Stuhl-CT	32–60%

Tabelle 5. Sekretin-Pancreozymin-Test

Empfindlichkeit	ca. 92%
Spezifität	ca. 94%

der Oberbauchbeschwerden ärztlich betreut und geführt werden müssen. Die Pankreasinsuffizienz ist bei ihnen (noch) nicht sehr ausgeprägt. Auch wenn die Grenzen zwischen „beginnender", „leichter" und „fortgeschrittener" Pankreasinsuffizienz fließend sind, so kann man doch aus der Literatur ungefähre Anhaltszahlen für die Empfindlichkeit der indirekten Pankreasfunktionstests bei „leichter" exkretorischer Pankreasinsuffizienz gewinnen (Tabelle 4).

Daten zur Empfindlichkeit und Zuverlässigkeit der direkten Pankreasfunktionsprüfung mit Hilfe des Sekretin-Pankreozymin-Tests sind in der Literatur praktisch nicht zu finden. Nur Otte [8] gibt Zahlenwerte an; da sich diese Werte auf ein großes Zahlenmaterial stützen (in der Münchner Klinik wurden mehrere tausend Sekretin-Pankreozymin-Tests durchgeführt und ausgewertet) können sie als einigermaßen repräsentativ gelten (Tabelle 5). Die Empfindlichkeit von 92% wurde unter Einschluß der Patienten mit nur gering ausgeprägter Pankreasinsuffizienz errechnet.

Die Treffsicherheit eines diagnostischen Test läßt sich durch Spezifität und Empfindlichkeit zwar charakterisieren, für die klinische Praxis ist es jedoch wichtiger, den sog. Vorhersagewert („predictive value") des normalen und pathologischen Testergebnisses zu kennen. Diese Größen lassen sich nur ermitteln, wenn man die Prävalenz der „wirklich Kranken" im Gesamtkollektiv der untersuchten Probanden kennt. Konkrete Angaben zu dieser Prävalenz existieren in der Literatur nicht, sie dürften auch sehr von lokalen Gegebenheiten abhängen. Immerhin kann man Vermutungen anstellen: In den letzten Jahren sind die indirekten Pankreasfunktionsproben zunehmend populär geworden, Stuhlchymotrypsinbestimmung und insbesondere der Pancreolauryl-Test sind jetzt überall leicht verfügbar; Patienten mit Oberbauchbeschwerden sind häufig, die chronische Pankreatitis dagegen ist eine seltene Erkrankung. Alle diese Fakten legen die Vermutung nahe, daß nur ein Bruchteil derjenigen Patienten, bei denen Pankreasfunktionstests durchgeführt werden, wirk-

Tabelle 6. Vorhersagewert von sondenlosen Pankreasfunktionstests bei schwerer Pankreasinsuffizienz (*CP*) und einer angenommenen Sensitivität von 75% sowie Spezifität von 92%. Näheres s. Text

100 Patienten			
20 CP		80 andere	
Richtig-pathologisch	Falsch-normal	Falsch-pathologisch	Richtig-normal
15	5	6	74

lich an einer chronischen Pankreatitis leiden. Einen interessanten Hinweis hierzu geben Ammann et al. [3]: Im Verlauf von 17 Jahren wurden im Züricher Labor Stuhlchymotrypsinbestimmungen bei über 15000 Patienten durchgeführt, im gleichen Zeitraum erfolgte dagegen nur bei 640 Patienten ein Sekretin-Pankreozymin-Test wegen hinreichenden Verdachts auf exokrine Pankreasinsuffizienz. Sicher können diese Zahlen nicht verallgemeinert werden; es dürfte jedoch nicht unrealistisch sein anzunehmen, daß in einer durchschnittlichen Klinik, die über die Möglichkeit zur Stuhlchymotrypsinbestimmung oder zur Durchführung des Pancreolauryl-Tests verfügt, allerhöchstens $^1/_5$ derjenigen Patienten, bei denen diese Tests angeordnet werden, wirklich an einer chronischen Pankreatitis leidet. Deswegen wird hier den weiteren Überlegungen eine Prävalenz von 20% zugrunde gelegt und dabei vermutet, daß diese hypothetische Prävalenz im Vergleich zu den realen Gegebenheiten sicher nicht zu niedrig, sondern eher zu hoch liegt.

Ein Beispiel ist in Tabelle 6 durchgerechnet. Die Empfindlichkeit des Tests wird mit 75%, seine Spezifität mit 92% angenommen, die Prävalenz der „wirklich Pankreaskranken" im Probandenkollektiv mit 20%. Es zeigt sich, daß immerhin 6 von 21 pathologischen Testergebnissen „falsch-pathologisch" sind.

Die in Tabelle 6 angenommene Testempfindlichkeit von 75% trifft für Probandenkollektive mit ausgeprägterer Pankreasinsuffizienz zu. Stuhlchymotrypsinbestimmungen, Pancreolauryl-Test und PABA-Test werden jedoch allgemein als „Suchtest" für diagnostisch unklare Fälle angesehen. Es erscheint daher realistisch anzunehmen, daß unter denjenigen Patienten, bei welchen diese Tests angeordnet werden, sich – sofern sie überhaupt pankreaskrank sind – ganz überwiegend solche mit Frühstadien der chronischen Pankreatitis, also Patienten mit „leichter" Pankreasinsuffizienz befinden. Der Berechnung des „predictive value" solcher Tests sollte daher die für „leichte" Insuffizienzen gültige Empfindlichkeit zugrunde gelegt werden. Aus Tabelle 7 ergibt sich, daß bei einer

Tabelle 7. Vorhersagewert von sondenlosen Pankreasfunktionstests bei leichter Pankrasinsuffizienz (*CP*) und einer angenommenen Sensitivität von 40% sowie Spezifität von 92%. Näheres s. Text

100 Patienten			
20 CP		80 andere	
Richtig-pathologisch	Falsch-normal	Falsch-pathologisch	Richtig-normal
8	12	6	74

Prävalenz von 20%, einer Empfindlichkeit von 40% und einer Spezifität von 92% 6 von 14 pathologischen Testergebnissen „falsch-pathologisch" wären. In diesem Fall würde also der Vorhersagewert eines pathologischen Tests nur wenig über 50% liegen.

Die Beispiele in Tabelle 6 und 7 zeigen die Beschränkungen der diagnostischen Aussagekraft indirekter Pankreasfunktionsproben. Deutlich wird auch, daß die diagnostische Aussagekraft solcher Tests um so geringer ist, je ungezielter und breiter sie eingesetzt werden; denn der Vorhersagewert des normalen und des pathologischen Testergebnisses wird um so geringer, je weiter der Anteil der „wirklich Pankreaskranken" im Gesamtkollektiv derjenigen Patienten absinkt, bei denen solche Tests durchgeführt werden. Es läßt sich leicht berechnen, daß der Kliniker mit einem pathologischen Testergebnis praktisch nichts mehr anfangen kann, wenn die Prävalenz der „wirklich Pankreaskranken" auf unter 10% abfällt, weil dann mehr Gesunde ein pathologisches Testergebnis haben als Pankreaskranke. Die Rechenbeispiele in Tabelle 6 und 7 zeigen ebenfalls anschaulich, daß nur ein Test mit möglichst hoher Empfindlichkeit dem Kliniker wirklich brauchbare Entscheidungshilfen bei der diagnostischen Einordnung von Patienten mit Oberbauchbeschwerden in die Hand geben kann. Die größte Empfindlichkeit unter allen Pankreasfunktionstests besitzt nach wie vor der Sekretin-Pankreozymin-(Caerulein-)Test, auch bei Einschluß der „leichten" Pankreasinsuffizienzen liegt sie bei 94% (Tabelle 5). Somit liegt im Vergleich zu den indirekten Pankreasfunktionsproben die Bedeutung des Sekretin-Pankreozymin-Tests v. a. in seiner Fähigkeit, die Einschränkung der exkretorischen Pankreasfunktion schon in frühen Stadien der chronischen Pankreatitis zuverlässig zu erfassen. Die in diesem Krankheitsstadium schwierige Diagnosefindung kann dadurch wesentlich erleichtert werden. Für die Führung und Langzeitbetreuung dieser unter immer wiederkehrenden Schmerzattacken leidenden Patienten ist das von Wichtigkeit; unter anderem können solchen Patienten eine Reihe wiederholter diagnostischer Maßnahmen erspart bleiben, wenn es schon frühzeitig gelingt nachzuweisen, daß ihre Beschwerden durch rezidivierende Schübe einer chronischen Pankreatitis verursacht sind.

2 Überwachung des Krankheitsverlaufs

Ein Merkmal der chronischen Pankreatitis ist die unaufhaltsam progrediente Zerstörung des exokrinen Pankreasparenchyms. In eindrucksvollen Verlaufsstudien an ihrem großen Patientengut haben Ammann et al. [3] gezeigt, daß die hieraus resultierende fortschreitende Einbuße der Sekretionsleistung des Organs mit Hilfe wiederholter Chymotrypsinbestimmungen sehr gut erfaßt werden kann. Höchstwahrscheinlich können die anderen indirekten Funktionstests und der Sekretin-Pankreozymin-Test diesem Zweck gleich gut dienen, es fehlen aber für diese Tests langfristige und über Jahre gut dokumentierte Verlaufsstudien, die den Züricher Erfahrungen mit der Stuhlchymotrypsinbestimmung vergleichbar wären.

Derartige Verlaufsbeobachtungen sind ohne Zweifel von großem wissenschaftlichen Wert, da sie uns Aufschluß über den natürlichen Ablauf der chronischen Pankreatitis geben können. Sind aber unter dem Blickwinkel der klinischen Praxis regelmäßige Kontrollen der exokrinen Pankreasfunktion zur Führung des Patienten mit chronischer Pankreatitis notwendig und klinisch relevant?

Therapiebedürftig und somit klinisch relevant wird die exokrine Pankreasinsuffizienz erst dann, wenn sie zu einer manifesten Maldigestion führt. Wir wissen, daß dies erst im fortgeschrittenen Stadium der chronischen Pankreatitis der Fall ist; nach den Erfahrungen der Mayo-Klinik findet sich eine signifikante Steatorrhö erst dann, wenn der Lipaseoutput auf 10% der Norm abfällt [5], auch Ammann et al. [3] fanden pathologisch hohe Fettausscheidungen im Stuhl nur dann, wenn die Chymotrypsinkonzentration im Stuhl in den tief-pathologischen Bereich abgesunken war. Sicherlich wird das Ergebnis der Pankreasfunktionsprüfung mit direkten oder indirekten Verfahren die Entscheidung, ob ein Patient mit Pankreasenzymen substituiert werden muß, mit beeinflussen. Steht aber die Diagnose erst einmal fest, dann ist für die Steuerung der Therapie eine regelmäßige Kontrolle der Pankreasfunktion nur noch von geringer Relevanz, da Dauer und Ausmaß der Substitutionstherapie besser an Stuhlfettbilanz und Gewichtsverhalten des Patienten orientiert werden.

Man muß sich auch klarmachen, daß die Maldigestion und ihre Folgeerscheinungen nur einen kleinen Teil der vielfältigen internistischen und chirurgischen Probleme darstellen, welche im Verlauf einer chronischen

200

Pankreatitis entstehen können. Dies wurde von Lehnert [7] anschaulich graphisch dargestellt. Auch aus diesem Grunde hat – *nach* Sicherung der Diagnose – die ständige Überprüfung der exkretorischen Pankreasfunktion mit direkten oder indirekten Verfahren in der Führung des Patienten mit chronischer Pankreatitis einen nur begrenzten Stellenwert.

Ein spezielles Problem stellt der operative Eingriff bei Patienten mit nicht beherrschbaren Schmerzattacken dar. Nach Ammann [1] besteht bei jeder chronischen Pankreatitis die Tendenz zum „Ausbrennen" der Erkrankung, also zum Übergang in ein schmerzloses Endstadium. Es wäre denkbar, daß es durch engmaschige Überwachung der exokrinen Pankreasfunktion und Analyse der Verlaufsprofile schon relativ früh gelingen könnte, Patienten mit rasch progredientem Verlauf, bei denen dieses schmerzlose Endstadium auch ohne Operation rasch erreicht wird, von denjenigen zu unterscheiden, bei denen der Verlauf protrahiert ist. Bei der letzteren Patientengruppe hätte man mit einem langjährigen schmerzhaften Verlauf der Erkrankung zu rechnen und würde eher geneigt sein, die Indikation zum operativen Eingriff zu stellen. Es wird aber noch weiterer Studien bedürfen, ehe entschieden werden kann, ob diese Überlegungen tatsächlich allgemein zutreffen und ob die Indikationsstellung zur schmerzlindernden Operation bei chronischer Pankreatitis durch vorangehende engmaschige Überwachung der exkretorischen Pankreasfunktion tatsächlich erleichtert wird [2].

Literatur

1. Ammann RW (1980) Zur Klinik und Differentialdiagnose der chronischen Pankreatitis. Schweiz Med Wochenschr 110:1322–1327
2. Ammann RW, Largiader F, Akovbiantz A (1979) Pain relief by surgery in chronic pancreatitis? Relationship between pain relief, pancreatic dysfunction and alcohol withdrawal. Scand J Gastroenterol 14:209–215
3. Ammann RW, Akovbiantz A, Häcki W, Largiader F, Schmid M (1981) Diagnostic value of the fecal chymotrypsin test in pancreatic insufficiency, particulary chronic pancreatitis. Correlation with the pancreozyminsecretin test, fecal fat excretion and final clinical diagnosis. Digestion 21:281–289
4. Anonymus (1982) Kongress-Nachrichten: Pancreolauryl-Test geeignet für Klinik und Ambulanz. Dtsch Ärztebl 79/27:31
5. DiMagno EP, Go VLW, Summerskill WHJ (1973) Relations between pancreatic enzyme outputs and malabsorption in severe pancreatic insufficiency. N Engl J Med 288:813–817
6. Dürr HK, Otte M, Forrell MM, Bode JC (1978) Fecal chymotrypsin: A study on its diagnostic value by comparison with the secretinpancreozymin test. Digestion 17:404–409
7. Lehnert P (1979) Ätiologie und Pathogenese der chronischen Pankreatitis. Internist (Berlin) 20:321–330
8. Otte M (1979) Pankreasfunktionsdiagnostik. Internist (Berlin) 20:321–340
9. Stock KP, Schenk J, Schmack B, Domschke W (1981) Funktions-„Screening" des exokrinen Pankreas: FDL-, N-BT-PABA-Test, Stuhl-Chymotrypsin-Bestimmung im Vergleich mit dem Sekretin-Pankreozymin-Test. Dtsch Med Wochenschr 106:983–987

Diagnostische Probleme während der Langzeitbetreuung von Patienten mit chronischer Pankreatitis: Bildgebende Verfahren (konventionelle Röntgenuntersuchung, Sonographie, CT, ERCP und PTC)

U. R. FÖLSCH

1 Problemstellung

Die Validität der radiologischen, bildgebenden Verfahren in der Diagnostik der akuten oder chronischen Pankreatitis ist häufiger Gegenstand von Symposien und Übersichtsreferaten [3, 8–11, 13]. Dagegen ist diese Problematik unter dem Blickwinkel der Langzeitbetreuung des Patienten mit chronischer Pankreatitis noch nicht eingehend diskutiert worden. Bei der Vielzahl der zur Verfügung stehenden, modernen Röntgenverfahren kann es in der Tat schwierig sein, die bildgebenden Methoden wirtschaftlich, rationell und für den Patienten sinnvoll einzusetzen. Dies wird durch einen Artikel unterstrichen, der kürzlich unter der Überschrift "What's wrong with radiology" publiziert wurde [7] und das Problem ansprach, daß es für Radiologen und Kliniker zunehmend schwieriger wird, unter den zahlreichen neuen und konventionellen radiologischen Methoden auszuwählen und diese rationell einzusetzen.
Es ist deshalb notwendig abzugrenzen, was uns diese verschiedenen Methoden bei der Betreuung der Patienten mit chronischer Pankreatitis bringen können.

2 Entwicklungen und Komplikationen im Verlauf einer chronischen Pankreatitis

Es soll zunächst festgestellt werden, welche Entwicklungen und Komplikationen bei der Betreuung des Patienten mit chronischer oder chronisch-rezidivierender Pankreatitis mit Hilfe der bildgebenden Verfahren erkannt oder welche Fragen beantwortet werden sollten:
1) Auftreten und Zunahme von intrapankreatischen Verkalkungen,
2) Lokalisation und Ausmaß einer Duodenal- oder Kolonstenose,

3) Lokalisation und Bewertung von Gangdestruktionen zur Festlegung
   einer Operationsstrategie,
4) Auftreten von Pankreasgangsteinen,
5) Auftreten von Pseudozysten,
6) Lokalisation und Ausmaß einer Choledochusstenose,
7) Ausschluß oder Bestätigung eines Pankreastumors.

2.1 Pankreasverkalkungen

Der Nachweis von Pankreasverkalkungen gelingt sehr gut mit einer konventionellen Pankreasspezialaufnahme. Die Verkalkungen sind ein Hinweis für die Zunahme der Organdestruktion und möglicherweise für die Ätiologie der chronischen Pankreatitis. Ohne Zweifel können durch die Computertomographie dank des hohen Auflösungsvermögens und der unübertroffenen Bildschärfe feinste Verkalkungen früher als mit der konventionellen Röntgendiagnostik wahrgenommen werden, doch der Einsatz dieser Methode allein für diesen Zweck scheint angesichts fehlender unmittelbarer Konsequenzen und der hohen Kosten nicht sinnvoll zu sein.

2.2 Duodenalstenose

Eine schwerwiegende Komplikation im Rahmen der chronischen Pankreatitis ist die Entwicklung einer Duodenalstenose bedingt durch eine Pankreaskopfvergrößerung. Sie kann ebenfalls durch eine Röntgenkontrastuntersuchung zusammen mit einer endoskopischen Kontrolle verifiziert und dokumentiert werden, um dann die Anlage einer Gastroenteroanastomose zu diskutieren.

2.3 Pankreasgangdestruktionen und -steine

Einen wesentlichen Beitrag in der Verlaufsbeobachtung von Patienten mit chronischer Pankreatitis leistet auch die endoskopische retrograde Cholangiopankreatikographie (ERCP) [13, 14]. Durch die Anwendung dieser endoskopischen Methode gelingt es, Pankreasegangdestruktionen, wie sie insbesondere bei der chronisch alkoholischen Pankreatitis frühzeitig auftreten können [2, 12], zu erfassen und daran den Fortgang der Entzündung zu verfolgen. Der Einsatz der ERCP ist jedoch nur dann erforderlich, wenn aufgrund unerträglicher Beschwerden des Patienten eine Pankreasoperation zur Diskussion steht. Anhand des gewonnenen Bildmaterials kann dann die Entscheidung erleichtert werden, ob resezierende oder drainierende Verfahren zur Anwendung kommen sollten.

Ebenso können durch die ERCP Pankreasgangsteine, die durch die mechanische Abflußbehinderung einen verschlimmernden Einfluß auf den Verlauf der chronischen Pankreatitis ausüben können, erkannt werden. Je nach Befund ist dann zu entscheiden, ob diese Steine belassen, endoskopisch angegangen [14] oder chirurgisch entfernt werden sollten.

2.4 Pseudozysten

Die Methode der Wahl in der ärztlichen Beobachtung eines Patienten mit chronischer Pankreatitis ist aufgrund der relativ schnellen Handhabung, der fehlenden Komplikationen und fehlender Strahlenbelastung die Sonographie [8, 9], auch wenn die Darstellbarkeit des Pankreas gerade bei der chronischen Entzündung wegen des häufig in diesem Zusammenhang vorkommenden Meteorismus erhebliche Probleme macht. Die Ultraschalluntersuchung erlaubt die frühzeitige Erkennung von Komplikationen wie etwa der Pankreaspseudozyste und in ausgewählten Fällen deren Beseitigung durch Punktion und Drainage unter sonographischer Kontrolle.

2.5 Choledochusstenose

Häufige Komplikation im Spätstadium der chronischen Pankreatitis ist die Stenose des intrapankreatischen Anteils des Ductus choledochus, bedingt durch eine Fibrosierung des Pankreaskopfs, durch ein Pankreaskopfödem oder Pseudozysten. Oft geht mit dieser Komplikation auch eine Stenose der Papillen Vateri einher, so daß mit der ERCP die Verhältnisse nicht geklärt werden können. Hier ist die perkutane transhepatische Cholangiographie (PTC) sehr hilfreich, mit der in fast allen Fällen, in denen tatsächlich eine extrahepatische Cholestase mit präpapillärer Stenose und prästenotischer Dilatation vorliegt, deren Ursachen und Ausmaß festgestellt werden können [5, 6].

2.6 Pankreastumor

Mit der Entwicklung hochkomplizierter radiologischer bzw. endoskopischer Methoden wie der Computertomographie (CT) und der ERCP wuchsen auch die Hoffnungen, die Frühdiagnose des Pankreaskarzinoms zu verbessern und sichere „Tumorkriterien" herauszuarbeiten. Beide Hoffnungen sind bisher enttäuscht worden [4]. Kein Kriterium von Ultraschall, CT und ERCP vermag Destruktionen im Rahmen einer chronischen Pankreatitis von tumorbedingten Veränderungen eindeutig zu unterscheiden.

Es besteht die Hoffnung, daß durch die Kombination von Sonographie
– und, wo diese nicht durchführbar ist, Computertomographie –, Feinnadelpunktion und ERCP präoperativ häufiger die Diagnose eines Karzinoms gestellt werden kann [4]. Ob dadurch die schlechte Fünfjahres-
überlebensrate der Patienten [1] verbessert werden wird, bleibt abzuwarten. Während im symptomfreien Intervall keine eigentliche Indikation
besteht, eine Diagnostik in Form der Sonographie oder gar der ERCP
einzuleiten, sollte man bei neu auftretender oder zunehmender Beschwerdesymptomatik des Patienten versuchen, durch den Einsatz von
Ultraschall und Feinnadelpunktion – und, wenn das nicht möglich ist
oder unzureichende Informationen liefert, durch ERCP und CT – eine
Änderung der Pankreasmorphologie und des peripankreatischen Gewe-
bes frühestmöglich zu erfassen und zu bewerten. Nur bei nicht sicher ab-
geklärtem Tumorverdacht und entsprechender klinischer Symptomatik
ist eine diagnostische Laparotomie unumgänglich.

3 Zusammenfassung

Aufgrund der dargestellten Überlegungen bietet sich folgendes Vorgehen bei der Betreuung des Patienten mit chronischer Pankreatitis an, wobei wirtschaftliche Gesichtspunkte auch Berücksichtigung finden sollten: Der Einsatz der dargestellten Untersuchungsmethoden sollte gezielt
nach der vom Patienten angegebenen Symptomatik und nach den laborchemisch erfaßten Befunden vorgenommen werden (Tabelle 1). Der
routinemäßige regelmäßige Einsatz irgendeiner Methode ist nicht erforderlich.

Tabelle 1. Einsatz verschiedener Untersuchungsmethoden zur Abklärung von Symptomen
und Komplikationen im Rahmen einer chronischen Pankreatitis

Klinischer Verdacht	Anzuwendende Untersuchungsmethode
Duodenal- oder Kolonstenose	Röntgenkontrastdarstellung und Endoskopie
Zunahme der Pankreasde- struktion; mechanische Abflußbehinderung	Ultraschall; ERCP – wenn unzureichend: CT
Pseudozysten	Sonographie – wenn unzureichend: CT
Abklärung einer auftretenden Cholestase	ERCP – bei nicht gelungener Darstellung des Gallen- gangs: PTC
Tumor	Sonographie mit Feinnadelpunktion; anschließend ERCP, evtl. mit Saftaspiration zur zytologischen Untersuchung. Bei Versagen der ERCP: CT; ggf. diagnostische Laparotomie

Die hier gegebene tabellarische Zusammenfassung darf keinesfalls als starres Gerippe aufgefaßt werden, sondern kann nur Anhaltspunkte liefern, die im Einzelfall möglicherweise variiert werden müssen.

Literatur

1. Aoki K, Ogawa H (1978) I. Special subjects: I. Cancer of the pancreas, international mortality trends. World Health Stat 31:2–27
2. Elsborg L, Bruusgaard A, Strandgaard L, Reinicke V (1981) Endoscopic retrograde pancreatography and the exocrine pancreatic function in chronic alcoholism. Scand J Gastroenterol 16:941–944
3. Ferrucci JT Jr, Wittenberg J, Black EB, Kirkpatrick RH, Hall DA (1979) Computed body tomography in chronic pancreatitis. Radiology 130:175–182
4. Fölsch UR (1981) Das Pankreaskarzinom. Aktuelle diagnostische und therapeutische Aspekte. Int Welt 5:189–196
5. Fölsch UR, Erkelenz I, Schuster R, Creutzfeldt W (1978) Technik und Anwendung der perkutanen transhepatischen Cholangiographie (PTC) mit der CHIBA-Nadel. Röntgenblätter 31:471–475
6. Fölsch UR, Wurbs D, Classen M, Creutzfeldt W (1979) Vergleich der perkutanen transhepatischen Cholangiographie und der endoskopischen retrograden Cholangiopankreatographie. Dtsch Med Wochenschr 17:625–628
7. Heilmann RS (1982) What's wrong with radiology. N Engl J Med 306:477–479
8. Hotz J (1981) Diagnostische Strategie bei den entzündlichen Pankreaserkrankungen. Krankenhausarzt 54:941–944
9. Husband JE, Meire HB, Kreel L (1977) Comparison of ultrasound and computer-assisted tomography in pancreatic diagnosis. Br J Radiol 50:855–862
10. Jenss H (1981) Sonographie in der Diagnostik der akuten und chronischen Pankreatitis. Krankenhausarzt 54:928–929
11. Klott KJ (1981) Die computertomographische Diagnostik der akuten und der chronischen Pankreatitis. Krankenhausarzt 54:930–932
12. Nagata A, Homma T, Tamai K et al. (1981) A study of chronic pancreatitis by serial endoscopic pancreatography. Gastroenterology 81:884–891
13. Schomerus H (1981) Die ERCP in der Pankreasdiagnostik. Krankenhausarzt 54:934–936
14. Schott B, Safrany L, Portocarrero G, Krause S, Balint T (1982) Was bringt die ERCP bei chronischer Pankreatitis? Klinikarzt 11:571–574

Kapitel 20

Konservative Therapie der chronischen Pankreatitis

M. OTTE

Eine kausale medikamentöse oder diätetische Therapie der chronischen Pankreatitis gibt es nicht; die konservative Behandlung beschränkt sich auf symptomatische Maßnahmen und konzentriert sich auf 3 Ziele:

1) den Versuch, weitere Pankreatitisschübe zu verhindern,
2) die Schmerzbehandlung, falls notwendig,
3) die Substitution einer allfälligen endokrinen und exokrinen Pankreasinsuffizienz.

1 Diätetische Maßnahmen

Vorausgesetzt, daß seltene Ursachen der chronischen Pankreatitis, die korrigierbar sind, durch die vorangegangene sorgfältige Diagnostik erfaßt und beseitigt wurden, so haben die Patienten, die therapeutischer Langzeitbetreuung bedürfen, weitgehend alkoholinduzierte Pankreatitiden.

Unbestritten sind die Angaben verschiedener Arbeitsgruppen [20], daß mehr als 50% dieser Patienten durch Alkoholkarenz vor weiteren Pankreatitisschüben verschont werden und daß möglicherweise auch eine Verlangsamung der progredienten Parenchymedestruktion erreichbar ist. Der Rat zur totalen Alkoholabstinenz ist daher die wichtigste therapeutische Maßnahme bei chronischer Pankreatitis. Das Problem der Einhaltung ist bekannt, bei der chronischen Pankreatitis werden aber im Gegensatz zu anderen alkoholischen Organschäden die Patienten durch die Schmerzattacken der Pankreatitisrezidive nachhaltig an die Notwendigkeit der Abstinenz erinnert.

Praktisch gehen wir bei der Betreuung so vor, daß wir nach Stellen der Diagnose ausführlich mit den Patienten sprechen, die Zusammenhänge zwischen Alkoholabusus und der Erkrankung aufzeigen und eindringlich auf die Notwendigkeit der Abstinenz hinweisen. Zugleich werden die entsprechenden Selbsthilfegruppen vorgestellt und nach Möglichkeit schon während des stationären Aufenthaltes Kontakte mit ihnen, z. B. den Anonymen Alkoholikern (AA), angebahnt. Bei allen weiteren Konsultationen wird immer wieder auf die Notwendigkeit der Alkoholkarenz eingegangen und die Bedeutung gerade dieser prognostisch entscheidenden Maßnahme betont.

Einen chirurgischen Eingriff am Pankreas wegen Schmerzsymptomatik erwägen wir nur, wenn der Patient glaubhaft abstinent ist und dennoch schwere Schmerzschübe auftreten.

Bei der Ernährung der Patienten mit chronischer Pankreatitis ist oberstes Ziel, unfreiwillige Gewichtsverluste zu vermeiden bzw. dafür zu sorgen, daß ein annähernd normales Gewicht wiedererlangt wird. Entsprechend kalorienreich soll die Nahrung sein. Zusätzliche diätetische Ratschläge sind demgegenüber von untergeordneter Bedeutung. Vor abnormer Belastung mit tierischen Fetten soll sich der Patient hüten, als Richtwerte können 80–100 g täglich gelten. Besteht eine Steatorrhö, so ist die Reduktion der Fettzufuhr einer der Wege, dieses Symptom der Maldigestion zu bessern. Eine trotz hochdosierter Enzymsubstitution weiterbestehende Steatorrhö kann durch die Gabe von mittelkettigen Triglyceriden (MCT) gebessert werden.

Ansonsten gilt wie bei fast allen gastroenterologischen Erkrankungen, daß der Patient essen kann, was ihm schmeckt, allfällige Unverträglichkeiten beobachten und als Beschwerde auslösend erkannte Nahrungsbestandteile eliminieren soll. Die oft empfohlene Streichung von Soßen, Gewürzen, überhaupt jeglicher kulinarisch raffinierten Zubereitung aus dem Speisezettel ist unbegründet [20].

2 Schmerzbekämpfung

Der Spontanverlauf der überwiegenden Zahl chronischer Pankreatitiden ist durch Schmerzschübe unterschiedlicher Intensität und Frequenz charakterisiert. Der subjektiven Schmerzempfindung muß die Analgesie angepaßt werden. Oft reichen Nahrungskarenz, Spasmolytika oder Spasmoanalgetika aus [2, 24]. Schwere Schmerzattacken machen den Einsatz starker Analgetika notwendig, beispielsweise Pentazocin (Fortral), Tilidinhydrochlorid (Valoron N), Buprenorphin (Temgesic), Tremadolhydrochlorid (Tramal) oder Pethidin (Dolantin). Das Risiko der Suchtentstehung wird unterschiedlich eingeschätzt [19, 20]; wir bemühen uns, der Analgetikaabhängigkeit durch häufiges Wechseln der angeführten Präparate zu begegnen.

Morphine erhöhen den Tonus des Sphincter Oddi [7], begünstigen daher eine Abflußbehinderung für das Pankreassekret und gelten deshalb als kontraindiziert.

Häufige sowie auffallend schwere oder protrahiert verlaufende Schmerzschübe sind bei der chronisch-rezidivierenden Pankreatitis *nicht* die Regel [1, 2]. Sie sollten, besonders wenn der Analgetikaverbrauch steigt, an Komplikationen der Grundkrankheit, z. B. Pseudozysten, denken lassen und Anlaß zu einer entsprechenden erneuten Diagnostik und ggf. chirurgischen Intervention sein. In diesen Fällen kann das Warten auf ein „Ausbrennen" der Drüse mit sekundärer Schmerzfreiheit, das zu Recht als regelhaft hingestellt wurde [1, 2], vom Patienten Übermenschliches verlangen.

Sarles bemerkte [19, 20] bei seinen Patienten mit chronisch-rezidivierender Pankreatitis, daß unter Pankreasenzymsubstitution Schmerzen seltener und weniger intensiv auftraten als ohne diese Behandlung. Er ist dazu übergegangen, Pankreasenzympräparate in allen Fällen regelmäßig niedrig dosiert zur Schmerzprophylaxe einzusetzen. Der Wirkmechanismus ist nicht geklärt, diskutiert wird eine negative Feedbackregulation der Pankreassekretion vom Duodenum aus [10]. Nachdem diese therapeutische Beobachtung kürzlich durch eine Studie bestätigt wurde [10], sollte man zur Schmerzverhütung in jedem Fall einen Versuch mit der Enzymsubstitution machen, auch wenn keine manifeste Pankreasinsuffizienz vorliegt. Als Dosis reichen jeweils 1–2 Dragees zu den Mahlzeiten, abgesetzt werden können die Enzyme, wenn 2 Jahre keine Schmerzschübe aufgetreten sind.

3 Therapie des Diabetes mellitus

Im Verlauf der chronischen Pankreatitis tritt häufig ein Diabetes mellitus auf, der seiner Natur nach ein Insulinmangeldiabetes ist. Als Ausdruck der endokrinen Organinsuffizienz wird er nach den üblichen Regeln therapiert. Auch wenn anfangs orale Antidiabetika manchmal ausreichen, wird der Diabetes in der Regel insulinpflichtig. Der Insulinbedarf ist meist nicht hoch, 40–48 IE/Tag werden oft nicht überschritten, Dosen bis 100 IE täglich sind hingegen auch nicht ungewöhnlich [13]. Das Problem der Insulintherapie des pankreatogenen Diabetes mellitus liegt in der Gefahr der Hypoglykämie. Sie beruht auf der Unzuverlässigkeit der Patienten, fortgesetztem Alkoholabusus, auf einer Insulinüberdosierung bei schmerzbedingter Nahrungsreduktion oder depressiver Verstimmung, die bei dieser Erkrankung nicht selten vorkommt [20]. Außerdem ist der Diabetes dieser Patienten so labil, weil Glukagon als Gegengewicht zum Insulin ebenfalls vermindert sezerniert wird. Bei pankreatogenem Diabetes mellitus steigt nach Insulinapplikation im Gegensatz zur normalen Reaktion der Glukagonspiegel nicht an [13]. Über diesen Mechanismus ist wohl auch die schon früher gemachte Beobachtung eines protrahierten Glukoseabfalls nach intravenöser Insulingabe bei diesen Patienten zu erklären [12]. Daß die Gefahr der Hypoglykämie wirklich besteht, belegt eine schwedische Untersuchung [13]. Es fanden sich bei 14 von 18 insulinpflichtigen Patienten mit chronischer Pankreatitis hypoglykämische Phasen unterschiedlicher Schwere und 3 hypoglykämiebedingte Todesfälle. Nachdem wir kürzlich ebenfalls einen jungen Patienten wahrscheinlich in der Hypoglykämie verloren haben, tolerieren wir als Konsequenz bei allen Patienten, die nicht zu einer optimalen Selbstkontrolle des Diabetes in der Lage sind, lieber höhere Blutzuckerwerte als die Gefahren einer zu straffen Einstellung und weisen besonders intensiv auf die Abhängigkeit des Insulinbedarfs von der Nahrungsmenge hin sowie auf die Notwendigkeit einer Dosisreduktion in Ausnahmesituationen.

4 Pankreasenzymsubstitution

Die Maldigestion infolge exokriner Pankreasinsuffizienz ist bekanntlich ein Spätsymptom der chronischen Pankreatitis. Experimentelle Daten belegen [4], daß eine Steatorrhö erst auftritt, wenn die Lipaseabgabe in das Duodenum unter 10% der maximalen Sekretionskapazität der Drüse abfällt. Diese Grenze wird nur bei einem kleineren Teil der Patienten mit chronischer Pankreatitis unterschritten, ab ehesten dann, wenn ausgedehnte Verkalkungen der Drüse vorliegen. In diesen Fällen, die möglichst mit Hilfe des Sekretin-Pankreozymin-Tests überprüft sein sollten, ist es therapeutisches Ziel der Langzeitbetreuung, durch Substitution von Pankreasenzymen eine ausreichende Digestion und Beseitigung der Steatorrhö zu erreichen. Voraussetzung ist eine genügend hohe Dosierung dieser Enzympräparate, oft wird nämlich unterdosiert. Erfahrungsgemäß gelingt es aber auch durch hochdosierte orale Substitution mit Enzymen nicht, die erhöhte fäkale Fettausscheidung vollständig zu korrigieren [3].
Für diesen Mißerfolg sind einmal die Enzympräparate selber verantwortlich, die generell – verglichen mit der Sekretionskapazität des Pankreas – relativ wenig Enzymaktivität pro Dragee bzw. Tablette aufweisen. Zudem gibt es zwischen den Spezialitäten ganz erhebliche Aktivitätsunterschiede [9, 11, 15]. In der Regel enthalten die zur Substitution herangezogenen Präparationen Pankreatin tierischer Herkunft. Tabelle 1 gibt eine Auswahl der rund 100 in der „Roten Liste" geführten Pan-

Tabelle 1. Lipasegehalt' einer Auswahl von Pankreatinpräparaten, *FD* Filmdragees, *FT* Filmtabletten, *D* Dragees, *T* Tabletten. (Nach Möller [15])

Präparat	Hersteller	Dar-reichungs-form	Lipasegehalt (Hersteller-angaben) [FIP-E]	Gefundener Lipasegehalt (% der Her-steller-angaben)
Pankreatan forte	Brunnengräber	FD	36 000	89,7
Combizym forte	Luitpold	FT	30 000	70,1
Panpur	Nordmark	D	28 000	105,9
Pankreon-700	Kali-Chemie	D	28 000	97,5
Pankreon-forte	Kali-Chemie	D	28 000	96,8
Pankreatan comp.	Brunnengräber	FD	28 000	85,2
Fermento sanol	Sanol	D	20 000	110,2
Lipazym	Klinge	D	16 000	116,7
Bilipeptal forte	Brunnengräber	D	16 000	70,9
Fermento duodenal	Sanol	D	15 000	132,4
Enzym gallo sanol	Sanol	T	15 000	97,0

kreatinfertigarzneimittel wieder, die Ergebnisse einer unabhängigen Analyse, sowie die Aktivitätsangaben der Hersteller.

Bis vor kurzer Zeit war ein Vergleich der verschiedenen Präparate für den verordnenden Arzt gar nicht möglich, da die ihn interessierenden Angaben zur Enzymaktivität in zahlreichen verschiedenen Einheiten angegeben waren. Inzwischen ist der Einheitenwirrwarr, der auf diesem Markt herrschte, durch die Akzeptierung der FIP-Einheiten (Federation Internationale Pharmaceutique) beseitigt und damit die Vergleichbarkeit der Angaben verschiedener Hersteller gegeben. Wie sich aus der Tabelle auch ergibt, scheinen bei einigen Präparaten Schwierigkeiten mit der Haltbarkeit zu bestehen, zumindest wichen die gefundenen Aktivitäten z. T. deutlich von den Angaben der Hersteller ab.

Ein besonderes Problem der Enzymsubstitution liegt in den Aktivitätsverlusten, die während der Magenpassage der Dragees eintreten. Bei der Analyse des Duodenalsafts zeigte sich, daß lediglich 8% der oral zugeführten Enzymmengen tatsächlich wiedergefunden wurden [5], die Enzymkonzentration im Duodenum erreichte dabei selbst nach der Gabe von 8 Tabletten eines hochwirksamen Präparats nur Bruchteile der normalen Sekretionsleistung der Bauchspeicheldrüse [5]. Hauptgrund für die Aktivitätsverluste ist das saure Milieu des Magens. Ab pH 4 werden Pankreasenzyme irreversibel inaktiviert. Diese pH-Werte werden bei chronischer Pankreatitis sehr oft [23], wenngleich nicht in allen Fällen [14], unterschritten, z. T. sogar im Duodenum gemessen. Gegen die Säureinaktivierung bietet offenbar auch die Ummantelung der Kapseln nur bedingt Schutz.

Stabil gegen Säure sind Lipasen, die aus Pilzen gewonnen werden, z. B. aus Rhizopus arrhizus (Nortase). Diese Präparate müßten daher Vorteile bei der Substitution bieten; Studien, die ihre Überlegenheit gegenüber ummantelten Pankreatinspezialitäten belegen, gibt es jedoch nicht.

Wegen der Säurelabilität von Pankreatin wurde logischerweise gefordert, die Applikation der Tabletten bzw. Kapseln mit der Gabe von Bikarbonat, Antazida und neuerdings von Histamin-H_2-Rezeptorenblockern zu kombinieren [21, 22]. Tatsächlich wird durch die Gabe von Cimetidin eine deutlich höhere Enzymaktivität im Duodenum erreicht als nach alleiniger Verabreichung der Substitutionsdosis [16]. Bei Bilanzstudien zeigte sich, daß die Fettausscheidung im Stuhl, die durch die alleinige Verabreichung von Pankreasenzymen zwar immer erheblich reduziert, aber praktisch nie normalisiert wird, nach zusätzlicher Cimetidinmedikation durchaus normale Werte erreichen kann [3, 17].

Rational begründbar ist schließlich eine antazidische Zusatztherapie noch durch eine weitere Beobachtung. Durch Säure werden bei chronischer Pankreasinsuffizienz Gallensalze teilweise im Duodenum ausgefällt und stehen nicht mehr für die Mizellenbildung zur Verfügung [18]. Eine weitere Störung der Fettverdauung kann die Folge sein. Nach Gabe eines H_2-Blockers unterbleibt die Störung der mizellaren Phase.

Das Konzept der kombinierten Therapie der Pankreasinsuffizienz mit Pankreasenzympräparaten und Cimetidin wurde inzwischen mehrfach überprüft. Untersuchungen bei Kindern mit Mukoviszidose und daraus resultierender Pankreasinsuffizienz bestätigten überwiegend den günstigen Effekt einer Cimetidinzusatztherapie [6, 8], demgegenüber ließ eine französische Multicenterstudie bei Maldigestion infolge chronischer Pankreatitis keinen eindeutigen Vorteil der Säureblockierung erkennen [25].

Ganz allgemein gilt, daß eine Substitutionstherapie bei chronischer Pankreatitis nur indiziert ist, wenn eine manifeste Maldigestion vorliegt. Wir stellen die Indikation aufgrund des klinischen Bildes; da es sich bei der Natur der Grundkrankheit aber um eine lebenslange medikamentöse Therapie handelt, bemühen wir uns, vor Behandlungsbeginn die Pankreasinsuffizienz mit dem Sekretin-Pankreozymin-Test zu objektivieren. Die Patienten erhalten 3–4 Tabletten bzw. Dragees eines lipasereichen Präparats zu den Mahlzeiten. Bei ungenügender Korrektur der Maldigestion – zur Kontrolle reichen die Entwicklung des Körpergewichts und die Bestimmung des Stuhlgewichts aus – kombinieren wir mit einem H_2-Rezeptorenblocker (Tagamet, Zantic). Bei der Wahl der Enzympräparate ist darauf zu achten, daß einige Spezialitäten hochdosiert Gallensalze enthalten, die bei einem Teil der Patienten Durchfälle hervorrufen. In diesen Fällen muß das Medikament gewechselt werden.

Magenresezierte Patienten erhalten statt Tabletten oder Dragees Pankreatin in Granulat- oder Pulverform [26], die Dosis beträgt dann bis zu 2 Teelöffel pro Mahlzeit.

Literatur

1. Ammann R (1970) Die chronische Pankreatitis. Dtsch Med Wochenschr 95:1–7
2. Ammann R (1979) Langzeitverlauf und Therapie der chronisch-rezidivierenden Pankreatitis. Internist (Berlin) 20:392–398
3. DiMagno EP (1979) Medical treatment of pancreatic insufficiency. Mayo Clin Proc 54:435–442
4. DiMagno EP, Go VLW, Summerskill WHJ (1973) Relations between pancreatic enzyme outputs and malabsorption in severe pancreatic insufficiency. N Engl J Med 288:813–815
5. DiMagno EP, Malagelada JR, Go VLW, Moertel CG (1977) Fate of orally ingested enzymes in pancreatic insufficiency. N Engl J Med 296:1318–1322
6. Durie PR, Bell L, Linton W, Corey ML, Forstner GG (1980) Effect of cimetidine and sodium bicarbonate on pancreatic replacement therapy in cystic fibrosis. Gut 21:778–786
7. Economou G, Ward-McQuaid JH (1971) A cross-over comparison of the effect of morphine, pethidine, pentazocine and phenazocine on biliary pressure. Gut 12:218–221
8. Gow R, Francis P, Bradbear R, Shepherd R (1981) Comparative study of varying regimens to improve steatorrhoea and creatorrhoea in cystic fibrosis: effectiveness of enteric-coated preparations with and without antacids and cimetidine. Lancet II:1071–174
9. Graham DY (1977) Enzyme replacement therapy of exocrine pancreatic insufficiency in man. N Engl J Med 296:1314–1317
10. Ihse I, Isaksson G (1982) Pain-relieving effect of pancreatic enzyme preparations in chronic pancreatitis (Abstract). Scand J Gastroenterol [Suppl 17] 78::401
11. Ihse J, Lilja P (1979) Pancreatic enzyme activities of commercial pancreatic enzyme preparations incubated in human small intestinal juice. Digestion 19:48–51
12. Joffe BI, Bank S, Marks IN (1968) Hypoglycaemia in pancreatitis. Lancet II:1038
13. Linde J, Nilsson LH, Barany FR (1977) Diabetes and hypoglycemia in chronic pancreatitis. Scand J Gastroenterol 12:369–373
14. MacLaren IF, Howard JM, Serlin O (1966) Achlorhydria associated with chronic disease of the exocrine pancreas. Surgery 59:676–680
15. Möller H (1979) Vergleichende Untersuchungen von Pankreatin-Fertigarzneimitteln. Pharmazeut Z 124:2279–2286
16. Regan PT, Malagelada JR, DiMagno EP, Glanzman SL, Go VLW (1977) Comparative effects of antacids, cimetidine and enteric coating on therapeutic response to oral enzymes in severe pancreatic insufficiency. N Engl J Med 297:854–858
17. Regan PT, Malagelada JR, DiMagno EP, Go VLW (1978) Rationale for the use of cimetidine in pancreatic insufficiency. Mayo Clin Proc 53:79–83
18. Regan PT, Malagelada JR, DiMagno EP, Go VLW (1979) Reduced intraluminal bile acid concentrations and fat maldigestion in pancreatic insufficiency: correction by treatment. Gastroenterology 77:285–289
19. Sarles H, Sahel J, Staub JL, Bourry J, Laugier R (1979) Chronic pancreatitis. In: Howat HR, Sarles H (eds) The exocrine pancreas. Saunders, London Philadelphia Toronto
20. Sarles JC, Sarles H (1976) Konservative und chirurgische Therapie der chronischen Pankreatitis. Leber Magen Darm 6:294–299

21. Saunders JHB, Wormsley KG (1975) Progress report. Pancreatic extracts in the treatment of pancreatic exocrine insufficiency. Gut 16:157–162
22. Saunders JHB, Drummond S, Wormsley KG (1977) Inhibition of gastric secretion in treatment of pancreatic insufficiency. Br Med J I:418–419
23. Saunders JHB, Cargill JM, Wormsley KG (1978) Gastric secretion of acid in patients with pancreatic disease. Digestion 17:365–369
24. Schoenemann J (1977) Therapie der chronischen Pankreatitis. Med Welt 28:463–467
25. Staub JL, Sarles H, Soule JC, Galmiche JP, Capron JP (1981) No effect of cimetidine on the therapeutic response to oral enzymes in severe pancreatic insufficiency. N Engl J Med 304:1364–1365
26. Worning H (1980) The effect of enzyme substitution in patients with pancreatic insufficiency. Scand J Gastroenterol 15:529–533

Kapitel 21

Chirurgische Therapie der chronischen Pankreatitis: Resezierende Verfahren

G. Dostal

1 Überlegungen zur Verfahrenswahl

Die Indiktion zu operativen Eingriffen sollte bei der chronischen Pankreatitis angesichts der schlechten Gesamtprognose, die zu einem wesentlichen Teil durch das Ausmaß des fortbestehenden Alkoholkonsums beeinflußt wird, zurückhaltend gestellt werden. Das Operationsverfahren hat – mit Ausnahme der totalen Pankreatektomie – auf die Gesamtletalität im Spätverlauf offensichtlich wenig Einfluß. Ammann [1] gibt bei 138 Patienten mit alkoholbedingter Pankreatitis und 8 jähriger Nachkontrolle eine Letalität von 20,3% an. Rösch et al. [13] berichten bei einer Nachbeobachtungszeit von 7,1 Jahren über eine Gesamtletalität von 30,2%. Wenn dabei die Überlebensrate der konservativ behandelten Patienten günstiger ist, so besagt dies nur, daß in dieser Gruppe der Prozentsatz weniger schwer erkrankter Patienten sicherlich größer sein wird als unter den Operierten. Die Operationsindikation wird insgesamt um so weiter gestellt werden, je häufiger therapieresistente Schmerzen zur Operationsindikation werden. Im Schrifttum scheint dies die Hauptindikation zu sein. Der Anteil operierter Patienten innerhalb beobachteter Patientenkollektive schwankt daher erheblich zwischen rd. 30 [2] und 70% [13]. Selten stehen Komplikationen als Operationsindikation im Vordergrund [1, 9]. Die Art des gewählten chirurgischen Verfahrens wird sicherlich durch die Operationsindikation mitbestimmt. Die anatomischen Voraussetzungen werden bei den wichtigsten lokalen Komplikationen, wie Pseudozystenbildung, Cholestase infolge Röhrenstenose des Gallengangs, Duodenalstenose und Milzvenenthrombose, andere sein als bei der alleinigen Indikation Schmerzbeseitigung.

So wird offensichtlich, daß es ein einzelnes ideales Operationsverfahren für alle Patienten mit chronischer Pankreatitis nicht geben kann und es für jeden Patienten eines individuellen Vorgehens bedarf. Ob eine resezierende oder drainierende Operation durchgeführt werden sollte, wird somit durch das vorgefundene morphologische Substrat bestimmt, und nur in einigen Fällen bleibt die freie Wahl zwischen mehreren Operationsverfahren. Dann wird auch der klinische Zustand in die Entscheidung miteingehen.

2 Resezierende Operationsverfahren – Methoden und Ergebnisse

Die resezierenden Operationsverfahren – totale Pankreatektomie, partielle Duodenopankreatektomie, duodenumerhaltende Pankreaskopfresektion, linksseitige Hemipankreatektomie (40–80%) und linksseitige subtotale Resektion (80–95%) – werden (von der totalen Pankreatektomie abgesehen) in rechtsseitige und linksseitige Resektionen unterteilt. Sie kommen in Abhängigkeit von der Lokalisation des Krankheitsprozesses zur Anwendung.

Welche Ergebnisse von den einzelnen Verfahren zu erwarten sind, soll anhand der in den Tabellen 1–5 aufgeführten Sammelstatistiken dargelegt werden. Vorrangig in der Beurteilung ist das unmittelbare Operationsrisiko, welches erwartungsgemäß bei der totalen Pankreatektomie mit 0–21%, im Mittel 9%, am größten ist. Während die partielle und subtotale Linksresektion eine ähnlich hohe Letalität von 0–6%, im Mittel 3,6%, bzw. 0–5%, im Mittel 3,1%, haben, ist die der partiellen Duodenopankreatektomie mit 0–11%, im Mittel 5,4%, doch annähernd doppelt so hoch. Allerdings sind auch bei der partiellen Duodenopankreatektomie in den Händen einzelner Autoren [7] so günstige Ergebnisse erzielt worden, daß die Operationsletalität nicht mehr als Argument gegen dieses Verfahren gelten kann.

Bezüglich der Spätletalität sind, versucht man, Einzelergebnisse zusammenzufassen, signifikante Unterschiede zwischen den verschiedenen re-

Tabelle 1. Ergebnisse nach totaler Pankreatektomie

Autor	n	Operations-letalität [%]	Spät-letalität [%]	Gesamt-letalität [%]
Braasch et al. (1978)	26	0	46	46
McConnell et al. (1980)	6	0	0	0
Trede (1979)	15	7	47	54
Steegmüller (1982)	21	9	9	18
Mangold u. Kümmerle (1979)	35	17	–	–
Gebhardt et al. (1979)	61	21	29	50
Gesamt	164	9%	26%	33,6%

Tabelle 2. Ergebnisse nach partieller Duodenopankreatektomie

Autor	n	Operations-letalität [%]	Spät-letalität [%]	Ohne Be-schwerden [%]	Insulinbedürftiger Diabetes
Guillemin (1972)	63	1,6	17,5	28/32	2
Sarles u. Sarles (1976)	21	0	9,5	86	Keine Verschlechterung
Frey et al. (1976, [5])	19	5,3	10,5	47	26%
Steegmüller u. Fischer (1978)	45	11	15,6	–	–
Peiper (1979)	28	10,7	14,3	71	–
Mangold u. Kümmerle (1979)	96	9,4	–	73	9%
Trede u. Hoffmeister (1979)	21	0	23,8	67	–
Grill (1979)	46	8,6	45,5	–	1 mal Verschlechterung
Taylor (1981)	29	6,9	–	–	Verschlechterung in 42%
Gall et al. (1981)	116	0,9	3,5	100	44,5%
Univ. Klinik Essen (1982)	19	5,3	21	78	3/13
		5,4%	18%		

sezierenden Verfahren nicht vorhanden. Am ungünstigsten schneidet mit einem Mittelwert von 26% erwartungsgemäß die totale Pankreatektomie ab, am günstigsten mit einem Mittel von 18% die partielle Duodenopankreatektomie. Die unterschiedlichen Resultate bezüglich der Spätletalität korrelieren mit dem Ausmaß der Inselzellverarmung bei den verschiedenen Operationsverfahren. Eine endokrine Insuffizienz findet sich am ausgeprägtesten, von der Pankreatektomie wieder abgesehen, bei der subtotalen Resektion. Der geringste Verlust an Inselzellmasse ergibt sich bei der partiellen Duodenopankreatektomie, was daher für dieses Operationsverfahren spricht. Im übrigen haben sich Wandlungen insofern ergeben, als zunehmend Krankheitsprozesse im Pankreaskopfbereich gefunden werden. Scheut man die ausgedehnte anatomische Destruktion, die sich durch die Duodenopankreatektomie ergibt, so kann unter günstigen Voraussetzungen eine das Duodenum erhaltende Pankreaskopfresektion durchgeführt werden.

Bei der das Duodenum erhaltenden Pankreaskopfresektion bleibt ein schmaler Saum von Pankreasgewebe am Duodenum zurück, etwa wie bei einer subtotalen Resektion. Allerdings bleibt wie bei der partiellen Duodenopankreatektomie der Pankreasschwanz erhalten und wird mit

Tabelle 3. Ergebnisse nach subtotaler (80- bis 95% iger) Linksresektion

Autor	n	Operations-letalität [%]	Spät-letalität [%]	Ohne Beschwerden	Insulin-bedürftiger Diabetes
Univ. Klinik Essen (1982)	19	0	15,8	79%	68%
Frey et al. (1976, [5])	77	1,3	26	49,4%	72%
Turcotte u. Eckhauser (1981)	61	3	44,3	47/51	37/55
Gebhardt et al. (1981)	86	4,7	13,4	62%	58%
Mangold u. Kümmerle (1979)	19	5,3	–	60%	33%
White u. Hart (1979, [19])	15	6,7	–	53,3%	–

Tabelle 4. Ergebnisse nach partieller (40- bis 80% iger) Linksresektion

Autor	n	Operations-letalität [%]	Spät-letalität [%]	Ohne Beschwerden	Insulinbedürftiger Diabetes
Sarles u. Sarles (1976)	24	0	12,5	70,8%	Verschlechterung
Taylor et al. (1981)	40	0	–	–	Verschlechterung in 37%
Univ. Klinik Essen (1982)	25	0	12	13/18	5/19
Frey et al. (1976, [5])	53	1,9	15,1	54,7%	32%
White u. Hart (1979, [19])	35	2,9	–	51,4%	–
Mangold u. Kümmerle (1979)	59	5	–	60%	25%
Gebhardt et al. (1981)	57	5,3	9,3	–	–
Leger et al. (1974)	71	6	40	–	–

einer Roux-Y-Schlinge drainiert. Dieses Operationsverfahren scheint nicht sehr verbreitet. Beger et al. [3] haben 1980 darüber berichtet. Wir führten dieses Operationsverfahren seit 1979 bei 11 Patienten durch und haben ohne Letalität sehr günstige Frühergebnisse erzielt.

Eine weitere operative Variante der Pankreaskopfresektion, bei der Pylorus und proximales Duodenum erhalten bleiben, wurde von Traverso

Tabelle 5. Ergebnisse der verschiedenen resezierenden Verfahren (Zusammenfassung)

Methode	Operations-letalität [%]	Spät-letalität [%]	Endokrine Insuffizienz [%]	Schmerz-befreiung [%]
Linksresektion (40–80%)	3,6 (0–6)	20 (12–40)	37	51–71
Subtotale Resektion (80–95%)	3,1 (0–5)	25 (0–44)	33–67	50–92
Duodenopankreatektomie	5,4 (0–11)	18 (3–45)	3–45	70–100
Totale Pankreatektomie	9 (0–21)	26 (0–47)	100	42–91

u. Longmire [17] vorgeschlagen, die über günstige Ergebnisse mit diesem Operationsverfahren bei 18 Patienten berichten. Gall u. Gebhardt [6] haben nach negativen Erfahrungen dieses Verfahren wieder verlassen. Eine weitere Verbreitung als standardisiertes Operationsverfahren scheint diesem Vorgehen nicht zuzukommen.

3 Indikation zur Pankreasresektion (Tabelle 6 und 7)

3.1 Operationen wegen unbeherrschbarer Schmerzen

Die Operationsindikation Schmerzbeseitigung nimmt an zahlreichen Zentren der Pankreaschirurgie noch den breitesten Raum ein. So wurden 82 der 116 von Gall et al. [7] partiell duodenopankreatektomierten Patienten wegen konservativ nicht zu beherrschender Schmerzen, 24 wegen lokaler Komplikationen und 10 wegen Karzinomverdachts operiert. Diese Verteilung der Operationsindikationen ist repräsentativ für die meisten Zentren, und nur in wenigen Kliniken steht die chirurgische Therapie der Komplikationen zahlenmäßig im Vordergrund [1, 9]. Während über die notwendige chirurgische Intervention bei eingetretenen

Tabelle 6. Operationsindikation bei chronischer Pankreatitis

1) Komplikationen:
   a) Zysten
   b) Cholestase
   c) Duodenalstenose
   d) Pankreatogener Aszites
   e) Segmentale portale Hypertension

2) Schmerzsyndrom

3) Verdacht auf Malignität

Tabelle 7. Indikation zu resezierenden Eingriffen bei der chronischen Pankreatitis

1) Normal weiter Pankreasgang (Lumen unter 8 mm Durchmesser)
2) Stenosierung des Ductus choledochus bei überwiegender Pankreaskopfpankreatitis
3) Langstreckige Duodenalstenose bei überwiegender Pankreaskopfpankreatitis
4) Pseudozysten bei fortgeschrittener Destruktion des Parenchyms und ausgeprägter Symptomatik der Pankreatitis
5) Nicht auszuschließender Verdacht auf ein Malignom
6) Fortbestehen der Symptomatik nach ableitenden Operationen

Komplikationen wenig Kontroversen existieren, wird die Indikation zur schmerzbeseitigenden Operation sehr unterschiedlich beurteilt, wobei angesichts der sich entwickelnden Erkenntnis, daß die Prognose wie das Schmerzverhalten mit und ohne Operation durch den Alkoholkonsum bestimmt werden, eine eher zurückhaltende Einstellung die Überhand gewinnt.

In der Diskussion um das geeignetste Operationsverfahren bei der alleinigen Operationsindikation Schmerzbeseitigung wird die Ausdehnung des Entzündungsprozesses und die Beschaffenheit des Pankreasgangs über das chirurgische Vorgehen entscheiden. Bei einem diffus über das Organ ausgebreiteten Entzündungsprozeß *ohne* Gangerweiterung sind ableitende Operationen nicht sinnvoll, und es besteht eine eindeutige Indikation zur Resektion. Einigkeit besteht darüber, daß eine totale Pankreatektomie nicht mehr indiziert ist. Bei der Wahl zwischen der subtotalen Resektion und der rechtsseitigen Resektion scheint das letztere Verfahren günstiger, v. a. wenn durch die zusätzliche Verödung des Pankreasschwanzes tatsächlich die fortschreitende Pankreatitis zum Stillstand kommt [7]. Für die partielle Duodenopankreatektomie spricht, daß die Rate des operationsbedingten Diabetes deutlich niedriger als nach subtotaler Resektion, die erzielte Schmerzfreiheit aber ähnlich ist. Die postoperative Letalität ist nur wenig höher als die bei subtotaler Linksresektion, in manchen Zentren vergleichbar. Finden sich neben der fibrosierenden Entzündung noch kleine Pseudozysten, so wird je nach deren Lokalisation eine rechts- oder linksseitige Resektion durchgeführt werden müssen.

Über die Bedeutung des erweiterten Gangsystems als Ausdruck eines Sekretrückstaus, und damit in kausalem Zusammenhang mit den Schmerzen stehend, wird in der Literatur eine ausführliche Diskussion geführt [18]. Immerhin wird bei erweitertem Pankreasgang mit der Pankreatikojejunostomie ein gleicher Grad der Schmerzfreiheit erzielt wie mit der Resektion [4], wobei bei gleichbleibender oder zunehmender exkretorischer Insuffizienz [15], die endokrine Funktion langfristiger erhalten bleibt.

3.2 Operation bei Komplikationen

Bei etwa 20% der Patienten mit chronischer Pankreatitis führt eine Komplikation zur Operationsindikation [1, 9]. Häufigste Komplikation ist die Entwicklung von Pseudozysten. Ob sie in jedem Falle eine Operationsindikation darstellen, wurde zunehmend diskutiert, als Verlaufsbeobachtungen durch die Sonographie möglich wurden. Die meisten publizierten Studien zeigten aber, daß nur wenige der Zysten sich zurückbildeten und in zahlreichen Fällen Komplikationen von seiten der Zyste eintraten [10]. Auch die eventuelle Entlastung der Zysten durch Feinnadelpunktion hat nicht allgemein den erwarteten Erfolg gezeigt. Zudem geht nach den eigenen Erfahrungen das Auftreten von Zysten fast immer mit einem besonders schweren Schub der Pankreatitis einher. Da Pankreaspseudozysten sich außerdem selten ohne ein begleitendes schweres Schmerzsyndrom entwickeln und Ausdruck einer ausgeprägten Parenchymdestruktion sind, scheint es sinnvoll, zugleich mit der Zyste auch den Krankheitsherd in einer definitiveren Form als einer Ableitungsoperation der Zyste zu sanieren. Allgemein [16] und nach eigenen Erfahrungen sind erneute Eingriffe bei alleiniger Zystendrainage häufig. Andererseits führt auch die Zystendrainage in zahlreichen Fällen zur Beschwerdefreiheit, und bei Kontraindikationen allgemeiner Art sollte dieser einfache Eingriff einer zusätzlichen Pankreasresektion vorgezogen werden. Liegen Pseudozysten im Kopfbereich vor – und dies scheint die häufigste Lokalisation zu sein –, so sind sie oft mit einer Cholestase verbunden. In dieser Situation ist ebenfalls die Resektion des zystentragenden Pankreasanteils vorzuziehen.

Neben der Pseudozyste ist die Cholestase durch Röhrenstenose des Ductus choledochus häufigste Komplikation der chronischen Pankreatitis. Eine oft nur passagere Cholestase sollte nicht sofort eine Operationsindikation darstellen. Ist die Cholestase jedoch anhaltend und ausgeprägt, so ist dies nach eigenen Erfahrungen bei der gleichzeitig meist schweren Pankreaskopfpankreatitis eine Indikation zur Resektion. Zumeist wird es dann konsequent sein, eine partielle Duodenopankreatektomie durchzuführen anstelle einer duodenumerhaltenden Kopfresektion, wo der Ductus choledochus ohnehin zusätzlich drainiert werden müßte.

Gleiche Richtlinien wie bei der Cholestase gelten für eine langstreckige Einengung des Duodenums, die allerdings nach eigenen Erfahrungen und auch im Schrifttum eher eine Rarität ist.

3.3 Operation bei nicht auszuschließendem Verdacht auf Pankreaskarzinom

Die Abgrenzung des Pankreaskarzinoms ist trotz Heranziehung aller verfügbaren diagnostischen Methoden präoperativ und gar intraoperativ [9, 11, 19] oft nicht eindeutig möglich. So ist der endgültige Ausschluß eines Karzinoms nach eigenen und im Schrifttum mitgeteilten Erfahrungen erst möglich, wenn der gesamte, das Karzinom evtl. beherbergende Bezirk reseziert wird. Die Indikation zur Pankreaskopfresektion stellt in dieser Situation zwar einen schwerwiegenden Entschluß dar; es kann aber nicht genug betont werden, daß auch große Biopsien zu einer Fehldiagnose führen können [9, 19] und letzte Sicherheit tatsächlich nur durch Resektion des gesamten erkrankten Bezirks erreicht werden kann. Die Inzidenz von Karzinomen bei chronischer Pankreatitis wird sehr unterschiedlich angegeben [4, 11, 20]; im eigenen Krankengut fand sich ein Karzinom bei 120 operierten Patienten. Oft ist es zudem noch schwierig, eine Pankreatitis bei Karzinom eindeutig abzugrenzen. Der Entschluß zur Operation und Resektion fällt leichter, wenn eine ausgeprägte Schmerzsymptomatik den operativen Eingriff auch aufgrund der chronischen Pankreatitis als gerechtfertigt erscheinen läßt.

3.4 Fortbestehen der Symptomatik nach Voroperationen (meist nach ableitenden Operationsverfahren)

Für Patienten mit chronischer Pankreatitis ist es charakteristisch, daß bei einem hohen Prozentsatz dem resezierenden Eingriff am Pankreas eine große Zahl von Voroperationen am Organ vorangegangen ist. So berichten Gall et al. [7] über eine Frequenz von 28,5%, Reding [12] von 70,4%. Im eigenen Krankengut lag der Anteil der Voroperationen bei 32,5%. Daß die Zahl der Reoperationen nach ableitenden Verfahren höher ist als nach resezierenden, läßt sich vielfach belegen. Nach eigenen Erfahrungen war nach 3 Linksresektionen, aber nach 8 Ableitungsoperationen eine Reoperation erforderlich. Scharplatz u. White [16] berichten über 21 Reoperationen nach 59 Zystendrainagen, Rosenberger et al. [14] über 21 Zweiteingriffe bei organerhaltenden Operationen und 5 Zweiteingriffe nach resezierenden Operationen. Diese Erfahrungen sprechen eher dafür, im Zweifelsfall einem resezierenden Operationsverfahren den Vorzug zu geben.

Literatur

1. Ammann R (1978) Indikationen zur konservativen Therapie der chronischen Pankreatitis. Z Gastroenterol [Suppl.] 13:42
2. Ammann RW, Largiadèr F, Akovbiantz A (1979) Pain relief by surgery in chronic pancreatitis? Relationship between pain relief, pancreatic dysfunction and alcohol withdrawal. Scand J Gastroenterol 14:209

3. Beger HG, Witte C, Krautzberger W, Bittner R (1980) Erfahrung mit einer das Duodenum erhaltenden Pankreaskopfresektion bei chronischer Pankreatitis. Chirurg 51:303

4. Frey CF (1981) Role of subtotal pancreatectomy and pancreaticojejunostomy in chronic pancreatitis. J Surg Res 31:361

5. Frey CF, Child CG, Fry W (1976) Pancreatectomy for chronic pancreatitis. Ann Surg 184:403

6. Gall FP, Gebhard C (1979) Ein neues Konzept in der Chirurgie der chronischen Pankreatitis. Dtsch Med Wochenschr 104:1003

7. Gall FP, Gebhardt C, Zirngibl H (1981) Chronische Pankreatitis. Ergebnisse bei 116 konsekutiven, partiellen Duodenopankreatektomien mit Gangokklusion. Fortschr Med 99:1967

8. Kugelberg C, Wehling L, Arnesjö B, Tylén U (1976) Endoscopic pancreatography in evaluating results of pancreaticojejunostomy. Gut 17:267

9. Mössner J, Pusch HJ, Koch W (1981) Verlauf der komplizierten und unkomplizierten chronischen Pankreatitis. Schwerpunkt Med 4:5

10. Niederau C, Strohmeyer G, Siewert R (1981) Pankreaspseudozysten. Z Gastroenterol 19:772

11. Potts JR, Moody FG (1981) Surgical therapy for chronic pancreatitis: selecting the appropriate approach. Am J Surg 142:654

12. Reding R (1981) Die Bedeutung der kephalen Duodeno-Pankreatektomie mit Pankreato-Gastrostomie in der Behandlung der chronischen Pankreatitis. Zentralbl Chir 106:745

13. Rösch W, Haschke H, Phillip J (1981) Lebenserwartung bei chronischer Pankreatitis. Lebensversicherungsmedizin 33:87

14. Rosenberger J, Stock W, Altmann P, Pichlmaier H (1980) Spätergebnisse nach organerhaltenden und resezierenden Eingriffen wegen chronischer Pankreatitis. Leber Magen Darm 10:22

15. Sato T, Saitoh Y, Noto N, Matsuno K (1975) Appraisal of operative treatment for chronic pancreatitis. Am J Surg 129:621

16. Scharplatz D, White TT (1972) A review of 64 patients with pancreatic cysts. Ann Surg 176:638

17. Traverso LW, Longmire WP (1980) Preservation of the pylorus in pancreaticoduodenectomy. Ann Surg 192:306

18. Warshaw AL, Popp JW, Schapiro RH (1980) Long term patency, pancreatic function and pain relief after lateral pancreaticojejunostomy for chronic pancreatitis. Gastroenterology 79:289

19. White TT, Hart MJ (1979) Pancreaticojejunostomy versus resection in the treatment of chronic pancreatitis. Am J Surg 138:129

20. White TT, Slavotinek AH (1979) Results of surgical treatment of chronic pancreatitis. Ann Surg 189:217

Kapitel 22

Chirurgische Therapie der chronischen Pankreatitis: Drainierende Verfahren

G. F. Brobmann

1 Überlegungen zur Verfahrenswahl

Resezierende Verfahren in der chirurgischen Behandlung der chronischen Pankreatitis stellten [3] und stellen [1] das häufigste operative Verfahren dar. Die exaktere präoperative Diagnostik mit der Möglichkeit, die Morphologie des Gangsystems durch ERC, ERP und Ultraschall zu erfassen, das Verhalten von Pankreaszysten zu kontrollieren und die verbesserte postoperative Überwachung der Operationsergebnisse durch Ultraschall und Computertomographie erlauben jedoch heute ein individuelles operatives Vorgehen und rechtfertigen in ausgewählten Fällen wieder ein mehr konservativ-chirurgisches Verfahren.

Nur durch eine sinnfällige präoperative Diagnostik ist es möglich, das Ziel, einen dem Patienten individuell angepaßten Therapieplan, zu erreichen.

Die präoperative Diagnostik verfolgt 2 Ziele:

a) Bestätigung der Operationsindikation,
b) Festlegen der Operationsstrategie.

Sicherlich ist die Indikation in den meisten Fällen durch den nicht beeinflußbaren Schmerz und durch die Komplikationen (Gangveränderungen, Organvergrößerung) gegeben. Eingehen muß aber auch die Kooperationsbereitschaft des Patienten [4], stellt doch die Operation auf dem langen Wege der chronischen Pankreatitis nur einen kurzen Moment dar, und wird doch durch die Operation in den meisten Fällen nur ein Symptom und nicht die Ursache des Leidens behandelt. Sichere objektive Befunde sind daher nicht gleichbedeutend mit einer Operationsindikation. Die Operationsstrategie sollte präoperativ festliegen, auch wenn selbst bei sorgfältigster Diagnostik der intraoperative Befund hin und wieder ein Abweichen vom geplanten Vorgehen erfordert. Die Methodenwahl bei der operativen Behandlung der chronischen Pankreatitis wird durch folgende Faktoren bestimmt:

- Gangveränderungen (Drainage oder Resektion),
- Beteiligung von Nachbarorganen (Ausweitung der Operation),
- Funktion des Restparenchyms (Erhaltung der Restfunktion).

2 Drainierende Verfahren – Methoden und Ergebnisse

Ziel der Behandlung ist die Besserung des subjektiven Beschwerdebildes bei möglichst geringer Einschränkung der Restfunktion. Bei entsprechenden Voraussetzungen, z. B. ein dilatiertes Gangsystem (möglichst über 10 mm Durchmesser), Pseudozystenbildung, zusätzlich bei Linksresektionen, als Umgehungsoperation erscheint uns die Drainageoperation als das adäquate Vorgehen (Abb. 1). Sowohl zur pankreatoenteralen Anastomose als auch zur Zystendrainage verwenden wir ausschließlich eine nach Roux ausgeschaltete Jejunumschlinge. Die pankreatojejunale Anastomose sollte mindestens über eine Länge von 10 cm angelegt werden. Die Zystendrainage ist nur mit einer Roux-Y-Anastomose am tiefsten Punkt möglich. Die Zystogastrostomie (Blutung) und die Zystoduodenostomie (Stenose) hat sich in unseren Händen nicht bewährt. Drainierende Verfahren sind sicherlich weniger geeignet, Schmerzzustände zu beseitigen [4]. So berichtete Grace [2] über notwendige Reoperationen in 48% der Fälle wegen persistierender Schmerzen nach reinen Zystendrainagen. Im Gegensatz dazu fand Proctor [6] bei seinem sicherlich heterogenen Krankengut nach Drainageoperationen in höherem Prozentsatz Schmerzfreiheit als nach resezierenden Verfahren (Links- und Rechtsresektion). Komplikationen, z. B. durch Kompression einer

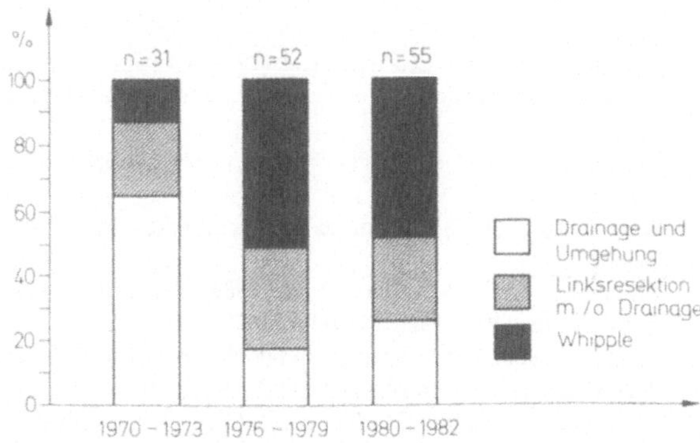

Abb. 1. Operationsverfahren bei chronischer Pankreatitis in der Chirurgischen Universitätsklinik Freiburg

großen Pankreaskopfpseudozyste sind dagegen durch Drainageoperation gut zu therapieren. Entscheidend für den Erfolg einer Drainageoperation ist die Morphologie des Gangsystems. So fand Leger [5] gute Ergebnisse nach reiner Pankreatojejunostomie, wenn der Ductus pancreaticus major zum Zeitpunkt der Operation einen Durchmesser von mindestens 10 mm hatte. Führte er bei einer chronisch-kalzifizierenden Pankreatitis eine Linksresektion durch, so waren die Ergebnisse bei zusätzlicher Drainageoperation deutlich besser als ohne.

Der limitierende Faktor aller Behandlungsmaßnahmen liegt jedoch in der nur zu oft mangelnden Kooperationsbereitschaft des Patienten.

3 Zusammenfassung

Alle operativen Verfahren stellen bei der chronischen Pankreatitis lediglich eine symptomatische und keine kausale Behandlung dar. Der postoperative Verlauf und die Spätergebnisse werden mehr durch die mangelnde Kooperationsbereitschaft des Kranken (kein Verzichten auf die auslösende Noxe Alkohol) limitiert als durch das operative Verfahren. Entscheidend für die Operationstaktik ist die Morphologie des Gangsystems. Drainage und Resektion sind keine konkurrierenden Verfahren. Unsere Behandlungsstrategie, d. h. unsere prä- und peroperativen Maßnahmen sind Ausdruck unseres Bemühens, das subjektive Beschwerdebild zu bessern bei möglichst geringer Einschränkung der Restfunktion. Bei entsprechenden Voraussetzungen (z. B. ein dilatiertes Gangsystem, Pseudozystenbildung) erscheint uns die Drainageoperation durchaus als adäquates Vorgehen.

Literatur

1. Gall FP, Gebhardt C, Zirngibl H (1981) Chronische Pankreatitis. Ergebnisse bei 116 konsekutiven, partiellen Duodenopankreatektomien mit Gangokklusion. Fortschr Med 99:1967
2. Grace RR, Jordan PH Jr (1976) Unresolved problems of pancreatic pseudocysts. Ann Surg 184:16
3. Kümmerle F (1973) Chirurgie der chronischen Pankreatitis. Langenbecks Arch Chir 334:343
4. Kümmerle F, Frick S, Günther R (1982) Tendenzen in der Chirurgie der chronischen Pankreatitis. Dtsch Med Wochenschr 107:531
5. Leger L, Lenriot JP, Lemaigre G (1974) Five to twenty year followup after surgery for chronic pancreatitis in 148 patients. Ann Surg 180:185
6. Proctor HJ, Mendses OC, Thomas CG Jr, Herbst CA (1979) Surgery for chronic pancreatitis. Ann Surg 189:664

Kapitel 23

Substitutionstherapie
nach Operationen am Pankreas

H. G. DAMMANN und TH. A. WALTER

1 Stoffwechselfolgen

1.1 Malassimilation – Diabetes mellitus

Hypoglykämien und Malnutrition stellen häufige Ursachen der Spätletalität nach Operationen am Pankreas dar [8–10, 17, 22–24, 26, 27]. Die sogfältige internistische Verlaufsbeobachtung und eine individuell angepaßte Substitutionstherapie sind deshalb für die Prognose des Patienten nach einer Pankreasoperation von wesentlicher Bedeutung.

Folgen der exokrinen und endokrinen Pankreasinsuffizienz sind Maldigestion und Malabsorption sowie ein Diabetes mellitus. Neben einer Malabsorption von Fettsäuren kommt es bei der exokrinen Pankreasinsuffizienz auch zu einer nachweisbaren Malabsorption fettlöslicher Vitamine, von Vitamin B_{12} und Gallensäuren. Die Eisenabsorption ist bei exokriner Pankreasinsuffizienz gesteigert [1, 3, 7].

Es ist zu fragen, inwieweit Operationen am Pankreas die Funktion dieses Organs unabhängig von der Grunderkrankung beeinflussen.

Einzelbeobachtungen belegen, daß nach Pankreasoperationen (Pankreatojejunostomie, Pankreasresektion) sich die exkretorische und endokrine Funktion gemessen mit Hilfe des Sekretin-Pankreozymin-Tests, der Stuhlfettausscheidung und der Blutglukose verbesserte [15]. Insgesamt führt eine Operation am Pankreas jedoch sehr viel häufiger zu einer Verschlechterung der Pankreasfunktion [7–11, 16, 18, 19, 21, 25– 27, 31]. So wiesen unter 29 Patienten von Sato et al. [22], die einer Pankreatojejunostomie unterzogen wurden, postoperativ 20 eine verschlechterte Glukosetoleranz auf. In einer anderen Serie trat ein Diabetes mellitus bei 30% der nichtdiabetischen Patienten postoperativ auf. Als Ursache hierfür wird weniger ein Fortschreiten der chronischen Pankreatitis als eine verbesserte Nahrungsaufnahme bei Beschwerdefreiheit angenommen. Über Auftreten und Ausmaß einer Steatorrhö liegen speziell bei der Pankreatojejunostomie keine exakten Zahlen vor. Allgemein gilt jedoch, daß die Pankreatojejunostomie im Gegensatz zu den Pankreasresektionen die Organinsuffizienz nicht wesentlich verstärkt. Verglichen mit den Pankreasresektionen führt die Pankreatojejunostomie aber auch nur in $^2/_3$ der Fälle zur Beschwerdefreiheit.

Bei der 40- bis 80% igen Linksresektion nimmt die Häufigkeit eines Diabetes mellitus und einer Steatorrhö um jeweils 15% zu. Eine 80- bis 95% ige Linkresektion des Pankreas bedingt dagegen eine Zunahme des Diabetes mellitus um 40% und der Steatorrhö um ca. 30%.

Bei der Duodenopankreatektomie steigt die Häufigkeit der Steatorrhö um 50% an, während der Diabetes mellitus um 10–25% vermehrt angetroffen wird.

Der Einfluß der Pankreasgangokklusion bzw. -ligatur auf die endokrine Funktion der Bauchspeicheldrüse ist noch nicht hinreichend geklärt. Erste Langzeitbeobachtungen lassen jedoch vermuten, daß sich bei diesen Patienten postoperativ innerhalb von 2–3 Jahren gehäuft ein Diabetes mellitus entwickelt.

Zusammenfassend gilt, daß eine Pankreasoperation dem Patienten in hohem Prozentsatz Beschwerdefreiheit gewährleistet, jedoch gleichzeitig häufig zu einer Verschlechterung der exokrinen und endokrinen Pankreasfunktion führt. Dieser Tatsache ist bei der Substitutionstherapie nach Pankreasoperationen Rechnung zu tragen. Zusätzlich ist es von Bedeutung, ob die normale Magen-Darm-Pasage noch erhalten bleibt oder ob sie bei der Duodenopankreatektomie bzw. der totalen Pankreasresektion durch Billroth-II-Resektion, Duodenektomie sowie Resektion des oberen Jejunums verändert ist.

1.2 Kalzium- und Knochenstoffwechsel

Osteoporose und Osteomalazie werden bei Patienten mit exokriner Pankreasinsuffizienz beobachtet. Sie treten aber sehr viel seltener auf, als nach Magen- und Dünndarmresektionen, Dünndarmschleimhauterkrankungen und biliärer Leberzirrhose. Ein erhöhter Fettanteil im Darm bedingt eine Kalkseifenbildung und sollte somit eine verminderte Kalziumresorption nach sich ziehen, zumal auch die Vitamin-D-Resorption zusätzlich vermindert sein kann.

Bei 5 Patienten mit unterschiedlichen Pankreasoperationen ließ sich knochenhistologisch eine Osteoporose mit erhöhtem Knochenumbau nachweisen [3]. In der Kalziumkinetik boten alle Fälle einen erhöhten endogenen fäkalen Kalziumverlust bei normaler intestinaler Kalziumresorption und normaler renaler Kalziumausscheidung. Aufgrund der hohen fäkalen Kalziumausscheidung bei normaler intestinaler Kalziumresorption und normaler renaler Kalziumausscheidung bestand in allen Fällen eine deutlich negative Kalziumbilanz.

Bei 27 Patienten mit exokriner Pankreasinsuffizienz war der mittlere Mineralgehalt des Radiusschafts gegenüber der Norm deutlich vermindert. Etwa 10% der Patienten mit exokriner Pankreasinsuffizienz klagten über skelettogene Beschwerden. Beim Vorliegen einer Osteoporose oder Osteomalazie ist eine Fluoridbehandlung bzw. eine Vitamin-D-Gabe, evtl. zusammen mit Kalzium, angezeigt.

1.3 Vitamin-B_{12}-Malabsorption

Patienten mit exokriner Pankreasinsuffizienz weisen häufig eine Vitamin-B_{12}-Malabsorption auf [1]. Bei 5 Patienten mit totaler Pankreasresektion fanden wir die Vitamin-B_{12}-Absorption auf ca. 25% reduziert. Mit Hilfe von Pankreatinin und Trypsin ließ sich eine deutliche Besserung der Vitamin-B_{12}-Absorption (bis auf 60%) erzielen. Dieser Befund erklärt sich durch eine Abspaltung des Vitamin B_{12} von sog. R-Proteinen des Speichels bzw. Proteinen der Galle durch pankreatisches Trypsin, wobei sich das freigesetzte Vitamin B_{12} an den Intrinsicfaktor bindet und resorbiert werden kann.

Die Vitamin-B_{12}-Malabsorption bei Pankreasinsuffizienz führt nur bei wenigen Patienten zu einem Vitamin-B_{12}-Mangel. Neben der Gabe von Trypsin läßt sich die Vitamin-B_{12}-Malabsorption bei diesen Patienten auch durch eine Diät korrigieren, die eine ausreichende Menge an Vitamin B_{12} enthält und alle Intrinsicfaktor- und nicht Intrinsicfaktor-Vitamin-B_{12}-bindenden Proteine am Intestinum absättigt [1].

2 Substitutionsbehandlung

2.1 Pankreasfermente

Die exkretorische Pankreasinsuffizienz führt insbesondere zu einer Störung der Fett- und Eiweißverdauung, wohingegen die Digestion der Kohlenhydrate aufgrund der Amylase der Speicheldrüse, des Darms, der Leber und von Darmbakterien ungestört abläuft. Eine ausreichende Substitution hebt die Eiweißabsorption auf ca. 70–90%, die Fettabsorption dagegen nur auf 50–80% der Normwerte an. Nach totaler Pankreasresektion besteht jedoch weiterhin eine lipolytische Restaktivität, die durch Lipasen der Speicheldrüse, des Magens und des Dünndarms aufrechterhalten wird. Auch ohne Substitutionstherapie beträgt die Fettabsorption beim Patienten mit totaler Pankreatektomie ca. 40% der Norm [8].

Bei der Substitution der exokrinen Pankreasfunktion sind folgende Punkte zu beachten:

1) eine ausreichende Substitution von Lipase,
2) ein individuell angepaßtes, für den Patienten durchführbares Dosierungsschema,
3) eine zeitgerechte und ausreichende Freisetzung der Enzyme im Duodenum bzw. am Ort der Digestion und Absorption.

Zur Enzymsubstitution bei exokriner Pankreasinsuffizienz stehen zahlreiche Präparate zur Verfügung, die eine unterschiedliche Enzymkonzentration aufweisen [5, 20].

Im Durchschnitt werden ca. 32000 Einheiten Lipase pro Mahlzeit, die maximal 25 g Fett enthalten sollte, benötigt. Diese Lipaseaktivität ist z. B. in 3 Tbl. Pankreon forte, 6 Tbl. Festal, 6 Tbl. Pankreocym oder in 30 ml Pankreon Granulat enthalten. Hierbei ist jedoch zu berücksichtigen, daß nur noch ca. 20–35% der eingenommenen Trpysinmenge und nur 9–17% der eingenommenen Lipasemenge in Höhe des Treitz-Bandes aktiv sind.

Die Aktivität der Lipase hängt von den pH-Werten im Magen und Duodenum ab [5, 30].

Je länger der Magensaft-pH über 4 liegt, desto geringer ist die Steatorrhö. Diese Korrelation besteht gleichermaßen zum Duodenal-pH. Je höher der Duodenal-pH liegt, desto größer ist die Reduktion der Steatorrhö. Die Enzyminaktivierung durch Säure kann durch die gleichzeitige Verabreichung von H_2-Rezeptorantagonisten vermindert werden. Die gleichzeitige Gabe von Pankreatin und H_2-Rezeptorantagonisten führt zu einer wesentlichen Verminderung der Steatorrhö. Cimetidin, zusammen mit Pankreatin gegeben, bewirkt eine deutlich höhere postprandiale Lipasekonzentration in Höhe des Treitz-Bandes. Dies gilt vermutlich auch für Präparate mit säurefestem Mantel ("enteric coat") [5, 13].

Dieser therapeutisch günstige Effekt der H_2-Rezeptorantagonisten kann bei Patienten nach Pankreatojejunostomie und auch bei Patienten mit Linksresektion ausgenutzt werden. Bei Patienten mit Billroth-II-Resektion bei Duodenopankreatektomie oder totaler Pankreatektomie ist durch die Cimetidintherapie kein zusätzlicher Effekt zu erwarten. Es konnte jedoch gezeigt werden, daß auch die Zweidrittelresektion des Magens aufgrund der reduzierten Säuresekretion zu deutlich höheren intestinalen Lipasekonzentrationen führt. Nach Billroth-II-Resektion liegt die mittlere intestinale Lipasekonzentration nach der Gabe von 10 ml Pankreatin ca. 3fach höher als bei Patienten mit chronischer Pankreatitis und normaler Magen-Darm-Passage [30]. Bei Patienten mit Billroth-II-Resektion und Pankreasinsuffizienz sollten die Enzyme in Form des Granulats substituiert werden. Die Überlegenheit des Granulats im

Vergleich zur Kapsel erklärt sich durch die gesteigerte intestinale Motilität nach Billroth-II-Resektion, die das gleichzeitige Zusammentreffen von Chymus und Enzymen vor dem Ort der Resorption oftmals verhindert.

Die intestinale Transitzeit ist für eine regelrechte Substitutionstherapie von großer Bedeutung. Dies zeigt der Fall einer 53 jährigen Patientin mit Zustand nach totaler Pankreatektomie wegen chronischer Pankreatitis. Bei dieser Patientin wurde durch eine distale Gastrojejunostomie zusätzlich ca. 1 m Jejunum ausgeschaltet. Exzessiv erhöhte postprandiale Enteroglukagonspiegel wiesen bei dieser Patientin auf eine extrem verkürzte intestinale Passagezeit hin [4]. Sie entwickelte eine massive Steatorrhö trotz formal ausreichender Enzymsubstitution mit einer Stuhlfettausscheidung bis 120 g/24 h und im Verlauf eine ausgeprägte Kachexie infolge Malnutrition, die schließlich 2 Jahre nach der Operation zum Exitus letalis führte. Die diabetische Stoffwechsellage war durch extreme Blutzuckerschwankungen gekennzeichnet.

Allgemein findet man in der Literatur den Hinweis, daß die Substitution der exkretorischen Pankreasinsuffizienz unproblematisch ist. Die Steatorrhö kann jedoch nur in Ausnahmefällen vollständig aufgehoben werden. Einzelbeobachtungen belegen darüber hinaus, daß die Substitutionstherapie z. T. erheblichen Schwierigkeiten gegenübersteht. Eine Hilfe stellt hierbei die zusätzliche Gabe von mittelkettigen Triglyceriden dar. Fäkale Verluste treten insbesondere bei langkettigen Fettsäuren auf. Mittelkettige Triglyceride werden dagegen selbst bei Patienten, deren Fettresorptionsquote unter 70% liegt, noch zu ca. 90% intestinal aufgenommen [21].

Vitaminmangelzustände und ihre klinischen Folgen treten bei exokriner Pankreasinsuffizienz relativ selten auf, obgleich eine Malabsorption fettlöslicher Vitamine und auch von Vitamin B_{12} nachweisbar ist.

2.2 Diabetes mellitus

Der Diabetes mellitus bei Pankreasinsuffizienz gilt insbesondere nach Pankreasresektionen als schwer einstellbar [2, 13, 14, 28, 29]. Die Mehrzahl der Patienten benötigt nach Pankreasoperationen Insulin. Auffallend ist die Insulinempfindlichkeit. Geringe Insulinmengen können bereits schwere hypoglykämische Zustände hervorrufen.

Durch eine Pankreasoperation wird in hohen Prozentsätzen bei den Patienten eine Beschwerdefreiheit bewirkt. Dies führt zu einer gesteigerten Nahrungsaufnahme. Es ist deshalb postoperativ mit einer Verschlechterung der diabetischen Stoffwechsellage bzw. Neuauftreten eines Diabetes mellitus zu rechnen. Ein Fortschreiten der chronischen Pankreatitis und das Ausmaß der Pankreasresektion spielen hierbei zusätzlich eine Rolle.

Der interindividuelle Insulinbedarf nach Pankreasoperationen und hier insbesondere nach Pankreasresektionen schwankt erheblich. Die benötigte Insulinmenge ist nach Teilresektionen des Pankreas höher als nach totaler Pankreasresektion. 15 Patienten mit totaler Pankreasresektion, die wir in den letzten Jahren beobachteten, benötigten zwischen 4 und 44 IE Verzögerungsinsulin pro 24 h. Der durchschnittliche Insulinbedarf betrug 27 IE. Patienten, die postoperativ ihr Idealgewicht nicht erreichen, benötigen deutlich weniger Insulin im Vergleich zu Patienten, die ihr Idealgewicht postoperativ wieder erreichen bzw. sogar überschreiten. Bei den letzteren Patienten ist die diabetische Stoffwechsellage allgemein stabiler. Die Blutzuckerschwankungen im 24-h-Profil sind geringer. Dies steht in deutlichem Gegensatz zum Blutzuckerverhalten der Patienten, die ihr Idealgewicht nicht erreichen.

Zwischen der Substitution der exokrinen und der endokrinen Pankreasinsuffizienz besteht ein enger Zusammenhang. Das wechselnde Ausmaß der Nahrungszufuhr, der Maldigestion und Malabsorption ist u. a. Ursache für die labile Blutzuckerstoffwechsellage. Eine effektive Substitutionstherapie mit Pankreasenzymen ist Grundlage für eine befriedigende Einstellung des pankreopriven Diabetes mellitus. Als weiterer Grund für die z. T. erheblichen Blutzuckerschwankungen nach Pankreasoperationen wird der Glukagonmangel bzw. das völlige Fehlen dieses antiinsulären Hormons angegeben [2].

Die Erfahrungen mit der Autotransplantation von Langerhans-Inseln in die Leber via Pfortader sind begrenzt, jedoch z. T. ermutigend [6, 12].

Diese Methode kommt bei Pankreasresektionen in Betracht. Einige Patienten benötigten danach bis zu 20 Monate nach der Operation kein Insulin. Längere Beobachtungszeiträume wurden bisher nicht mitgeteilt. Der Insulinbedarf dieser Patienten beträgt zwischen 8 und 24 IE pro Tag.

Häufig ist es jedoch aufgrund einer Reduktion des B-Zellorgans durch die chronische Pankreatitis nicht möglich, eine ausreichende Menge von B-Zellen aus dem entfernten Pankreasgewebe zu isolieren [2]. Die prinzipielle Möglichkeit, den Patienten postoperativ über Monate, evtl. über Jahre eine ausgeglichene Glukosestoffwechsellage zu gewährleisten, scheint gerade im Hinblick auf die Spätletalität von Bedeutung zu sein. Erfahrungsberichte hierüber liegen jedoch noch nicht vor.

3 Schlußbetrachtung

Der Erfolg einer Substitutionstherapie nach Operationen am Pankreas hängt wesentlich von einer Alkoholkarenz der Patienten ab. Eine schwere Malnutrition und vital bedrohliche Entgleisungen des Blutzuckerstoffwechsels entwickeln sich vornehmlich bei Patienten, die postoperativ weiterhin Alkohol trinken. Bei diesen Patienten steigen die Spätletalität und die Rate von Folge- bzw. Zweiterkrankungen und Komplikationen von seiten des Restpankreas im Vergleich zu den Nichtalkoholikern deutlich an.

Literatur

1. Cotter R, Rothenberg SP, Weiss JP (1979) Dissociation of the intrinsic factor – vitamin B^{12} complex by bile: Contributing factor to B$_{12}$ malsabsorption in pancreatic insufficiency. Scand J Gastroenterol 14:545–550
2. Creutzfeldt W, Lankisch PG (1980) Totale Duodenopankreatektomie bei chronischer Pankreatitis. Z Gastroenterol 18:641–643
3. Dammann HG, Kruse HP, Kuhlencordt F, Montz R, Schreiber HW (1977) Pankreasoperationen und ihre Auswirkungen auf den Knochen- und Kalziumstoffwechsel. Z Gastroenterol 9:577–585
4. Dammann HG, Bestermann HS, Bloom SR, Schreiber HW (1981) Guthormone profile in totally pancreatectomised patients. Gut 22:103–107
5. DiMagno EP (1979) Medical treatment of pancreatic insufficiency. Mayo Clin Proc 54:435–442
6. Dobroschke J, Schwemmle K, Laube H, Langhoff G, Bretzel RG, Federlin K (1979) Autotransplantation Langerhansscher Inseln nach totaler Duodenopankreatektomie beim Menschen. Langenbecks Arch Chir 350:53–58
7. Fish JC, Smith LB, Williams RD (1969) Digestive function after radical pancreaticoduodenectomy. Am J Surg 117:40–44
8. Frey CF, Child CG, Fry W (1976) Pancreatectomy for chronic pancreatitis. Ann Surg 184:403–414
9. Fry WJ, Child CG (1965) Ninety-five per cent distal pancreatectomy for chronic pancreatitis. Ann Surg 162:543–549
10. Gall FP, Mühe E, Gebhardt C (1981) Results of partial and total pancreaticoduodenectomy in 117 patients with chronic pancreatitis. World J Surg 5:269–275
11. Gebhardt C, Gall FP (1980) Partielle Duodenopankreatektomie mit intraoperativer Pankreasschwanzverödung bei chronischer Pankreatitis. Langenbecks Arch Chir 353:57–62
12. Hinshaw DB, Jolley WB, Hinshaw DB, Kaiser JE, Hinshaw K (1981) Islet autotransplantation after pancreatectomy for chronic pancreatitis with a new method of islet preparation. Am J Surg 142:118–222
13. Hotz J (1982) Therapie der chronischen Pankreatitis. Schmerzreiche Intervalle konservativ überbrücken. Klinikarzt 11:267–270
14. Kümmerle F, Beck K, Tenner R (1969) Leben ohne Pankreas. Dtsch Med Wochenschr 14:691–694
15. Lankisch PG, Fuchs K, Schmidt H, Peiper HJ, Creutzfeld W (1975) Ergebnisse der operativen Behandlung der chronischen Pankreatitis mit besonderer Berücksichtigung der exokrinen und endokrinen Funktion. Dtsch Med Wochenschr 100:1048–1060
16. Leger L, Lenriot JP, Lemaigre G (1974) Five to twenty year followup after surgery for chronic pancreatitis in 148 patients. Ann Surg 180:185–191
17. Mangold G, Neher M, Oswald B, Wagner G (1977) Ergebnisse der Resektionsbehandlung der chronischen Pankreatitis. Dtsch Med Wochenschr 102:229–234
18. Mielke F, Beger HG, Schirop T (1975) Digestive und inkretorische Funktionen nach partieller Duodeno-Pankreatektomie. Dtsch Med Wochenschr 5:171–176

19. Mori K, Misumi A, Sugiyama M, Sakamoto Y, Ishii J, Kaneko T, Akagi M (1979) Postoperative evaluation of the exocrine function of the pancreas after pancreaticoduodenectomy. Surg Gynecol Obstet 148:16–18
20. Müller-Wieland K, Berndt W (1969) Vergleich der enzymatischen Aktivität verschiedener Pankreasfermentpräparate in vitro. Dtsch med Wochenschr 37:1870–1872
21. Rumpf D, Pichlmayr R, Datan C, Antonschmidt J, Canzler H (1981) Verdauungsleistung des Restpankreas nach partieller Duodenopankreatektomie wegen chronischer Pankreatitis. Dtsch Med Wochenschr 106:269–273
22. Sato T, Noto N, Matsuno S, Miyakawa K (1981) Follow-up results of surgical treatment for chronic pancreatitis. Am J Surg 142:317–323
23. Schoenemann J (1975) Operationen am Pankreas. Ergebnisse und Folgen. Internist (Berlin) 16:276–283
24. Steegmüller KW, Fischer R (1980) Die totale Duodenopankreatektomie bei der chronischen Pankreatitis. Bericht über 18 Fälle. Z Gastroenterol 18:633–638
25. Wanitschke R, Ewe K, Oyelowo JP (1973) Maldigestion nach Pankreasresektionen und ihre therapeutische Beeinflußbarkeit. Dtsch Med Wochenschr 98:1212–1221
26. White TT, Keith RG (1973) Long term follow-up study of fifty patients with pancreaticojejunostomy. Surg Gynecol Obstet 136:353–358
27. White TT, Slavotinek AH (1979) Results of surgical treatment of chronic pancreatitis. Report of 142 cases. Ann Surg 189:217–224
28. Willig F, Schmidt FH, Trede M, Kersting KH, Singert R, Urban V (1976) Nachbehandlung und Überwachung total pankreatektomierter Patienten. Med Klin 71:999–1003
29. Winkelhoff B, Streicher HJ, Reis HE (1978) Verlaufsbeobachtung nach totalen Pankreatiko-Duodenektomien. Therapiewoche 28:1605–1606
30. Worning H (1980) The effect of enzyme substitution in patients with pancreatic insufficiency. Scand J Gastroenterol 15:529–533
31. Yasugi H, Mizumoto R, Sakurai H, Honjo I (1976) Changes in carbohydrate metabolism and endocrine function of remnant pancreas after major pancreatic resection. Dept. Surgery Kyoto Japan. Am J Surg 132:577–580

Kapitel 24

Chronische Pankreatitis –
Konsequenzen und praktisches Vorgehen

J. Hotz und K. Schwemmle

1 Gesicherte Erkenntnisse

1.1 Ursachen und Verlaufsformen

Die chronisch-rezidivierende und die chronische Pankreatitis wird zu
über 90% durch chronischen Alkoholismus (80 g Alkohol/Tag über
mehr als 10 Jahre) verursacht. Demgegenüber sind andere Faktoren wie
Gallensteinleiden, familiäre Hyperlipidämie, primärer Hyperparathyreoidismus, Arzneimittelpankreatitis oder hereditäre Formen selten,
z. T. auch deshalb, weil die meisten Faktoren früh erkannt und eliminiert
werden können, wodurch die chronische Progredienz aufgehalten wird.
Abgesehen von dem als typisch bezeichneten Verlauf in 3 Stadien nach
Ammann (akut rezidivierende Schübe – Abnahme der Schübe an Schwere
und Frequenz bei zunehmender exo- und endokriner Insuffizienz – „Ausbrennen der Drüse" mit schmerzlosem Endstadium) läßt sich in vielen
Fällen ein anderes Verlaufsmuster feststellen: anfänglich schubweiser
Krankheitsverlauf – Übergang in ein chronisches Stadium mit anhalten-
den progredienten, oft therapiefraktären Abdominalbeschwerden und
Schmerzen ohne schmerzfreie Intervalle und Gefahr der Schmerzmittel-
abhängigkeit trotz Zunahme der Destruktion der Drüse, verbunden mit
zunehmender exo- und endokriner Insuffizienz.
Typisch sind lokale Komplikationen (Choledochus-, Duodenal- und
Kolonstenosen, Pseudozysten, Abszeß, Aszites) und pankreasferne
Zweiterkrankungen (bakterielle Infekte, Tuberkulose, Ösophagus- oder
Bronchialkarzinom).
Die Prognose wird durch das Trinkverhalten des Patienten bestimmt, bei
fortgesetztem Alkoholabusus kann die Achtjahresletalität 60% übersteig-
en.

1.2 Diagnostische Voraussetzungen

Der Sekretin-Pankreozymin-Test ist den oralen *Funktionstests* [Fluores-
zein-Dilaurat-Test (FDL), PABA-Test] und der Chymotrypsinbestimmung im Stuhl (FCT) abhängig vom Insuffizienzgrad überlegen, für die
Frühdiagnostik aber wegen der hohen funktionellen Reservekapazität
des exokrinen Pankreas ebensowenig brauchbar. Alle Funktionstests sind
hilfreich bei fraglicher Diagnose in fortgeschrittenen Stadien (z. B. unklarer Durchfall und Gewichtsabnahme) sowie zur Therapiekontrolle
bei anhaltendem Gewichtsverlust. Zur Operationsindikation können die
Funktionstests in der Regel nicht beitragen, insbesondere da sich die
Prognose in vielen Fällen nicht aufgrund des Insuffizienzgrades abschätzen läßt.

Die *bildgebenden Verfahren,* insbesondere Sonographie, Computertomographie, ERCP und PTC haben die Funktionstests sowohl für die
Diagnosestellung als auch für die Erfassung von Komplikationen, Operationsindikation und Verfahrenswahl bei der Langzeitüberwachung
verdrängt. Die einfache Übersichtsaufnahme beweist bei Verkalkungen
in Projektion auf das Pankreas die chronische Entzündung. Das Computertomogramm sollte erst bei unklarem bzw. widersprüchlichem So-
nographiebefund durchgeführt werden. Indirekte Röntgenverfahren wie
Magen-Darm-Passage, Kolonkontrasteinlauf sind erst bei Verdacht auf
Stenosen im Duodenum und Kolon indiziert. Die ERCP ist häufig bei
unklarer oder widersprüchlicher Diagnose im Sonogramm bzw. Computertomogramm zur Diagnosesicherung notwendig. In seltenen Fällen
kann eine durch chronische Pankreatitis bedingte Choledochusstenose
bei Mißlingen der ERCP durch die perkutane transhepatische Cholangiographie (PTC) dargestellt werden. Die ERCP kann außerdem zur
operativen Strategie und Verfahrenswahl, nicht aber zur Operationsindikation selbst eine wichtige Entscheidungshilfe bieten. Im Gegensatz zu
Pseudozysten nach akuter Pankreatitis neigen Gang- und Retentionszysten bei chronischer Pankreatitis nach retrograder Kontrastmittelauffül-
lung in der Regel nicht zur Abszedierung und müssen deshalb auch nach
Darstellung durch ERCP nicht sofort operativ angegangen werden. Die
Angiographie ist für die Diagnostik von entzündlichen Pankreaserkrankungen der Sonographie und Computertomographie weit unterlegen
und ihr Wert zur Festlegung des operativen Vorgehens umstritten.

1.3 Konservativ-therapeutische Möglichkeiten

Wegen seiner zentralen Schlüsselrolle muß der zumeist ursächliche *Alko-*
holabusus in einem intensiven Aufklärungsprozeß durch wiederholte Gespräche mit Patient und nahen Angehörigen beseitigt werden, ggf. mit

Hilfe von Gruppentherapie (Anonyme Alkoholiker), psychiatrischer Mitbehandlung und Einschalten eines Sozialarbeiters zur Resozialisierung.

Als *diätetische Richtlinien* gelten häufige kleine Mahlzeiten, wobei ein niedriger bis normaler Fettanteil nur in den sehr seltenen Fällen mit schwerer, substitutionsrefraktärer Insuffizienz durch mittelkettige Triglyzeride ersetzt werden muß. Bei Entwicklung eines pankreopriven manifesten Diabetes mellitus muß die Insulindosis einer ausreichenden Zufuhr von Kohlenhydraten (ca. 50% der Gesamtkalorienmenge) wegen der leichten Verdaulichkeit angepaßt werden. Wegen Gefahr von Hypoglykämien sollte der Blutzucker nicht zu scharf, sondern auf Werte zwischen 100 und 160 mg/dl eingestellt werden. Orale Antidiabetika sind wegen der erschöpften Insulinreserve ohne nachgewiesenen Wert.

Fermentpräparate werden wegen ihres nachgewiesenen schmerzstillenden Effektes schon bei Frühformen ex juvantibus (= Frühindikation) und bei exokriner Insuffizienz obligatorisch (= Spätindikation) verabreicht. Hierbei richtet sich die Dosierung nach dem gewünschten Effekt (Schmerzreduktion, Gewichtszunahme bei Untergewicht, Rückgang von Diarrhö, Flatulenz u. a.). Unter den zahlreichen Präparaten sind die zu bevorzugen, die eine hohe Lipaseaktivität haben und aufgrund besonderer Galenik einerseits nicht im sauren Magen-pH inaktiviert werden und andererseits eine gute Durchmischung mit dem Chymus gewährleisten. Dies ist besonders bei den neueren Präparaten mit mikroverkapseltem Pankreatin gegeben, in denen magensaftresistente kleine Pellets in einer magensaftlöslichen Gelatinekapsel verpackt sind, z. B. Kreon (Kali-Chemie). Gallensalzhaltige Präparate sollen wegen ihrer diarrhöogenen Wirkung möglichst nicht mehr verabreicht werden, einzige Ausnahme ist die anhaltende fortgeschrittene extrahepatische Cholestase. In refraktären Fällen muß die Compliance für eine regelrechte Einnahme der Fermentpräparate durch Chymotrypsinbestimmung im Stuhl überprüft und evtl. der Substitutionseffekt durch Zugabe von H_2-Blockern (Cimetidin, Ranitidin) gesteigert werden. Die parenterale Substitution von fettlöslichen Vitaminen ist nur bei nachgewiesenem Mangel notwendig.

Zur Schmerzstillung richtet sich die Präparatewahl nach Intensität und Dauer der Schmerzepisoden (*cave* Toxikomanie); hierbei ist während der Episoden die regelmäßige Einnahme in 2–4 Applikationen über 24 h der Einnahme „nach Bedarf" vorzuziehen:

Stufe 1: Alkoholkarenz, wenig tierisches Nahrungsfett, probatorisch Fermentsubstitution.

Stufe 2: Spasmoanalgetika, Kodeinphosphat, Salizylate, Paracetamol, zusätzlich Neuroleptika (z. B. Triflupromazin, Promethazin) kombiniert mit Analeptika (Imipramin u. a.).

Stufe 3: Opiatanaloga (Tilidinhydrochlorid, Pentazocin, Pethidin, Buprenorphin, Tramadolhydrochlorid) in Kombination mit Psychopharmaka wie in Stufe 2.

1.4 Operative Therapie (s. Abb. 1)

Ebensowenig wie die internistisch-konservative Behandlung ist der chirurgische Eingriff kausale Therapie. Er kann die gestörte oder zerstörte Funktion des Pankreas nicht wieder herstellen. Diese wird im Gegenteil weiter reduziert, wenn bei einer Resektion Gewebe geopfert wird. Daraus folgt, daß die Operation wohl überlegt und klar indiziert sein muß. Auf eine sorgfältige und vollständige präoperative Diagnostik darf man nicht verzichten. Die explorative Laparotomie nur zur Diagnosesicherung sollte der Vergangenheit angehören. Der Entschluß zur Operation fällt um so leichter, je länger versucht wurde, mit konservativen Maßnahmen die Krankheit zu beeinflussen.

1.4.1 Operationsindikationen

1) *Beseitigung von Faktoren,* die eine chronische Pankreatitis auslösen können (sehr selten!). Gallensteinleiden, isolierte Stenose der Vater-Papille oder ein juxtapapilläres Divertikel.Es wird auch immer wieder diskutiert, ob ein primärer Hyperparathyreoidismus eine chronische Entzündung der Bauchspeicheldrüse auslösen kann. In diesem Fall wäre die Entfernung des Nebenschilddrüsenadenoms angezeigt.

2) *Komplikationen:* Am häufigsten sind Pseudozysten. Bei etwa einem Drittel der Patienten kommen Choledochusstenosen mit mehr oder weniger ausgeprägter Cholestase vor. Seltener sind Duodenalstenosen und eine Einengung des Querkolons. Obere gastrointestinale Blutungen, ausgeprägter Aszites, Pleura- und Perikardergüsse sowie eine segmentale portale Hypertension mit Ösophagusvarizen gehören zu den weniger häufigen Komplikationen.

3) *Schmerzsyndrom:* Vor allem bei drohender oder manifester Toxikomanie. Der Entschluß zum operativen Eingreifen fällt leichter, wenn vom Patienten Bereitschaft zur Kooperation und zum Alkoholverzicht erwartet werden darf. Umgekehrt muß die Operationsindikation bei fehlender oder niedriger Compliance streng gestellt werden.

4) *Verdacht auf Pankreaskarzinom:* Es ist nicht selten mit einer chronischen Pankreatitis kombiniert. Ob umgekehrt die chronische Bauchspeicheldrüsenentzündung den Grundstein für eine maligne Degeneration legen kann, ist umstritten. Eine Operationsindikation, quasi als Prophylaxe, kann daraus nicht abgeleitet werden.

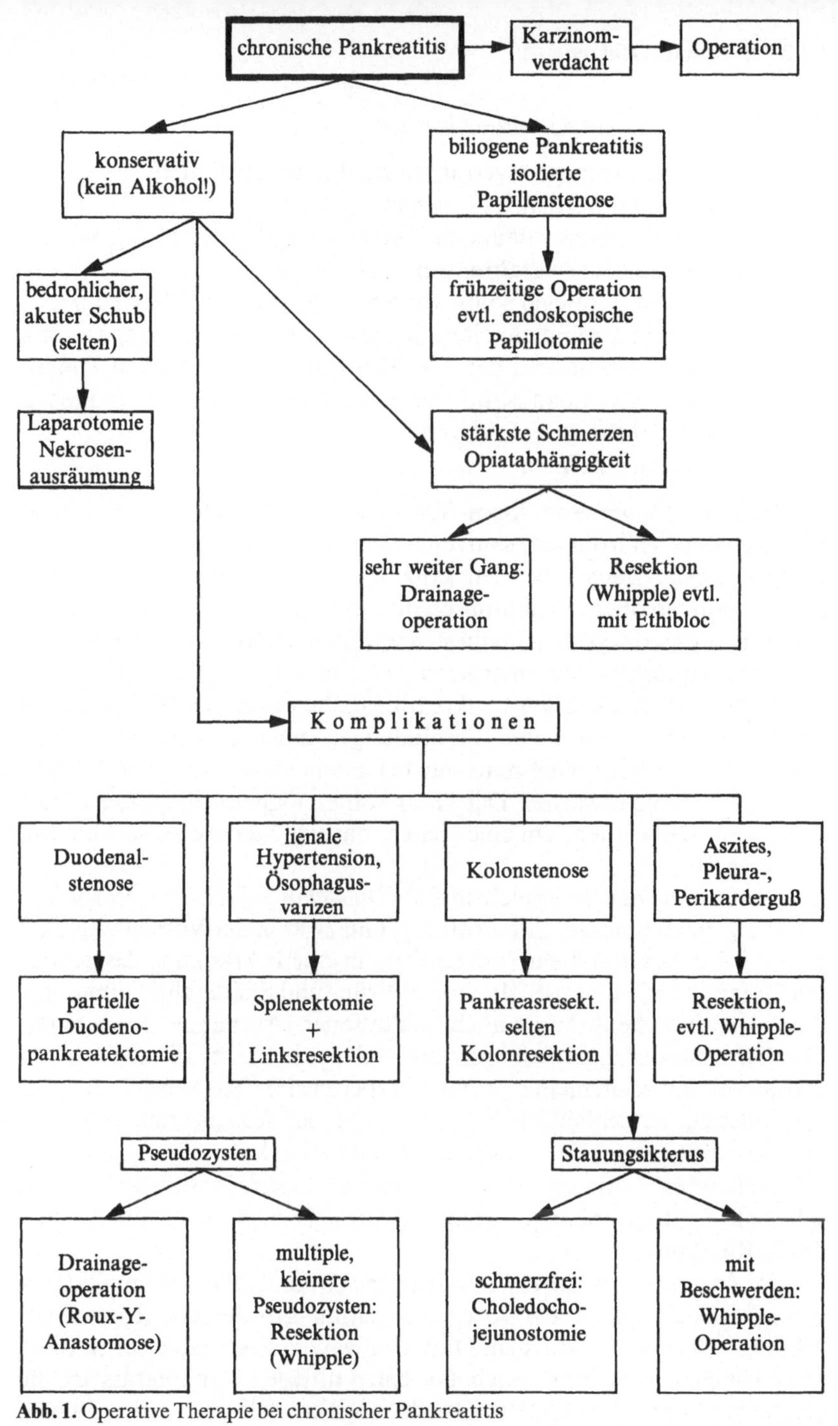

Abb. 1. Operative Therapie bei chronischer Pankreatitis

Drei Grundsätze sollten beachtet werden:

1) Das jeweilige Operationsverfahren muß individuell und „befundadaptiert" ausgewählt werden. Voraussetzung dazu ist
2) die Fähigkeit des Operateurs, die Methoden zu variieren. Er sollte alle wichtigen Operationsverfahren am Pankreas kennen.
3) Die Operationsstrategie sollte vorher festgelegt sein. Mit den heutigen diagnostischen Möglichkeiten, insbesondere der Sonographie, der Computertomographie und der ERCP, weniger der selektiven Angiographie, lassen sich Lokalisation und Ausdehnung der entzündlichen Veränderungen recht exakt festlegen.
Die Methoden im einzelnen:

1) Die *Eingriffe am vegetativen Nervensystem* sind nur vorübergehend beim Schmerzsyndrom wirksam und daher wieder verlassen worden.
2) *Drainageoperationen* werden ganz überwiegend mit einer Y-förmig ausgeschalteten oberen Jejunumschlinge durchgeführt. Die Anwendung bei großen Pseudozysten ist unbestritten. Eine biliodigestive Anastomose bei ausgeprägtem Stauungsikterus ist sinnvoll, wenn subjektive Beschwerden der chronischen Pankreatitis (Schmerzen!) fehlen. Von Pankreojejunostomien, also von Verbindungen mit dem längs eröffneten Ductus pancreaticus, darf man nur bei einem extrem erweiterten Pankreasgang Erfolg erwarten. Der Gang sollte möglichst in ganzer Länge aufgeschnitten werden, um eine spätere narbige Stenose zu verhindern.
3) *Resektionen*
Die Entfernung der Bauspeicheldrüse (*Duodenopankreatektomie*) wurde vorübergehend häufiger durchgeführt, und zwar in der Vorstellung, daß es sich bei der chronischen Pankreatitis um eine Erkrankung des gesamten Organs handelt. Wegen der hohen Früh- und Spätletalität gibt es für diese Operation heute kaum noch Indikationen (Ausnahme: Karzinom). Die Domäne der *Linksresektion* mit Splenektomie ist die Milzvenenthrombose mit segmentaler portaler Hypertension. Sie ist außerdem bei den seltenen, ausschließlich im Schwanzbereich lokalisierten Segmentpankreatitiden angezeigt. In allen anderen Fällen hat die Linksresektion an Bedeutung verloren, da die niedrige Operationsletalität durch schlechte Spätergebnisse ausgeglichen wird. Dies gilt auch für die sog. 95-%-Resektion.
Die Rechtsresektion (*partielle Duodenopankreatektomie,* Whipple-Operation) ist bei segmentaler Kopfpankreatitis erforderlich (Rinnenpankreatitis, Kopfpankreatitis bei Duodenalwandzysten, Pankreatitis in einem Pancreas divisum). Auch bei einer diffusen Pankreatitis ist die Rechtsresektion der totalen Duodenopankreatektomie vorzuziehen,

evtl. kombiniert mit einer Ethiblocversiegelung des Gangsystems im verbliebenen Pankreasanteil.

4) *Blockierende Operationen* (Verschluß des Ductus pancreaticus)
Sie werden unter der Vorstellung vorgenommen, ein rasches „Ausbrennen" der Drüse unter bestmöglicher Schonung der endokrinen Funktion zu erreichen. Da aber nach Nahtverschluß des Ductus pancreaticus bei Rechtsresektionen und nach transduodenaler Ligatur der Vater-Papille nicht selten Pseudozysten und Pankreasfisteln auftreten, haben sich diese Methoden nicht durchsetzen können. Eine Ausnahme ist die bereits erwähnte Ethiblocverödung des restlichen Gangsystems bei Rechtsresektionen.

5) *Pankreastransplantationen* werden nur von wenigen Zentren durchgeführt, da sich Pankreasgewebe als besonders immunogen erwiesen hat. Dies gilt für die Transplantation des gesamten Organs ebenso wie für isolierte Langerhans-Inseln. Die Isolierung von Inseln aus einem Resektionspräparat und die autologe Transplantation über die Pfortader in die Leber während einer Operation ist technisch möglich. Wegen der fibrösen Veränderungen in der chronisch entzündeten Drüse und der ohnehin reduzierten Anzahl von Inseln (manche Patienten leiden bereits vor dem Eingriff an einem Diabetes mellitus!) ist die Ausbeute jedoch so gering, daß eine breite Anwendung dieses Verfahrens nicht möglich erscheint.

2 Praktisches Vorgehen

Nach Stellung der Diagnose chronische Pankreatitis mit Hilfe von Sonogramm und/oder Computertomogramm, Funktionstests und ERCP müssen zunächst die ätiologischen Faktoren erkannt und eliminiert werden (s. 1.3 und 1.4). Ziele der Langzeitbetreuung sind:

- Anhaltende Alkoholabstinenz,
- Substitution der exo- und endokrinen Insuffizienz,
- Schmerzfreiheit,
- frühzeitiges Erkennen von Komplikationen,
- Diagnose möglicher Zweiterkrankungen,
- berufliche und soziale Rehabilitation,
- Vorbeugen der Hospitalisation.

Der Patient darf nicht sich selbst überlassen, sondern muß in ein Überwachungsprogramm einbezogen werden. Dies besteht in regelmäßigen Kontrollen unabhängig vom Befinden des Patienten in 6- bis 12 wöchigen Abständen und in sofortigen gezielten Maßnahmen bei Exazerbation des Krankheitsbildes.

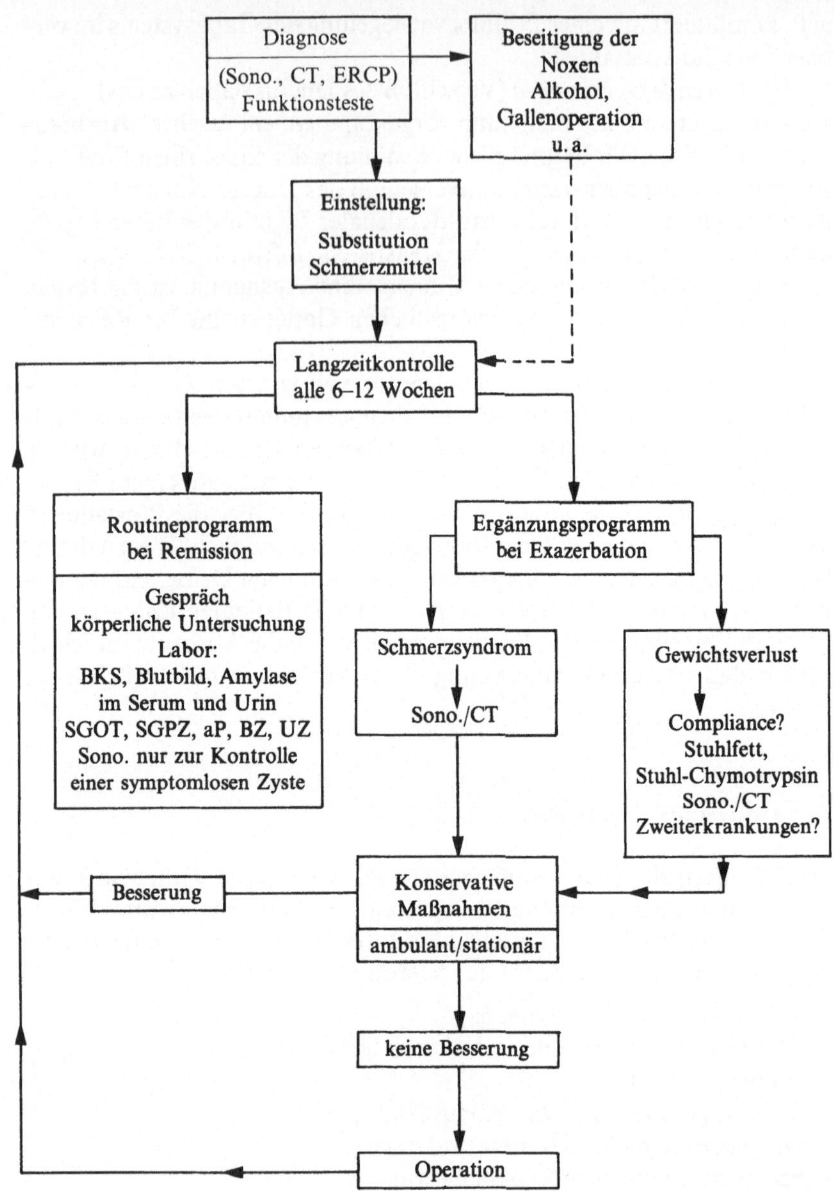

Abb. 2. Praktisches Vorgehen bei der chronischen Pankreatitis

2.1 Diagnostische Überwachung

2.1.1 Langzeitkontrollen in der Remission

Das diagnostische Routineprogramm in Phasen der Remission umfaßt:

1) Gespräch zur Überprüfung und evtl. Korrektur der Alkoholrestriktion und anderer allgemeiner und gezielter Therapeutischer Maßnahmen (s. 1.3).
2) Allgemeine körperliche Untersuchung (wichtige Fragen: Druckschmerz/Resistenz im Abdomen?, Lebergröße?).
3) Orientierende Laboruntersuchungen:
   - kleines Blutbild und Blutkörperchensenkungsgeschwindigkeit zur Erfassung der entzündlichen Aktivität.
   - Amylase im Serum und Urin und/oder Serumlipase zur Überprüfung einer eventuellen Pseudozyste.
   - SGOT/SGPT, alkalische Phosphatase und γ-GT zur Erfassung einer latenten extrahepatischen Cholestase bzw. einer zusätzlichen alkoholischen Leberschädigung.
   - Blut-, Urinzucker zur Frage der Entwicklung eines manifesten Diabetes mellitus.

Die routinemäßige Durchführung von Pankreasfunktionstests oder eines Oberbauchsonogramms ist in der Remission nicht indiziert, letzteres dient allenfalls der Kontrolle einer bekannten symptomlosen Zyste.

2.1.2 Kontrollen bei Exazerbation

Bei akuter oder sich allmählich entwickelnder Exazerbation richten sich neben dem Routineprogramm die zusätzlichen Untersuchungen nach dem Beschwerdebild. Beim *Schmerzschub* wird mit Hilfe eines Oberbauchsonogramms nach lokalen Komplikationen gesucht, die möglicherweise eine stationäre Behandlung und eventuelle Operationen notwendig machen. In Zweifelsfällen und bei widersprüchlichen Befunden muß ein Computertomogramm angeschlossen werden.
Bei vorherrschendem *Gewichts- und Kräfteverlust* müssen Nahrungsbilanz und Zuverlässigkeit des Patienten durch Eigen- und Fremdanamnese bzw. Bestimmung von Chymotrypsin im Stuhl unter Pankreasfermentsubstitution oder eine ursächliche Entgleisung der diabetischen Stoffwechsellage überprüft werden. Findet sich hierbei keine Erklärung, so schließt sich die Suche nach konsumierenden Komplikationen (Sonogramm, CT) und pankreasfernen Zweiterkrankungen (Tuberkulose, Karzinom im Ösophagus; Bronchien u. a.) an.

2.2 Therapiemöglichkeiten

2.2.1 Akuter Schub

Bei klinischen Zeichen eines akuten Schubes der chronischen Pankreatitis (Schmerzen, Übelkeit, Erbrechen, Kreislaufreaktionen) erfolgt stationäre Einweisung. Im Krankenhaus sollte der Schub wie bei akuter Pankreatitis nach einem standardisierten Behandlungsplan therapiert werden. Da der Schub einer chronischen Pankreatitis meist relativ blande verläuft, muß hierbei das Basisprogramm mit Flüssigkeits- und Nahrungskarenz, parenteraler Ernährung, Procainhydrochlorid (2 g/24 h), evtl. kombiniert mit Spasmoanalgetika oder Morphinderivaten zur Schmerzbekämpfung nur selten durch ergänzende Maßnahmen erweitert werden, die schweren Krankheitserscheinungen und Komplikationen Rechnung tragen, wie Schocktherapie, assistierte Beatmung u. a. Die Magenverweilsonde hat bei diesen Fällen keinen Einfluß auf den Verlauf und wird deshalb nur sehr selten bei schwerer Oberbauchsymptomatik mit Erbrechen, stärksten Schmerzen und Ileuserscheinungen zur symptomatischen Erleichtertung eingesetzt. Ähnlich sind Antibiotika bei den akuten Schüben einer alkoholischen chronischen Pankreatitis ohne nachweisbaren Wert und deshalb routinemäßig nicht indiziert. Nach Abklingen der akuten Krankheitserscheinungen wird der Patient weiterhin nach den oben genannten Richtlinien im Langzeitüberwachungsprogramm betreut. Bei Auftreten von Komplikationen oder Therapieresistenz muß eine eventuelle Operationsindikation überprüft werden (s. 1.4).

2.2.2 Intervalltherapie

Sie richtet sich nach der Schwere des Schmerzsyndroms und der exo- und endokrinen Insuffizienz. Unter strikter Alkoholkarenz werden häufig kleinere Mahlzeiten unter Vermeiden größerer Mengen von tierischem Fett empfohlen. Das Schmerzsyndrom wird probatorisch mit Pankreasfermentpräparaten und stufenweisem Einsatz von Analgetika, evtl. kombiniert mit Psychopharmaka, eingestellt. Die Stoffwechsellage wird optimiert durch 1) Verminderung bis Beseitigung der exokrinen Insuffizienz mittels angepaßter Pankreasfermentsubstitution und 2) Diät mit häufigen kleinen Mahlzeiten und relativ hohem Kohlenhydratanteil unter ggf. angepaßter Insulindosis (s. 1.3).

3 Erfolgskontrolle – Langzeitüberwachung

Abbildung 2 gibt das Vorgehen bei Langzeitüberwachung schematisch wieder, womit die frühzeitige Erkennung von Schüben und Komplikationen sowie eine Erfolgskontrolle der verschiedenen konservativen und chirurgischen therapeutischen Maßnahmen ermöglicht werden soll (s. auch 2).

4 Sozialmedizinische Aspekte

Die Dauer der Arbeitsunfähigkeit richtet sich nach dem Allgemeinzustand und dem aktuellen Beschwerdebild. In der Regel ist während der akuten Schübe Arbeitsunfähigkeit gegeben und ein Arbeitsversuch erst nach einer Phase der Stabilisierung über 2–4 Wochen ratsam.
Die sozialmedizinische Begutachtung orientiert sich im wesentlichen an 1) der Sicherung der Diagnose, 2) dem allgemeinen körperlichen Zustand und an 3) der Beurteilung der Schmerzintensität. Die Diagnose sollte durch eindeutige morphologische Befunde im Sonogramm, Computertomogramm oder bei fehlendem Nachweis von Verkalkungen durch die endoskopisch-retrograde Cholangiopankreatographie klar sein. Der Allgemeinzustand wird im wesentlichen vom Ernährungszustand und evtl. von Vitamin- und Proteinmangelerscheinungen bestimmt. Hierbei stellt sich die Frage, ob alle möglichen konservativen Maßnahmen zur Behebung einer möglichen Anorexie ausgeschöpft sind. Demnach gelten als Gründe für die Arbeitseinschränkung: 1) nicht korrigierbares Untergewicht als Malabsorptionsfolge, 2) schlecht einstellbare Diabetes mellitus, 3) anhaltendes therapierefraktäres Schmerzsyndrom, 4) lokale Komplikationen, für die noch keine Operationsindikation besteht, 5) postoperative Syndrome.
Nach dem Schwerbehindertengesetz 1977 werden zur Beurteilung der MdE die Auswirkungen der chronischen Pankreatitis auf den Allgemeinzustand nach dem Vorhandensein bzw. der Schwere der oben genannten Kriterien abgeschätzt: Bei leichtem Grad wird eine MdE von 20–40%, bei mittlerem Grad von 50–70% und bei schwerem Grad von 70–100% angenommen.

5 Offene Fragen

Die Therapie der chronischen Pankreatitis ist bis heute unbefriedigend. Dies liegt weniger an untauglichen konservativen und operativen Behandlungsmöglichkeiten als vielmehr daran, daß es in den meisten Fällen nicht gelingt, die Patienten von weiterem Alkoholmißbrauch abzubringen. Zukünftige Anstrengungen zur Verbesserung der Prognose müssen sich deshalb in erster Linie an diesem Ziel orientieren.

Die seltenen nicht alkoholisch bedingten Formen der chronischen Pankreatitis sind in den meisten Fällen auch im konservativ-therapieresistenten Stadium operativ mit guten Langzeitergebnissen zu behandeln. Die endoskopische retrograde Verödung des Pankreasgangsystems ist bisher technisch nicht ausgereift, da insbesondere wegen des viskösen Aggregatzustandes der Verödungsmittel die komplette Auffüllung endoskopisch nicht gelingt. Möglicherweise sind hier in naher Zukunft Fortschritte durch Entwicklung neuer Klebemittel möglich.

Im medikamentös-therapeutischen Repertoire sind keine durchschlagenden neuen Möglichkeiten zu erwarten. Die einzelnen Maßnahmen sind jedoch verbesserungsfähig: Schmerzlinderung ohne Suchtgefahr, effektive Substitution mit Präparaten, die einen noch besseren Wirkungsgrad von Enzymaktivitäten und eine gleichmäßigere Durchmischung mit dem Chymus gewährleisten, Verbesserung der Einstellung des pankreopriven Diabetes mellitus (Humaninsulin, Insulinpumpe).

Außerdem wird es sich in der Zukunft erweisen müssen, ob neue, effektive wirkungsvollere und risikoarme Operationsverfahren, gepaart mit optimierter Stoffwechseleinstellung zumindest bei den Patienten, die abstinent werden, die Lebensqualität und Prognose der chronischen Pankreatitis verbessern können.

Chronisches Gallenwegsleiden

Kapitel 25

Litholyse – Indikation, Prophylaxe und Langzeitbetreuung

S. MATERN und W. GEROK

1 Problemstellung

Während bis vor wenigen Jahren die Cholezystektomie die einzig erfolg-versprechende Therapie des Gallensteinleidens war, besteht heute auf-grund neuer pathogenetischer Erkenntnisse die Möglichkeit, Choleste-ringallensteine medikamentös aufzulösen. Die Bedeutung einer medika-mentösen Gallensteinauflösung ergibt sich aus der Häufigkeit der Cho-lelithiasis, aus der Kenntnis des natürlichen Verlaufs dieser Erkrankung und aus der Kenntnis der Komplikations- und Letalitätsrate der chirur-gischen Therapie des Gallensteinleidens.

2 Häufigkeit und natürlicher Verlauf der Cholelithiasis

Die Cholelithiasis ist in Westeuropa und in der Bundesrepublik Deutschland eine der häufigsten Erkrankungen des Abdominalraums. Die Zahl der Gallensteinträger wird in der Bundesrepublik Deutschland auf etwa 5–6 Mio. geschätzt. Europäische Sektionsstatistiken geben im autoptischen Material eine Häufigkeit der Cholelithiasis für Männer zwischen 10,4 und 32%, für Frauen zwischen 20,5 und 57% an [6, 7, 25, 32, 35, 50, 51, 59, 68], d.h., Frauen weisen etwa doppelt so häufig eine Cholelithiasis auf wie Männer. Mit zunehmendem Alter steigt die Häu-figkeit der Cholelithiasis [32].
Für die Entscheidung über die Durchführung einer medikamentösen oder chirurgischen Therapie der Cholelithiasis ist die Kenntnis des na-türlichen Verlaufs der Erkrankung wichtig.
Faßt man die Ergebnisse mehrerer Studien über den natürlichen Verlauf der Cholelithiasis zusammen (Tabelle 1), dann entwickeln 10–52% der Gallensteinträger mit klinisch stummen Gallensteinen in einem Beob-

Tabelle 1. Natürlicher Verlauf der Cholelithiasis bei klinisch stummen Steinen bzw. bei leichter Symptomatik

Autoren	Patientenzahl	Beobachtungszeitraum (Jahre)	Häufigkeit der Entwicklung schwerer Symptome und/oder von Komplikationen [%]	Häufigkeit der Entwicklung von Komplikationen [%]	Häufigkeit der Cholezystektomie [%]
Lund (1960, [34])	25 (♂)	5–20	29	23	19
	70 (♀)	5–20	52	28	27
Comfort et al. (1948, [13])	112	10–20	45,5		21
Wenkert u. Robertson (1966, [66])	781	11	51	18	35
Gracie u. Ransohoff (1981, [23])	123	5	10		
		10	15		
		15	18		

achtungszeitraum von 5–20 Jahren ein symptomatisches Gallensteinleiden, bei 18–28% der Gallensteinträger kommt es in diesem Beobachtungszeitraum zur Entwicklung von Komplikationen und 19–35% der Gallensteinträger werden in diesem Zeitraum cholezystektomiert.

Allgemein hat man aus Verlaufsbeobachtungen der Cholelithiasis geschlossen, daß etwa 50% der symptomlosen Gallensteinträger symptomlos bleiben [17]. Obwohl bei einem asymptomatischen Gallensteinträger nicht vorausgesagt werden kann, ob die Erkrankung im Laufe des Lebens weiter klinisch stumm bleiben wird, geht aus Verlaufsbeobachtungen hervor, daß vor der Entwicklung von Komplikationen der Cholelithiasis (z. B. Verschlußikterus) Warnsymptome auftreten [23].

Als Komplikation wird bei der Cholelithiasis ein Gallenblasen- bzw. Gallenwegskarzinom in einer Häufigkeit von 1–3,3% beobachtet [15, 32], wobei das Durchschnittsalter von Patienten mit Gallenblasenkarzinom bei etwa 70 Jahren liegt [17]. Da die Häufigkeit des Gallenblasenkarzinoms etwa in der Größenordnung der primären Operationsletalität der Cholezystektomie bei 60- bis 70jährigen Patienten liegt, sollte die Häufigkeit des Auftretens eines Gallenblasenkarzinoms bei der Cholelithiasis keine Rolle bei der Entscheidung für oder gegen eine Cholezystektomie spielen. Bei der Entscheidung für eine medikamentöse oder chirurgische Therapie der Cholelithiasis ist die Operationsletalität zu berücksichtigen, da die medikamentöse Gallensteinauflösung aufgrund der bisherigen Studien nicht mit Letalität verbunden ist [49].

3 Operationsletalität der Cholelithiasis

Die Letalität von Ersteingriffen bei der Cholelithiasis, insbesondere die Cholezystektomie, liegt unter 1% [30], wobei mit zunehmendem Alter die Letalität bei Gallenwegseingriffen von unter 1% im 4. Dezennium auf 8–14% im 7. und 8. Dezennium ansteigt [30]. Da ferner bei Gallenwegseingriffen nach Auftreten von Komplikationen der Cholelithiasis die Operationsletalität stark ansteigt [30], wurde insbesondere von chirurgischer Seite die Frühoperation des Gallenblasensteinleidens gefordert.

Bei der Forderung nach einer Frühoperation der Cholelithiasis, insbesondere bei der Entscheidung, ob bei klinisch stummem Gallenstein operiert oder nicht operiert werden soll, sollten neuere epidemiologische Befunde über die Häufigkeit des Kolonkarzinoms nach Cholezystektomie Beachtung finden.

Mehrere Studien haben eine erhöhte Koinzidenz von Dickdarmkarzinomen nach Cholezystektomie zwischen 9 und 14% gezeigt [41], während in nicht selektioniertem Autopsiegut die Kolonkarzinomfrequenz bei nur 5–6% liegt [24]. Cholezystektomierte Patienten entwickeln nach neueren Untersuchungen 1,7– bis 3 mal häufiger ein Kolonkarzinom als entsprechende nicht cholezystektomierte Kontrollgruppen [33, 41, 62, 63, 64], wobei das mittlere Zeitintervall zwischen der durchgeführten Cholezystektomie und der Diagnosestellung des Kolonkarzinoms etwa 6 Jahre betrug, und in der Gruppe der Cholezystektomierten die Kolonkarzinommanifestation zu einem früheren Zeitpunkt, im Mittel 10 Jahre früher, auftrat als bei Kolonkarzinompatienten ohne Cholezystektomie [41]. Aufgrund dieser neueren Untersuchungen sollte bis zur endgültigen Klärung der Frage, ob die Erhaltung der Gallenblase die Häufung des Kolonkarzinoms verhindern kann, die Indikation zur Cholezystektomie bei beschwerdefreien, jungen Steinträgern eher zurückhaltend gestellt werden.

Aus den statistischen Untersuchungen über die Häufigkeit, den natürlichen Verlauf und die Operationsletalität der Cholelithiasis ergibt sich die Bedeutung einer medikamentösen Gallensteinauflösung. Für die richtige Indikationsstellung einer medikamentösen Gallensteinauflösung sind Kenntnisse über die Zusammensetzung der Gallensteine, die Pathophysiologie der Gallensteinbildung und -auflösung, die richtige Patientenauswahl und die Kenntnis der Erfolgsergebnisse und der Nebenwirkungen der medikamentösen Gallensteinauflösung Voraussetzung.

4 Zusammensetzung der Gallensteine

Analysiert man chemisch die Gallensteine, dann unterscheidet man im wesentlichen 3 Steintypen:

1) Pigmentsteine (6–10% aller Steine), die vorwiegend aus Bilirubin und zum kleineren Teil aus Cholesterin und Kalzium bestehen, meist multipel vorkommen und nur zu annähernd 10% röntgenpositiv sind.
2) Reine Cholesterinsteine (etwa 10% aller Steine), die gewöhnlich als Solitärsteine mit einer Größe bis zu 4 cm auftreten, kein Kalzium enthalten und daher röntgennegativ sind.
3) Gemischte Cholesterinsteine (etwa 80% aller Gallensteine), die gewöhnlich mehr als 70% Cholesterin neben Bilirubin, Gallensäuren, Kalziumsalzen und einem Proteingerüst enthalten, häufig multipel mit einer Steingröße unter 2 cm vorkommen, meist röntgennegativ sind, aber auch soviel Kalzium enthalten können, daß sie bei der Röntgenuntersuchung als röntgenpositiv imponieren [52, 67]

Da bisher nur röntgennegative reine oder gemischte Cholesteringallensteine medikamentös aufgelöst werden können, soll im folgenden nur insoweit auf die Pathophysiologie der Cholesteringallensteinentstehung und Litholyse eingegangen werden, wie dies für das Verständnis der Indikationsstellung zur medikamentösen Gallensteinauflösung, für die Prophylaxe der Cholelithiasis und für die Langzeitbetreuung nach Gallensteinauflösung erforderlich ist.

5 Pathophysiologie der Cholesteringallensteinentstehung und Litholyse

Unter physiologischen Bedingungen sezerniert die Leber eine Galle in die Gallengänge, die sich von den Gallelipiden her etwa zu 92% aus Gallensäuren und Phospholipiden und zu etwa 8% aus Cholesterin zusammensetzt. Für das Verständnis der Cholesterinsteinbildung ist wesentlich, daß Cholesterin wasserunlöslich ist und in der Galle nur mittels Gallsensäuren und Phospholipiden durch Bildung von Mizellen in Lösung gehalten werden kann [1]. Ist die Anzahl der Cholesterinmoleküle im Verhältnis zur Zahl der Gallensäuren- und Phospholipidmoleküle zu groß, so ist die Galle cholesterinübersättigt, lithogen. Es bilden sich Mikrokristalle von Cholesterin, die schließlich zu Konkrementen anwachsen können.
Die Cholesterinsättigung der Galle kann durch orale Gabe von Chenodesoxycholsäure oder Ursodesoxycholsäure vermindert werden. Dadurch wird die Galle cholesterinuntersättigt und kann aus Steinen Cholesterin herauslösen und aufnehmen.

Aus der Pathophysiologie der Entstehung der Cholesteringallensteine und dem Prinzip der medikamentösen Gallensteinauflösung ergeben sich die Voraussetzungen für eine erfolgreiche Litholyse von Cholesteringallensteinen.

6 Voraussetzungen für die Indikation zur Litholyse

Cholesteringallensteine können nur dann erfolgreich aufgelöst werden, wenn erstens eine ausreichende Dosis von Chenodesoxycholsäure (etwa 15 mg/kg KG täglich) oder Ursodesoxycholsäure (8–10 mg/kg KG täglich) oral zugeführt wird, die zu einer Cholesterinuntersättigung der Galle führt, und zweitens, wenn diese cholesterinuntersättigte Galle in die

Tabelle 2. Voraussetzungen der Litholyse

Gallenblase:	positives i.v.-Cholezystogramm Kontraktion auf Reiz
Gallensteine:	röntgennegativ Steindurchmesser < 15 mm
Dosierung:	15 mg Chenodesoxycholsäure/kg Körpergewicht/Tag oder 8–10 mg Ursodesoxycholsäure/kg Körpergewicht/Tag

Gallenblase zu den cholesterinreichen, röntgennegativen Gallensteinen gelangt.

Daher ist eine wichtige Voraussetzung für einen Therapieerfolg der Litholyse eine funktionierende Gallenblase, d. h., die Gallenblase muß sich röntgenologisch gut darstellen und sich auf Reiz kontrahieren (Tabelle 2). Eine weitere Voraussetzung für eine erfolgreiche medikamentöse Litholyse ist, daß cholesterinreiche, röntgennegative Gallensteine vorliegen. Gallensteine mit röntgenologisch nachweisbaren Kalkeinlagerungen sind von der medikamentösen Behandlung auszuschließen.

Die Steingröße ist ebenfalls bei der Indikationsstellung der Litholyse zu berücksichtigen. Günstig für die Auflösung sind viele kleine Steine, ungünstiger sind wenige große Steine, so daß Steine mit einem Durchmesser von über 15 mm von der medikamentösen Steinauflösung ausgeschlossen werden sollten. Ist die Gallenblase über mehr als die Hälfte ihres Volumens mit Steinen ausgefüllt, so ist auch dies eine Gegenindikation zur Litholyse.

Bei der Beurteilung der bisher publizierten Erfolgsergebnisse der medikamentösen Gallensteinauflösung ist zu berücksichtigen, ob in den durchgeführten Studien diese Voraussetzungen für eine medikamentöse Gallensteinauflösung erfüllt waren.

7 Therapieergebnisse einer vollständigen Steinauflösung durch Chenodesoxycholsäure oder Ursodesoxycholsäure

Die Wahrscheinlichkeit, daß ein röntgennegativer Gallenstein fälschlich als cholesterinreich klassifiziert wird, liegt zwischen 14 und 20% [10]. Daher läßt sich auch bei optimaler Selektion der Patienten eine vollständige Steinauflösung bei maximal 80% der ausgewählten Patienten erwarten.

Die bisher publizierten Erfolgsergebnisse einer vollständigen Steinauflösung mit Chenodesoxycholsäure liegen zwischen 5,2 und 76% [4, 5, 8, 11, 21, 22, 27, 31, 38, 39, 45, 49, 54, 56, 58] und mit Ursodesoxycholsäure

Tabelle 3. Therapieergebnisse der vollständigen Auflösung röntgennegativer Gallensteine mit Ursodesoxycholsäure (*UDC*) nach Daten publizierter Studien

| Jahr | Autoren | Dosierung von UDC | | Therapie-dauer (Monate) | Patien-tenzahl | Gallensteine komplett aufgelöst |
		Pro Tag [mg]	Pro kg KG und Tag [mg]			[%]
1977	Nakagawa et al. [40]	150	2,9	6	16	19
		600	10,2	6	15	13
1979	Weis et al. [65]		5	12	6	17
			10	12	11	36
			15	12	6	33
1980	TCGS, Japan [57]	150	2,7	9	16	13
		600	10,5	9	24	29
1980	Bateson et al. [9]	500–1 000	7–14	6	20	10
1980	Salen et al. [48]	250	3,3	12	11	9
		1 000	14	12	10	60
1980	Alessandrini [3]		5–6	6	20	10
			7–8	6	27	7,5
			10–12	6	18	11
1980	Iwamura [27]	300–600		7,3	12	16,7
1980	Barbara et al. [5]		5	6	34	26
			10	6	36	25
1981	Dowling [16]		7,9	6–18	40	25
1981	Conte et al. [14]	600	10–12	6	26[a]	35
		600	10–12	6	33	27
1981	GIRC [22]		5–6	6–12	36	14
			10–12	6–12	42	29
1982	Bernades et al. [11]	250	4,3	–	22	14
		500	8,2	–	30	7
1982	Podda et al. [44]		4	6	24	8
			8	6	24	13
			12	6	23	22
1982	Meredith et al. [39]		7,4	12	30	27
1982	Kanazawa et al. [29]	400–600	10	3–28	10	50
1982	Leuschner et al. [31]		10	–	81	74

[a] Dosis nur abends verabreicht

zwischen 7 und 74% (Tabelle 3). Die z. T. sehr niedrigen Erfolgsquoten einer vollständigen Steinauflösung durch Chenodesoxycholsäure oder Ursodesoxycholsäure ergeben sich trotz guter Patientenselektion einerseits aus der suboptimalen Dosierung dieser Medikamente, da in der Regel eine Dosierung von 15 mg Chenodesoxycholsäure/kg KG täglich (bei Adipösen sogar 20 mg) oder von 8–10 mg Ursodesoxycholsäure/kg KG täglich erforderlich ist, um eine Cholesterinuntersättigung der Galle zu erreichen.

Andererseits dürfte für die z. T. sehr niedrigen Erfolgsquoten einer vollständigen Steinauflösung eine zu kurze Behandlungsdauer mit Chenodesoxycholsäure bzw. Ursodesoxycholsäure verantwortlich sein, da bei Steinen mit einem Durchmesser über 1 cm bis zur vollständigen Auflösung eine Behandlungsdauer von 2–3 Jahren notwendig sein kann.

Verallgemeinernd wird man aufgrund der vorliegenden Studien bei richtiger Patientenselektion, röntgennegativen Gallensteinen und einer Behandlungsdauer von 2 Jahren mit Ursodesoxycholsäure oder Chenodesoxycholsäure in optimaler Dosierung eine vollständige Steinauflösung in 40–50% der Fälle erwarten können.

Bei der Indikationsstellung einer medikamentösen Steinauflösung sind jedoch nicht nur die Therapieergebnisse, sondern auch die Kenntnisse über die Häufigkeit von Steinrezidiven nach Absetzen der Therapie und die Nebenwirkungen der Therapie zu beachten.

8 Steinrezidive

Da durch die medikamentöse Gallensteinauflösung nicht die Ursache der Cholesterincholelithiasis, die hepatische Sekretion einer cholesterinübersättigten Galle, beseitigt wird, werden Steinrezidive nach Absetzen der Medikation nach erfolgreicher Steinauflösung in einer Häufigkeit

Tabelle 4. Häufigkeit und Zeitraum des Auftretens von Gallensteinrezidiven nach Therapiebeendigung infolge vollständiger Steinauflösung

Jahr	Autoren	Patienten mit kompletter Steinauflösung	Beobachtungszeitraum (Monate)	Steinrezidive [%]	Zeitraum des Auftretens der Rezidive (Monate nach Therapieende)
1974	Hofmann u. Thistle [26]	5	24	40	12, 18
1975	Iser et al. [28]	10	4–24	20	–
1976	Thistle et al. [55]	15	6–43	20	9, 12, 12
1977	Petigny et al. [42]	14	> 12	14	10, 12
1978	Petite [43]	10	> 12	10	18
1980	Ponz de Leon et al. [45]	29	6–48	11	8, 12, 18–24
1981	Toulet et al. [60]	22	12–50	33	3–24
1981	Thistle [53]	24	6–90	46	12–90
1982	Ruppin u. Dowling [47]	60	3–90	50	3–90

bis zu 50% beschrieben (Tabelle 4). Diese Steinrezidive werden meistens bereits innerhalb von 2 Jahren nach Therapieabschluß beobachtet [47].

9 Nebenwirkungen und Kontraindikationen der medikamentösen Litholyse

Über dosisabhängige Nebenwirkungen einer medikamentösen Litholyse mit Chenodesoxycholsäure hat die amerikanische Gallensteinstudie [49] besonderen Aufschluß gebracht, da im Rahmen dieser Studie 916 Patienten entweder mit 375 mg bzw. 750 mg Chenodesoxycholsäure täglich oder mit Placebo 2 Jahre behandelt wurden. Als Nebenwirkungen einer medikamentösen Gallensteinauflösung mit Chenodesoxycholsäure sind Hepatotoxizität, das Auftreten von Diarrhöen und Veränderungen der Serumlipide beachtenswert.

Die Hepatotoxizität äußerte sich in einem dosisabhängigen Anstieg der Serumtransaminasen, wobei dieser Transaminasenanstieg aber reversibel war. 3 Patienten, die im Rahmen der amerikanischen Gallensteinstudie mit Chenodesoxycholsäure behandelt wurden, mußten wegen der Entwicklung einer chronisch-aktiven Hepatitis aus der Studie genommen werden; diese Veränderungen waren reversibel [49]. Leberpunktate von 126 Patienten der amerikanischen Gallensteinstudie, die im Verlauf der Behandlung mit Chenodesoxycholsäure histologisch und elektronenmikroskopisch untersucht wurden, zeigten eine Verschlechterung der intrahepatischen Cholestase, wobei aber Punktate der Placebogruppe zum Vergleich nicht vorlagen, so daß keine Aussage gemacht werden konnte, ob diese morphologischen Veränderungen als Folgen des natürlichen Verlaufs der Cholelithiasis oder als Folge der Chenodesoxycholsäuretherapie anzusehen waren [18].

Die Diarrhöen, die im Rahmen der Chenodesoxycholsäuretherapie beobachtet wurden, sind relativ mild und bessern sich nach Dosisreduktion, so daß kein Patient wegen Diarrhöen aus der amerikanischen Gallensteinstudie genommen werden mußte.

Als dritte Nebenwirkung führt die medikamentöse Gallensteinauflösung mit Chenodesoxycholsäure zu einer Erhöhung des Serumcholesterins mit Anstieg der LDL-Fraktion [2], wodurch die Entwicklung einer Arteriosklerose begünstigt wird. Auf der anderen Seite bewirkt die Behandlung mit Chenodesoxycholsäure einen Abfall der Serumtriglyceride.

Da diese Nebenwirkungen – Hepatotoxizität, Diarrhöen, Veränderungen der Serumlipide – bisher nur bei einer medikamentösen Gallensteinauflösung mit Chenodesoxycholsäure, nicht aber mit Ursodesoxycholsäure beobachtet wurden, wird man heute bei der medikamentösen Gallensteinauflösung die Ursodesoxycholsäure der Therapie mit Chenodesoxycholsäure vorziehen.

Beachtenswert ist, daß die medikamentöse Litholyse mit Chenodesoxycholsäure oder Ursodesoxycholsäure keinen negativen Einfluß auf den natürlichen Verlauf der Cholelithiasis ausübt, so daß unter dieser Therapie im Vergleich zu Kontrollgruppen Komplikationen der Cholelithiasis mit Koliken und abdominellen Schmerzen nicht gehäuft auftraten und auch eine Cholezystektomie nicht signifikant häufiger erforderlich war [49]. Im Gegenteil, Doppelblindstudien haben gezeigt, daß eine Behandlung mit Ursodesoxycholsäure die Häufigkeit des Auftretens und den Schweregrad dyspeptischer Beschwerden senkt [19].

Aufgrund der Nebenwirkungen der medikamentösen Therapie mit Chenodesoxycholsäure und aufgrund der Kenntnis der pathogenetischen Bedeutung von Gallensäuren [20, 36, 37] ergeben sich folgende Kontraindikationen gegen eine medikamentöse Litholyse: häufige Gallenkoliken, akute Cholezystitis und Cholangitis, extra- und intrahepatische Cholestasen, akute und chronische Hepatitiden und Leberzirrhose sowie schwere Gastritis, floride Ulcera peptica, entzündliche Darmerkrankungen (Morbus Crohn, Colitis ulcerosa) und Gallensäurenmalabsorption bei Erkrankungen oder Resektion des Ileums. Schwangerschaft und Behandlung von Frauen im gebärfähigen Alter ohne Anwendung von Antikonzeptiva stellen ebenfalls eine Kontraindikation gegen die medikamentöse Litholyse dar, obwohl bisher keine keimschädigende Wirkung dieser Medikamente belegt wurde. Bei Behandlung mit Cholestyramin verbietet sich ebenfalls eine medikamentöse Litholyse, da Cholestyramin Gallensäuren im Darmlumen bindet.

10 Indikation der Litholyse, Langzeitbetreuung und Prophylaxe der Cholesterincholelithiasis

10.1 Indikation

Bei der Indikationsstellung zur medikamentösen Litholyse von Cholesteringallensteinen sind nicht nur die Nebenwirkungen, Kontraindikationen und Voraussetzungen dieser Therapie zu beachten, sondern auch der natürliche Verlauf dieser Erkrankung, die Operationsletalität der Cholelithiasis in Abhängigkeit vom Alter und von den Komplikationen der Erkrankung, die Therapiedauer und die Rezidivquote nach Absetzen der Litholysetherapie müssen bei der Entscheidung für oder gegen eine Litholysetherapie berücksichtigt werden.

Die chirurgische Behandlung wird auch in der Zukunft das Mittel der Wahl bei Patienten mit manifesten Beschwerden der Cholelithiasis bleiben. Bei alten und adipösen Patienten, solchen mit kardialen und respiratorischen Problemen, mit Thromboseneigung, Gerinnungsstörungen

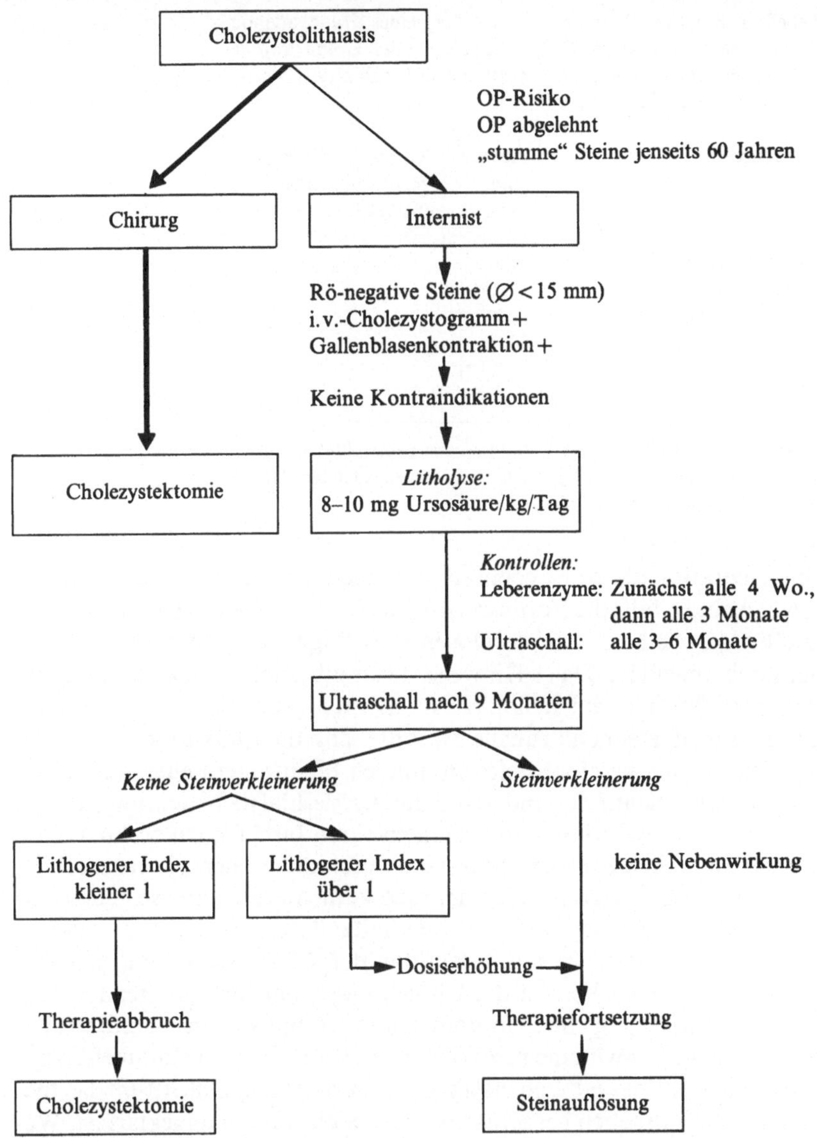

Abb. 1. Flußdiagramm für das Vorgehen in der Diagnostik und Therapie der Cholezystolithiasis

oder Zuständen nach abdominellen Operationen besteht ein erhöhtes Operationsrisiko, so daß bei Patienten mit erhöhtem Operationsrisiko oder bei Inoperabilität die medikamentöse Steinauflösung durchgeführt werden sollte, sofern die angeführten Selektionskriterien erfüllt sind. Lehnt ein Patient mit manifesten Beschwerden durch die Cholelithiasis

Tabelle 5. Relatives Risiko der Entwicklung eines Kolonkarzinoms (Lokalisation im Coecum/Colon ascendens oder Kolon transversum) bei Patienten nach Cholezystektomie im Vergleich zu Kontrollgruppen ohne Cholezystektomie

Reference	Relatives Risiko [a] der Entwicklung eines rechtsseitigen Kolonkarzinoms nach Cholezystektomie
Peters u. Keimes [41]	1,89
Vernick et al. [64]	2,23
Vernick u. Kuller [63]	1,77
Turunen et al. [62]	3,00
Linos et al. [33]	1,7 ($\male$)
	2,3 ($\female$)

[a] Das relative Risiko ist das Verhältnis aus beobachteter Zahl des Kolonkarzinoms nach Cholezystektomie zu erwarteter Zahl des Kolonkarzinoms ohne Cholezystektomie

eine Operation ab, so ist ebenfalls eine medikamentöse Litholyse angezeigt (Abb. 1), falls die Voraussetzungen für diese Therapie gegeben sind. Die Frage, wie beim symptomlosen Steinträger zu verfahren ist, ist bisher noch ungeklärt. Da es Hinweise dafür gibt, daß cholezystektomierte Patienten häufiger ein Kolonkarzinom entwickeln als die entsprechenden Kontrollpersonen (Tabelle 5), sollte man die Indikation zur Cholezystektomie bei beschwerdefreien, jungen Steinträgern eher zurückhaltend stellen. Da auf der anderen Seite die Verlaufsbeobachtungen nach medikamentöser Litholyse mit Gallensäuren bisher noch zu kurz sind, um mit Sicherheit ein Karzinomrisiko durch diese Therapie auszuschließen, sollte man ebenfalls mit einer medikamentöse Litholyse beim symptomlosen, jungen Steinträger zurückhaltend sein. Weil aber mit zunehmendem Alter die Operationsletalität der Cholezystektomie ansteigt und der natürliche Verlauf der Cholelithiasis mit fortschreitenden Jahren zur Entwicklung von Symptomen und Komplikationen tendiert (Tabelle 1), schlagen wir eine medikamentöse Litholyse bei stummen Steinträgern jenseits des 60. Lebensjahres vor, obwohl im Schrifttum das therapeutische Vorgehen bei symptomlosen Steinträgern ungeklärt ist. Wegen der erhöhten Operationsletalität im höheren Alter wird man auch bei einem symptomatischen Cholesteringallensteinträger jenseits des 65. Lebensjahres einen Lyseversuch mit Gallensäuren der Cholezystektomie vorziehen, falls die Voraussetzungen für eine Litholysetherapie gegeben sind und keine Komplikationen der Cholelithiasis zur Operation zwingen.
Sind die Voraussetzungen für eine medikamentöse Litholyse gegeben, wird man eine Therapie mit 8–10 mg Ursodesoxycholsäure/kg KG täg-

lich wegen der fehlenden Nebenwirkungen einer medikamentösen Behandlung mit Chenodesoxycholsäure vorziehen. Es ist sinnvoll, die größte Einzeldosis (z. B. 500 mg) am Abend zu verabreichen, weil die Gefahr einer Übersättigung der Galle mit Cholesterin während der langen nächtlichen Fastenperiode am größten ist.

10.2 Überwachung

Bei der medikamentösen Litholyse sollten wegen möglicher Anstiege der Transaminasen die Leberenzyme in den ersten 3 Behandlungsmonaten 14 tägig bzw. monatlich, danach in 3 monatigen Abständen kontrolliert werden. Zur Überwachung des Therapieerfolgs sollte in viertel- bis halbjährlichem Abstand eine sonographische Kontrolle der Steingröße erfolgen. Wird nach 9 Monaten konsequenter medikamentöser Behandlung keine Steinverkleinerung festgestellt, kann durch Bestimmung des lithogenen Index in der Duodenalgalle entschieden werden, ob eine weitere Therapie sinnvoll ist. Ist die Galle mit Cholesterin untersättigt (lithogener Index < 1), so kann die bisher erfolglose Therapie abgebrochen werden, da möglicherweise röntgennegative Pigmentsteine vorliegen. Liegt eine cholesterinübersättigte Galle trotz konsequenter medikamentöser Gallensäurenzufuhr vor (lithogener Index > 1), ist eine Dosiserhöhung und eine sonographische Therapiekontrolle angezeigt (Abb. 1). Die Entscheidung, ob die medikamentöse Therapie dann als erfolglos abzubrechen ist, sollte erst nach insgesamt einjähriger Medikamenteneinnahme getroffen werden. Bei sonographisch nachgewiesener Steinverkleinerung wird man die Litholysetherapie fortsetzen. Lösen sich Steine innerhalb von 2 Jahren nicht auf, sollte der Abbruch der Therapie erwogen werden.
Zeigen die sonographischen Kontrollen, daß sich die Gallensteine aufgelöst haben, erscheint es sinnvoll, die Therapie für weitere 3 Monate fortzusetzen, um danach die komplette Steinauflösung durch ein Cholezystogramm zu sichern und die Litholysemedikation absetzen zu können.

10.3 Prophylaxe

Nach erfolgreicher Steinauflösung sollten zunächst halbjährliche Ultraschallkontrollen zum Ausschluß von Steinrezidiven durchgeführt werden. 85% aller Steinrezidive werden innerhalb von 2 Jahren nach Beendigung der Litholysetherapie beobachtet [47]. Bei den Steinrezidiven handelt es sich um relativ junge Steine, die sich daher bei erneuter medikamentöser Litholysetherapie relativ schnell auflösen.
Das therapeutische Vorgehen nach erfolgreicher Steinauflösung ist bisher ungeklärt. Da als Risikofaktoren für Cholesteringallensteinbildung neben genetischer Disposition und Schwangerschaft Adipositas, Hyper-

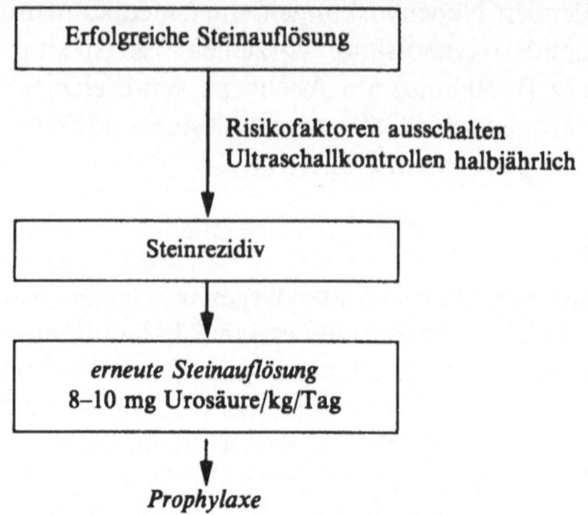

Abb. 2. Flußdiagramm für das Vorgehen nach erfolgreicher Steinauflösung

triglyceridämie, eine hochkalorische cholesterinreiche, faserarme Kost, Diabetes mellitus, Therapie mit ungesättigten Fettsäuren oder Clofibrat und Östrogene, z. B. in Form von Kontrazeptiva, gelten, wird man zur Prophylaxe der Cholesteringallensteinentstehung auch nach erfolgter Steinauflösung diese Risikofaktoren meiden, bei Übergewichtigen eine Gewichtsreduktion anstreben und den Patienten eine kalorienarme, cholesterinarme, faserreiche Diät verordnen (Abb. 2). Hinsichtlich der Frage einer medikamentösen Prophylaxe nach erfolgreicher Steinauflösung durch eine niedrige Erhaltungsdosis bzw. niedrige Abenddosis oder eine intermittierende Therapie mit Chenodesoxycholsäure oder Ursodesoxycholsäure müssen die Ergebnisse laufender oder zukünftiger Studien abgewartet werden.

Literatur

1. Admirand WH, Small DM (1968) The physical-chemical basis of cholesterol gallstone formation in man. J Clin Invest 47:1043–1052
2. Albers JJ, Grundy SM, Cleary PA, Small DM, Lachin JM, Schoenfield LJ, the National Cooperative gallstone study group (1982) National Cooperative Gallstone Study. The effect of chenodeoxycholic acid on lipoproteins and apolipoproteins. Gastroenterology 82:638–646
3. Alessandrini A, Ripoli F, Boscaini M et al. (1980) A multicentre clinical trial on ursodeoxycholic acid: effect of different dosages upon cholesterol gallstone dissolution. Ital J Gastroenterol 12:185–188
4. Barbara L, Roda E, Roda A, Sama C, Festi D, Mazella G, Aldini R (1976) the medical treatment of cholesterol gallstones: experience with chenodeoxycholic acid. Digestion 14:209–219

5. Barbara L, Roda A, Mazella G et al. (1980) Efficacy of UDCA versus CDCA in cholesterol gallstone patients: a double blind trial. In: Fumagalli R, Kritchevsky D, Paoletti R (eds) Drugs affecting lipid metabolism. Elsevier North-Holland, Amsterdam Oxford New York, pp 109–114
6. Barker DJP, Gardner MJ, Power C, Hutt MSR (1979) Prevalence of gallstones at necropsy in nine British towns: a collaborative study. Br Med J II:1389–1392
7. Bateson MC, Bouchier IAD (1975) Prevalence of gallstones in Dundee: a necropsy study. Br Med J IV:427–430
8. Bateson MC, Ross PE, Murison J, Bouchier IAD (1978) Comparison of fixed doses of chenodeoxycholic acid for gallstone dissolution. Lancet I:1111–1114
9. Bateson MC, Hill A, Bouchier IAD (1980) Analysis of response to ursodeoxycholic acid for gallstone dissolution. Digestion 20:358–364
10. Bell GD, Dowling RH, Whitney B, Sutor DJ (1975) The value of radiology in predicting gallstone type when selecting patients for medical treatment. Gut 16:359–364
11. Bernades P, Bertrand L, Bouvry M et al. (1982) Traitement de la lithiase biliare cholestérolique par l'acide ursodeoxycholique. Résultants d'une étude multicentrique en double insu. Nouv Presse Med 11:587–589
12. Brandt P, Ungeheuer E, Schröder D (1980) Frühoperation bei Gallensteinleiden: Risiken und Ergebnisse. Diagnostik 13:274–277
13. Comfort MW, Gray HK, Wilson JW (1948) The silent gallstone: a ten to twenty year follow-up study of 112 cases. Ann Surg 128:931–937
14. Conte D, Bozzani A, Sironi L, Rocca F, Camassa L, Bianchi PA (1981) Radiolucent gallstone dissolution with bedtime UDCA administration. Digestion 22:302–304
15. Diehl AK (1980) Epidemiology of gallbladder cancer: a synthesis of recent data. J Natl Cancer Inst 65:1209–1214
16. Dowling RH (1981) Medical treatment of gallstones with CDCA and UDCA. In: Paumgartner G, Stiehl A, Gerok W (eds) Bile acids and lipids, MTP Press, Lancaster pp 329–339
17. Earnest DL (1981) Manifestations and complications of gallstones. Pract Gastroenterol 5:20–30
18. Fisher RL, Anderson DW, Boyer JL et al. (1982) A prospective morphologic evaluation of hepatic toxicity of chenodeoxycholic acid in patients with cholelithiasis. The national cooperative gallstone study. Hepatology 2:187–201
19. Frigerio G (1979) Ursodeoxycholic acid (UDCA) in the treatment of dyspepsia: report of a multicenter controlled trial. Curr Ther Res 26:214–224
20. Gerok W, Matern S (1981) Pathogenetische Bedeutung der Gallensäuren. Klin Wochenschr 59:575–589
21. Gerolami A, Sarles H, Brette R et al. (1977) Controlled trial of chenodeoxycholic therapy for radiolucent gallstones. A multicenter study. Digestion 16:299–307
22. GIRC Inter-Hospital Clinical Research Group (1981) Treatment of radiolucent gallstones with CDCA or UDCA. A multicenter trial. Digestion 22:185–191
23. Gracie WA, Ransohoff DF (1981) The natural history of silent gallstones: The innocent gallstone is not a myth. Gastroenterology 80:1161
24. Gronemeyer R, Bässler R (1975) Pathologie der Gallenwegserkrankungen. Klinikarzt 4:361
25. Henschen F (1959) Correlation of arteriosclerosis with age, sex, nutritional state, heart weight, diabetes, cholelithiasis, tuberculosis and malignant tumours. Svenska Läkartidin 56:1674–1686
26. Hofmann AF, Thistle JL (1974) Chenodeoxychlic acid – the Mayo clinic experience. Hosp Pract 9:41–48
27. Iwamura K (1980) Clinical studies on cheno- and ursodeoxycholic acid treatment for gallstone dissolution. Hepatogastroenterology 27:26–34

28. Iser JH, Dowling RH, Mok HYI, Bell GD (1975) Chenodeoxychlic acid treatment of gallstones. A follow-up report and analysis of factors influencing response to treatment. N Engl J Med 293:378–383

29. Kanazawa Y, Koizumi M, Hirakawa H et al. (1982) The effect of ursodeoxycholic acid on biliary bile acid composition in patients with cholesterol gallstones. Tohoky J Exp Med 136:235–249

30. Kienzle HF, Spohn K (1982) Chirurgie des Gallengangsystems. Indikation und Ergebnisse. Therapiewoche 32:965–985

31. Leuschner U, Leuschner M, Strohm WD, Kurtz W, Dancygier H (1982) Our 10 year's experience in gallstone dissolution. Comparison with the National Cooperative Gallstone Study (NCGS, USA) and the Tokyo Cooperative Gallston Study (TCGS, Japan). Gastroenterology 82:1113

32. Lindström CG (1977) Frequency of gallstone disease in a well-defined Swedish population. A prospective necropsy study in Malmö. Scand J Gastroenterol 12:341–346

33. Linos DA, O'Fallon WM, Beart RW Jr, Beart CM, Dockerty MB, Kurland LT (1981) Cholecystectomy and carcinoma of the colon. Lancet II:379–391

34. Lund J (1960) Surgical indications in cholelithiasis: Prophylactic cholecystectomy elucidated on the basis of long-term follow-up on 526 non-operated cases. Ann Surg 151:153–162

35. Massarrat S, Klingemann HG, Kappert J, Jaspersen D, Schmitz-Moormann (1982) Die Häufigkeit der cholelithiasis im autoptischen Material und ambulanten Krankengut aus Deutschland. Z Gastroenterol 20:341–345

36. Matern S, Gerok W (1979) Pathophysiology of the enterohepatic circulation of bile acids. Rev Physiol Biochem Pharmacol 85:125–204

37. Matern H, Matern S, Gerok W (1982) Isolation and characterization of rat liver microsomal UDP-glucuronosyltransferase activity toward chenodeoxycholic acid and testosterone as a single form of enzyme. J Biol Chem 257:7422–7429

38. Maton PN, Iser JH, Reuben A, Saxton HM, Murphy GM, Dowling RH (1981) Outcome of chenodeoxycholic acid (CDCA) treatment in 125 patients with radiolucent gallstones. Factors influencing efficacy, withdrawal, symptoms and side effects and postdissolution recurrence. Medicine (Baltimore) 60:86–97

39. Meredith TJ, Williams GV, Maton PN, Murphy GM, Saxton HM, Dowling RH (1982) Retrospective comparison of "cheno" and "urso" in the medical treatment of gallstones. Gut 23:382–389

40. Nakagawa S, Makino I, Ishizaki T, Dohi I (1977) Dissolution of cholesterol gallstones by ursodeoxycholic acid. Lancet II:367–369

41. Peters H, Keimes AM (1979) Die Cholezystektomie als praedisponierender Faktor in der Genese des kolorectalen Karzinoms? Dtsch Med Wochenschr 104:1581–1583

42. Petigny A, Routier D, Brette R (1977) Le traitement médical de la lithiase biliaire cholesterolique par l'acide chenodeoxycholique. Lyon Med 237:911–917

43. Petite JP (1978) Le traitement de la lithiase biliaire par l'acide chenodeoxycholique. Rev Prat (Paris) 27:757–759

44. Podda M, Zuin M, Carulli N, Ponz de Leon M, Dioguardi ML (1982) Gallstone dissolution after 6 months of ursodeoxycholic acid (UDCA): Effectiveness of different doses. J Int Med Res 10:59–63

45. Ponz de Leon M, Carulli N, Iori R, Loria P, Smerieri A, Zironi F (1980) Medical treatment of radiolucent gallstones with chenodeoxycholic acid (CDCA): Follow-up report at four years. Ital J Gastroenterol 12:17–22

46. Rautureau J (1978) Les recidives lithiasiques après arrêt du traitement par l'acide chenique. Med Chir Dig 7:352–353

47. Ruppin DC, Dowling RH (1982) Is recurrence inevitable after gallstone dissolution by bile-acid treatment? Lancet I:181–185

48. Salen G, Colalillo A, Verga D, Bagan E, Tint GS, Shefer S (1980) Effect of high and low doses of ursodeoxycholic acid on gallstone dissolution in humans. Gastroenterology 78:1412–1418

49. Schoenfield LJ, Lachin, the Steering Committee and the National cooperative gallstone study group (1981) Chenodiol (chenodeoxycholic acid) for dissolution of gallstones: The National Cooperative gallstone study. A controlled trial of efficacy and safety. Ann Intern Med 95:257–282

50. Sjövall H, Wihman G (1934) Beobachtungen über die Arteriosklerose in Schweden samt einem Beitrag zur Frage der Lipoidose der Arterienintima. Acta Pathol Microbiol Scand [Suppl] 20:1–92

51. Sternby NH (1968) Arteriosclerosis in a defined population. An autopsy survey in Malmö, Sweden. Acta Pathol Microbiol Scand [Suppl] 194:5

52. Sutor DJ, Wolley SE (1971) A statistical survey of the composition of gallstones in eight countries. Gut 12:55

53. Thistle JL (1981) Medical treatment of gallstones. Pract Gastroenterol 5:31–38

54. Thistle JL, Hofmann AF (1973) Efficacy and specificity of chenodeoxycholic acid therapy for dissolving gallstones. N Engl J Med 289:655–659

55. Thistle JL, Hofmann AF, Ott BJ, Yu PYS (1976) Gallstone dissolution and chenodeoxycholic acid. Mayo clinic studies. Gastroenterology 70:943

56. Thistle JL, Hofmann AF, Ott BJ, Stevens DH (1978) Chenotherapy for gallstone dissolution. Efficacy and safety. JAMA 239:1041–1046

57. Tokyo cooperative gallstone study group (1980) Efficacy and indications of ursodeoxycholic acid treatment for dissolving gallstones. A multicenter double-blind trial. Gastroenterology 78:542–548

58. Toouli J, Jablonski P, Watts JMck (1980) Treatment of gallstones by chenodeoxycholic acid. Med J Aust 1:478–479

59. Torvik A, Höivik B (1960) Gallstones in autopsy series. Incidence, complications, and correlations with carcinoma of the gallbladder. Acta Chir Scand 120:168–174

60. Toulet J, Samain B, Viteau JM, Rousselet J, Duchon Y, Pagniez R (1981) Devenier de 70 prescriptions d'A.C.D.C. pour lithiase controlées avec un recul median de 4 ans. Gastroenterol Clin Biol 5:238

61. Trotman BW, Petrella EJ, Soloway RD, Sanchez H, Morris T, Miller WT (1975) Evaluation of radiographic lucency or opaqueness of gallstones as a means of identifying cholesterol or pigment stones. Correlation of lucency or opaqueness with calcium and mineral. Gastroenterology 68:1563

62. Turunen MJ, Kivilaakso EO (1981) Increased risk of colorectal cancer after cholecystectomy. Ann Surg 194:639–641

63. Vernick LJ, Kuller LH (1981) Cholecystectomy and right-sided colon cancer: a epidemiological study. Lancet II:381–393

64. Vernick JL, Kuller LH, Lohsoonthorn P, Rycheck RR, Redmond CK (1980) Relationship between cholecystectomy and ascending colon cancer. Cancer 45:392–395

65. Weis HJ, Holtermüller KH, Stiehl A, Czygan P (1979) Clinical experience and bile composition in patients taking ursodeoxycholic acid for gallstone dissolution. In: Paumgartner G, Stiehl A, Gerok W (eds) Biological effects sof bile acids. MTP Press, Lancaster pp 99–102

66. Wenckert A, Robertson B (1966) The natural course of gallbladder disease: eleven year review of 781 non-operated cases. Gastroenterology 50:376–381

67. Wolpers C (1974) Morphologie der Gallensteine. Leber Magen Darm 4:43

68. Zahor A, Sternby NH, Kagan A, Uemura K, Vanecek R, Vichert AM (1974) Frequency of cholelithiasis in Praque and Malmö. An autopsy study. Scand J Gastroenterol 9:3–7

Klinik und Ursachen von chronischen Beschwerden nach Cholezystektomie (Postcholezystektomiesyndrom)

A. STIEHL

1 Definition

Beschwerden, die nach der Cholezystektomie auftreten, werden unter dem Namen Postcholezystektomiesyndrom zusammengefaßt. Man versteht darunter unterschiedliche Symptome, wie Schmerzen, Koliken oder dyspeptische Beschwerden, die durch vielfältige Ursachen bedingt sein können. Somit liegt beim Postcholezystektomiesyndrom kein eigentliches Syndrom vor, und es ist deshalb richtiger, von Postcholezystektomiebeschwerden zu sprechen.

2 Häufigkeit und Art der Beschwerden

Die Angaben über die Häufigkeit von Beschwerden nach Cholezystektomie schwanken zwischen 9 und 35% [2]. Im Mittel wird von etwa jedem dritten Operierten über irgendwelche Beschwerden geklagt [8]. In einer großen Untersuchung von Bodvall u. Övergaard [3] hatten von 1930 Operierten 39,6% Beschwerden. Das Spektrum reichte von der leichten Dyspepsie in 10,7%, leichten kolikartigen Schmerzen in 23,5% bis zu gelegentlichen schweren Schmerzen in 3,0% und gelegentlichen schweren Koliken in 2,4% der Fälle. Somit überwiegen die leichteren Beschwerden, und starke Schmerzen betreffen nur etwa 5% der Patienten nach Cholezystektomie.

Bereits vor der Operation vorhandene Schmerzen konnten durch die Cholezystektomie in 77% der Fälle beseitigt und in 16% gebessert werden, während dyspeptische Beschwerden nur in 69% der Fälle gebessert wurden [7]. Starke Schmerzen nach der Cholezystektomie traten meistens bald nach der Operation auf und waren, sofern sie schon vor der

Operation vorhanden waren, in 53% der Fälle durch die Operation nicht gebessert worden [4].

3 Ursachen

Beschwerden nach Cholezystektomie können in solche mit organischen und solche mit funktionellen Ursachen eingeteilt werden:

a) Organische Störungen mit Bezug zum Gallenwegssystem,
b) organische Störungen außerhalb des Gallenwegssystems (z. B. Pankreas, Magen, Dünndarm, Dickdarm, Nieren),
c) funktionelle – dyspeptische oder kolikartige – Beschwerden ohne nachweisbare Organerkrankung (z. B. Colon irritabile, chronische Obstipation).

In Untersuchungen zur Ursache der Postcholezystektomiebeschwerden, die vor der Ära der ERCP durchgeführt wurden, waren nur bei einem kleinen Teil der Patienten organisch nachweisbare Veränderungen an den Gallenwegen dokumentiert worden [2]. Bei einem großen Teil der Patienten wurden neuromuskuläre und psychische Erkrankungen sowie Erkrankungen von Magen, Darm und Pankreas angenommen [4]. Seit Einführung der ERCP hat die Zahl der Patienten mit Beschwerden nach Cholezystektomie, bei denen organische Erkrankungen an Gallenwegen oder Pankreas nachgewiesen werden konnten, auf ca. 70% zugenommen [16]. Häufigste, organische Ursache ist der Choledochusstein, der in 30–50% der Fälle bei Patienten mit Postcholezystektomiesyndrom gefunden wird. Es folgen nach Schwamberger [16] chronische Pankreatitis mit 7,7%, pathologische Befunde nach Choledochoduodenostomie mit 6,3%, Karzinome von Pankreas, Gallengang oder Papille mit 4,7%, Narbenstenosen mit 3,9%, Lebermetastasen mit 3,3%, Restenosen nach Papillenplastik mit 3,1%, Verdacht auf Papillenstenose mit 2,3%. Ob ein langer Zystikusstumpf tatsächliche Beschwerden verursachen kann, ist unklar.
Organische Erkrankungen außerhalb des Gallengangs betreffen v. a. Pankreas, Magen-Darm-Trakt, Leber und Nieren. Die gründliche Untersuchung dieser Organe vor jeder Cholezystektomie ist deshalb erforderlich. Pankreatitis, Gastritis, Magen- oder Duodenalulkus und Kolondivertikel gehören zu den häufigeren vor der Operation übersehenen Diagnosen.
Funktionelle Beschwerden in Form des spastischen Kolons bzw. des Colon irritabile sind wahrscheinlich die häufigsten, präoperativ übersehenen Diagnosen. Viele Patienten, v. a. übergewichtige Frauen mit Prädisposition zur Cholelithiasis, leiden unter chronischer Obstipation. Diese

Patienten sollten darüber informiert werden, daß eine Besserung der dyspeptischen Beschwerden durch die Cholezystektomie oft nicht erreicht wird.

4 Diagnostik

Die diagnostischen Maßnahmen richten sich nach der Art der Beschwerden sowie dem körperlichen Untersuchungsbefund und müssen dem Krankheitsbild jedes einzelnen Patienten angepaßt werden. Ein allgemein gültiges Diagnoseschema gibt es bei Beschwerden nach Cholezystektomie nicht. Bei Schmerzen oder kolikartigen Beschwerden im Ober- und Mittelbauch sollte eine Labordiagnostik auf Leber-, Galle-, Pankreas- und Nierenerkrankungen durchgeführt werden. Anschließend werden Oberbauchsonographie, Ösophagogastroduodenoskopie und ERCP durchgeführt [6, 9, 11, 12, 16]. Ist eine ERCP nicht möglich, kann bei Patienten mit erhöhtem Serumbilirubin eine perkutane, transhepatische Gallengangdarstellung angestrebt werden. Bei normalem Serumbilirubin gibt oft auch eine i.v.-Cholangiographie, evtl. mit Schichtaufnahmen, eine ausreichende Information über das Gallenwegssystem. Die Aussagekraft der i.v.-Cholangiographie ist wegen der geringeren Kontrastmitteldichte in aller Regel nicht so groß wie bei der ERC oder PTC. Die Sequenzszintigraphie [13] der Gallenwege stellt eine weitere Möglichkeit zur Abklärung von Gallenwegserkrankungen dar. Die Szintigraphie ist nicht invasiv, kann auch bei erhöhtem Serumbilirubin durchgeführt werden und ist in ihrer Auflösung mit der i.v.-Cholangiographie vergleichbar, d. h. schlechter als ERC oder PTC.
Bei Schmerzen im Mittel- und Unterbauch müssen Enterokolitis Crohn, Colitus ulcerosa und Kolondivertikel als Ursache ausgeschlossen werden. Rektoskopie, Magen-Darm-Passage, Koloskopie und Doppelkontrastdarstellung des Kolons werden entsprechend der klinischen Symptomatik eingesetzt. Bei entsprechender Klinik kann eine Nierendiagnostik mit Urinuntersuchung, Sonographie und i.v.-Pyelographie notwendig werden.
Bei dyspeptischen Beschwerden sollten zur Diagnostik einer Pankreasinsuffizienz eine Untersuchung des Stuhl auf Chymotrypsin und evtl. Fett sowie evtl. ein Sekretin-Pankreozymin-Test durchgeführt werden. Kann eine Organerkrankung im Magen-Darm-Trakt ausgeschlossen werden, sollte bei entsprechender Symptomatik an ein Colon irritabile gedacht werden. Typische Symptome des Colon irritabile sind Schmerzen und Druckgefühl, bevorzugt im linken Unterbauch, Schafkotstuhl, variable Intensität der Beschwerden, Zusammenhang mit Streß und psychischer Spannung, bei Colica mucosa zusätzlich Schleimabgang.

5 Therapie

Die Behandlung muß sich nach der vorliegenden Ursache richten. Bei einer relativ großen Anzahl von Patienten mit Beschwerden nach Cholezystektomie werden Choledochussteine nachgewiesen. Die endoskopische Sphinkterotomie ist bei Patienten über 50 Jahren die Behandlungsmethode der Wahl [5, 10, 14, 17]. Ob jüngere Patienten besser durch operative Choledochusrevision oder durch endoskopische Papillotomie behandelt werden sollten, ist z. Z. nicht endgültig entschieden. Die chirurgische Behandlung organbedingter Beschwerden nach Cholezystektomie wird auf S. 277ff. besprochen.

Kolikartige Beschwerden werden mit Kombinationen von Spasmolytika und Analgetika (z. B. Buscopan comp., Spasmo-Cibalgin, Baralgin) behandelt. Bei dyspeptischen Beschwerden werden vielfach unbegründet Gallensäuren, Gallenextrakte, Cholagoga, Pankreasenzyme und Abführmittel eingesetzt.

Eine gestörte Fettverdauung durch fehlenden, intraluminalen Gallensäuregehalt kann durch fettarme Diät behandelt werden. Der Gallensäuremangel ist bei Patienten mit Cholezystektomie nie so groß, daß eine echte Fettmaldigestion/Malabsorption entstehen kann. Die Gabe von Gallensäuren ist deshalb in aller Regel unnötig. Außerdem ist der Gehalt der „Gallentherapeutika" an Gallensäuren im Vergleich zur körpereigenen Produktion gering, so daß ein therapeutischer Effekt kaum erwartet werden kann.

Pankreasenzyme sind dann sinnvoll, wenn eine Pankreasinsuffizienz vorliegt. Vor der Langzeitbehandlung mit Verdauungsenzymen sollte eine Maldigestion nachgewiesen werden (z. B. Chymotrypsin, Stuhlfett, Cholezystokinin-Pankreozymin-Test, ERP).

Choleretika erhöhen den Gallenfluß, und zwar in der Regel nur den Wassergehalt der von der Leber gebildeten Galle. Cholagoga bewirken

Tabelle 1. In „Galletherapeutika" enthaltene Stoffe

a) Choleretische Wirkung
   Gallenextrakt, Gallensäuren, Dehydrocholsäure, Extr. chelidonii (Chelidonin), Extr. curcumae long. spir. siccae (Curcumin), Extr. fol. spinaciae, Extr. cardui mariae, Extr. taraxaci, Tinct. curcumae xanthorizae, Oleum menthae piperitae

b) Spasmolytische Wirkung
   Chelidonium, Belladonna, Ethaverin, Nitroglycerin

c) Abführende Wirkung
   Extr. sennae, Radix liquiritiae, Herba millefolii, Cortex frangulae, Extr. rhizoma rhei, Fructus foeniculi, Extr. aloes, Bisacodyl

zusätzlich eine Kontraktion der Gallenblase oder des Gallengangs. Der gleiche Effekt wird durch das nach Nahrungsaufnahme im Darm freigesetzte Hormon Cholezystokinin bewirkt. Eine Behandlung mit Choleretika oder Cholagoga erscheint sinnlos, da eine echte Mehrproduktion und -exkretion von Gallensäuren bisher für keine Substanz nachgewiesen wurde.

Sehr problematisch ist die Behandlung von Patienten mit dyspeptischen Beschwerden nach Cholezystektomie mit vielen Cholagoga deshalb, weil die Hauptwirkung bei der Mehrzahl dieser „Naturmittel" durch zugesetzte pflanzliche Abführmittel erzielt wird (Tabelle 1). In der Regel sind die Präparate nur als Cholagoga und nicht als Abführmittel gekennzeichnet. Ein Teil der „Gallemittel" enthält stark darmschädigende Stoffe, wie z. B. Extractum sennae usw. Bei dauernder Einnahme dieser Stoffe muß mit schweren Störungen der Darmfunktion gerechnet werden. Die Behandlung der chronischen Obstipation nach Cholezystektomie sollte in der gleichen Weise erfolgen wie bei Patienten mit erhaltener Gallenblase. Empfohlen werden können schlackenreiche Kost, Weizenkleie, Leinsamen und Lactulose.

Literatur

1. Biersack HJ, Thelen M, Knopp R, Breuel HP, Winkler C (1977) Funktionsszintigraphie der Leber und Gallenwege mit ^{99m}Tc-Diaethyl-IDA. Fortschr Röntgenstr 127:422–427
2. Bodvall B (1973) The postcholecystectomy syndromes. Clin Gastroenterol 2:103–126
3. Bodvall B, Övergaard B (1967) Computer analysis of postcholecystectomy biliary tract symptoms. Surg Gynecol Obstet 124:723–732
4. Christiansen J, Schmidt A (1971) The postcholecystectomy syndrome. Acta Chir Scand 137:789–793
5. Classen M, Demling L (1974) Endoskopische Sphincterotomie der Papilla vateri und Steinextraktion aus dem Ductus choledochus. Dtsch med Wochenschr 99:496–497
6. Cotton PB, Denyer ME, Kreel L, Husband J, Meire HB, Lees W (1978) Comparative clinical impact of endoscopic pancreatography, grey-scale ultrasonography and computed tomography (EMI scanning) in pancreatic disease: preliminary report. Gut 19:679–684
7. Gunnand A, Keddie N (1972) Some clinical observations on patients with gallstones. Lancet II:339–241
8. Hess W (1961) Erkrankungen der Gallenwege und des Pankreas. Thieme, Stuttgart
9. Karoff C, Pott G, Van Husen N, Zierden E (1981) Differentialdiagnose der Cholestase durch Sonographie und endoskopisch-retrograde Cholangiographie. Med Welt 32:1202–1203
10. Koch H, Rösch W, Schaffner O, Demling L (1977) Endoscopic papillotomy. Gastroenterology 73:1393–1396
11. Matzen P, Haubek A, Holst-Christensen J, Leijerstofte J, Juhl E (1981) Accuracy of direct cholangiography by endoscopic or transhepatic route in jaundice – A prospective study. Gastroenteroly 81:237–241

12. Nakano S, Horiguchi Y, Takeda T, Suzuki T, Nakajima S (1974) Comparative diagnostic value of endoscopic pancreatography and pancreatic function tests. Scand J Gastroenterol 9:383–390
13. Rosenthall L, Schaffer EA, Lisbona R et al. (1978) Diagnosis of hepatobiliary disease by Tc-99m-Hida cholescintigraphy. Radiology 126:467–474
14. Safrany L (1977) Duodenoscopic sphincterotomy and gallstone removal. Gastroenterology 72:338–343
15. Schofield G, MacLeod RG (1956) Sequelae of cholecystectomy. Br J Surg 53:1042–1045
16. Schwamberger K, Troyer E, Reissigl H (1979) Die ERCP beim Postcholezystektomiesyndrom. Z Allg Med 55:442–444
17. Seifert E, Gail K, Weismüller J (1982) Langzeitresultate nach endoskopischer Sphinkterotomie. Dtsch Med Wochenschr 107:610–614

Kapitel 27

Das Postcholezystektomiesyndrom

H. Koch

1 Definition, Problemstellung und Ursachen

Unter Postcholezystektomiesyndrom versteht man Beschwerden, die nach Cholezystektomie auftreten. Der Begriff „Postcholezystektomiesyndrom" wurde von Pribram geprägt [10], der die darunter subsumierten Beschwerden auf eine durch die Entfernung der Gallenblase bedingte Drucksteigerung in den extrahepatischen Gallengängen, auf eine Störung der Fettverdauung oder gelegentlich auch auf eine durch die Cholezystektomie bedingte Hypotonie des Sphincter Oddi zurückführte. Spätere Untersuchungen zeigten, daß diese Annahmen nicht zutreffen [1].

Genauere Kenntnisse über die eigentlichen Ursachen des Postcholezystektomiesyndroms verdanken wir in erster Linie den Arbeiten von Hess [5, 6]. Dieser zeigte, daß die nach Cholezystektomie angegebenen Beschwerden z. T. durch biliopankreatische Erkrankungen, andere abdominelle organische Erkrankungen und funktionelle Störungen bedingt sind. Die Ergebnisse von Hess wurden durch andere Arbeitsgruppen bestätigt, die in über 50% der Fälle Veränderungen im Bereich der Gallenwege, wie Konkremente, Papillenstenosen, chronische Cholangitiden, postoperative Choledochusstenosen oder einen langen Zystikusstumpf, fanden [2, 7, 11, 12]. Der Anteil an Pankreaserkrankungen wurde bei 15%, an anderen abdominellen Erkrankungen mit 5–10% und an funktionellen Ursachen mit 20–25% beziffert. Aus diesen Studien geht somit hervor, daß die nach Cholezystektomie angegebenen Beschwerden in den meisten Fällen mit dieser Operation überhaupt nichts zu tun haben. Nur bei wenigen Patienten finden sich Veränderungen, die echte Folgen der Cholezystektomie sind. Dazu zählen der lange Zystikusstumpf, neu gebildete Choledochuskonkremente und postoperativ bedingte Strikturen am Choledochus. Für die Ära, in der vielerorts routinemäßig zur Cholezystektomie noch eine Choledochoduodenostomie durchgeführt wurde, wären in diesem Zusammenhang noch die als Folge der Choledochoduodenostomie häufig aufgetretenen aufsteigenden Cholangitiden zu nennen.

Hier führt also nicht der Verlust der Gallenblase, sondern Folgen des operativen Eingriffs an sich zum Postcholezystektomiesyndrom im strengen Sinne: Der lange Zystikusstumpf ist aus operationstechnischen Gründen häufig nicht zu vermeiden. Je länger dieser Zystikusstumpf ist, um so ausgeprägter ist dort die Stase von Galle und um so eher kann es zu einer mit Beschwerden einhergehenden Entzündung im Stumpf kommen. Deren Auftreten kann noch dadurch begünstigt werden, daß am Zystikusstumpf unbeabsichtigt Teile der Gallenblase belassen wurden. Diese Konstellation kann auch zur Neubildung von Zystikussteinen beitragen. Bei etwa 1% der cholezystektomierten Patienten finden sich Zystikusstumpfneurome, die über atypische Erregungsmuster Beschwerden verursachen [3].

Nach Cholezystektomie im Choledochus gefundene Konkremente können intraoperativ übersehen worden, aber auch bei Verwendung nicht resorbierbaren Nahtmaterials neu entstanden sein [9].

Einengungen des Choledochus durch zu weitgehende Abtragung des Zystikus bis hin zur völligen Unterbindung des Choledochus fanden sich am eigenen Krankengut in 2,5% der nachuntersuchten Fälle.

Die Folgen der Choledochoduodenostomie stellen ein eigenes Problem dar. Auslösend für die Beschwerden dieser Patienten sind die Tendenz des Choledochoduodenostomas, enger zu werden, sowie wahrscheinlich in erster Linie Nahrungsanteile (z. B. Tomatenschalen), die in den präpapillären Choledochusstumpf gelangen, von dort nicht mehr abgehen können und auf diese Weise Ausgangspunkt einer aufsteigenden Cholangitis werden.

2 Diagnostik

Erster Schritt vor diagnostischen Bemühungen beim Postcholezystektomiesyndrom sollte eine eingehende Anamnese sein. Daraus lassen sich schon in vielen Fällen Rückschlüsse ziehen, ob die angegebenen Beschwerden mit der Cholezystektomie in Zusammenhang stehen können oder wahrscheinlich andere Ursachen zugrunde liegen. Als nächster Schritt kann die Laborchemie Aufschluß geben, ob eine Erkrankung im Bereich der Gallenwege, des Pankreas oder anderer Organe, z. B. auch der Nieren, in Frage kommt. Die Sonographie, quasi als Screeningmethode eingesetzt, erlaubt danach eine weitere Differenzierung (erweiterter Choledochus, Konkremente in den Gallenwegen, Zeichen pankreatitischer Veränderungen, Hinweise für ein Ulkus im Bereich des Magenaus-

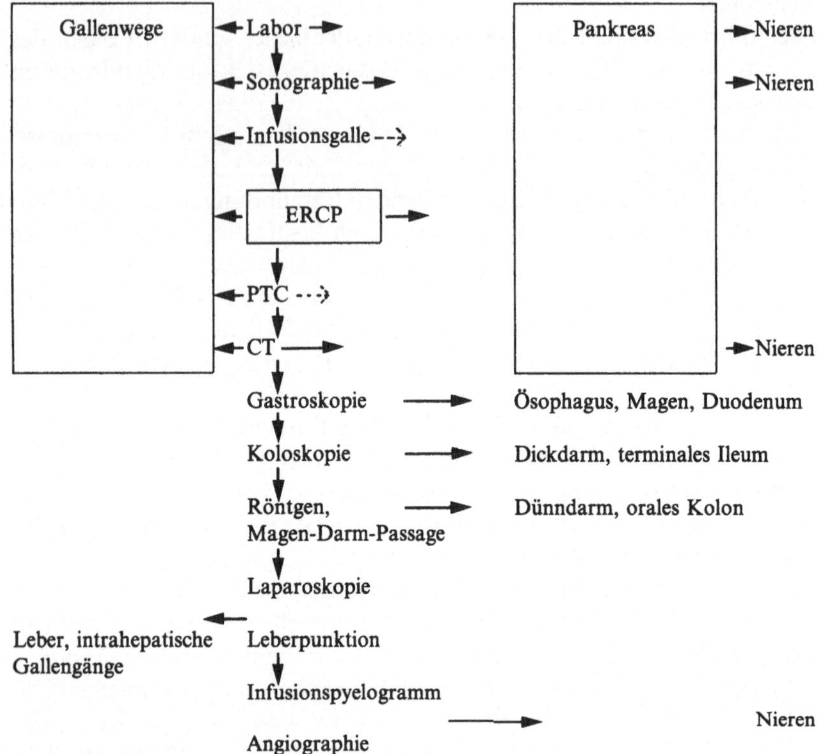

Abb. 1. Diagnostische Strategie beim Postcholezystektomiesyndrom

gangs oder tumoröse Magen- und auch Darmveränderungen, Nierenerkrankungen). Die Infusionscholangiographie ermöglicht in einem Teil der Fälle ausreichende Aussagen über den Choledochus. Die sicherlich effektivste Untersuchung im Rahmen des Postcholezystektomiesyndroms stellt dann aber die ERCP dar, die am zuverlässigsten von allen Methoden in der Lage ist, Veränderungen im Bereich der Gallenwege (Konkremente, Zeichen der Cholangitis, Papillenstenose, Tumoren – auch im Pankreaskopfbereich –, langer Zystikus etc.) aufzuzeigen. Der Wert dieser Methode wird dadurch erhöht, daß sie für den Fall einer Choledocholithiasis mit der endoskopischen Papillotomie und Steinextraktion gleichzeitig zu einem kurativen Eingriff genutzt werden kann. Dies wäre entsprechend den Angaben in der Literatur in bis zu 40% der Fälle möglich [2, 11, 12]. Bei Mißlingen der ERC kann mit Hilfe der perkutan-transhepatischen Feinnadelpunktion (PTC) versucht werden, das Gallengangsystem so mit Kontrastmittel anzufärben, daß eine sichere diagnostische Aussage gemacht werden kann. Die Möglichkeit der ausreichenden Kontrastmittelinstillation ist es auch, welche die ERC oder PTC der konventionellen Infusionscholangiographie überlegen macht.

Führen die bisher angeführten Untersuchungen nicht zum Ziel, können noch die Computertomographie und bei Verdacht auf Cholangitis die Leberblindpunktion bzw. gezielte Leberpunktion unter laparoskopischer Sicht herangezogen werden.

Bei negativen Befunden im Bereich der Gallenwege müssen Erkrankungen des Magens und des Darms durch Gastroskopie, Koloskopie oder Magen-Darm-Passage, des Pankreas (Abklärung bereits im Rahmen von Sonographie, ERCP und CT) und der Nieren ausgeschlossen werden. Ergeben sich auch dabei keine organischen Veränderungen, können mit einiger Sicherheit funktionelle Beschwerden angenommen werden (Abb. 1).

3 Komplikationen

Die meisten der im Rahmen der Diagnostik des Postcholezystektomiesyndroms aufgeführten Untersuchungen lassen sich für den Patienten ohne jegliches Risiko durchführen. Mit Komplikationen ist lediglich bei der ERCP und bei der PTC zu rechnen. Als schwerwiegendste Komplikation bei der ERCP ist die akute Pankreatitis anzuführen, deren Inzidenz bei 0,5% liegt. Die Häufigkeit einer akuten Cholangitis nach ERC liegt bei 0,2%. Letale Komplikationen sind im eigenen Krankengut in den letzten 5 Jahren nicht mehr aufgetreten.

Die Komplikationen der PTC liegen deutlich höher. Sie werden in der Literatur mit bis zu 10% angegeben, wobei Blutung, Sepsis und gallige Peritonitis die häufigsten Komplikationen sind. Die Letalitätsquote nach PTC wird mit bis zu 0,9% beziffert [9].

4 Schlußfolgerungen

Eine abgestufte diagnostische Strategie ermöglicht es heute, in allen Fällen die Ursachen von Beschwerden aufzuklären, die nach Cholezystektomie persistieren oder neu auftreten. Dabei läßt sich feststellen, daß die überwiegende Zahl dieser Beschwerden mit der Cholezystektomie in keinem Zusammenhang steht. Vielfach werden Patienten mit primär funktionellen oder anderen organisch bedingten Beschwerden wegen eines an sich stummen Gallenblasenkonkrements, in der Annahme, daß dieses die Beschwerden verursacht, cholezystektomiert. Damit ist das Persistieren dieser Beschwerden nach der Operation vorprogrammiert. Eine exakte präoperative Diagnostik kann also in vielen dieser Fälle bereits im Vorfeld das sog. Postcholezystektomiesyndrom ausschließen. Von einem Postcholezystektomiesyndrom im eigentlichen Sinne des Wortes kann nur bei wenigen Konstellationen gesprochen werden. Der Begriff „Postcholezystektomiesyndrom" sollte deswegen in keinem Fall als Sammelbegriff für Beschwerden nach Cholezystektomie verwendet werden, da dies, unkritisch betrachtet, dazu führen könnte, die Suche nach den tatsächlich zugrundeliegenden Erkrankungen und damit auch deren gezielte Therapie zu unterlassen. Unter diesem Aspekt kann man sich der Meinung Fahrländers anschließen, daß man den Begriff des Postcholezystektomiesyndroms eigentlich verlassen sollte [4].

Literatur

1. Ashkin JR, Lyon DT, Shull SD, Wagner CI, Soloway RD (1978) Factors effecting delivery of bile to the duodenum in man. Gastroenterology 74:560
2. Belohlavek D, Schaffner O, Rösch W, Koch H (1975) Aussagekraft der ERCP beim Postcholecystektomie-Syndrom. Vortrag: 7. Kongreß f. gastroenterolog. Endoskopie, Wien
3. Doberauer B, Kühlmeier R (1973) Das Cystikusstumpfneurom als eine seltene Ursache des Postcholecystektomiesyndroms. Chirurg 44:39
4. Fahrländer H (1980) Das Postcholecystektomiesyndrom. Therapiewoche 30:7695
5. Hess W (1971) Die Erkrankungen der Gallenwege und des Pankreas. Thieme, Stuttgart
6. Hess W (1977) Nachoperationen an den Gallenwegen. Prakt Chir 91
7. Junginger T, Pichlmaier H (1982) Postoperative Beschwerden nach Cholecystektomie. Leber Magen Darm 12:74
8. Koch H (1980) Perkutane transhepatische Cholangiographie mittels Feinnadelpunktion. Dtsch Ärztebl 77:2801
9. Meissner L: Gallensteinneubildung durch Nahtmaterial – ein vermeidbares Problem?
10. Pribram BOC (1950) Postcholecystectomy syndroms. JAMA 142:1262
11. Schwamberger K, Reissigl H (1978) ERCP beim Postcholecystektomie-Syndrom. Diagn Intensivther:71
12. Stadelmann O, Käfer C, Bogusch G, Miederer SE, Sobbé A, Schlotter H, Löffler A (1974) ERCP nach operativen Eingriffen am Gallengangssystem. Leber Magen Darm 4:201

Kapitel 28

Chirurgische Korrekturmöglichkeiten beim Postcholezystektomiesyndrom

F. W. EIGLER

Der Begriff des Postcholezystektomiesyndroms ist heutzutage als unglückliches Kürzel anzusehen: ohne ätiologische Deutung sollen damit Beschwerden zusammengefaßt werden, die nach einer Gallenblasenentfernung fortbestehen oder neu aufgetreten sind. Die Problematik des Begriffs besteht darin, daß er zu dem Mißverständnis verleitet, es komme – zumindest in einem gewissen Prozentsatz – nach Entfernung der Gallenblase notwendigerweise zu Beschwerden, so war der Begriff offenbar bei seinem Aufkommen Anfang der 30er Jahre auch gemeint [8].

1 Bedeutung fortbestehender oder neuauftretender Beschwerden nach Cholezystektomie

Auch wenn man nicht so weit geht, die Gallenblase als rudimentäres Organ anzusehen, sondern ihr eine Reservoirfunktion mit nahrungsabhängiger Entleerungsmöglichkeit zuspricht, wird man die Feststellung [2] voll unterstreichen können: „Die Cholezystektomie ist somit weder ein verstümmelnder Eingriff noch können Beschwerden nach einem solchen Eingriff lediglich als Folge einer gestörten Funktion infolge Wegfalles dieses Organes erklärt werden." Diese Aussage bedeutet allerdings, daß fortdauernde oder neu auftretende Beschwerden nach Cholezystektomie auch vom Chirurgen bis zur möglichst völligen Klärung ernst genommen werden müssen. Eine zusammenfassende Übersicht der Beschwerdeursachen gibt Abb. 1. Die Analyse muß im Einzelfall zeigen, ob eine operative Korrekturmöglichkeit besteht und zu welchem Zeitpunkt sie sinnvoll ist. Andererseits muß auch hervorgehoben werden, daß die Fortdauer von Beschwerden nach Cholezystektomie dann nicht als vermeidbares Fehlresultat angesehen werden sollte, wenn die Indikation unabhängig vom Beschwerdebild, also etwa beim Zystikusverschluß (negatives Cholezystogramm), gestellt wurde.

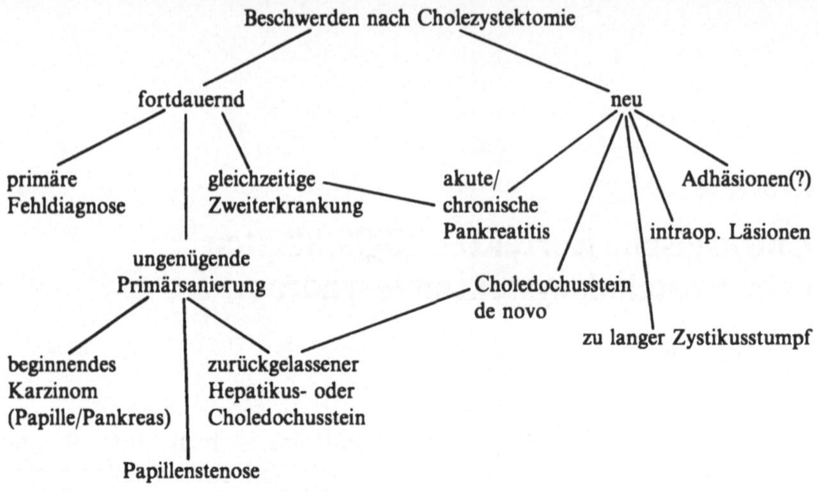

Abb. 1. Ursachen von Beschwerden nach Cholezystektomie

2 Bedeutung der Erstoperation

Reinterventionen sind für alle Beteiligten unerfreulich. Zu Beginn sei deshalb darauf hingewiesen, welche Verantwortung jeder Operateur bei der ersten Operation, der Cholezystektomie, übernimmt und daß ein Höchstmaß an Exaktheit bei dieser wohl häufigsten abdominellen Operation verlangt werden muß. Das bedeutet für uns die routinemäßige Anwendung der intraoperativen Radiomanometrie und im Falle einer notwendigen Choledochusrevision bei der Erstoperation die prinzipielle Einlage eines T-Drains. Ein Nachteil durch das T-Drain ist für uns nicht erkennbar. Die Vorteile bestehen in der Möglichkeit exakter postoperativer Nachkontrolle und bei einem zurückgebliebenen Stein in der Erleichterung eines etwaigen nichtoperativen Vorgehens. Auch wenn diese Gesichtspunkte v. a. für die hier nicht zu behandelnden Frühreinterventionen zutreffen, stellt dieses Verfahren zugleich auch eine Sicherheitsmaßnahme dar für die Vermeidung echter organisch bedingter Beschwerden nach Cholezystektomie.

3 Perioperative Antibiotikaprophylaxe

Bei Operationen an den Gallenwegen allgemein, v. a. aber bei Rezidiveingriffen, stellt sich die Frage nach einer *perioperativen* Kurzzeitantibiotikaprophylaxe. Nach den Untersuchungen von Keighley et al. [5] ist eine gezielte Prophylaxe in folgenden Situationen durchaus zu empfehlen: bei frühen Reeingriffen, Akuteingriffen, Gangsteinen, Schüttelfrost, Ikterus und Gallenwegsverschluß.

4 Indikationen und Verfahren bei der Reintervention

Tabelle 1 enthält diejenigen Situationen aus Abb. 1, die ohne weiteres eine Operationsindikation darstellen. Im einzelnen sollen sie zusammen

Tabelle 1. Eindeutige Operationsindikation bei Beschwerden nach Cholezystektomie

1) Läsionen	Sofort:	Hämobilie
		Gangunterbindung
		Andauernde Gallefistel
		Stenose mit Ikterus
	Später:	Stenose durch Einengung/Narbe
		Fadengranulome
		Choledochoduodenostomie
2) Unvollständige Primärsanierung		Zurückgelassener Choledochusstein (Größe?)
		Papillenstenose (Länge?)
		Zu langer Zystikusstumpf
		„Gallenblasenregenerat", insbesondere mit Stein
3) Neue Erkrankung		Choledochussteine
		Langstreckige Choledochusstenose durch chronische Pankreatitis

Tabelle 2. Operationsverfahren bei Reinterventionen an den Gallenwegen

Indikation	Verfahren	Bemerkung
Choledochusstein	Choledochusrevision + T-Drain	Kontrollmöglichkeit, evtl. Endoskopieerleichterung
	Verfahren nach Burhenne	Nur bei noch liegender T-Drainage möglich
Choledochusstein + Papillenstenose	Papillo-(Sphinktero-)tomie	Eher endoskopisch
	Papillenplastik	Zerstörung des Sphinkterapparats
	Choledochoduodenostomie	Cave „Schlammfang", nur beim alten Menschen anzuwenden (?)
Choledochus-Hapatikus-Stenose	Choledochojejunostomie nach Roux	2,5 cm breite Anastomose, nur bei erweitertem Choledochus
	Stenoseresektion + End-zu-End-Anastomose	Schutz durch T-Drain (proximal oder distal gesondert eingebracht)
	Jejunumpatchplastik	
	Mukosaplastik nach R. Smith	
„Gallenblasenregenerat"	Nachresektion des Zystikusstumpfs	

mit den anzuwendenden Verfahren entsprechend ihrer Häufigkeit dargestellt werden (Tabelle 2).

4.1 Zurückgelassener Stein – Steinrezidiv im Choledochus

Unter den Patienten, bei denen eine Reintervention notwendig wird, ist der Anteil mit Steinen im Choledochus – zurückgelassen oder neu gebildet – groß. Niemand ist vor diesem Problem, auch als Nachoperateur, gefeit. Eine Wende dürfte auf diesem Gebiet erst dann zu erreichen sein, wenn die intraoperative Gallenwegssonographie das Experimentierstadium überwunden hat.

Die Frage wird heute beim Rezidivstein oder beim zurückgelassenen Stein nach Cholezystektomie immer heißen müssen: endoskopische oder operative Beseitigung. Hier ist die intensive Beratung zwischen Endoskopiker und Chirurg von entscheidender Bedeutung. Allerdings gibt es Situationen, wo die operative Revision von vornherein angezeigt ist:

1) bei übergroßen Steinen;
2) bei Hinweis auf eine nur chirurgisch korrigierbare Veränderung als Ursache für die Steinneubildung. Dazu zählen lange röhrenförmige Stenosen oder umschriebene, höher gelegene Hepatikus- oder Choledochusstenosen.

4.2 Problem der Papillenstenose und ihrer Behandlung

Spätestens beim Revisionseingriff wegen Choledochussteinen sollte die Cholangioskopie hinzugezogen und sehr sorgfältig die Frage geprüft werden, ob Rückstaubedingungen bestehen, die eine neuerliche Steinbildung begünstigen. Vor allem muß die Frage beantwortet werden, ob eine Papillenstenose vorliegt. Dabei scheint die exakte Definition eines krankhaften Befundes an der Papille noch immer schwer. Eine Papillotomie oder Papillenplastik als Weg zur Steinextraktion beim inkarzerierten papillennahen Konkrement kann hier außer acht bleiben. Problematischer ist die Frage nach dem intraoperativen Kriterium, aufgrund dessen der Choledochusrevision eine Drainageoperation hingefügt werden soll. Druckmessung und die Beurteilung des Gallenwegsinhalts („Schlamm", Schleim) können zur Klärung herangezogen werden.

Bei der Verfahrenswahl bietet sich für die kurzstreckige Stenose eine Papillotomie oder Papillenplastik an. Das Schema in Abb. 2 gibt die Anatomie und die Situation nach Papillotomie und Papillenplastik wieder. Jones [4] propagiert aufgrund einer sehr großen Erfahrung die Papillenplastik und bezeichnet sie als transduodenale Methode zur Herstellung einer terminalen End-zu-Seit-Choledochoduodenostomie. Ihren Vorteil

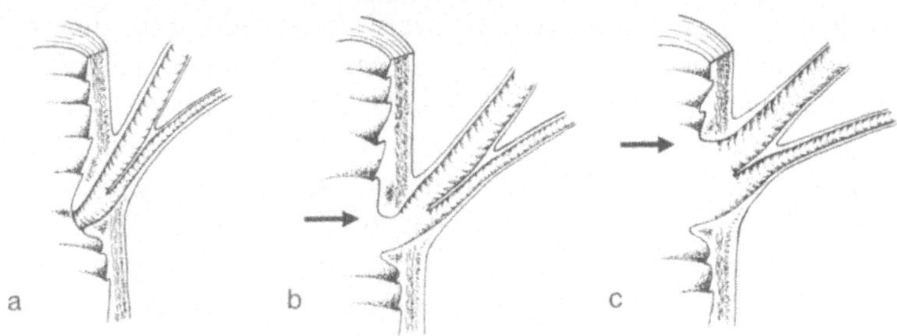

Abb. 2 a–c. Schematische Darstellung des Sphinkterapparats der Vater-Papille (**a**), der Sphinkterotomie (**b**) und der Papillenplastik (**c**). *1* Oberer, *2* submuköser, *3* unterer Sphinkter nach Boyden; *I* Länge des noch funktionierenden Sphinkterapparats, *II* komplette Zerstörung des Sphinkterapparats

bzw. ihren Indikationsbereich gegenüber der konventionellen Seit-zu-Seit-Choledochoduodenostomie sieht er im prinzipiellen Vermeiden eines Schlammfangs und in der Möglichkeit, die Plastik auch bei nicht wesentlich erweitertem Choledochus anwenden zu können.

Während u. E. die Frage nach Papillenplastik und Papillotomie ein Problem des Zugangs – endoskopisch oder durch Laparotomie – ist, stellt die Frage nach Papillenplastik, äußerer Choledochoduodenostomie im herkömmlichen Sinne und Choledochojejunostomie ein von den mitgeteilten Ergebnissen her noch nicht gelöstes Problem dar.

4.3 Biliodigestive Anastomosen

Die Choledochoduodenostomie wird bei uns als kurzfristige Palliativmaßnahme auf maligne Prozesse beschränkt, sonst sind wir prinzipiell für die Choledochojejunostomie nach Roux als Drainageverfahren: ähnlich wie bei der Magenresektion, wo ein Gallefluß in den Magen durch das Roux-Prinzip verhindert werden soll, sehen wir es als wichtig an, daß ein Eindringen von Nahrungsbestandteilen in den Choledochus vermieden wird, wie er bei der Choledochoduodenostomie aber auch bei der Papillenplastik offensichtlich unvermeidbar wird.

Tatsächlich sind nach dem Stein im Choledochus die häufigsten Ursachen für erneute Eingriffe Störungen infolge einer Choledochoduodenostomie. Vehemente Verfechter der Choledochoduodenostomie wie Madden [6] und Johnson u. Rains [3] weisen darauf hin, daß folgende Bedingungen für ein gutes Ergebnis erfüllt sein müssen: ein primär deutlich erweiterter Choledochus und eine 2,5 cm breite Anastomose. Darüber hinaus raten Johnson u. Rains [3] ihren Patienten, unverdauliche Anteile von Nahrungsmitteln, wie bei Tomaten, Äpfeln und Trauben, in der

Nahrung zu vermeiden: ein Hinweis, der gerade unter dem Gesichtspunkt der Führung des chronisch Kranken wichtig ist. Allerdings dürfte ein wichtiges Kriterium die genügende Weite der Anastomose sein. Tatsächlich fanden sich in den von uns nachoperierten Fällen immer erhebliche Anastomosenschrumpfungen, so daß die Symptomatik eher daraus zu erklären war als aus den Befunden am Choledochus selbst. Daß der *Anastomosenweite* eine besondere Bedeutung zukommt, geht schließlich auch daraus hervor, daß wir in 2 Fällen nach auswärts durchgeführten *Choledochojejunostomien* Anastomosenschrumpfungen als Ursache für neue Beschwerden vorfanden. Echte Vergleichskollektive liegen bisher zu diesem Problem allerdings nicht vor. Wir selbst würden die Choledochoduodenostomie beim gutartigen Leiden auf alte Menschen beschränkt wissen wollen. Tritt tatsächlich das Phänomen des Schlammfangs in den Vordergrund, ist die endoskopische Papillotomie mit Entfernung der Speisereste bzw. Schaffung eines guten Galleabflusses oft ausreichend (s. Kap. 27). In den von uns nachoperierten Fällen gelang es aber auch, nach Desanastomosierung den Choledochus zu rekonstruieren.

4.4 Ductus-choledochus- oder Hepatikus-Stenosen

Eine eindeutige Indikation zur Reoperation stellen Stenosierungen des Hepatikus und/oder des Choledochus als Folge von Läsionen bei der

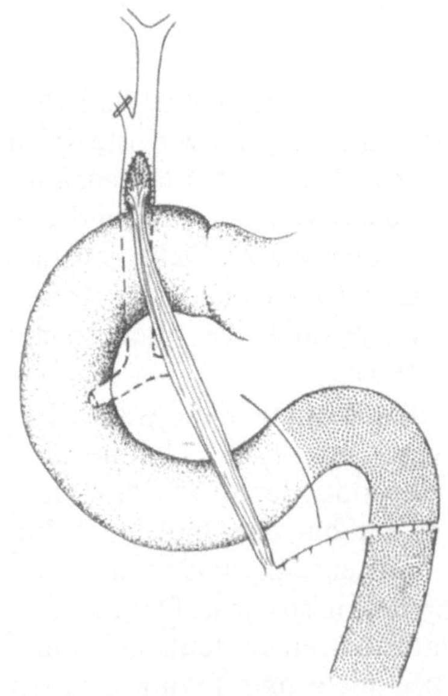

Abb. 3. Beseitigung einer Hepatikus-Choledochus-Stenose durch Jejunumpatch

Erstoperation dar. Nur bei den kurzstreckigen Stenosen ist eine Resektion mit anschließender End-zu-End-Anastomose anzustreben. Dabei sollte man für längere Zeit einen T-Drain liegen lassen, der außerhalb der eigentlichen Anastomose, also entweder proximal oder distal der Anastomosierungsstelle gesondert ausgeleitet werden muß. Bei längerstreckigen Stenosen läßt sich eine Erweiterung mit einem Jejunalpatch erreichen (Abb. 3), wie kürzlich Pichlmaier gezeigt hat [7]. Schließlich muß bei sehr hohen Läsionen das Verfahren von Smith [9] angewandt werden. Alles in allem erfordern die Eingriffe eine besondere Erfahrung und eine möglichst eindeutige präoperative Diagnose. Gegebenenfalls muß intraoperativ durch Punktionscholangiographie die notwendige Klarheit geschaffen werden.

4.5 Zu langer Zystikusstumpf

Abschließend sei kurz auf das Problem eines langen Zystikusstumpfs eingegangen. Wieweit er in sich eine Indikation zur Operation darstellt, muß im Einzelfall kritisch geprüft werden. Eindeutig ist die Situation, wenn sich Steine in dem fälschlicherweise als Gallenblasenregenerat bezeichneten Gang finden. Abbildung 4 stellt die Problematik der Zystikusstumpfversorgung sowohl im Hinblick auf einen zu langen Stumpf wie auf die Gefahr einer Choledochusstenosierung heraus. Derartige Komplikationen lassen sich am besten durch frühzeitige Anwendung der Radiomanometrie vor weitergehender Präparation am Choledochus vermeiden, da dann der Verlauf des Zystikus röntgenologisch gesichert wird. Hingewiesen werden soll auch auf die Problematik des Zystikusstumpfs mit einfacher Umstechung und damit möglicher Irritation des Choledochus. Wir sichern den Choledochus deshalb durch eine zusätzliche Unterbindung ab.
Gelegentlich wird ein Neurinom im Zystikusstumpfbereich für postoperative Beschwerden verantwortlich gemacht. Mindestens präoperativ scheint diese Diagnose problematisch.

4.5.1 Vorsicht vor nicht oder schwer resorbierbarem Nahtmaterial

Im Zusammenhang mit Irritationen und Schrumpfungen bei Choledochoenterostomien sei auf ein Problem, das aus der gesamten gastroenterologischen Chirurgie bekannt ist, kurz hingewiesen, nämlich die Gefahr durch die Verwendung nicht resorbierbarer Fäden. Sie führen bei Einbringung in die Gallenwege zu Inkrustierungen und dürften regelmäßig Anlaß zu Steinbildungen geben. Dies sollte auch bedacht werden bei Umstechungsnähten des Ductus cysticus (Abb. 3). Problematisch scheint mir in diesem Zusammenhang auch die Verwendung *schwer* resorbierbarer Fäden.

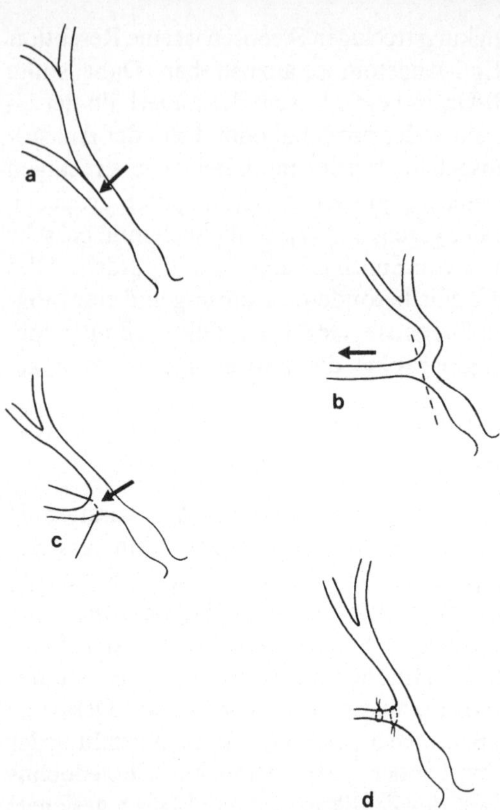

Abb. 4 a–d. Probleme bei der Versorgung des Zystikusstumpfs. **a** Gemeinsame Wand zwischen Zystikus und Choledochus, **b** zu starker Zug am Zystikus, **c** Durchstechen mit nicht oder schlecht resorbierbarem Material; **d** besser: choledochusnahe Unterbindung

5 Schlußfolgerung

Die Möglichkeiten einer Korrektur von Gallenwegsbeschwerden nach Cholezystektomie sind in der Regel eindeutig. Mit dem heutigen Rüstzeug von endoskopischer retrograder Cholangiographie und transhepatischer Sonographie sollte eine sichere präoperative Diagnose eine streng indizierte Reintervention ermöglichen.

Literatur

1. Eigler FW, Kottmann F (1978) Die Indikation zur Gallenblasenentfernung. Rhein Ärztebl 9:349
2. Eisenburg (1974) Der Wiederholungseingriff an den Gallenwegen aus internistischer Sicht. Chirurg 45:150

3. Johnson AG, Rains AJH (1978) Prevention and treatment of recurrent bile duct stones by choledochoduodenostomy. World J Surg 2:487
4. Jones SA (1978) The prevention and treatment of recurrent bile duct stones by transduodenal sphincteroplasty. World J Surg 2:473
5. Keighley MRB, Flinn R, Alexander-Williams J (1976) Multivasale analysis of clinical and operative findings with biliary sepsis. Br J Surg 63:528
6. Madden JL (1978) Primary common bile duct stones. World J Surg 2:465
7. Pichlmaier H (1981) Gallenchirurgie. In: Bunte H, Keferstein RD (Hrsg) Operationstechnik und technische Hilfsmittel in der Chirurgie. Vorträge der 146. Tagung der Vereinigung Niederrheinisch-Westfälischer Chirurgen, 27. bis·29.9.1979, Münster/Westfalen. Springer, Berlin Heidelberg New York, S 59
8. Pribam BOC (1939) Ether treatment of gallstones impacted in the common duct. Lancet I:1311
9. Smith R (1980) Reconstruction of the damaged bile duct. In: Becker HD, Peiper HJ, Siewert JR (Hrsg) Rezidiv-Eingriffe an den Gallenwegen. 2. Göttinger chirurgisch-gastroenterologisches Symposium. Thieme, Stuttgart New York, S 106

Kapitel 29

Chronische Gallenwegserkrankungen – Konsequenzen und praktisches Vorgehen

A. STIEHL und F. W. EIGLER

1 Definitionen

Erkrankungen im Bereich der Gallenblase und Gallenwege sind oft Folge einer Cholelithiasis mit akuter oder chronischer Entzündung der Gallenblasenwand und/oder der Gallenwege. Motilitätsstörungen mit fehlender Kontraktion der Gallenblase sind in der Regel durch chronisch-entzündliche Veränderungen der Gallenblasenwand bedingt. Echte Dyskinesien ohne organischen Befund sind sehr selten, und es ist zweifelhaft, ob sie für Beschwerden verantwortlich gemacht werden dürfen. Tumoren sind meistens Adenokarzinome, werden spät erkannt und haben wegen der raschen Progredienz eine sehr schlechte Prognose. Adenome sind die Ausnahme.

Eine chronische Cholangitis entsteht bei Übergreifen einer Entzündung von der Gallenblase auf die Gallenwege, bei Abflußhindernissen im Bereich der Gallenwege oder bei Verbindung von Choledochus und Darm (Choledochoduodeno- oder Choledochojejunostomie). Weiterhin gehört zu den chronischen Gallenwegserkrankungen die primär sklerosierende Cholangitis, die durch die in der ERCP nachweisbaren Kalibersprünge der großen und/oder kleinen Gallengänge erkennbar ist und die gehäuft bei Patienten mit Colitis ulcerosa vorkommt. Die Gallengangtumoren sind in der Regel Adenokarzinome, werden wie die Gallenblasenkarzinome spät erkannt und haben eine schlechte Prognose.

2 Der stumme Gallenstein

2.1 Gesicherte Erkenntnisse

Die Cholelithiasis ist in Zivilisationsländern weit verbreitet. Nach einer Sektionsstatistik aus Malmö [3] hatten dort von 2218 Verstorbenen über

20 Jahren 57% der Frauen und 32% der Männer eine Cholelithiasis. Ungefähr 20% der Gallensteinpatienten waren cholezystektomiert worden, von diesen hatten 11% zum Zeitpunkt des Todes Choledochussteine. Diese Ergebnisse wurden durch eine Untersuchung in Marburg [6] in wesentlichen Teilen bestätigt. Es kann demnach angenommen werden, daß bei über 50% der Träger von stummen Gallensteinen zeitlebens keine Beschwerden auftreten, die eine Operation notwendig machen. Diese Annahme wurde in einer prospektiven Studie [3] bestätigt, die ergab, daß pro Jahr nur bei 1,5% der Personen mit stummen Gallensteinen mit dem Auftreten von Beschwerden gerechnet werden muß. Die gleiche Untersuchung hat weiterhin ergeben, daß beim ersten Auftreten von Beschwerden ohne erhöhtes Operationsrisiko operiert werden kann. Der stumme Gallenstein hat somit eine viel bessere Prognose, als ursprünglich angenommen wurde.

2.2 Diagnostik und Überwachung

Der stumme Gallenstein wird in der Regel durch Zufall entdeckt, und zwar hauptsächlich durch die Oberbauchsonographie oder bei verkalkten Steinen auch durch die Abdomenübersichtsaufnahme. Durch Anfertigung einer oralen Gallenblasenkontrastaufnahme sollte bei diesen Patienten ein Zystikusverschluß ausgeschlossen werden, da dieser eine Operationsindikation darstellt. Eine sonographische Überwachung einmal jährlich wäre empfehlenswert, um die Wachstumsgeschwindigkeit der Steine oder Änderungen zu erfassen, die eine Operationsindikation darstellen könnten. Darüber hinaus ist eine besondere Überwachung der Patienten mit stummen Steinen prinzipiell nicht erforderlich. Eine Ausnahme stellen jene Patienten dar, bei denen eine Gallensteinauflösung versucht wird und der Erfolg der Behandlung durch Sonographie kontrolliert werden muß. Der Patient mit stummen Gallensteinen sollte informiert sein, daß er bei Auftreten von Beschwerden einen Arzt aufsuchen sollte.

2.3 Therapiemöglichkeiten

Patienten mit stummen Gallensteinen können

a) ohne weitere Therapie überwacht werden,
b) cholzeystektomiert werden;
c) oder es kann durch Behandlung mit Ursodesoxycholsäure oder Chenodesoxycholsäure eine Auflösung der Steine versucht werden.

Neue Untersuchungen zeigen, daß Patienten nach Auftreten erster Beschwerden ohne erhöhtes Risiko operiert werden können [2]. Es ist deshalb in vielen Fällen gerechtfertigt, den Zeitpunkt der Operation bis zum Auftreten von Beschwerden hinauszuschieben. Zwischenzeitlich kann eine Lyse versucht werden, die allerdings nur bei etwa jedem 3. Patienten indiziert ist und dann eine Erfolgsquote von 50–70% bringt.

2.4 Langzeitüberwachung

Patienten mit stummen Steinen bedürfen in aller Regel nur der Aufklärung, daß sie sich beim Auftreten von Beschwerden an ihren behandelnden Arzt wenden sollten. In Risikofällen kann eine Überwachung der Leberwerte mit gelegentlichen sonographischen Kontrollen der Gallensteingröße, Gallenblasenwand und Gallengangweite indiziert sein.
Wurden die Gallensteine aufgelöst, so bilden sich innerhalb von 5 Jahren mit einer Wahrscheinlichkeit von ca. 50% Rezidivsteine. Die neu gebildeten Steine können durch Sonographie erkannt und, da es sich um junge Steine handelt, dann relativ schnell wieder aufgelöst werden.

2.5 Sozialmedizinische Aspekte

Der stumme Gallenstein verursacht keine Beschwerden und stellt keine Krankheit dar. Er ist weder ein Grund für eine Arbeitsunfähigkeit noch für eine Berentung. Kuren sind sinnlos.

2.6 Kontroverse Probleme

Die Letalität der Cholezystektomie liegt bei 0,3–0,5% und steigt im höheren Alter deutlich an. Die Häufigkeit eines Gallenblasenkarzinoms liegt bei Steinträgern bei 1%. Bei den Steinträgern, die wegen Symptomen operiert werden müssen, liegt die Gallenblasenkarzinomhäufigkeit bei 3%. Umgekehrt muß nach neueren Untersuchungen nach Cholezystektomie, jedenfalls bei Frauen, mit einem um das 1,7fache erhöhten Risiko eines Kolonkarzinoms gerechnet werden [5]. Deshalb muß die Angst vor dem Gallenblasenkrebs, der allerdings prognostisch besonders ungünstig ist, als alleinige Operationsindikation beim stummen Gallenstein relativiert werden [8]. Außerdem sind auch die möglichen Beschwerden nach Cholezystektomie ein Problem, über das der Patient vor der Operation informiert sein sollte. Allerdings sollte ein Patient mit Zystikusverschluß auch dann operiert werden, wenn keine Beschwerden vorliegen, da ein derartiger Befund häufiger zu Komplikationen Anlaß gibt.

Zweifellos stellen die ersten Hinweise auf einen Zusammenhang von Cholezystektomie und Dickdarmkarzinom ein Problem dar, das eine zurückhaltendere Einstellung zur Cholezystektomie beim stummen Gallenstein nahegelegt. Dabei gilt es aber zu differenzieren, damit nicht aus der Tatsache vorhandener und bewußt belassener Gallensteine für den Patienten vermeidbare Gefahren erwachsen. Folgende Regeln sollten deshalb eingehalten werden:

Außer beim Zystikusverschluß, der auch ohne Symptomatik eine Operationsindikation darstellt, besteht aus chirurgischer Sicht bei folgenden Konstellationen die Indikation zur Cholezystektomie:

1) bei Nachweis von Kalkablagerungen in der Gallenblasenwand als Indiz für bereits abgelaufene Entzündungen;
2) bei durch Steine ausgefüllten Gallenblasen, sei es durch Tonnensteine oder zahlreiche kleine Steine, da
   - bei fast vollständiger Ausfüllung der Gallenblase durch Steine ihre Funktion ohnehin nicht mehr normal gegeben ist,
   - von dem Steinfüllungsgrad der Gallenblase Entzündungen und damit möglicherweise die Karzinomentstehung abhängen.
   - kleine Steine leichter in den Choledochus übertreten und dann zu Komplikationen führen können.

Wird schließlich bei bekannten Gallensteinen aus anderem Grunde laparotomiert oder bei einer Laparotomie ein Gallenstein entdeckt und ist die etwaige Sanierung mit dem Patienten zuvor besprochen, kann bei nicht wesentlich veränderter Gallenblase die Cholezystotomie und Steinentfernung vorgenommen werden. Bei unveränderter Disposition ist zwar ein Wiederauftreten von Gallensteinen zu erwarten, doch könnte hier ggf. eine Prophylaxe einsetzen. Zumindest wird die Gefährdung des Patienten für gewisse Zeit vermindert.

Mit diesen Regeln wird der Indikationsbereich zur Cholezystektomie eingegrenzt. Die Gefahren für die übrigen Steinträger dürften dann aber weniger groß sein, insbesondere wenn eine in größeren Abständen – etwa jährliche – sonographische Kontrolle erfolgt.

3 Die kranke Gallenblase

Wie bereits ausgeführt, können auch bei krankhafter Gallenblase symptomlose Zustände beobachtet werden. Bei ihnen sollte nach wie vor die Indikation zur Cholezystektomie gestellt werden. Darüber hinaus bleiben der Status colicus, der durch einen Stein hervorgerufene auch passagere Ikterus, die mit dem Steinleiden zusammenhängende Cholangitis und die Begleitpankreatitis als eindeutige Operationsindikationen bestehen. Bei der sog. akuten Galle (Cholezystitis, Empyem) setzt sich mehr und mehr die Sofortoperation bzw. die Operation mit aufgeschobener Dringlichkeit durch.

Mindestens beim Patienten unter 50 Jahren sollte die primäre Operationsindikation vom Nachweis eines zusätzlichen Steins im Choledochus abhängig gemacht werden. Bei älteren Patienten muß von Fall zu Fall die endoskopische Entfernung und ggf. spätere Cholezystektomie oder die sofortige Operation erwogen werden.

4 Beschwerden nach Cholezystektomie (Postcholezystektomiesyndrom)

4.1 Gesicherte Erkenntnisse

Das Postcholezystektomiesyndrom ist kein eigentliches Syndrom, sondern man versteht darunter eine Vielfalt von Beschwerden, die nach Cholezystektomie beobachtet werden und mehr oder minder oder überhaupt nicht mit der Operation in Zusammenhang gebracht werden dürfen. Nach großen Sammelstatistiken werden bei jedem 3. Operierten nach Cholezystektomie Beschwerden angegeben [1]. Viele der nicht operationsbedingten Beschwerden lassen sich durch eine gründliche Anamnese und adäquate Untersuchung von Magen, Darm und Pankreas schon vor der Operation abklären. Bei Patienten mit unklaren Beschwerden sollte vor Durchführung einer gründlichen Diagnostik keine Cholezystektomie angestrebt werden. Dabei müssen funktionelle Erkrankungen (Colon irritable, Colica mucosa, chronische Obstipation) ebenso ausgeschlossen werden wie organische Erkrankungen (Gastritis, Duodenitis, Magen-Darm-Ulkus, Pankreatitis, Laktoseintoleranz, Sprue, M. Whipple, M. Crohn, Colitis ulcerosa, Maldigestion/Malabsorption). Die Beschwerden, deren Ursache im Bereich der Gallenwege zu finden sind, werden meistens durch eine Choledocholithiasis bedingt. Strikturen, Stenosen und Abflußhindernisse im Bereich der Gallenwege, des Pankreaskopfs und der Papille sind dagegen seltener [7].

4.2 Diagnostik und Überwachung

Nach erfolgter Cholezystektomie ist in aller Regel erst dann eine Kontrolle notwendig, wenn Beschwerden oder Symptome auftreten. Erste diagnostische Maßnahmen sind Laboruntersuchungen, die eine Chole-

stase, Cholangitis oder Pankreatitis ausschließen. Bei dyspeptischen Beschwerden sollten durch Laboruntersuchungen eine Maldigestion oder Malabsorption ausgeschlossen werden. Durch endoskopische und röntgenologische Untersuchungen und evtl. eine Dünndarmbiopsie können entzündliche Erkrankungen im Bereich des Magen-Darm-Trakts ausgeschlossen werden. Bei Ikterus oder erhöhten Laborwerten, die eine Cholestase vermuten lassen (GGT, alkalische Phosphatase, LAP) dient die Sonographie als orientierende Untersuchung zur Feststellung evtl. erweiterter Gallengänge mit entsprechendem Verdacht auf Abflußhindernis im Bereich der Gallenwege. Bei Erkrankungen im Bereich des Gallenwegsystems kann durch eine ERCP in aller Regel eine schnelle und genaue Abklärung erreicht werden. Gelingt die ERCP nicht, dann kann beim nicht ikterischen Patienten eine Röntgendarstellung der Gallenwege durch Kontrastmittelinfusion versucht werden. Beim ikterischen Patienten kann in einigen Fällen auch durch die Sequenzszintigraphie eine Abklärung erreicht werden. Die Bilder sind in der Regel von schlechterer Qualität als bei der ERCP. Ist mit den genannten Methoden keine Aussage möglich, dann sollte eine PTC (perkutane transhepatische Cholangiographie) durchgeführt werden. Die Computertomographie wird v. a. dann eingesetzt, wenn Verdacht auf einen Tumor im Bereich der Leber oder ableitenden Gallenwege und speziell des Pankreas besteht.
Dyspeptische Beschwerden sind für etwa ein Drittel aller Beschwerden nach Cholezystektomie verantwortlich [1]. Die Behandlung sollte nicht mit den in zahlreichen Variationen angebotenen Cholagoga erfolgen, da deren Wirkung in aller Regel durch ein zugesetztes pflanzliches Abführmittel erreicht wird. Die langfristige Einnahme dieser Laxanzien führt zu einer zunehmenden Darmschädigung und muß deshalb abgelehnt werden. Empfohlen werden können schlackenreiche Kost, evtl. mit Zusatz von Weizenkleie sowie bei Obstipation die Gabe von Lactulose (z. B. Bifiteral).
Die Behandlung funktioneller und organischer Erkrankungen von Magen, Darm und Pankreas wird in den entsprechenden Kapiteln abgehandelt.
Zu den operativen Möglichkeiten s. Kap. 2.8.

4.3 Langzeitbetreuung

Bei Beschwerden ohne nachweisbare Organerkrankung ist es sinnvoll, in regelmäßigen Zeitabständen die Diagnose zu überprüfen. Der Nachweis von Karzinomen von Gallengang, Pankreas oder Papille bei 4,7% der Patienten mit Postcholezystektomiesyndrom [7] zeigt, daß die Diagnose „funktionelle Beschwerden" immer wieder überprüft werden muß.

4.4 Sozialmedizinische Aspekte

Dyspeptische Beschwerden sollten keine Ursache für Arbeitsunfähigkeit
oder Berentung sein. Die Vielfältigkeit organischer Erkrankungen nach
Cholezystektomie macht eine pauschale Beurteilung der Folgen für Arbeitsunfähigkeit und Berentung in diesem Rahmen nicht möglich.

4.5 Zukunftsperspektiven

Die hohe Zahl von Patienten mit Postcholezystektomiesyndrom setzt
sich z. T. zusammen aus Patienten, deren Beschwerden nicht durch die
Cholelithiasis verursacht wurden und deshalb durch eine Cholezystektomie nicht gebessert werden konnten. Eine bessere präoperative Diagnostik ist hier gefordert. Vielen Patienten mit direkten Operationsfolgen
kann durch operative Maßnahmen geholfen werden. Die immer wieder
notwendigen rekonstruktiven Eingriffe an den Gallenwegen zeigen, daß
die Cholezystektomie in die Hand des erfahrenen Chirurgen gehört.
Neuere Untersuchungen legen den Verdacht nahe, daß es zwischen Cholezystektomie und Kolonkarzinom, v. a. im rechten Kolon, einen Zusammenhang gibt [5]. Bei Patienten mit Cholezystektomie sollten deshalb alle Symptome oder Beschwerden, die auf das Vorliegen eines Kolonkarzinoms hindeuten könnten, besonders ernst genommen werden.

Literatur

1. Bodvall B (1973) The postcholecystectomy syndromes. Clin Gastroenterol 2:103–126
2. Eigler FW, Kottmann F (1978) Die Indikation zur Gallenblasenentfernung. Rhein Ärztebl 9
3. Gracie WA, Ransohoff DF (1982) The natural history of silent gallstones. The innocent
   gallstone is not a myth. N Engl J Med 307:798–800
4. Lindström CG (1977) Frequency of gallstone disease in a welldefined Swedish population. A prospective necropsy study in Malmö. Scand J Gastroenterol 12:341–346
5. Linos DA, Beard LM, O'Fallon WM, Dockerty MB, Beart RW, Kurland LT (1981)
   Cholecystectomy and carcinoma of the colon. Lancet II:379–381
6. Massarat S, Klingemann HG, Kappert J, Jaspersen D, Schmitz-Moormann P (1982) Die
   Häufigkeit der Cholelithiasis im autoptischen Material und ambulanten Krankengut aus
   Deutschland. Z Gastroenterol 20:341–345
7. Schwamberger K, Troyer E, Reissigl H (1979) Die ERCP beim Postcholecystektomie-
   syndrom. Z Allg Med 55:442–444
8. Stiehl A (1981) Neue Aspekte der konservativen Gallensteinbehandlung: Theorie und
   Praxis. Schweiz Med Wochenschr 111:1630–1631

Colitis ulcerosa und Morbus Crohn

Epidemiologie, natürlicher Verlauf und sozioökonomische Bedeutung chronisch-entzündlicher Darmerkrankungen

K. Ewe

1 Epidemiologie

Dieser Abschnitt befaßt sich mit den Vergleichen zwischen Normalbevölkerung und Patienten mit chronisch-entzündlichen Darmerkrankungen. In diesem Zusammenhang soll im einzelnen eingegangen werden auf die Inzidenz (Zahl der Neuerkrankungen pro 100000 Einwohner und Jahr) und Prävalenz (Gesamtzahl der Erkrankungen pro 100000 Einwohner), auf Stadt-Land-Verteilung, diätetische Faktoren, sozioökonomische Verteilung, Alter und Geschlecht, familiäre Häufung, rassische Faktoren und Genetik.

1.1 Inzidenz und Prävalenz

Die Erhebung epidemiologischer Daten über die chronisch-entzündlichen Darmerkrankungen ist schwierig: Wurden alle Patienten diagnostiziert und erfaßt? Wie ist die Fluktuation der Bevölkerung? Wie sicher ist die Differenzierung zwischen Colitis ulcerosa und M. Crohn?
Das macht verständlich, daß nur relativ wenige epidemiologische Studien existieren, die diese Fragen weitgehend berücksichtigen. Es ist dafür erforderlich, daß eine umschriebene Population möglichst vollständig erfaßt wird. In Tabelle 1 sind einige solcher Studien, modifiziert nach Mendeloff [41], wiedergegeben. Sie zeigen, daß in den älteren Studien die Colitis ulcerosa deutlich häufiger war als der M. Crohn.
Faßt man diese Ergebnisse zusammen, so ergibt sich für die Inzidenz der Colitis ulcerosa etwa 6–12/100000 Einwohner, wobei etwa die Hälfte auf die hämorrhagische Proktitis, die leichteste Form der Kolitis fällt. Die Inzidenz des M. Crohn beträgt nur etwa $^1/_3$ der Colitis ulcerosa, nämlich 2–4/100000 Einwohner. Die entsprechenden Zahlen für die Prävalenz

Tabelle 1. Inzidenz und Prävalenz (pro 100 000 Einwohner) bei Colitis ulcerosa (hämorrhagische Proktitis und Kolitis) und M. Crohn in Europa und den USA. (Nach Mendeloff [41])

	Inzidenz	Prävalenz
Proktitis	3– 6	40– 80
Colitis ulcerosa	3– 6	36– 70
M. Crohn	2– 4	20– 40
Gesamt	8–16	96–190

sind 70–150/100 000 Einwohner bei der Colitis ulcerosa und 20–40/100 000 Einwohner beim M. Crohn.

Besteht nun eine Tendenz hinsichtlich der Häufigkeit des Auftretens beider Krankheiten?

Es wird allgemein angenommen, daß die Häufigkeit des M. Crohn weiter ansteigt, während die der Colitis ulcerosa konstant bleibt. Dies bestätigt sich auch in den meisten Studien, wobei möglicherweise eine Rolle gespielt haben mag, daß der M. Crohn zunehmend diagnostiziert wurde und eine Colitis Crohn nicht automatisch als Colitis ulcerosa eingestuft wurde. Farmer et al. [20] sahen beispielsweise an der Cleveland-Clinic in der 2. Hälfte der 50er Jahre 60 Colitis-ulcerosa- und 36 M.-Crohn-Fälle, 10 Jahre später dagegen 86 mit Colitis ulcerosa und 194 mit M. Crohn. Diese Tendenz wurde auch von anderen Autoren aus Schweden [8, 28], Schottland [31, 51], Wales [35] und England [44], Baltimore [42] und den USA [5] gesehen.

In den letzten Jahren scheint die Anstiegstendenz bei M. Crohn nicht mehr weiter zu bestehen. Kyle et al. [33] konnten für ihr Kollektiv aus Schottland zeigen, daß die Tendenz eher wieder rückläufig ist. Arbeiten aus Skandinavien (Stockholm [28] und Kopenhagen [5]) sowie aus Deutschland [11a] – weisen in die gleiche Richtung (s. a. [17]).

1.2 Stadt-Land-Verteilung

In einer früheren Arbeit aus dem Jahre 1964 zeigten Acheson u. Nefzger [3] aus den USA, daß ihre Patienten mit Colitis ulcerosa vorwiegend aus der Stadt kamen. Ähnliches berichteten auch Kyle u. Stark [33] für den M. Crohn in Schottland. Dies ließ sich in neueren Studien nicht mehr bestätigen [22, 31, 42, 49]. Auch Kyle u. Stark [33] selbst finden heute diesen Unterschied nicht mehr, der ja einen Hinweis auf mögliche Entstehungsfaktoren geben könnte. Es scheint also keine Bevorzugung der städtischen gegenüber ländlichen Bevölkerung zu bestehen.

1.3 Diätetische Faktoren

Eine Frage, die lose mit der Stadt-Land-Verteilung in Beziehung steht, bezieht sich auf die Nahrung im allgemeinen und Konservierungszusätze, Spritzmittel oder die individuelle Ernährung der Patienten mit chronisch-entzündlichen Darmerkrankungen. Es besteht bislang kein ausreichend gesicherter Anhalt, daß Zusätze zu der Nahrung eine Rolle auf die Inzidenz haben, z.B. Pestizide (Insekti-, Fungi-, Herbizide), Medikamente (Antibiotika, Hormone), Aufbereitungszusätze, Schwermetalle, Desinfizienzen, Waschmittel [13]. Für das Polysaccharid Carrageen ist ein solcher Zusammenhang nicht ganz von der Hand zu weisen [1], er scheint gesichert für die vermehrte Kohlenhydratkonsumption bei Patienten mit M. Crohn. Ursprünglich von Martini u. Brandes [36] 1976

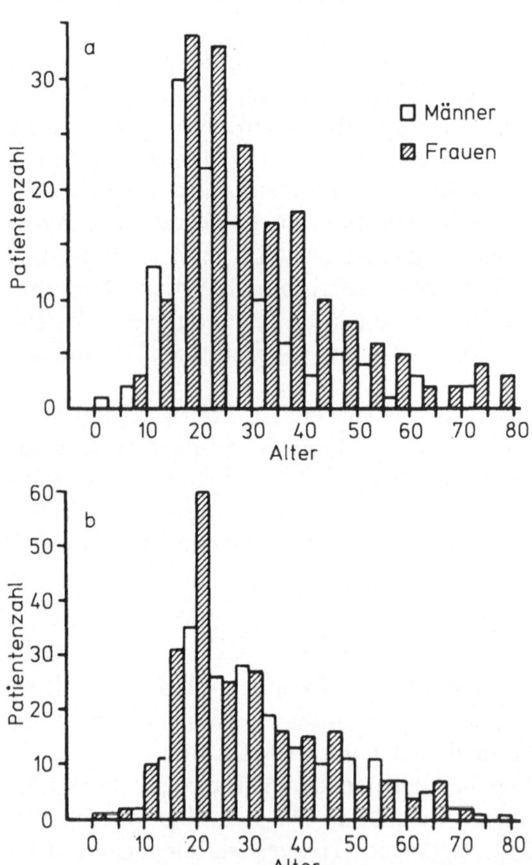

Abb. 1 a, b. Alters- und Geschlechtsverteilung von M. Crohn (**a**) und Colitis ulcerosa (**b**). (Nach Mendeloff [40])

beschrieben und kurz darauf von Miller et al. [43] ebenfalls nachgewiesen, sind diese Befunde seither von verschiedenen Autoren in verschiedenen Ländern bestätigt worden [25, 53]. Für die Colitis ulcerosa wurde ein solcher Zusammenhang nicht gesichert [11].

Die kürzlich von Guthy [24] aufgestellte Theorie, wonach der Befall mit M. Crohn mit dem Margarineverzehr korreliert sein soll, erscheint sehr hypothetisch und wurde von Brandes [9] und von Hellers [26] durch eine Untersuchung an einem Crohn-Kollektiv nicht gestützt.

1.4 Alter und Geschlecht

Obwohl nach manchen Studien ein leichtes Überwiegen der Frauen bei den chronisch-entzündlichen Darmerkrankungen gefunden wurde, ist dieser Unterschied – wenn er überhaupt besteht – sehr gering (Abb. 1), so daß man eine irgendwie geartete Koppelung ihrer Entstehung an das Geschlecht ausschließen kann.

Hinsichtlich des Alters bei der Erstmanifestation besteht ein Gipfel um das 20. Lebensjahr sowohl für die Colitis ulcerosa als auch für den M. Crohn. Bereits bei Neugeborenen wurden chronisch-entzündliche Darmerkrankungen beschrieben [14]. Es scheint dann zu einem 2. kleineren Gipfel zu kommen, der sich vom 5. bis ins 7. Lebensjahr hinzieht [5, 7, 18, 45, 46]. Als Ursache für diesen 2. Gipfel wird einmal eine Verwechslung mit der ischämischen Kolitis und der Divertikulitis im Alter diskutiert, andere Autoren [12] haben die Hypothese aufgestellt, daß die Immunabwehr im Alter nachläßt und Patienten für die Colitis ulcerosa wieder empfänglicher werden.

1.5 Ethnische Gruppen, Rassen

Rassen und ethnische Zugehörigkeit haben einen eindeutigen Einfluß auf die Häufigkeit von chronisch-entzündlichen Darmerkrankungen in einer gegebenen Bevölkerung (Tabelle 2).

Amerikanische Neger erkrankten nur etwa $^1/_3$ so häufig an Colitis ulcerosa wie die Weißen und nur $^1/_5$ so häufig an M. Crohn. Die gleiche nied-

Tabelle 2. Einfluß von ethnischer Herkunft und Rasse auf die Häufigkeit von Colitis ulcerosa und M. Crohn. Angegeben ist die Inzidenz gegenüber der weißen Durchschnittsbevölkerung

	Colitis ulcerosa	M. Crohn
Neger	1/3	1/5
Juden	4 mal	6 mal
Indianer; Eskimos	↓	↓

Tabelle 3. Sozioökonomischer Status gegnüber der Durchschnittsbevölkerung

Autor		
Bonnevie [6]	Colitis ulcerosa	↑
Monk et al. [45]	M. Crohn	(↑)
De Dombal [15]	M. Crohn	↕
Kyle [32]	M. Crohn	↓

rige Erkrankungsrate traf auch für Indianer und Eskimos zu [45]. Im Gegensatz dazu ist die Erkrankungshäufigkeit bei Juden etwa um das 4 fache bei der Colitis ulcerosa und zumindest bei den Männern auf das 6 fache bei M. Crohn gegenüber der nichtjüdischen Bevölkerung erhöht [2,
45, 48]. Schwer einzuordnen sind Berichte aus Israel, daß die chronisch-
entzündlichen Darmerkrankungen dort nicht besonders häufig sind und
daß bestimmte jüdische Gruppen, wie z. B. die Aschkenasim und die sephardischen Juden, selten an Colitis ulcerosa und M. Crohn erkranken
[40]. Auch in England [15] und der Schweiz [19] war die Inzidenz an chronisch-entzündlichen Darmerkrankungen unter Juden nicht erhöht. Allerdings läßt der kleine Anteil an Juden (1% Juden unter 69 Patienten
mit M. Crohn von Fahrländer) eine fundierte Schlußfolgerung in dieser
Hinsicht nicht zu.

1.6 Sozioökonomische Faktoren

Die Frage nach dem Einfluß der Lebensgewohnheiten auf die Häufigkeit
der chronisch-entzündlichen Darmerkrankungen ist immer wieder gestellt worden: Sind Reiche und sozial besser Gestellte weniger gefährdet?
(Die US-Juden gehören zum großen Teil dieser Gruppe an.)
Die Aussagen hierüber sind uneinheitlich (Tabelle 3) [6, 15, 32, 45]. Die
Schwierigkeit, die komplexen Faktoren zu diesem Punkt eindeutig zu erfassen, mag dieses Ergebnis erklären.

1.7 Familiäres Auftreten, Genetik

Aus den vorliegenden Untersuchungen läßt sich eindeutig ableiten, daß
sowohl bei der Colitis ulcerosa als auch für den M. Crohn eine familiäre
Häufung besteht, und zwar jeweils innerhalb der gleichen Familie, aber
auch wechselseitig. Die beiden größten und am sorgfältigsten durchgeführten Studien zu diesem Thema von Singer et al. [50] und kürzlich von
Farmer et al. [21] erbrachten beide einen hohen Anteil an familiärem

Tabelle 4. Familiäre Häufung bei Patienten mit Colitis ulcerosa und M. Crohn. (Nach Farmer et al. [21])

	Colitis ulcerosa (316 Patienten)		M. Crohn (522 Patienten)	
	n	%	n	%
Familienanamnese mit chronisch-entzündlichen Darmerkrankungen	93	29	187	35
Eltern	31	9,8	48	9
Geschwister	19	6	39	7,5
Verwandte	48	15	101	19
Großeltern	13	4	29	5,5

Auftreten: 17,5% (113 von 646) bei Singer et al. und 23% (82 von 838) bei Farmer et al. (Tabelle 4).

Da eine komplette Durchuntersuchung aller Familienmitglieder nicht realisierbar ist, ist der Prozentsatz wahrscheinlich noch höher. Aus den uns bislang vorliegenden Untersuchungen läßt sich ableiten, daß man bei den chronisch-entzündlichen Darmerkrankungen keinen einfachen Mendelschen Erbgang annehmen kann [34].

Es sind aber eine Reihe anderer Folgerungen möglich: Das Auftreten zweier relativ seltener Krankheiten in dieser Häufigkeit kann nicht zufällig sein. Diese Häufung beruht wahrscheinlicher auf einer genetischen Ursache als auf der gemeinsamen Umgebung (Seltenheit des gemeinsamen Befalls bei Eheleuten, adoptierten Kindern).

Colitis ulcerosa und M. Crohn sind verwandte Krankheiten: Bei gemeinsamer genetischer Grundlage haben Patienten mit M. Crohn eine höhere und mit Colitis ulcerosa eine niedrigere Genkonzentration für chronisch-entzündliche Darmerkrankungen – Familien mit Patienten mit M. Crohn haben mehr Verwandte mit chronisch-entzündlichen Darmerkrankungen in der Familie als Familien mit Colitis ulcerosa –, oder die genetische Grundlage ist bei M. Crohn und Colitis ulcerosa dieselbe und die Noxen sind unterschiedlich. Ein weiterer hereditärer Faktor ist darin zu sehen, daß ca. 80% der HLA-B27-positiven Männer mit M. Crohn an einem M. Bechterew leiden, aber nur 7% aus der allgemeinen Bevölkerung [34].

Zusammengefaßt lassen sich aus der Epidemiologie folgende Charakteristika ableiten:

1) Männer sind etwa gleich häufig wie Frauen befallen.
2) Chronisch-entzündliche Darmerkrankungen kommen weltweit vor, West- und Osteuropäer sowie Amerikaner sind am häufigsten befallen.

3) Chronisch-entzündliche Darmerkrankungen sind unter Stadt- und Landbevölkerung etwa gleich häufig.
4) Weiße sind häufiger als Schwarze, Indianer und Eskimos befallen.
5) Juden sind am häufigsten befallen (Ausnahme Israel).
6) Es besteht eine familiäre Häufung von Colitis ulcerosa und M. Crohn, einzeln und untereinander.
7) HLA-B27-positive Männer mit M. Crohn leiden häufig an einem M. Bechterew.
8) Patienten mit M. Crohn essen mehr Kohlenhydrate als der Durchschnitt.

2 Natürlicher Verlauf

Bei der Betrachtung des natürlichen Verlaufs der chronisch-entzündlichen Darmerkrankungen stellt sich das Problem, daß fast alle Patienten mehr oder weniger intensiv und mehr oder weniger regelmäßig mit Medikamenten behandelt oder operiert wurden, so daß von einem natürlichen Verlauf im strengen Sinne nicht die Rede sein kann. Ferner wird der M. Crohn vielfach erst Jahre nach seinem ersten Auftreten diagnostiziert [10, 16]. Abbildung 2 gibt für die Colitis ulcerosa die Faktoren wieder, die für den natürlichen Verlauf von Bedeutung sind: Es sind Langzeitverläufe von 204 Patienten mit Colitis ulcerosa dargestellt. Leichte Verläufe, Beschränkung auf das Rektum und mittleres Lebens-

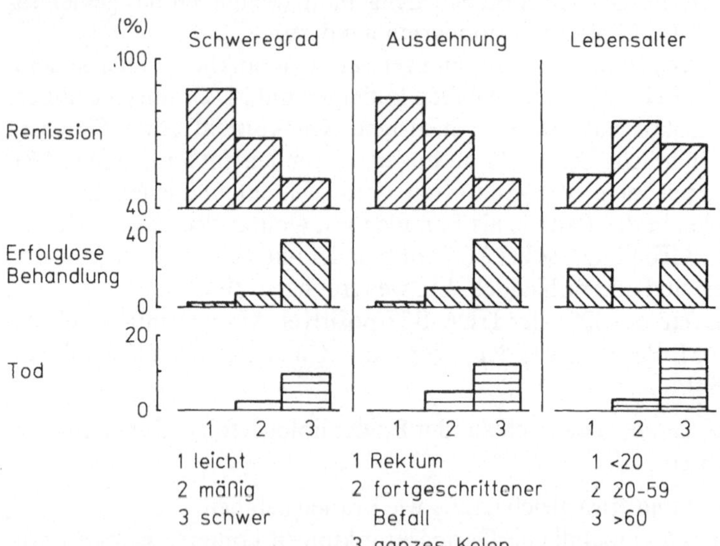

Abb. 2. Einfluß verschiedener Faktoren wie Schwere der Erkrankung, Ausdehnung und Lebensalter auf den Verlauf der Colitis ulcerosa. (Nach McManus et al.)

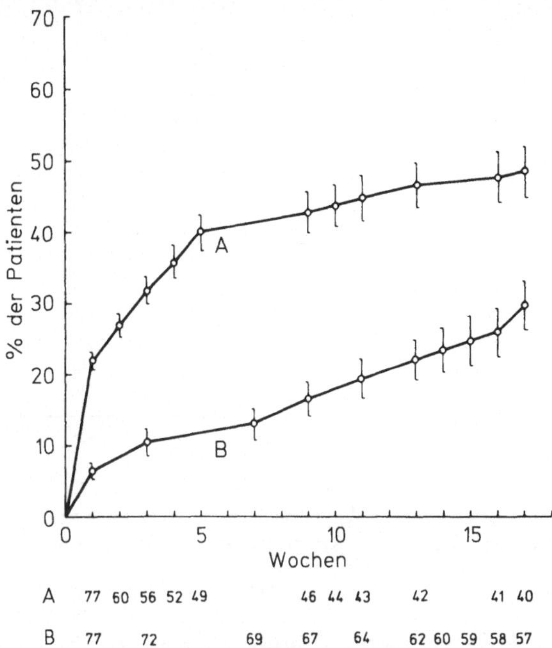

Abb. 3. Kumulative Häufigkeit von Patienten unter Placebotherapie, die bei anfänglich erhöhtem Aktivitätsindex einen Index von unter 150 erreichten (*A*) und auch nach 4 Monaten darunter blieben (*B*) (n = 77). (Nach Mekhjian et al.)

alter zeigen die günstigste Prognose; schwerer Verlauf, ausgedehnter Befall und jugendliches Alter sind prognostisch ungünstig. Hinsichtlich der Mortalität sind ältere Patienten besonders gefährdet.

Beim M. Crohn scheint das Alter weniger ausschlaggebend für den weiteren Verlauf zu sein. Dafür spielt die Lokalisation eine größere Rolle [20]. Eine Stenose wurde häufiger im Ileum und bei ilekolischem Befall gesehen als beim Befall des Kolons allein, dafür hatten Patienten mit Kolonbefall häufiger systemische Manifestationen des M. Crohn, und der Anteil an Todesfällen war beim Kolonbefall relativ hoch. Diese Aussagen beziehen sich auf ein behandeltes Kollektiv. Eine unbehandelte Gruppe von Crohn-Patienten stellt die Placebogruppe der amerikanischen National Cooperative Crohn's Disease Study (NCCDS) dar, deren Beobachtung aber maximal nur 2 Jahre betrug. In diesem Kollektiv erreichten immerhin fast 50% mit einem anfänglichen Aktivitätsindex (CDAI) von über 150 spontan einmal einen CDAI unter 100 und 30% blieben über die 17. Woche hinaus in Remission (Abb. 3).

Andererseits hatten bei Patienten in Remission nach einem Jahr 28 und nach 2 Jahren 41% ein Rezidiv. Die Patienten unter Therapie hatten einen signifikant besseren Verlauf. Das bedeutet, daß durch die Behandlung der natürliche Verlauf günstig beeinflußt wird.

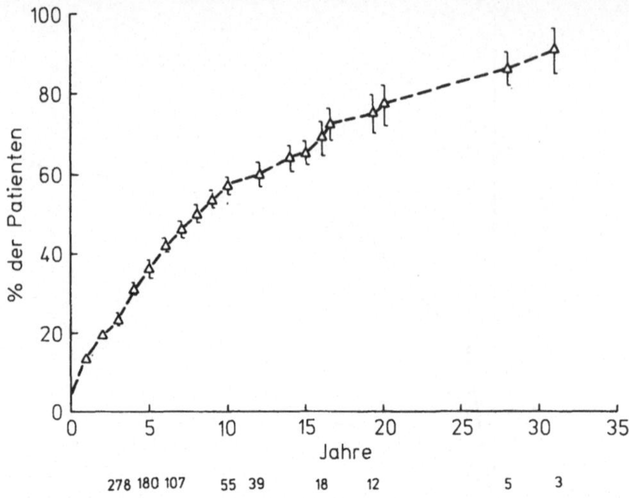

Abb. 4. Kumulative Wahrscheinlichkeit einer Operation im Laufe der Jahre wegen M. Crohn nach Beginn der Symptomatik (n = 278). (Nach Mekhjian et al.)

3 Operationshäufigkeit

Auf die Operationshäufigkeit scheint die Art der Behandlung jedoch keinen Einfluß zu haben. In der eben erwähnten amerikanischen Studie war die Zahl der Patienten, die operiert werden mußten, gleichmäßig über alle 4 Therapiegruppen (Placebo, Kortikosteroide, Salazosulfapyridin, Azathioprin) verteilt [39]. Abbildung 4 zeigt die kumulative Wahrscheinlichkeit, daß ein Patient mit M. Crohn operiert werden muß. Sie steigt in den ersten 10 Jahren steiler, aber auch danach noch stetig an und erreicht nach 30 Jahren ca. 90%.

Hierbei spielt die Lokalisation der Erkrankung eine wesentliche Rolle. Die Patienten mit Ileozäkalbefall schneiden am schlechtesten, die mit alleinigem Kolonbefall am besten ab. Die mit Dünndarmbefall liegen in der Mitte. Die Rezidivrate nach Operation ist hoch. Nach einer Sammelstatistik liegt sie bei 40% [29]. In dieser Aufstellung sind Langzeitverläufe jedoch z. T. nicht erfaßt. Greenstein et al. [23] hat aus 14 jähriger postoperativer Beobachtungszeit eine Rezidivrate von 90% errechnet. Sie liegt in der amerikanischen NCCD-Studie mit 75% ähnlich hoch.

Es scheint sich also so zu verhalten, daß für den M. Crohn eine Operationswahrscheinlichkeit von ca. 50% innerhalb von 10–15 Jahren besteht und daß die gleiche Wahrscheinlichkeit für die nächste und eine eventuelle übernächste Operation bestehen bleibt.

Ob eine medikamentöse Prophylaxe nach der Operation, die radikale oder nichtradikale Operation diesen Verlauf ändert und ob eine Frühoperation die Lebensqualität verbessert, sind Fragen, die noch nicht endgültig geklärt und Gegenstand der Forschung sind.

Die Operationshäufigkeit bei Colitis ulcerosa ist geringer, wohl deshalb, weil es sich bei der Mehrzahl der Fälle um leichtere Verläufe handelt, die auf das Rektum und das linke Kolon begrenzt sind und bei denen auch die Karzinominzidenz nicht oder nur unwesentlich erhöht ist [23]. Bei chronisch-kontinuierlichen Verläufen liegt sie höher (81,8%), bei den häufigeren rezidivierenden Formen ungefähr bei 28,2% [30].

4 Lebenserwartung

Die Frage nach der Lebenserwartung von Patienten mit chronisch-entzündlichen Darmerkrankungen im Zusammenhang mit dem natürlichen Verlauf ist problematisch, da ein Patient, der an dieser Krankheit stirbt, vorbehandelt wurde, also nicht „natürlich" stirbt.

Die kumulative Überlebenszeit für die Colitis ulcerosa ist in Abb. 5 wiedergegeben, wobei die Ergebnisse zweier älterer und zweier neuerer Arbeiten dargestellt sind.

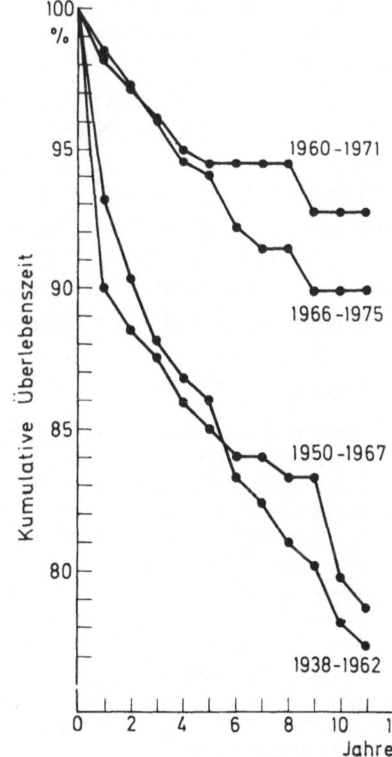

Abb. 5. Kumulative Überlebenszeit bei Colitis ulcerosa vor und zu Beginn (*unten*) und während der Steroid-Salazosulfapyridin-Ära (*oben*). (Nach Ritchie et al. [47])

Man kann einen deutlichen Rückgang der Letalität in den jüngeren Arbeiten feststellen und hat dies auf die Effizienz der Behandlung mit Salazosulfapyridin und Steroiden bezogen. Die Ergebnisse einer entsprechenden dänischen Studie aus den Jahren 1964–1976 sind schlecht, die kumulative Überlebenszeit liegt hier bei 80%. Es handelt sich aber um das selektierte Patientengut eines nationalen Zentrums, in das besonders die Problemfälle überwiesen wurden [52].

Die durchschnittliche Lebenserwartung bei M. Crohn ist ebenfalls verkürzt. Sie liegt nach einer Studie von Weedon et al. bei einer Beobachtungszeit von 13,8 Jahren und 449 Patienten bei ca. 70%. Hierbei handelte es sich um Patienten, deren Krankheit in der Kindheit begonnen hatte. Die Überlebenschance besserte sich signifikant, wenn diese Patienten nach 1953 aufgenommen wurden, so daß ein ähnlicher Trend zu bestehen scheint wie bei der Colitis ulcerosa, was in neueren Studien bestätigt wird [4, 20].

5 Sozioökonomische Bedeutung

Ist die Gefahr, während des aktiven berufstätigen Lebens über längere Zeit berufsunfähig zu sein, bei Patienten mit chronisch-entzündlichen Darmerkrankungen größer als bei der normalen Bevölkerung, wenn ja um wieviel?

Die Frage kann mit Ja beantwortet werden, diese Gefahr ist um ein Vielfaches größer. Sie läßt sich aber nicht exakt quantifizieren, da keine Invaliditätsstatistiken hierüber zu finden sind, außer einer kleinen Analyse von Hefti [27] über den M. Crohn: Bei 39 Patienten errechnete er eine Invaliditätshäufigkeit von 25‰, während sie bei einem vergleichbaren Kollektiv in der Schweiz bei nur 2‰ lag. Diese entspräche einem Faktor 10. In dieser Analyse wurde das Risiko eher unter- als überschätzt, so daß mit einer erheblichen Invaliditätsquote zu rechnen ist.

Literatur

1. Abraham R, Coulston F (1979) Ulcerative lesions due to carrageenan. Z Gastroenterol [Suppl] 17:154–158
2. Acheson ED (1960) The distribution of ulcerative colitis and regional enteritis in United States veterans with particular reference to the jewish religion. Gut 1:291–293
3. Acheson ED, Nefzger MD (1963) Ulcerative colitis in the United States Army in 1944. Gastroenterology 44:7–19
4. Bergman L, Krause U (1977) Crohn's disease. A long-term study of the clinical course in 186 patients. Scand J Gastroenterol 12:937–944
5. Binder V, Both H, Hansen PK, Hendriksen C, Kreiner S, Torp-Pedersen K (1982) Incidence and prevalence of ulcerative colitis and Crohn's disease in the county of Copenhagen 1962 to 1978. Gastroenterology 83:563–568
6. Bonnevie O (1967) A socio-oeconomic study of patients with ulcerative colitis. Scand J Gastroenterol 2:129–136

7. Bonnevie O, Riis P, Anthonisen P (1968) An epidemiological study of ulcerative colitis in Copenhagen county. Scand J Gastroenterol 3:432–438

8. Brahme F, Lindström C, Wenckert A (1975) Crohn's disease in a defined population. Gastroenterology 69:342–351

9. Brandes JW (1982) Morbus Crohn und Nahrungsfette. Dtsch Med Wochenschr 107:356–357

10. Brandes JW, Eulenburg F (1976) Der lange Weg zur Diagnose Morbus Crohn. Z Gastroenterol 14:400

11. Brandes JW, Stenner A, Martini GA (1979) Ernährungsgewohnheiten der Patienten mit Colitis ulcerosa. Z Gastroenterol 12:834–842

11a. Brandes JW, Lorenz Meyer H (1983) Epidemiologische Aspekte zur Enterocolitis regionalis Crohn und Colitis ulcerosa in Marburg/Lahn (FRG) zwischen 1962 und 1975. Z Gastroenterol 21:69–78

12. Burch PRJ, de Dombal FT, Watkinson G (1969) Aetiology of ulcerative colitis. II. A new hypothesis. Gut 10:277–284

13. Carstensen J (1979) Food additives and their possible role in Crohn's disease. Z Gastroenterol [Suppl] 17:145–153

14. Davidson M (1975) Chronic ulcerative colitis and Crohn's colitis in the pediatric patient. In: Kirsner JB, Shorter RG (eds) Inflammatory bowel disease. Lea & Febiger, Philadelphia, pp 154–163

15. De Dombal FR (1971) Symposion on Crohn's disease: Epidemiology and natural history. Proc R Soc Med 64:161

16. Dyer NH, Dawson AM (1970) Diagnosis of Crohn's diesease – A continuing source of error. Current practice. Br Med J I:735

17. Evans JG (1972) The epidemiology of Crohn's disease. Clin Gastroenterol 1:335–348

18. Evans JG, Acheson ED (1965) An epidemiological study of ulcerative colitis and regional enteritis in the Oxford area. Gut 6:311–324

19. Fahrländer H, Baerlocher C (1971) Clinical and epidemiological data on Crohn's disease in the Basle area. In: Regional enteritis (Crohn's disease). Skandia Internat Symp Nordiska, Stockholm, pp 131–141

20. Farmer RG, Michener WM (1979) Prognosis of Crohn's disease with onset in childhood or adolescence. Dig Dis Sci 24:752–757

21. Farmer RG, Michener WM, Mortimer EA (1980) Studies of family history among patients with inflammatory bowel disease. Clin Gastroenterol 9:271–278

22. Garland CF, Lilienfeld AM, Mendeloff AI, Markowitz JA, Ferrell KB, Garland FC (1981) Incidence rates of ulcerative colitis and Crohn's disease in fifteen areas of the United States. Gastroenterology 81:1115–1124

23. Greenstein AJ, Sachar DB, Pasternack BS, Janowitz HD (1975) Re-operation and recurrence of Crohn's colitis and ileo colitis. N Engl J Med 293:685–690

24. Guthy E (1982) Morbus Crohn und Nahrungsfette. Hypothese zur Ätiologie der Enteritis regionalis. Dtsch Med Wochenschr 107:71–73

25. Heaton KW, Thornton JR, Emmett PM (1979) Treatment of Crohn's disease with an unrefined carbohydrate, fibre-rich diet. Br Med J II:764–766

26. Heckers H, Melcher FW, Kamenich W (1982) Morbus Crohn und Nahrungsfette. Dtsch Med Wochenschr 107:956–957

27. Hefti ML (1981) Risiko- und Invaliditätsbeurteilung bei Morbus Crohn. Lebensversicherungsmedizin 33:106–112

28. Hellers G (1979) Crohn's disease in Stockholm county. Acta chir Scand [Suppl] 490

29. Herfarth C, Ewe K (1977) Die chirurgische Behandlung des Morbus Crohn. Chirurg 48:569–576

30. Jalan KU, Prescolt RJ, Sircus W (1970) An experience of ulcerative colitis. II. Short term outcome. III. Long term outcome. Gastroenterology 79:589–609

31. Krause U (1971) Epidemiology of Crohn's disease in Sweden. In: Regional enteritis (Crohn's disease). Skandia Internat Symp Nordiska, Stockholm, p 142
32. Kyle J (1971) An epidemiological study of Crohn's disease in northeast Scottland. Gastroenterology 61:826–833
33. Kyle J, Stark G (1980) Fall in the incidence of Crohn's disease. Gut 21:340–343
34. Lewkonia RM, McConnell RD (1976) Familial inflammatory bowel disease – heredity or environment? Gut 17:235–243
35. Mayberry J, Rhodes J, Hughes LE (1979) Incidence of Crohn's disease in Cardiff between 1934 and 1977. Gut 20:602–608
36. Martini GA, Brandes JW (1976) Increased consumption of refined carbohydrates in patients with Crohn's disease. Klin Wochenschr 54:367–371
37. Mc Watts J, de Dombal FT, Watkinson G, Goligher JC (1966) Early course of ulcerative colitis. Gut 7:16–31
38. Mekhjian HS, Switz DM, Melmyk CS, Rankin GB, Brooks RK (1979) Clinical features and natural history of Crohn's disease. Gastroenterology 77:898–906
39. Mekhjian HS, Switz DM, Watts HD, Deren JJ, Katon RM, Beman FM (1979) NCCDS: Factors determining recurrence of Crohn's disease after surgery. Gastroenterology 77:907–913
40. Mendeloff A (1979) The epidemiology of idiopathic inflammatory bowel disease. In: Kirsner JB, Shorter RG (eds) Inflammatory bowel disease. Lea & Febinger, Philadelphia, pp 3–22
41. Mendeloff AI (1980) Die Bedeutung epidemiologischer Studien über chronisch-entzündliche Darmerkrankungen. Internist (Berlin) 21:417–424
42. Mendeloff AI, Monk M, Siegel CI (1969) An epidemiological study of ulcerative colitis and regional enteritis among adults in Baltimore. II. Social and demographic factors. Gastroenterology 56:847–857
43. Miller B, Fevers R, Rohbeck R, Strohmeyer G (1976) Zuckerkonsum bei Patienten mit Morbus Crohn. Verh Dtsch Ges Inn Med 82:922–924
44. Miller DS, Keighley AC, Langman MJS (1974) Changing patterns in epidemiology of Crohn's disease. Lancet II:691–693
45. Monk M, Mendeloff AI, Siegel CI, Lilienfeld AM (1967) An epidemiological study of ulcerative colitis and regional enteritis among adults in Baltimore. I. Hospital incidence and prevalence 1960–1963. Gastroenterology 53:198–210
46. Myren J, Gyone E, Hertzberg JW (1971) Epidemiology of ulcerative colitis and regional enteritis (Crohn's disease) in Norway. Scand J Gastroenterol 6:511–514
47. Ritchie JK, Powell-Tuck J, Lennard-Jones JE (1978) Clinical outcome of the first ten years of ulcerative colitis and proctitis. Lancet I:1140–1143
48. Rogers BHG, Clark CM, Kirsner JB (1971) The epidemiology and demographic characteristics of inflammatory bowel disease. An analysis of a computerized file of 1,400 patients. J Chronic Dis 24:743–773
49. Sedlack RE, Nobrega FT, Kurland CT (1972) Inflammatory colon disease in Rochester, Minnesota 1935–1964. Gastroenterology 62:935–941
50. Singer HC, Anderson JGD, Frischer H, Kirsner JB (1971) Familial aspects of inflammatory bowel disease. Gastroenterology 61:423–430
51. Smith IS, Young S, Gillespie G (1975) Epidemiological aspects of Crohn's disease in Clydesdale 1961–1970. Gut 16:62–67
52. Storgaard L, Bischoff N, Henrikson FW, Fischerman K, Jarnum S (1979) Survival rate in Crohn's disease and ulcerative colitis. Scand J Gastrocnterol 14:225–230
53. Thornton JR, Emmett PM, Heaton KW (1979) Diet and Crohn's disease: characteristics of the preillness diet. Br Med J II:762–764
54. Weedon DD, Shorter RG, Ilstrup DM, Huizenga KA, Taylor WF (1973) Crohn's disease and cancer. N Engl J Med 289:1099–1103

Diagnostische Probleme bei Colitis ulcerosa und Morbus Crohn (Laborwerte, Röntgen, Endoskopie)

R. Ottenjann und J. Weingart

Es sind im wesentlichen 2 Gegebenheiten oder Erfahrungen, die erklären, warum sich in der Diagnostik von Colitis ulcerosa und M. Crohn so häufig Probleme ergeben. Das sind unsere Unkenntnis über die Ätiologie dieser Erkrankungen und die ständig zunehmende Zahl an bakteriellen, viralen und parasitären Proktitiden, Kolitiden und Enterokolitiden wie auch an anderweitig verursachten Kolopathien (durch Ergotamin, Gold etc.), die differentialdiagnostisch in Betracht zu ziehen sind, weil sie ähnliche Krankheitsbilder hervorrufen können [13, 28]. Das Spektrum der differentialdiagnostisch in Frage kommenden Erkrankungen hat sich somit erheblich erweitert, konsekutiv hat der Umfang der erforderlichen Untersuchungsmethoden erheblich zugenommen, das gilt insbesondere für die mikrobiologisch-serologische Diagnostik. Die Erfahrungen haben aber auch gezeigt, daß eine diagnostische Klärung aufgrund einmaliger Untersuchung in vielen Fällen unmöglich ist und daß für eine sichere Aussage der Verlauf der Erkrankung und somit der Faktor Zeit bedeutungsvoll oder sogar entscheidend sein können [9].

Colitis ulcerosa und M. Crohn zeichnen sich durch eine Reihe von Erscheinungen aus, die es in der Regel leicht machen, die beiden Erkrankungen zu unterscheiden. In etwa 10–20% der Fälle ist aber eine Differenzierung nicht möglich, das sind die Fälle von sog. nichtklassifizierbarer Kolitis (indeterminate colitis). Kirsner und Shorter [17] haben auf die Schwierigkeiten mit dem folgenden Satz hingewiesen: "Neither disease has pathognomic findings present in every instance of the one and absent in every instance of the other".

Morphologischen Kriterien kommt in der Diagnose und Differentialdiagnose von Colitis ulcerosa und M. Crohn meist die entscheidende Bedeutung zu; bakteriologisch-serologische sowie virale und parasitäre Untersuchungen dienen dem Ausschluß anderer, Colitis ulcerosa und M. Crohn imitierender Erkrankungen.

Welchen Wert haben aber Laborparameter in der Diagnostik und bei der Verlaufskontrolle der chronisch entzündlichen Darmerkrankungen?

1 Laborwerte

Wie bei nahezu allen Erkrankungen des Verdauungstrakts kann den Laborwerten in der Diagnostik von Colitis ulcerosa und M. Crohn kaum eine wesentliche Bedeutung beigemessen werden. Es gibt keinen Test und keine Testkombination, die für eine der beiden Erkrankungen als spezifisch angesehen werden könnte [7]. Labordaten können daher nur dazu dienen, die Betroffenheit des Patienten durch die Erkrankungen aufzuzeigen (gleichsam als zusätzliche Parameter in der Aktivitätsbeurteilung), die Folgen der Kolitis oder Enterokolitis – bezüglich der Absorption (Eisen, Folsäure, Vitamin B_{12}, Magnesium, Zink etc.), der häufig vorhandenen exsudativien Enteropathie (Hypalbuminämie), der konkomittierenden Anämien – aufzuzeigen und allgemeine entzündliche Reaktionen nachzuweisen (Leukozytose, Linksverschiebung, α_2-Globulinerhöhung, BSG u.a.). Bestimmte biomedizinische Kriterien fanden verschiedentlich Interesse bezüglich der Aktivitätsbeurteilung bei M. Crohn, so z. B. die Bestimmung des Orosomukoids (Seromukoid), des Fibrinopeptids A und des Blut-pH; sie spielen heute praktisch kaum noch eine Rolle [17].
Die Erwartungen, die man bezüglich der Erfassung der Disposition zur Erkrankung an M. Crohn und Colitis ulcerosa in die Bestimmung der Histokompatibilitätsantigene (HLA-Marker) gesetzt hatte, sind enttäuscht worden. Bei der nicht seltenen Kombination von M. Crohn und ankylosierender Spondylitis wird das HLA-B27-Antigen nachgewiesen; die damit mögliche Information über eine Disposition betrifft nur die ankylosierende Spondylitis (nicht die Sakroileitis) und nicht den M. Crohn [14].
Zur Beurteilung der Aktivität des M. Crohn wurden v. a. für Therapiestunden sog. Aktivitätsindizes entwickelt, die über die Schwere des Krankheitsbildes, aber nicht oder kaum über die Ausdehnung und Schwere der Entzündung im Darmtrakt Aufschluß geben oder geben sollen [2, 11]; Studien über die Korrelation dieser Indizes mit den lokalen entzündlichen Läsionen im Darmtrakt (deren Ausmaß, Schwere und Lokalisation) wurden nicht ausgeführt oder publiziert, was dem endoskopierenden Kliniker unverständlich erscheinen muß. So kann z. B. mit Hilfe des Aktivitätsindex nicht eruiert werden, ob eine Verschlechterung des Krankheitsbildes durch eine Intensivierung narbiger Stenosen (mit oder ohne "bacterial overgrowth") oder durch eine aktive entzündliche Stenosierung eines Darmabschnitts hervorgerufen wird. Der Aktivitäts-

index von Best et al. [2] umfaßt neben subjektiven und objektiven Kriterien als Laborparameter nur den Hämatokritwert, während der Aktiviätsindex nach van Hees et al. [11] nur objektive Variable berücksichtigt, unter denen sich 2 Laborparameter finden, nämlich das Serumalbumin und die BSG. Jewell [15] hat unlängst konstatiert, daß es keine befriedigende Methode gibt, die Aktivität des M. Crohn zu bestimmen, und daß es Fälle von ausgedehnten und schweren entzündlichen Veränderungen beim M. Crohn gibt, die kaum oder nur geringe Symptome aufweisen: "There is no satisfactory method of assessing activity of the disease" … "but severe disease can be present in the absence of any major symptoms." Zu den Laborparametern, die eine Aktivität des M. Crohn anzeigen können, gehören insbesondere Hypalbuminämie und ein Anstieg des C-reaktiven Proteins; letzterer Indikator ist wesentlich sensitiver als die BSG. (Der Autor beobachtete unlängst eine Patientin mit einem ausgedehnten M. Crohn, Lokalisation: terminales Ileum und das gesamte Kolon, und einer normalen BSG.)

2 Endoskopie, Röntgen

Das Gros der entzündlichen Veränderungen bei Colitis ulcerosa ist auf Rektum und Sigma beschränkt (Proktosigmoiditis), weniger häufig greift die Entzündung auf das Colon descendens (distale Kolitis) über; relativ selten sind die Fälle von extensiver (Ausdehnung der Entzündung bis zur hepatischen Kolonflexur) und totaler Colitis ulcerosa (Befall des ganzen Kolons) [35]. In der Regel ist die Entzündung auf die Mukosa beschränkt, die Submukosa kann aber einbezogen werden. Ausdehnung (vorwiegend im distalen Kolon) und Penetration (in die Darmwand, zumeist beschränkt auf die Mukosa) des entzündlichen Prozesses bei Colitis ulcerosa sprechen eindeutig für das Primat der Rektosigmoidoskopie oder Fibersigmoidoskopie in der Diagnostik dieser Erkrankung. Da die Colitis ulcerosa aber zudem eine diffuse Entzündung ist und sich vom Rektum aus kontinuierlich auf Sigma und andere Kolonabschnitte ausbreitet, kann man auf weitere diagnostische Methoden wie Koloskopie (Koloileoskopie) und Doppelkontrasteinlauf in aller Regel verzichten, wenn die Grenze der entzündlichen Veränderungen im Bereich von Rektum und/oder Sigma endoskopisch-bioptisch erkannt wird. Die Grenzen des Entzündungsprozesses sind, wie mehrere Autoren nachgewiesen haben [8, 38], weder röntgenologisch noch endoskopisch ausreichend zu bestimmen, entzündliche Veränderungen können histologisch in makroskopisch unauffälligen Arealen nachzuweisen sein ("minimal change colitis"). Vergleichende Untersuchungen haben gezeigt, daß die Ausdehnung der Colitis ulcerosa in etwa 25% der Fälle röntgenologisch unter-

schätzt wird und daß etwa 20% der Fälle mit totaler Kolitis röntgenologisch als solche nicht erkannt werden, d. h. eine totale Colitis ulcerosa
wird röntgenologisch als extensive oder distale Kolitis verkannt [38].
Das hat Bedeutung für die Überwachung dieser Patienten im Hinblick
auf eine mögliche Kanzerisierung, denn nur die Fälle von extensiver
oder totaler Colitis ulcerosa bedürfen einer entsprechenden regelmäßigen Überwachung. Es ist allerdings noch nicht gesichert, ob eine Tendenz zur Karzinomentwicklung auch bei den Patienten ausgeprägt ist,
die röntgenologisch eine distale oder limitierte Colitis ulcerosa, endoskopisch und/oder bioptisch aber eine extensive oder totale Colitis ulcerosa
haben [23].
Wiederholt wurde von verschiedenen Autoren aufgezeigt, daß bei Colitis
ulcerosa nur spärliche oder makroskopisch nicht erkennbare Entzün-
dungsprozesse im Rektum bei ausgeprägter Colitis in oral angrenzenden
Dickdarmabschnitten angetroffen werden können [8, 23]. Diese Fälle
sind zweifellos selten und können zumindest z. T. ihre Erklärung finden
durch infolge lokaler Therapie (Kortisonklysmen) „beruhigte" Entzündung in anusnahen Abschnitten bei persistierender Aktivität in weiter
oral gelegenen Regionen. Diese Zonen mikroskopischer Kolitis bei Patienten mit Colitis ulcerosa, die mit unauffälligem endoskopischem und
röntgenologischem Aspekt einhergehen und im Rektum wie auch oral
sichtbarer entzündlicher Prozesse im Kolon lokalisiert sind, sind zu
unterscheiden von der sog. mikroskopischen Kolitis [16], die mit allgemeinen entzündlichen Erscheinungen und ausgeprägter Diarrhö einhergeht und auf Verabreichung von Kortison und/oder Salazosulfapyridin anspricht; die Ätiopathogenese dieser Kolitis ist unklar.
Über die Verteilung der Crohn-Läsionen im Dünn- und Dickdarm existieren sehr unterschiedliche Angaben, was wohl darauf zurückzuführen
ist, daß eine unterschiedlich intensive Diagnostik durchgeführt wurde.
So ist nach Fahrländer [9], der die Angaben verschiedener Autoren zu-
sammenfaßt, in etwa 30% aller Fälle von M. Crohn das terminale Ileum
allein, in weiteren 40% neben dem terminalen Ileum auch das angren-
zende Kolon und in etwa 27% der Dickdarm allein befallen. Werden
grundsätzlich neben einer Röntgenuntersuchung des Dünndarms alle
Patienten mit M. Crohn auch einer Koloskopie oder Koloileoskopie zugeführt, so ergibt sich eine etwas andere „Geographie" der Crohn-Läsionen: bei insgesamt 117 Patienten mit M. Crohn ausschließlicher Befall
des terminalen Ileums in 26,5%, Befall von Ileum und Kolon in 56%
und ausschließliche Lokalisation von Crohn-Läsionen im Kolon in
17,1% der Fälle (eigene Untersuchungsreihe, s. Tabelle 1). Analysiert
man die Häufigkeit der Crohn-Läsionen in den verschiedenen Dickdarmabschnitten und im terminalen Ileum, so ergeben sich folgende
Zahlen: 82,9% im terminalen Ileum, 60,7% im Zäkum und Colon ascen-

Tabelle 1. Prozentuale Häufigkeit der Crohn-Läsionen im Verdauungstrakt bei 117 Patienten mit M. Crohn. (Lokalisationen endoskopisch gesichert)

Lokalisation	n	%
Ileum, terminales	97	82,9
Zäkum/Colon ascendens	71	66,7
Colon transversum	53	45,3
Colon descendens/Sigma	59	50,4
Rektum	36	30,8
Anus	16	13,7
Sonstige	7	6,0
(Ösophagus, Magen, Duodenum)		

dens, 45,3% im Colon transversum, 50,4% im Sigma und Colon descendens, 30,8% im Rektum und 13,7% anale Läsionen (Fisteln, Fissuren,
Abszesse). Somit kann gefolgert werden, daß nahezu alle Crohn-Läsionen – mit Ausnahme der Läsionen im oberen Verdauungstrakt (Speiseröhre, Magen, Duodenum, oberes Jejunum) – mit dem Koloskop erreicht werden können, wenn eine Ileoskopie komplementär ausgeführt
wird. Wenn die Koloileoskopie beherrscht wird, so darf sie bei Verdacht
auf M. Crohn primär durchgeführt werden; rite et recte ausgeführt, ist
sie die Methode der Wahl bei M. Crohn. In der eigenen Patientengruppe
(insgesamt 117 Patienten mit M. Crohn) wurde eine Koloileoskopie bei
73,5% (86 Patienten), eine totale Koloskopie bei 22,2% (26 Patienten)
und eine partielle Koloskopie bei 3,4% (4 Patienten) ausgeführt; bei einem Patienten war nur eine Ileoskopie möglich wegen Zustand nach
Kolektomie. Dünndarmeinlauf nach Sellink oder fraktionierte Dünn-
darmpassage wurden bei 75 Patienten (64,1%) vorgenommen; wesentliche zusätzliche Befunde – die endoskopisch nicht ermittelt werden konnten – wurden röntgenologisch nur bei 13,7% (16 Patienten) erhoben.
Daraus ist zu folgern, daß der primäre Einsatz der Koloileoskopie auch
ökonomisch vorteilhaft ist.
Crohn-Läsionen im oberen Verdauungstrakt entsprechen denen im unteren Darmtrakt, es finden sich Granulome (auch ohne endoskopischen
Befund), lineare und bizarre Ulzera oder Nekrosen, Pflastersteinrelief,
Stenosen u. a.; in etwa 3–7% der Fälle [9, 37] werden sie endoskopisch-
bioptisch festgestellt. In aller Regel sind sie kombiniert mit entsprechenden Läsionen im unteren Verdauungstrakt. Orale Läsionen bei M.
Crohn wurden in 6–20% der Fälle gesehen, bei Ileokolitis oder alleinigem Kolonbefall häufiger als bei Beschränkung auf den unteren Dünndarm. Man findet aphthöse Ulzera, diffuse Schwellungen der Lippen
und Wangen, umschriebene Areale mit pflastersteinartigem Relief

Schwellung und Fissuren), polypoide Falten ("tag-like lesions") retromolar und im Vestibulum oris, persistierende tiefe lineare Ulzera mit aufgeworfenem Rand und indurierte Fissuren der Unterlippe [1]. In etwa 10% der Fälle wurden histologisch nichtverkäsende Granulome nachgewiesen. Bei Colitis ulcerosa werden rezidivierende Aphthen, Ulzera wie bei Pyoderma gangraenosum, Pyostomatitis vegetans (diffuse Schwellung der Lippen- und Wangenschleimhaut mit fissurähnlichen Ulzerationen) und hämorrhagische Ulzera der oralen Mukosa angetroffen. Die Endoskopie des oberen Gastrointestinaltrakts sollte daher eine Inspektion der Lippen und der Mundhöhle einbeziehen. Die oralen Läsionen können übrigens dem Auftreten symptomatischer Crohn-Läsionen vorausgehen [33], ähnlich wie die analen Läsionen Monate und selbst Jahre vor dem klinischen Auftreten von Crohn-Läsionen im Darmtrakt beobachtet werden [5, 10]; das mag heute allerdings bezweifelt werden, weil die Diagnostik keineswegs immer eine suffiziente endoskopische Untersuchung einbezog und röntgenologisch keineswegs alle intestinalen Crohn-Läsionen aufgefunden wurden.

3 Differenzierung von Morbus Crohn und Colitis ulcerosa

Lokalisation, Verteilung (kontinuierlich oder diskontinuierlich – "skip lesions") und Aussehen der entzündlichen Läsionen lassen in aller Regel eine Differenzierung von Colitis ulcerosa und M. Crohn zu. Typische lineare Ulzera, Fissuren mit Pflastersteinrelief und makroskopisch häufig unauffällige Mukosa mit erhaltener Gefäßarchitektur zwischen den Ulzera zeichnen die Crohn-Läsionen aus, hinzu treten Fisteln und Strikturen. Bei Colitis ulcerosa finden sich feinfleckige Blutungen ("pin points") oder ausgedehnte Sugillationen, eine granulierte Mukosa (sandpapierartige Oberfläche), fleckige oder netzartige Fibrinauflagerungen und schließlich zumeist flache Ulzera, die auch konfluieren. Aber die Situation ist keineswegs immer eindeutig, in etwa 10–20% der Fälle bleiben Zweifel bezüglich der Zuordnung; dies sind die Fälle von nichtklassifizierbarer Kolitis ("indeterminate colitis"). Hier können Biopsien wichtige zusätzliche Befunde liefern, v. a. dann, wenn Granulome gefunden werden, die bei üblicher histologischer Technik bis zu 20–30% bei M. Crohn nachgewiesen werden (bei Anfertigung von Serienschnitten kann die Granulomausbeute auf 50% gesteigert werden) [31, 34]. Stets ist die Entnahme von multiplen Partikeln angezeigt, die bei Verdacht auf M. Crohn aus allen Etagen des Darms – auch aus den makroskopisch unauffälligen Mukosabezirken – entnommen werden sollten. Dennoch verbleibende Zweifel lassen sich vielfach durch eine zweite und dritte Untersuchung (mit einem Intervall von mehreren Monaten) ausräumen;

der Faktor Zeit wird neben dem makroskopischen Aspekt der Läsionen und der Verteilung derselben im Darm für die Entscheidung über die Zuordnung mitberücksichtigt. Die Hauptlast der Entscheidung fällt dabei zumeist dem Kliniker zu, dem Pathologen bleibt gar nicht selten keine andere Möglichkeit als Befundetikettierungen wie: „kann einem M. Crohn zugeordnet werden", „Bild wie bei Colitis ulcerosa" o. ä. Auch der Endoskopiker ist gut beraten, wenn er das Gesehene bezüglich Aussehen und Ausbreitung nur beschreibt und dem Kliniker die Wertung und die Zuordnung überläßt, v. a. dann, wenn keine Voruntersuchungen vorliegen.

Nach Waye [37] schließen 2 Befunde eine Colitis ulcerosa aus: 1) Ulzera (jeder Größe), die von endoskopisch oder histologisch normaler Schleimhaut umgeben sind, und 2) Ulzera im terminalen Ileum (es gibt nur eine nichtulzeröse Back-wash-Ileitis bei Colitis ulercosa).

Differentialdiagnose
bei Proktitis, Kolitis und Ileokolitis

In den letzten Jahren wurde eine Reihe von Erkrankungen des Dünn- und Dickdarms entdeckt, die M. Crohn und Colitis ulcerosa zu imitieren vermögen. Dazu gehören bakterielle Enterokolitiden, deren Erreger lange Zeit als nicht menschenpathogen angesehen wurden: Yersinien (Y. enterocolitica und Y. pseudotuberculosis), Campylobacter jejuni, Edwardsiellen, die entweder dem M. Crohn ähnliche Bilder hervorrufen können oder auch das Bild einer Proktokolitis induzieren [3, 18, 32, 36].

Andere Bakterien wurden als darminvasive Erreger erkannt, z. B. Salmonellen, die ausgedehnte hämorrhagische Läsionen und – in der Abräumphase – auch bizarre Nekrosen oder Ulzerationen ähnlich wie bei M. Crohn bewirken, z. T. aber auch das Bild der Colitis ulcerosa imitieren.

Die Darmtuberkulose (primäre und sekundäre), die heute in Mitteleuropa selten geworden ist, geht mit Veränderungen im ileokolischen Bereich einher, die von einem M. Crohn makroskopisch und häufig auch histologisch nicht zu unterscheiden sind [4, 19]. In diesen Fällen ist der Erregernachweis entscheidend. Bei jüngeren Menschen kann auch der Tuberkulintest von eheblicher Bedeutung sein. Der eindeutige Nachweis einer intestinalen Manifestation des M. Boeck ist bisher nicht erbracht worden ("Sarcoidosis never affects the gut." Morson u. Dawson [24]). Eine Reihe von Erregern kann eine der Colitis ulcerosa ähnliche Proktitis oder Proktokolitis hervorrufen. Dazu gehören Chlamydien: Chlamydia trachomatis der LGV- und Non-LGV-Immuntypen (LGV = Lymphogranuloma venereum); erstere rufen eine schwere Proktitis mit

Crohn-ähnlichem Bild hervor, letztere lösen nur eine milde Proktitis mit oder ohne Symptome aus [25, 29]. Venerische Erkrankungen sind nicht selten mit rektalen Manifestationen verbunden, so bei der Infektion mit Neisseria gonorrhoea [21] und bei der Lues [20]. Ulzerationen im Rektum werden auch beim anorkatalen Herpes simplex angetroffen, vorwiegend betroffen sind passiv-homosexuelle Männer; auch die Chlamydienproktitis, bei der übrigens auch Granulome gefunden werden, gehört zu den sexuell übertragbaren Erkrankungen [6]. Unter den parasitären Darmaffektionen ist v. a. die Amöbiasis zu erwähnen, die eine Colitis ulcerosa, aber auch einen M. Crohn imitieren kann; am häufigsten betroffen sind Zökum und Colon ascendens, wie auch das Rektosigmoid. Auch bei dieser Erkrankung können sich Ulzera, die von normaler Mukosa umgeben sind, finden [26].

Aphthöse und wie ausgestanzt wirkende Ulzerationen werden bei dem in Mitteleuropa extrem seltenen M. Behçet angetroffen; das Bild kann an einen M. Crohn erinnern, die Mukosa zwischen den wie ausgestanzt wirkenden Ulzera soll kaum oder nur wenig verändert sein [22].

Andere Proktitiden oder Poktokolitiden finden sich nach Laxanzien und Salizylatsuppositorien. Durch Laxanzien wie Rizinusöl und Sennapräparate können Exazerbationen einer Colitis ulcerosa ausgelöst werden. Auch die langdauernde Verabreichung von Ergotaminsuppositorien kann eine ischämische Kolitis mit Ulzerationen und Stenose induzieren (anorektaler Ergotismus) [20].

In der Differentialdiagnose strikturierender Crohn-Läsionen sind v. a. die ischämische Kolitis und die Strahlenkolitis zu berücksichtigen [12, 20]. Doch dürften zumeist klinischer Verlauf und Anamnese die entscheidenden Hinweise geben. Schließlich wird auch das seltene infiltrierend wachsende Karzinom zumindest röntgenologisch dem M. Crohn ähnliche Veränderungen hervorrufen können; auch die metastatische Infiltration des Darms (bei primärem Magen-, Pankreas-, Gallenblasen, Mammakarzinom) kann ähnliche Befunde induzieren [24, 26].

Die Vielfalt der differentialdiagnostisch in Betracht zu ziehenden Erkrankungen und Prozesse läßt deutlich werden, welche Ansprüche an den Kliniker gestellt werden. Wenn man zudem noch bedenkt, daß ein kaum zu bestimmender Anteil der Exazerbationen (oder Schübe) bei M. Crohn oder bei Colitis ulcerosa durch sekundäre Infektion (oder Superinfektion) mit unterschiedlichen Erregern – auch mit Viren unterschiedlicher Gruppen – ausgelöst werden kann, so wird offenkundig, daß Fehleinschätzungen nicht selten sein dürften und manche Studien an einem insuffizienten diagnostischen Programm „kranken". Um Fehldeutungen zu vermeiden, sollten jede Kolitis und jeder Schub einer Kolitis Anlaß zu umfangreichen bakteriologischen, serologischen und – wenn möglich – auch virologischen und parasitologischen Untersuchungen geben. Die

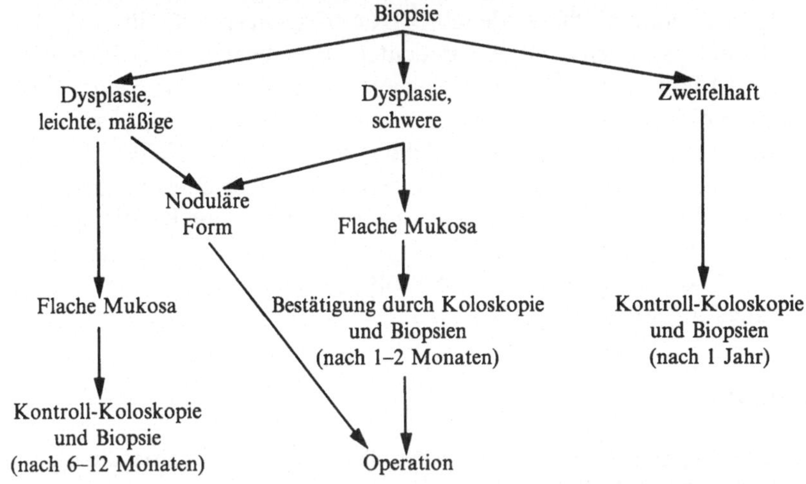

Abb. 1. Vorschlag für das Prozedere bei bioptischem Nachweis von Dysplasien bei Patienten mit Colitis ulcerosa. (Nach Lennard-Jones et al. [23])

Zahl der potentiellen Erreger ist groß, das Kolon verfügt aber nur über eine limitierte morphologische Reaktion auf die verschiedenen Noxen.

5 Vorsorge bei Colitis ulcerosa und Morbus Crohn

Das Risiko der malignen Degeneration bei Colitis ulcerosa betrifft Patienten mit extensiver Kolitis (bis zur rechten Kolonflexur) und lange bestehender Erkrankung (mehr als 10 Jahre). Als Präkanzerosen gelten Dysplasien verschiedener Schweregrade ("mild, moderate and severe"). Sie sind endoskopisch oft erkennbar als kleine Knoten, irreguläre und leicht erhabene Areale (mit samtartigem Aussehen) oder als kleine sessile Polypen; Biopsien aus der Oberfläche dieser Läsionen können nur eine mäßige Dysplasie erkennen lassen, und doch kann an der Basis ein Karzinom vorhanden sein. Nicht alle Dysplasien fallen endoskopisch oder röntgenologisch auf, Biopsien sollten daher auch aus unauffälligen Arealen des Darms entnommen werden (aus allen Etagen in einem Abstand von etwa 10 cm) [23, 37]. Optimal wäre ein koloskopisches Follow-up bei allen Patienten mit extensiver Kolitis (mit keinen oder geringen Symptomen) nach einer mehr als 10 Jahre langen Anamnese [23]. Nach der ersten Koloskopie dürften Kontrolluntersuchungen in Abständen von 2 Jahren genügen. Als Kompromiß bietet sich die Kombination von Proktosigmoidoskopie und Doppelkontrasteinlauf an. Aufgrund einer unlängst veröffentlichten entsprechenden Studie bei 303 Patienten mit röntgenologisch extensiver Kolitis empfehlen Lennard-Jones et al. [23] das in Abb. 1 aufgezeigte Vorgehen, wenn die koloskopische Biopsie (außerhalb der akuten Phase oder einer Exazerbation einer Kolitis) den Befund von Dysplasien ergab. Bei Patienten mit extensiver Kolitis ist in den ersten 10 Jahren eine Überwachung anzuraten, dabei dürfte eine jährliche Sigmoidoskopie mit Biopsie ausreichen. Die Tendenz zur Karzinomentstehung ist bei M. Crohn zweifellos geringer als bei Colitis ulcerosa, entsprechende Kontrolluntersuchungen sollten zumindest nach Ablauf von 7–10 Jahren [17] erfolgen, anzustreben ist auch eine Koloskopie mit multiplen Biopsien; der Doppelkontrasteinlauf ist dann indiziert, wenn die Koloskopie mißlingt (z. B. bei ausgeprägten Stenosen) oder nicht durchgeführt werden kann.

Literatur

1. Basu MK, Asquith P (1980) Oral manifestations of inflammatory bowel disease. Clin Gastroenterol 9:307
2. Best WR, Becktel JM, Singleton JW, Kern F jr. (1976) Development of a Crohn's disease activity index (National Cooperative Crohn's Disease Study). Gastroenterology 70:439
3. Blaser MJ, Reller LB (1981) Campylobacter enteritis. N Engl J Med 305:1444
4. Breiter JR, Hajjar JJ (1981) Segmental tuberculosis of the colon diagnosed by colonoscopy. Am J Gastroenterol 76:369
5. Buchmann P, Alexander-Williams J (1980) Classification of perianal Crohn's disease. Clin Gastroenterol 9:323
6. Catteral RD (1975) Sexually transmitted diseases of the anus and rectum. Clin Gastroenterol 4:659
7. Donaldson RM jr (1978) Crohn's disease of the small bowel. In: Sleisenger MH, Fordtran JS (eds) Gastrointestinal disease. Saunders, Philadelphia London Toronto
8. Elliott PR, Williams CP, Lennard-Jones JE et al. (1981) Colonoscopic diagnosis of minimal colitis in patients with a normal sigmoidoscopy and normal air-contrast barium enema. Lancet I:650
9. Fahrländer H (1983) Ätiopathogenese und Klinik der chronisch-entzündlichen Darmkrankheiten, In: Ottenjann R, Fahrländer H (Hrsg) Entzündliche Erkrankungen des Dickdarms, Springer, Berlin Heidelberg New York Tokyo
10. Gray BK, Lockhart-Mummery HE, Morson BC (1965) Crohn's disease of the anal region. Gut 6:515
11. Hees PAM van, Elteren PH van, Lier HJJ van, Tongeren van (1980) An index of inflammatory activity in patients with Crohn's disease. Gut 21:279
12. Höchter W, Ottenjann R (1983) Strahlencolitis. In: Ottenjann R, Fahrländer H (Hrsg) Entzündliche Erkrankungen des Dickdarms. Springer, Berlin Heidelberg New York Tokyo
13. Höchter W, Ottenjann R (1983) Rare forms of colitis. Hepatogastroenterology 30:211
14. Janowitz HD (1981) Crohn's disease – 50 years later. N Engl J Med 304:1600
15. Jewell DP (1983) Crohn's disease. In: Weatherall DJ, Ledingham JGG, Warreell DA (eds) Oxford Textbook of Medicine, Oxford University Press, Oxford New York Toronto
16. Kingham JGC, Levinson DA, Ball JA (1982) Microscopic colitis – cause of chronic watery diarrhoea. Br Med J 1982/4:1601
17. Kirsner JB, Shorter RG (1982) Recent developments in "non-specific" inflammatory bowel disease. N Engl J Med 306:775 u. 837

18. Knapp W (1980) Enterale Yersiniosen. Dtsch Ärztebl 26:1671
19. Koo J, Ong GB (1982) The value of colonoscopy in the diagnosis of ileo-caecal tuberculosis. Endoscopy 14:48
20. Kühner W, Höchter W, Seib HJ (1983) Nichtinfektiöse Sonderformen der Colitis – endoskopisch-histologische Befunde. In: Ottenjann R, Fahrländer H (Hrsg) Entzündliche Erkrankungen des Dickdarms. Springer, Berlin Heidelberg New York Tokyo
21. Lebedeff DA, Hochman EB (1980) Rectal gonorrhea in men: diagnosis and treatment. Ann Intern Med 92:463
22. Lehner T, Barness CG (1980) Behçet's syndrome: Clinical and immunological features, Academic Press, New York
23. Lennard-Jones JE, Morson BC, Ritchie JK, Williams CB (1983) Cancer surveillance in ulcerative colitis, experience over 15 years. Lancet I:149
24. Morson BC, Dawson IMP (1979) Gastrointestinal pathology, 2nd edn. Blackwell, Oxford London Edinburgh Melbourne
25. Munday P, Taylor-Robinson D (1983) Chlamydia infection in proctitis and Crohn's disease. Br Med Bull 39:155
26. Ottenjann R (1980) Atlas der Koloileoskopie. Enke, Stuttgart
27. Ottenjann R, Fahrländer H (1983) Entzündliche Erkrankungen des Dickdarms. Springer, Berlin Heidelberg New York Tokyo
28. Ottenjann R, Altaras J, Elster K, Hermanek P (1983) Atlas der Darmerkrankungen. Pharmazeutische Verlagsgesellschaft, München
29. Quinn TC, Goodell SE, Mkrtichian E, Schuffler MD, Wang S, Stamm WE, Holmes KK (1981) Chlamydia trachomatis proctitis. N Engl J Med 305:195
30. Quinn TC, Lukehart SA, Goodell S et al. (1982) Rectal mass caused by treponema pallidum: confirmation by immunofluorescent staining. Gastroenterology 82:135
31. Rubio CA, Kock Y (1981) A digital quantitative method of estimating inflammation of the rectum. Scand J Gastroenterol 16:731
32. Rutgeerts P, Geboes K, Ponette E, Coremanns G, Vantrappen G (1982) Acute infective colitis caused by endemic pathogens in western Europe: endoscopic features. Endoscopy 14:212
33. Scully C, Cochran KM, Russel RI et al. (1982) Crohn's disease of the mouth: an indicator of intestinal involvement Gut 23:198
34. Surawicz CM (1982) Serial sectioning of a portion of a rectal biopsy detects more focal abnormalities – a prospective study of patients with inflammatory bowel disease. Dig Dis Sci 27:434
35. Truelove SC (1983) Ulcerative colitis. In: Weatherall DJ, Ledingham JGG, Warrell DA (eds) Oxford textbook of medicine. Oxford University Press, Oxford New York Toronto
36. Vantrappen G, Agg HO, Geboes K, Ponette E (1982) Yersinia enteritis. Med Clin North Am 66:639
37. Waye JD (1980) Endoscopy in inflammatory bowel disease. Clin Gastroenterol 9:279
38. Williams CB, Waye JD (1978) Colonoscopy in inflammatory bowel disease. Clin Gastroenterol 7:702

Die konservative Therapie des Morbus Crohn unter Berücksichtigung der Aktivität der Erkrankung

H. MALCHOW

1 Voraussetzungen vor Einleitung einer Therapie

Bevor eine Behandlung des M. Crohn eingeleitet werden kann, müssen mehrere Voraussetzungen erfüllt sein:

1) Die Diagnose muß gesichert sein.
2) Lokalisation und Ausdehnung müssen bekannt sein.
3) Der Schweregrad der Krankheit muß bestimmt werden, wobei
   a) der Grad der Entzündung erkennbar sein muß,
   b) Klarheit über infektiöse Komplikationen herrschen sollte.

1.1 Sicherung der Diagnose Morbus Crohn

Die Diagnose eines M. Crohn wird nach den üblichen Kriterien gestellt. Als gesichert kann die Diagnose angesehen werden, wenn 2 von 4 Untersuchungsmethoden (Radiologie, Endoskopie, Chirurgie, Histologie) positiv und die differentialdiagnostisch in Erwägung zu ziehenden Krankheiten ausgeschlossen worden sind.

1.2 Lokalisation und Ausdehnung der Krankheit

Lokalisation und Ausdehnung der Krankheit sollten in der Regel vor der Entscheidung zur Therapie bekannt sein, da hierdurch von vornherein bestimmte Therapiemöglichkeiten festgelegt sind bzw. ausgeschlossen werden müssen.

1.3 Bestimmung des Schweregrads der Erkrankung

Der Schweregrad der Erkrankung kann durch den Aktivitätsindex nach Best et al. (CDAI) relativ gut abgeschätzt werden [3]. Die Kalkulation

Tabelle 1. Wochenbericht zum CDAI, wie er dem Patienten vorgelegt wird

Tag										Nächste Kontroll-U
Monat										
Anzahl flüssiger oder breiiger *Stühle*										
Bauchschmerzen 0 = keine 1 = leicht 2 = mäßig 3 = stark										
Allgemeinbefinden 0 = gut 1 = nicht ganz gut 2 = schlecht 3 = sehr schlecht 4 = unerträglich										

Tabelle 2. Aktivitätsindex (CDAI). Nr. 1–Nr. 3 werden aus dem Wochenbericht des Patienten übertragen. Der Aktivitätsindex steigt mit zunehmender Schwere der Krankheit an. Eine schwere Krankheit kann bei einem Index > 150, ein leichter Verlauf bei einem Index < 60 angenommen werden.

	Koeffizient
1. Anzahl der weichen Stühle oder Durchfälle in der letzten Woche	× 2 = ...
2. Grad der Bauchschmerzen (Summe über eine Woche)	× 5 = ...
3. Allgemeinbefinden (Summe über eine Woche)	× 7 = ...

4. Andere mit Morbus Crohn assoziierte Symptome
   (Zutreffendes bitte ankreuzen)

   □ Gelenkschmerz, Arthritis　　　□ Iritis, Uveitis

   □ Erythema nodosum　　　□ Pyoderma gangraenosum

   □ Stomatitis aphthosa　　　□ Analfissur, -fisteln, -abszesse

   □ andere Fisteln　　　□ Temperaturen über 37,5° in der
   　　　letzten Woche

Anzahl der zutreffenden Punkte	× 20 = ...
5. Symptomatische Durchfallbehandlung wenn ja	× 30 = ...
6. Resistenz im Abdomen nein = 0, fraglich = 2, sicher = 5	× 10 = ...
7. Hämatokrit (Frauen 42 minus Hkt, Männer 47 minus Hkt) (Vorzeichen beachten)	× 6 = ...

8. Gewicht .... kg
   Standardgewicht .... kg

$$1 - \left(\frac{\text{Gewicht}}{\text{Standardgewicht}} \right)$$

(Übergewicht subtrahieren)	× 100 = ...
Aktivitätsindex Summe	= ....

des CDAI ist einfach. Es lohnt sich in jedem Fall, diesen Aktivitätsindex zu bestimmen, da man damit den Patienten, den man betreut, mit den Ergebnissen aus der Literatur vergleichen kann. Sämtliche neuen großen Therapiestudien zum M. Crohn berücksichtigen den Aktivitätsindex [5, 11, 18]. Die Kalkulation ist nicht schwierig. Der Patient wird gebeten, einen Wochenbericht auszufüllen (Tabelle 1). Mit diesem, der Kenntnis des Hämatokrits, einigen Fragen, einer Untersuchung des Bauchs und der Bestimmung des Körpergewichts, kann der CDAI ohne Schwierigkeit errechnet werden (Tabelle 2). Der Aktivitätsindex (CDAI) reflektiert die Schwere der Erkrankung recht zuverlässig. Ein Aktivitätsindex von 0 ist bei einem Gesunden zu erwarten. Eine relativ schwere Erkrankung liegt vor, wenn der Aktivitätsindex mehr als 150 Punkte aufweist. Eine relativ ruhige Phase wird angenommen, wenn der Aktivitätsindex niedriger als 150 Punkte liegt.

Allerdings zeigt der Aktivitätsindex (CDAI) nicht in jedem Fall den Grad der Entzündung – also der eigentlichen Krankheitsaktivität – korrekt an. Der CDAI kann auch durch narbige Stenosen oder infektiöse Komplikationen deutlich erhöht sein, ohne daß gleichzeitig auch eine hohe entzündliche Aktivität der Darmerkrankung vorliegt.

1.4 Bestimmung der entzündlichen Aktivität des Morbus Crohn

Zur Bestimmung der eigentlichen entzündlichen Aktivität des Morbus Crohn eignen sich die nachfolgenden Parameter recht zuverlässig:

– BSG,
– Albumin,
– Orosomukoid,
– C-reaktives Protein
– Van-Hees-Index (Tabelle 3)
– CDAI (s. 1.3, d. h. er ist nur zur Bestimmung der entzündlichen Aktivität zu verwerten, wenn infektiöse Komplikationen und Stenosen ausgeschlossen worden sind).

Außer der Blutsenkungsreaktion und den 3 Serumeiweißfraktionen zeigt der Van-Hees-Index den Grad der Entzündung zuverlässiger als der CDAI an [1, 9].

1.5 Ausschluß von infektiösen Komplikationen

Voraussetzung für die Wahl des Therapieverfahrens und für die Beurteilung des CDAI, aber auch für die Beurteilung der übrigen Entzündungsparameter ist jedoch, daß nach infektiösen Komplikationen des M.

Tabelle 3. Van-Hees-Index

	Koeffizient
1. Albumin (g/l)	.... × − 5,48 = − ....
2. BSG (nach 1 h)	.... × 0,29 = ...

3. Quetelet-Index (W/H^2)
  W = 10 · Körpergewicht (kg)
  H = Länge (m)
	.... × − 0,22 = − ....

4. Resistenz im Abdomen (1–5)
  1 = keine, 2 = fraglich, 3 = ∅ 6 cm,
  4 = ∅ 6–12 cm, 5 = ∅ 12 cm
	.... × 7,83 = ...

5. Geschlecht (1 = ♂, 2 – ♀)	.... × −12,3 = − ....
6. Temperatur (°C) kein Fieber = 37 °C, bei Fieber Durchschnitt aus Abendmessungen über 1 Woche .... × 16,4 = ...	
7. Stuhl Beschaffenheit 1 = geformt, 2 = weich, 3 = wäßrig	.... × 8,46 = ...
8. Resektion 1 = nein, 2 = ja	.... × − 9,17 = ...
9. Extraintestinale Läsionen 1 = nein, 2 = ja	.... × 10,7 = ...
Summe	....
Konstante	− 209 ....
Van-Hees-Index	....

Crohn gefahndet wird. Solche infektiösen Komplikationen sind bei Fisteln, Abszessen und einer Sepsis anzunehmen. Fisteln können allerdings auch blande, d. h. frei von infektiösen Komplikationen sein. Eine tastbare Resistenz im Abdomen wird in der Regel als entzündlicher Konglomerattumor interpretiert. Dies trifft auch häufig zu. Dennoch können sich in einem solchen entzündlichen Konglomerattumor Fisteln und Abszesse verstecken. Vor Einleitung der Therapie muß jedoch ausgeschlossen werden, daß solche Komplikationen in einem entzündlichen Konglomerattumor verborgen sind. Hierzu eignen sich am besten die bildgebenden Verfahren wie Sonographie und Computertomographie.

2 Behandlung des Morbus Crohn

Über die Behandlung eines Patienten mit M. Crohn kann dann nachgedacht werden, wenn die soeben genannten Voraussetzungen erfüllt sind. In aller Regel besteht bei dieser chronisch-entzündlichen Darmerkrankung genügend Zeit, den Gang der Diagnostik in Ruhe abzuwarten, um dann nach Kenntnis von Diagnose, Lokalisation und Ausdehnung sowie Schweregrad unter Berücksichtigung des eigentlichen Entzündungsgrads und nach Kenntnis des Vorhandenseins oder Fehlens infektiöser Komplikationen das Therapieschema festzulegen. Nach den derzeitigen Kenntnissen können folgende Therapiemöglichkeiten als gesichert angesehen werden:

2.1 Prednisolon

Zur Unterdrückung der entzündlichen Aktivität eines M. Crohn eignet sich Prednisolon am besten. Es ist allerdings gleichgültig, ob Prednison oder Prednisolon verwandt wird. Die Unterdrückbarkeit der Entzündung bei M. Crohn durch Prednisolon kann als gesichert angesehen werden. Nach den Ergebnissen der amerikanischen und europäischen Crohn-Studien hilft Prednisolon bei einem Aktivitätsindex (CDAI) über 150 [5, 18]. Bei einer so deutlichen Aktivität der Erkrankung muß Prednisolon hoch dosiert werden. Die Dosis kann dann schrittweise reduziert werden. Tabelle 4 zeigt ein Behandlungsbeispiel bei hohem Aktivitätsindex.

Nach den Erkenntnissen der europäischen Crohn-Studie (ECCDS [5]) eignet sich Prednisolon auch zur Langzeitbehandlung, d. h. zur Behandlung über 2 Jahre. Nach dem Protokoll der europäischen Crohn-Studie haben Patienten, die mit einer Initialtherapie (s. Behandlungsbeispiel) behandelt wurden und dann mit ihrem Aktivitätsindex unter 150 abgesunken sind, eine Dauertherapie mit 8 mg 6-Methylprednisolon erhalten. Diese Dosis entspricht etwa 10 mg Prednisolon bzw. Prednison. Die Patienten, die in dieser Gruppe über 2 Jahre behandelt wurden, haben im Vergleich zu den übrigen Gruppen am besten abgeschnitten (s. Abbildung 1). Da keine anderen Studien bekannt sind, die in dieser Weise eine Dauer- und Langzeitbehandlung bei M. Crohn untersucht haben, gibt es bisher keine wissenschaftlich gesicherten Alternativen zu der in der europäischen Crohn-Studie verwendeten Dosierung. Diese Dosierung ist durch die Studienbedingungen natürlich sehr schematisch. Aufgrund meiner persönlichen Erfahrung – also ein ungesicherter Eindruck – ist

Tabelle 4. Initialtherapie. Dosierungsbeispiel für Prednisolon bei CDAI $\geq$ 150

	Tagesdosis [mg]
1. Woche	60
2. Woche	40
3. Woche	30
4. Woche	25
5. Woche	20
6. Woche	15

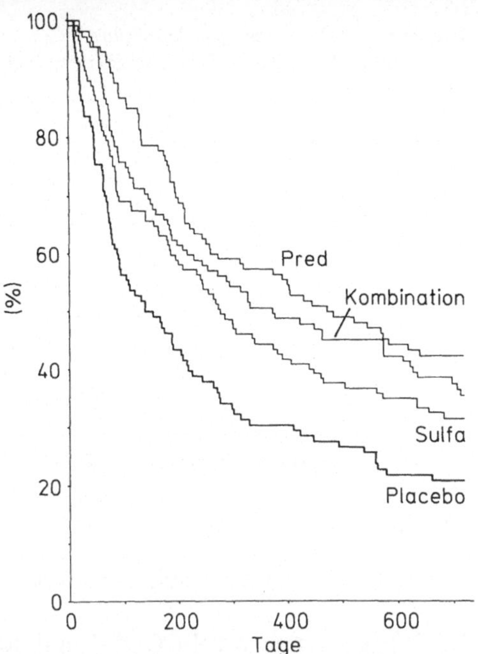

Abb. 1. Lebenstafelanalyse von ECCDS-I. Die Kurven repräsentieren den Therapieverlauf. *Pred* Prednisolon; *Kombination* Prednisolon plus Salazosulfapyridin; *Sulfa* Salazosulfapyridin. Eine Erklärung der Therapieergebnisse findet sich in der Originalpublikation [5]

es durchaus möglich, von diesem Schema abzuweichen (Tabelle 5). Wenn man dies jedoch tut, sollte man gute Gründe dafür haben. Patienten, die eine wesentlich geringere entzündliche Aktivität haben, können möglicherweise mit einer geringeren Dosis weiter behandelt werden. Patienten, die eine stärkere entzündliche Aktivität aufweisen, müssen möglicherweise mit einer höheren Dosis weiter behandelt werden. Empfehlenswert ist jedoch bei der Langzeitbetreuung von Patienten mit M. Crohn, die mit Kortisonpräparaten behandelt werden, daß möglichst bald auf eine alternierende Dosis übergegangen wird. Auch dieser Eindruck ist bisher ungesichert. Als ein Beispiel für eine solche Dauerbehandlung ist Tabelle 5 anzusehen.
Erfahrungsgemäß werden bei der Steroidtherapie immer wieder Fehler begangen. Die entzündliche Aktivität der Erkrankung wird unterschätzt und daher die Prednisolontherapie unterdosiert. Auch kommt es vor, daß der Patient sich rasch wohler fühlt und das Präparat zu rasch abgesetzt wird. Nicht selten ist die Anfangsdosis zu niedrig, weshalb später die Erhaltungsdosis zu hoch gewählt werden muß. Diese Fehler lassen sich weitgehend vermeiden, wenn man sich an das Dosierungsschema hält (s. Tabelle 4 und 5).

Tabelle 5. Erhaltungstherapie. Dosierungsbeispiel für Prednisolon bei Patienten, die nach der Initialtherapie einen CDAI < 150 haben

	Tagesdosis [mg]
7.–26. Woche	10
Bei anhaltender Remission: 27.–52. Woche	5/10 alternierend
Bei weiter anhaltender Remission: 13.–18. Monat	0/10 alternierend
19.–24. Monat	0/5 alternierend

Vor endgültigem Absetzen endoskopische Beurteilung der entzündlichen Aktivität

2.2 Kombination von Prednisolon mit Salazosulfapyridin

Nach Ergebnissen von ECCDS-I und der amerikanischen TAS-Studie kann gefolgert werden, daß Salazosulfapyridin keinen steroidsparenden Effekt hat [5, 16]. Die Kombination beider Medikamente darf also nicht unter dem Gesichtspunkt eingesetzt werden, daß Steroide eingespart werden können. Dennoch ist es durchaus berechtigt, beide Medikamente kombiniert zu verordnen. Insbesondere bei bisher unbehandelten Patienten, aber auch bei Patienten mit Kolonbeteiligung scheint die Kombination einer alleinigen Prednisolongabe überlegen [5].
Die Dosierung der Medikamente in der Kombination muß genau so sein wie bei Einzeldosierung von Prednisolon und Salazosulfapyridin. Das Reduktionsschema sollte dem der alleinigen Prednisolontherapie entsprechen. Da Salazosulfapyridin in der Kombination keinen steroidsparenden Effekt hat, darf das Prednison nur nach den gleichen Regeln abgesetzt werden, wie in 2.1 besprochen. Ein möglicher Vorteil der Kombination mag sein, daß die Salazosulfapyridindosis nicht sehr hoch ist. Eine Dosis von 3 g scheint in dieser Kombination optimal [5].

2.3 Salazosulfapyridin (Azulfidine, Colo-Pleon)

Salazosulfapyridin ist ein Medikament, das in der Lage ist, bei Patienten mit aktivem M. Crohn (CDAI $\geq$ 150) eine Remission herbeizuführen. Die hierfür erforderliche Dosis beträgt nach den Ergebnissen der amerikanischen und einer holländischen Studie 3–6 g/Tag [10, 18]. Nach den Ergebnissen von ECCDS-I, aber auch nach den Ergebnissen der ameri-

Tabelle 6. Unerwünschte Wirkungen und Nebenwirkungen von Salazosulfapyridin

Allgemeine Überempfindlichkeitsreaktionen	Fieber Arthralgien Lupus-erythematodes-Syndrom Vaskulitis Serumkrankheit Anaphylaktischer Schock
Haut	Allergische Exantheme Erythema multiforme Exfoliative Dermatitis und Epidermolyse Photosensibilisierung Alopezie
Knochenmark	Leukopenie, Thrombopenie Agranulozytose Aplastische Anämie
Erythrozyten	Hämolytische Anämie Heinz-Körperbildung Methämoglobinämie
Augen	Periorbitales Ödem Konjunktivale Injektion
Abdominalorgane	Völlegefühl, Übelkeit, Erbrechen Stomatitis Blutiger Durchfall Störung der Folsäure- und Digoxinresorption Toxische Leberschädigung (Hepatitis) Pankreatitis
Herz	Myokarditis, Perikarditis
Lunge	Eosinophiles Lungeninfiltrat Fibrosierende Alveolitis Asthma bronchiale
Nieren	Kristallurie (Verstopfung der Tubuli) Hämaturie, Proteinurie Toxische Nephrose Anurie
Hoden	Hemmung der Spermiogenese Auftreten atypischer Spermien
Zentralnervensystem	Kopfschmerzen, z. T. migräneartig Benommenheit, Schwindel, Ohrensausen Neuropathie mit Ausfällen im Bereich der Hinterstränge Geschmacksstörungen Hörstörungen Depressive Reaktionen, Halluzinationen
Harmlose Begleiterscheinungen	Gelb-orange Verfärbung des Urins im alkalischen Bereich „Zyanose" der Haut ohne Met- oder Sulfhämoglobinämie und ohne Beeinträchtigung des Sauerstofftransports

kanischen Crohn-Studie, muß die Wirkung von Salazosulfapyridin auf
die Aktivität des M. Crohn im Vergleich zur Wirkung von Prednisolon
als deutlich geringer eingeschätzt werden. Salazosulfapyridin zeigt jedoch eine besonders gute Wirkung bei Patienten, die bislang keine Therapie hatten und bei solchen mit Kolonbeteiligung [5, 18]. Im akuten
Schub des M. Crohn sollte die Dosierung etwa zwischen 3 und 6 g liegen.
Zur Erhaltung der Remission (CDAI < 150) ist eine Dosis von 3 g ausreichend [5]. Es ist bisher unbekannt, ob das einmal verordnete Salazosulfapyridin bei M. Crohn wieder abgesetzt werden darf. Möglicherweise ist es ratsam, die einmal begonnene Therapie zunächst ad infinitum
beizubehalten, sofern nicht aus Gründen der Aktivität der Erkrankung
die Substanz abgesetzt werden muß. Ein weiterer Grund, Salazosulfapyridin abzusetzen, können auftretende Nebenwirkungen oder das Überwiegen unerwünschter Wirkungen sein (s. Tabelle 6).

2.4 Metronidazol (z. B. Clont, Flagyl)

Metronidazol ist nach bisher noch unveröffentlichten Ergebnissen einer
skandinavischen Doppelblindstudie in seiner Wirksamkeit etwa genau
so einzuschätzen wie Salazosulfapyridin. Es ist ein potentes Antibiotikum, das insbesondere gegen anaerobe Bakterien eine sehr gute Wirksamkeit entfaltet. Aufgrund der bisher bekannten spärlichen Ergebnisse
hat Metronidazol bei M. Crohn offenbar dann seine beste Wirksamkeit
wenn die Erkrankung im Kolon lokalisiert ist. Infektiöse Komplikationen im Analbereich, wie Fisteln und Abszesse, sprechen nach bisher
unkontrollierten Beobachtungen auf Metronidazol gut an [2, 11]. Die
Tagesdosis von Metronidazol beträgt 0,8–1 g. Diese hohe Dosis eignet
sich jedoch nur für die Anfangsphase. Metronidazol besitzt, wie andere
Arzneimittel auch, Nebenwirkungen und unerwünschte Wirkungen. Etwa 5–20% der behandelten Patienten reagieren allergisch auf diese Substanz (im wesentlichen Hautausschläge). Bei der Langzeitbehandlung
von Patienten mit M. Crohn ist das Auftreten von Neuropathien, die jedoch nach Absetzen von Metronidazol reversibel waren, beobachtet
worden. Während der Behandlung klagen manche Patienten über Ge-
schmacksstörungen.

2.5 Elementardiäten (Peptisorb, Survimed, Vivasorb)

Aufgrund von Einzelfallmitteilungen, unkontrollierten Studien und den
Ergebnissen der vorzeitig beendeten europäischen multizentrischen
Crohn-Studie III (ECCDS-III) kann gefolgert werden, daß eine bilan-
zierte Kost (Astronautenkost, Elementardiät, Peptiddiät), z. B. Pepti-
sorb, Survimed oder Vivasorb, bei den Patienten eine günstige Wirkung

hat, die sich über den schlechten Eigengeschmack der Diäten hinwegsetzen können [6, 7, 17]. Insbesondere Patienten mit einer Stenose und solche mit Beteiligung des Dünndarms zeigen eine besonders gute Reaktion auf diese Art der Behandlung, die einer medikamentösen Therapie vergleichbar ist [6]. Als wesentliches Handikap für eine Behandlung mit Elementardiäten hat sich der ihnen eigentümliche und für viele Patienten untolerierbare Geschmack erwiesen. Hinzu kommt, daß, wenn die Elementardiäten getrunken werden, insbesondere in der Anfangsphase osmotische Diarrhöen auftreten. Dies hängt damit zusammen, daß die Osmolarität dieser Kost recht hoch ist und beim Trinken die Entleerung aus dem Magen in den Zwölffingerdarm unregelmäßig und schwallartig geschieht. Die Kombination aus schlechtem Geschmack und osmotischer Diarrhö ist für zahlreiche Patienten unerträglich. Diese Nachteile der Elementardiäten können dadurch überwunden werden, daß sie durch eine nasoduodenale Sonde über 24 h kontinuierlich zugeführt werden. Die Entwicklung ganz dünner, filiformer und sehr gewebefreundlicher Sonden (Silikonkautschuksonden) und die kontinuierliche Zufuhr mittels Perfusionspumpen über 24 h hat sich bei bisher unkontrollierten Beobachtungen als außerordentlich wirksam erwiesen.

2.6 Azathioprin (Imurek)

Azathioprin ist im Prinzip wirkungsgleich mit 6-Mercaptopurin. Es wird in der Leber in seine Wirkform, eben das 6-Mercaptopurin, überführt. Aus nicht eindeutig nachvollziehbaren Gründen wird bei nichtmalignen Erkrankungen offenbar das Azathioprin dem 6-Mercaptopurin vorgezogen.
In den letzten 4 Jahren sind 3 Arbeiten zur Wirkung von Azathioprin bzw. 6-Mercaptopurin publiziert worden, die es erlauben, den Wert der Substanz besser abschätzen zu lassen [13, 14, 15, 18]. Nach diesen Publikationen muß Azathioprin als „Reservemedikament" bezeichnet werden. Nach den Ergebnissen der amerikanischen Crohn-Studie scheint es nicht so günstig zu sein, Azathioprin als Monosubstanz zu verordnen. In der amerikanischen Crohn-Studie hat sich Azathioprin nicht signifikant von der Placebobehandlung unterschieden. Aufgrund der Mitteilungen von O'Donoghue et al. [13] ist Azathioprin in der Lage, die durch Steroide herbeigeführte Remission bei M. Crohn zu verlängern. Die Betonung der Ergebnisse liegt jedoch darauf, daß es möglich sein muß, mit den Steroiden eine Remission herbeizuführen.
Azathioprin sollte jedoch für Patienten mit M. Crohn ein Reservemedikament bleiben, denn es gehört zur Gruppe der zytostatisch wirkenden Substanzen. Als solche ist es mit zahlreichen unerwünschten Wirkungen belastet, deren wichtigste die Knochenmarkdepression ist (Tabelle 7).

Azathioprin sollte daher nur bei denjenigen Patienten eingesetzt werden, die schwere und hartnäckige Verläufe haben. Dies trifft besonders für solche Patienten zu, die wegen der sehr erheblichen Ausdehnung der Erkrankung im Dünn- und Dickdarm oder auch im Magen und der Speiseröhre nicht operiert werden können.

Es kann aber auch solchen Patienten gegeben werden, bei denen eine Unterdrückung der entzündlichen Aktivität mit einem Kortisonpräparat möglich ist, jedoch die Erhaltungsdosis von Kortison zu hoch, d. h. deutlich über der sog. Cushing-Schwellendosis liegt. Bei all jenen Patienten, bei denen man Azathioprin verordnen will, sollte man eine Initialtherapie mit Prednisolon (hochdosierte Prednisolondosis, die dann stufenweise reduziert wird) verordnen. Azathioprin hat keinen so raschen Wirkungseintritt wie die Kortisonpräparate. Eine günstige Wirkung ist erst jenseits der 6. Behandlungswoche zu erwarten, möglicherweise jedoch noch wesentlich später, z. B. nach einem halben Jahr, einem Jahr, oder sogar erst 2 Jahren. Die Anfangsdosis beträgt 2–3 mg/kg KG. Bei Ansprechen auf die Therapie wird zunächst die Kortisondosis reduziert, dann auf eine alternierende Kortisondosis übergegangen, dann Azathioprin vorsichtig reduziert und schließlich Kortison ausschleichend abgesetzt und auch Azathioprin vorsichtig weiter reduziert. Die Reduktionsbehandlung muß sich ggf. über Jahre hinstrecken. Während der Behandlung mit Azathioprin (6-Mercaptopurin) ist eine sorgfältige Überwachung des Patienten erforderlich. Eine auftretende Knochenmarkdepression kann durch regelmäßige kurzfristige Kontrollen von Erythrozyten, Leukozyten, Differentialblutbild und Thrombozyten erkannt werden. Weitere unerwünschte Wirkungen und Nebenwirkungen sind in Tabelle 7 zusammengestellt.

3 Patienten mit ruhender Erkrankung (CDAI < 150)

Patienten mit einem niedrigen Aktivitätsindex (CDAI) – immer unter der Voraussetzung, daß es sich um eine Erstdiagnose handelt und keine

Vortherapie durchgeführt wurde – benötigen nach den Erkenntnissen der amerikanischen und europäischen Crohnstudie keine medikamentöse Therapie [5, 18].

Bei diesen Patienten lohnt es sich, einen Versuch mit einer von Heaton et al. sowie Brandes u. Lorenz-Meyer propagierten natürlichen Kost zu erwägen [4, 8]. Diese Kostform ist so beschaffen, daß alle raffinierten Nahrungsbestandteile, Konservierungsstoffe und Stabilisatoren weggelassen werden. Dem Patienten wird empfohlen, weitgehend auf raffinierten Zucker, Schokolade, Bonbons, Kekse, Kuchen, Produkte aus weißem Mehl, Softdrinks usw. zu verzichten und dafür möglichst viel rohes Obst und Gemüse zu verzehren. Nach den bisher nicht strengen, wissenschaftlichen Maßstäben standhaltenden Untersuchungen scheinen solcher Art geführte Patienten in besserem Gesundheitszustand zu sein als gleichzeitig beobachtete Kontrollgruppen. Darüber hinaus mußten Patienten unter der natürlichen Kost weniger häufig das Krankenhaus aufsuchen als die gleichzeitig beobachtete Kontrollgruppe [4, 8].

4 Symptomatische Therapie

Bisher wurde lediglich das Für und Wider einer mehr oder weniger spezifisch gegen den M. Crohn gerichteten Therapie diskutiert. Zur Führung des chronisch Kranken gehört jedoch auch die ergänzende symptomatische Therapie.

Patienten mit M. Crohn benötigen Eisenpräparate, wenn eine mikrozytäre Anämie, eine Blutungsanämie, vorliegt. Die Gabe von Eisen ist jedoch nur dann sinnvoll, wenn gleichzeitig die entzündliche Aktivität mit den oben genannten Medikamenten behandelt wird. Nur dann ist gewährleistet, daß das resorbierte Eisen auch der Blutbildung zur Verfügung steht und nicht im Entzündungsgebiet benötigt wird oder gar über die entzündete Oberfläche via Erythrozyt wieder verloren geht.

Bei einer Malabsorption ist nach den entsprechenden Richtlinien zu verfahren.

Der Durchfall bei M. Crohn kann viele Ursachen haben. Wenn eine mangelnde Nahrungsausnutzung erwiesen ist, so muß nach den Regeln der Behandlung eines Malabsorptionssyndroms verfahren werden. Wenn der Durchfall durch die Entzündung der Schleimhaut hervorgerufen ist, so ist die antientzündliche spezifische Behandlung des M. Crohn die Therapie der Wahl für den Durchfall. Bei chologener Diarrhö empfiehlt sich die Gabe von Colestyramin (Quantalan). Gelegentlich ist der Darm jedoch bereits so stark geschädigt und auch durch Narbenbildung verändert, daß eine symptomatische Behandlung der Diarrhö mit Loperamid (Imodium), Diphenoxylat (Reasec) oder Tinctura opii erforderlich wird.

Ein Mangel an Spurenelementen oder Vitaminen tritt nur bei sehr ausgedehnter Lokalisation oder sehr einseitiger Ernährung auf. Bei chologener Diarrhö ist es evtl. erforderlich, die fettlöslichen Vitamine (A, D, E und K) parenteral zu substituieren. Bei ausgedehntem Befall des terminalen Ileums oder nach Ileumresektion ist manchmal die parenterale Gabe von Vitamin B_{12} (Aqua-Cytobion) notwendig. In seltenen Fällen müssen Spurenelemente (z. B. Zink) substituiert werden.

Literatur

1. André C, Descos L, Landais P, Fermanian J (1980) Laboratory supplementation of Crohn's disease activity index. Lancet II:594
2. Bernstein LH, Frank MS, Brand LJ, Boley SJ (1980) Healing of perineal Crohn's disease with metronidazole. Gastroenterology 79:357–365
3. Best WR, Becktel JM, Singleton JW, Kern F Jr (1976) Development of a Crohn's disease activity index. Gastroenterology 70:439–444
4. Brandes JW, Lorenz-Meyer H (1981) Zuckerfreie Diät: Eine neue Perspektive zur Behandlung des Morbus Crohn? Eine randomisierte, kontrollierte Studie. Z Gastroenterol 19:1–12
5. ECCDS I – (to be published)
6. ECCDS III – (to be published)
7. Fromm H, Gebel M, Schroeter U, Canzler H, Schmidt FW (1978) Zur Behandlung des Morbus Crohn im akuten Stadium. Dtsch Med Wochenschr 103:377–382
8. Heaton KW, Thornton JR, Emmett PM (1979) Treatment of Crohn's disease with an unrefined carbohydrate, fibre rich diet. Br Med J II:764–766
9. Hees PAM van, Elteren PH van, Lier HJJ van, Tongeren JHM van (1980) An index of inflammatory activity in patients with Crohn's disease. Gut 21:279–286
10. Hees PAM van, Lier HJJ van, Elteren PH van et al. (1981) Effect of sulfasalazine in patients with active Crohn's disease. A controlled double blind study. Gut 22:404–409
11. Järnerot G, Ursing B, Alm T et al. (1981) Treatment of active Crohn's disease with metronidazole or sulfasalazine. A preliminary report of a double blind controlled trial (CCDSS). In: Pena AS, Weterman IT, Booth CC, Strober W (eds) Recent advances in Crohn's disease. Nijhoff, The Hague Boston London, pp 469–473
12. Miller B (1980) Nebenwirkungen der Therapie mit Salazosulfapyridin. Dtsch Med Wochenschr 105:1596
13. O'Donoghue DP, Dawson M, Powell-Tuck J, Brown RL, Lennard-Jones JE (1978) Double blind withdrawal trial of azathioprine as maintenance treatment for Crohn's disease. Lancet II:955
14. Present DH, Korelitz BI, Wisch N, Glass JL, Sachar DB, Pasternack BS (1980) Treatment of Crohn's disease with 6-mercaptopurine. N Engl J Med 302:981–986
15. Singleton JW, Law DH, Kelley ML, Mekhjian HS, Sturdevant RAL (1979) National Cooperative Crohn's Disease Study: Adverse reactions to study drugs. Gastroenterology 77:870–882
16. Singleton JW, Summers RW, Kern F Jr, Becktel JM, Best WR, Hansen RN, Winship DH (1979) A trial of sulfasalazine as adjunctive therapy in Crohn's disease. Gastroenterology 77:887–897
17. Steinhardt HJ, Hartmann F, Malchow H (1978) Therapie chronisch entzündlicher Darmerkrankungen mit vollresorbierbaren Diäten. Internist (Berlin) 19:44–51
18. Summers RW, Switz DM, Sessions JT Jr, Becktel JM, Best WR, Kern F Jr, Singleton JW (1979) National Cooperative Crohn's Disease Study: Results of drug treatment. Gastroenterology 77:847

Kapitel 33

Colitis ulcerosa: Konservative Therapie

B. MILLER

Die konservative Behandlung des Patienten mit Colitis ulcerosa darf sich nicht nur auf die medikamentöse Therapie beschränken, sondern muß auch die lebenslange ärztliche Überwachung und die psychische Betreuung einschließen. Da sich diese drei Aspekte in der praktischen Führung des Kolitiskranken nicht trennen lassen, wenn jeder von ihnen optimal verwirklicht werden soll, sind die damit verbundenen ärztlichen Aufgaben in der Regel auch nicht teilbar und ohne weiteres an Spezialisten delegierbar. Das schließt natürlich nicht aus, daß der Arzt, in dessen Hand die Betreuung von Kolitispatienten liegt, bei besonderen diagnostischen oder therapeutischen Problemen konsiliarisch den Rat von spezialisierten und entsprechend fachkompetenten Kollegen einholt.

1 Medikamentöse Therapie

Die Standardtherapie der Kolitis kann sich auf eine Vielzahl kontrollierter klinischer Studien stützen (Übersicht bei [41]). Bewährt haben sich Sulfasalazin (Azulfidine, Colo-Pleon), Glukokortikoide sowie in begrenztem Umfang bei besonderer Indikation Azathioprin (Imurek). Der differenzierte therapeutische Einsatz dieser Substanzen erfolgt in Abhängigkeit von Verlaufsform, Verlaufsphase und Schweregrad der Erkrankung.

1.1 Behandlung des akuten Schubs

In Phasen mit entzündlicher Aktivität richtet sich die Therapie nach dem Schweregrad der Erkrankung. Kriterien für die Beurteilung des Schweregrades sind in Tabelle 1 angegeben; Tabelle 2 gibt einen Überblick über die Dosierungen bei Standardtherapie. Bei leichten Kolitisschüben

Tabelle 1. Kriterien für den klinischen Schweregrad eines Kolitisschubs

Leichter Schub:	Etwa bis zu 5 blutig-schleimige Entleerungen pro Tag, vermengt mit durchfälligem Stuhl, oder unabhängig vom Stuhlgang bei gleichzeitiger Obstipation. Keine Temperaturerhöhung, Allgemeinbefinden nicht oder nur wenig gestört
Mittelschwerer Schub:	Etwa 6–8 durchfällige, blutig-schleimige Entleerungen, evtl. subfebrile bis febrile Temperaturen (< 38 °C), deutliches Krankheitsgefühl
Schwerer Schub:	Zahlreiche blutige Entleerungen(> 8/Tag), hohes Fieber (> 38 °C), hohe Pulsfrequenz (> 100/min), Hypoproteinämie und Anämie

Tabelle 2. Medikamentöse Therapie des akuten Kolitisschubs

Leichter Schub:	Sulfasalazin 3 ($\rightarrow$5) g/Tag oral alternativ: Sulfasalazin- oder Steroidklysmen (Azulfidine-Klysmen; Betnesol-Rektal-Instillation, Phoscortril-Klys)
Mittelschwerer Schub:	Prednisolon 40–60 mg/Tag kombiniert mit Sulfasalazin 3 ($\rightarrow$5) g/Tag, evtl. kombiniert mit Sulfasalazin- oder Steroidklysmen
Schwerer Schub:	Komplette parenterale Ernährung, parenterale Substitution von Flüssigkeit, Elektrolyten, Humanalbumin, Blut. Prednisolon 50–100 mg/Tag i.v. Antibiotika (bei septischen Komplikationen) (Sulfasalazin 3–5 g/Tag)

genügt gewöhnlich Sulfasalazin allein, oral oder rektal verabreicht; alternativ oder in Kombination können auch Steroidklysmen gegeben werden. Klysmen sind nicht nur bei distal begrenzter Kolitis sinnvoll; es konnte gezeigt werden, daß besonders bei ausgedehnter Colitis ulcerosa sich der Inhalt der handelsüblichen Fertigklysmen auch über die linke Flexur hinaus im gesamten Kolon verteilt. Besteht bei auf das Rektum beschränkter Kolitis (hämorrhagische Proktitis) gleichzeitig Obstipation, empfiehlt sich eine Stuhlregulierung mit pflanzlichen Faserstoffen (z. B. Weizenkleie, Leinsamen, Muko-Falk). Da bei schwereren Kolitisschüben häufiger Sulfasalazin allein zur raschen Erreichung einer Remission nicht ausreicht, sollte bereits bei mittelschweren Schüben von vornherein kombiniert mit Kortikosteroiden behandelt werden. Selbstverständlich können auch hier systemische und lokale Therapie gleichzeitig angewandt werden. Bei schweren Kolitisschüben, die in jedem Fall im Krankenhaus behandelt werden sollten, steht im Vordergrund der Therapie die komplette parenterale Ernährung zur Ruhigstellung des Darms, die situationsgerechte parenterale Substitution von Flüssigkeit, Elektrolyten, Humanalbumin und Erythrozyten, die hochdosierte parenterale Gabe von Kortikosteroiden sowie bei septischen Komplikationen die Verabreichung von Breitbandantibiotika. Wird unter einer solchen maximalen konservativen Therapie innerhalb einer begrenzten Zeit (etwa 2–3 Wochen) keine deutliche Besserung erreicht, sollte eine Proktokolektomie erwogen werden [49], denn in den meisten dieser Fälle kann auch durch eine längere Fortführung der konservativen Behandlung keine Remission erreicht werden, so daß ein weiteres Hinausschieben des Operationszeitpunkts durch die weitere Verschlechterung des Allgemeinzustands höchstens das Operationsrisiko erhöht. Kommt es im Verlauf eines Kolitisschubes zur Entwicklung einer toxischen Kolondilatation, ist (sofern diese Komplikation nicht bereits unter Maximaltherapie auftritt) zwar ein zeitlich begrenzter konservativer Behandlungsversuch entsprechend den Therapieprinzipien der schweren Kolitisattacke angezeigt; hier sollte aber bei der geringsten klinischen Verschlechterung sofort oder bei ausbleibender Rückbildung der Kolondilatation spätestens nach 48 h operiert werden. Wichtig ist, daß diese Patienten von Anfang an vom Internisten und Chirurgen gemeinsam betreut werden, um die Indikation zur Operation zum richtigen Zeitpunkt in gemeinsamer Verantwortung zu stellen.

Wird der Patient unter medikamentöser Therapie symptomfrei, werden zunächst die Kortikosteroide „ausschleichend" abgesetzt, erst danach bei weiterer Symptomfreiheit auch das Sulfasalazin auf die für die Rezidivprophylaxe erforderliche Dosis von 2 g/Tag reduziert.

1.2 Vorgehen bei chronisch kontinuierlichem Verlauf

Wird bei der insgesamt ungünstigeren chronisch kontinuierlichen Verlaufsform der Colitis ulcerosa (etwa 15–20% der Patienten) keine komplette Remission erreicht und führen selbst höhere Sulfasalazindosen (3–5 g/Tag) nicht zur Beschwerdefreiheit oder zumindest zur Symptomarmut (d. h. den Patienten nicht wesentlich belästigende Stuhlfrequenz mit nicht mehr regelmäßigen Blutbeimengungen), dann muß zwischen einer zusätzlichen Langzeittherapie mit Kortikosteroiden, evtl. in Kombination mit Azathioprin, und einer operativen Therapie entschieden werden. Wegen der Risiken einer solchen medikamentösen Langzeittherapie sollte insbesondere bei jüngeren Patienten mit entsprechend voraussehbarem langem Krankheitsverlauf frühzeitig eine Proktokolektomie erwogen werden. Nur bei Kontraindikation gegen ein operatives Vorgehen ist es gerechtfertigt, die Risiken einer Langzeittherapie mit Kortikosteroiden in Kauf zu nehmen. Um die Nebenwirkungen dieser Behandlung möglichst gering zu halten, empfiehlt sich die alternierende Steroidverabreichung (20–40 mg Prednisolon jeden zweiten Tag) oder die Kombination von Kortikosteroiden mit Azathioprin (100–150 mg/Tag). Azathioprin, das zur Monotherapie bei Colitis ulcerosa unwirksam ist, hat in dieser Kombination einen steroidsparenden Effekt [25, 43]. Unbekannt ist, ob eine immunsuppressive Langzeittherapie in den hier gebräuchlichen Dosen zu einer Erhöhung des Malignitätsrisikos für diese Patienten führt [24, 37]. Unter einer alternierenden Steroidtherapie mit relativ hohen Dosen sind vereinzelt ausgeprägte psychische Stimmungsschwankungen beobachtet worden, die Ähnlichkeit mit manisch-depressiven Zustandsbildern aufwiesen [45]. Bei Beendigung einer länger durchgeführten Kortikosteroidtherapie ist nicht nur mit einer Nebennierenrindeninsuffizienz infolge Nebennierenrindenatrophie zu rechnen, die eine stufenweise Dosisreduktion vor dem Absetzen über 10–14 Tage, nach mehrjähriger Therapie u. U. über mehrere Wochen erforderlich macht; gelegentlich können unabhängig von einer steroidinduzierten Nebenniereninsuffizienz Steroidentzugssyndrome auftreten: Appetitlosigkeit, Übelkeit, Myalgien, Kopfschmerzen, psychische und nervöse Irritabilität, Depressionen; selten Fieber, besonders bei Kindern Pannikulitis (juckende bis schmerzhafte Knötchen an Wangen und Stamm), Pseudotumor cerebri (Erbrechen, Krampfneigung, Stauungspapille und andere Hirndrucksymptome, Bewußtseinsstörungen). Die Therapie besteht in erneuter Gabe von Kortikosteroiden mit langsamem Ausschleichen über Wochen bis Monate, bei ausgeprägtem Psychosyndrom können Psychopharmaka notwendig sein.

1.3 Erhaltungstherapie in der Remission

Während der symptomfreien Remissionsphasen hat sich zur Rezidivprophylaxe die Dauertherapie mit Sulfasalazin bewährt [41]. Die Rezidivhäufigkeit kann damit auf etwa ein Viertel bis ein Drittel gesenkt werden. Die erforderliche Dosis beträgt 2 g Sulfasalazin pro Tag; niedrigere Dosen sind deutlich weniger wirksam, höhere Dosen gehen mit beträchtlich erhöhter Nebenwirkungsrate einher, ohne die Effektivität wesentlich zu steigern [1]. Zur Frage der notwendigen Dauer der Rezidivprophylaxe kommen zwei kontrolliert durchgeführte Auslaßversuche zu unterschiedlichen Schlußfolgerungen [8, 42]. Während Dissanayake u. Truelove [8] eine zeitlich unbegrenzte Rezidivprophylaxe empfehlen, halten Riis et al. [42] einen Auslaßversuch für gerechtfertigt, wenn der Patient unter Sulfasalazin ein Jahr lang symptomfrei war. Da trotz des widersprüchlichen Ergebnisses bei gleicher Versuchsanordnung die Untersuchung von Riis nicht die Unwirksamkeit einer länger als ein Jahr fortgeführten Rezidivprophylaxe belegt, ist die zeitlich unbegrenzte Rezidivprophylaxe als Regel zu empfehlen. Gegen einen Auslaßversuch bei langanhaltender stabiler Remission ist dann nichts einzuwenden, wenn er unter Kenntnis des Rezidivrisikos und mit Zustimmung des Patienten ausdrücklich als Versuch verstanden wird und nicht als die möglich gewordene Beendigung der Langzeittherapie.

2 Probleme der medikamentösen Dauertherapie

Es sollen hier nur die mit der Sulfasalazindauertherapie verbundenen Fragen besprochen werden, da auf Probleme der Langzeittherapie mit Kortikosteroiden und Azathioprin bereits bei Besprechung der Therapie der chronisch-kontinuierlichen Verlaufsformen der Colitis ulcerosa hingewiesen wurde. Es handelt sich um die Möglichkeit einer Rezidivprophylaxe bei Sulfasalazinunverträglichkeit, mögliche Nebenwirkungen der Langzeit- oder Dauertherapie mit Sulfasalazin sowie Fragen im Zusammenhang mit Gravidität und Laktation bei Kolitispatientinnen.

2.1 Sulfasalazinunverträglichkeit

Schwerwiegende akute Nebenwirkungen des Sulfasalazins (Tabelle 3; [30]) können zum Verzicht auf diese Substanz bei der medikamentösen Behandlung der Kolitispatienten zwingen. Im akuten entzündlichen Schub bietet die Beschränkung der Therapie auf Kortikosteroide keine Probleme, dagegen ist die alternative Rezidivprophylaxe mit Kortikosteroiden (40 mg Prednisolon alternierend jeden zweiten Tag [38]) sicher nur bei strenger Indikationsstellung (häufige Rezidive im bisherigen Verlauf, Kontraindikation für Proktokolektomie) angezeigt. Eine sonstige dem Sulfasalazin gleichwertige Rezidivprophylaxe mit Azathioprin [21, 27, 43] oder Dinatriumcromoglicat [5, 6, 9, 51] gibt es nicht. Besteht die Nebenwirkung des Sulfasalazins lediglich in der Auslösung eines allergischen Exanthems, kann in vielen Fällen nach Desensibilisierung [16, 29, 46] die Dauertherapie mit dieser Substanz durchgeführt werden. Zur Durchführung der Desensibilisierung erhält der Patient nach Abklingen des Exanthems $^1/_8$ Tablette pro Tag, nach jeweils 3–7 Tagen wird die Dosis verdoppelt, bis die Erhaltungsdosis von 2 g/Tag erreicht ist [29]. Da die meisten (wenn nicht sogar alle) Nebenwirkungen des Sulfasalazins durch die Sulfonamidkomponente ausgelöst werden, die therapeutische Effektivität der Substanz aber der Salizylatkomponente zukommt, wurden in den letzten Jahren eine Reihe möglicher Nachfolgesubstanzen geprüft, bei denen der Sulfonamidanteil bei Erhaltung der für die spezi-

Tabelle 3. Seltene Nebenwirkungen von Sulfasalazin. (Nach [30])

Allgemeine Überempfindlich- keitsreaktionen	Fieber Arthralgien Lupus-erythematodes-Syndrom Vaskulitis Serumkrankheit Anaphylaktischer Schock
Haut	Allergische Exantheme Erythema multiforme Exfoliative Dermatitis und Epidermolyse Photosensibilisierung Alopezie
Knochenmark	Leukopenie, Thrombopenie Agranulozytose Aplastische Anämie
Erythrozyten	Hämolytische Anämie Heinz-Körperbildung Methämoglobinämie
Augen	Periorbitales Ödem Konjunktivale Injektion
Abdominalorgane	Völlegefühl, Übelkeit, Erbrechen Stomatitis Blutiger Durchfall Störung der Folsäure- und Digoxinresorption Toxische Leberschädigung (Hepatitis) Pankreatitis
Herz	Myokarditis, Perikarditis
Lunge	Eosinophiles Lungeninfiltrat Fibrosierende Alveolitis Asthma bronchiale
Nieren	Kristallurie (Verstopfung der Tubuli) Hämaturie, Proteinurie Toxische Nephrose Anurie
Hoden	Hemmung der Spermiogenese
Zentralnervensystem	Kopfschmerzen, z. T. migräneartig Benommenheit, Schwindel, Ohrensausen Neuropathie mit Ausfällen im Bereich der Hinterstränge Geschmacksstörungen Hörstörungen Depressive Reaktionen, Halluzinationen
Harmlose Begleiterscheinungen	Gelborange Verfärbung des Urins im alkalischen Be- reich, „Zyanose" der Haut ohne Met- oder Sulfhämo- globinämie und ohne Beeinträchtigung des Sauerstoff- transports

fische Pharmakokinetik des Medikaments wichtigen Azobindung ersetzt wird (Dinatrium-azo-disalicylat [22], Salizylazobenzoesäure [2], N-azetyl-5-Aminosalizylsäure [52]). Eine zweite Möglichkeit besteht darin, durch besondere galenische Zubereitung die Resorption von 5-Aminosalizylsäure im Dünndarm zu verhindern, so daß die Wirksubstanz wie bei den Azoverbindungen erst im Kolon freigesetzt wird [7]. Leider steht derzeit noch keine dieser Substanzen für die Behandlung von Patienten mit Sulfasalazinunverträglichkeit allgemein zur Verfügung.

2.2 Nebenwirkungen der Dauertherapie

Da Sulfasalzin die Folsäureresorption aus dem Dünndarm hemmt [13, 39, 44], durch eine vermehrte Hämolyse [31] aber gleichzeitig den Folsäurebedarf steigert, kann bei marginaler Zufuhr von Folsäure mit der Nahrung unter Dauertherapie ein Folsäuremangel mit Entwicklung einer megaloblastären Anämie auftreten [10]. Regelmäßige Blutbildkontrollen lassen diese Komplikation erkennen, die durch orale Folsäuregabe behoben bzw. vermieden werden kann.
Als weitere Nebenwirkung der Dauertherapie wurde in den letzten Jahren bei jungen Männern das Auftreten von Infertilität beobachtet, die durch Hemmung der Spermatogenese mit Oligospermie, Zunahme unreifer Spermienformen und Störung der Spermatozoenmotilität bedingt ist [3, 35, 47]. Diese Störung ist nach Absetzen des Sulfasalazins reversibel. Bei Kinderwunsch ist diese Nebenwirkung bei sonstiger Verträglichkeit des Medikamentes die einzige bekannte Indikation, die Rezidivprophylaxe mit Sulfasalazin zu unterbrechen.

2.3 Sulfasalazintherapie während Gravidität und Laktation

Die Colitis ulcerosa beeinträchtigt weder die weibliche Fertilität [50] noch führt sie zu einem erhöhten Risiko für fetale Komplikationen wie Untergewicht, Unreife, Abort, Totgeburt oder Mißbildungen [33]. Da umgekehrt aber eine Gravidität bei etwa einem Drittel der in Remission befindlichen Patientinnen zu einem Rezidiv (meist im ersten Trimester, seltener postpartal) und bei aktiver Kolitis zu Beginn der Schwangerschaft häufig zu einer weiteren Verschlechterung führt, ist die medikamentöse Therapie während der Gravidität – und damit die Frage nach möglichen schädlichen Auswirkungen auf das Kind – von großer Bedeutung. Tatsächlich fanden sich bei Frauen, die während der Schwangerschaft mit Sulfasalazin und/oder Kortikosteroiden behandelt wurden, nicht häufiger kindliche Komplikationen (einschließlich Mißbildungen und Kernikterus) als bei Kolitispatientinnen, die keiner Therapie bedurften; bei beiden Gruppen lagen die fetalen Komplikationen sogar unter der Rate der Allgemeinbevölkerung, wahrscheinlich infolge der intensiven ärztlichen Betreuung dieser Patientinnen während der Schwangerschaft. Zwar passieren Sulfasalazin wie auch seine Sulfonamid- und Salizylatkomponenten die Plazenta, teratogene Nebenwirkungen sind aber von Sulfonamiden nicht bekannt und bei Salizylaten im Tierversuch nur bei Serumkonzentrationen beobachtet worden, die etwa 100fach über denen liegen, die bei üblicher Dosierung von Sulfasalazin beim Patienten erreicht werden [11]. Die Sulfonamidkomponente erhöht nicht das Risiko für einen Kernikterus, da Sulfapyridin andere Bindungsstellen am Albuminmolekül besitzt als Bilirubin und damit unter Sulfasalazintherapie die Bilirubinbindungskapazität weder im mütterlichen noch im kindlichen Blut herabgesetzt wird [18, 20]. Die in die Muttermilch übertretenden Substanzmengen sind so gering, daß keine Gefährdung des Kindes durch das Stillen zu befürchten ist [18, 19]. Diese Befunde der letzten Jahre zeigen, daß kein Grund besteht, bei Kinderwunsch einer Kolitispatientin oder während der Stillzeit die Rezidivprophylaxe auszusetzen oder während einer Gravidität die medikamentöse Behandlung eines Kolitisschubs einzuschränken. Nur wenn postpartal die Kolitis aktiv ist, sollte wegen der damit verbundenen Belastung der Patientin vom Stillen abgeraten werden. Weder aus der Kolitis an sich noch aus der Notwendigkeit ihrer medikamentösen Behandlung läßt sich eine medizinische Indikation für eine Interruptio ableiten.

3 Spezielle Probleme bei systemischen Begleitkrankheiten

Die extraintestinalen Manifestationen der Colitis ulcerosa [15, 32] an Gelenken (häufig monoartikulär, asymmetrisch, besonders an unteren Extremitäten lokalisiert; Inzidenz 10–20%), an der Haut (*Erythema nodosum,* 10–20%; *Pyoderma gangraenosum,* unter 5%) sowie an den Augen (*Iridozyklitis, Keratokonjunktivitis,* Inzidenz etwa 5%) gehen der entzündlichen Aktivität der Kolitis parallel. Bei Kolitisschüben, bei denen solche kolitisassoziierten systemischen Komplikationen auftreten, sollten in der Regel Kortikosteroide gegeben werden. Die *Arthritiden* führen nicht zu Gelenkdeformierungen. Gangräneszierende Pyodermien können auch unabhängig von Exazerbationen der Colitis ulcerosa sowie nach Proktokolektomie auftreten [32]. Ein genetisch mit der Colitis ulcerosa assoziierter M. Bechterew wird bei etwa 5% der Patienten beobachtet. Manifestation und Verlauf sind unabhängig vom Verlauf der Kolitis, es bedarf einer eigenen intensiven Behandlung und Führung der betrof-

fenen Patienten mit Antirheumatika und gezielter krankengymnasti-
scher Therapie.

Leberveränderungen wie *Pericholangitis, Leberzellverfettung* und *reakti-
ve Hepatitis* sind relativ häufige unspezifische Begleiterkrankungen der
Colitis ulcerosa, die kaum jemals ein therapeutisches Problem darstellen.
Chronisch aktive Hepatitiden und Leberzirrhosen unterschiedlicher
Ätiologie (Inzidenz unter 5%) erfordern eine eigenständige Behandlung
unabhängig von der Colitis ulcerosa.

Als mehr kolitisspezifische Komplikationen gelten *sklerosierende Cholangitis* und *Gallengangkarzinome*, die zwar insgesamt selten sind, bei ihrem Auftreten aber die Prognose des betroffenen Patienten bestimmen.
Eine effektive Therapie ist nicht bekannt.

Eine weitere seltene Komplikation ist die *Amyloidose,* die entsprechend
dem bevorzugt befallenen Organ (Niere: nephrotisches Syndrom; Myo-
kard: digitalisrefraktäre Herzinsuffizienz; Leber: in der Regel von geringer klinischer und prognostischer Bedeutung) meist schicksalsbestim-
mend ist. Da vereinzelt über Rückbildung nach Entfernung des entzündlich veränderten Darms berichtet wurde [12] und in der Regel eine
schwere totale Kolitis vorliegt, muß eine Kolektomie erwogen werden.

4 Therapeutische Probleme im Kindesalter

Die medikamentöse Behandlung erfolgt in üblicher Weise [4, 17, 48] mit
Sulfasalazin (4 g/m^2 Körperoberfläche täglich) und Kortikosteroiden
(Prednisolon 2 mg/kg KG täglich). Obwohl es Hinweise gibt, daß Immunsuppressiva im Kindesalter wirksamer sind als bei Erwachsenen
[4, 28], sollte die Indikation dazu wegen der möglichen Nebenwirkungen
sehr streng gestellt werden.

Ein besonderes Problem dieser Altersgruppe stellt die häufig anzutref-
fende Wachstums- und Reifungshemmung durch die chronisch-entzündliche Darmerkrankung dar [26]. Die Therapie mit Kortikosteroiden
beinhaltet das Dilemma, daß sie zwar die entzündliche Darmerkrankung
günstig beeinflußt, gleichzeitig aber weiterhin zur Retardierung des
Wachstums beiträgt. Bei einem entsprechend schweren, mit Sulfasalazin
als alleiniger Dauertherapie nicht zu beherrschenden Krankheitsverlauf
sollte daher frühzeitig eine Kolektomie erwogen werden. Da als Ursache
der Wachstumsverzögerung eine unterkalorische Ernährung infolge Appetitlosigkeit sowie abdomineller Beschwerden bei Nahrungsaufnahme
u. U. eine Rolle spielt, kann durch eine intermittierende spezielle Ernäh-
rungstherapie mit oral-elementarer oder parenteraler Ernährung versucht werden, Wachstumsschübe zu induzieren [34].

5 Ärztliche Überwachung des Kolitispatienten

Der wechselhafte Verlauf der Colitis ulcerosa mit wechselnden therapeutischen Erfordernissen, die der jeweiligen klinischen Situation angepaßt werden müssen sowie mögliche Nebenwirkungen der Dauertherapie machen in der Regel die lebenslange ärztliche Betreuung der Patienten erforderlich. Ein besonderes Problem dieser Überwachung ergibt sich aus dem erhöhten Risiko für den Kolitispatienten, ein Kolonkarzinom zu entwickeln. Eine Reihe von Studien [23] hat gezeigt, daß bei Befall des ganzen Kolons nach dem 10. Krankheitsjahr während jeder weiteren Dekade das kumulative Risiko, ein Karzinom zu entwickeln, um 10–20% ansteigt. Eine neuere Arbeit [23] schätzt allerdings das Risiko geringer ein. Faktoren, die dieses Risiko beeinflussen, sind Dauer und Ausdehnung der Erkrankung, nicht dagegen wahrscheinlich Häufigkeit und Schweregrad der Rezidive. Über diese allgemeinen Kriterien zur Abschätzung des Karzinomrisikos hinaus kann der Nachweis schwerer Epitheldysplasien [36, 40] beim einzelnen Patienten auf ein besonders hohes individuelles Risiko hinweisen. Die Biopsien (am besten koloskopische Stufenbiopsien) zum Nachweis dieser präkanzerösen Veränderungen müssen während der Remissionsphase entnommen werden, da sie im floriden Stadium der Erkrankung nicht von den entzündlichen Veränderungen zu unterscheiden sind. Beim Nachweis von schweren Dysplasien sollte nach 2–3 Monaten eine Kontrolluntersuchung erfolgen, bei konstantem Befund dem Patienten die Kolektomie angeraten werden.

Nach einer kürzlich publizierten Berechnung [14], die die bisherigen Kenntnisse über Spezifität und Sensitivität des Nachweises von präkanzerösen Läsionen, die Letalität der koloskopischen Vorsorgeuntersuchung und der elektiven Kolektomie sowie die Verbesserung der Heilungschancen durch die Operation berücksichtigt, verbessert ein solches Vorgehen die Prognose quoad vitam im Vergleich zur prophylaktischen Kolektomie nach 10jähriger Kolitisdauer, solange das kumulative Kar-

Tabelle 4. Endoskopisch-bioptische Karzinomvorsorge bei Colitis ulcerosa mit subtotalem und totalem Befall des Dickdarms

Kolitisdauer	Rektoskopie	Koloskopie
< 5 Jahre	Jährlich	
5–10 Jahre	Halbjährlich	2 jährlich
10–25 Jahre	Halbjährlich	Jährlich

Bei Nachweis von Dysplasien Kontrolle in 2–3 Monaten, bei konstantem Befund Kolektomie
Nach 25–30 Jahren prophylaktische Kolektomie

zinomrisiko 37% nicht übersteigt. Das ist aber erst nach 25–30 Jahren der Fall. Während der ersten 25 Krankheitsjahre empfiehlt sich der in Tabelle 4 wiedergegebene Vorschlag zur endoskopisch-bioptischen Karzinomvorsorge bei Colitis ulcerosa. Nach mehr als 25- bis 30jähriger Krankheitsdauer und totaler Kolitis erscheint eine prophylaktische Kolektomie angezeigt.

6 Ärztliche Führung (psychische Betreuung) des Kolitispatienten

Zur ärztlichen Führung des Patienten gehört, daß bereits zu Beginn der Erkrankung nach Sicherung der Diagnose die Natur der Erkrankung sowie Möglichkeiten und Grenzen der Therapie mit dem Patienten besprochen werden. Dieses initiale Arzt-Patient-Gespräch sollte folgende Probleme ansprechen:

1) Die Colitis ulcerosa ist eine Entzündung der Dickdarmschleimhaut, die vom Enddarm (Rektum) aus unterschiedlich lange Strecken des Dickdarms befallen kann und die bei verschiedenen Patienten unterschiedlich schwer verläuft.

2) Die Ursache der Colitis ulcerosa ist bis heute nicht bekannt. Entsprechend steht keine ursächliche Behandlung (Kausaltherapie) zur Verfügung, die eine Heilung der Erkrankung erreichen würde (mit Ausnahme der Entfernung des ganzen Dickdarms, die der Krankheit das Substrat entzieht – um den Preis eines künstlichen Darmausgangs).

·3) Die Colitis ulcerosa ist eine chronische Erkrankung, bei der Phasen völliger Gesundheit (Remission) immer wieder von entzündlichen Schüben (Rezidiv) unterbrochen werden können. Die medikamentöse Behandlung kann in der Regel den akuten entzündlichen Schub gut beherrschen; sie kann bei Dauertherapie die Häufigkeit von Rückfällen effektiv herabsetzen (aber solche nicht ausschließen).

4) Bei jungen Frauen: Weder die Kolitis an sich noch die notwendige medikamentöse Behandlung während einer Schwangerschaft haben einen schädigenden Einfluß auf das Kind. Umgekehrt kann (muß aber nicht) eine Schwangerschaft den Krankheitsverlauf ungünstig beeinflussen. Während Zeiten mit entzündlicher Aktivität sollte daher eine Schwangerschaft vermieden werden (Antikonzeptiva!). Eine gewünschte Empfängnis sollte nach Möglichkeit während einer längeren und stabilen Remissionsphase erfolgen.

5) Die Besorgnis über ein Krebsrisiko wird von vielen Patienten spontan geäußert oder kommt in ängstlichen Andeutungen zum Ausdruck. Die ärztliche Antwort darf das Problem nicht leugnen; sie muß dem ängstlich besorgten Patienten auf der einen Seite Beruhigung und Sicher-

heit vermitteln, auf der anderen Seite den Patienten aber auch auf die in
Zukunft notwendigen Kontrolluntersuchungen und sich daraus evtl. er-
gebende therapeutische Konsequenzen vorbereiten.

Ein solches Gespräch, das von Anfang an offen die Fragen beantwortet,
die sich dem Patienten mit Sicherheit im weiteren Verlauf seiner Erkrankung stellen werden, schafft die Voraussetzung für die erforderliche
Langzeitbetreuung und verhindert spätere Frustrationen sowohl beim
Patienten wie auch beim behandelnden Arzt. Die Bereitschaft, sich jederzeit den Fragen des Patienten zu stellen und auf seine – auch nicht
unbedingt krankheitsbezogenen – persönlichen Probleme einzugehen,
macht in den meisten Fällen eine spezielle psychologische oder psychiatrische Behandlung überflüssig. Diese integrierte psychische und somatische (mit anderen Worten ärztliche und nicht rein medizinische) Betreuung des Patienten durch den gleichen Arzt ist einer Aufteilung der Behandlung nach somatischen und psychischen Problemen überlegen und
wird von der Mehrzahl der Patienten bevorzugt. Nur bei relativ wenigen
Patienten machen spezielle psychische Probleme die Hinzuziehung eines
Psychologen oder speziell psychosomatisch ausgebildeten Arztes erforderlich; auf sie sollte in diesen Fällen allerdings auch nicht verzichtet
werden.

Literatur

1. Azad Khan AK, Howes DT, Piris J, Truelove SC (1980) Optimum dose of sulphasalazine for maintenance treatment in ulcerative colitis. Gut 21:232
2. Bartalsky A (1982) Salicylazobencoic acid in ulcerative colitis. Lancet I:960
3. Birnie GG, McLeod TIF, Watkinson G (1981) Incidence of sulphasalazine-induced
   male infertility. Gut 22:452
4. Bläker F, Schäfer KH, Lassrich MA (1978) Colitis ulcerosa und Colitis granulomatosa
   im Kindesalter. Monatsschr Kinderheilkd 126:411
5. Buckell NA, Gould SR, Day DW, Lennard-Jones JE, Edwards AM (1978) Controlled
   trial of disodium cromoglycate in chronic persistent ulcerative colitis. Gut 19:1140
6. Davies PS, Rhodes J, Councell B, Evans BK (1980) Maintenance of remission in ulcerative colitis. Effect of an orally absorbed mast cell stabilizer. Am J Gastroenterol
   74:150
7. Dew MJ, Hughes PJ, Harries AD, Williams G, Evans BK, Rhodes J (1982) Oral 5-
   amino salicylic acid for the maintenance of remission in ulcerative colitis: A controlled
   trial. Gut 23:A892
8. Dissanayake AS, Truelove SC (1973) A controlled therapeutical trial of long-term
   maintenance treatment of ulcerative colitis with sulphasalazine. Gut 14:923
9. Dronfield MW, Langman MJS (1978) Comparative trial of sulphasalazine and oral
   sodium cromoglycat in the maintenance of remission in ulcerative colitis. Gut 19:1136
10. Elsborg L, Larsen L (1979) Folate deficiency in chronic inflammatory bowel diseases.
    Scand J Gastroenterol 14:1019
11. Fahrländer H (1980) Salazosulfapyridin in der Schwangerschaft? Dtsch Med Wo-
    chenschr 105:1729

12. Fitcher JH (1975) Amyloidosis and granulomatous ileocolitis. Regression after surgical removal of the involved bowel. Engl J Med 292:352
13. Franklin JL, Rosenberg JH (1973) Impaired folic acid absorption in inflammatory bowel disease: Effects of salicylazosulfapyridine (Azulfidine). Gastroenterology 64:517
14. Gage TP (1982) Screening colonoscopy or colectomy to prevent cancer in colitis. A decision-analytic approach (Abstract). Gastroenterology 82:1062
15. Greenstein AJ, Janowitz HD, Sachar DB (1976) The extra-intestinal complications of Crohn's disease and ulcerative colitis: A study of 700 patients. Medicine (Baltimore) 55:401
16. Holdsworth CD (1981) Sulphasalazine desensitisation. Br Med J 282:110
17. Ijaiya K, Dick W, Heimann G (1976) Die Therapie der Colitis ulcerosa im Kindesalter. Therapiewoche 26:5176
18. Järnerot G (1981) Übertritt von Sulfasalazine und Sulfapyridin in die Muttermilch und durch die Plazentarschranke sowie der Einfluß der beiden Substanzen auf die Bilirubinbindung an Albumin. Z Gastroenterol [Suppl] 19:27
19. Järnerot G, Into-Malmberg MB (1979) Sulphasalazine treatment during breast feeding. Scand J Gastroenterol 14:869
20. Järnerot G, Into-Malmberg MB, Esbjörner E (1981) Placental transfer of sulphasalazine and sulphapyridine and some of its metabolites. Scand J Gastroenterol 16:693
21. Jewell DP, Truelove SC (1974) Azathioprine in ulcerative colitis: Final report on controlled therapeutic trial. Br Med J IV:627
22. Jewell DP, Truelove SC (1981) Disodium azodisalicylate in ulcerative colitis. Lancet II:1168
23. Katzka I, Brody RS, Morris E, Katz S (1983) Assessment of colorectal cancer risk in patients with ulcerative colitis: Experience from a private practice. Gastroenterology 85:22
24. Kinlen LJ, Sheil AGR, Peto J, Doll R (1979) Collaborative United Kingdom-Australasian study of cancer in patients treated with immunosuppressive drugs. Br Med J II:1461
25. Kirk AP, Lennard-Jones JE (1982) Controlled trial of azathioprine in chronic ulcerative colitis. Br Med J 284:1291
26. Kirschner BS, Voinchet O, Rosenberg IH (1978) Growth retardation in inflammatory bowel disease. Gastroenterology 75:504
27. Korelitz BI, Glass JL, Wisch N (1973) Long-term immunosuppressive therapy of ulcerative colitis. Dig Dis Sci 18:317
28. Korelitz BI, Glass JL, Wisch N (1978) Long-term observation of children with ulcerative colitis treated with an immunosuppressive drug (6-mercaptopurine). Gastroenterology 72:1083
29. Korelitz BI, Present DH, Rubin PH, Fochios SE (1982) Desensitisation to sulfasalazine in allergic patients with IBD: An important modality. Gastroenterology 82:1104
30. Miller B (1980) Nebenwirkungen der Therapie mit Salazosulfapyridin. Dtsch Med Wochenschr 105:1596
31. Miller B (1981) Hämatologische Nebenwirkungen von Sulfasalazine. Z Gastroenterol [Suppl] 19:29
32. Mörl M (1981) Begleitkrankheiten von Colitis ulcerosa und Morbus Crohn. Med Klin 76:265
33. Mogadam M, Dobbins WO, Korelitz BI, Ahmed SW (1981) Pregnancy in inflammatory bowel disease: Effect of sulphasalazine and corticosteroids on fetal outcome. Gastroenterology 80:72
34. Morin CL, Roulet M, Roy CC, Weber A (1980) Continuous elemental enteral alimentation in children with Crohn's disease and growth failure. Gastroenterology 79:1205

35. O'Morain CA, Smethurst P, Hudson E, Levi AJ (1982) Further studies on sulphasalazine-induced male infertility. Gastroenterology 82:1140
36. Otto HF, Gebbers JO (1978) Präcanceröse Epitheldysplasien bei Colitis ulcerosa. Virchows Arch [Pathol Anat] 377:259
37. Penn J (1978) Malignancies associated with immunosuppressive or cytotoxic therapy. Surgery 83:492
38. Powell-Tuck J, Brown RI, Chambers TJ, Lennard-Jones JE (1980) Controlled trial of alternate day prednisolone as a maintenance treatment for ulcerative colitis in remission. Gut 21:444
39. Reisenauer AM, Halsted CH (1981) Human jejunal brush border folate conjugase. Characteristics and inhibition by salicylazosulfapyridine. Biochim Biophys Acta 659:62
40. Riddell RH (1980) Dysplasia in inflammatory bowel disease. Clin Gastroenterol 9/2:439
41. Riis P (1980) A critical survey of controlled studies in the treatment of ulcerative colitis and Crohn's disease. Clin Gastroenterol 9/2:351
42. Riis P, Anthonisen P, Wulff HR, Folkenborg O, Bonnevie O, Binder V (1973) The prophylactic effect of salazosulphapyridine in ulcerative colitis during longterm treatment. A double-blind trial of patients asymptomatic for one year. Scand J Gastroenterol 8:71
43. Rosenberg JL, Wall AJ, Levin B, Binder HJ, Kirsner JB (1975) A controlled trial of azathioprine in the management of chronic ulcerative colitis. Gastroenterology 69:96
44. Selhub J, Dhar GJ, Rosenberg JH (1978) Inhibition of folate enzymes by sulfasalazine. J Clin Invest 61:221
45. Sharfstein SS, Sack DS, Fauci AS (1982) Relationship between alternate-day corticosteroid therapy and behavioural abnormalities. JAMA 248:2987
46. Taffet SL, Das KM (1982) Desensitization of patients with inflammatory bowel disease to sulphasalazine. Am J Med 73:520
47. Toovey S, Hudson E, Hendry WF, Levi AJ (1981) Sulphasalazine and male infertility: Reversibility and possible mechanism. Gut 22:445
48. Truelove SC (1973) Medical aspects of ulcerative colitis in childhood. Proc R Soc Med 66:1032
49. Truelove SC, Jewell DP (1974) Intensive intravenous regimen for severe attacks of ulcerative colitis. Lancet I:1067
50. Willoughby CP, Truelove SC (1980) Ulcerative colitis and pregnancy. Gut 21:469
51. Willoughby CP, Heyworth MF, Piris J, Truelove SC (1979) Comparison of disodium cromoglycate and sulphasalazine as maintenance therapy for ulcerative colitis. Lancet I:119
52. Willoughby CP, Piris J, Truelove SC (1980) The effect of topical N-acetyl-5-aminosalicylic acid in ulcerative colitis. Scand J Gastroenterol 15:715

Kapitel 34

Die psychische Führung von Patienten mit Colitis ulcerosa und Morbus Crohn

H. Freyberger, J. Nordmeyer, W. Wellmann, H. Ziegler, H.-W. Künsebeck, W. Lempa und D. Hellhammer

Ausgangspunkt ist eine Diskussion des Stellenwertes *primär psychischer* Faktoren im Ätiologie- und Pathogenesespektrum der Colitis ulcerosa und des M. Crohn, da deren Kenntnis zum Verständnis der psychischen Langzeitführung des Patienten notwendig ist. Bei diesen Patienten finden wir gehäuft verbindliche Belege für das Vorliegen einer *neurotischen* Fehlentwicklung, die ihrerseits in psychodynamischem Bezug zur chronisch-entzündlichen Darmerkrankung steht.

Diese neurotische Pathopsychologie ist abzugrenzen von jenen *sekundären psychischen* Veränderungen, die sich beim Patienten infolge der Wahrnehmung seiner chronischen Erkrankung ausbilden, und die angesichts von akuten Krankheitsschüben besonders deutlich zutage treten. Es überwiegen anläßlich eines manifesten Colitis-ulcerosa- oder M.-Crohn-Schubs zunächst die sekundären psychischen Veränderungen, während die originären neurotischen Störungen lediglich hintergründig faßbar werden. Während der beginnenden somatischen Stabilisierung und v. a. beim Erreichen der Remission treten dann die sekundären psychischen Züge intensitätsmäßig zurück und die neurotischen Züge wieder deutlicher zutage.

1 Colitis ulcerosa

1.1 Psychodynamische Prozesse

Die Colitis ulcerosa ist – neben der Anorexia nervosa – jene internistische Erkrankung, die bisher in psychosomatischer Sicht am eingehendsten untersucht wurde. In enger Kooperation mit Internisten erhoben 4 unabhängig voneinander arbeitende psychosomatische Forschergruppen in Rochester [1], Amsterdam [4], New York [5] und Hamburg [2] jeweils gleichartige Befunde zur Psychopathologie, Psychodynamik und Psychotherapie des Colitis-ulcerosa-Patienten. Danach geht *psychodynamisch* der Manifestation der Colitis ulcerosa überaus häufig der Verlust eines subjektiv wichtigen Beziehungsobjektes voraus. Es wird von „Objektverlust" gesprochen, dem eine ausgeprägte Depression folgt. Die pathogene Wirksamkeit eines solchen Objektverlusts wird auf folgendem neurotischen Hintergrund verständlich: Aufgrund bestimmter Störungen seiner frühkindlichen Entwicklung zeichnet sich der Kolitispatient einerseits aus durch ein labiles Selbstwertgefühl (mit Überempfindlichkeit angesichts von Versagungen) und durch depressive Reaktionsbereitschaften; andererseits durch Abhängigkeitswünsche, die in besonderer Weise sein intensives Bedürfnis nach zwischenmenschlich-psychischem Schutz signalisieren, welches später auch die Milderung von andauernden subjektiven Ängsten vor Erkrankungsrezidiven einschließt. Infolge dieser frühkindlichen Störungen bleibt der Patient während seiner weiteren seelischen Entwicklung abhängig von Schlüsselfiguren, die in der Funktion eines Hilfs-Ich für die Befriedigung seiner infantil-regressiven Bedürfnisse unumgänglich notwendig sind. Die ausgeprägten Abhängigkeitswünsche angesichts dieser Schlüsselfiguren in Richtung auf pathologisch-symbiotische Zweierbeziehungen persistieren auch im Erwachsenenalter. Diese Pathopsychologie ist ferner verknüpft mit einer deutlichen introspektiven Einschränkung. Die mangelhafte Introspektionsfähigkeit und das damit verknüpfte eingeschränkte Selbstreflektieren-Können angesichts von Konflikten erschweren beim Patienten die realitätsgerechte Bewältigung seines Objektverlusts mit nachfolgend zutage tretender Depression: Jetzt kann die (psycho-)somatische Störung in Form der Colitis ulcerosa ausbrechen.

Für den Psychosomatiker ist bei Kolitispatienten das schnelle Erkennen einer sich derartig zuspitzenden Depression infolge des Objektverlustes deshalb so eminent wichtig, weil sie das mögliche Auftreten eines Kolitisschubs signalisieren und damit zum sofortigen – somato- wie psychotherapeutischen – Handeln auffordern kann. Hier ergibt sich ein *prophylaktischer* Aspekt erster Ordnung im Rahmen der psychischen Langzeitführung dieser Patienten.

Folgende 2 emotionale Faktoren bestimmen entscheidend mit, ob Kolitispatienten einen aktuellen Objektverlust bewältigen und damit potentiell möglichen Kolitisschüben vorbeugen können oder nicht:

1) das quantitative Ausmaß der bewußten und unbewußten Abhängigkeitswünsche in der Beziehung zu den Schlüsselfiguren,
2) die Quantität und Qualität von jeweils aktuell verfügbaren Objektbeziehungen anstelle des „verlorenen" Objekts.

Das heißt negativ formuliert: Je ausgeprägter bei Kolitispatienten die Abhängigkeitswünsche sind und je weniger sofort restituierbare Umweltkontakte mobilisiert werden können, um so eher entfaltet der Objektverlust pathogene somatische Wirkungen.

1.2 Psychotherapeutische Anzeigen

1.2.1 Supportive und konfliktbearbeitende Psychotherapie

Ausgehend von dem – durch das labile Selbstwertgefühl vorgebahnten
– Objektverlust mit nachfolgender Depression und dem verstärkten Zutagetreten von Abhängigkeitswünschen mit dem Bedürfnis nach Objekt-
substitution können wir im Rahmen der psychischen Langzeitführung
des Colitis-ulcerosa-Patienten den ersten psychotherapeutischen Schritt
im Sinne der *supportiven Psychotherapie* wie folgt formulieren [3]:

a) *Substitution* des „verlorenen" Objekts durch die Schlüsselfigur *Arzt*
   mit nachfolgender emotionaler Sicherung des Patienten;
b) Anregung des Patienten zur *kathartischen Abfuhr* seines *Leidensdrucks* infolge des Objektverlusts;
c) Versuch der Anwendung einer ganz oberflächlichen *Konfrontations-*
   und *Deutungsarbeit* hinsichtlich der pathogenen Inhalte des Objekt-
   verlusterlebnisses mit u. U. nachfolgend gesteigerter Introspektion.

Bei einem derartigen systematischen psychotherapeutischen Vorgehen
können wir nicht nur eine psychische Stabilisierung des Patienten beobachten, sondern auch eine Förderung der Somatotherapie bzw. eine Besserung des somatischen Prozesses. Wenn beim Patienten mit Hilfe der
supportiven Psychotherapie nicht nur die emotionale Sicherung realisierbar ist, sondern auch dessen Introspektion gefördert wird, dann
kommt der Patient u. U. für die wirksamere *konfliktbearbeitende Psychotherapie* in Frage, sofern zwischenzeitlich internistischerseits eine Remis-
sionsstabilität erreicht wurde. Bei der konfliktbearbeitenden Psychotherapie geht es v. a. um *psychoanalytisch* orientierte Gruppenpsychotherapie innerhalb eines spezifischen stationären Settings. Dieses stationäre
Setting, wie es u. a. auch an der Medizinischen Hochschule Hannover
praktiziert wird, hat insbesondere zum Ziel, den Patienten gegenüber seinen Gefühlen aufzuschließen, seine Verbalisierungsfähigkeit für emotionale Zusammenhänge zu erhöhen und ihm schließlich günstigere Möglichkeiten der inneren wie äußeren Konfliktlösung zu vermitteln. Damit
sollen im Rahmen der psychischen Langzeitführung vom Patienten jene
Konflikte besser bewältigt werden, die anläßlich der auslösenden Situationen für Kolitisschübe beschrieben wurden [3].

Aufgrund unserer bisherigen klinischen Erfahrung ist im Rahmen der psychischen Langzeitführung des Patienten die supportive Psychotherapie v. a. bei Patienten mit totaler Kolitis und bei einem Teil der Patienten mit subtotaler Kolitis indiziert, während die Fortführung des supportiven Vorgehens in Richtung der konfliktbearbeitenden Verfahren besonders bei Patienten mit Proktosigmoiditis und dem anderen Teil der Patienten mit subtotaler
Kolitis zur Diskussion steht. Diese beiden unterschiedlichen Psychotherapieanzeigen signalisieren einen weiteren psychosomatischen Befund, den wir bei unseren Patienten festgestellt
haben: Einerseits sind bei Patienten mit totaler Kolitis häufig auch ausgeprägtere neuroti-

sche Störungen nachweisbar, die durch ihre Schwere die Effektivität der Psychotherapie von vornherein einschränken und oftmals lediglich supportive Interventionen ohne nachfolgende Konfliktbearbeitung ermöglichen. Andererseits fanden wir bei Patienten mit Proktosigmoiditis weniger schwere neurotischen Störungen und deshalb günstigere Psychotherapiemöglichkeiten. Damit gestaltet sich in unserer Sicht nicht nur für den Internisten, sondern auch für den Psychosomatiker der therapeutische Umgang mit Proktosigmoiditispatienten erfolgverheißender als mit Patienten, die an totaler Kolitis leiden.

1.2.2 Paar- und Familientherapie

Wie unsere klinischen Erfahrungen ferner lehren, ergibt sich – ausgehend von der supportiven sowie der konfliktbearbeitenden Einzel- und Gruppenpsychotherapie – im Rahmen der psychischen Langzeitführung des Colitis-ulcerosa-Patienten auch die Notwendigkeit zu *paar- und familientherapeutischen* Interventionen, sofern beim Patienten jene Probleme, die zur Auslösung von Kolitisschüben beitragen, betont *partnerbezogen* sind.

Aus psychotherapeutischer Sicht sind paar- und familiendynamische Gesichtspunkte bei Kolitispatienten in dreifacher Hinsicht zu erkennen. 1) beinhaltet die geradezu regelhaft nachweisbare neurotische Fehlentwicklung einen charakteristischen *psychogenetisch-familiären* Aspekt. 2) signalisiert die ätiologisch und pathogenetisch so bedeutsame Überempfindlichkeit des Patienten gegenüber Objektverlusten *zwischenmenschlich-objektbezogene Defizite* innerhalb des Familienverbandes. 3) vermittelt der chronisch-rezidivierende Kolitisverlauf dem Patienten eine genügende innere wie äußere Legitimation, um angesichts seiner Angehörigen *infantile* Abhängigkeitswünsche *ausleben* zu können. Umgekehrt finden jene familiären Schlüsselfiguren, die seitens der Patienten – unbewußt oder vorbewußt – gezielt-symbiotisch ausgewählt wurden, eine hinreichende Legitimation zur Befriedigung eigener *"overprotektiver"* Verhaltensweisen. Dieses familiär-interaktionelle Agieren führt bei Patienten wie Angehörigen zu einem erheblichen sekundären Krankheitsgewinn ebenso wie die Neigung der Patienten und Angehörigen, offensichtliche Kontaktstörungen innerhalb des Familienverbandes massiv zu verleugnen und stattdessen projektiv die Kolitis zum vermeintlichen Sündenbock für nicht verwirklichte Kommunikationen zu stempeln. Dieses Agieren äußert sich auch darin, daß die Familienmitglieder auf Stuhlgangfunktion und Exkremente der Patienten emotional genau so stark fixiert sind wie diese selber. Wir erleben bei Patienten wie Angehörigen diese intensiven gemeinsamen Beschäftigungen mit anal orientierten Fakten als ein Stück Gedanken- und Gefühlsersatz für emotional insuffiziente innerfamiliäre und umweltbezogene Kommunikationen.

1.2.3 Ergebnisse und Diskussion

Während hinsichtlich der paar- und familientherapeutischen Interventionen bei Colitis-ulcerosa-Patienten noch keine umfassenden Arbeitserfahrungen vorliegen, lieferten Liedtke et al. [6] sowie Karush et al. [5] für die Wirksamkeit der supportiven und der konfliktbearbeitenden Psychotherapie eindrucksvolle empirische Belege. Im Vergleich mit der ausschließlich internistischen Therapie kommt es im Falle der *kombinierten* internistisch-psychosomatischen Behandlung zu folgenden 3 positiven Therapiewirkungen:

1) *Verlängerung der Remission* zwischen Kolitisschüben,
2) *Verkürzung* von Kolitisschüben,
3) *Milderung des Leidensdrucks* und *Förderung der Rehabilitation*.

Bei einer kritischen Würdigung der psychotherapeutischen Ergebnisse hinsichtlich der psychischen Langzeitführung des Patienten bedarf es hier allerdings des einschränkenden Hinweises, daß wir mittels Psychotherapie in der Regel zwar die Psychodynamik des Kolitispatienten beeinflussen können, ohne jedoch immer gleichzeitig imstande zu sein, auch auf die somatischen Prozesse günstig zu wirken. Diese Feststellung, die den Stellenwert der Psychotherapie begrenzt, wird verständlicher, wenn wir folgenden weiteren Gesichtspunkt berücksichtigen: Die Stimulation des Immunsystems, die nach Manifestation der Kolitis wahrscheinlich deren chronische Verlaufstendenz wesentlich mitbestimmt und damit für deren Pathogenese wichtig ist, scheint nach dem derzeitigen Forschungsstand ein pathophysiologisches Geschehen darzustellen, das keiner psychovegetativen Beeinflussung unterliegt und damit psychotherapeutisch nicht erreichbar wird.

Auch aufgrund dieses Gesichtspunktes halten wir folgende Anmerkungen zur Psychotherapie des Colitis-ulcerosa-Patienten für notwendig:

1) Kolitisrezidive während der Psychotherapie oder nach deren Abschluß müssen nicht in jedem Fall für eine mangelhafte psychotherapeutische Effektivität sprechen.

2) Jeder psychotherapeutische Ansatz bei Kolitispatienten setzt gleichzeitig eine *kontinuierliche internistische Führung* voraus. Anläßlich eines Kolitisschubs sind in jedem Falle die therapeutischen Aktivitäten des Internisten vorrangig, während supportiv-psychotherapeutische Interventionen zwar ebenfalls angezeigt, jedoch zweitrangig sind. Demgegenüber sollten im Verlauf der Kolitisremission die Psychotherapien dominieren, während internistische Maßnahmen eine Art von begleitender Rezidivprophylaxe darstellen.

3) Bei der chronisch-kontinuierlichen Kolitis läßt sich durch psychotherapeutische Maßnahmen der Zeitpunkt einer anstehenden Operation nie herausschieben, weil sich diese Verlaufsform hinsichtlich ihrer organischen Manifestation einer faßbaren psychovegetativen Beeinflußbarkeit entzieht.

1.3 Psychosomatische Aspekte der prä- und postoperativen Situation

1.3.1 Kolektomie und Proktokolektomie

Sofern die Colitis ulcerosa eine akut-schwere Verlaufstendenz zeigt, dominierten bei den von uns beobachteten Patienten angesichts ihrer wahr-

genommenen Erkrankung die sekundären psychischen Veränderungen,
während die – vorher deutlicheren – originären neurotischen Züge nur
noch unterschwellig faßbar wurden. Diese sekundären psychischen Veränderungen ziehen beim Patienten einen ausgeprägten Leidensdruck
nach sich.

Es zeigt sich bald nach der Operation – sofern keine somatischen Komplikationen auftreten – neben der körperlichen Genesung auch eine
merkliche psychische Besserung. Dies befreiende Erleben ist einer der
Gründe dafür, daß der überwiegenden Mehrzahl der Patienten ausreichende Anpassungen gelingen, wenn die Anlage einer Ileostomie notwendig wurde. Jene Depressivität, die in der Folgezeit auf das Konto des
künstlichen Darmausgangs gehen kann, ist intensitätsmäßig auch nicht
annähernd vergleichbar mit jenen zugespitzt depressiven Gefühlen und
Ängsten, die sich als Teilausdruck der sekundären psychischen Veränderungen während akuter Kolitisschübe äußern. Dank der Kolektomie
und der Proktokolektomie hat die chronische Darmerkrankung ihren
„heimtückischen" Charakter verloren. Hier erwähnen wir folgende
grundlegende Äußerung von Winkler [8] „zu erleben, wie die Betroffenen, aus dem Joch der Krankheit befreit, trotz ihrer unverkennbaren Be-
hinderungen aufblühen, versöhnt wenigstens teilweise mit diesem
Krankheitsschicksal". Zwar bleiben beim Patienten auch nach der Kolektomie und der Proktokolektomie die symptomatologischen Auswirkungen seiner neurotischen Fehlentwicklung unvermindert bestehen. Jedoch erfährt diese Psychopathologie insofern eine quantitative Verminderung, als die – subjektiv ebenfalls erheblich beeinträchtigenden – sekundären psychischen Veränderungen infolge der vorher manifesten
Kolitiserkrankung jetzt weitgehend fortfallen. Ferner wird nun die Möglichkeit zur Verwirklichung von dauerhaften protektiven Objektbeziehungen verbessert, was ebenfalls einer Tendenz in Richtung auf psychische Stabilisierung gleichkommen kann. Deshalb erscheinen die Patienten nach der Kolektomie vordergründig weniger deutlich neurotisch als
vor der Operation.

1.3.2 ILCO-Gruppe

Angesichts der Proktokolektomie und auch danach stellt für den Patienten im Rahmen einer psychischen Langzeitführung die *ILCO* eine sehr
wichtige Kontaktgruppe dar. ILCO bedeutet „Deutsche Ileostomie- und
Colostomie-Vereinigung", eine Spezialform der Selbsthilfegruppe. Die
Teilnehmer von Selbsthilfegruppen versuchen, in laufender Gruppenarbeit persönliche Anliegen zu äußern und persönliche Probleme gemeinsam zu lösen, ohne daß gleichzeitig ein geschulter Gruppentherapeut an-
wesend ist. Die Gruppengemeinschaft, die eine starke soziale Nähe bein-

haltet, entwickelt ausgeprägtere gegenseitige Hilfemechanismen als der einzelne für sich selbst aufbringen kann.

Zwei relevante Aufgabenbereiche der ILCO-Gruppe sind die Gruppenarbeit und der Besucherdienst. Anläßlich der *Gruppenarbeit* treffen sich die ILCO-Mitglieder regelmäßig in Groß- und Kleingruppen. Im Rahmen des *Besucherdienstes* werden präoperativ jene Patienten erfaßt, bei denen das Anlegen der Ileostomie unmittelbar bevorsteht; danach geht es um die postoperative Betreuung der Patienten, bis diesen eine Anpassung hinsichtlich der Ileostomie gelungen ist. Der Besuch eines somatisch komplikationsfreien Stomaträgers, der die Ileostomie seelisch verarbeitet hat, bedeutet für den Patienten eine außerordentlich große psychische Entlastung, sofern der Besucher das Gespräch psychologisch adäquat zu führen vermag.

Im Rahmen der psychischen Langzeitführung des proktokolektomierten Patienten sind die Selbsthilfegruppen optimal geeignet, nach Art eines 2. Versorgungsweges die medizinischen Institutionen zu entlasten. Die Kapazität der Selbsthilfegruppen ist nämlich praktisch unbegrenzt, ihre Methode fast kostenlos und ihre Effektivität nicht unerheblich.

2 Morbus Crohn

2.1 Psychodynamische Prozesse

Im Gegensatz zu den eingehenden psychodynamischen und psychotherapeutischen Befunddokumentationen bei Colitis ulcerosa liegen für Patienten mit Morbus Crohn noch keine analogen Untersuchungsergebnisse vor. Seit Anfang 1979 untersuchten wir – in enger Kooperation mit unseren Gastroenterologen – 50 Crohn-Patienten (26 Frauen und 24 Männer). Diese Patienten waren ursprünglich bei den Gastroenterologen hospitalisiert, wurden von uns ergänzend gesehen und – beim Vorliegen einer entsprechenden Indikation – supportiv-psychotherapeutisch mitbetreut. Die Patienten gelangten also nicht über die gastroenterologische bzw. psychosomatische Poliklinik zu uns und stellen somit eine Auslese dar.
Bei der Mehrzahl dieser Crohn-Patienten fanden wir ebenfalls eindeutige Belege für eine *neurotische* Fehlentwicklung. Auch gingen Schüben der Darmerkrankung häufig Objektverluste voraus. Dementsprechend imponierten auch die Crohn-Patienten einerseits als emotional fragil (mit Überempfindlichkeit angesichts von Versagungen) und depressiv, andererseits als abhängigkeitssuchend. Auch hier signalisierten die Abhängigkeitswünsche ein intensives Bedürfnis nach zwischenmenschlichprotektiver Zuwendung, das auch die Milderung von andauernden subjektiven Ängsten vor Erkrankungsrezidiven einschloß. Allerdings waren die Labilisierung des Selbstwertgefühls und die Abhängigkeitswünsche vordergründig nicht so ausgeprägt faßbar wie bei Colitis-ulcerosa-Pa-

tienten. Demgegenüber erwies sich die Familiendynamik der Crohn-Patienten als sehr viel stärker gestört als jene der Colitis-ulcerosa-Patienten; ja, wir haben bisher in unserem psychosomatischen Arbeitsbereich niemals zuvor so grob-pathologische neurotische Interaktionen gesehen wie bei Crohn-Familien. Diese gestörten familiären Interaktionen beinhalteten für uns ähnliche – wenn auch quantitativ merklich gravierendere – Psychodynamiken wie bei Colitis-ulcerosa-Patienten, nämlich ausgeprägte zwischenmenschlich-objektbezogene Defizite auf der Basis von sehr pathologisch-symbiotischen Beziehungsmustern sowie einen sichtlichen sekundären Krankheitsgewinn für Patienten wie Angehörige bei dem Versuch der Familie, für zum Erliegen gekommene Kommunikationen – nach Art der Sündenbockprojektion – die chronisch-entzündliche Darmerkrankung des Patienten verantwortlich zu machen.

2.2 Psychotherapeutische Anzeigen

Bei den 50 Crohn-Patienten sahen wir einerseits eine psychotherapeutisch aufgeschlossene Gruppe von 23 Patienten (13 Frauen, 10 Männer), die hinsichtlich ihrer seelischen Struktureigentümlichkeiten den Colitis-ulcerosa-Patienten ähnelten und die für supportive wie konfliktbearbeitende Psychotherapien in Frage kamen. Wir wurden von diesen Crohn-Patienten emotional sehr berührt und deutlich stimuliert in Richtung auf psychotherapeutische Hilfe.

Genau gegensätzlich nahmen wir die Crohn-Patienten wahr, die als vorherrschendes psychopathologisches Leitmerkmal stärker ausgeprägte Züge *seelischer Leere* aufwiesen, die wir in einem solchen Ausmaß bei Colitis-ulcerosa-Patienten bisher niemals beobachtet hatten. Es handelt sich um 10 Crohn-Patienten (3 Frauen, 7 Männer), die eine supportive Psychotherapie von vornherein ablehnten oder an deren Weiterführung nicht interessiert waren. Das psychische Verhalten dieser Patienten war uniform und charakteristisch zugleich: neben der seelischen Leere eine erhebliche Einschränkung der emotionalen Sprachfähigkeit sowie fehlendes Konfliktbewußtsein und eine ausgeprägte Kontaktstörung.

Bei den verbleibenden 17 Crohn-Patienten (10 Frauen, 7 Männer) beobachteten wir hinsichtlich ihrer psychischen Strukturmerkmale fließende Übergänge, die nur bei 7 Patienten mit einer andauernden psychotherapeutischen Motivation verknüpft waren. Sehr wahrscheinlich liegt hier einer der *zentralen psychologisch-medizinischen Unterschiede* zwischen Colitis-ulcerosa-Patienten einerseits sowie Crohn-Patienten andererseits. Colitis-ulcerosa-Patienten akzeptieren fast regelmäßig länger hingezogene Psychotherapien und dürfen als bedingt noch formbar gelten. Demgegenüber scheint bei Crohn-Patienten die Akzeptation von länger hingezogenen Psychotherapien nicht so häufig vorzukommen; auch gelten diese Patienten weniger häufig als noch bedingt formbar. Damit gestaltet sich nicht nur für den Internisten und Chirurgen, sondern auch für den Psychosomatiker der therapeutische Umgang mit Crohn-Patienten schwieriger als mit Colitis-ulcerosa-Patienten.

Die von uns bei Crohn-Patienten gefundene höhere Rate von psychotherapeutischen Behandlungsablehnungen und -abbrüchen war eindeutig auf die *psychosomatische* Behandlung, *nicht* jedoch auf die internistische Behandlung ausgerichtet. Zur späteren ambulanten gastroenterologischen Nachversorgung im Rahmen unseres Klinikums erschien nämlich die überwiegende Zahl der ursprünglich internistisch-stationär behandelten Crohn-Patienten, sofern diese nicht zu ihren – bereits seit langem vertrauten – Hausärzten zurückgekehrt waren.

Der Psychosomatiker wird hinsichtlich der psychotherapeutischen Bemühungen bei Crohn-Patienten vorläufig weiter experimentieren müssen, um zu klären, ob es auch bei der Mehrzahl dieser Patienten – ähnlich wie bei Colitis-ulcerosa-Patienten – gelingt, durch eine ergänzende Psychotherapie die Somatotherapie zu fördern und den somatischen Prozeß zu bessern. Eine kontrollierte – von VW-Stiftung finanziell geförderte – Studie zur Objektivierung der Wirksamkeit einer ergänzenden Psychotherapie bei Crohn-Patienten wurde inzwischen an unserer Abteilung für Psychosomatik in Hannover – in enger Kooperation mit den Gastroenterologen – eingeleitet.

3 Ausblick

Eine wichtige Voraussetzung für die Verwirklichung von psychotherapeutischen Maßnahmen im Rahmen der psychischen Langzeitführung von Colitis-ulcerosa- und Crohn-Patienten ist, daß die zuständige Psychosomatikeinheit konsequent klinisch orientiert ist und mit der benachbarten Gastroenterologie-Einheit eng kooperiert. Insbesondere ist es notwendig, daß Gastroenterologen und Psychosomatiker regelmäßig im klinischen Alltag gemeinsam Patienten untersuchen und auch gemeinsam behandeln. Im Hinblick auf die psychische Langzeitführung von Patienten mit chronisch-entzündlicher Darmerkrankung wird an der Medizinischen Hochschule Hannover die skizzierte kontinuierliche Psychotherapiemöglichkeit angeboten. Wir betrachten es als sehr wichtig, daß die psychotherapeutischen Interventionen – ergänzend zur internistischen Behandlung – bereits unmittelbar nach der Klinikaufnahme beginnen. Deshalb wird bei uns in Hannover *jeder* stationär aufgenommene Patient mit akutem Schub einer chronisch-entzündlichen Darmerkrankung nicht nur von Internisten, sondern ergänzend auch von Psychosomatikern untersucht. Sofern sich in betonter *Abhängigkeit* von der individuellen *Motivation* des Patienten eine *psychotherapeutische* Indikation herausarbeiten läßt, erfolgt sofort interdisziplinär eine *kombinierte*

Therapie, die nicht nur im stationär-internistischen Setting abläuft, sondern auch im Rahmen der ambulanten Nachversorgung fortgesetzt wird, ferner im Falle der chirurgischen Indikation auch die prä- wie postoperative psychotherapeutische Betreuung des Patienten nach sich zieht zusammen mit der Einschaltung der regionalen ILCO-Gruppe. Dieses Vorgehen hat sich für alle klinischen Einheiten außerordentlich gut bewährt. Die Ärzte-Schwestern-Pfleger-Gruppen der internistischen Stationen werden im Umgang mit den Patienten entlastet, erleben sehr nahe das realitätsgerechte, breite Behandlungsspektrum und erhalten gleichzeitig ein Stück gezielter – praxisbezogener – psychologisch-medizinischer Weiterbildung. Umgekehrt wird der Psychosomatiker ständig mit der internistischen Behandlung konfrontiert; er vermag deren komplexe Problematik zu sehen und damit situationsgerecht seine Psychotherapien anzuwenden, ohne in irreale Psychogeniephantasien zu verfallen.

Im Rahmen der interdisziplinären, von Internisten und Psychosomatikern gemeinsam getragenen Langzeitführung halten wir bei Colitis-ulcerosa- und beim Crohn-Patienten eine *regelmäßige* ambulante Nachversorgung auch im Stadium der *Remission* für unumgänglich *notwendig,* wobei sie gleichermaßen *internistische* und *psychotherapeutische* Aspekte beinhalten sollte, sofern hinsichtlich der letzteren beim Patienten eine hinreichende innere Motivation faßbar wird.

Die *psychosomatische* Indikation zur regelmäßigen ambulanten Nachversorgung halten wir v. a. wegen der emotionalen Fragilität und der protektiven Abhängigkeitssuche des Patienten, die auch dessen Bedürfnis nach Milderung der andauernden subjektiven Ängste vor Krankheitsrezidiven einschließt, für angezeigt. Wenn wir davon ausgehen, daß diese pathopsychologischen Modalitäten, die eine merkliche Frustrationsintoleranz signalisieren, entscheidende psychologische Mitdeterminanten für Rezidive darstellen können, dann ist die kontinuierliche Patientenmitbetreuung im Sinne der supportiven oder konfliktbearbeitenden Psychotherapie eine außerordentlich erstrebenswerte *prophylaktische* Aufgabe, deren Wert für Colitis-ulcerosa-Patienten bereits empirisch gesichert wurde. Die Unterlassung dieser Aufgabe wird sehr wahrscheinlich auch bei Crohn-Patienten – jedenfalls nach unserer bisherigen Erfahrung – die Rezidivgefahr eher erhöhen. Ferner betrachten wir aus psychosomatischer Sicht insbesondere bei Crohn-Patienten die kontinuierliche ambulante Nachversorgung – ergänzend zu jener des Internisten – deshalb als die Methode der Wahl, weil im Stadium der Remission aufgrund der Befunde der amerikanischen Crohn-Studie [7] keine Indikationen für eine medikamentöse Behandlung bestehen. Die psychotherapeutische Nachversorgung wird deshalb engmaschiger als die internistische sein. Doch bedarf gerade der Crohn-Patient im Remissionsstadium jederzeit eines internistischen Ansprechpartners, und zwar v. a. im

Hinblick auf seine häufig organbezogenen – teilweise auch neurotisch begründeten – Ängste, die sich endgültig erst nach aufklärenden Gesprächen mit den Internisten auflösen lassen.

Literatur

1. Engel GL (1969) Psychological process and gastrointestinal disorder. In: Paulson M (ed) Gastroenterologic medicine. Lea & Febiger, Philadelphia
2. Freyberger H (1972) Psychosomatik und Psychotherapie. In: Krauspe C et al. (Hrsg) Colitis ulcerosa und granulomatosa. Urban & Schwarzenberg, München
3. Freyberger H, Liedtke R, Wellmann W (1980) Möglichkeiten und Grenzen der Psychotherapie bei Colitis ulcerosa und Morbus Crohn. Dtsch Ärztebl 77:2731
4. Groen JJ (1968) Psychosomatic aspects of ulcerative colitis. Gastroenterologica 86:130
5. Karush A, Daniels GE, Flood C, O'Connor JF (1977) Psychotherapy in chronic ulcerative colitis. Saunders, Philadelphia
6. Liedtke R, Schemmel K, Zepf S (1972) Behandlungsmodalität oder Colitis ulcerosa und symptomfreies Intervall. Med Klin 67:1666
7. Summers JW, Switz DM, Sessions JT, Becktel JM, Best WR, Kern F, Singleton JW (1979) National Cooperative Crohn's Disease Study: Results of drug treatment. Gastroenterology 77:847
8. Winkler R (1982) Besondere Probleme bei Ileostomie. Dtsch Med Wochenschr 1/7:865

Kapitel 35

Operationsindikation und Erfolgsbeurteilung bei der Colitis ulcerosa

M. Betzler und Ch. Herfarth

Die Indikation zur Operation bei einer Colitis ulcerosa muß vor dem Hintergrund gesehen werden, daß die leichten und mittelschweren Verlaufsformen durch medikamentös-konservative Maßnahmen effektiv behandelt werden können. Gleichzeitig kann festgestellt werden, daß die Colitis ulcerosa im Gegensatz zum M. Crohn eine chirurgisch heilbare Erkrankung darstellt. Die Indikation zur operativen Therapie bei der Colitis ulcerosa kann für 3 Situationen festgelegt werden [8]:

1) Akute Notfallsituation bei Vorliegen einer Perforation, Peritonitis oder akuten Blutung;
2) Versagen konsequent durchgeführter konservativer Therapiemaßnahmen mit Auftreten lokaler Komplikationen und Herabsetzung der individuellen Lebensqualität;
3) erhöhtes Malignisierungsrisiko.

1 Akute Notfallsituation im chronischen Verlauf

Es besteht eine *dringliche* Operationsindikation bei vorliegender Peritonitis nach Perforation in die freie Bauchhöhle. Die Resektion sollte entweder in Form der Proktokolektomie oder bei deutlich reduziertem Allgemeinzustand in Form der subtotalen Kolektomie mit Ileostomie und distaler Sigmafistel unter Belassung des Rektums durchgeführt werden. Dieses Verfahren sollte auch gewählt werden, wenn die entzündlichen Veränderungen im Rektum nur gering ausgeprägt sind, da damit die Möglichkeit einer Kontinenzwiederherstellung durch eine ileorektale Anastomose offen bleibt. Bei gedeckter Kolonperforation können das von Turnbull et al. [20] empfohlene Verfahren mit Anlage eines Loop-Ileostomas in Kombination mit 2 Kolostomien im Bereich von Colon transversum und Sigma angewandt werden, da dadurch eine mögliche

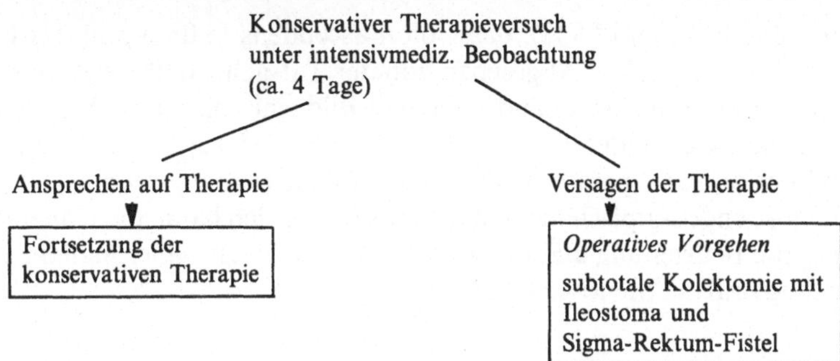

Abb. 1. Therapeutisches Vorgehen bei toxischem Megakolon

intraoperative Kontamination der Bauchhöhle verhindert werden kann. Beim toxischen Megakolon (Abb. 1) sollte zunächst unter intensivmedizinischer Beobachtung ein konservativer Therapieversuch (parenterale Infusionstherapie in Kombination mit Steroiden) vorgenommen werden; kommt es damit zu keiner klinischen Befundbesserung, muß operiert werden; die subtotale Kolektomie mit Ileostomie und Sigmafistelung ist dabei das Verfahren der Wahl. Durch eine verzögerte Notfalloperation nach vorausgegangener konservativer Intensivtherapie ließ sich die operative Letalität von 20% auf 7% senken [7]. In diesem Zusammenhang kann festgehalten werden, daß die Indikation zu einer Antibiotikatherapie während der präoperativen Intensivtherapie kontrovers beurteilt wird.

2 Versagen konservativer Therapiemaßnahmen

Voraussetzung für die rechtzeitige Operationsindikation im chronischen Krankheitsverlauf ist eine enge interdisziplinäre Kooperation zwischen gastroenterologischen Internisten und Chirurgen unter Berücksichtigung des individuellen Verlaufs. Diese Situation ist erreicht, wenn – abgesehen von der bereits geschilderten Notfallsituation – lokale Komplikationen wie Blutungen und/oder narbige Stenosen auftreten bzw. wenn es durch kurzfristige rezidivierende Kolitisschübe zu einer Einschränkung und Verschlechterung der Lebensqualität gekommen ist.
Bei Vorliegen einer intestinalen Blutung ist in den meisten Fällen die Indikation zur Proktokolektomie zu stellen; die alleinige Anlage eines Ileostomas bzw. Kolostomas zur Ausschaltung der distalen Kolon- und Rektumabschnitte ist in dieser Situation nur ein palliatives Verfahren und findet Anwendung bei nicht lokalisierbarer Blutungsquelle.
Nach der Zusammenstellung von de Dombal et al. [4] treten narbige Stenosen in insgesamt 11,2% der Fälle auf; die bevorzugten Lokalisationen

sind das Rektum (7,9%), das Colon ascendens (5,0%) und das Colon transversum (5,2%). Abgesehen von der Tatsache, daß die Stenose maligne entartet sein kann und/oder zum Bild eines mechanischen Ileus geführt hat, was beides eine operative Intervention zur Folge hat, muß die Indikation zur Operation auch dann gestellt werden, wenn eine narbige Stenose endoskopisch nicht mehr passiert werden kann, da in diesen Fällen eine Beurteilung und ggf. histologische Klärung einer malignen Entartung oral der Stenose nicht mehr möglich ist.

3 Karzinomrisiko

Während es unumstritten ist, daß die Colitis ulcerosa eine Prädisposition für ein kolorektales Karzinom darstellt, wobei die Ausdehnung und Schwere der kolitischen Veränderungen sowie die Dauer der Erkrankung die Karzinominzidenz beeinflussen, wird die Höhe dieses Risikos heute noch unterschiedlich beurteilt. Bei einem ausgedehnten Befall des Kolons und Rektums wird die kumulative Karzinominzidenz nach 20jährigem Krankheitsverlauf zwischen etwa 10 und 30% geschätzt [3, 11, 14]. Die bevorzugten Lokalisationen (50%) der Kolitiskarzinome sind Rektum und Sigma [14, 17].
Obwohl bei der Colitis ulcerosa eine Adenom-Karzinom-Sequenz im Gegensatz zur Entstehung kolorektaler Karzinome nicht gesichert ist, besteht Einigkeit, daß adenomatöse Veränderungen, insbesondere in Verbindung mit Dysplasien, eine Indikation zu kurzfristigen endoskopisch-bioptischen Kontrollen oder – bei Vorliegen einer mäßigen bis schweren Dysplasie – zur Operation ableiten lassen. Aufgrund dieses

1. Krankheitsdauer *unter* 5 Jahren:
   Rektumbiopsie 1 × jährlich

2. Krankheitsdauer *über* 5 Jahre:
   Koloskopie mit multiplen Biopsien

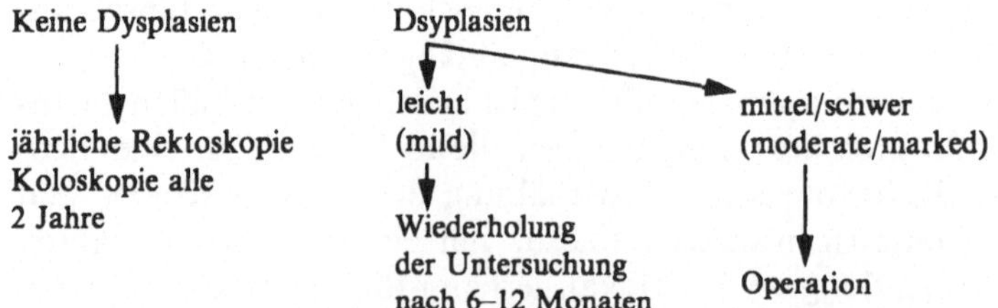

Abb. 2. Untersuchungsprogramm zur Früherkennung des Kolitiskarzinoms nach Nugent u. Haggit [16]

Sachverhalts empfiehlt sich, bei den Colitis-ulcerosa-Patienten das von Nugent u. Haggitt [16] vorgeschlagene Untersuchungsprogramm zur Früherkennung des Kolitiskarzinoms durchzuführen (Abb. 2): Bei einer Krankheitsdauer unter 5 Jahren muß einmal jährlich eine Rektumbiopsie vorgenommen werden; bei einer Krankheitsdauer von über 5 Jahren sollte zunächst eine Koloskopie mit mehreren Biopsien erfolgen; finden sich dabei keine Dysplasien, so genügen in der Folge jährliche Rektoskopien bzw. Koloskopien in 2 jährlichen Abständen. Bei Vorliegen leichter Dysplasien sollte die endoskopische Untersuchung nach 6–12 Monaten wiederholt werden, bei schweren Dysplasien muß die Indikation zur Resektion gestellt werden. Obwohl die Krankheitsdauer als alleiniger Indikationsparameter nicht gelten kann, besteht bei ausgedehntem Befall des Kolons und einem Krankheitsverlauf von über 10 Jahren, insbesondere bei Krankheitsbeginn in einem frühen Lebensalter, die Indikation zur operativen Sanierung.

4 Chirurgische Therapie

Ein Zitat von Goligher [7] – „Es ist die Pflicht des Chirurgen, bei einer Operation wegen Colitis ulcerosa die Patienten vor der Gefahr des Kolitis-Karzinoms zu schützen" – beschreibt die Problematik der Differentialindikation für ein chirurgisches Vorgehen sehr treffend. Folgerichtig kann daraus die Proktokolektomie als Verfahren der Wahl zur Karzinomprophylaxe abgeleitet werden; die Letalität dieses Verfahrens unter elektiven Bedingungen liegt zwischen 4 und 4,5% [13, 15]. Wie Fazio et al. [6] und Lindham u. Lagercrantz [15] zeigen konnten, kann durch eine rektumnahe Präparationstechnik bei männlichen Kolitispatienten das Risiko postoperativer Potenzstörungen deutlich herabgesetzt werden. Für die Anlage des endständigen Ileostomas bestehen heute mehrere operationstechnische Möglichkeiten: Prominente Ileostomie, kontinente Ileostomie nach Kock bzw. ihre Modifikation [12] sowie als weitere Alternative die freie Transplantation autologer Darmmuskulatur in das terminale Ileum. Eine weitere Methode, mit der v. a. englische Gruppen Erfahrungen haben, ist die ileonale Anastomose nach Proktokolektomie mit Zwischenschaltung eines Dünndarmpouches als Reservoir im kleinen Becken[18]. Ähnlich wie beim Kockschen Verfahren muß auch bei dieser Reservoirbildung die Entleerung mehrmals täglich mit einem Darmrohr erfolgen. Als Routineverfahren muß die prominente Ileostomie angesehen werden, welche durch die heutigen modernen Möglichkeiten der Stomaversorgung im wesentlichen keine pflegerischen Probleme aufwirft.

Die Kolektomie mit Kontinenzwiederherstellung durch eine ileorektale Anastomose mit dem konsekutiven Risiko einer Karzinomentstehung im verbleibenden Rektumstumpf [2] kann unter folgenden Voraussetzungen erfolgen:

1) Nur mäßiggradiger Kolitisbefall des Rektums ohne histologisch nachweisbare Dysplasien,
2) Voraussetzung von Seiten des Patienten zu einer lebenslangen regelmäßigen Nachsorge.

Bei Durchsicht der Literatur [1, 5, 9, 10, 15, 21] zeigt sich, daß bei fast einem Drittel aller Patienten mit elektiver ileorektaler Anastomose eine sekundäre Exstirpation des Rektums wegen lokaler Komplikationen bzw. Karzinomentstehung im verbliebenen Rektum notwendig wurde. Die Mukosektomie des Rektumstumpfs bei gleichzeitiger Kolektomie mit anschließender ileoanaler Anastomose im Sinne einer Durchzugsoperation stellt bei Kindern und Adoleszenten eine alternative Methode dar [19]; einschränkend muß jedoch erwähnt werden, daß sich für diese Technik der Mukosektomie nur frühe Kolitisveränderungen eignen.

5 Zusammenfassung

Neben der effektiven medikamentös-konservativen Behandlung der Colitis ulcerosa gibt es im wesentlichen 3 Indikationsbereiche für eine operative Therapie:

1) die akute Notfallsituation mit Peritonitis und Perforation,
2) das Auftreten von Komplikationen nach fehlgeschlagener medikamentöser Therapie,
3) die Karzinomprophylaxe.

Nach interdisziplinär zwischen gastroenterologischem Internisten und Chirurgen erarbeiteter Indikationsstellung sollte sich die Wahl des chirurgischen Verfahrens an individuellen Faktoren des Patienten orientieren. Für die Indikation zur Kolektomie mit ileorektaler Anastomose muß zur Früherkennung eines Kolitiskarzinoms im Rektum ein regelmäßiges postoperatives Untersuchungsprogramm gewährleistet sein.

Literatur

1. Aylett SO (1971) Ileorectal anastomosis: Review 1952–1968. Proc R Soc Med 64:967
2. Baker WNW, Glass RE, Ritchie JK, Aylett SO (1978) Cancer of the rectum following colectomy and ileorectal anastomosis for ulcerative colitis. Br J Surg 15:862
3. Devroede G, Taylor WF (1976) On calculating cancer risk and survival of ulcerative colitis patients with the life table method. Gastroenterology 71:505

4. de Dombal FT, Burch PRJ, Watkinson G (1969) Aetiology of ulcerative colitis. I. Review of past and present hypotheses. Gut 10:270
5. Farnell MB, Heerden JA Van, Beart RW, Weiland LH (1980) Rectal preservation in nonspecific inflammatory disease of the colon. Ann Surg 192:249
6. Fazio VW, Fletcher J, Montague D (1980) Prospective study of the effect of resection of the rectum on male sexual function. World J Surg 4:149
7. Goligher JC (1977) Surgical aspects of ulcerative colitis and Crohn's disease of the large bowel. Adv Surg 11:71
8. Herfarth C, Heil T (1981) Chirurgische Therapie der Darmerkrankungen. Internist (Berlin) 22:440
9. Hughes ES, McDermott FT, Masterton JP (1979) Ileorectal anastomosis for inflammatory bowel disease: 15-year follow-up. Dis Colon Rectum 22:399
10. Jones P (1978) Ileostomy or ileorectal anastomosis for ulcerative colitis? Br Med J VI:1459
11. Kewenter J, Ahlman H, Hultén L (1978) Cancer risk in extensive ulcerative colitis. Ann Surg 188:824
12. Kock NG, Myrvold HE, Nilsson LO (1980) Progress report on the continent ileostomy. World J Surg 4:143
13. Krause U (1978) The surgical treatment of ulcerative colitis. Acta Chir Scand 144:509
14. Lennard-Jones JE, Morson BC, Titchie DM, Shove MB, Williams BM (1977) Cancer in colitis: Assessment of the individual risk by clinical and histological criteria. Gastroenterology 73:1280
15. Lindham S, Lagercrantz R (1980) Ulcerative colitis in childhood: Should the rectum preserved at surgery? Scand J Gastroenterol 15:123
16. Nugent FW, Haggitt RC (1980) Long-term follow-up, including cancer surveillance, for patients with ulcerative colitis. Clin Gastroenterol 9:459
17. Nugent FW, Haggitt RC, Colcher H, Kutteruf GC (1978) Malignant potential of chronic ulcerative colitis. Gastroenterology 76:1
18. Parks J, Nicholls RJ (1978) Proctocolectomy without ileostomy for ulcerative colitis. Br Med J II:85
19. Telander RL, Perrault J (1980) Total colectomy with rectal mucosectomy and ileoanal anastomosis for chronic ulcerative colitis in children and young adults. Mayo Clin Proc 55:420
20. Turnbull RB, Hawk WA, Weakley FL (1971) Pathogenesis, diagnosis and treatment: Toxic megacolon. Clin Gastroenterol 10:107
21. Watts JM, Hughes ES (1977) Ulcerative colitis and Crohn's disease: Results after colectomy and ileorectal anastomosis. Br J Surg 64:77

Kapitel 36

Operationsindikation und Erfolgsbeurteilung bei Morbus Crohn

TH. HEIL und CH. HERFARTH

Der M. Crohn als chronische Erkrankung par excellence erfordert fast immer während seines Verlauf die chirurgische Intervention. Etwa 80% aller Patienten müssen im Laufe ihrer Erkrankung operiert werden. Der Erfolg der Operation und der Nutzen für den Patienten hängen jedoch entscheidend vom Zeitpunkt der Indikationsstellung ab. Gerade hinsichtlich des Operationszeitpunkts scheint evtl. eine Revision bisheriger Standpunkte vonnöten [1, 2]. Vor diesem Hintergrund sollen Chancen und Möglichkeiten der chirurgischen Therapie in der Behandlung des M. Crohn durch die retrospektive Analyse von 131 operierten Patienten (1. 10. 1973–30. 9. 1981) der Abteilung für Allgemeine Chirurgie der Universität Ulm dargestellt werden.

1 Indikation (Tabelle 1)

Die Indikationsstellung erfolgte, wie Tabelle 1 unschwer zu entnehmen ist, in Übereinstimmung mit anderen Autoren. Die Mehrheit aller chir-

Tabelle 1. Operationsindikation (n = 131)

	n	[%]
Chronischer Ileus	62	47
Interenterische Fistel	31	23
Enterokutane Fistel	18	14
Septische Komplikationen (Perforation, Abszeß)	12	9
Urologische Komplikationen	15	12
Kompletter Ileus	9	7
„Blind loop"	8	6
Toxisches Megakolon	3	2
Fulminante Kolitis mit Blutung	5	4

urgischen Eingriffe waren wegen eines chronischen Ileus und interenterischen wie auch enterokutanen Fistelbildungen notwendig. Hinsichtlich des Zeitpunkts für einen operativen Eingriff bestand größere Flexibilität. Der Eintritt von Komplikationen wurde nicht „doktrinär" abgewartet, sondern mit dem gleichzeitig behandelnden Internisten und dem Patienten vor dem Hintergrund des individuellen Verlaufs über den Operationszeitpunkt entscheiden. Die Notwendigkeit einer permanenten medikamentösen Therapiebedürftigkeit, insbesondere bei anatomisch umschriebenen Krankheitsprozessen, war hinreichender Grund zur relativ frühzeitigen chirurgischen Therapie auch ohne die Manifestation schwerwiegender Komplikationen.

2 Grundzüge des chirurgischen Vorgehens

Als Grundprinzip der Crohn-Chirurgie gilt die segmentale Resektion im makroskopisch gesunden Darmabschnitt (Sicherheitsgrenze beidseits ca. 10 cm). Ein radikaleres Vorgehen analog der Karzinomchirurgie wird heute nur von wenigen Autoren gefordert. Nicht entschieden ist z. Z. die Frage nach einer intraoperativen Schnellschnittdiagnostik der Absetzungsränder, um eine Resektion im Gesunden zu gewährleisten. Neben positiven Meinungen [5] sehen andere Autoren keinen Vorteil in diesem Verfahren [6]. Die Kontinuitätsherstellung erfolgt durch terminoterminale Anastomose mit resorbierbarem Nahtmaterial in einreihiger Nahttechnik. Eigene Erfahrungen zeigen, daß nicht resorbierbares Nahtmaterial im Falle eines Rezidivs Ausgangspunkt von Fisteln werden kann. Bypassverfahren werden heute übereinstimmend nur noch für wenige Situationen akzeptiert, v. a. für den stenosierenden M. Crohn des Duodenums [4]. Die Exstirpation des regionalen Lymphabflußgebiets wird allgemein als nicht obligat angesehen. Eine sichere Rezidivprophylaxe ist zur Zeit nicht möglich. Die Verteilung der Operationsverfahren bei unseren Patienten ist in Tabelle 2 dargestellt.

Tabelle 2. Operationsverfahren

	n	[%]
Jejunumresektion	8	6,1
Ileumresektion	35	26,7
Ileozäkalresektion + Hemikolektomie rechts	79	60
Segmentresektion des Kolons	14	10,7
Subtotale Kolektomie	10	7,6
Proktokolektomie	2	1,5

3 Erfolgsbeurteilung

Im Gegensatz zur Colitis ulcerosa ist eine Heilung des M. Crohn durch operative Maßnahmen nicht möglich. Die Beurteilung des Operationserfolgs erfordert deshalb andere Parameter. Neben den herkömmlichen Kriterien: postoperative Komplikationen, Morbidität und Letalität, hat in der Beurteilung einer „symptomatischen" Therapie die erreichte Lebensqualität eine überragende Bedeutung. Symptomenarmut oder gar Symptomfreiheit sind bisher die wesentlichsten Kategorien zur Beurteilung der erreichten Lebensqualität. Prospektive kontrollierte klinische Studien zu dieser Problematik durch den Vergleich von konservativem Therapieregime mit frühzeitigem, chirurgischen Vorgehen sind z. Z. noch nicht verfügbar. Einzelne, v. a. angelsächsische und skandinavische Autoren berichten über eine deutliche Verbesserung der Lebensqualität bei früher operativer Therapie.

4 Postoperative Komplikationen

Aus den angewandten Operationsverfahren (Tabelle 2) läßt sich gleichzeitig das Verteilungsmuster der Krankheitsmanifestation ablesen. Im Ulmer Krankengut traten postoperative Komplikationen bei 25% aller operierten Patienten auf (Tabelle 3). Unter elektiven Bedingungen konnte eine Nulletalität erreicht werden. Reoperationen während der postoperativen Phase wurden bei 12 Patienten (9%) nötig. Eine nähere Analyse des Patientenkollektivs mit postoperativen Komplikationen läßt präoperative Risiken erkennen, die mit den postoperativen Komplikationen positiv korrelieren (Tabelle 4). Ausgehend von der stenosierenden terminalen Ileitis mit chronischem Ileuszustand, dem einfachsten therapiebedürftigen Krankheitsstadium, führen hinzutretende Komplikationen wie Fisteln und septische Zustände zu einer starken Zunahme postoperativer Komplikationen. Beim alleinigen chronischen Ileus betrug die postoperative Komplikationsrate 12,9%. Sie steigt auf 26% bei Vorliegen interenterischer und enterokutaner Fisteln und auf nahezu 50%, wenn im septischen Zustand operiert werden muß. Urologische

Tabelle 3. Postoperative Komplikationen

32 Patienten mit postoperativen Komplikationen (25%)	
Wundinfekt	14
Abszeß	11
Fistel	15
Reoperation bei 12 Patienten (9% aller Patienten)	

Tabelle 4. Die Bedeutung präexistenter Komplikationen für die postoperative Komplikationsrate

Präexistente Komplikation	Postoperative Komplikation	
	n	[%]
Chron. Ileus (n = 62)	8	12,9
Interenterische und enterokutane Fistel (n = 42)	11	26,2
Septische Komplikationen (n = 15)	7	46,7
Urologische Komplikationen (n = 15)	2	13,3

Tabelle 5. Operationsverfahren und postoperative Komplikationen

Operationen (n = 116)	Komplikationen	
	n	[%]
Jejunumresektion (n = 6)	1	16,6
Ileumresektion (n = 15)	4	26,6
Ileozäkalresektion (n = 79)	19	24,0
Kolonresektion (n = 16)	2	12,5

Tabelle 6. Präoperative medikamentöse Behandlung und postoperative Komplikationsrate (n = 33)

	Patienten	[%]
Präoperativ Steroide	23	75
Präoperativ Salazosulfapyridin	17	51

Komplikationen scheinen dagegen für die Prognose des postoperativen Verlaufs von eher untergeordneter Bedeutung. Der hier aufgezeigte Zusammenhang zwischen präexistenten und postoperativen Komplikationen sollte nicht ohne Konsequenzen für den Zeitpunkt des operativen Eingriffs bleiben.

Hat also der präoperative Zustand des Patienten durchaus prognostisches Gewicht für den postoperativen Verlauf, so ist das gewählte Operationsverfahren in diesem Zusammenhang von geringerem Stellenwert. Bemerkenswert ist, daß die isolierte Kolonresektion in ihrer Komplikationsrate in etwa mit der alleinigen Jejunumresektion verglichen werden kann (Tabelle 5).

Neben dem präoperativen Zustand des Patienten ist möglicherweise auch die präoperative medikamentöse Therapie für das Operationsergebnis von Relevanz. Auch in dem hier vorgestellten Krankengut fanden sich Hinweise dafür, daß die präoperative Steroidtherapie postoperative Komplikationen begünstigt (Tabelle 6). Ein ähnlicher Zusammenhang wird auch von Mühe et al. [5] aufgezeigt. Eine definitive Stellungnahme zu diesem Fragenkomplex ist jedoch aus dieser retrospektiven Analyse nicht zu verantworten und sollte durch weitere Untersuchungen erarbeitet werden.

5 Rezidivproblem

Die operative Therapie des M. Crohn ist mit der Hypothek des Rezidivs belastet. Die hohe Rezidivrate und die Notwendigkeit zu weiteren Operationen sind die Ursache der verbreiteten Zurückhaltung gegenüber einer frühen Operationsindikation. Das kumulative Risiko der Rezidivoperation liegt nach 10 Jahren bei etwa 30% [3]. Mit größerem zeitlichem Abstand zur Erstoperation nimmt das Risiko einer Rezidivoperation dann ab [3].

Von 102 Patienten, deren Krankengeschichte ausreichend belegt war, erlitten 40 Patienten ein Rezidiv. Damit beträgt die kumulative Rezidivrate 39%. 28 dieser Patienten (29%) mußten sich innerhalb eines Beobachtungszeitraums von 8 Jahren einer weiteren Operation unterziehen. Damit liegen die hier gefundenen Ergebnisse etwa auf der Linie, die aus der amerikanischen Crohn-Studie oder Publikationen aus anderen Kliniken bekannt ist.

Unterschiedlicher Organbefall hat in dem hier vorgestellten Krankengut keine eindeutig unterschiedliche Rezidivquote zur Folge. 81% aller Rezidive traten nach chirurgischer Therapie eines M. Crohn des Ileums und der Ileozäkalregion auf. Jejunum und Kolon haben keine wesentliche Bedeutung für das Entstehen eines Rezidivs (Tabelle 7).

Tabelle 7. Rezidivquote in Abhängigkeit von der Primärmanifestation des M. Crohn (n = 38)

	n	[%]
Jejunum	1	3
Ileum	9	23
Ileozäkalregion	23	58
Kolon	5	13

6 Konsequenzen und Empfehlungen

Welche Konsequenzen und Empfehlungen können unter dem Gesichtspunkt der Langzeittherapie des M. Crohn aus den vorgelegten Ergebnissen gezogen werden?

6.1 Was ist gesichert?

Die überwiegende Anzahl der Crohn-Patienten (ca. 80%) bedarf früher oder später einer chirurgischen Therapie, durch die jedoch eine Heilung der Erkrankung nicht möglich ist. Anzustreben ist die Resektion des erkrankten Darmabschnitts mit End-zu-End-Anastomose. Bypassverfahren sind nur speziellen Situationen (z. B. Duodenal-Crohn) vorbehalten. Präoperative Risiken erhöhen die Rate der postoperativen Komplikationen. Unter elektiven Bedingungen ist die Crohn-Chirurgie ohne nennenswerte Letalität durchführbar. Die enge Kooperation mit dem behandelnden Gastroenterologen ist für eine erfolgreiche Führung des Patienten essentiell.

6.2 Welche Fragen stehen noch offen?

Vordringlich ist es, eine Entscheidung über Sinn und Zweck einer medikamentösen Rezidivprophylaxe herbeizuführen. Die Lebensqualität stellt die entscheidende Erfolgskategorie für Bewertung konservativer und chirurgischer Therapiekonzepte dar. Als Entscheidungshilfe für die Wahl einer der therapeutischen Alternativen – konservativ oder chirurgisch – ist dieser Parameter z. Z. jedoch noch von untergeordneter Bedeutung, da entsprechende prospektive kontrollierte Studien fehlen. Das Auftreten eines postoperativen Rezidivs und die Notwendigkeit einer Rezidivoperation muß unter dem Gesichtspunkt der Lebensqualität und der möglichen Alternative, einer dauernden medikamentösen Therapie, neu bewertet werden.

6.3 Was wird allgemein empfohlen?

Die Indikationsstellung zur chirurgischen Therapie sollte nicht um jeden Preis Komplikationen abwarten, vielmehr erscheint ein frühzeitiges chirurgisches Vorgehen bei segmentalem Befall gerechtfertigt. Die Betreuung des Crohn-Patienten ist eine interdisziplinäre Aufgabe. Sowohl ein großes Krankengut und die daraus resultierende Erfahrung als auch die Möglichkeit der engen interdisziplinären Kooperation und damit die

Ausschöpfung der diagnostischen und therapeutischen Methoden sind die Voraussetzungen für eine erfolgreiche Behandlung des Crohn-Patienten. Chirurgische und medikamentöse Therapie sind im individuellen Krankheitsverlauf komplementäre Behandlungsmaßnahmen, die sich unter Mitverantwortung des Patienten zu einem Therapiespektrum ergänzen.

Literatur

1. Herfarth C, Heil T (1981) Chirurgische Therapie der chronisch entzündlichen Darmerkrankungen. Indikation und Therapie. Internist (Berlin) 22:440–448
2. Herfarth C, Heil T (1981) Morbus Crohn und Colitis ulcerosa-Standortbestimmung: Chirurgische Aspekte. Chirurg 52:749–757
3. Lock MR, Farmer RG, Fazio VW, Jagelman DG, Lavery IC, Weakley FL (1981) Recurrence and reoperation for Crohn's disease. N Engl J Med 304:1580
4. Merkle P, Heil T, Herfarth C (1981) Diagnostische und therapeutische Aspekte des gastroduodenalen Morbus Crohn. Chirurg 52:758–762
5. Mühe E, Gall FP, Hager T, Angermann B, Schier F, Hermanek P (1981) Die Chirurgie des Morbus Crohn. Dtsch Med Wochenschr 106:165–170
6. Wolfson DM, Sachar DB, Cohen A et al. (1982) Granulomas do not affect postoperative recurrence rates in Crohn's disease. Gastroenterology 83:405–409

Palliativeingriffe bei chronisch-entzündlichen Darmerkrankungen – Anale und perianale Eingriffe

R. WINKLER

1 Ausgangsbedingungen

In der Behandlung analer und perianaler Probleme bei M. Crohn ist das Ziel die Beschwerdelinderung, womöglich die Beschwerdefreiheit. Damit unterscheidet sich dieses therapeutische Anliegen prinzipiell nicht von der generellen Auffassung, nach der die operative Intervention beim M. Crohn der Versuch ist, die außer Kontrolle geratene Erkrankung wieder in geordnete Bahnen zu lenken. Folgende Besonderheiten sind zu bedenken:

1) Anale Manifestationen sind nur ausnahmsweise vital bedrohlich.
2) Der Beschwerdewert ist zumeist deutlich geringer als bei vergleichbaren Befunden ansonsten Darmgesunder.
3) Nur ausnahmsweise wird die anale Läsion im Beschwerdebild führend.
4) Der spontane Verlauf ist ausgesprochen wechselnd, dabei aber nur bedingt mit der Aktivität des intestinalen Krankheitsprozesses korreliert.
5) Die analen Manifestationen gelten als ausgesprochen rückfallgefährdet, auch dann, wenn sie sich nach lokal radikalen Gesichtspunkten sanieren lassen.
6) Die Heilung verläuft zögernd, Phasen mehrmonatiger Stagnation sind nicht ungewöhnlich.

2 Epidemiologie

Die Häufigkeitsangaben über anale Manifestationen bei M. Crohn schwanken ganz erheblich zwischen 10 und 90%, im Mittel um 30–40% [1, 6, 7, 9, 10–12, 15]. Es ist sicher zutreffend, daß perianale Komplika-

Tabelle 1. Manifestationszeitpunkt analer
Komplikationen bei M. Crohn (n = 73)

	n
Vor M.-Crohn-Manifestation	12
Bei M. Crohn	
Akute Phase	24
Chronische Phase	30
Nach Resektion	
Ohne Rezidiv	2
Mit Rezidiv	5

tionen zu wenig beachtet und unterschätzt werden [14]. Die Dunkelziffer
wird noch dadurch erhöht, daß vielfach proktologische Erkrankungen
im Vorfeld der Crohn-Manifestation stattfanden, die ungenügend dokumentiert sind. Dabei kann die anale Läsion, insbesondere in ihrer dra-
matischen Manifestation, Indikator des bevorstehenden Crohn-Aus-
bruchs sein (Tabelle 1). Bei 7 von 12 eigenen Beobachtungen sensibili-
sierte die ungewöhnliche Form der Analläsion für die Wochen oder Monate später eintretende Crohn-Erkrankung. Bei einem Gutteil der Patienten (10% nach Brandes u. Eulenburg [4]) ist die anale Läsion die erste Manifestation des M. Crohn.
Offensichtlich nimmt die Frequenz analer Läsionen mit der distalen
Ausbreitung im Intestinaltrakt zu. Vor allem aber ist die Rektumbeteiligung in prognostischer und therapeutischer Hinsicht relevant. Alle Patienten mit Rektumbeteiligung scheinen auch anale Manifestationen zu
entwickeln [7, 9].

3 Erscheinungsformen

Vom Erscheinungsbild her dominieren die abszedierende und die chro-
nisch-fistulöse Entzündung, häufig mit fließenden Übergängen. Dabei
ist die geläufige Gleichsetzung: Crohn-Fistel bzw. -Abszeß gleich atypische Ausbreitung entschieden zu sehr vereinfacht, aber dennoch Anlaß
zu unnötig restriktiven Therapiekonzepten. Die Mehrzahl der fistulösen
Läsionen folgt durchaus den anatomisch vorgegebenen und damit
gleichsam klassischen Ausbreitungswegen. Andererseits ist unverkenn-
bar, daß die ungewöhnliche Lokalisation und Ausdehnung dieser Läsionen geradezu ein Indiz für das Vorliegen eines M. Crohn ist bzw. zur differentialdiagnostischen Abgrenzung beiträgt. Die morphologischen Besonderheiten der Crohn-Läsion faßt Tabelle 2 zusammen. Derartige Be-

Tabelle 2. Morphologische Kriterien analer
Crohn-Läsionen

Dystrophie
  Schlaffe blasse Granulationen
  Unterminierte Ränder
  Hautbrücken
  „Knotige" Infiltrate

Destruktion
  Große Resthöhlen
  Durchbrechung anatomischer Begren-
  zungen
  Sphinkterläsionen

Hypertrophie
  Narbenwulstungen (Stenosen)
  Analpapillen
  Analmarisken

---

funde sind nahezu pathognomonisch. Bei diesen Fällen kann auch der
Pathologe im Exzidat beweisende Granulome finden, während bei den
„üblichen" proktologischen Veränderungen die Histologie überwiegend
im Stich läßt. Bemerkenswert ist das weitgehende Fehlen von Hämor-
rhoidalveränderungen, obwohl doch bei dem herrschenden Reizzustand
Mitreaktionen erwarten werden dürften.

4 Therapie

Einheitliche Richtlinien sind schwer zu entwickeln, da die proktologischen Entscheidungen immer im Rahmen der gesamten Krankheitssituation getroffen werden müssen (Abb. 1). Hier ist viel Fingerspitzenge-
fühl und individuelle Erfahrung geboten. Rezidivneigung einerseits, die
Möglichkeit der Spontanabheilung andererseits, die Sorge um die
Sphinktererhaltung, das dubiose Schicksal bei Rektummitbeteiligung,
schließlich die Scheu vor großen Defekten bei ausufernder Fistelausbrei-
tung führen vielfach zu sehr restriktiven Therapieempfehlungen [2, 5, 6].

4.1 Drainageoperation

Sicher ist es nie verkehrt, eine Drainagemaßnahme, also eine breite Freilegung des extrasphinkteren Fistel- und Resthöhlensystems durchzuführen. Im Einzelfall kann durchaus auch eine Fadendrainage sinnvoll sein.
Im akuten Schub und bei atypischen suprasphinkteren und rektalen Fisteln sollte man es dabei belassen. Deutliche Beschwerdelinderung, ja

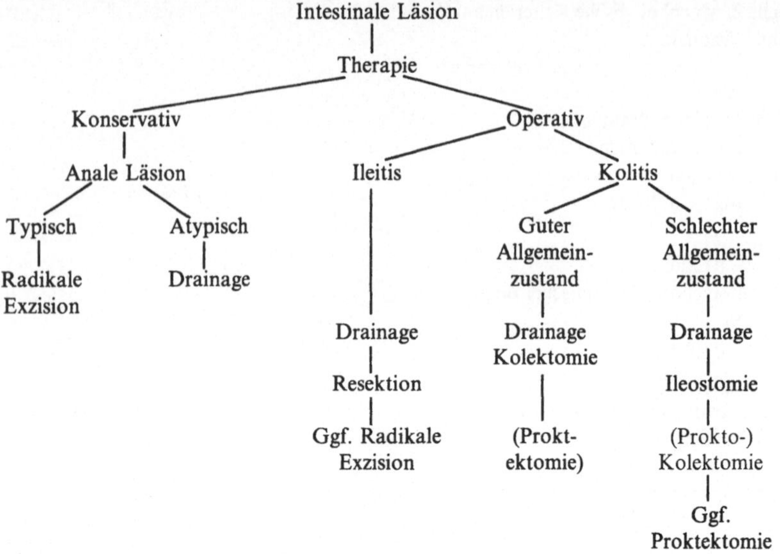

Abb. 1. Therapeutische Taktik bei Patienten mit entzündlichen Darmerkrankungen und analen Manifestationen

Beschwerdefreiheit tritt bei guter Drainage zuverlässig ein. Sie wird beschleunigt bei gutem Ansprechen auf konservative Therapie, insbesondere bei gleichzeitiger funktioneller Darmausschaltung durch Ernährung mit vollresorbierbaren Diäten. Die Aufrechterhaltung einer guten Drainage ist durch regelmäßige digitale Exploration der Wunde sicherzustellen. Eine beachtenswerte Therapieneuerung stellt die Behandlung mit Metronidazol (2 mal 400 mg) als Langzeittherapie dar [3, 16, 17, 19]. Wenn auch die Ausheilung bei 18 eigenen Fällen eher die Ausnahme war, führen die bemerkenswerte Rückbildung der perifistulösen Infektion und der Rückgang der Wundsekretion zu einer spürbaren subjektiven Besserung. Damit wird auch die Wirksamkeit einer Drainageoperation erhöht. Dagegen können uns minutiöse Fistelexzisionen [8] schon vom pathophysiologischen Verständnis dieser Krankheit her nicht überzeugen.

4.2 Rektumexstirpation – Indikation und Taktik

Sehr komplizierte Fistel- und Resthöhlensysteme stützen bei (schwerer) Rektumbeteiligung die Indikation zu radikalem chirurgischen Vorgehen im Sinne der Rektumexstirpation, da eine dauerhafte Organerhaltung nicht aussichtsreich ist. Zur Vermeidung septischer Operationskomplikationen empfiehlt es sich dann, mehrzeitig vorzugehen. Hierbei ist alternativ zu verfahren: Liegt eine Pankolitis vor und ist der Zustand des Patienten schlecht, erfolgt primär eine ausschaltende doppelläufige Ileostomie in Verbindung mit lokalen Drainagemaßnahmen. Von der Erholung des Patienten und von der Floridität des Entzündungsprozesses ist abhängig zu machen, ob die Entfernung des Dickdarms im 2. Akt als Proktokolektomie oder zunächst nur als Kolektomie mit Belassung eines Rektumstumpfs durchgeführt wird. Bei primär günstigen Bedingungen erfolgt zuerst die Kolektomie. Nach Fistelheilung oder bei reizlosen Fistelverhältnissen kann später, falls erforderlich, die Entfernung des Rektumrests ausschließlich von dorsal erfolgen.

4.3 Radikale Fistelsanierung

Die Mehrzahl der Infektionen folgt den typischen, anatomisch vorgezeichneten Ausbreitungswegen (Tabelle 3). Hier ist die skizzierte Zurückhaltung u. E. nicht angebracht (vgl. auch [13]). Die Fisteln können und sollen lokal radikal gespalten und freigelegt werden. Dabei können auch größere Weichteildefekte in Kauf genommen werden, da selbst Großwunden nach kurzer Zeit geringere Beschwerden verursachen als die zuvor weitläufigen, schlecht drainierten Fistelsysteme. Dies gilt auch für persistierende Wundsinus. Die dokumentierte Heilungsträgheit ist nur bis zu einem gewissen Grade Crohn-typisch. Sicher ist sie mit der Aktivität des Gesamtprozesses korreliert; am schädlichsten scheint hier jedoch der Kontakt mit durchfälligem Stuhl zu sein, da mit Verbesserung der Stuhlqualität die Heilung zügiger voranschreitet. Diese Trennung nach Einzelfaktoren ist aber zugegebenermaßen spekulativ.

Tabelle 3. Formen analer Läsionen bei M. Crohn (n = 82)

Läsion		Ausbreitungsweg	n
Fisteln	Analfisteln	Typisch	26
		Atypisch	6
	Rektumfisteln	Pelvirektal	8
		Rektovaginal	3
		Anastomosenfistel	3
Abszesse	Intrasphinkter		2
	Intersphinkter		5
	Perianal		3
Ulkus (Fissur)			9
Stenose			5
Pyodermie			4
Inkontinenz (inkl. iatrogen)			3
Perianale Dermatitis			22

Tabelle 4. Ergebnisse bei rektoanalen Crohn-Fisteln und Intersphinkteren Abszessen

	n	Heilung	Besserung	Rezidiv
Typische Analfistel	22	15	3	4
Atypische Analfistel/Rektumfistel				
Drainage	9	–	7	Entfällt
Ausschaltung[a]	11	5	5	1
Intersphinkterer Abszeß	5	3	2	–

[a] Ileostomie (4), Kolektomie (7)

Bei Operationen in der Remissionsphase und bei blanden Verlaufsformen unterscheiden sich die Heilungszeiten nicht von denen Darmgesunder. Hier ist auch ein nahezu totaler Erfolg zu verzeichnen (Tabelle 4). Unerläßlich ist in jedem Fall die sorgfältige Wundexploration zur Vermeidung von Taschenbildungen und oberflächlichen Verklebungen. Kam es hier zum Rezidiv, so handelte es sich dann auch um echte Rezidive, d. h., sie nahmen ihren Ursprung von neuen Entzündungsherden und hatten keine Beziehung zur narbig ausgeheilten Fistelregion.
Abszesse sollten primär nur drainiert werden. Lediglich bei intersphinkteren Abszessen kann durch die Gestaltung der Drainagerinne eine definitive Sanierung erreicht werden. Dies erfordert aber die Opferung der distal als Barriere stehenden Sphinkteranteile, damit eine trichterförmige Wunde entstehen kann. Mit der Rückbildung der Entzündungsreaktionen können sich die Sphinkterreste besser als erwartet erholen, so daß Kontinenzstörungen passager bleiben und keinesfalls voreilig zu ausschaltender Stomaanlage verleiten dürfen.

4.4 Therapie sonstiger Analläsionen

Bei Stenosen werden die stärksten Narbenriegel gesprengt und segmentär exzidiert. Wichtig ist, die intakten Sphinkteranteile möglichst weitgehend von Narben zu befreien, um eine gute Elastizität des Anorektalrohrs für die nachfolgende Bougierungsbehandlung zu erhalten. Hypertrophe Analpapillen als Störfaktoren der analen Abdichtung werden abgetragen. Auf häufige kurzstreckige blinde Fisteln ist zu achten.
Fissuren werden unter Bildung guter Drainagerinnen exzidiert, um frische und damit heilungsfähige Wundflächen zu erhalten. Pathogenetisch spielt bei diesen Fissurformen der Sphinkterspasmus nur eine untergeordnete Rolle. Eine zusätzliche Sphinkterotomie sollte daher nur dann erfolgen, wenn der Tonus deutlich erhöht ist. Mehrheitlich liegen den Fissuren inkomplette Fisteln zugrunde, die sich mit der Hakensonde

meist problemlos identifizieren und mitsamt der Fissur ausschneiden lassen.

Ob ein zerstörter Sphinkter rekonstruiert werden soll, hängt davon ab, ob die Schädigung Folge unsachgemäßer Fistelchirurgie war, das Rektum entzündungsfrei ist und wie stark der Patient motiviert ist. Dann sind durchaus Einzelerfolge möglich. So gelang es in einem Fall, bei einem Patienten mit Ileorektostomie volle Kontinenz wiederherzustellen. Leider wurde das schöne Resultat nach 2 Jahren durch ein Crohn-Rezidiv im Rektum vernichtet. Das illustriert, wie fragwürdig solche aufwendigen Maßnahmen, die ja auch immer eine passagere Ileostomie und deren Rückverlegung erfordern, letztlich bleiben müssen.

5 Spontaner Verlauf

Die Prognose einer analen Crohn-Läsion zu stellen, ist schwierig. Mehrheitlich besteht eine Verschlechterungstendenz. Diese ist nicht zwangsläufig mit der Aktivität der Grunderkrankung korreliert, da sich das anale Entzündungsgeschehen, einmal eingetreten, aufgrund der besonderen anatomischen Verhältnisse der Region verselbständigen kann. Von daher bedeutet die (chirurgische) Sanierung eines intestinalen Herdes nicht auch ein Sistieren oder gar eine Rückbildung der analen Läsion. Dies hängt vielmehr wesentlich davon ab, welche Form der Entzündung vorliegt, welche Entzündungsräume erschlossen wurden und welche spontane Drainage sie erfahren haben. Andererseits sind deutliche Verschlechterungen praktisch immer ein Indiz für einen neuerlichen Krankheitsschub.

Zeichnen sich schon normalerweise anale Läsionen des Typs, wie sie beim M. Crohn gefunden werden, durch mangelhafte oder fehlende spontane Heilungsfähigkeit aus, so gilt dies noch ausgeprägter für den Crohn-Befall selbst. Unter diesen Vorzeichen kann auch von einer Forcierung der konservativen Therapie keine nachhaltige Verbesserung der analen Situation erwartet werden; anders ausgedrückt: eine Dosiserhöhung ersetzt keine Drainageoperation. Ebensowenig vermag eine Antibiotikatherapie einen heilungsfördernden Wandel herbeizuführen. Eine Ausnahme könnte die Langzeitbehandlung mit Metronidazol (2 mal 400 mg/Tag) sein; hierunter ist die Ausheilung gut drainierter Entzündungsräume, mindestens jedoch eine Eingrenzung möglich [3, 16, 17, 19]. Dabei könnten Faktoren, die über den anaerobierwirksamen Effekt hinausgehen, eine Rolle spielen. Inwieweit eine derart erzielte Heilung langfristig stabil bleibt, ist derzeit nicht absehbar. Bleibt eine Heilung aus, kann es nach Absetzen der Therapie zu schwerem Fortschreiten der Krankheit kommen.

6 Langzeitstrategie

Anale Läsionen sind nur ein Aspekt im Grundleiden entzündlicher Darmerkrankungen. Eine Langzeitkonzeption kann daher nur im Rahmen einer Gesamtbeurteilung des Krankheitsgeschehens erfolgen (Abb. 1). Minimalforderung ist die Sicherstellung einer ausreichenden Drainage der Entzündungsräume; dies kann kleinere Wiederholungseingriffe erforderlich machen. Eine anale Läsion gilt nicht als Indikation zur Exstirpation eines ansonsten konservativ beherrschbaren intestinalen Herdes. Sie kann jedoch die Indikation zur Operation stützen und ihre Ausdehnung bestimmen. Dies gilt insbesondere hinsichtlich der Mastdarm- und damit der Kontinenzerhaltung. Eine schwere perianale Infektion und Sphinkterdestruktion machen eine Organerhaltung wenig sinnvoll, auch wenn der Mastdarm selbst nicht erkennbar erkrankt ist. Allerdings empfiehlt sich dann ein mehrzeitiges Vorgehen.

Inwieweit eine Analläsion aggressiv mit dem Ziel der chirurgischen Sanierung angegangen werden soll, wird kontrovers diskutiert [1, 2, 5–8, 10–15, 19]. Kontrovers ist dabei weniger die Frage der grundsätzlichen Ausheilbarkeit einer Läsion, die sicherlich möglich ist, als die Sorge um ein Rezidiv, das bei den zwangsläufigen Operationsfolgen, speziell einer zur Fistelsanierung unvermeidlichen partiellen Sphinkterdurchtrennung, die Situation für die Betroffenen drastisch verschlechtern kann, ebenso aber auch die Befürchtung langer Ausheilungszeiten. So unbestreitbar diese Gefahr ist, so problematisch ist die Situation für die Betroffenen, die an ihren nicht sanierten Läsionen physisch und psychisch leiden. Der Notwendigkeit ständiger Behandlung, u. U. mit vielmonatigen Krankenhausaufenthalten, nur mit dem Ziel einer Beschwerdelinderung, zwangsläufiger Arbeitsunfähigkeit und Belastungen im Intimbereich, die diese ja zumeist jungen Kranken in ihrer Partnerbeziehung blockieren, steht die Aussicht auf wenigstens befristete Heilung gegenüber. Bei einer derartigen Interessenabwägung erscheint bei geeigneten Fällen eine Hinwendung zu aggressiver chirurgischer Therapie gerechtfertigt, zumal jede korrekte Radikaloperation durch Freilegung der Entzündungsräume zu einer raschen Beschwerdelinderung führt. Sie allein schon verbessert die Situation nachhaltig und verkürzt die Krankenhausaufenthalte, so daß selbst lange Ausheilungszeiten im Vergleich zum früheren Zustand als weit weniger belastend erlebt werden.

7 Zusammenfassung

Anale Manifestationen bei entzündlichen Darmkrankheiten vom Typ des M. Crohn, selten auch der Colitis ulcerosa, folgen in ihrer Entzündungsausbreitung vielfach den anatomisch vorgezeichneten Wegen, wenn auch andererseits gerade das Abweichen von diesen Gesetzmäßigkeiten die Diagnose stützt. So lange sich das Entzündungsgeschehen in den perirektalen und perianalen Weichgeweben etabliert und genügend Sphinktersubstanz erhalten werden kann, scheint abweichend von dem bislang dominierenden Standpunkt eine aggressive Lokaltherapie vertretbar. Dies gilt sinngemäß auch für intersphinktere Abszesse, Stenosen und Fissuren. Bei Gefährdung des Kontinenzorgans, bei extrasphinkteren und rektalen Fisteln muß an einer sehr restriktiven, ausschließlich drainierenden Lokaltherapie festgehalten werden. Möglicherweise läßt sich durch eine zusätzliche Langzeittherapie mit Metronidazol mehr erreichen. Spontane Ausheilungen, etwa im Zuge einer chirurgischen intestinalen Herdsanierung, sind bei der Mehrzahl der Analläsionen nicht zu erwarten, da aufgrund der topographischen Verhältnisse das Entzündungsgeschehen einer eigenen Dynamik unterliegt. Dem Langzeitkonzept muß sich die Behandlung analer Läsionen in die Gesamtstrategie einordnen.

Literatur

1. Alexander-Williams J, Buchmann P (1980) Perianal Crohn's disease. World J Surg 4:203
2. Baker WNW, Milton GI (1974) Management of fistuale in Crohn's disease. Proc R Soc Med 67:58
3. Bernstein CH, Frank MS, Brandt LJ, Boley SJ (1980) Healing of perineal Crohn's disease with metronidazole. Gastroenterology 79:357
4. Brandes JW, Eulenberg F (1976) Der lange Weg zur Diagnose des Morbus Crohn. Z Gastroenterol 14:400
5. Buchmann P (1982) Die Therapie des perianalen Morbus Crohn – ambulant oder stationär? In: Winkler R (Hrsg) Proktologische Indikation und Therapie. Enke, Stuttgart
6. Bülow M v, Dzieniszewski P, Lohr J, Raulf F (1982) Zur Chirurgie analer Komplikationen bei Morbus Crohn. In: Gall FP, Groitl H (Hrsg) Entzündliche Erkrankungen des Dünn- und Dickdarmes. Perimed, Erlangen
7. Fielding JF (1972) Perianal lesions in Crohn's disease. J R Coll Surg Edinb 17:32
8. Girona J, Athanasiadis S, Barry BA, Gandji D (1982) Postoperative Kontinenzprobleme bei Patienten mit komplizierten Analfisteln bei Morbus Crohn und Colitis ulcerosa. Erfahrung über 142 Fälle. In: Gall FP, Groitl H (Hrsg) Entzündliche Erkrankungen des Dünn- und Dickdarmes. Perimed, Erlangen
9. Hausamen TU, Huck L, Knop P (1980) Extraintestinale Manifestationen des Morbus Crohn. Z Gastroenterol 18:119
10. Krieg H, Brünner H, Gamstätter G, Grönninger J (1977) Anale und perianale Komplikationen beim Morbus Crohn. Münch Med Wochenschr 119:193
11. Lockart-Mummery HE (1975) Crohn's disease, anal lesions. Dis Colon Rectum 18:200
12. Loygue J, Huguier N (1971) Le traitement chirurgical des localisation ano-rectal de la maladie de Crohn. Arch Fr Mal App Dig [Suppl] 60:29
13. Mazier WP (1982) Anal fistuale in inflammatory bowel disease. In: Gall FP, Groitl H (Hrsg) Entzündliche Erkrankungen des Dünn- und Dickdarmes. Perimed, Erlangen

14. Müller-Wieland K, Winkler R, Schreiber HW (1982) Morbus Crohn und Colitis ulcerosa. Indikationen zur chirurgischen Behandlung. In: Müller-Wieland K (Hrsg) Dickdarm. Springer, Berlin Heidelberg New York (Handbuch der inneren Medizin, Bd III/4)
15. Rankin GB, Watts HD, Melnyk CS, Kelley ML Jr (1979) National Cooperative Crohn's Disease Study: Extraintestinal manifestations and perianal complications. Gastroenterology 77:914
16. Sachar DB (1980) Metronidazole for Crohn's disease: Breakthrough or ballyhoo? Gastroenterology 79:393
17. Schneider MU, Strobel S, Riemann JF, Demling L (1981) Metronidazol in der Behandlung des Morbus Crohn. Dtsch Med Wochenschr 106:1126
18. Winkler R (1981) Analfissuren und Analfisteln. Therapiewoche 31:3779
19. Winkler R (Hrsg) (1982) Proktologische Indikationen und Therapie. Konservativ oder operativ, ambulant oder stationär? Enke, Stuttgart

Kapitel 38

Stomaanlage, Stomapflege

W. Ruf

Im Rahmen der operativen Behandlung des M. Crohn wird erfahrungsgemäß die Anlage eines Stomas relativ selten erforderlich, häufiger dagegen bei der Colitis ulcerosa. Zwischen 1975 und 1981 wurden in der Chirurgischen Universitätsklinik Heidelberg 186 Patienten mit M. Crohn
und 42 Patienten mit Colitis ulcerosa operativ behandelt. Beim M.
Crohn wurde 12 mal ein Stoma angelegt – es handelte sich ausschließlich
um Dickdarmbefall, bei der Colitis ulcerosa 11 mal, Neueinpflanzungen
eingeschlossen. In Tabelle 1 spiegelt sich auch in der Vielfalt der angelegten Stomata das variantenreiche Erscheinungsbild des M. Crohn wieder.
Bei der Colitis ulcerosa dagegen läßt sich die Stomaanlage eher verein-
heitlichen, die Anlage eines Ileostoma überwiegt bei weitem.
Im folgenden soll auf die operativen Verfahren der einzelnen Stomaformen, die Indikationen und Komplikationen sowie auf einige Aspekte
moderner Stomapflege eingegangen werden.
Vor Anlage eines jeden Stomas sollte der Operateur im Einverständnis
mit dem Patienten die Stelle, die ein bequemes Tragen der Auffangvorrichtung erlaubt, ermitteln und markieren. Es gilt dabei zu beachten, daß
sich die Bauchdecken, besonders bei korpulenten Patienten, im Liegen,
Sitzen und Stehen verschieben.
Bei chronisch kranken Patienten mit starkem Gewichtsverlust ist postoperativ mit einer Gewichtszunahme zu rechnen, damit kann das Stoma
letztlich höher oder tiefer rutschen.

1 Operative Verfahren

Am häufigsten wird bei Patienten mit chronisch entzündlichen Darmer-
krankungen ein endständiges oder doppelläufiges Ileostoma notwendig.
Zur Anlage eines *endständigen Ileostoma* hat sich die Technik nach
Brooke [4] durchgesetzt. Die Haut und bei adipösen Patienten ein Ge-

Tabelle 1. Übersicht über die im Zeitraum von 6 Jahren angelegten Stomata bei der operativen Behandlung des M. Crohn und der Colitis ulcerosa

Morbus Crohn (n = 186)

Darmoperationen	Stoma	n
Hemikolektomie rechts (inkl. Rezidiv-operation)	Transversostomie, Ileostomie	3
Segmentresektion, Fistelübernähung (Sigmabereich)	Doppelläufiger Anus praeter transversalis	3
Transversumstenose	Zäkalfistel	2
Kolektomie	Ileostoma, Sigmaauspfl.	1
Neueinpflanzung Ileostoma, Dünn-darmresektion	Ileostoma	1
Ileotransversostomie, Zäkorektosto-mie	Loopileostoma	2
Gesamt		12

Colitis ulcerosa (n = 42)

Operationsverfahren	Stoma	n
Proktokolektomie	Ileostoma	5
Neueinpflanzung + Dünndarmresek-tion	Ileostoma	3
Segmentresektion oder Hemikolekto-mie links	Anus praeter transversalis	2
Hemikolektomie rechts	Loopileostoma	1
Gesamt		11

webszylinder des subkutanen Fettgewebes werden in Markstückgröße an der vorher markierten Stelle exzidiert. War die präoperative Markierung aus irgend einem Grund nicht erfolgt, so sollte die Stomaanlage am Schnittpunkt einer Linie zwischen Nabel und Crista iliaca und dem lateralen Rektusstrang erfolgen. Nach kreuzweiser Inzision des äußeren Blatts der Rektusscheide wird der M. rectus im Verlauf seiner Faserrichtung stumpf gespreizt und das Ileumende mit einer Klemme durch die Bauchwand gezogen. Lediglich das Mesenterium wird mit einigen Nähten am parietalen Peritoneum fixiert. 2 cm des terminalen Ileums werden über dem Hautniveau skelettiert. In einer Modifikation der ursprünglich beschriebenen Technik werden die einstülpenden Nähte so angelegt, daß am Ileumende in die Seromuscularis gestochen wird und erneut 4 cm weiter proximal im Hautniveau. Die Nadel wird weiter durch die Subkutanfaszie geführt und intrakutan ausgestochen. Im Abstand von 1 cm werden Mukosa und Epidermis mit Einzelnähten adaptiert. Der Ileostomiestumpf sollte die ideale Höhe von 2,5 cm haben.

Das *Deviationsileostoma* wird als Loopileostoma in der Technik nach Turnbull [15] angelegt. Die zuführende Schlinge wird mit einem Faden markiert und befindet sich kaudal des Reiters. Das Darmlumen wird im Bereich der abführenden Schlinge durch eine Querinzision eröffnet. Mit einer Klemme wird die Darmwand im Bereich der zuführenden Schlinge von innen gefaßt und ausgestülpt, so daß ein prominentes Stoma entsteht. Einzelne adaptierende Nähte werden wiederum subkutan durchgestochen.

Besteht die Indikation zu einem *doppelläufigen Kolostoma*, so wird dieses in den meisten Fällen nach explorativer Laparotomie im kranialen Pol der medianen Unterbauchlaparotomie angelegt, bei entzündlichen Prozessen im linken Unterbauch rechts oberhalb des Nabels. Das Colon transversum wird über eine Länge von 8 cm vom großen Netz und den Appendices epiploicae befreit, stumpf mit einem dicken Silikonschlauch unterfahren, vorsichtig durch die Wunde luxiert und auf einem speziellen Reiter gehalten. Die Wunde wird durch Einzelknopfnähte eingeengt, so daß die Öffnung für ca. 2 Querfinger passierbar ist. Der Darm selbst wird nicht mit Nähten fixiert, um die spätere Rückverlagerung zu erleichtern. Die Eröffnung des Darms erfolgt beim Ileus sofort, ansonsten am 1. Tag nach der Operation. Auf die detaillierte Beschreibung der technischen Durchführung eines *endständigen Kolostomas* soll an dieser Stelle verzichtet werden, da sie weitgehend standardisiert ist.

Alternative Versorgungsmöglichkeiten, wie der Ileumpouch nach Kock [12], der subkutan gelegene Magnetring [6] oder in neuerer Zeit die autologe Muskeltransplantation [5], wurden bezüglich ihrer technischen Durchführung anderweitig ausführlich beschrieben.

2 Indikationen zur Stomaanlage bei chronisch-entzündlichen Darmerkrankungen

Die Tabellen 2 und 3 geben in einer Übersicht die Indikation zu den einzelnen Stomaformen wieder. Es läßt sich generell sagen, daß in den meisten Situationen, in denen eine Stuhlableitung notwendig ist, sowohl beim M. Crohn als auch bei der Colitis ulcerosa ein Ileostoma angelegt werden sollte.

Nach einer Literaturanalyse führt das Deviationsileostoma beim ausgedehnten Crohn-Befall des Kolons (132 Fälle) in 50–60% zu einer anhaltenden Besserung. Die konsekutive Proktokolektomie wird in 35–50% der Fälle durchgeführt, die erfolgreiche Kontinuitätswiederherstellung ist bei 5–30% der Patienten möglich.

Tabelle 2. Indikationen zum Ileostoma bei chronisch-entzündlichen Darmerkrankungen

Stomaanlage	Indikationen
Endständiges Ileostoma	1. Nach Proktokolektomie (Colitis ulcerosa, selten M. Crohn) 2. Nach Kolektomie (in 70–80% bei Colitis ulcerosa, bei M. Crohn selten) 3. Passager nach Hemikolektomie rechts (M. Crohn)
Doppelläufiges Ileostoma	1. Schwere destruierende anale Fistelleiden (M. Crohn) und/oder: 2. Therapierefraktärer Befall des gesamten Kolons 3. Zur Protektion einer Dickdarmanastomose (M. Crohn) 4. Wesentliche Stenose des Colon ascendens oder transversum (M. Crohn) 5. Nach Exstirpation enteraler Fisteln (M. Crohn) 6. Nach Nahtinsuffizienz einer Dirckdarmanastomose (Relaparotomie)

Tabelle 3. Indikationen zur Anlage eines Kolostoma oder eines doppelläufigen Anus praeter transversalis in der Behandlung chronisch-entzündlicher Darmerkrankungen

Stomaanlage	Indikationen
Endständiges Kolostoma	1. Hartmann-Situation (M. Crohn, Colitis ulcerosa) (2. Passager nach Hemikolektomie rechts als Schleimstoma mit Ileostoma) M. Crohn, Colitis ulcerosa
Doppelläufiger Anus praeter transversalis	(1. Bei schweren destruierenden analen Fistelleiden) M. Crohn) (2. Schwerer Crohn-Befall des Colon descendens, Sigma oder Rektum mit Fistelbildung)
Zäkalfistel	Keine Indikationen

Nach Kolektomie bei Colitis ulcerosa ist nur in ca. 20–30% der Fälle die Ileorektostomie (Aylett) möglich [1–3, 7, 9], in den übrigen Fällen muß ein endständiges Ileostoma angelegt werden. Hingegen sind die Ergebnisse von Aylett [2] eindrücklich: mehr als 300 Patienten mit ileorektaler Anastomose weisen zu ungefähr 90% ein befriedigendes Resultat auf. Übersicht der Ergebnisse nach ileorektaler Anastomose s. [8].

Gelegentlich erscheint es nach Hemikolektomie rechts wegen der ödematös geschwollenen Schleimhaut günstiger, die Darmenden separat als endständiges Ileostoma und Querkolonschleimfistel herauszuleiten und später die Anastomose durchzuführen. Ein *Kolostoma* wird bei chronisch entzündlichen Darmerkrankungen praktisch nur noch im Rahmen der Hartmann-Situation als endständiger Anus praeter mit Blindverschluß des Rektums angelegt.

In allen anderen Situationen mit entzündlichem Befall des Dickdarms oder Fistel des Anus ziehen wir ein Loopileostoma in der Technik nach Turnbull [16] dem Kolostoma zur Ruhigstellung des nachgeschalteten Darmabschnitts vor. Argumente hierfür sind die technisch einfache Anlage und Rückverlagerung sowie die Erhaltung der Integrität des Dickdarms; später evtl. notwendige Eingriffe am Dickdarm werden nicht erschwert. Die entsprechenden Indikationen in Tabelle 3 sind in Klammern gesetzt und eigentlich mehr der Vollständigkeit halber erwähnt. Nicht in der Tabelle aufgeführt ist die von Turnbull [15] für das toxische Megakolon publizierte zweizeitige Proktokolektomie. Hierdurch konnte die postoperative Frühletalität von über 20% auf 1–2% gesenkt werden. Beim Ersteingriff werden neben einem Loopileostoma multiple seitliche Stuhlfisteln (“blowholes”) am Dickdarm angelegt. Nach Stabilisierung des Allgemeinzustands und Abklingen der entzündlichen Erscheinungen erfolgt als Zweitangriff die selektive Proktokolektomie [8]. Dieses Verfahren wenden wir in der Behandlung der Colitis ulcerosa nur bei den Fällen von toxischem Megakolon an, die eine gedeckte Perforation aufweisen; in allen anderen Situationen sollte primär kolektomiert bzw. proktokolektomiert werden. Beim Dickdarm-Crohn hingegen kann ein toxisches Megakolon auch bei segmentalem Befall auftreten. Daher sollte das Turnbull-Verfahren hier an erster Stelle stehen. Man behält sich die Möglichkeit vor, nach Abklingen der entzündlichen Erscheinungen endoskopisch und röntgenologisch das Ausmaß der Erkrankung zu definieren und organsparend die erkrankten Kolonanteile zu entfernen. Ein Ileumpouch nach Kock sollte beim M. Crohn vermieden werden, da die Rezidivrate im Reservoir beträchtlich ist. In Kocks Serie trat ein Crohn-Rezidiv bei 17 von 49 Patienten auf, davon 6mal im Ileumabschnitt unmittelbar vor dem Pouch, bei 5 Patienten im Pouch und bei 6 sowohl im Ileum als auch im Pouch [13].

Der Magnetring sollte als Verschlußsystem bei Patienten mit chronisch entzündlichen intestinalen Erkrankungen nicht angewandt werden, da diese Patienten erfahrungsgemäß gehäuft zu lokaler Abszeß- und Fistelbildung neigen sowie häufig unter immunsuppressiver Therapie stehen, was wiederum lokale Komplikationen nach Fremdkörperimplantation begünstig.

3 Komplikationen

Die Komplikationen nach Ileostomie und Kolostomie und deren Behandlung wurden anderweitig eingehend abgehandelt [11, 14]. An dieser

Stelle seien von den vielen Möglichkeiten, wie Hauterosionen, Retraktion, Prolaps, Nekrose, Stenose, parastomale Hernie, Fisteln, Darmverschluß und Blutung, die für Patienten mit chronisch entzündlichen Darmerkrankungen bedeutsamen Hauterosionen sowie die spezifische und unspezifische prästomale Ileitis herausgegriffen.

Als Ursachen für *Hauterosionen* kommen in Betracht:

- Auf Hautniveau gelegene Ileostomie,
- Retraktion oder Fistelbildung,
- falsche Plazierung,
- Hautunverträglichkeit der Auffangvorrichtung oder Pflegemittel,
- Zu häufiges Wechseln der Auffangvorrichtung,
- hautreizende Nahrungsmittel oder Medikamente,
- schlecht sitzende Auffangvorrichtungen,
- Nachlässigkeit der Patienten,
- unzureichende Haftung der Auffangvorrichtung.

Entsprechend dieser Ursachenvielfalt müssen die therapeutischen Ansätze variabel sein. Sicher sind peristomale Hauterosionen mit Einführung des prominenten Stomas wesentlich seltener geworden. Es empfiehlt sich daher bei Patienten mit Ileostoma auf Hautniveau die Neuanlage in der Technik nach Brooke [4], diese gilt auch bei Retraktion und falscher Plazierung. Häufig jedoch genügt nach individueller Ursachenanalyse der Wechsel zu einer modifizierten Auffangvorrichtung. Gerade bei Crohn-Patienten kann das einfühlsame Gespräch des behandelnden Arztes und des Stomatherapeuten mit dem Patienten nicht hoch genug eingeschätzt werden, viele banale Fehlhaltungen des Patienten, sei es in diätetischer, sei es in pflegerischer Hinsicht, lassen sich auf diese Weise ausräumen.

Begleitet von krampfartigen Bauchschmerzen, Entleerung voluminöser, dünnflüssiger Stuhlmengen wird gelegentlich eine *prästomale Ileitis* beobachtet [10]. Allein vom makroskopischen Aspekt ist eine Unterscheidung zwischen unspezifischer und spezifischer Entzündung schwierig. Erst die vorsichtige endoskopische Untersuchung mit Biopsie und histologischer Aufarbeitung ermöglicht die Diagnose. Zweifellos wurde die unspezifische prästomale Ileitis als Folge einer technisch bedingten Striktur vor der Ära der prominenten Ileostomie häufiger beobachtet. In beiden Fällen ist die Neuanlage des Stomas mit Resektion des erkrankten Dünndarmabschnitts erforderlich.

In der *Stomaversorgung* nimmt der Karayabeutel unverändert den breitesten Raum ein. Wegen der Viskositätsabnahme des Karayakautschuks unter Wärmeeinwirkung gewinnen jedoch neue Entwicklungen wie die Stomahesivplatte mit abnehmbarem Beutel, die mehrere Tage bei sehr guter Hautverträglichkeit belassen werden können, zunehmend an Be-

deutung. Im Handel sind zahlreiche Varianten, beispielsweise Ausstreif-
beutel, die vorwiegend in der postoperativen Phase verwendet werden,
oder Auffangbeutel mit oder ohne Gasfistel, die auf eine Stomahesivu-
niversalplatte aufgeklebt werden können.

Literatur

1. Alexander-Williams J, Buchmann P (1980) Criteria of assessment for suitability and results of ileorectal anastomsis. Chir Gastroenterol 9:409
2. Aylett SO (1966) Three hundred cases of diffuse ulcerative colitis treated by total colectomy and ileorectal anastomosis. Br Med J 1961:1001
3. Aylett SO (1971) Ileorectal anastomosis. Review 1952–1968. Proc R Soc Med 64:409
4. Brooke BN (1952) The management of an ileostomy. Lancet II:102
5. Bruch HP, Schmidt E, Wolter J (1980) Umwandlung zur kontinenten Colostomie durch Sphinkterplastik. Chirurg 51:442
6. Feustel H, Hennig G (1975) Kontinente Colostomie durch Magnetverschluß. Dtsch Med Wochenschr 100:1064
7. Herfarth C, Ewe J (1977) Die chirurgische Behandlung des Morbus Crohn. Chirurg 48:569
8. Herfarth C, Heil T (1981) Morbus Crohn und Colitis ulcerosa – Standardbestimmung: Chirurgische Aspekte. Chirurg 52:749
9. Herfarth C, Heil T (1981) Chirurgische Therapie der chronisch entzündlichen Darmerkrankungen. Internist (Berlin) 22:440
10. Hultèn L (1978) Ileus bei Patienten mit Ileostomie. In: Ileus. Thieme, Stuttgart, S 93
11. Hollender LF, Meyer C (1976) L'anus artificiel colostomies et ileostomies. Lab Porgés: 56
12. Kock NG (1969) Intraabdominal reservoir in patients with permanent ileostomy. Arch Surg 99:223
13. Kock NG, Myrvold HE, Nilsson LO (1980) Progress report on the continent ileostomy. World J Surg 4:143
14. Kretschmer KP (1975) Der künstliche Darmausgang. Ostomien des Darmes. Thieme, Stuttgart, S 70
15. Turnbull RB, Hawk WA, Weakley FL (1971) Surgical treatment of toxic magacolon: Ileostomy and colostomy to prepare patients for colectomy. Am J Surg 122:325
16. Turnbull RB, Weakley FL (1967) Atlas of intestinal stomas. Mosby, St. Louis

Kapitel 39

Postoperative Syndrome (Kurzdarm)

H. J. BUHR und CH. HERFARTH

Ausgedehnte Dünndarmresektionen führen zu einer ungenügenden bzw. veränderten Resorptionsfläche des Darms, so daß aufgrund dieses Kurzdarms manifeste postoperative Syndrome mit Malabsorptionserscheinungen auftreten können.

1 Allgemeine Überlegungen

Die Erkrankungen, welche am häufigsten zur ausgedehnten Dünndarmresektion führen, sind in Tabelle 1 aufgeführt.

Jedoch führt nicht jede Darmresektion zum Kurzdarmsyndrom, die einsetzenden Spätfolgen sind vielmehr von mehreren Bedingungen abhängig:

1) Ausdehnung und Höhe der Resektion: Es muß dabei berücksichtigt werden, daß eine erhebliche Variationsbreite der Länge des Dünndarms

Tabelle 1. Ursachen des Kurzdarmsyndroms

1. Entzündungen
   - M. Crohn (mit ausgedehnten und/oder mehrfachen Resektionen)
   - Enteritis necroticans

2. Durchblutungsstörungen
   - Thrombose oder Embolie der A. mesenterica superior
   - Thrombose der V. mesenterica superior
   - Strangulation
   - Volvulus

3. Chirurgische Therapie
   - Jejunoilealer Bypass
   - Posttraumaresektion

besteht. Die durchschnittliche Länge liegt intraoperativ gemessen bei 4–
5 m. Es ist daher erforderlich, Höhe und Ausmaß der Resektion intraoperativ sorgfältig festzuhalen.
2) Die Quantität und Qualität des verbliebenen Restdarms: Eine Entzündung des Restdarms führt ebenfalls zu einer erheblichen Funktions-
einschränkung und zusätzliche Absorptionsfunktionen können kaum
übernommen werden.
3) Grad der Adaptation des Restdarms: Etwa 50% des proximalen oder
mittleren Dünndarms können entfernt werden, ohne daß manifeste klinische Erscheinungen der Malabsorption auftreten. Denn durch funktionelle und strukturelle Veränderungen der Schleimhaut kann die Reservekapazität anderer Darmabschnitte zur Absorption der Nahrung
ausgeschöpft werden. Erst bei einer Entnahme von 70–80% sollen postoperative Spätfolgen zu erwarten sein.

Für das Verständnis der pathophysiologischen Vorgänge und der Er-
nährungsprobleme nach Darmresektionen ist die Kenntnis der in Abb. 1
dargestellten bevorzugten Absorptionsorte der einzelnen Nahrungsbestandteile von Bedeutung.

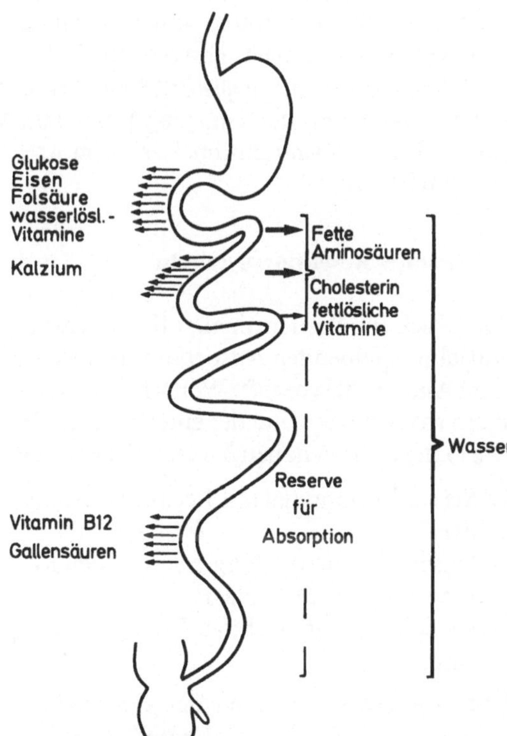

Abb. 1. Die Absorptionsorte
der wichtigsten Nahrungs-
bestandteile im Dünndarm.
(Nach Goebell u. Dollinger
[4])

Zucker, Aminosäuren und Fette werden zu 90–95% zum Ende des Jejunums absorbiert. Das Ileum stellt somit für diese Nahrungsstoffe eine Reservekapazität zur Verfügung. Eine Ausnahme bildet allerdings die Fettabsorption, die nur teilweise kompensiert werden kann. Im Ileum werden bei intaktem Darm ausschließlich Vitamin B_{12} und Gallensäuren absorbiert. Im gesamten Dünndarm wird Wasser resorbiert, bis zu einer Menge von 10–12 l täglich.

2 Bedeutung der Resektion von Darmabschnitten

Aufgrund dieser Kenntnisse über die Absorptionsorte ist es nach Goebell u. Dollinger [4] sinnvoll, die Spätfolgen nach den Resektionsorten einzuteilen.

2.1 Proximales Resektionssyndrom

Beim proximalen Resektionssyndrom sind die Resorption von Eisen und Folsäure gestört, so daß es zu einer megalozytären Anämie kommen kann. Auch die Resorption von Kohlenhydraten ist, wie der pathologische Xylosetest beweist, gestört. Noch empfindlicher und auch früher wird die Fettabsorption gestört, so daß eine Steatorrhö auftritt. Die verkürzte Passagezeit der Nahrung führt zum Vorhandensein von unverdauten Nahrungsmitteln im Restdarm und kann dort eine osmotische Diarrhö bewirken.

2.2 Distales Resektionssyndrom

Die Resektion des terminalen Ileums führt zu einer mangelhaften, bzw. vollständig fehlenden Absorption von Vitamin B_{12}, was eine megaloblastäre Anämie hervorruft. Weiterhin wird die Rückresorption der Gallensäuren aufgehoben und der enterohepatische Kreislauf unterbrochen.
Die Gallensäuren haben 3 wesentliche physiologische Funktionen:

1) Sie sind zusammen mit Lecithin Lösungsvermittler für Cholesterin in der Galle.
2) Durch Mizellenbildung ermöglichen sie die Resorption langkettiger Fettsäuren im Dünndarm.
3) Sie spielen eine wichtige Rolle bei der Resorption fettlöslicher Vitamine.

Über weitere Funktionen der Gallensäure, z. B. den Einfluß auf die Darmmotorik, über antibakterielle Eigenschaften oder über den Einfluß auf die Entstehung des Dickdarmkrebses liegen noch keine genauen Untersuchungen vor.

Der vermehrte Verlust von Gallensäuren in das Kolon führt zu folgenden Spätfolgen [7]:

a) Durch die verminderte Gallensäurekonzentration in der Galle wird Cholesterin nicht mehr in Lösung gehalten, so daß es ausfällt und vermehrt Gallensteine entstehen können. Ihre Inzidenz soll bis zu 30% betragen [6].

b) Beim vermehrten Übertritt von Gallensäuren in den Dickdarm kommt es aufgrund einer Hemmung der Wasser- und Elektrolytresorption zu einer Diarrhö, welche als chologene Diarrhö bezeichnet wird. Diese tritt schon frühzeitig vor der Steatorrhö ein.

c) Aufgrund der fehlenden Mizellenbildung kann die Resorption langkettiger Fettsäuren im oberen Dünndarm nicht mehr erfolgen. Die Folge ist eine Steatorrhö mit hohen Fettverlust. Bei ausgeprägtem Gallensäureverlust findet sich folglich stets eine chologene, wäßrige Diarrhö, die besonders nach Mahlzeiten auftrit, sowie eine Steatorrhö.

d) Weiterhin zeigen diese Patienten häufig eine Hyperoxalurie, so daß sie zur Bildung von Oxalsäurekonkrementen neigen [2].

2.3 Resektion der Ileozäkalregion

Die intakte Ileozäkalklappe verhindert ein Überwuchern des Dünndarms durch aufsteigende Darmbakterien vom Kolon her. Die pathologische Keimflora führt möglicherweise zu entzündlichen Veränderungen der Dünndarmepithelien. Vor allem kommt es jedoch zu einer Dekonjugation von Gallensäuren, die wiederum schlechte Mizellenbildner sind, so daß eine Steatorrhö einsetzt. Weiterhin hemmen diese dekonjugierten Gallensäuren die Absorption von Wasser und Elektrolyten und üben zusätzlich noch eine toxische Wirkung auf die Struktur der Mukosazelle aus. Bakterioide können im terminalen Ileum Vitamin B_{12} verbrauchen [8]. Eine intakte Ileozäkalklappe verlangsamt zusätzlich die Transportzeit der Nahrung.

Der Einfluß einer ausgedehnten Dünndarmresektion auf andere intestinale Organe, z. B. Magen und Pankreas, ist ebenfalls noch ungeklärt [5]. So haben tierexperimentelle Untersuchungen gezeigt, daß eine gastrale Hypersekretion entstehen kann. Es konnte eine quantitative Beziehung zwischen dem Ausmaß der Dünndarmresektion und der Höhe der Magensekretion nachgewiesen werden [9, 10]. Diese gastrale Hypersekretion kann zu weiteren Komplikationen im Sinne von Ulzera führen und die Nahrungspassagegeschwindigkeit deutlich erhöhen.

3 Therapie

In der ersten postoperativen Phase steht natürlich die parenterale Ernährung im Vordergrund (Tabelle 2). Sie hat u. a. folgende Erfordernisse zu erfüllen:

1) Ausreichende Flüssigkeitszufuhr zur Verhinderung einer Dehydratation;
2) Elektrolytsubstitution nach Serumkonzentrationen,
3) Kalorienzufuhr.

Sobald die Darmtätigkeit aufgenommen wird, sollte möglichst frühzeitig mit der enteralen Ernährung begonnen werden. Die erste orale Nahrungsaufnahme beginnt mit Tee, Schleimsuppe und geht von breiiger zur späteren festeren Nahrung über. Anschließend muß in den folgenden Monaten eine adäquate Diät ausgetestet werden. In dieser adaptiven Phase kommt es zur Steigerung der verbliebenen Resorptionskapazität. Tierexperimentell kann ein Anstieg der Zellproduktionsrate in der Krypte und eine Zunahme der Zotten- und Kryptenhöhe nachgewiesen werden [3]. Diese einsetzenden Anpassungsvorgänge werden nur durch die Nahrungsaufnahme gefördert. Daher muß die schnelle postoperativ einsetzende perorale Ernährung dringend gefordert werden.

Ist aufgrund einer ausgedehnten Dünndarmresektion keine genügende perorale Nahrungsaufnahme zu erreichen, muß eine langfristige parenterale Ernährung ("homeparenteral nutrition") durchgeführt werden. Dies kann durch einen Shunt am Unterarm vorgenommen werden.

Die Kalorienzufuhr auf enteralem Wege basiert weitgehend auf mittelkettigen Fettsäuren, die ohne Mizellenbildung resorbiert werden. Ihre Resorption ist daher unabhängig von der Konzentration der Gallensäuren. Gleichzeitig kann die Zufuhr langkettiger Fettsäuren vorsichtig und in kleinen Schritten ausgetestet werden. Besondere Beachtung ist der Aufnahme von Spurenelementen zu schenken. Ihre Substitution muß

Tabelle 2. Parenterale Ernährung beim Kurzdarmsyndrom

Flüssigkeit	40–50 ml/kg KG/Tag	+ Verluste
Elektrolyte	Basisbedarf	+ Verluste
Kalorien	50–60 kcal/kg KG/Tag	
Glukose bzw. Glukoseaustauschstoffe	4–7 g/kg KG/Tag	
Aminosäuren	0,8–1,6 g/kg KG/Tag	
Essentielle Fettsäuren	100 g Fett/Woche	
Vitamine (B_{12}!)		
Folsäure, Eisen		
Spurenelemente (Zn, Mg, Mn)		

sich nach den Serumwerten richten. Eventuell müssen zusätzlich fettlösliche Vitamine und Vitamin B_{12} substituiert werden. Der vermehrte Übertritt von Gallensäuren in das Kolon nach distaler Dünndarmresektion kann durch das nicht resorbierbare Colestyramin (Quantalan) gebunden werden. Dadurch wird die Wirkung der Gallensäuren auf die Wasserresorption unterbunden, so daß es zu einem Sistieren der wäßrigen Durchfälle kommt. Die Quantalandosis richtet sich nach dem Effekt auf die Stuhlfrequenz [1, 11].

Die Symptome, die nach Resektion der Ileozäkalklappe durch pathologische Keime entstehen, können durch eine antibiotische Therapie nicht wesentlich gebessert werden. Bei starken Durchfällen können zusätzlich Antidiarrhoika in Form von motilitätshemmenden Drogen, z. B. Codeinum phosphoricum, Loperamid oder Tinctura opei mit Erfolg eingesetzt werden.

Nach ausgedehnter Dünndarmresektion ist prophylaktisch eine Cimetidintherapie zur Behandlung der Hypersekretion für einige Monate angezeigt. Eine Langzeittherapie erscheint allerdings nicht erforderlich, da die Hypersekretion sich innerhalb von Monaten wieder zurückbildet.

Die operative Möglichkeit, das Kurzdarmsyndrom therapeutisch zu beeinflussen, besteht in einer Verlängerung der Passagezeit. Obwohl sich tierexperimentell die Einfügung eines antiperistaltischen Segments bewährt hat, liegen über die klinische Anwendung nur wenige Berichte vor. Die chirurgische Zurückhaltung ist dadurch bedingt, daß ein operativer Eingriff beim extremen Kurzdarm zu einer weiteren Verschlechterung der Situation führen kann.

4 Zusammenfassung

Ausgedehnte Dünndarmresektionen können zu Malabsorptionserscheinungen führen. Zur Vermeidung dieser postoperativen Syndrome sollten daher sparsame Resektionen selbstverständlich sein. Zum Erkennen der evtl. eintretenden Spätfolgen muß stets die Länge und der Resektionsort genau festgelegt werden.

Literatur

1. Blum AL Krejs GJ (1975) Therapie der Malabsorptionssyndrome. Therapiewoche 12:1459–1468
2. Dobbins JW, Binder HJ (1977) Importance of the colon in enteric hyperoxaluria. N Engl J Med 296:298–301
3. Dowling RH, MH Gleeson (1973) Cell turnover following small bowel resection and by-pass. Digestion 8:176–190

4. Goebell H, Dollinger H (1975) Dünndarm. In: Lindenschmidt TO (Hrsg) Pathophysiologische Grundlagen der Chirurgie. Thieme, Stuttgart
5. Haegel P, Stock C, Marescaux J, Petit B, Grenier JF (1981) Hyperplasia of the exocrine pancreas after small bowel resection in the rat. Gut 22:207–212
6. Hill GL, Mair WSJ, Goligher JG (1975) Gallstones after ileostomy and ilealresection. Gut 16:932–936
7. Hofmann AF, Poley JR (1972) Role of bile and malabsorption in pathogenesis of diarrhoea and steatorrhoea in patients with ileal resection. Gastroenterology 62:918–934
8. Kruis W, Baumgartner G (1982) Das Gallensäurenverlust-Syndrom. Dtsch Ärztebl 79:29–32
9. Meyers WC, Jones BS (1979) Hyperacidity and hypergastrinemia following extensive intestinal resection. World J Surg 3:539–544
10. Osborne MP, Sizer J, Frederick PL, Zandek N (1967) Massive bowel resection and gastric hypersecretion; its mechanism and a plan for clinical study and management. Am J Surg 114:393–399
11. Sickinger K (1969) Die Behandlung der chologenen Diarrhoe und Steatorrhoe des enteralen Gallensäureverlust-Syndroms mit Cholestyramin und mittelkettigen Triglyceriden. Dtsch Med Wochenschr 94:1151–1157

Kapitel 40

Chronisch-entzündliche Darmerkrankungen: Konsequenzen und praktisches Vorgehen

H. GOEBELL und CH. HERFARTH

1 Gesicherte Erkenntnisse

Grundsätzlich kennen wir die Ätiologie von Colitis ulcerosa (CU) und Morbus Crohn (MC) nicht und die Pathogenese nur lückenhaft. Obwohl wir beide Krankheitsbilder als getrennte Einheiten ansehen, sind Querverbindungen bekannt. Das familiäre Vorkommen von CU und MC belegt eine genetische Verankerung, ebenso das gehäufte Vorkommen von M. Bechterew und HLA-B27 bei beiden Erkrankungen. Der wichtigste allgemeine Unterschied beider Entzündungsformen ist die Beschränkung auf den Dickdarm bei der CU und der mögliche Befall des ganzen Intestinaltrakts beim MC. Daß bei beiden Erkrankungen eine systemartige Beteiligung des Organismus besteht, zeigt das Vorkommen extraintestinaler Symptome wie Erythema nodosum, Iritis, Uveitis, Arthritis und Pyoderma gangraenosum, bei MC häufiger als bei CU. Die Entzündungsformen entscheiden sich zwar deutlich mit Erkrankung nur der Mukosa und Submukosa bei der CU und der ganzen Darmwand bis in die Umgebung hinein (z. B. durch Fisteln) beim MC. Es gibt jedoch Mischbilder, die einer genauen Einteilung nicht zugänglich sind („indeterminate colitis").

1.1 Epidemiologie, Krankheitsbild, Verlauf

Während in den letzten beiden Jahrzehnten für die CU eine etwa gleichbleibende Inzidenz (Neuerkrankungen pro Jahr auf 100 000 Einwohner) beobachtet wurde, ist für den MC eine zunehmende Tendenz berichtet worden. Für die CU beträgt die Inzidenz ca. $6–12/10^5$ Einwohner, bei den MC ca. $4/10^5$ Einwohner. Eine kürzlich publizierte Studie aus Deutschland (Marburg/Lahn) fand von 1962–1976 für CU eine Inzidenz von $5/10^5$ Einwohner, die Prävalenz (alle erkrankten Personen pro

100 000 Einwohner an einem Stichtag) 1973 betrug 49/10^5 [1]. Die Inzidenz für den MC lag bei 3/10^5, die Prävalenz bei 30/10^5 Einwohner. Auch in Marburg wurde in den 60er Jahren eine zunehmende Erkrankungsfrequenz für den MC mit Stabilisierung in den 70er Jahren gefunden. Diese Daten aus Deutschland entsprechen dem internationalen Trend. Ewe betont in seinem Beitrag (Kap. 30), daß bei MC und CU keine sicheren Unterschiede zwischen Stadt- und Landbevölkerung bestehen. Für das Gebiet von Marburg traf dies für die CU ebenfalls zu, beim MC war die Inzidenz in der Stadt mit 4,34/10^5 gegenüber dem Landbezirk mit 2,46/10^5 Einwohner erhöht.

Das Krankheitsbild der CU ist seit Jahrzehnten gut bekannt. Die Diagnose erfolgt häufig früh, da das Rektum stets befallen und über die Rektoskopie leicht zugänglich ist. Der MC wurde in einer Serie von 300 Patienten nur zur Hälfte während des ersten Krankheitsjahres diagnostiziert, bei den übrigen Patienten betrugen die Intervalle vom Symptomenbeginn bis zur Diagnose bis zu 10 Jahren vor (Goebell et al. 1983). Etwa je ein Drittel zeigt einen isolierten Befall des Dünndarms oder Dickdarms oder eine kombinierte Ileokolitis. Während bei der CU das Frühsymptom die Darmblutung ist, sind es beim MC der nichtblutige Durchfall, Gewichtsabnahme, Fieber und Analfisteln.

Der natürliche Verlauf beider Erkrankungen ist nur unvollkommen bekannt, da fast alle Patienten mit differenten Medikamenten behandelt werden oder Operationen stattfinden. Bei der CU bestimmen die Schwere der Entzündung, die Ausdehnung und jugendliches Alter einen schweren Verlauf. Beim MC zeigen die in der amerikanischen Crohn-Studie beobachteten und mit Placebo behandelten Fälle immerhin in der Hälfte der Fälle spontane Remissionen und 28% akute Rezidive im ersten Jahr, 41% im 2. Jahr. Beide Krankheitsbilder sind von dem nicht vorhersehbaren Wechsel von Remission und akuter Exazerbation gekennzeichnet,

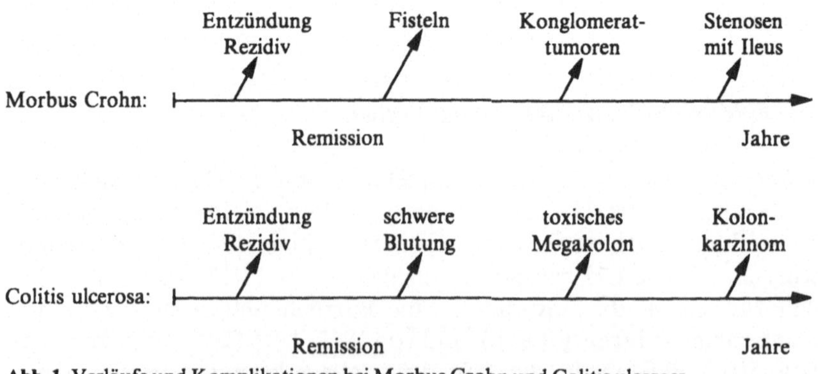

Abb. 1. Verläufe und Komplikationen bei Morbus Crohn und Colitis ulcerosa

wobei v. a. bei MC Komplikationen das Bild verschlimmern können: Fisteln, entzündliche Konglomerattumoren, Stenosen, Ileus. Die Remissionen dauern Wochen bis Jahre an. Auch bei CU können Komplikationen auftreten und zur Operation zwingen, so die konservativ nicht zu beeinflussende diffuse Darmblutung und das toxische Megakolon. Diese Verläufe sind in Abb. 1 dargestellt. Ein besonderes Problem bei CU stellt die Entwicklung eines Karzinoms im entzündeten Dickdarm dar. Gefährdet sind v. a. Patienten mit ausgedehnter Kolitis, wenn die Erkrankung länger als 10 Jahre besteht. Sie wurde allerdings in Deutschland weniger häufig beobachtet als in angelsächsischen Ländern.

Für die Beobachtung des MC wurden verschiedene Aktivitätsindices beschrieben, die mit unterschiedlicher Gewichtung einzelner Befunde und Symptome einen Zahlenwert liefern. Der Crohn's Disease Activity Index (CDAI) und der van-Hees-Index werden in Kap. 32 ausführlich dargestellt. Sie eignen sich v. a. für kontrollierte Therapiestudien und zur Überwachung in Spezialambulanzen, weniger jedoch für die tägliche Arbeit in der Praxis.

1.2 Diagnostik und Differentialdiagnose

Die Diagnostik von CU und MC wurde im letzten Jahrzehnt durch die Kombination von Röntgenuntersuchung und Endoskopie sehr verfeinert. Die Labordiagnostik hat dagegen nur untergeordnete Bedeutung. Sie ist wichtig für die Einordnung der Schwere der Erkrankung nach gestellter Diagnose. In Tabelle 1 sind die diagnostischen Kriterien für Colitis ulcerosa und M. Crohn einander gegenübergestellt. Für die Diagnose des MC werden typische Befunde in zwei der folgenden Untersuchungen gefordert: Röntgen, Endoskopie, Operation, Histologie. Daraus folgt, daß das Fehlen von epitheloidzelligen Granulomen in der Histologie des Rektums bei sonst typischen Befunden einen MC nicht ausschließt, was ein häufiger Fehler in der täglichen Praxis ist. Die Histologie zeigt bei MC nicht selten nur eine „chronisch-unspezifische Kolitis". Ottenjann weist in seinem Beitrag (Kap. 31) besonders daraufhin, daß bei jeder Kolitis an Infektionen durch Yersinia enterocolitica, Amöben, Clostridien, Campylobacter und Tuberkulose gedacht werden muß. Stuhluntersuchungen und KBR-Tests sollten routinemäßig gemacht werden.

1.3 Konservative therapeutische Möglichkeiten

Bei der CU sind die konservativen Möglichkeiten bei weitem besser abgesichert als bei MC. Gesichert ist die Behandlung der CU durch Salazosulfapyridin und die Anwendung von Steroiden im akuten Entzün-

Tabelle 1. Differentialdiagnostische Kriterien für Colitis ulcerosa und Morbus Crohn

Colitis ulcerosa		Morbus Crohn
Klinisch:	Blutung in 100% der Fälle	Blutung selten
	Durchfall (mit Blut) häufig	Durchfall (ohne Blut) häufig
	Systemmanifestation selten	Systemmanifestation häufiger
	Analfisteln selten	Analfisteln häufig
Röntgen:	Aufsteigender kontinuierlicher Befall im Kolon	Diskontinuierlicher Befall im Kolon häufig
	Stenosen im Kolon selten	Stenosen im Kolon häufig
	Ileum nur zu 10% beteiligt ("backwash ileitis")	Befall des Dünndarms in ca. 70% der Fälle
	Enteritische Fisteln sehr selten	Enteritische Fisteln häufig
Endoskopie:	Rektum stets beteiligt	Rektum häufig frei
	Diffuse Rötung mit Blutung	Fleckartiger Befall
	Gefäßmuster aufgehoben	Apthen. Normale und erkrankte Mucosa nebeneinander
		Längliche Geschwüre
		Wenig Blutung
Histologie:	Bei schweren Fällen typisch	Uncharakteristisch. Epitheloidzellige Granulome in 30–60% der Fälle (auch in normal aussehender Mukosa)

dungsschub. Die Mehrzahl der Autoren vertritt eine Dauertherapie mit Salazosulfapyridin im Remissionsstadium ohne zeitliche Begrenzung. Einige plädieren für einen Auslaßversuch nach 1–2 Jahren. Azathioprin ist in seiner Wirkung umstritten. Eine totale parenterale Ernährung über mehrere Wochen vermag ebenfalls eine Remission herbeizuführen.

Bei MC gilt auf der Basis der amerikanischen und europäischen Crohn-Studie die Therapie mit Steroiden im akuten Entzündungsschub als gesichert wirksam. Die Dosierung darf aber nicht zu niedrig gewählt und nicht zu früh reduziert werden. Ein gleicher Effekt kann durch parenterale Ernährung über mehrere Wochen oder durch orale Elementardiäten erreicht werden. Nicht gesichert ist, ob diese besonderen Ernährungsformen alternativ zur Steroidtherapie einen anderen Verlauf bezüglich Rezidivhäufigkeit oder Komplikationen zur Folge haben. Dies ist eher unwahrscheinlich. Die Gabe von Salazosulfapyridin allein kann bei MC zu einer Remission führen, v. a. bei Kolonbefall, der Erfolg ist aber geringer und unsicherer als mit Steroiden. Salazosulfapyridin besitzt keinen steroidsparenden Effekt. Im Remissionsstadium sollen keine Steroide gegeben werden. Die Dauergabe von Salazosulfapyridin bei MC ist umstritten. Im Gegensatz zur CU ist ein prophylaktischer Nutzen bisher nicht gesichert.

Die Gabe von Metronidazol bei MC ist in ihrer Wirksamkeit noch nicht genügend abgesichert. Die jetzigen Befunde sprechen für eine positive Wirkung bei Befall des Kolons und bei Fisteln bzw. Abszessen. Eine Dauergabe muß wegen der Nebenwirkungen vermieden werden. Azathioprin ist ebenfalls umstritten. Malchow stuft es in seinem Beitrag (Kap. 32) als „Reservemedikament" ein. Es scheint möglich zu sein, durch die gleichzeitige Gabe von Azathioprin Steroide einzusparen. Die Wirkung von Azathioprin tritt erst nach mehreren Wochen bis Monaten ein. Azathioprin eignet sich wahrscheinlich für schwerere Fälle, bei denen Steroide allein zu lange in hoher Dosierung gegeben werden müßten, um eine Remission zu bewirken. Auf die Nebenwirkungen von Azathioprin muß besonders geachtet werden. Nachdrücklich muß auf den Beitrag von Freyberger (Kap. 34) hingewiesen werden, der die Psychopathologie der Patienten mit Colitis ulcerosa und Morbus Crohn beschreibt und die Ansätze zu einer sowohl stationären als auch ambulanten psychischen Behandlung und Betreuung dieser Patienten aufzeigt.

1.4 Indikationen zur Operation

Die operativen Indikationen bei der CU sind gut definiert: akuter Notfall, Versagen der konservativen Therapie, erhöhtes Malignitätsrisiko nach dem 10. Jahr und ausgedehnter Erkrankung des Darms. Wichtig ist, daß die CU durch die Proktokolektomie geheilt werden kann. Das Malignitätsrisiko ist immer wieder ein besonderer Diskussionspunkt. Es steigt an bei ausgedehntem Befall des Dickdarms nach dem 10. Jahr der Erkrankung. Die Frage, ob eine prophylaktische Kolektomie nach dem 10. Jahr erfolgen soll, wird unterschiedlich beantwortet. Die endoskopischen Überwachungsmöglichkeiten mit Biopsien erlauben meist eine abwartende Haltung. Das Auffinden sog. schwerer Dysplasien in der Mukosa des chronisch entzündeten Darms stellt die Indikation zur Kolektomie. Die Entscheidung zu einer Operation bei MC ist sehr viel schwieriger zu treffen als bei CU. Der Hauptgrund ist die Beobachtung, daß der MC durch eine Operation nicht heilbar ist. Bei ca. 50% der Patienten erfolgt eine Operation in den ersten 10 Jahren, bei ca. 70% in den ersten 30 Jahren. Die Rezidivquote nach der ersten und auch der zweiten und weiteren Operationen liegt innerhalb von 10 Jahren bei 30–40%. Es besteht aber auch die Gefahr, daß Patienten zu lange konservativ behandelt werden und dadurch in eine schlechte präoperative Situation mit Kachexie, ausgedehnten Fistelsystemen, Sepsis geraten. Vor allem bei jungen Menschen ist die Gefahr einer Retardierung groß, wenn die Krankheit während der Pubertät aktiv wird. Wichtige Lebensentscheidungen, Schule, Ausbildung, Partnerbeziehungen können in dieser Phase dann entscheidend und irreversibel gestört werden. In diesen Fällen kann die Resektion der erkrankten Darmteile den Teufelskreis der akuten Schübe erst einmal unterbrechen und einer vernünftigen körperlichen und geistigen Entwicklung den Weg öffnen. Ein postoperatives Rezidiv trifft die Menschen dann – wie zu hoffen ist – in einer stabileren Situation. Die wichtigsten Indikationen zur Operation sind der chronische Ileus, Fistelsysteme, urologische Komplikationen, septische Komplikationen. Eine elektive Operation ist meist möglich. Ein besonderes Gebiet ist die Therapie analer und perianaler Komplikationen, was von Winkler ausführlich dargestellt wird (Kap. 37). Diese lokale Therapie muß stets mit einer allgemeinen Therapie des MC Hand in Hand gehen. Die von Winkler vertretene aktive chirurgische Therapie der Analfisteln wurde von anderen Teilnehmern in der Diskussion nicht befürwortet. Sie vertreten in erster Linie eine zurückhaltende konservative Therapie.

2 Praktisches Vorgehen

Sowohl die Colitis ulcerosa als auch der Morbus Crohn sind durch Phasen der Remission wie durch akute Schübe der Erkrankung gekennzeichnet. Eine planmäßige Dauerbetreuung durch den Arzt ist daher unbedingt notwendig. Der Patient soll in der Remission alle 3–6 Monate gesehen werden. Ziele der Dauerbetreuung sind:

- Frühzeitige Erkennung eines Entzündungsschubs
- Frühzeitige Erkennung einer Komplikation
- Überwachung und evtl. Korrektur der medikamentösen Intervalltherapie
- Vermeidung einer unnötigen Hospitalisation
- Hilfe bei der beruflichen und sozialen Rehabilitation
- Entscheidung über notwendige Operationen ohne Zeitdruck
- Nach Operationen Erkennung eines Rezidivs

2.1 Diagnostische Überwachung

2.1.1 Symptome, Befunde und Labor

Grundsätzlich muß man bei CU und bei MC, bei letzterem ganz besonders, die Symptome des akuten Entzündungsschubs und von Komplikationen ohne stärkere Entzündung auseinanderhalten. Tabelle 2 soll dabei helfen. Bei MC kann die Entzündungsaktivität relativ gering sein, die Probleme von Komplikationen können ganz im Vordergrund stehen. Die entsprechenden Symptome und Befunde müssen bei den regelmäßigen Visiten der Patienten sorgfältig registriert werden. Wenn man mit einem sog. Aktivitätsindex arbeitet (s. Kap. 32), dann zeigt der Crohn's Di-

Tabelle 2. Symptome und Befunde bei akutem Entzündungsschub und bei Komplikationen

Colitis ulcerosa		Morbus Crohn	
Entzündung	Komplikationen	Entzündung	Komplikationen
Darmblutung	*Kolonkarzinom*	Durchfall	*Fibröse Stenose*
Durchfall	Stenosesymptome	Gewichtsabnahme	Durchfälle
Leibschmerzen	Blutung	Fieber	Schmerzen
Gewichtsabnahme	*Histologie*	Anämie	Tastbarer Tumor
Fieber	Dysplasien	Extraintestinale	Ileus
Anämie		Zeichen (Erythema nodosum, Arthritis, Stomatitis aphthosa, Iritis)	*Fisteln* Anale Probleme Konglomerattumor Luft in Blase, Vagina *Amyloidose*

Tabelle 3. Labordiagnostik zur Erkennung eines akuten Entzündungsschubs

Colitis ulcerosa	Morbus Crohn
HB ↓	Hb ↓
Erythrozyten ↓	Erythrozyten ↓
Eisen ↓	Eisen ↓
Albumin ↓	Albumin ↓
BSG ↑	BSG ↑
	Akutphasenproteine ↑ (C-reaktives Protein, Transferrin, Orosomukoid, Haptoglobin)

sease Activity Index (CDAI) Schwere und Aktivität der Erkrankung an, vorwiegend aber die Schwere, während der Index nach van Hees überwiegend die entzündliche Aktivität widerspiegelt. Laboruntersuchungen zeigen v. a. die entzündliche Aktivität von CU und MC an. Tabelle 3 stellt die relevanten Untersuchungsergebnisse bei einem Entzündungsschub zusammen. Man sieht, daß relativ wenige Methoden ausreichen, um den Krankheitszustand zu überwachen. Bei MC bestimmen einige Arbeitsgruppen die sog. Akutphasenproteine (C-reaktives Protein, Orosomukoid, Transferrin, Haptoglobin) und werten deren Anstieg als Maß für den Grad der entzündlichen Aktivität. Ein Sonderproblem ist die Früherkennung des Kolonkarzinoms bei ausgedehnter langjähriger CU. Labormethoden sind hierfür ungeeignet, die Früherkennung ist nur durch Endoskopie mit Histologie möglich.

2.1.2 Überwachung durch Endoskopie und Röntgenuntersuchung

Zur regelmäßigen Kontrolle gehören auch in gewissen Abständen durchgeführte endoskopische und röntgenologische Untersuchungen. In Tabelle 4 findet sich eine Übersicht. Dort sind auch die Maßnahmen zur Primärdiagnostik von CU und MC aufgeführt, zu der sich das Labor nicht eignet. Bei der Colitis ulcerosa soll nach gestellter Diagnose in den ersten 5 Jahren einmal jährlich eine Proktorektoskopie durchgeführt werden. Sie dient einmal der Beurteilung des Entzündungsgrades und des Therapieerfolgs; u. U. sind hierzu bei akuten Entzündungsschüben auch häufigere Kontrollen nötig. Zum anderen dient sie mit der histologischen Untersuchung der Entdeckung von Zelldysplasien der Mukosa zur Früherkennung eines Karzinoms. Dieses Sonderproblem und seine Überwachung ist in Tabelle 5 für die subtotale und totale Kolitis noch einmal dargestellt. Ab dem 5. Krankheitsjahr werden halbjährliche Proktorektoskopien empfohlen. Vom 5.–10. Jahr außerdem 2jährlich eine Koloskopie, ab dem 10. Jahr eine jährliche Koloskopie mit Biopsien aus allen erkrankten Abschnitten. Mit einer Koloskopie im akuten Entzündungsstadium muß man wegen der Gefahr einer Perforation vorsichtig sein. Ein Doppelkontrasteinlauf ist nötig, um die Ausdehnung der Erkrankung festzustellen.

Tabelle 4. Endoskopie und Röntgen im Verlauf der Erkrankung

	Colitis ulcerosa	Morbus Crohn
Primärdiagnostik	Verdacht (Anamnese, Labor) ↓	Verdacht (Anamnese, Fisteln, Labor) ↓
	Anale Inspektion Proktorektoskopie mit Biopsie ↓	Anale Inspektion Proktorektoskopie mit Biopsie ↓
	Kolondoppelkontrasteinlauf ↓	Kolondoppelkontrasteinlauf ↓
	Koloskopie (in der Remission)	Koloskopie ↓
		Magen-Dünndarm-Passage (evtl. Ösophagogastroduodenoskopie)
Kontrollen	Proktorektoskopie jährlich, später halbjährlich	Proktorektoskopie jährlich Kolonkontrasteinlauf 2- bis 3jährlich
	Koloskopie s. Tab. 5	Koloskopie nach Bedarf (z. B. vor Operationen, bei Rezidiv) Magen-Darm-Passage (z. B. vor Operationen)

Tabelle 5. Vorsorgeuntersuchungen bei subtotaler und totaler Colitis zur Karzinomprophylaxe

Colitisdauer	Rektoskopie	Koloskopie
< 5 Jahre	Jährlich	–
5–10 Jahre	Halbjährlich	2 jährlich
10–25 Jahre	Halbjährlich	Jährlich

Bei Nachweis von Dysplasien Kontrolle in 3 Monaten
Bei konstantem Befund Kolektomie

Bei *Morbus Crohn* führen wir jährlich eine Proktorektoskopie durch, um den Befall des Rektums zu kontrollieren. Einen Kolondoppelkontrasteinlauf empfehlen wir bei Kolonbefall alle 2–3 Jahre, um die Entwicklung von Stenosen und Schrumpfungen zu erkennen. Eine Koloskopie kann man nicht schematisch ansetzen. Sie dient zur Überwachung des medikamentösen Erfolgs und nach Darmresektion zur Erkennung von Rezidiven. Nach Darmresektionen soll man die Patienten über ein mögliches Rezidiv aufklären und die Symptome erläutern. Eine Koloskopie sollte ca. 3–6 Monate nach der Operation durchgeführt werden, um ein Rezidiv an der Resektionsstelle zu erkennen, das klinisch in diesem Stadium ohne Symptome sein kann. *Prognostische Kriterien* verläßlicher Art für den Einzelfall gibt es nicht.

2.2 Therapiekonzepte

2.2.1 Akuter Schub und Remission: Konservative Therapie

In Tabelle 6 ist eine Zusammenstellung der medikamentösen Therapiemöglichkeiten gegeben. Sowohl bei der CU als auch dem MC muß in jedem Fall individuell vorgegangen werden. Die angegebenen Intervalle für die Reduktion z. B. von Steroiden und Azathioprin können nur Anhaltspunkte geben, wie man im Regelfall vorgehen kann. Bei beiden Erkrankungen steht immer eine sorgfältige und langfristig angelegte konservative Therapie an erster Stelle. Eine Langzeittherapie im Remissionsstadium wird bei der CU systematisch mit Salazosulfapyridin durchgeführt. Einige Autoren empfehlen dies lebenslang, andere plädieren für einen Auslaßversuch nach 1–2 Jahren. Ein besonders hartnäckiges Problem kann die Therapie der hämorrhagischen Proktitis sein. In erster Linie setzt man Salazosulfapyridin oral (3 g) kombiniert mit Salazosulfapyridinklysmen oder mit steroidhaltigen Klysmen ein. Bei einem Teil muß man aber auch eine orale Therapie mit Prednison einsetzen, wobei wir mit 60 mg pro Woche beginnen und dann wöchentlich um 10 mg re-

Tabelle 6. Medikamentöse Therapiemöglichkeiten

	Morbus Crohn	Colitis ulcerosa
Akuter Schub	*Prednison* beginnend mit 60 mg Wöchentliche Reduktion um 5–10 mg Erhaltungsdosis 5–10 mg bis zu einem halben Jahr (oder länger, entsprechend der Aktivität) *Salazosulfapyridin* 3 g *Alternativen:* Metronidazol 1 g für 2–3 Monate *Azathioprin:* 150 mg–100 mg–50 mg, absteigend über Monate. Langsamer Wirkungseintritt. Spart Kortison	*Prednison* beginnend mit 60 mg Wöchentliche Reduktion um 5–10 mg Erhaltungsdosis 5–10 mg bis zu einem halben Jahr (oder länger, entsprechend der Aktivität) *Salazosulfapyridin* 3 g *Alternativen:* Azathioprin, nicht gesichert
Remission	Salazosulfapyridin 1–3 g, Wirkung umstritten	Salazosulfapyridin 2 g, zeitlich unbegrenzt. Eventuell Auslaßversuch nach 1–2 Jahren

duzieren, so daß man nach 4 Wochen Steroide wieder ganz weggenommen hat. Durch eine konsequente parenterale Ernährung oder orale Elementardiäten kann man auch ohne Steroide eine Remission erreichen. Die Sepsisgefahr bei parenteraler Ernährung und die mangelnde Akzeptanz bei oraler Gabe können Einschränkungen sein. Nasoduodenale Sonden können alternativ eingesetzt werden. Freyberger (Kap. 34) betont die Bedeutung und die Möglichkeiten einer regelmäßigen psychotherapeutischen und psychosomatischen Betreuung der Patienten. Nach seinen Angaben kommen für eine intensive stationäre Psychotherapie von täglich ca. 40 min etwa 20–25% der Patienten in Frage. Wichtig ist dabei die *gleichzeitige* internistische Therapie des Grundleidens. Als Therapieziele können formuliert werden: Verlängerung der Remissionsphase, besserer Verlauf von akuten Schüben, Hilfe bei der Bewältigung der sozialen Probleme.

Ein besonderes Problem ist die Behandlung in der Schwangerschaft. Im Prinzip sind diese Erkrankungen keine Indikation zum Schwangerschaftsabbruch, wobei allerdings die individuelle Krankheitssituation berücksichtigt werden muß. Sowohl für Salazosulfapyridin als für Kortison wird gesagt, daß sie nicht zu Fruchtschädigungen führen

Tabelle 7. Chirurgische Therapiemöglichkeiten

	Colitis ulcerosa	Morbus Crohn
Notfall	Perforation Peritonitis Blutung Toxisches Megakolon	Perforation Peritonitis Blutung Toxisches Megakolon

Elektiv	Versagen konservativer Therapie
	Abszesse
	Erhöhtes Malignitätsrisiko
	   (Dysplasien, Verlauf
	   > 15 Jahre)
		Versagen konservativer Therapie
		Retardierung bei Jugendlichen
		Darmstenosen mit Ileus
		Konglomerattumor
		Fisteln, Abszesse

und während der Schwangerschaft weiter gegeben werden sollen. Die Gefahr für die Frucht liegt eher im Aufflackern der Erkrankung.

2.2.2 Akuter Schub und Remission: Operative Therapie

Die operative Behandlung ist bei CU und MC in erster Linie eine Chirurgie der Komplikationen, deren rechtzeitiger Erkennung – v. a. beim MC – die regelmäßige Überwachung dient. Tabelle 7 faßt die Indikationen noch einmal zusammen. Die Notfallindikationen sind identisch. Das toxische Megakolon hat eine bessere Prognose, wenn eine kurze intensive Phase konservativer Therapie (1–2 Tage) vorgeschaltet wird. Die elektive Chirurgie vermag mit der Proktokolektomie die CU zu heilen; dagegen heilt bei MC die Resektion erkrankter Darmanteile die Erkrankung nicht. Die Rezidivhäufigkeit wurde besprochen. Vor allem bei jungen Menschen mit deutlicher Retardierung vermag die Operation zu helfen. Die Chirurgie der analen und perianalen Komplikationen stellt ein besonderes Problem dar, das ausführlich von Winkler besprochen wurde (Kap. 37). Nach Resektionen kann die Anlage eines Darmstomas notwendig werden. Auf die heutigen guten Möglichkeiten wurde in den Beiträgen von Ruf (Kap. 38) und von Freyberger (Kap. 34) eingegangen.

3 Sozialmedizinische Aspekte

Sowohl die Colitis ulcerosa als auch der M. Crohn sind chronische, lebenslange Erkrankungen. Über ihre sozial-medizinischen Auswirkungen gibt es kaum Untersuchungen. eine kürzlich erschienene Studie soll hier zitiert werden, welche die Auswirkungen des MC bei 270 Patienten im Rahmen der europäischen Crohn-Studie untersucht hat [2]. Bei jeweils 10% der Patienten wurde die Schul- oder Berufsausbildung verzögert oder abgebrochen, 10% mußten ihren Beruf wechseln. 23,5% der Kranken konnten wegen der Krankheit nicht voll arbeiten, 10% erhielten eine vorläufige oder Dauerrente. Über eine Beeinträchtigung der Beziehung zu Familie oder Partner klagten 43,7%. Die Dauer der Erkrankung, der Zeitpunkt des Beginns (vor oder nach dem 20. Lebensjahr), die Zahl der Operationen waren mit den sozialen Konsequenzen korreliert. In diesem Zusammenhang sind die Befunde von Freyberger (Kap. 34) wichtig, der auf die starke neurotische Fehlentwicklung vieler Crohn-Patienten und auch der Familien hinweist.

4 Offene Probleme

Vorrangige Probleme sind z. Z. die kontrollierte Erprobung verschiedener Therapiemaßnahmen. Bei der Colitis ulcerosa werden v. a. die nicht mehr mit einem Sulfonamid gekoppelten Salizylsäurepräparate Dinatriumazodisalizylat und Salizylazobenzoesäure geprüft. Ihr Vorteil wäre der Wegfall der durch das Sulfapyridin hervorgerufenen Nebenwirkungen des Salazosulfapyridins. Bei M. Crohn muß der Nutzen von Metronidazol und von Azathioprin weiter untersucht werden. Ein noch ungelöstes Problem ist bei M. Crohn die medikamentöse Behandlung in der Remissionsphase sowie Nutzen und Notwendigkeit einer Prophylaxe nach sog. kurativen Operationen, wenn die Operationsränder eines Resektionspräparats frei von crohntypischer Entzündung waren.

Literatur

1. Brandes JW, Lorenz-Meyer H (1983) Epidemiologische Aspekte zur Enterocolitis regionalis Crohn und Colitis ulcerosa in Marburg/Lahn zwischen 1962 und 1975. Z Gastroenterol 21:69
2. Feurle (1983) Soziale Auswirkungen des Morbus Crohn. Dtsch Med Wochenschr 108:971
3. Lee CG (ed) (1981) Global assessment of Crohn's disease. HM and M Publishers, Heyden, London
4. Martini GA, Malchow H (1979) 1. Symposium über die Crohnsche Erkrankung in Hemmenhofen. Z Gastroenterol 17 [Suppl]
5. Ottenjann R, Fahrländer (Hrsg) (1983) Entzündliche Erkrankungen des Dickdarmes. Springer, Berlin Heidelberg New York Tokyo
6. Pena AS, Weterman IT, Booth CC, Strober W (eds) (1981) Recent advances in Crohn's disease. Martinus Nijhoff The Hague (Developments in Gastroenterology, vol. 1)
7. Westbrock DL, Tan KG, Bijnen AB (1982) Present management of ulcerative and Crohn's colitis. Medical World Press, Breda

Divertikelkrankheit

Kapitel 41

Epidemiologie, Ursachen und konservative Therapie der Divertikelkrankheit

J. HOTZ

1 Definition und Problemstellung

Unter Divertikelkrankheit subsumiert man die symptomatische Divertikulose (Stadium 1), die Divertikulitis (Stadium 2) sowie als deren Komplikationen die Peridivertikulitis und Perikolitis (Stadien 3 und 4, s. auch Kap. 42). Hinzu kommt als vorklinisches Stadium die umkomplizierte Divertikulose ohne Beschwerden.

Hier soll untersucht werden, ob die Zunahme der Divertikelkrankheit durch Umstellung der Ernährung mit Reduktion von Ballaststoffen bedingt ist und inwieweit deren Verlauf durch entsprechende diätetische Korrektur und andere konservative Maßnahmen günstig beeinflußt werden kann.

Divertikel, die zur Divertikelkrankheit führen, liegen hauptsächlich im Bereich von hypertrophischen Muskelzonen des linksseitigen Kolons, welches der Kontinenzerhaltung dient. Dagegen neigen die meist solitären Divertikel im rechten Kolon mit seinem dünnen Muskelmantel zur Blutung und nur selten zu entzündlichen Komplikationen [14]. (Zur Pathogenese der Divertikelkrankheit s. Kap. 42).

2 Epidemiologie

Zahlreiche epidemiologische Befunde sprechen für einen Kausalzusammenhang zwischen Divertikelkrankheit und ballastarmer Ernährung. So ist die Prävalenz in wenig industrialisierten und tropischen Ländern mit hohem Ballaststoffanteil in der Nahrung wie Afrika und Südostasien sehr niedrig und steigt deutlich an, wenn die Bewohner dieser Regionen ihre Ernährungsgewohnheiten zu Hause oder nach Wegzug in Länder des westlichen Zivilisationsbereichs mit niedrigem Faserkonsum ändern [13, 25, 29, 33].

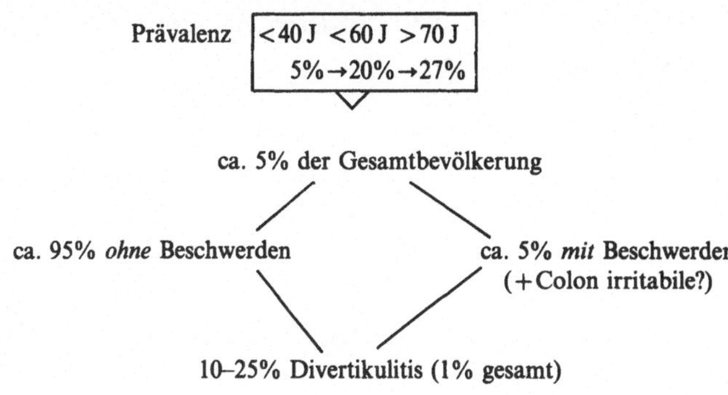

Abb. 1. Prognose der Divertikelkrankheit. (Nach Parks [31])

Umgekehrt läßt sich in allen Ländern der westlichen Welt eine hohe Rate an Divertikulose in Autopsie- und radiologischen Studien nachweisen. Auch die Assoziation von Divertikulose einerseits und Gallensteinleiden und Koronarsklerose andererseits wird als Argument für die gemeinsame Begünstigung der Pathogenese durch ballastarme Kost gewertet [4, 16].

Nach Untersuchungen von Parks [31] liegt die Prävalenz in England in den 60er Jahren dieses Jahrhunderts in der Gesamtbevölkerung bei ca. 5% mit einer deutlichen Zunahme im Alter von 1% bei den unter 30 jährigen bis zu 30% bei den über 70 jährigen (Abb. 1). Ähnliche Zahlen werden auch für die Bundesrepublik Deutschland nahegelegt [5]. Hierbei wird die Zunahme der Divertikelkrankheit in den letzten 80 Jahren mit dem steigendem Anteil von raffinierten Zuckern und der Abnahme des Ballaststoffgehalts der Nahrung in Zusammenhang gebracht [5, 28, 29]. Daß andererseits der vorübergehende höhere Rohfaserverbrauch während des 2. Weltkriegs ursächlich für den nachweisbaren relativen Rückgang der Komplikationsrate der Divertikulitis in England verantwortlich ist [28], wird von anderer Seite angezweifelt, da dieser Rückgang 5 Jahre vor Erhöhung des Rohfaserverzehrs einsetzte [11].

Als weiteres Indiz für die Ballaststoffhypothese wird eine in Oxford (England) durchgeführte Studie gewertet, in der bei Vegetariern mit signifikant höherem Rohfaserkonsum eine deutlich niedrigere Divertikuloserate (12% gegenüber einem Kontrollkollektiv von Nichtvegetariern mit 33%) nachgewiesen wurde [17]. Tierexperimentell ließen sich Kolondivertikel auslösen, wenn Ratten [6] oder Kaninchen [19] faserarm ernährt wurden.

Gegen die Ballaststoffhypothese wird eine Reihe von Argumenten ins Feld geführt: 1) In zwei Studien in Indien [1] und Griechenland [27] ließ sich ein Kausalzusammenhang nicht nachweisen. 2) Das durchschnittliche Stuhlgewicht hat sich in unseren Breiten in den letzten 100 Jahren nicht wesentlich geändert [11].

Zusammenfassend legen jedoch zahlreiche epidemiologische Befunde nahe, daß eher die Ernährungsumstellung und andere zivilisatorische Einflüsse als genetische oder ethnische Faktoren für die Entstehung und Bedeutung der Divertikelkrankheit verantwortlich sind.

3 Kolonfunktion bei Divertikulose und ihre Beeinflussung durch Ballaststoffe

Die Entwicklung von Kolondivertikeln wird auf 1) eine abnorme Motilität mit Entwicklung hoher intraluminaler Drücke, 2) Wandschwäche im Bereich von Gefäßlücken und 3) andere mögliche intraluminäre Faktoren wie motilitätsanregende Gallensäuren, verminderte Stuhlpassage u. a. zurückgeführt (zur Pathogenese s. Kap. 42).

Untersuchungen über die Dickdarmmotilität bei Patienten mit Divertikulose im Vergleich zu Kontrollpersonen ohne Divertikel ergeben ein uneinheitliches Bild: Verzögerung und Beschleunigung der Stuhlpassage sowie erhöhte, normale und sogar verminderte intraluminale Drücke ließen sich nachweisen [12, 15, 23, 26, 40, 41]. So fanden sich bei Patienten mit Divertikulose starke Schwankungen des Stuhlgewichts zwischen 20 und 190 g pro Tag, der Transitzeit zwischen 24 und 190 h und des Motilitätsindex (Produkt aus mittlerer Druckamplitude und prozentualer phasischer Aktivität) zwischen 400 und 6800 [12]. In einer weiteren Studie ergab sich bei Druckmessungen im Sigmoid keine signifikante Korrelation zwischen erhöhten Druckwerten und dem Auftreten von Divertikeln [40, 41]. Dagegen kann es als erwiesen betrachtet werden, daß der Zusatz von Ballaststoffen zur Nahrung – meist wurde Weizenkleie verwendet – sowohl bei Normalpersonen [8, 32] als auch bei Patienten mit Divertikulose das Stuhlgewicht erhöht [10], die Stuhlpassagezeit vermindert [23], intraluminale Drücke [10] und die Ansprechbarkeit gegenüber verschiedenen Stimuli [24] senkt.

4 Beziehungen zwischen Divertikulose und Colon irritabile

Eine enge Korrelation zwischen Colon irritabile mit Obstipation und/ oder Diarrhö und dem Auftreten von Kolondivertikeln läßt sich nicht mit Sicherheit nachweisen. Wenngleich die Divertikulose mit 25% ca. 2mal so häufig bei Patienten mit Colon irritabile nachweisbar ist als bei einem Normalkollektiv mit 12% [18], sprechen zu viele Befunde gegen eine kausale Verkettung beider Zustände: 1) Nur ca. 10% aller Divertikelträger entwickeln Symptome [31]; 2) das Intervall zwischen dem ersten Auftreten von Schmerzen und dem Nachweis von Divertikeln ist nur kurz; 3) auffällige psychische Veränderungen sind typisch für das Colon irritabile, nicht aber für die Divertikulose [7]; 4) die myoelektrischen und Motilitätsbefunde sind unterschiedlich [23, 26]. So sind abnorm langsame myoelektrische Wellen mit einer Frequenz von 3/min für das Colon irritabile typisch, während bei symptomatischer Divertikulose ebenfalls abnorme, aber wesentlich schnellere Zyklen mit einer Frequenz von 12–18/min gemessen werden, die sich im Gegensatz zum Colon irritabile bei der Divertikulose unter Gabe von Weizenkleie normalisieren [38, 39].

Demnach ist das überzufällig häufige gemeinsame Auftreten von Divertikeln und Colon irritabile nicht obligat und kausal miteinander verknüpft, sondern eher unabhängig voneinander zu werten. Wahrscheinlich sind die bei unkomplizierter Divertikulose relativ selten (unter 15%) auftretenden Beschwerden durch ein begleitendes Colon irritabile und nicht durch die Divertikulose per se zu erklären.

5 Beeinflussung der Divertikelkrankheit durch ballaststoffreiche Diät

5.1 Wirkungsmechanismus

Als Ballaststoffe ("dietary fibre") bezeichnet man den Anteil pflanzlicher Nahrungsmittel, der von den Enzymen des menschlichen Verdauungstrakts nicht abgebaut wird und – abgesehen von einer teilweisen bakteriellen Zersetzung im Kolon – unverändert im Stuhl erscheint. Chemisch lassen sich je nach Nahrungsmittel in unterschiedlicher Zusammensetzung als Hauptbestandteile Zellulose, Hemizellulose, Lignin und Pektin unterscheiden. Außerdem zählen strukturell nicht geordnete pflanzliche Hydrokolloide wie Guarmehl, Johannisbrotkernmehl, Carrageen oder Agar-Agar, die als Dickungsmittel zahlreichen Lebensmitteln zugesetzt werden, zu den Ballaststoffen, wobei jeweils der Ballaststoffanteil in etwa dem Rohfasergehalt entspricht, aber nicht mit ihm identisch ist.

Die allen Ballaststoffen eigene Fähigkeit, durch Quellung Wasser bis zum 5fachen ihres Gewichts zu binden [9], ist nicht die alleinige Ursache für die Erhöhung des Stuhlgewichts und Verkürzung der Stuhlpassage (s. 3). Ursächlich beteiligt sind auch die Veränderung der Stuhldichte [22], die Vermehrung der Bakterienflora und bakterielle Zersetzungsprodukte (z. B. Fettsäuren) mit laxativen Effekten [37, 42].

5.2 Klinische Studien

In einer früheren nichtkontrollierten Studie wurde gezeigt, daß eine ballastreiche Kost unter Zusatz von Kleie bei Patienten mit symptomatischer Divertikulose langfristig die Beschwerden lindert und den Stuhlgang normalisiert [30]. Diese günstigen Ergebnisse ließen sich in kontrollierten Cross-over- [38] oder Doppelblindstudien [2] bestätigen. Sehr wahrscheinlich ist der Effekt auf die günstige Beeinflussung des begleitenden Colon irritabile (s. 4) zurückzuführen, dessen Beschwerden auf diese Therapie nachweislich auch ohne gleichzeitige Divertikulose ansprechen [25]. Darüber hinaus läßt sich aber auch bei Patienten mit Divertikulose – einer allerdings unkontrollierten Studie zufolge [21] – die Komplikationsrate durch konsequente ballaststoffreiche Diät und Weizenkleie deutlich vermindern.

6 Konservative Maßnahmen

6.1 Indikationen

Im Stadium 1 (symptomatische Divertikulose) und auch im Stadium 2 (unkomplizierte Divertikulitis) werden konservative Maßnahmen eingesetzt. Dagegen stellen die therapierefraktäre und rezidivierende Divertikulitis im Stadium 2 und die Stadien 3 und 4 mit lokalen Komplikationen immer eine Indikation zur Operation dar (s. Kap. 42). Bei zufällig entdeckter symptomloser Divertikulose kann besonders jüngeren Patienten eine ballaststoffreiche Kost, u. a. bei unregelmäßigem Stuhlgang empfohlen werden; ihr prophylaktischer Wert ist bisher jedoch nicht bewiesen.

Stadium 1. Bei der symptomatischen Divertikulose wird auch bei normalen Stuhlgewohnheiten als erste Maßnahme eine *ballaststoffreiche Diät* versucht. Vollkornbrot, Mohrrüben, Äpfel, Orangen, Salate und Blumenkohl sind bei relativ hohem Fasergehalt meist gut verträglich. Dieser Diät werden täglich 15–25 g *Weizenkleie* oder Leinsamen oder pharmazeutische Quellmittel (Mucofalk, Cristolax, Fibro-Falk, Linkur, Puraya, Diätkekse Albios u. a.) zugesetzt. Der Therapieerfolg setzt erst nach Wochen ein. Bei hochdosierter Gabe von Ballaststoffen sollte beachtet werden, daß diese wegen ihrer hohen Adsorptionskapazität die Resorption und damit die Wirksamkeit einer Reihe von Medikamenten, z. B. Digitalis, Theophyllin, Steroide u. a., vermindern können. Deshalb sollten Ballaststoffe und Medikamente in einem zeitlichen Abstand von mehr als 2 h verabreicht werden.

Bei hartnäckiger Obstipation sind zusätzlich osmotisch wirksame Laxativa wie salinische Mittel (Magnesiumsulfat, Glauber- oder Karlsbader Salz) oder Lactulose (z. B. Bifiteral) hilfreich. Drastische chemische und pflanzliche Abführmittel sind kontraindiziert und müssen strikt entzogen werden.

Anticholinergika, Spasmolytika vom Typ der Belladonnapräparate haben keinen gesicherten Wert. Dagegen wurde das direkt spasmolytisch auf die glatte Muskulatur des Dickdarms wirkende Mebeverin (Duspatal) in einigen angloamerikanischen Studien günstig beurteilt. Bei Durchfallattacken sind Diphenoxylat (Reasec) oder Loperamid (Imodium) indiziert. Beim Vollbild eines Colon irritabile werden ggf. zusätzlich Sedativa und im Ausnahmefall Psychopharmaka eingesetzt (s. Kap. 51). Während die spezifische medikamentöse Behandlung nur während beschwerdereicher Phasen eingesetzt wird, müssen die diätetischen Maßnahmen, evtl. unterstützt durch tägliche Zufuhr von Weizenkleie o. ä., zur Prophylaxe langfristig eingehalten werden.

Stadium 2. Bei klinischen Zeichen einer Divertikulitis mit akuten Schmerzen meist im linken Unterbauch, Fieber, Leukozytose und evtl. leichtem Blutstuhl kann zunächst eine konservative Therapie versucht werden. Sie sollte jedoch unter guter Beobachtung des Patienten im Krankenhaus erfolgen.

Im akuten Frühstadium sind zu Beginn meist *Nahrungskarenz und parenterale Ernährung* notwendig, bei schneller symptomatischer Besserung soll aber nach wenigen Tagen auf eine *ballastreiche Kost* unter Zusatz von Weizenkleie o. ä. übergegangen werden, die von einigen Autoren bei nur leichter Symptomatik schon in der Frühphase empfohlen wird und sich immer mehr durchsetzt. Als *Schmerzmittel* sind entweder Spasmoanalgetika (Buscopan compositum, Avafortan u. a.) oder als Opiatanaloga Buprenorphin (Temgesic) oder Pentazocin (Fortral), welches nachweislich bei der Divertikelkrankheit die Motilität im Sigma herabsetzt und die Schmerzen lindert [36], einzusetzen. Morphinpräparate sind wegen ihrer spastischen Wirkung auf die Kolonmuskulatur kontraindiziert.

Die *Antibiotikawahl* sollte als potentielle Keime gramnegative Bacteroidesstämme, E. coli, Streptokokken, Clostridien u. a. berücksichtigen, z. B. Metronidazol, Ampicillin, Mezlocillin, evtl. kombiniert mit Aminoglykosiden (Gentamycin) oder Co-trimoxazol als Monotherapie. Schwer resorbierbare Antibiotika wie Neomycinsulfat sind bei der umkomplizierten Divertikulitis nicht sinnvoll, da sie nicht an den kritischen tiefsitzenden Entzündungsherd gelangen. Der Wert einer Behandlung mit Salazosulfapyridin (Azulfidine, Colo-Pleon) ist bei der Divertikulitis nicht ausreichend belegt, auch wenn dies eine offene unkontrollierte Studie nahelegt [34].

Halten die Beschwerden einer akuten Divertikulitis trotz dieser Behandlung an oder rezidivieren sie trotz diätetisch-prophylaktischer Maßnahmen, besteht Operationsindikation. Zur *operativen Vorbereitung* wird die Darmsterilisierung mit Neomycin zugunsten der orthograden Dickdarmspülung mit Salzlösung verlassen (NaCl 650 mg-%, NaHCO$_3$ 250 mg-%, KCl 75 mg-%, 3–5 l).

Literatur

1. Antia FP, Desai HG (1974) Colonic diverticula and dietary fibre. Lancet I:814
2. Brodribb AJM (1977) Treatment of symptomatic diverticular disease with a high-fibre diet. Lancet I:664
3. Brodribb AJM (1978) The treatment of diverticular disease with dietary fibre. In: Heaton KW (ed) Dietary fibre: Current developments of importance to Health. Libbey, pp 63–73
4. Brodribb AJM, Humphreys DM (1976) Diverticular disease: three studies. I. Relation to other disorders and fibre intake. Br Med J I:424–430
5. Bünte H (1982) Prognose der Divertikelkrankheit. Lebensversicherungsmedizin 7:161
6. Carlson AJ, Hoelzel F (1949) Relation of diet for diverticulosis in rats. Gastroenterology 12:108
7. Connell AM (1975) Applied physiology of the colon: factors relevant to diverticular disease. Diverticular diseases. Clin Gastroenterol 4:23–36
8. Cummings JH, Branch W, Jenkins DJA et al. (1978) Colonic response to dietary fibre from carrot, cabbage, apple, bran and guar gum. Lancet I:5
9. Eastwood MA, Mitchell WD (1976) Physical properties of fibre: a biological evaluation. In: Spiller GA, Amen RJ (eds) Fiber in human nutrition. Plenum, New York, pp 109–129
10. Eastwood MA, Kirkpatrick JR, Mitchell WD et al. (1973) Effects of dietary supplements of wheat bran and cellulose on faeces and bowel function. Br Med J II:392
11. Eastwood MA, Fisher N, Greenwood CT et al. (1974) Perspectives on the bran hypothesis. Lancet I:1029
12. Eastwood MA, Brydon WG, Smith AN et al. (1978) Colonic function in patients with diverticular disease. Lancet I:1181
13. Eggleston FC (1974) Colonic diverticula and dietary fibre. Lancet II:1324
14. Eisenberg H, Laufer I, Skillman JJ (1973) Arteriographic diagnosis and management of suspected colonic diverticular hemorrhage. Gastroenterology 64:1091
15. Findley JM, Mitchell WD, Smith AN et al. (1974) Effects of unprocessed bran on colon function in normal subjects and in diverticular disease. Lancet I:146
16. Foster KJ, Holdstock G, Whorwell PJ et al. (1978) Prevalence of diverticular disease of the colon in patients with ischemic heart disease. Gut 19:1054
17. Gear JSS, Fursdon P, Nolan DJ et al. (1979) Symptomless diverticular disease and intake of dietary fibre. Lancet I:511
18. Havia T, Manner R (1972) The irritable colon syndrome. Acta Chir Scand 137:569
19. Hodgson WJB (1975) Animal models in the study of diverticular disease. Clin Gastroenterol 4:201
20. Hyland JMP, Taylor I (1979) Diverticular disease: has its natural history altered? Gut 20:441
21. Hyland JMP, Taylor I (1980) Does a high fibre diet prevent the complications of diverticular disease? Br J Surg 67:77

22. Kirwan WO, Smith AN (1974) Gastrointestinal transit estimated by an isotope capsule. Scand J Gastroenterol 9:763
23. Kirwan WO, Smith AN (1977) Colonic propulsion in diverticular disease, idiopathic constipation and the irritable colon syndrome. Scand J Gastroenterol 12:331
24. Kirwan WO, Smith AN, McConnell AA et al. (1974) Action of different bran preparations on colonic function. Br Med J IV:187
25. Kyle J, Adessola AD, Tinckler LF et al. (1967) Incidence of diverticulitits. Scand J Gastroenterol 2:77
25a. Manning AP, Heaton KW, Harvey RF et al. (1977) Wheat fibre and irritable bowel syndrome. A controlled trial. Lancet II:417
26. Manousos ON, Truelove SC, Lumsden K (1967) Prevalence of colonic diverticula and diverticulosis in general population of the Oxford area. Br Med J II:762
27. Manousos ON, Vrachliotis G, Papaevangelou G et al. (1973) Relation of diverticulosis of the colon to environmental factors in Greece. Dig Dis Sci 18:174
28. Painter NS, Burkitt DP (1971) Diverticular disease of the colon: A deficiency disease of western civilization. Br Med J I:450
29. Painter NS, Burkitt DP (1975) Diverticular disease of the colon, a 20th century problem. Clin Gastroenterol 4:3
30. Painter NS, Almeida AZ, Colebourne KW (1972) Unprocessed bran in treatment of diverticular disease of the colon. Br Med J I:137
31. Parks TG (1975) Natural history of diverticular disease of the colon. Clin Gastroenterol 4:53
32. Payler DK, Pomare EW, Heaton KW et al. (1975) The effect of wheat bran on intestinal transit. Gut 16:209
33. Segal J, Solomon A, Hunter JA (1977) Emergence of diverticular disease in the urban South African black. Gastroenterology 72:215
34. Siebner H, Bryde M (1975) Die Behandlung von Kolondivertikeln mit Salicylazosulfapyridin (Azulfidine®). Ther Ggw 114:982
35. Snape WJ Jr, Carlson GM, Cohen S (1976) Colonic myoelectric activity in the irritable bowel syndrome. Gastroenterology 70:326
36. Stanciu C, Bennett JR (1974) Colonic response to pentazocine. Br Med J I:312
37. Stephen AM, Cummings JH (1980) Mechanism of action of dietary fibre in the human colon. Nature 284:283
38. Taylor I, Duthie HL (1976) Bran tablets and diverticular disease. Br Med J I:988
39. Taylor I, Darby C, Hammond P (1978) Comparison of rectosigmoid myoelectrical activity in the irritable colon syndrome during relapses and remissions. Gut 19:923
40. Weinreich J, Andersen D (1976) Intraluminal pressure in the sigmoid colon. I. Method and results in normal subjects. Scand J Gastroenterol 11:577
41. Weinreich J, Andersen D (1976) Intraluminal pressure in the sigmoid colon. II. Patients with sigmoid diverticula and related conditions. Scand J Gastroenterol 11:581
42. Williams AE, Eastwood MA, Creegan A (1978) S.E.M. and light microscope study in human faeces. Electr Microscopy 2:707

Kapitel 42

Chirurgische Therapie der Divertikulitis

Th. Raguse und E. Schippers

1 Definitionen und Problemstellung

Aus chirurgischer Sicht sind in der Behandlung der Divertikelerkrankung 3 Aspekte von herausragender Bedeutung.

1) die Frage der Frühdiagnostik und mit ihr der Frühindikation und Frühresektion zur Verhütung von Spätkomplikationen,
2) die Wahl des operationstaktischen Vorgehens bei den Früh- und Spätkomplikationen,
3) die Frage des geeigneten operationstaktischen Vorgehens zur Rezidivverhütung und Sicherstellung der Beschwerdefreiheit trotz erfolgter Resektion.

Aus therapeutischen Erwägungen, aber auch zur Gewährleistung eines einheitlichen Sprachgebrauchs, hat sich die Einteilung der Divertikelkrankheit in verschiedene Schweregrade bewährt. Morphologische Kriterien und röntgenologische wie auch klinische Befunde lassen eine Abgrenzung von 4 Stadien zu (Abb. 1):

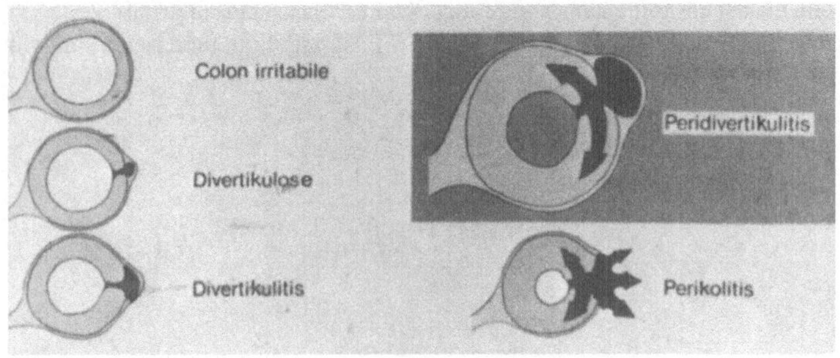

Abb. 1. Stadieneinteilung der Divertikelerkrankung des Kolons

1) Divertikulose,
2) Divertikulitis,
3) Peridivertikulitis,
4) die auf der Perforation beruhende Perikolitis.

Internist und Chirurg müssen wissen, wie sich dieser Übergang von der Divertikulose bis hin zur Perikolitis mit Perforation und all ihren lebensbedrohlichen Komplikationen vollzieht und welche pathologischen und klinischen Gegebenheiten diesen Stadien zugrunde liegen, denn abgesehen von den selten schwereren Blutungen und der Perforation der Divertikulose sind in der Regel nur die Peridivertikulitis und Perikolitis von chirurgischer Relevanz. Die Stadien 1 und 2 sprechen dagegen auf konservative Behandlungsmaßnahmen an (s. Kap. 41).

2 Pathogenese

Abnorme morphologische Befunde und damit einhergehende Funktionsstörungen des Längsmuskels sind entscheidend für die Pathogenese der Divertikelerkrankung. Auffallende strukturelle Bilder und In-vitro-

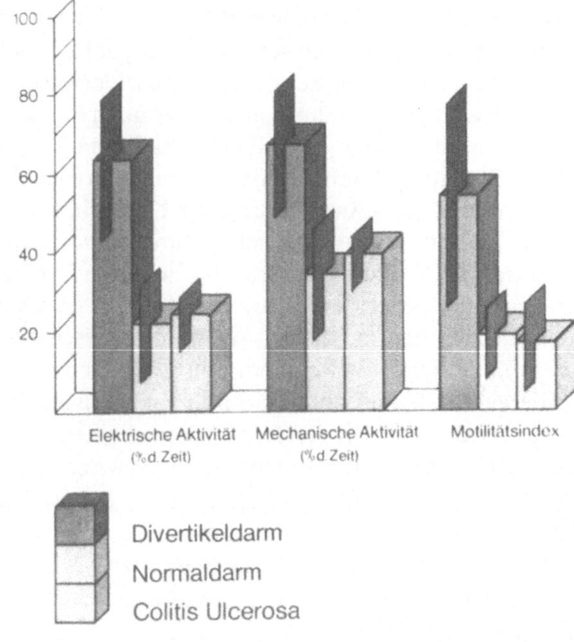

Abb. 2. Ergebnisse der in vitro abgeleiteten elektrischen und mechanischen Aktivität der Tänien

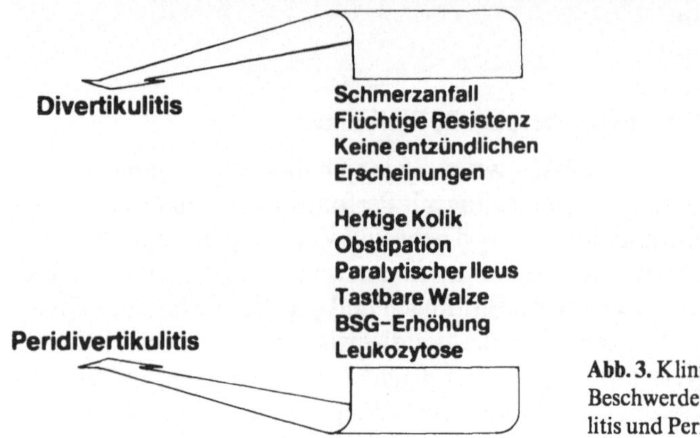

Abb. 3. Klinischer Befund und Beschwerdebild bei Divertikulitis und Peridivertikulitis

Funktionen der Tänien sind schon in den frühesten Stadien des Divertikelnachweises vorhanden (Abb. 2).

In den segmentierenden Hochdruckzonen, die durch nervale und hormonelle Stimuli eine Potenzierung erfahren können, entstehen konsekutiv die Pulsionsdivertikel. Als Folge der gestörten Längsmuskelfunktion und der sie begleitenden, durch Längsverkürzung bedingten globalen Muskelverdickung resultiert die Divertikelhalseinengung mit Kotstauung. Diese ist als Ausgangspunkt der fortschreitenden Divertikelerkrankung anzusehen, die sich schließlich sowohl klinisch als auch morphologisch in verschiedenen Schweregraden widerspiegelt (Abb. 1) [32, 33].

Der Stase folgt die anfangs allerdings noch auf die Mukosa beschränkte Entzündung. Gelingt es in diesem Stadium nicht, den Entzündungsprozeß aufzuhalten, kommt es über Drucknekrosen, Mikroperforation und entzündliche Durchwanderung zur Überschreitung der Divertikelwand (Abb. 3). Aus der myostatischen wird nun die entzündlich-sklerotische Kontraktur, die Peridivertikulitis. Sie ist die Initialzündung für die Penetration oder gedeckte Perforation weiterer Divertikel. Die Ausbreitung der Entzündung ist daher von nun an gesetzmäßig progredient, und zwar in zweierlei Weise, einmal in Längsrichtung aufsteigend und zum anderen durch die Wand hindurch nach außen. Es ist somit nur noch eine Frage der Zeit, bis die Serosa überschritten und die Perikolitis mit ihren vielfältigen, mitunter lebensbedrohlichen Komplikationen etabliert ist. Diese einmal in Gang gekommene Progredienz ist medikamentös oder diätetisch nicht mehr zu stoppen [1, 4–7, 15, 22, 26, 27, 42]. Die Peridivertikulitis muß somit als Beginn der Komplikationen angesehen werden, denn die Wanddurchdringung führt letztlich zu Ileus, Fistelbildung, Abszedierung und Peritonitis.

Für die Operationsentscheidung heißt das, daß wir die Krankheit heilen müssen, bevor es zu diesen Komplikationen kommt. Wir müssen daher den Darm bereits im Stadium der beginnenden Peridivertikulitis resezieren. Voraussetzung hierfür ist es, das Stadium als solches rechtzeitig zu erkennen, um nicht unnütz die konservativ beherrschbaren Vorstadien der blanden Divertikulitis oder gar der Divertikulose zu operieren.

Für den Zeitpunkt der Operation ist somit die Abgrenzung der Peridivertikulitis von der harmlosen Divertikulose und Divertikulitis entscheidend [34, 35].

3 Diagnostik und Symptomatik

Klinisch erkennbar wird die Peridivertikulitis durch die Symptome, die Körte so trefflich mit „Linksappendizitis" bezeichnet hat. Ihre Merkmale sind BSG-Erhöhung, Leukozytose, Fieber, heftige Schmerzen und die typische dolente tastbare Walze als Ausdruck der Wandinfiltration (Abb. 3).

Der röntgenologischen Klärung dient der Kontrasteinlauf. Löst sich dabei der „état d'accordéon" unter Spasmolytikaapplikation, z. B. Butylscopolamin, Buscopan 20 mg), so liegt eine harmlose Divertikulitis vor, die keiner Resektion bedarf. Löst er sich dagegen trotz Spasmolytikagaben nicht auf, liegt bereits eine Peridivertikulitis vor, d. h. aus der reversiblen Myokontraktur der blanden Divertikulitis ist schon eine entzündliche sklerotische Kontraktur geworden.

Die Endoskopie kann zur Diagnose der Divertikelkrankheit nur wenig beitragen. Im akuten Stadium der Divertikulitis ist die Koloskopie kontraindiziert. Im Intervall fallen neben einer verstärkten Segmentation durch hypertrophische Muskelringe fleckige Rötungen im Bereich der Divertikelhälse bzw. entzündliche Schwellungen und Erosionen mit Verschluß der Divertikelhälse auf. Im Stadium 3 ist die oft nicht zu überwindende Stenose im Bereich der Peridivertikulitis schwer von einem infiltrierenden Karzinom abzugrenzen. Im Stadium 4 ist die Koloskopie absolut kontraindiziert.

4 Therapie und Prognose

4.1 Frühhindikation – Resektion

Befindet sich die Divertikelkrankheit im Stadium 1 und 2, so ist ein konservativer Therapieversuch mit 10–20 g Kleie/Tag, Spasmolytika (Mebeverin-HCL, Duspatal, 4 Drg./Tag) und oraler Antibiotikagabe, z. B. Co-trimoxazol (Bactrim, 2 mal 2 Tbl./Tag) indiziert.

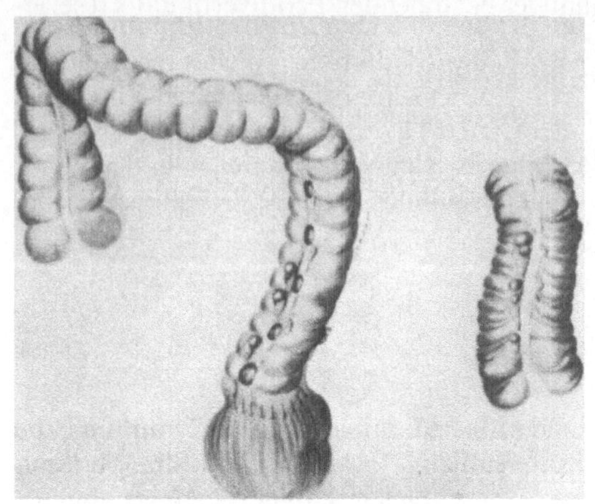

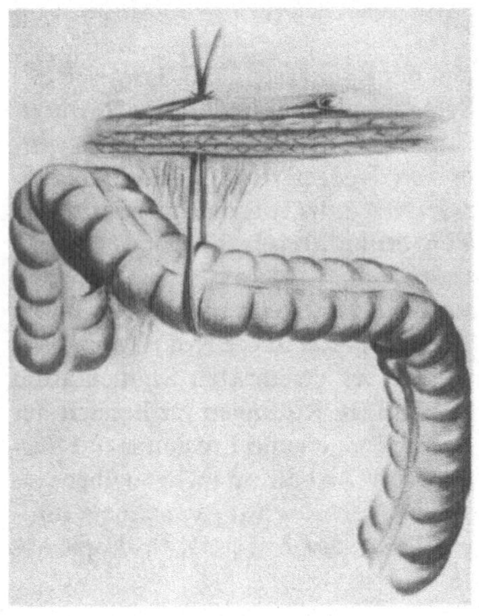

Abb. 4. a Zustand nach Rektumresektion mit Quermyotomie. **b** Anschlingen des Querdarms nach Deucher

Die operative Therapie besteht in der Primärresektion des peridivertikulitisch veränderten Darmsegments, meistens des Sigmas. Von Bedeutung ist, daß hier regelhaft einzeitig vorgegangen werden kann mit primärer Anastomosierung unter Vermeidung eines Derivationsstomas. Bei bestehenden Bedenken markieren wir zur Sicherheit der Naht das rechtsseitige Colon transversum mit einem Deucher-Zügel (Abb. 4 a, b). Er wird durch die Bauchhaut nach außen geleitet; im Falle der Nahtinsuffizienz kann so in Lokalanästhesie das Colon transversum vorgelagert und somit ein protektiver temporärer Kotableitungsafter angelegt werden.

Die klinischen Erfahrungen belegen jedoch, daß trotz der effektiven Frühresektion mit einer Operationssterblichkeit von unter 1% [31] 5–30% der so behandelten Patienten nicht beschwerdefrei werden [2, 3, 17, 23–25, 36, 37], es sei denn, daß eine konsequente konservative Folgetherapie mit vorwiegend schlackenreicher Diät bis zum Lebensende durchgeführt wird [25]. Sonst sind sogar Divertikelrezidive und Aszensionen zu verzeichnen [17]. Diese Zahlen sind mit der Mißerfolgsquote konservativer Maßnahmen in den unkomplizierten Stadien vergleichbar [4, 5, 11, 17, 20, 21].

4.2 Myotomie

Restbeschwerden nach Resektion sowie Rezidive lassen sich durch morphologische und funktionelle Eigenheiten dieses Krankheitsbildes mit dem Nachweis einer primär gestörten Tänie auch außerhalb des Divertikelbefalls, also im Restdarm, erklären [23–25, 28–30, 31–33, 38, 40, 41]. Diesem Umstand wird bei unserem operationstaktischen Vorgehen Rechnung getragen, indem wir zusätzlich zur Resektion die Quermyotomie – im Gegensatz zur Ringmuskelmyotomie nach Reilly [36, 37] – durchführen. Die antimesenterialen Tänien im Restdarm werden stufenweise in 2-cm-Abständen quer inzidiert (Abb. 5). Das kann ohne zeitlichen Mehraufwand und ohne Risiko durchgeführt werden, denn bislang wurden nach Quermyotomie im Gegensatz zur Ringmuskelspaltung, wie Reilly sie vorschlug, keine letal endenden Komplikationen beobachtet [9, 12–14, 18, 19]. Der Wert dieses kombinierten Vorgehens konnte zu-

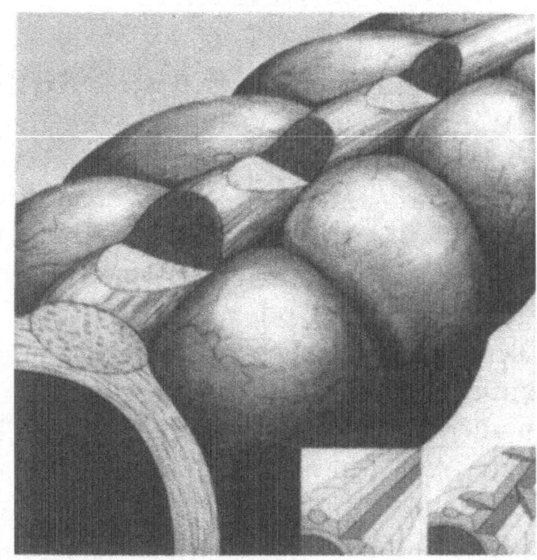

Abb. 5. Querdurchtrennung der Längsmuskulatur. *Unten links:* Muskelspaltung nach Reilly

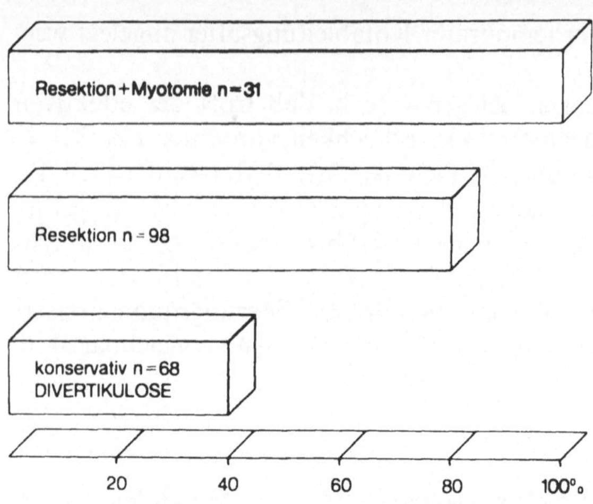

Abb. 6. Divertikelerkrankung des Kolons. Eigene klinische Ergebnisse nach Resektion, Resektion und Myotomie bzw. nach ausschließlicher konservativer Therapie

dem in einer prospektiven Studie belegt werden [29, 31]. Nach der zusätzlich zur Resektion durchgeführten Myotomie zeigte sich ein normales, dem gesunden Kontrollkollektiv ähnliches Funktionsmuster des Restdarms. Das spiegelt sich auch in der Röntgenkontrolle mit Normalisierung der Haustrierung, ebenso in der Beschwerdefreiheit der so behandelten Patienten (Abb. 6) [13, 18, 31].

Eine weitere Forderung zur Vermeidung eines Divertikelrezidivs ist die maximal weite Anastomose. Deshalb ist bei Verwendung des Nähapparats zur Anastomosierung nur mit den größten Magazinen vorzugehen.

5 Spätkomplikationen

Die komplizierten Formen der Divertikelkrankheit, d. h. die Perikolitis und ihre Erscheinungsbilder, können sich grundsätzlich in 2 Schweregraden manifestieren. Zum einen haben wir es mit subakuten Komplikationen, zum anderen mit septischen Erscheinungsbildern zu tun. Bei den subakuten Formen handelt es sich um Folgeerscheinungen einer gedeckten Perforation oder einer Penetration; sie manifestieren sich als Ileus, gedeckter Abszeß oder als Fistel.

Diese Formen stellen zwar eine dringliche Operationsindikation dar, erlauben aber die Selektiv- oder die Elektivoperation. Deshalb führen wir in aller Regel nach Vorbereitung des Patienten eine Resektion mit primärer Anastomose durch. Nur dann, wenn ein Abszeß im kleinen Becken die Anastomosenheilung gefährdet, sichern wir sie präventiv mit einer temporären Kolostomie. Die Ergebnisse dieses Vorgehens bei der subakuten Komplikation, also bei Ileus, der Fistel und dem Abszeß, sind günstig. Das Operationsrisiko überschreitet nur selten die 5-%-Grenze. Ganz anders ist die Situation bei der frei perforierten Perikolitis mit den typischen akuten septischen Zustandsbildern. Hier sind Erfolg und Risiko unserer Maßnahmen weniger vom operationstaktischen Vorgehen als vielmehr von der schwere des Befundes bestimmt, also von der Dauer der Perforationsanamnese und somit dem Lokalbefund wie auch vom Allgemeinzustand (einschließlich Alter) des Kranken. Vorbestehende Kreislaufleiden, pulmonale und Stoffwechselkrankheiten des meist älteren Menschen werden durch die Peritonitis dekompensiert. Beides bestimmt die Prognose. Dabei macht es einen Unterschied, ob die Bauchfellentzündung eitrig oder kotig ist. Die eitrige Peritonitis hat noch eine relativ günstige Prognose im Gegensatz zur kotigen, die nahezu immer tödlich verläuft [6, 8, 10, 16, 27, 38, 39]. Kardinalziel der chirurgischen Intervention bei der Perforation ist es daher, den Kranken aus der Sepsis herauszubekommen, d.h., den perforierten entzündlichen Darmabschnitt zu eliminieren, der die Sepsis unterhält. Dies bedeutet, daß wir den komplikationstragenden Dickdarmabschnitt resezieren müssen. Die Resektion erfolgt offen unter Verzicht auf die Wiederherstellung der Kontinuität, entweder in Form der Vorlagerungsresektion nach Mikulicz oder auf dem Wege der Hartmann-Resektion. Beides kann beim "frozen pelvis" unmöglich sein. Bei uns hat sich hier zweimal das "packing" des Douglas-Raums und des offenen Rektumstumpfs bewährt, wobei der Analkanal mit einer Sphinkterotomie offengehalten werden muß. Aufgrund dieser beiden Fälle können wir jedoch nicht sagen, ob das eine grundsätzliche Alternative für die Hartmann- oder Vorlagerungsresektion ist.

Die Resektion des erkrankten perforierten Darmabschnitts führte bei unseren Patienten zu besseren Ergebnissen als die alleinige Drainage oder die oral angelegte Kolostomie. Die ausschließliche Übernähung wurde an unserer Klinik nicht praktiziert.

Bei früherfaßter kotiger Peritonitis schließt sich an die Resektion die Vierquadrantendrainage und Perfusion der Bauchhöhle an. In desolaten Spätfällen bleibt allerdings nur die alleinige Drainage. Diese Fälle erklären die insgesamt hohe Letalität der komplizierten Divertikelperforation, die in unserem Krankengut bei 23,9% liegt.

Literatur

1. Bacon HE, Nagsnoc M (1964) A plea for prophylactic resection as definitie therapy for diverticulitis of the colon. Am J Surg 108:830–833
2. Bolt DE, Hughes CE (1966) Diverticulitis, a follow up of 100 cases. Br Med J I:1205–1209

3. Boyden AM (1950) The surgical treatment of diverticulitis of the colon. Ann Surg 132:94–109
4. Brodribb AJM (1977) The treatment of symptomatic diverticular disease with high-fibre diet. Lancet I:639–644
5. Brodribb AM, Humphreys DM (1976) Diverticular disease: Three studies, part I – Relation to other disorders and fibre intake. Br Med J I:424–430
6. Byrne JJ, Garick EI (1971) Surgical treatment of diverticulitis. Am J Surg 121:379–384
7. Dietz R, Encke A (1976) Zur Behandlung der Sigmadivertikulitis. Med Welt 27:292–295
8. Filippini F (1969) Die Divertikulitis des Dickdarms. Internist (Berlin) 10:275–278
9. Gallagher DM, Russel TR (1978) Surgical management of diverticular disease. Surg Clin North Am 58:563–572
10. Graudins J (1973) Die Dignität der Dickdarmdivertikel in der Chirurgie. Tägl Prax 14:41–46
11. Hodgson J (1972) Effect of methylcellulose on rectal and colonic pressures in treatment of diverticular disease. Br Med J III:729–731
12. Hodgson J (1973) Transverse taeniamyotomy for diverticular disease. Dis Colon Rectum 16:283–289
13. Hodgson J (1974) Transverse taeniamyotomy. A new surgical approach for diverticular disease. Ann R Coll Surg Engl 55:80–89
14. Hodgson WJB, Schanzer H, Bakare S, McElhinney AJ (1979) Transverse taeniamyotomie in localised acute diverticulitis. Am J Gastroenterol 71:61–67
15. Kirwan WO, Smith AM (1975) Propulsion in the colon in the diverticular disease. In: Vantrappen G, Agg H (eds) Proceedings of the 5th international Symposium on gastrointestinal motility. Typoff, Herentals (B), p 447
16. Kümmerle F, Brückner R (1977) Chirurgische Therapie der Divertikelkrankheit des Dickdarms. Schweiz Med Wochenschr 107:498–505
17. Kümmerle F, Brückner R, Fuchs HF, Ottenjann R, Painter NS, Reilly M (1980) Standpunkte: Klinik und Therapie der Divertikulitis des Dickdarms. Dtsch Med Wochenschr 105:661–665
18. Landi E (1979) Résultats cliniques et manométriques un an après l'intervention de myotomie transversale multiple pour la maladie diverticulaire du côlon sigmoide. J Chir (Paris) 115:167–170
19. Landi E, Franchini A, Landa L, Maniscaloo L (1979) Multiple transverse taeniamyotomy for diverticular disease. Surg Gynecol Obstet 148:221–226
20. Painter NS (1972) Diverticular disease of the colon and constipation and their relationship to our diet. Nurs Times 68:564–565
21. Painter NS (1977) The epidemiology, history and pathogenesis of diverticulosis coli – Basis for treatment with improcessed bran. Schweiz Med Wochenschr 107:486–493
22. Parks AG (1975) Ätiologie und Pathogenese der Divertikulose. Schweiz Med Wochenschr 105:825–835
23. Parks TG (1970) Rectal and colonic studies after resection of the sigmoid for diverticular disease. Gut 2:121–125
24. Parks TG (1970) Prognosis in diverticular disease of the colon. Proc R Soc Med 63:1262–1263
25. Parks TG, Connell AM (1970) The outcome in 455 patients admitted for treatment of diverticular disease of the colon. Br J Surg 57:775–778
26. Phillip J (1978) Behandlung der Divertikelkrankheit des Kolons. Dtsch Med Wochenschr 104:995–996
27. Pross E, Kümmerle F (1973) Die Kolon-Divertikulitis. Dtsch Med Wochenschr 98:1108–1112

28. Raguse T (1979) Die Myotomie im Therapiekonzept der Dickdarmdivertikulitis. Langenbecks Arch Chir 348:51–60
29. Raguse T (1980) Funktionelle Untersuchungen vor und nach operativer Behandlung der Sigmadivertikulitis. In: Reifferscheid M, Peters H (Hrsg) Gastrointestinale Endoskopie. Bibliomed, Melsungen, S 33
30. Raguse T (1980) Horizontal myotomy – Causal procedure in diverticular disease. In: Pichlmaier H, Grundmann R (eds) Surgery of the colon and rectum. Thieme, Stuttgart
31. Raguse T (1981) Kolondivertikulitis. Untersuchungen zum operationstaktischen Vorgehen. Zentralbl Chir 106:1393–1408
32. Raguse T, Kühnel W (1980) Funktionsorientiertes Therapiekonzept bei der Divertikelerkrankung des Kolons. Langenbecks Arch Chir 352:611
33. Raguse T, Kühnel W (1981) Zur Pathogenese der Divertikelerkrankung des Kolons. Leber Magen Darm 11:147–158
34. Reifferscheid M (1967) Pathogenese der Sigma-Divertikulitis und die Indikation zur Resektionsbehandlung. Langenbecks Arch Chir 318:134–160
35. Reifferscheid M (1976) Die Frühresektion der Divertikulitis. Langenbecks Arch Chir 342:439–444
36. Reilly M (1964) Sigmoid myotomy. Proc R Soc Med 57:556–557
37. Reilly M (1970) Sigmoid myotomy: Five-year results. Proc R Soc Med [Suppl] 63:139
38. Rodkey GV, Welch CE (1974) Colonic diverticular disease with surgical treatment. A study of 338 cases. Surg Clin North Am 54:655–674
39. Schellerer W (1970) Die Behandlung der Sigmadivertikulitis. Dtsch Med Wochenschr 13:690–694
40. Schellerer W (1976) Náchuntersuchungsergebnisse konservativ behandelter Divertikulitis-Patienten. Langenbecks Arch Chir 349:449–452
41. Targat REB (1969) Diverticular disease of the colon: Clinical aspects. Br J Surg 56
42. Taylor I, Duthie HL (1976) Bran tablets and diverticular disease. Br Med J I:988–990

Kapitel 43

Divertikelkrankheit – Konsequenzen und praktisches Vorgehen

J. Hotz und Th. Raguse

1 Gesicherte Erkenntnisse (Abb. 1)

Die Entwicklung der Divertikelkrankheit wird wahrscheinlich durch eine ballaststoffarme Ernährung begünstigt, nicht jedoch primär verursacht. Vielmehr ist die nachweislich gestörte Dickdarmmotilität auf eine erhöhte Empfindlichkeit gegenüber einer Reihe von exogenen, zentral-

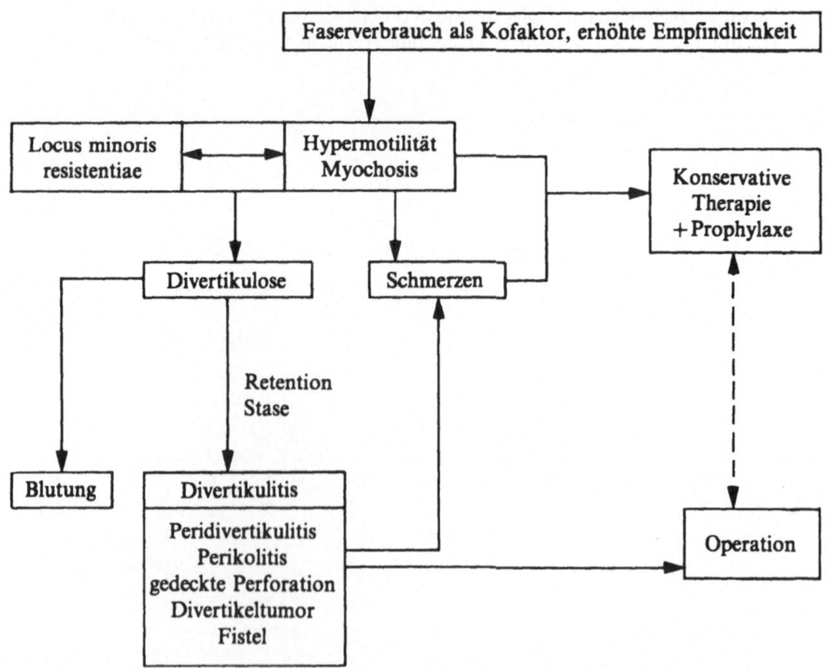

Abb. 1. Ursachen, Entstehung und therapeutische Ansatzpunkte bei der Divertikelkrankheit

nervösen, vegetativen und intraluminären Faktoren zurückzuführen, die jedoch im einzelnen nicht näher definiert sind. Außerdem schafft die Wandschwäche im Bereich von Gefäßlücken die Voraussetzung für die Ausbildung von Divertikeln. Durch Abschnürung am Divertikelhals aufgrund einer stark verdickten Längsmuskulatur und Stase kann ein Divertikel zum Ausgangspunkt von Komplikationen wie Divertikulitis (Stadium 2), Peridivertikulitis (Stadium 3) und Perikolitis (Stadium 4) oder seltener einer massiven Blutung werden (Abb. 1).

Die bei unkomplizierter Divertikulose im Stadium 1 auftretenden Schmerzen sind wahrscheinlich eher Ausdruck eines begleitenden Colon irritabile aufgrund der Motilitätsstörung als sekundär durch die Divertikulose bedingt.

2 Praktisches Vorgehen (Abb. 2)

Das Stadium 1 (symptomatische Divertikulose) sollte immer zunächst konservativ therapiert werden mit ballaststoffreicher Kost unter Zusatz von Weizenkleie, Leinsamen und/oder pharmazeutischen Quellmitteln (*cave* „Kleiebezoare") (s. Kap. 41). Bei hartnäckiger Obstipation werden salinische Abführmittel zugesetzt.

Im Stadium 2 (akute Divertikulitis ohne lokale Komplikationen) kann zunächst unter stationärer Überwachung konservativ mit Nahrungskarenz, parenteraler Ernährung, Schmerzmitteln, Antibiotika und evtl. Spasmolytika behandelt werden (s. Kap. 41). Bei Beschwerderückgang wird bald auf ballastreiche Diät übergegangen, die dann prophylaktisch über Monate und Jahre eingehalten werden sollte. Bei anhaltenden Beschwerden und besonders bei sich anbahnenden lokalen Komplikationen mit Übergang in das Stadium 3 oder 4 besteht Operationsindikation. Die Blutung infolge einer Divertikulitis ist meist leicht, steht spontan und zwingt deshalb nur selten zum chirurgischen Eingreifen. Dagegen muß die Rhexisblutung aus einem nicht entzündeten Divertikel mit bevorzugtem Sitz im rechten Kolon häufig operativ gestillt werden.

Bei der Frühindikation im Stadium 2 wird nach Vorreinigung des Darms durch orthograde Salzwasserlavage die Resektion des divertikulitisch veränderten Darmsegments mit primärer Anastomose, meistens im Sigma, durchgeführt. Zusätzlich empfiehlt sich die Quermyotomie, da hierdurch nachweislich das Risiko für Restbeschwerden nach der Operation und ein Divertikulitisrezidiv vermindert wird (s. Kap. 42, Abschn. 5.2).

Im Stadium 3 (Peridivertikulitis) und Stadium 4a (Perikolitis und gedeckte Perforation) besteht vordringliche Operationsindikation, mei-

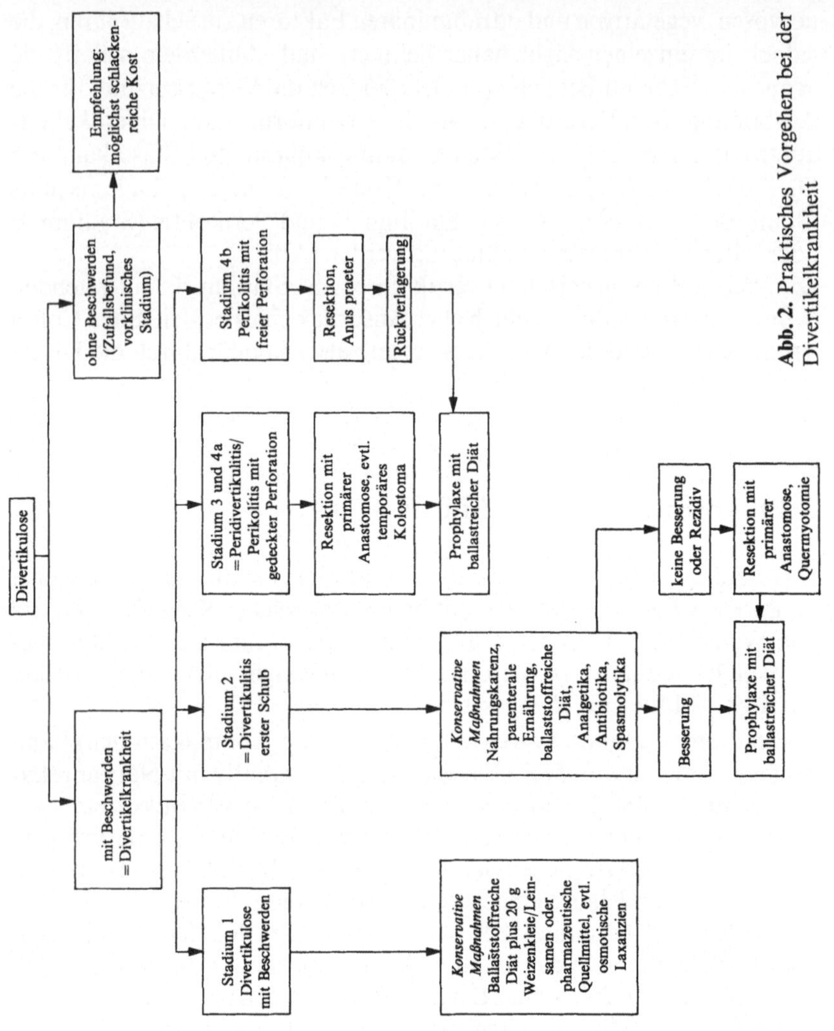

Abb. 2. Praktisches Vorgehen bei der Divertikelkrankheit

stens ist jedoch noch eine Vorbereitung des Patienten und Resektion mit primärer Anastomose möglich. Bei ausgedehntem Abszeß wird die Anastomose durch eine temporäre Kolostomie geschützt.

Im Stadium 4b, der freien Perforation mit oft kotiger Peritonitis und septischem Krankheitsbild, muß der komplikationstragende Dickdarmabschnitt unverzüglich reseziert werden, zunächst unter Verzicht auf die Wiederherstellung der Kontinuität (Vorverlagerungsresektion nach Mikulicz oder Resektion nach Hartmann, s. Kap. 42, Abschn. 6).

Sprue, Morbus Whipple

Kapitel 44

Therapie der Sprue

W. F. Caspary

1 Glutenfreie Kost

Die Elimination des toxischen Glutens ist essentiell für die Behandlung
der Sprue (Tabelle 1). Die Notwendigkeit der Glutenelimination wurde
erstmals überzeugend von Dicke (1950) [2], und von van de Kamer et al.
(1953) [3] beschrieben, als sie die Toxizität von Weizengluten bei Kindern mit Zöliakie nachwiesen.
Später konnten Rubin et al. [6] zeigen, daß im Expositionsversuch auch
die Instillation von Mehl aus Weizen, Gerste und Roggen bei behandelten Spruepatienten morphologische Veränderung und Symptome der
Sprue zu induzieren vermochte.
Obwohl die diätetische Vorschrift der Elimination von Mehl aus Weizen, Roggen, Hafer und Gerste auf den ersten Blick einfach zu handha-
ben scheint, ist die Durchführung einer strikten glutenfreien Kost

Tabelle 1. Therapie der Sprue

■ *Grundprinzip:* Elimination toxischen Glutens aus der Nahrung	
▶ Keine Produktion aus:	Weizen
	Hafer
	Gerste
	Roggen
▶ Ersatz	Maismehl
	Reismehl
	Sojamehl
■ Klinische Erfolgskontrolle:	Diarrhö ↓
	Steatorrhö ↓
	Appetit ↑
	Gewicht ↑
■ Labor:	D-Xyloseresorption ↑
	Stuhlfettausscheidung ↓

schwierig, da zahlreiche kommerzielle Nahrungsmittel (insbesondere Fertigprodukte) Mehl enthalten, seien sie auch nur als sog. „Dicker" verwendet worden. So wird Mehl z. B. bei Büchsennahrung, Eiscreme, Suppen, ja sogar bei Ketchup, Salatsoßen, Senf und Süßigkeiten verwendet.

Die strikte Einhaltung einer glutenfreien Kost bedarf daher der permanenten, intensiven diätetischen Beratung des Patienten, der Erziehung zum motivierten und kritischen Patienten.

Abgesehen von der Elimination von Weizen-, Roggen-, Gerste- und Hafergluten sollte die Diät normale Mengen an Fett, Eiweiß (mindestens 100 g/Tag) und Kohlenhydraten enthalten. Haferprodukte führen oft auch, zumindest in der Anfangsphase, zu Symptomen, so daß sie sicherheitshalber auch eliminiert werden sollten, obwohl z. Z. noch nicht ganz sicher ist, ob das Gluten des Hafers auch toxisch ist.

Mehle aus Reis, Sojabohne und Mais sind mit Sicherheit nicht toxisch und stellen deshalb die Grundlage für den Ersatz des Weizenmehls dar. Mittlerweile ist der Patient nicht mehr allein darauf angewiesen, sich Brot und Backwaren selbst herzustellen, da glutenfreie Mehle und Backwaren in Deutschland kommerziell erhältlich sind.

Bezugsquellen glutenfreier Nahrungsmittel

Umfassend über Rezepte und Bezugsquellen unterrichtet das *Handbuch der Zöliakie* (Deutsche Zöliakie-Gesellschaft, Ganzenstr. 13, 7000 Stuttgart 80). Lieferanten mit einem breiten Spektrum an glutenfreien Backwaren sind: Firma Hammermühle KG, 6735 Maikammer-Kirrweiler/ Pfalz, und Firma Dreipauly Reform + Diät GmbH, 3551 Ebsdorfergrund.

Da bei Sprue die Behandlung mit glutenfreier Kost lebenslang durchgeführt werden muß, sollte die Behandlung initial auch als therapeutischer Versuch angelegt sein, der dazu dient, die Diagnose zu bestätigen.

Zeigt die Dünndarmbiopsie nach einer mehrwöchigen glutenfreien Kost, daß gegenüber der Vorbiopsie wieder Zotten nachweisbar sind, und ist eine deutliche klinische Besserung eingetreten, kann die Diagnose als gesichert gelten.

2 Ursachen für Therapieresistenz und Rezidiv

Tritt nach Verordnung einer glutenfreien Kost keine klinische Besserung ein, muß sich der Arzt intensiv mit dem Speiseplan des Patienten befassen, da die häufigste Ursache in der nicht konsequenten Einhaltung der Diät besteht. Denn per definitionem muß ein Patient mit Sprue auf eine glutenfreie Kost ansprechen. Tritt keine klinische Besserung ein, obwohl er seine Diät strikt einhält, dann besteht bei ihm keine Sprue; die histologischen Veränderungen der Dünndarmmukosa sind vielmehr durch eine andere Erkrankung bedingt, die morphologisch ähnliche Veränderungen wie bei der Sprue induziert.

2.1 Verträglichkeit glutenhaltiger Nahrungsmittel nach erreichter Remission

Nach klinischer Besserung und Rückbildung der morphologischen Veränderungen der Mukosa tolerieren manche Patienten bei Lockerung der strikten glutenfreien Diät kleine Mengen an Gliadin, andere Patienten reagieren jedoch prompt auf geringe Mengen von Backwaren aus Weizenmehl mit fulminanten klinischen Symptomen (Diarrhö) [4], die bis zum Gliadinschock durch Dehydratation gehen können.

2.2 Korrelation zwischen klinischem Verlauf und histomorphologischen Befunden

Während der glutenfreien Kost normalisiert sich die Zottenstruktur des weniger geschädigten distalen Dünndarms schneller als die Zotten des stärker geschädigten proximalen Dünndarms [5].
Die klinische Besserung scheint am ehesten mit der histologischen Besserung des Dünndarms zu korrelieren, hingegen weniger mit dem Grad der Schädigung im proximalen Dünndarm. Dies scheint die Erklärung dafür zu sein, daß Funktionsparameter (D-Xylosetest, Stuhlfettausscheidung) oft entsprechend dem klinischen Bild schon wieder normal sind, obwohl im proximalen Dünndarm noch eindeutig ein Zottenverlust nachweisbar ist.
Nach Einhaltung einer glutenfreien Kost normalisiert sich die Zottenstruktur bei ca. 50% der Patienten (fast) völlig. Bei den übrigen Patienten persistiert noch eine partielle Zottenatrophie, und bei wenigen Patienten persistiert der Zottenverlust trotz guten klinischen Ansprechens auf die Diät. Ist ein Diätfehler auszuschließen, muß bei diesen Patienten immer daran gedacht werden, daß eine andere Erkrankung als die glutensensitive Sprue den persistierenden Zottenverlust bedingt.

2.3 Verträglichkeit von Milchprodukten

Zahlreiche Patienten mit Sprue vertragen Milch und Milchprodukte nicht. Bedingt durch den sekundären Laktasemangel beim Vollbild der Sprue induziert Milch bei ihnen Völlegefühl, Gasentwicklung, Krämpfe, Flatulenz und Diarrhöen. Im Verlauf der Therapie mit glutenfreier Kost

▶ Anämie:	Folsäure, Eisen, Vitamin B_{23}
▶ Blutungsneigung:	Flüssigkeit i. v.
▶ Dehydratation:	Flüssigkeit i. v.
▶ Elektrolytverluste:	Elektrolytersatz
▶ Hypokaliämie:	K^+ parenteral
▶ Tetanie (Hypokalzämie):	Calciumgluconat i. v.
Tetanie (Hypomagnesiämie):	0,5 g Mg-Sulfat langsam i. v. in verdünnter Lösung
▶ Hypokalzämie:	6–8 g Calciumgluconat oder Calciumlactat oral
▶ Osteomalazie:	+ 50 000 E Vitamin D parenteral
▶ Steatorrhö:	Substitution niedriger Dosen von Calcium und Vitamin D
	Vitamin A, Thiamin, Riboflavin, Niacin, Pyridoxin, Vitamin C, Vitamin E initial
	evtl. fettlösliche Vitamine parenteral (Vitamin A, D, E, K – ADEK-Falk)
	mittelkettige Triglyceride (MCT-KOST)
Sekundäre NNR-Insuffizienz:	100–150 mg Hydrocortison (selten)

und der Rückbildung des Zottenverlusts vertragen diese Patienten jedoch später häufig wieder Milch und Milchprodukte.

Besteht kein Laktasemangel oder keine Laktoseintoleranz, braucht Milch nicht aus der Nahrung eliminiert zu werden.

3 Unterstützende Maßnahmen

Im Initialstadium hat insbesondere beim Vorliegen schwerer Mangelsymptomatik eine zusätzliche unterstützende Therapie zu erfolgen, die Tabelle 2 zu entnehmen ist.

Literatur

1. Benson GD, Kowlessar OD, Sleisenger MH (1964) Adult celiac disease with emphasis upon response to the gluten-free diet. Medicine (Baltimore) 43:1
2. Dicke WK (1950) Coeliac disease: Investigation of harmful effects of certain types of cereal on patients with coeliac disease. Doctoral thesis, University of Utrecht, Netherlands
3. Kamer JH van de, Weijers HA, Dicke WK (1953) Coeliac disease. IV. An investigation into the injurious constituents of wheat in connection with their action on patients with coeliac disease. Acta Paediatr 42:223
4. Krainick HJ, Debatin F, Gautier E et al. (1958) Weitere Untersuchung über den schädlichen Voizenmehlaffekt bei der Coeliakie. I. Die akute Gliadinreaktion (gliadin shock). Helv Paediatr Acta 13:432
5. MacDonald WC, Brandborg LL, Flick AL, Trier JS, Rubin CE (1964) Studies of celiac sprue. IV. The response of the whole length of the small bowel to a gluten-free diet. Gastroenterology 47:573
6. Rubin CE, Brandborg LL, Flick AL et al. (1962) Biopsy studies on the pathogenesis of celiac prue. In: Intestinal biopsy. Little Brown, Boston, p 67

Kapitel 45

Epidemiologie, natürlicher Verlauf und Therapie des Morbus Whipple

W. F. CASPARY

1 Definition

Die Whipple-Erkrankung ist eine seltene systemische Erkrankung mit hauptsächlichem Befall des Dünndarms; aber auch jedes andere Organ kann befallen sein. Die häufigsten klinischen Befunde sind: Malabsorption, Fieber, verstärkte Pigmentierung der Haut, Anämie, Lymphknotenschwellung, Arthralgien und Arthritis, Pleuritis, Perikarditis, valvuläre Endokarditis sowie Symptome von seiten des zentralen Nervensystems.

2 Historische Entwicklung

Die Krankheit wurde von ihrem Erstbeschreiber, dem Pathologen George Hoyt Whipple [29] aus Baltimore, "intestinale Lipodystrophie" genannt. In seiner Beschreibung der Krankheit, die wir heute Morbus Whipple nennen, sind bereits wesentliche Symptome und Befunde aufgeführt. Die Erkrankung begann mit einer chronischen Arthritis von über 5 jähriger Dauer. Dann kam es zu Gewichtsabnahme, chronischer Bronchitis, Steatorrhö, Bauchschwellung, Ödemen und vermehrten Hautpigmentationen. Es bestand eine Anämie. Der Patient starb schließlich an Kachexie. Autoptisch fanden sich ein dilatiertes Jejunum mit weißlichen Knötchen auf der geschwollenen Schleimhaut sowie gut abgrenzbare vergrößerte mesenteriale Lymphknoten, eine chronische Peritonitis, Pleuritis, Perikarditis und eine Endokarditis der Aortenklappe. Histologisch fand Whipple, daß die Dünndarmmukosa sowie die mesenterialen Lymphknoten von großen mononukleären Zellen mit einem schaumigen Zytoplasma durchsetzt waren. Die Zelleinschlüsse wurden von ihm als Fett gedeutet. Mit einer Versilberungstechnik entdeckte er in mesenterialen Lymphknoten stäbchenartige Organismen von 2 µm Länge. Erst 1949 machte Black-Schaffer [2] die diagnostisch wichtige Beobachtung, daß die schaumige Substanz in den Makrophagen ein Glykoprotein enthielt, das sich mit der Periodic-acid-Schiff (PAS)-Färbung tiefrot anfärbte.

Die weitere historische Entwicklung der Erkenntnisse über Diagnose, Pathogenese, klinische Symptomatik und Therapie zeigt Tabelle 1.

1907	George Hoyt Whipple [29] Erstbeschreibung der typischen Pathologie des Intestinaltraktes sowie der mesenterialen Lymphknoten 1) Infiltration der Lamina propria mit großen Makrophagen 2) Lipidablagerungen in der Lamina propria 3) Bei Silberimprägnation Nachweis eigenartiger stäbchenartiger Organismen von 2 µm Länge „Lipodystrophie", da als Ursache eine Störung des Fettstoffwechsels angenommen wurde.
1949	Black-Schaffer [2] Schaumzellen enthalten PAS-anfärbbares Glykoprotein
1950	Hendrix et al. [15] Endokardbefall
1952	Upton [28] Schaumzellen (Makrophagen) in ● peripheren Lymphknoten ● Leber ● Nebenniere ● Herzklappen
1959	Sieracki u. Fine [24] extraintestinaler Befall systemischer Charakter der Erkrankung SPC-Zellen („sickle particle containing cells")
1952	Paulley [22] Erstbeschreibung einer Remission des M. Whipple nach Chloramphenicol
1960/61	Cohen et al. [4] Chears u. Ashworth [3] Yardley u. Hendrix [30] Stäbchenartige Bazillen mit identischem Aussehen in der Mukosa bei unbehandeltem Whipple
1962–64	Kurtz et al. [18] Davis et al. [5½ Trier et al. [27] Dramatische Remission unter Therapie mit Antibiotika
1964–69	Kojecky et al. [17] Gonzales-Licea u. Yardley [13] de Groodt-Lasseel u. Martin [14] Nachweis stäbchenartiger Bazillen extraintestinal

3 Häufigkeit

Inzidenz und Prävalenz der Erkrankung sind nicht bekannt. Nach Feurle [10] sind bis zum Jahre 1974 238 Fälle publiziert worden. Danach wurden nochmals ca. 150 Fälle publiziert. Es muß allerdings mit einem deutlich höheren Vorkommen gerechnet werden, da seit Jahren sicher nur noch sporadisch Fälle mit M. Whipple publiziert werden. Die Erkrankung kommt bei Männern (88%) häufiger als bei Frauen vor und hat den Häufigkeitsgipfel im 4. Lebensjahrzehnt. Bisher gibt es keine Hinweise auf eine Transmission von Patient zu Patient.

4 Pathologie (Tabelle 2)

Die pathologischen Veränderungen beim M. Whipple sind diagnostisch beweisend, wenn Biopsien aus befallenen Organen vorliegen.
Der Dünndarm ist bei fast allen Patienten mit M. Whipple befallen. Makroskopisch ist der Darm verdickt und ödematös. Lupenmikroskopisch kann die Mukosa mit Abflachung des Zottenreliefs ähnlich wie bei der Sprue aussehen. Oft sind die Zotten jedoch auch sichtbar, aber verplumpt. Die Lamina propria zeigt eine dichte Infiltration mit großen Makrophagen, die eine Distorsion der Zotten bewirken. Die Makrophagen sind von großen Glykogengranula angefüllt, die sich PAS-positiv anfärben lassen. Der Nachweis der großen PAS-positiven SPC-Zellen [20, 25] ist pathognomonisch für den M. Whipple. Die Lymphgefäße der Submukosa und Mukosa sind dilatiert und mit Fett angefüllt. Zytoplasmatische Veränderungen der Mukosaepithelzellen finden sich im Gegensatz zur Sprue beim M. Whipple kaum. Elektronenoptisch lassen sich

Tabelle 2. Pathologisch-anatomische Veränderungen beim M. Whipple

▶ *Makroskopisch*
Darm verdickt und ödematös

▶ *Lupenmakroskopisch*
Abgeflachte Mukosa ohne typische Zotten oder Verdickung von Zotten

▶ *Histologisch*
Distorsion der Zottenarchitektur
Infiltration der Lamina propria mit großen Makrophagen
Makrophagen mit großen Glykogengranula (PAS-positiv) angefüllt
SPC-Zellen
Akkumulation von Leukozyten, Granulozyten, aber Fehlen oder ↓ von Plasmazellen,
 Lymphozyten und Eosinophilen
Lymphgefäße dilatiert, mit Fett angefüllt
Resorptionsepithel nur diskret verändert

▶ *Elektronenoptisch*
Bazillen in der Lamina propria (0,25 µm breit, 1–2,5 µm lang)
Charakteristische Bakterienwand
Zentrales Nukleid
Kommt in Makrophagen vor, wo sie phagozytiert werden, degenerieren

beim unbehandelten M. Whipple zahlreiche Bazillen in der Lamina propria nachweisen (0,25 µm dick, 1–2,5 µm lang). Die Bazillen können überall in der Lamina propria vorkommen, sind jedoch am häufigsten direkt unterhalb des Resorptionsepithels und um die Gefäße im oberen Anteil der Mukosa zu finden.

Untersuchungen der Ultrastruktur der Bazillen führten zur Feststellung von verschiedenen Charakteristika: Sie besitzen die typische Zellwand der Bakterien und ein zentrales Nukleotid. Man kann die Bakterien innerhalb der PAS-positiven Makrophagen finden, wo sie phagozytiert werden. Es muß angenommen werden, daß zumindest ein Teil des Glykoproteins der Makrophagen aus der Phagozytose der Bakterienwand besteht. Die Bazillen lassen sich im paraffineingebetteten Biopsiematerial lichtoptisch nicht nachweisen. Deshalb muß das Biopsiematerial zum Bakteriennachweis bereits nach der Biopsieentnahme zur elektronenmikroskopischen Beurteilung vorbereitet werden.

Nach antibiotischer Behandlung normalisiert sich die Mukosa langsam. Bazillen verschwinden innerhalb weniger Tage, nach 4–8 Wochen sind i. allg. nur noch degenerierte Bazillen im Zytoplasma der PAS-positiven Makrophagen nachweisbar.
Die SPC-Zellen vermindern sich unter antibiotischer Behandlung meist deutlich, sind aber oft noch nach Jahren nachweisbar, obwohl der Patient völlig symptomlos ist. Aus diesem Grunde kann der persistierende Nachweis von SPC-Zellen nicht als Hinweis für die Persistenz der Erkrankung angesehen werden. Entscheidend für die Beurteilung des Therapieerfolgs ist der Nachweis bzw. das Verschwinden der Bazillen, was elektronenoptisch zu erfolgen hat.
Auch extraintestinal lassen sich beim M. Whipple PAS-positive Makrophagen nachweisen: in Lymphknoten, Herz, Lunge, Milz, Leber, endokrinen Organen, Zentralnervensystem, Knochen, Nieren [10].
Typische Bazillen ließen sich elektronenoptisch auch in extraintestinalem Gewebe bei Patienten mit unbehandeltem M. Whipple, v. a. im mesenterialen Lymphknoten und im Zentralnervensystem, nachweisen.

5 Ätiologie und Pathogenese

Ätiologie und Pathogenese sind noch unbekannt. Es läßt sich aber aufgrund der bisher bekannten Befunde eine glaubhafte Hypothese aufstellen: Die Tatsache, daß die früher unweigerlich zum Tode führende Erkrankung durch Einsatz entsprechender Antibiotika in den meisten Fällen zu heilen ist, beweist zusammen mit dem Vorkommen der stäbchenartigen Mikroorganismen, die unter Therapie verschwinden und beim Rezidiv wieder auftreten, die bedeutsame Rolle einer bakteriellen Infektion in der Pathogenese.
Die Beobachtungen, daß unterschiedliche Bakterien isoliert worden sind, daß Übertragungen auf andere Menschen nicht bekannt geworden

sind und daß eine typische zelluläre Reaktion auf die Bakterieninvasion fehlt, haben zu der These geführt, daß Wirtsfaktoren eine entscheidende Rolle in Ätiologie und Pathogenese spielen [7, 8, 27]. Die Tatsache, daß Dünndarm und mesenteriale Lymphknoten die am stärksten befallenen Organe sind, stützt die Annahme einer enteralen Eingangspforte.

6 Klinik (Tabelle 3)

Die einzelnen Symptome sind unspezifisch. Der klinische Befund wird im wesentlichen davon abhängen, welches Organsystem befallen ist, ob die Erkrankung erst beginnt oder ob ein fortgeschrittenes Stadium vorliegt. Der Krankheitsverlauf ist variabel zwischen Monaten und Jahren, fulminant oder schleichend, wobei unterschiedliche Organdefekte im Vordergrund stehen können.

Häufige *Allgemeinsymptome* sind geringes Fieber (> 50% der Fälle), uncharakteristische, meist postprandiale Bauchschmerzen, Appetitlosigkeit, Übelkeit und Gewichtsabnahme (96%). Manchmal besteht jedoch auch hohes Fieber und Lymphknotenschwellung, Hauptpigmentation, Ödeme und Splenomegalie. Bei ca. 70% der Patienten kommt eine Polyarthralgie, Oligo- oder Polyarthritis mit Schwellung, Rötung und Bewegungseinschränkung vor. Die Gelenkbeschwerden können den intestinalen Symptomen bis zu 2 Jahrzehnte vorausgehen [6, 16]. Bleibende Gelenkdestruktionen kommen selten vor. Chronische Durchfälle und

Tabelle 3. Klinische Befunde beim M. Whipple

▶ Malabsorption mit
  ■ Gewichtsverlust   (96%)
  ■ Diarrhö   (80%)
  ■ Steatorrhö
▶ Fieber
▶ Hautpigmentationen
▶ Anämie
▶ Lymphadenopathie
▶ Arthralgien   (70%)
▶ Arthritis
▶ Pleuritis
▶ Perikarditis
▶ valvuläre Endokarditis
▶ ZNS-Symptome
  ■ Parästhesien
  ■ Hyperpathie
  ■ Nystagmus

Steatorrhö (oft 5–10 voluminöse, wäßrige, übelriechende Stühle) wurden bei ca. 80% der Patienten mit M. Whipple beobachtet [19]. Eine Me-
läna tritt nur im Spätstadium als Folge einer schweren Malabsorption
mit Vitamin-K-Mangel auf.

Persistiert die Malabsorption, können sich Mangelerscheinungen entwickeln: Parästhesien und Hyperpathie bedingt durch eine Neuropathie, Tetanie bedingt durch Hypokalzämie oder Hypomagnesiämie; Purpura, Ödeme bedingt durch Hypalbuminämie. Gelegentlich findet sich
ein Aszites, Pleura- oder Perikarderguß, die entweder im Rahmen einer
Polyserositis, einer Hypalbuminämie oder einer Lymphbahnblockade
entstehen. Das Fieber kann schon Monate vor der Manifestation gastrointestinaler Symptome auftreten, womit der M. Whipple bei der diagnostischen Abklärung von Fieber unklarer Genese einen wichtigen
Platz einnimmt. Zunehmende Aufmerksamkeit kommt dem Befall des
zentralen Nervensystems zu [21] (Tabelle 4). Besonders häufig kommt
bei M. Whipple eine neurologische Symptomatik in der Kombination
von Merkfähigkeitsstörung, Blicklähmung (besonders nach oben) oder
Störungen des Schlaf-Wach-Rhythmus vor. Ophthalmologische Störungen in Form von entzündlichen Veränderungen des Augenhintergrunds
und Stauungspapille können vorkommen [11, 12] sowie eine Uveitis mit
fibrovaskulärem Pannus der Vorderkammer und Keratitis.

Relativ häufig ist auch die Kombination von ausgeprägten zerebralen
und minimalen oder fehlenden intestinalen Symptomen [10, 12]. Bei
mehreren Fällen sind SPC-Zellen auch im Liquor gefunden worden
[10, 11].

7 Untersuchungsbefunde

Zahlreiche der wichtigsten klinischen Untersuchungsbefunde beim
M. Whipple stehen in Zusammenhang mit der generalisierten Malab-

sorption: Schwund des Unterhautfettgewebes und der Muskulatur, Trommelschlegelfinger, Hypotonie bedingt durch Elektrolytverlust oder sekundäre Nebennierenrindeninsuffizienz, Hautpigmentation, Eiweißverlustödeme, Purpura, Cheilosis, Glossitis, Tetanie, periphere Neuropathie [23]. Periphere Lymphknotenschwellungen (hart, nicht schmerzhaft, gut verschieblich) sind häufige Symptome wie auch die Schwellung, Rötung und Schmerzhaftigkeit der Gelenke. Herzgeräusche können durch eine Endokarditis der Herzklappen bedingt sein. Das Abdomen ist meist vorgewölbt und gelegentlich leicht schmerzhaft. Bei starker Untergewichtigkeit sind die mesenterialen Lymphknoten oft tastbar. Neurologische Symptome sind selten, können jedoch bei fehlender intestinaler Symptomatik vorkommen: Verwirrtheit, Amnesie, Ophthalmoplegie und Symptome von seiten der Gehirnnerven.

8 Laborbefunde (Tabelle 5)

Auch die wichtigsten pathologischen Laborbefunde stehen in Zusammenhang mit der generalisierten Malabsorption.

Tabelle 5. Häufige Befunde beim M. Whipple

Labor
↑ Stuhlfettausscheidung
↓ D-Xyloseresorption
↓ β-Carotin
↓ Serumcholesterin
↓ Serumkalium
↓ Serumkalzium
↓ Serummagnesium
↓ Serumalbumin
↓ Hämoglobin
↑ Leukozyten → bis ↑

Röntgen
Verdickung des Faltenreliefs
 (proximal > distal)

Dünndarmbiopsie
SPC-Zellen in der Lamina propria
Dilatation der Lymphgefäße
Bazillennachweis (elektronenoptisch)

Lymphknotenbiopsie
SPC-Zellen

Lumbaler Liquor
SPC-Zellen(zytologisch)
 bei ZNS-Befall

Tabelle 6. Indikationen zur Durchführung einer Dünndarmbiopsie
bei Verdacht auf M. Whipple

Mann mit seronegativer chronisch-nichtdestruierender Polyarthritis
Chronische, nicht geklärte Entzündungskonstellation
Unklare Steatorrhö und Hypalbuminämie
Patient mit Blicklähmung
Chronische Perikarditis
Chronischer „rheumatischer" Herzklappenfehler

Steatorrhö, pathologische D-Xyloseresorption, erniedrigter Serumspiegel von Cholesterin und β-Carotin sind häufig. Bei schwerer Durchfallsymptomatik besteht meist zusätzlich eine Hypokalzämie, Hypomagnesiämie, Hypokaliämie sowie eine Hypalbuminämie.

Eine mikrozytäre Eisenmangelanämie ist ebenfalls häufig. Die Anämie kann jedoch auch als Folge eines Folsäure- und/oder Vitamin-B_{12}-Mangels als makrozytär imponieren.

Röntgenologisch sind die Befunde oft weniger ausgeprägt als bei der Sprue, am häufigsten besteht eine Verdickung des Faltenreliefs, die von proximal nach distal abnimmt. Kontrastmittelausflockungen sind selten.

Die Diagnose wurde vor dem Einsatz der Dünndarmbiopsie meist aus dem Bioptat peripherer Lymphknoten oder auch aus Lymphknoten gestellt, die bei der Laparotomie entnommen wurden. Heute ist die Dünndarmbiopsie die wichtigste und diagnostisch beweisende Methode (Tabelle 6). Da der Befall im Dünndarm von proximal nach distal abnimmt, kann eine Rektumbiopsie die Diagnose M. Whipple nicht ausschließen. PAS-positive Makrophagen können in der Rektumschleimhaut gelegentlich auch bei Gesunden oder auch bei Melanosis coli vorkommen. Die Biopsie sollte aus dem Jejunum entnommen werden, da gelegentlich das Duodenum von den typischen histologischen Veränderungen ausgespart ist.

9 Therapie und Prognose

Die Behandlung des M. Whipple mit Antibiotika führt zu langjähriger klinischer Remission und sogar zur Heilung, was erstmals 1952 von Paulley [22] erkannt wurde. Unbehandelt führt die Erkrankung nach ca. 5 Jahren zum Tode [9], wobei jedoch auch kurzfristige Spontanremissio-

Tabelle 7. Therapie des M. Whipple

● *Extrazerebrale Manifestation*	
Tetrazykline	1 g/Tag
(Oxytetracyclin, Doxycyclin, Chlortetracyclin)	
Ampicillin	1 g/Tag
● *Zerebraler Befall*	
Chloramphenicol ⎱	initial
Minocyclin ⎰	gut liquorgängig
Co-trimoxazol	Dauertherapie

nen auftreten können. Unter antibiotischer Therapie bessern sich bereits nach wenigen Tagen eindrucksvoll die intestinalen, rheumatischen, kardiopulmonalen Symptome, später normalisieren sich die Laborwerte, die extrazellulären Bakterien verschwinden, während die SPC-Zellen sich mit Bakterienresten erst nach 1- bis 3 jähriger Therapie zurückbilden oder sogar jahrelang zu finden sind [1, 26]. Ein Rezidiv kündigt sich durch das Wiederauftreten der Bakterien an.

Chloramphenicol – Antibiotikum der Wahl in den 60er Jahren – wird heute nicht mehr eingesetzt. Wirksam als Antibiotikum sind die Kombination von Penicillin und Streptomycin sowie Tetrazykline, wobei letztere die Therapeutika der Wahl bei intestinalem Befall mit M. Whipple darstellen (Tabelle 7).

Da neurologische Symptome auch unter Tetrazyklingabe auftreten können, obwohl sonstige Symptome der Erkrankung sich zurückbildeten, muß angenommen werden, daß die schlecht liquorgängigen Tetrazykline (Oxytetracyclin, Doxycyclin, Chlortetracyclin) die Bakterien und SPC-Zellen im Zentralnervensystem nicht erreichen [10, 12]. Es wurde deshalb empfohlen, liquorgängige Antibiotika in der Anfangsphase (Chloramphenicol, Minocyclin) und als Dauertherapie Co-trimoxazol zu verwenden [10, 12].

Eine lebenslange Therapie scheint nicht erforderlich zu sein, doch sollte die Antibiotikatherapie mindestens ein halbes Jahr lang durchgeführt werden. Ist der Patient danach symptomlos und sind in der Dünndarmbiopsie keine Bakterien mehr nachweisbar, kann die Behandlung abgesetzt werden (Abb. 1).

Bei erneutem Auftreten von Symptomen und positivem Bakteriennachweis, muß erneut mit Antibiotika therapiert werden. Die Prognose der Erkrankung bei alleinigem intestinalem Befall ist erheblich besser als bei Befall des Zentralnervensystems.

Eine symptomatische Therapie bei Malabsorption und Exsikkose hat ebenfalls zu erfolgen.

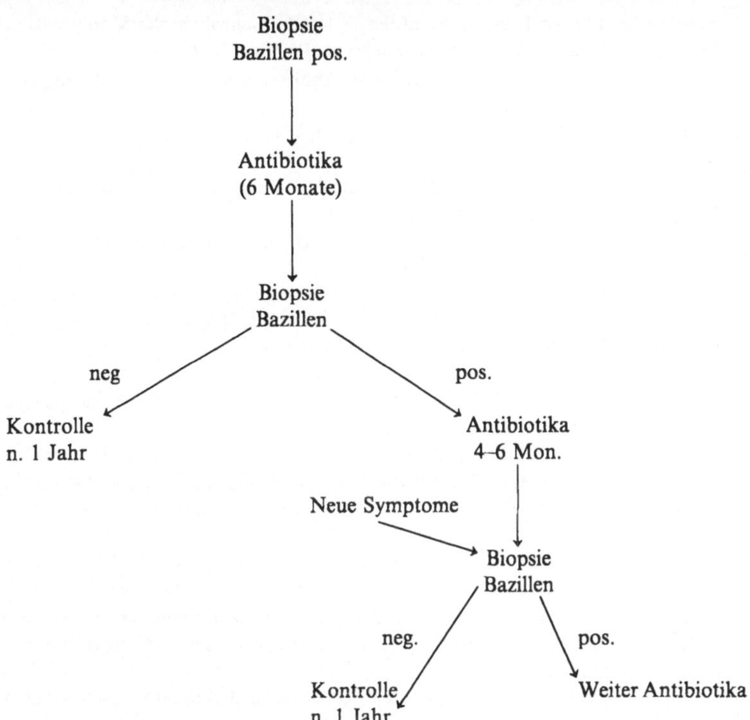

Abb. 1. Therapie des Morbus Whipple. Bei ZNS-Symptomatik Antibiotika (Co-Trimoxazol) auch bei Bazillen-neg. Dünndarmbiopsie

Literatur

1. Bayless TM (1970) Whipple's disease: newer concepts of therapy. Adv Intern Med 16:171
2. Black-Schaffer B (1949) The tinctoral demonstration of a glycoprotein in Whipple's disease. Proc Soc Exp Biol Med 72:225
3. Chears WC, Ashworth CT (1961) Electron microscopic study of the intestinal mucosa in Whipple's disease. Gastroenterology 41:129
4. Cohen AS, Schimmel EM, Holt PR, Isselbacher KJ (1960) Ultrastructural abnormalities in Whipple's disease. Proc Soc Exp Biol Med 105:411
5. Davis TD Jr, McBee JW, Borland JL et al. (1963) The effect of antibiotics and steroid therapy in Whipple's disease. Gastroenterology 44:112
6. DeLuca RF, Silver TS, Rogers AI (1975) Whipple's disease: occurrence in a 76-year-old man with a 20-year prodrome of arthritis. JAMA 233:59
7. Dobbins WO (1982) Current concepts of Whipple's disease. J Clin Gastroenterol 4:205
8. Dobbins WO, Ruffin JM (1967) A light- and electron-microscopic study of bacterial invasion in Whipple's disease. Am J Pathol 51:225–242
9. Drube HC (1959) Die Whipplesche Krankheit. Ergeb Inn Med Kinderheilkd 12:605
10. Feurle GE (1983) Morbus Whipple. In: Caspary WF (Hrsg) Dünndarm. Springer Berlin Heidelberg New York (Handbuch der Inneren Medizin, Band 3, Teil 3B) 85–105

11. Feurle GE, Utz G, Kies D, Aumüller G (1976) Neurologische Manifestationen des Morbus Whipple. Schweiz Med Wochenschr 106:1642–1646
12. Feurle GE, Volk B, Waldherr R (1979) Cerebral Whipple's disease with negative jejunal histology. N Engl J Med 300:907
13. Gonzales-Licea A, Yardley JH (1968) Whipple's disease in the rectum. Am J Pathol 52:1191
14. Groodt-Lasseel M de, Martin JJ (1969) Electron microscope study of C.N.S. lesions in Whipple's disease. Pathol Biol (Paris) 17:121
15. Hendrix JP, Black-Schaffer B, Withers RW, Handler P (1950) Whipple's intestinal lipodystrophy. Arch Intern Med 85:91
16. Kelly JJ, Weisiger BB (1963) The arthritis of Whipple's disease. Arthritis Rheum 6:615
17. Kojecky Z, Malinsky J, Kodousek R, Marsalek E (1964) Frequence of occurrence of microbes in the intestinal mucosa and in the lymph nodes during long-term observations of a patient suffering from Whipple's disease. Gastroenterology 101:163
18. Kurtz SM, Davis TD Jr, Ruffin JM (1962) Light and electron microscopic studies of Whipple's disease. Lab Invest 11:653
19. Mischke LW, Blümcke S, Frische D, Küchemann K, Schüler HW, Grözinger KH (1974) Whipple's disease: Etiopathogenesis, treatment, diagnosis and clinical course. Case report and review of the world literature. Acta Hepatogastroenterol (Stuttg) 21:307
20. Otto HF (1975) Morbus Whipple. In: Bartelheimer H, Kühn HA, Becker V, Stelzner F (Hrsg) Gastroenterologie und Stoffwechsel, Bd 9. Thieme, Stuttgart
21. Pallis CA, Lewis PD (1974) Whipple's disease and the nervous system. In: Walton JN (ed) Major problems in neurology: The neurology of gastrointestinal diseases. Saunders, London, p 207
22. Paulley JW (1952) A case of Whipple's disease (intestinal lipodystrophy). Gastroenterology 22:128
23. Schliep G, Müller W, Schaefer HE, Schröder R, Passarge C, Seidenfaden I, Stammler A (1979) Morbus Whipple. Fortschr Neurol Psychiatr 47:167–208
24. Sieracki JC, Fine G (1959) Whipple's disease-observations on systemic involvement. II. Gross and histologic observations. Arch Pathol 67:81
25. Sieracki JC, Fine G, Hain JC Jr, Babin J (1960) Central nervous system involvement in Whipple's disease. J Neuropathol Exp Neurol 19:70
26. Themann H, Roberts DM, Knust FJ, Schmidt E (1969) Elektronenmikroskopischer Beitrag zum Morbus Whipple. Beitr Pathol Anat Allg Pathol 139:12
27. Trier JS, Phelps PC, Eidelman S, Rubin CE (1965) Whipple's disease: Light an electron microscope correlation of jejunal mucosal histology with antibiotic treatment and clinical status. Gastroenterology 48:684–707
28. Upton AC (1952) Histochemical investigation of the mesenchymal lesions in Whipple's disease. Am J Clin Pathol 22:755
29. Whipple GH (1907) A hitherto undescribed disease characterized anatomically by deposits of fat and fatty acids in the intestinal and mesenteric lymphatic tissues. Bull Johns Hopkins Hosp 18:382
30. Yardley JH, Hendrix TR (1961) Combined electron and light microscopy in Whipple's disease. Bull Johns Hopkins Hosp 109:80

Kapitel 46

Ursachen eines Therapieversagens bei der glutensensitiven Enteropathie und beim Morbus Whipple

H. MENGE

1 Glutensensitive Enteropathie

1.1 Definition des Therapieversagens

Gemäß der auf der 1. Internationalen Konferenz zur „Einheimischen Sprue" im Jahre 1969 in London gegebenen Definition müssen zur Sicherung der Diagnose einer glutensensitiven Enteropathie folgende Kriterien erfüllt sein [25, 38]:

1) Hyperregeneratorischer Umbau der Dünndarmschleimhaut, verifiziert an der initial gewonnenen Biopsie noch unter einer glutenhaltigen Kost,
2) Restitution des physiologischen Schleimhautaufbaus unter einer glutenfreien Diät,
3) Erneutes Auftreten der morphologischen Schleimhautveränderungen während einer Glutenreexposition.

Ein Therapieversagen liegt daher dann vor, wenn ein Patient mit einer einheimischen Sprue unter glutenfreier Ernährung nach zunächst eingetretener Erholung erneut eine Verschlechterung des klinischen Bildes und einen für das unbehandelte Krankheitsbild typischen Umbau der intestinalen Schleimhaut erfährt. Es handelt sich somit um ein Versagen der Therapie nach der endgültigen Sicherung der Diagnose.
Zusätzlich muß eingegangen werden auf das Therapieversagen nach Erstellung der Verdachtsdiagnose, d. h., wenn entsprechend der vorliegenden Symptome und des an Biopsiematerial nachgewiesenen hyperregeneratorischen Schleimhautumbaus eine glutensensitive Enteropathie angenommen werden kann, eine glutenfreie Kost jedoch nicht zu einer Beeinflussung des Krankheitsbildes führt.

1.2 Ursachen des Therapieversagens

Liegt ein derartiger Sachverhalt vor, so muß zunächst überprüft werden, ob die Diät wirklich strikt eingehalten wurde. Denn nach Untersuchungen von Cluysenaer u. van Tongeren [3] kann davon ausgegangen werden, daß ungefähr 40% der Patienten eine nur inkonsequent eingehaltene glutenfreie Kost zu sich nehmen. Dies muß nicht immer auf mangelnden Kooperationswillen zurückzuführen sein; denn ein vollständiges Meiden des Glutens in der Nahrung erfordert eine sehr ausgiebige Diätberatung des Patienten und der betreuenden Personen. Falls diätetische Fehler ausschließbar sind, so können in seltenen Ausnahmen noch ande-

Tabelle 1. Erkrankungen, die in morphologischer Hinsicht ein der glutensensitiven Enteropathie weitgehend ähnliches Bild der Dünndarmschleimhaut aufweisen können

- Chronische infektiöse Enteritiden
- Kuhmilchintoleranz
- Sojabohnenintoleranz
- Eosinophile Enteritis
- Tropische Sprue
- Antikörpermangelsyndrom
- Kwashiorkor
- Bakterielle intestinale Überwucherung
- Maligne Lymphome
- Kollagene Sprue
- Spruesyndrom
- Morbus Whipple

Tabelle 2. Zusammenstellung der malignen Erkrankungen, die bei den von Cooper et al. [5] beobachteten Patienten mit einer gesicherten oder wahrscheinlich vorhandenen glutensensitiven Enteropathie nachweisbar wurden

In die Beobachtung einbezogen	385 Patienten
1. *Auftreten eines malignen Lymphoms*	27 Patienten
a) M. Hodgkin	4 Patienten
(kein intestinaler Befall)	
b) Non-Hodgkin-Lymphome	23 Patienten
(diffuser intestinaler Befall bei 16 Patienten)	
2. *Auftreten eines Karzinoms*	25 Patienten
Hier kein intestinaler Befall, jedoch von Javier u. Luckie [16] beschrieben	
3. *Auftreten anderer maligner Erkrankungen*	3 Patienten
(Meningeom, malignes Melanom, akute myeloische Leukämie)	

re Faktoren ein Therapieversagen bewirken. So kann bei der glutensensitiven Enteropathie eine vor Behandlungsbeginn vorkommende bakterielle Überwucherung persistieren und eine zusätzliche antibiotische Behandlung notwendig machen [3]. Gelegentlich kann eine organisch bedingte exokrine Pankreasinsuffizienz als Zweiterkrankung vorliegen. Unter diesen Umständen findet sich erst nach Pankreasfermentsubstitution eine deutliche Besserung des Zustandes des Patienten [30]. Schließlich zeigten Love et al. [21] nach klinischen Kriterien, daß bei 3 Patienten ein Ansprechen auf die Therapie erst nach Ausgleich eines bestehenden Zinkmangels eintrat.

Diese Befunde verdeutlichen, daß bei dem Vorliegen einer glutensensitiven Enteropathie verschiedene Faktoren ein Versagen der Therapie bewirken können. Sind diese jedoch ausgeschlossen, und führt die Diät trotzdem nicht zu einer Remission des vermuteten Krankheitsbildes, so muß eine erneute Beurteilung der bioptisch gewonnenen Schleimhautproben vorgenommen werden, da eine Reihe anderer Erkrankungen zu einem ähnlichen Schleimhautumbau führen kann (Tabelle 1).

1.3 Sekundäres Versagen der Therapie unter glutenfreier Kost

Ein Versagen der Therapie nach zunächst eingetretener Remission unter glutenfreier Nahrung ist stets ein besorgniserregendes Ereignis; bei diesen Patienten muß vorrangig an die Möglichkeit gedacht werden, daß das Therapieversagen die Entwicklung einer malignen Erkrankung anzeigt. Dies trifft besonders zu, wenn zusätzlich die Symptome Gewichtsabnahme, zunehmende Schwäche, Durchfälle, abdominelle Schmerzen und Temperaturerhöhung auftreten [5]. Die Publikationen, die sich mit dem Auftreten maligner Zweiterkrankungen bei der einheimischen Sprue beschäftigen, sind in einigen Punkten kritikwürdig. Die in Tabelle 2 dargestellten, von Cooper et al. [5] aufgrund des eigenen umfangreichen Patientenguts zusammengestellten Daten geben jedoch einen guten Einblick in die Art und die Lokalisation der auftretenden Malignome; sie verdeutlichen, daß im Bereich des Dünndarms überwiegend Nicht-Hodgkin-Lymphome manifest werden.

Bei der Mehrzahl der Patienten mit einem Therapieversagen bleibt die Ursache unbekannt. Manchmal kann eine Besserung durch eine immunsuppressive Behandlung erreicht werden, eine kausale Therapie gibt es in diesen Fällen selbstverständlich nicht. Möglicherweise läßt sich in Zukunft dieses Spruesyndrom weiter differenzieren; es gibt z. B. Anhaltspunkte dafür, daß bei einem Versagen der Therapie mit einer glutenfreien Kost Unverträglichkeiten gegenüber anderen Nahrungsbestandteilen auftreten [1]. Vielleicht kann durch eine entsprechende Austestung die Zahl der unklassifizierbaren Spruesyndrome reduziert werden.

2 Morbus Whipple

2.1 Gibt es ein Versagen der antibiotischen Therapie?

Die intestinale Lipodystrophie wurde von Whipple als Erkrankung des Dünndarms sowie der dieses Organ drainierenden Lymphknoten beschrieben [9]. Auch heute noch ist der Dünndarm als Hauptmanifestationsort der Erkrankung zu betrachten, so daß die intestinale Symptomatik bei der Mehrzahl der Patienten zur Diagnosestellung führt. Die aufzeigbaren morphologischen Schleimhautveränderungen und besonders das hieraus resultierende Malabsorptionssyndrom sind einer Therapie gut zugänglich, die intestinale Symptomatik ist unter Antibiotikagaben innerhalb weniger Tage dramatisch rückläufig. Die Antibiotikabehandlung wird von der Mehrzahl der Autoren in 2 Stufen durchgeführt. Wegen des ausgeprägten Malabsorptionssyndroms wird initial eine parenterale Applikation bevorzugt und folgend eine orale Langzeittherapie eingeleitet [33]. Die Wahl des Antibiotikums ist hierbei sehr unterschiedlich. Häufig wird das von Ruffin et al. [33] empfohlene Schema angewandt. Initial erhalten die Patienten für ungefährt 2 Wochen eine Kombination von Penicillin und Streptomycin intravenös verabreicht und anschließend über einen längeren Zeitraum eine orale Dauermedikation mit einem Tetrazyklinpräparat. Hierunter werden regelmäßig Remissionen erzielt [18, 22]. Dieses Therapieschema wird jedoch von vielen Autoren modifiziert. Auch eine Ampicillin- oder Penicillinbehandlung führt zu Remission und langjähriger Rezidivfreiheit [11, 18]. In den letzten 10 Jahren setzt sich eine alleinige Tetrazyklintherapie zunehmend durch, wobei mit unterschiedlichen Dosierungen und verschieden langen Behandlungszeiträumen regelmäßig Remissionen und eine anhaltende Beschwerdefreiheit erzielt werden [11, 13, 15, 23, 26]. Ebenso sind weitere Antibiotika wie Sulfamethoxazol-Trimethoprim oder Co-trimoxazol mit gleichem Erfolg eingesetzt worden [9, 14]. Lediglich Cephalosporine scheinen – soweit berichtet – kaum angewandt worden zu sein, so daß über deren Wirksamkeit keine Aussagen möglich sind. Ihre Testung erscheint auf der anderen Seite nicht notwendig, da genügend wirksame Substanzen vorhanden sind.

Nach dem bisher Gesagten läßt sich somit durch die aufgezeigten unterschiedlichen Behandlungsformen praktisch immer eine Remission der intestinalen Symptomatik erreichen. Versager während der Initialtherapie des Malabsorptionssyndroms treten nicht auf. Es besteht weiterhin Einigkeit darüber, daß eine mehrmonatige Dauerbehandlung notwendig ist. Denn es lassen sich zumindest bis zu 8 Wochen nach Therapiebeginn noch freie Bakterien in der Dünndarmschleimhaut aufzeigen; erst zwischen dem 2. und 4. Monat nach Therapiebeginn sind sie sicher nicht mehr nachweisbar [7]. Die Therapie sollte deshalb zumindest 16 Wochen durchgeführt werden.

2.2 Rezidiv nach antibiotischer Behandlung

Die Rezidivhäufigkeit des M. Whipple nach antibiotischer Therapie ist mit 70% angegeben worden. Diese Angabe geht auf eine Arbeit von Ruffin et al. [33] zurück. Die entsprechende Tabelle in dieser Publikation zeigt, daß die Rezidive nach einer Therapie von längstens 21 Tagen auftraten. Auch aufgrund dieser Daten muß eine länger dauernde Behandlung gefordert werden. Ein Zeitraum von 4 Monaten ist nach dem oben Gesagten als Minimum anzusehen. Einige Autoren befürworten eine Tetrazyklinmedikation weit über diesen Zeitraum hinaus [8], ohne daß die Überlegenheit dieser Behandlung belegt ist. Es muß jedoch festgestellt werden, daß bisher nur nach einer befristeten Behandlung Rezidive beschrieben sind [11, 35]. Systematische Untersuchungen liegen zu dieser Frage in der Literatur nicht vor. Die oben angegebene Rezidivhäufigkeit von 70% [33] ist unter der heute üblichen Therapie sicher wesentlich zu hoch.

2.3 Probleme der Behandlung extraintestinaler Manifestationen

Zu Lebzeiten diagnostizierte extraintestinale Manifestationen, wie am Herzen und am Zentralnervensystem [2, 20], sprechen – soweit diese Frage nach den sehr wenigen Publikationen zu beantworten ist – nur bedingt auf eine Antibiotikabehandlung an. Dies ist einleuchtend, wenn die Erkrankung zu irreversiblen organischen Störungen geführt hat (z. B. an den Herzklappen), die den weiteren Verlauf bestimmen.
Eine besondere Betrachtung verdient die zerebrale Beteiligung im Rahmen dieses Krankheitsbildes, die bei ungefähr 10% der Patienten auftritt und in den letzten Jahren häufiger beschrieben zu werden scheint. Die eingetretenen Störungen basieren weniger häufig auf einer Meningitis [36] als auf einer Meningoenzephalitis [24]. Der Effekt einer Antibiotikabehandlung läßt sich schwer abschätzen, da die zerebralen Manifestationen in den publizierten Kasuistiken außerordentlich unterschiedlich sind; darüber hinaus kann im einzelnen nicht differenziert werden, in welchem Ausmaß die Erkrankung bereits vor Einleitung der Therapie zu organischen, irreversiblen Schädigungen des Zentralnervensystems geführt hatte. Die bisher bei der zerebralen Manifestation des M. Whipple durchgeführten Therapieformen sind exemplarisch in Tabelle 3 zusammengestellt. Es ist hieraus ersichtlich, daß eine Aussage über das geeignetste Antibiotikum nicht möglich ist. Es läßt sich nur feststellen, daß

Tabelle 3. Exemplarische Zusammenstellung der bei der zerebralen Manifestation des M. Whipple angewandten Antibiotika [11, 12, 19, 24, 27, 31, 32, 34, 37, 39, 40]

Antibiotikum	Therapieerfolg
Tetrazyklin	Geringe Besserung
Tetrazyklin	Unverändert
Tetrazyklin	Geringe Besserung
Tetrazyklin	Verstorben
Tetrazyklin	Geringe Besserung
Tetrazyklin	Deutliche Besserung
Penicillin	Unverändert
Penicillin	Verstorben
Chloramphenicol	Deutliche Besserung
Chloramphenicol	Unverändert
Chloramphenicol	Unverändert
Tetrazyklin + Erythromycin	Deutliche Besserung
Penicillin + Streptomycin	Vollständige Besserung
Penicillin + Ampicillin + Tetrazyklin	Verstorben
Ampicillin + Tetrazyklin + Gentamicin + Cefalexin	Unverändert
Penicillin + Streptomycin + Tetrazyklin + Chloramphenicol	Deutliche Besserung

ein zentralnervöser Befall eine entscheidend schlechtere Prognose hat als eine Dünndarmmanifestation des M. Whipple, und daß die bei intestinalem Befall sicheren Remissionen hier nur in Ausnahmefällen erreicht werden.

2.4 Überlegungen zur Wahl des Antibiotikums

Eine Möglichkeit, die Prognose dieser Patienten zu verbessern, könnte sich aus der Beobachtung ergeben, daß dem zerebralen Befall in einigen Fällen eine intestinale Manifestation, die antibiotisch behandelt wurde, vorausging [10, 11, 18, 19, 24, 29]. Diese Fälle werfen die Frage auf, ob hier die Antibiotikatherapie doch nicht ausreichend war, obwohl sich das Malabsorptionssyndrom jeweils innerhalb kurzer Zeit dramatisch gebessert hatte, und ob dieses prompte Ansprechen auf die Behandlung nicht lediglich eine Beherrschung der momentanen klinischen Störung bedeutete. Es ist daher unbedingt notwendig, die Daten solcher Patienten in Zukunft besonders gründlich zu dokumentieren und jedes Organsystem mit den heute verfügbaren Methoden bezüglich pathologischer Veränderungen zu untersuchen, weil der M. Whipple als systemische Erkrankung angesehen werden muß. Hierfür sprechen einmal die bekannten klinischen Störungen wie Arthralgien [6], Lymphknotenschwellungen [23], Fieber [4] und zentralnervöse Ausfälle, die z. T. Jahre vor der intestinalen Manifestation auftreten, zum anderen, daß vom Darm un-

Gehirn einschließlich Rückenmark
Lymphknoten
Gastrointestinaltrakt
  (Ösophagus bis Rektum)
Herz
Lunge
Leber
Pankreas
Milz
Nebennieren
Knochenmark
Gefäßwände
Peritoneum

abhängige Beschwerdebilder [17, 32] das klinische Bild beherrschen können, und schließlich die Tatsache, daß Manifestationen der Erkrankung in fast allen Organen beschrieben wurden (Tabelle 4). Angesichts dieser Konstellation ist die Frage zu stellen, ob die zunehmend durchgeführte Tetrazyklinbehandlung, die zwar die intestinale Symptomatik sicher beherrscht und den Eindruck einer Heilung des Krankheitsbildes vermittelt, tatsächlich ausreicht. Da die bakterielle Genese des M. Whipple nicht zu leugnen, der Erreger jedoch nicht bekannt ist, sollte geprüft werden, ob wirksame Antibiotika gegen Aerobier und Anaerobier mit guter Liquorgängigkeit besser wirken als Tetrazykline. Im Hinblick auf die erforderliche mehrmonatige Behandlung wäre eine orale Darreichungsform erforderlich.

Literatur

1. Baker AL, Rosenberg JH (1978) Refractory sprue: Recovery after removal of nongluten dietary proteins. Ann Intern Med 89:505–508
2. Bostwick DG, Bensch KG, Burke JS, Billingham ME, Miller DC, Smith JS, Keren DF (1981) Whipple's disease presenting as aortic insufficiency. N Engl J Med 305:995–998
3. Cluysenaer OJJ, Tongeren JHM van (1977) Malabsorption in coeliac sprue. Nijhoff, The Hague
4. Cochran M, Gallagher JC, Cook MG, Peacock M (1973) Hypogammaglobulinaemia with Whipple's disease. Postgrad Med J 49:355–358
5. Cooper BT, Holmes GKT, Ferguson R, Cook WT (1980) Celiac disease and malignancy. Medicine (Baltimore) 59:249–259
6. DeLuca RF, Silver TS, Rogers AI (1975) Whipple disease. Occurence in a 76-year-old man with a 20-year prodrome of arthritis. JAMA 233:59–60

7. Denholm RB, Mills PR, More IAR (1981) Electron microscopy in the long-term follow-up of Whipple's disease. Am J Surg Pathol 5:507–516
8. Drube HC, Widgren S (1967) Whipplesche Erkrankung: klinische und histologische Verlaufsbeobachtung eines erfolgreich mit Antibiotika behandelten Kranken. Schweiz Med Wochenschr 97:9–14
9. Elsborg L, Gravgaard E, Jacobsen NO (1975) Treatment of Whipple's disease with sulphamethoxazole-trimethoprim. Acta Med Scand 198:141–143
10. Feldmann M, Hendler RS, Morrison B (1980) Acute meningoencephalitis after withdrawal of antibiotics in Whipple's disease. Ann Intern Med 93:709–711
11. Feuerle GE, Volk B, Waldherr R (1979) Cerebral whipple's disease with negative jejunal histology. N Engl J Med 300:907–908
12. Finelli PF, McEntee WJ, Lessell S, Morgan TF, Copetto J (1977) Whipple's disease with predominantly neuroophthalmic manifestations. Ann Neurol 1:247–252
13. Furugard K, Gad A (1979) Whipple's disease: The role of duodenal biopsy in diagnosis and follow-up. Scand J Gastroenterol [Suppl] 14:59–61
14. Haeney MR, Ross IN (1978) Whipple's disease in a female with impaired cell-mediated immunity unresponsive to co-trimoxazole and levamisole therapy. Postgrad Med J 54:45–50
15. Hehemann K, Heising A (1979) Morbus Whipple im höheren Lebensalter. Leber Magen Darm 9:324–329
16. Javier J, Luckie B (1980) Duodenal adenocarcinoma complicating celiac sprue. Dig Dis Sci 25:150–153
17. Johnson L, Diamond I (1980) Cerebral Whipple's disease. Diagnosis by brain biopsy. Ann J Clin Pathol 74:486–490
18. Keren DF, Weinrieb IJ, Bertovich MJ, Brady PG (1979) Whipple's disease: No consistent mitogenic or cytotoxic defect in lymphocyte function from three cases. Gastroenterology 77:991–996
19. Knox DL, Bayless TM, Pittmann FE (1976) Neurologic disease in patients with treated Whipple's disease. Medicine (Baltimore) 55:467–476
20. Kraunz RF (1969) Whipple's disease with cardiac and renal abnormalities. Arch Intern Med 123:701–706
21. Love AHG, Elmes M, Golden MK, McMaster D (1978) Zink deficiency and coeliac disease. In: McNicholl B, McCarthy CF, Fottrell PF (eds) Perspectives in coeliac disease. MTP Press, Lancaster, pp 335–342
22. Lukács G, Dobi S, Szabó M (1978) A case of Whipple's disease with repeated operations for ileus and complete cure. Acta Hepatogastroenterol (Stuttg) 25:238–242
23. Mansbach CM, Shelburne JD, Stevens RD, Dobbins WV (1978) Lymph-node bacilliform bodies resembling those of Whipple's disease in a patient without intestinal involvement. Ann Intern Med 89:64–66
24. Masson R, Boulliat G, Clavel M (1970) Une observation d'encéphalopathie myoclonique au cours de la maladie de Whipple. Rev Neurol (Paris) 132:415–418
25. Meeuwisse GW (1970) Diagnostic criteria on coeliae disease. Round table discussion ESPGAN. Acta Paediatr Scand 58:461–463
26. Minkari T, Pars B, Erbengi T et al. (1980) A case of Whipple's disease complicated by fatal hepatitis. Hepatogastroenterology 27:322–326
27. Moorthy S, Nolley G, Hermos JA (1977) Whipple's disease with minimal intestinal involvement. Gut 18:152–155
28. Otto HF, Caselitz J (1982) Morbus Whipple – eine systematische Infektionskrankheit? Dtsch Med Wochenschr 107:123–124
29. Powers JM, Rawe SE (1979) A neuropathological study of Whipple's disease. Acta Neuropathol (Berl) 48:223–226

30. Regan PT, DiMagno EP (1980) Exocrine pancreatic insufficiency in celiac sprue: A cause of treatment failure. Gastroenterology 78:484–487
31. Rodriguez JJV, Pozo JS, Sequa A, Serrano CL, Vázquez JO (1972) Whipplesche Krankheit und Papillenödem. Z Gastroenterol 10:475–482
32. Romanul FCA, Radvany J, Rosales RK (1977) Whipple's disease confined to the brain: A case studied clinically and pathologically. J Neurol Neurosurg Psychiatry 40:901–909
33. Ruffin JM, Kurtz SM, Roufail WM (1966) Intestinal lipodystrophy (Whipple's disease). JAMA 195:182–184
34. Schliep G, Müller W, Schaefer HE, Schröder R, Passarge C, Seidenfaden I, Stammler A (1979) Morbus Whipple. Fortschr Neurol Psychiatr 47:167–208
35. Tauris P, Moesner J (1978) Whipple's disease. Clinical and histopathological changes during treatment with sulfamethoxazole-trimethoprim. Acta Med Scand 204:423–427
36. Thompson DG, Ledingham JM, Howard AJ, Brown CL (1978) Meningitis in Whipple's disease. Br Med J II:14–15
37. Vogel P, Gaertner U (1979) Cerebrale Manifestation bei Morbus Whipple. Nervenarzt 50:392–396
38. Weinstein WM, Shimoda SS, Brow JR, Rubin CE (1970) What is celiac sprue. In: Booth CC, Dowling RH (eds) Coeliac disease. Livingstone, Edinburgh London, pp 232–245
39. Whipple GH (1907) A hitherto undescribed disease characterized anatomically by deposits of fat and fatty acids in the intestinal and mesenteric lymphatic tissues. Bull Johns Hopkins Hosp 18:382–385
40. Winfield J, Dourmashkin RR, Gumpel JM (1979) Diagnostic difficulties in Whipple's disease. J R Soc Med 72:859–863

Kapitel 47

Einheimische Sprue und Morbus Whipple – Konsequenzen und praktisches Vorgehen

E. O. RIECKEN

1 Problemstellung

Einheimische Sprue und Whipple-Erkrankung sind in therapeutischer Hinsicht dadurch charakterisiert, daß sie durch eine spezifische Behandlung i. allg. geheilt werden können. Es stellt sich deshalb die Frage nach der Rechtfertigung für eine Langzeitbetreuung derartiger Patienten.
Es sind 3 Fakten, die eine klare Grundlage für die Langzeitbetreuung dieser Patienten bilden:

1) die Neigung beider Erkrankungen zum Rezidiv,
2) die Möglichkeit der Defektheilung bei beiden Erkrankungen,
3) im Falle der Sprue die Möglichkeit maligner und anderer schwerwiegender Komplikationen trotz zunächst guter therapeutischer Beeinflußbarkeit unter glutenfreier Ernährung.

Die Voraussetzung für eine sinnvolle Langzeitbetreuung ist, wie bei jeder Erkrankung, die am Anfang stehende diagnostische Absicherung, eine Forderung, die besonders herausgestellt werden muß, weil bei den diskutierten Krankheitsbildern häufig anders verfahren wird und daraus therapeutische Unsicherheiten entstehen.

2 Einheimische Sprue

2.1 Diagnostik

Die Verläßlichkeit der diagnostischen Absicherung ist im Hinblick auf differentialdiagnostisch abzugrenzende Spruesyndrome und komplizier-

Abb. 1. Flußdiagramm zur Abgrenzung der einheimischen Sprue und ihrer Verlaufsmöglichkeiten von anderen globalen Malabsorptionszuständen mit spruetypischer Jejunalschleimhaut [10]

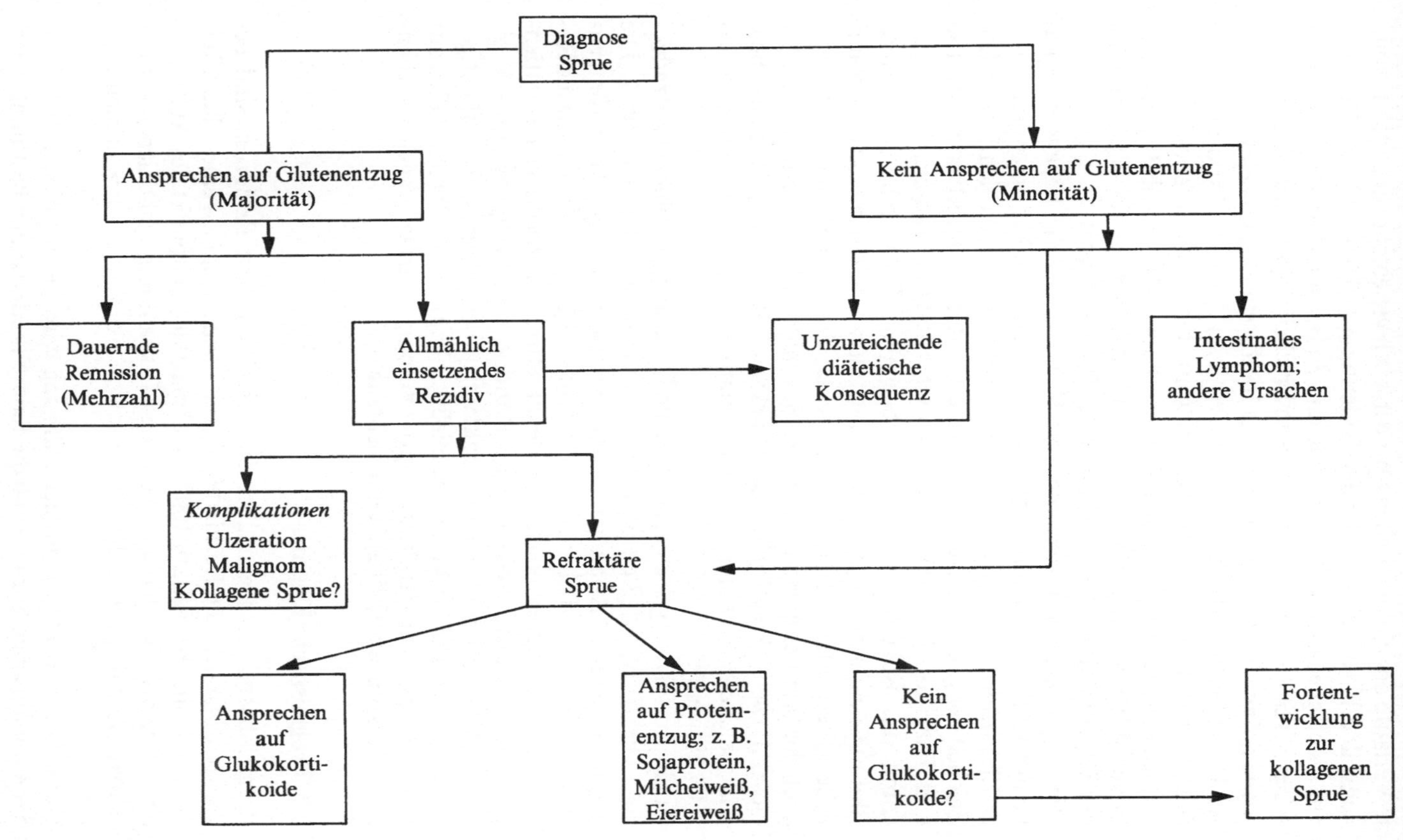

Diagnose Sprue
Ansprechen auf Glutenentzug (Majorität)
Kein Ansprechen auf Glutenentzug (Minorität)
Dauernde Remission (Mehrzahl)
Allmählich einsetzendes Rezidiv
Unzureichende diätetische Konsequenz
Intestinales Lymphom; andere Ursachen
Komplikationen
Ulzeration Malignom Kollagene Sprue?
Refraktäre Sprue
Ansprechen auf Glukokortikoide
Ansprechen auf Proteinentzug; z. B. Sojaprotein, Milcheiweiß, Eiereiweiß
Kein Ansprechen auf Glukokortikoide?
Fortentwicklung zur kollagenen Sprue

te Verläufe der einheimischen Sprue mit schwer einzuordnenden Krankheitsbildern von entscheidender Bedeutung (Abb. 1). Sie wird erkauft mit einer gewissen Aufwendigkeit und Belastung durch die diagnostischen Maßnahmen. Da die klinischen Erscheinungen variabel und oligo- sowie monosymptomatische Formen häufig sind, ist das Auffinden dieser Patienten und das Diagnostizieren ihrer Krankheit problematisch. *Gesichert* ist die Diagnose erst dann, wenn dem in der Dünndarmbiopsie nachgewiesenen spruetypischen Schleimhautumbau mit Zottenschwund in der Wiederholungsbiopsie nach glutenfreier Kost ein Wiederaufbau der Schleimhaut und eine Erholung des Patienten folgt.

Die *diagnostischen Maßnahmen zur Überwachung* der behandelten Patienten sind auf die frühzeitige Erkennung des Rezidivs unter glutenfreier Ernährung ausgerichtet. Die Diagnostik hat neben den klassischen Zeichen der generalisierten Malabsorption, Gewichtsverlust, Steatorrhö und Diarrhö, die monosymptomatischen Manifestationsformen und damit das isolierte Symptom zu beachten. Dazu gehören Anämie, Blutungsneigung, Tetanie, Knochenschmerz und Ödeme. Die halbjährliche Überprüfung des Körpergewichts, des 24-h-Stuhlgewichts, ggf. auch der Stuhlfettausscheidung, des Blutbildes und der Serumparameter Gesamteiweiß, Elektrophorese, Quickwert, Kalzium, alkalische Phosphatase und Eisen können darüber hinaus auf ein sich anbahnendes Rezidiv hinweisen.

Ist ein Rezidiv eingetreten, so ist seine Ursache unverzüglich aufzudekken. Die Notwendigkeit dieser Forderung ergibt sich aus Abb. 1. Die diagnostischen Maßnahmen beinhalten auch die neuerliche röntgenmorphologische und bioptische Abklärung. Häufigster Grund für die Rezidiventwicklung ist die mangelnde diätetische Konsequenz des Patienten. Gravierendste Ursache eines Rezidivs sind Malignomentwicklungen und Auftreten ätiologisch unklarer, aber komplikationsträchtiger Ulzerationen und Strikturen. Schließlich kann es in seltenen Fällen zur Entwicklung einer refraktären Sprue kommen – trotz zunächst vorhandener Ansprechbarkeit auf Glutenentzug.

2.2 Prognostische Kriterien

Prognostische Aussagen über die Häufigkeit von Rezidiven sind begrenzt, doch liegt die Rezidivhäufigkeit nach Auslassen einer glutenfreien Ernährung bei nahezu 100%. Dabei ist der Zeitpunkt des Auftretens eines Rezidivs bei der remittierenden Erkrankung nicht sicher vorhersehbar, so daß Phasen der Glutentoleranz durchaus vorkommen können.

Unter konsequent glutenfreier Nahrung wird die Rezidivhäufigkeit einer einheimischen Sprue durch die Komplikationsraten bestimmt. Hierzu liegen nur unzureichende epidemiologische Daten vor, die sich zudem auf die Malignomentwicklung beschränken. Nach Untersuchungen aus Cookes Arbeitskreis in Birmingham kann die Malignomrate bis zu 14% betragen [4], das kumulative Risiko der Malignomentwicklung ist vom gleichen Arbeitskreis noch höher angegeben worden [6].

Über die Häufigkeit der Entwicklung von Dünndarmulzera und refraktärer Sprue liegen systematische Untersuchungen nicht vor.

2.3 Therapiemöglichkeiten und Langzeitüberwachung

Rezidiv. Therapie und Therapieerfolg beim Rezidiv hängen von seinen Ursachen ab. Liegen mangelhafte diätetische Konsequenz oder Diätfehler vor, so entspricht die Behandlung dem Grundprinzip der Elimination des toxischen Glutens aus der Nahrung und nötigenfalls der vorübergehenden Substitutionsbehandlung, wie sie in Kap. 44 dargestellt sind. Eine genaue Ernährungsanamnese, ggf. ergänzt durch eine Fremdanamnese, kann diese Ursache aufdecken. Dabei ist es erforderlich, den Speiseplan des Patienten im einzelnen durchzugehen und besonders auf Nahrungsmittel mit glutenhaltigen Zusätzen zu achten, die dem Patienten unbekannt geblieben sind.

Ist die Ursache eines Rezidivs die Entwicklung eines malignen Lymphoms oder Karzinoms, so sind die therapeutischen Möglichkeiten begrenzt. Die therapeutischen Maßnahmen folgen den Richtlinien der konservativen und operativen Onkologie.

Liegt dem Rezidiv die Entwicklung einer refraktären Sprue zugrunde, so ist nach anderen schädigenden Proteinen zu fahnden. Dies kann nur in sorgfältigen und mühsamen Auslaßversuchen geschehen [1]. Auch ist der Einsatz von Glukokortikoiden gerechtfertigt, da er einen günstigen Effekt bringen kann. Ein Rest der Patienten bleibt therapierefraktär, ohne daß eine Ursache herausgefunden werden kann. Diese Patienten bedürfen unter Umständen der parenteralen Substitutionsbehandlung (s. Kap. 44); die Anlage eines Broviac-Katheters [5] zur Sicherstellung der Ernährung muß erwogen werden.

Defektheilungen bei der einheimischen Sprue sind eine Rarität. Sie kommen vor bei der Entwicklung neurologischer Ausfälle mit Störungen der Tiefensensibilität und der epikritischen Empfindung. Diese Patienten bedürfen der neurologischen, krankengymnastischen und sozial-medizinischen Betreuung.

Intervall. Die Frage der Notwendigkeit einer lebenslangen glutenfreien Ernährung bei regelmäßiger ärztlicher Überwachung nach dem oben angegebenen Modus ist nicht geklärt. Anerkannte Argumente dafür sind:

1) das Eintreten eines Rezidivs in nahezu 100% der Fälle nach Auslassen der glutenfreien Ernährung,
2) das Pendeln zwischen glutenhaltiger und -freier Ernährung in Phasen der aktiven und inaktiven Erkrankung, das die Gefahr zu inkonsequenter Handhabung der diätetischen Maßnahmen auch in den aktiven Krankheitsphasen in sich birgt.

Argumente, die dagegen sprechen könnten, sind:

1) Die einheimische Sprue ist eine Erkrankung, die auch spontan zu klinischer Remission führt;
2) Versäumnisse treten bei regelmäßiger, sachgerechter Überwachung der Remission für den Patienten vermutlich nicht ein;
3) eine glutenfreie Ernährung kann als wesentliche Einschränkung der Lebensqualität empfunden werden;
4) ein Zusammenhang zwischen Glutenbelastung und Komplikationen, v. a. der Entwicklung eines Malignoms, ist bislang nicht erwiesen.

2.4 Offene Fragen

Die Klärung des Zusammenhangs von glutenfreier Diät und Komplikationen hängt von Voraussetzungen ab, die z. T. nur schwer erfüllbar sind, z. B. die organisatorischen Probleme einer prospektiven Studie, die vermutlich über Jahrzehnte gehen muß, um zu schlüssigen Aussagen zu kommen, und die Schaffung eines von den Initiatoren unabhängigen Sprueregisters. Anstrengungen in diese Richtung sind mit der Etablierung einer kollaborativen Studie in England, an der über 70 Zentren beteiligt sind, unternommen worden, wo die Beziehung von einheimischer Sprue und Malignitätsentwicklung untersucht werden soll [9].

3 Morbus Whipple

3.1 Diagnostik

Die frühzeitige Erfassung dieser Erkrankung bereitet immer noch Probleme, weil sie fast jedes Organsystem betreffen kann und das klinische Bild dementsprechend vielgestaltig ist (s. Kap. 45, Tabelle 3). Die Beteiligung des Zentralnervensystems ist in letzter Zeit stärker beachtet worden, obwohl die Häufigkeit in größeren Zusammenstellungen nur gering erscheint. Pathologisch-anatomische Untersuchungen an einem begrenzten Krankengut lassen es indessen als möglich erscheinen, daß die Beteiligung des ZNS wesentlich häufiger ist und nur dem diagnostischen

Nachweis entgeht. Unter 15 pathologisch-anatomisch untersuchten Patienten, die zur Autopsie gelangt waren, hatten 10 eine mehr oder weniger ausgeprägte ZNS-Beteiligung [2, 7].

Die Diagnose (s. Kap. 45, Tabelle 2) wird in der Regel durch die Dünndarmbiopsie gestellt. Der Nachweis charakteristischer PAS-positiver Makrophagen, die zahlreiche stäbchenförmige Erreger enthalten (sog. SPC-Zellen) ist beweisend; das Fehlen dieser Zellen schließt einen M. Whipple bei anderer Organmanifestation jedoch nicht sicher aus. Es muß jedoch festgehalten werden, daß in Ausnahmefällen trotz sicheren Vorliegens einer Whipple-Erkrankung die Diagnose nicht durch Dünndarmbiopsie gestellt werden kann [8].

3.2 Therapiemöglichkeiten und Langzeitüberwachung

Die Sicherheit einer antibiotischen Therapie kann heute als erwiesen angesehen werden. Die Rezidivneigung beruht dabei wahrscheinlich auf zu kurzer Therapiedauer, wobei die zur sicheren Rezidivprophylaxe nötige Therapiedauer wegen der Seltenheit der Erkrankung bislang nicht präzis ermittelt werden konnte. Vermutlich sind Monate der Behandlung erforderlich. Defektheilungen betreffen Patienten mit zentralnervöser Manifestation und anderen vor Einleitung der Therapie eingetretenen, irreversiblen Organschäden.

Als *Antibiotikum* der Wahl hat sich das Tetrazyklin (s. Kap. 45, Tabelle 7) durchgesetzt. Die Effektivität der Behandlung bedarf der Überprüfung. Das empfohlene Vorgehen ist in dem Flußdiagramm Abb. 2 dargestellt: Nach 6 monatiger antibiotischer Therapie wird eine Kontrolldünndarmbiopsie entnommen und der histologischen sowie feinstrukturellen Untersuchung unterzogen. Ist die Biopsie erregerfrei, so erfolgt eine bioptische Sicherheitskontrolle nach einem weiteren Jahr der Behandlungsfreiheit. Sind Erreger nachweisbar, so wird die Therapie für weitere 4–6 Monate fortgesetzt und eine bioptische Kontrolluntersuchung angeschlossen.

Eine *Langzeitbetreuung* austherapierter Patienten ist zwingend, wenn Defektheilungen mit irreversiblen hirnorganischen Schädigungen oder anderen Organschäden eingetreten sind. Hier stehen je nach Schädigungsart neurologische oder aber internistische Maßnahmen im Vordergrund. Darüber hinaus geht es um die *sozialmedizinische Betreuung* dieser Patienten, die den privaten und beruflichen Bereich in gleicher Weise berücksichtigen muß.

Eine Langzeitbetreuung adäquat behandelter Patienten ohne komplizierenden Verlauf erscheint dann verzichtbar, wenn nach dem vorgeschlagenen Verfahren Rezidive ausgeschlossen werden konnten. Die Erfas-

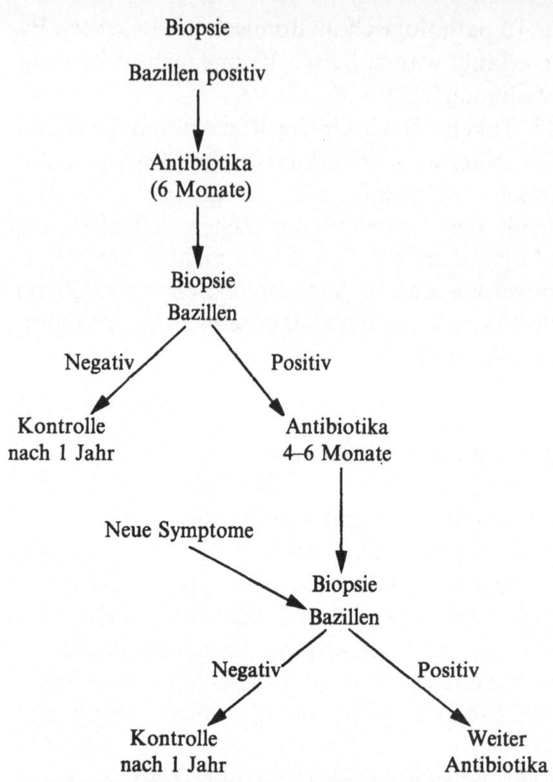

Abb. 2. Therapie und Langzeit bei M. Whipple

sung dieser Patienten in einem Register und ihre weitere Beobachtung erscheint jedoch notwendig, solange kontrollierte Langzeiterfahrungen mit der Erkrankung nicht vorliegen und die minimale Therapiedauer zur sicheren Beseitigung der Erkrankung nicht eindeutig definiert ist.

3.3 Offene Fragen

Im Hinblick auf das Tetrazyklin als Antibiotikum der Wahl muß bei der Ernsthaftigkeit zerebraler Manifestationen und der Möglichkeit häufigerer zentralnervöser Erkrankungen [3] in Erwägung gezogen werden, ob nicht primär ein gut liquorgängiges Antibiotikum verwendet werden sollte. Angesichts der fehlenden mikrobiologischen Definition des Erregers wäre darüber hinaus zu prüfen, ob Antibiotika mit guter Wirksamkeit gegen Aerobier und Anaerobier eine Optimierung der Therapie dieser Risikopatienten ermöglichen.

Literatur

1. Baker AL, Rosenberg JH (1978) Refractory sprue: Recovery after removal of non-gluten dietary proteins. Ann Intern Med 89:505–508
2. Enzinger FM, Helwig EB (1963) Whipple's disease. A review of the literature and report of fifteen patients. Virchows Arch [Pathol Anat] 336:238
3. Feuerle GE, Utz G, Kies D, Aumüller G (1976) Neurologische Manifestationen des Morbus Whipple. Schweiz Med Wochenschr 106:1642–1646
4. Haris OD, Cooke WT, Thompson H, Waterhouse JAH (1967) Malignancy in adult celiac disease and idiopathic steatorrhoea. Am J Med 42:899–912
5. Heimbach DH, Joey TD (1976) Technique for placement of a permanent hyperalimentation catheter. Surg Gynecol Obstet 143:635–636
6. Holmes GKT, Stokes PL, Sorahan TM, Prior P, Waterhouse JAH, Cooke WT (1976) Coeliac disease, gluten-free diet, malignancy. Gut 17:612–619
7. Otto HF (1975) Morbus Whipple. Thieme, Stuttgart, S 52
8. Romanul FCA, Radvany J, Rosales RK (1977) Whipple's disease confined to the brain: a case studied clinically and pathologically. J Neurol Neurosurg Psychiatry 40:901–909
9. Swinson CM, Slavin G, Coles EC, Booth CC (1983) Coeliac disese and malignancy. Lancet I:111–115
10. Trier JS, Falchuk ZM, Carey MC, Schreiber DS (1978) Celiac sprue and refractory sprue (Clinical conference). Gastroenterology 75:307–316

Funktionelle Syndrome

Pathophysiologie und diagnostische Probleme bei Reizmagen, Colon irritabile und chronischer Obstipation

M. Wienbeck

1 Problemstellung

Reizmagen, Colon irritabile und chronische Obstipation gehören zu den sog. funktionellen Syndromen, die durch das Fehlen eines morphologisch faßbaren Substrats gekennzeichnet sind. Alle 3 Krankheitsbilder neigen zu einem chronischen Verlauf. Sie stellen an den betreuenden Arzt hinsichtlich Diagnostik und Führung des chronisch Kranken besonders schwierige Aufgaben.

2 Reizmagen

Unter Reizmagen werden ein unangenehmes Druckgefühl oder Schmerzen im mittleren bis linken Oberbauch verstanden, für die sich keine morphologische Ursache finden läßt. Weitere mögliche Symptome sind Blähungsgefühl, Übelkeit und Erbrechen. Das Syndrom ist in der täglichen Praxis häufig, etwa 5–10% aller ambulanten Konsultationen sind darauf zurückzuführen.

2.1 Pathophysiologie

Die Grenzen zwischen dem Erscheinungsbild des Reizmagens und dem des irritablen Kolons sind fließend. Häufig werden die genannten Beschwerden auch von Patienten mit einem Reizkolon verspürt. Der Pathomechanismus beider Syndrome zeigt ebenfalls Ähnlichkeiten. Aus diesem Grunde wird heute vielfach von einem einheitlichen Reizdarmsyndrom gesprochen [40], das den oberen und unteren Verdauungstrakt als Ursache funktioneller Beschwerden mit umfaßt. Zweifelsohne spielen weder beim Reizmagen noch beim Reizkolon entzündliche Veränderungen eine wesentliche Rolle. Die chronische Gastritis findet sich bei Patienten mit Oberbauchbeschwerden nicht häufiger als bei symptomlosen Personen [24, 34]. Die heute bekannten Pathomechanismen des Reizmagens sollen kurz erläutert werden.

Sensibilitätsstörung. Beim Reizmagen scheint die Empfindungsschwelle herabgesetzt zu sein, so daß bereits physiologische Bewegungsvorgänge als drückend oder schmerzhaft empfunden werden können. Ballonblähung in völlig verschiedenen Abschnitten des Verdauungstrakts kann zu identischen Schmerzen im Oberbauch führen [21].

Motilitätsstörung. Für einen ursächlichen Zusammenhang des Reizmagens mit der Magenmotilität sprechen die häufig beobachtete Verstärkung der Beschwerden nach dem Essen, d. h. bei Dehnung der Magenmuskulatur, sowie der i. allg. günstige Einfluß von motilitätswirksamen Medikamenten, wie Metoclopramid oder Domperidon [5]. Sicherlich eine seltene, pathophysiologisch aber besonders interessante Ursache für das Reizmagensyndrom ist die Tachygastrie [33]. Dabei handelt es sich um eine Beschleunigung und Koordinationsstörung der langsamen myoelektrischen Wellen (Schrittmacherpotentiale), die normalerweise mit einer konstanten Frequenz von 3–4/min die Antrumkontraktionen koordinieren. Die myoelektrische Störung äußert sich in einer erheblichen Verzögerung der Magenentleerung mit den Symptomen Übelkeit, Völlegefühl und Erbrechen [42].

Extragastrische Grundkrankheit. Zahlreiche Erkrankungen und Pharmaka können die Magenentleerung verzögern und dabei Oberbauchbeschwerden hervorrufen. Eingehend untersucht wurde bisher die Magenparese im Rahmen der diabetischen Enteropathie und postoperativer Folgezustände [16]. Aber auch zentralnervöse Erkrankungen, Hyperkalzämie, intestinale Pseudoobstruktion, Opiate, Digitalis und eine durch Sonden übertragbare virusähnliche Infektion können Ursache einer gestörten Magenentleerung und von Reizmagensymptomen sein [15].

2.2 Diagnostik

Reizmagenbeschwerden lassen sich anamnestisch bei den meisten Kranken über Jahre zurückverfolgen [7]. Viele Patienten haben daher auch schon eine oder mehrere röntgenologische Untersuchungen des Verdauungstrakts hinter sich. Es ist nicht möglich, allgemein verbindliche Empfehlungen zu geben, wie weit die Diagnostik beim Verdacht auf einen

Reizmagen jeweils zu gehen hat. Jeder Hilfesuchende mit Oberbauchbeschwerden muß individuell betrachtet werden. Eine gewisse Sicherheit im Umgang mit der Diagnostik bei diesen Patienten wird oft erst aufgrund langjähriger ärztlicher Erfahrung erworben. Auf jeden Fall sollte aber vermieden werden, unergiebige Untersuchungsverfahren mehrfach zu wiederholen. Der Patient muß vor der jährlichen Magen-Darm-Passage unbedingt geschützt werden.

Es muß hier in Erinnerung gerufen werden, daß die chronische Gastritis keine Diagnose zur Erklärung von Oberbauchbeschwerden ist [34] und daß das Magenkarzinom, besonders aber das prognostisch günstige Magenfrühkarzinom, zu 80% mit uncharakteristischen Oberbauchbeschwerden ähnlich denen des Reizmagens einhergeht [41]. Außerdem sollen Patienten mit Reizmagenerscheinungen gehäuft ein peptisches Geschwür entwickeln [12]. Aus diesem Grunde ist es wichtig, bei der Erstuntersuchung von Patienten mit Oberbauchbeschwerden organische Veränderungen im oberen Verdauungstrakt auszuschließen. Dazu eignet sich in erster Linie die Endoskopie [25]. Zweckmäßigerweise erfolgt die Diagnostik stufenweise.

In der Praxis. Am Anfang steht die eingehende Erhebung der Anamnese, die die Weichen für die Richtung der weiteren Diagnostik stellt. Neben der körperlichen Untersuchung sollten bei der ersten Vorstellung und bei jedem Symptomwandel auch Laboruntersuchungen (Blutzucker, Kalium, Kalzium) durchgeführt werden, um metabolische Ursachen der gestörten Magenmotorik auszuschließen. Patienten mit Reizmagen haben i. allg. keine Stuhlsymptome. Die weiteren Untersuchungen können sich daher zunächst auf den oberen Verdauungstrakt beschränken.

In der Fachpraxis und im Krankenhaus. Ungeklärte Oberbauchbeschwerden sind heute eine hinreichende Indikation zur Durchführung einer Ultraschalluntersuchung, damit eine Cholelithiasis und eine Raumforderung im Bereich des Pankreas und der Leber ausgeschlossen werden. Bei der Erstvorstellung ist ebenfalls eine Inspektion von Ösophagus, Magen und Duodenum mittels Fiberendoskopie, alternativ mittels röntgenologischer Doppelkontrastdarstellung, zum Ausschluß eines Karzinoms oder eines peptischen Ulkus unabdingbar. Die Untersuchungen müssen wiederholt oder erweitert werden, wenn ein Symptomwandel eintritt oder wenn die Erstuntersuchung keine sicheren Aussagen über die wichtigsten Oberbauchabschnitte erlaubt. Keinesfalls sollte man sich aber von dem Patienten, der über lange Zeit, oft sogar lebenslänglich, unter gleichartigen Beschwerden zu leiden hat, drängen lassen, diese Untersuchungen in regelmäßigen Abständen zu wiederholen.

Sonographie und Ösophagogastroduodenoskopie sind, wenn sie in diesem Rahmen durchgeführt werden, kosteneffektive Untersuchungsmethoden. Sie verhelfen nicht nur zur rechtzeitigen Erkennung organischer Veränderungen, sondern befreien auch den Patienten von seiner Krebsangst und stellen daher den ersten Schritt für eine rationale Therapie dar. Die Sonographie ist ein völlig ungefährliches, nicht belästigendes Verfahren. Die Endoskopie stellt zwar gewisse Anforderungen an die Mitarbeit des Patienten, hat aber durch zunehmende Erfahrung der Untersucher und Entwicklung gut verträglicher dünner Instrumente heute sicher viel von ihren Schrecken verloren. Das Risiko von Komplikationen (Blutung, Perforation, Aspiration, Herz-Kreislauf-Zwischenfälle) liegt unter 1:1 000, das von tödlichen Zwischenfällen unter 1:10 000.

Im Speziallabor. Bisher vorwiegend aus wissenschaftlichem Interesse wurden Untersuchungen der Magenentleerung mit Markierung fester und flüssiger Bestandteile des Mageninhalts [15, 19] sowie die Elektrogastrographie [42] durchgeführt. Diese Untersuchungen sind Speziallabors vorbehalten. Sie haben bisher noch keinen Eingang in die Klinik gefunden.
Eine Orientierung über die Magenentleerung vermittelt die Röntgenuntersuchung mit Bariumsulfat, wobei feste Nahrungsbestandteile beigemischt werden können. Vor allem bei der diabetischen Enteropathie und postoperativen Folgezuständen läßt sich damit eine Magenretention hinreichend zuverlässig erkennen. In Erprobung befindet sich derzeit auch die sonographische Bestimmung der Magenentleerung [1].

3 Colon irritabile

Im allgemeinen werden funktionell bedingte Abdominalschmerzen, Druck- und Völlegefühl, die mit auffälliger Stuhltätigkeit einhergehen, unter dem Begriff des Reizkolons zusammengefaßt. Dieses stuhlassoziierte Beschwerdebild ist in der Praxis noch häufiger als der Reizmagen. Etwa $^2/_3$ der Patienten klagt über Obstipation und $^1/_3$ über Diarrhö, oft wird ein Wechsel im Erscheinungsbild des Stuhls in beiden Richtungen angegeben [39].

3.1 Pathophysiologie

Die Ätiologie des Reizkolons ist genauso unbekannt wie die des Reizmagens. Man kennt jedoch heute einige Pathomechanismen, die zumindestens viele Beschwerden der Patienten besser verstehen und rationaler angehen lassen.

Sensibilitätsstörung. Ähnlich wie beim Reizmagen ist auch beim Reizkolon die Empfindungsschwelle für Dehnungsreize herabgesetzt [23]. Aus diesem Grunde können offensichtlich bereits normale Bewegungsvorgänge vom Kranken als unangenehm oder schmerzhaft verspürt werden.

Motilitätsstörung. Es gibt zahlreiche Hinweise dafür, daß beim Colon irritabile die Darmmotilität gestört ist. Besonders wichtig scheint eine Koordinationsstörung der Bewegungsvorgänge zu sein, so daß der Dickdarminhalt zeitweise mehr in oraler als in analer Richtung bewegt wird [22].

Nahrungsaufnahme löst im distalen Dickdarm eine Steigerung der manometrisch meßbaren Kontraktionstätigkeit und der damit einhergehenden Aktivität schneller myoelektrischer Potentiale (Spikes) aus. Diese Reaktion setzt gewöhnlich binnen 20 min nach dem Essen ein und klingt innerhalb von 60 min weitgehend wieder ab. Beim Colon irritabile setzt der Aktivitätsanstieg verzögert ein, die Reaktion hält dafür aber 80 min und länger an [30].

Von mehreren Untersuchern wurde bei Patienten mit Reizkolon ein überproportional häufiges Vorkommen von langsamen myoelektrischen Wellen mit einer Frequenz von angenähert 3/min im Rektosigmoid beobachtet [14, 28, 31]. Diese myoelektrische Besonderheit weist auf eine Anomalität der glatten Muskulatur in ihren funktionellen Eigenschaften hin, eine Auffassung, die noch durch die Persistenz des abnormen myoelektrischen Frequenzverhaltens nach erfolgreicher symptomatischer Therapie unterstützt wird [32]. Allerdings konnten diese auffälligen Befunde in der myoelektrischen Aktivität der Kolonmuskulatur von anderen Untersuchern nicht bestätigt werden. [13].

Psychoneurotische Störungen. In zahlreichen Untersuchungen wurde die Bedeutung psychischer Faktoren und die besondere Erlebnisverarbeitung bei Patienten mit Colon irritabile hervorgehoben [8, 13, 29]. Eine psychiatrische Erkrankung wurde bei bis zu 72% der Betroffenen gefunden [43]. Kranke mit einem Reizdarm scheinen ihre übersteigerte Empfindung körperlicher Vorgänge und ihre besondere Einstellung dazu im Laufe ihres Lebens, oft sogar schon während der Kindheit, erworben zu haben [37], so daß die diagnostischen und therapeutischen Bemühungen gerade auch an diesem Punkt ansetzen müssen.

Induktion durch Nahrungsmittel und Medikamente. Manche Patienten mit Reizkolon können Nüsse, Alkohol, Tomaten, Zitrusfrüchte oder andere Speisen und Getränke schlecht vertragen. Davon zu unterscheiden sind Symptome, die einem Colon irritabile gleichen können, aber durch Nahrungsmittelintoleranz bzw. durch ein Malabsorptionssyndrom hervorgerufen werden [35]. Besonders häufig handelt es sich dabei um Patienten mit intestinalem Laktasemangel, die nach Milchgenuß über Blähungsgefühl und schaumigen Stuhl weicher Konsistenz klagen. Aber auch bei völlig normaler Resorptionsfunktion des Darms können ähnliche Symptome auftreten, wenn schwer resorbierbare Nahrungsmittel genossen werden. In erster Linie muß dabei an Zuckeraustauschstoffe, z. B. Sorbit, gedacht werden [10].

In gleicher Weise können Beschwerden eines Reizkolons durch eine Vielzahl von Medikamenten ausgelöst oder verstärkt werden. Dabei ist v. a. an magnesiumhaltige Antazida und Laxanzien zu denken, aber auch an Gallensäuren, die in vielen Pankreasenzympräparaten enthalten sind.

3.2 Diagnostik (Abb. 1)

Die Diagnose eines Colon irritabile ist nach wie vor eine Ausschlußdiagnose. Es gibt jedoch Ansätze dafür, daß sich die Diagnose aufgrund ihres Symptomenbildes zumindestens mit einer gewissen Wahrscheinlichkeit auch positiv stellen läßt [17]: Weiche Stuhlentlehrung zu Beginn von Abdominalschmerzen, gehäufte Defäkation zu Schmerzbeginn, Schmerzbesserung nach der Defäkation und sichtbarer Blähbauch sind Erscheinungen, die beim Reizdarm signifikant häufiger vorkommen als bei organischen Erkrankungen.

Ähnlich wie beim Reizmagen muß auch beim Reizkolon sichergestellt werden, daß keine organische Erkrankung als Beschwerdeursache vorliegt. Dies gilt insbesondere für Symptome, die erst im mittleren oder höheren Lebensalter auftreten; sie sind besonders verdächtig auf ein Kolonkarzinom. Beim Colon irritabile lassen sich i. allg. die Beschwerden in das frühe Erwachsenenalter, oft sogar bis in die Kindheit zurückverfolgen. Natürlich ist es auch bei Jugendlichen und jungen Erwachsenen nicht erlaubt, das gemeinsame Vorkommen von Abdominalbeschwerden und Stuhlsymptomen mit einem Reizdarm gleichzusetzen. Kolonpolypen und selten ein Kolonkarzinom kommen auch in diesem Lebensalter vor, insbesondere aber muß an die Möglichkeit einer Colitis ulcerosa und eines Morbus Crohn als Ursache chronischer Symptome gedacht werden.

In der Praxis. Auch hier lenkt wieder die ausführlich erhobene Vorgeschichte die weiteren diagnostischen Schritte und hilft, Nahrungsmittel und Medikamente als Ursache der Beschwerden auszuschließen. Bei der Erstuntersuchung und bei Symptomwandel erfolgen neben der körperlichen Befunderhebung eine laborchemische Untersuchung (BSG, Blutbild, Eisen, Blutzucker, Kalium, Kalzium), eine Stuhluntersuchung auf

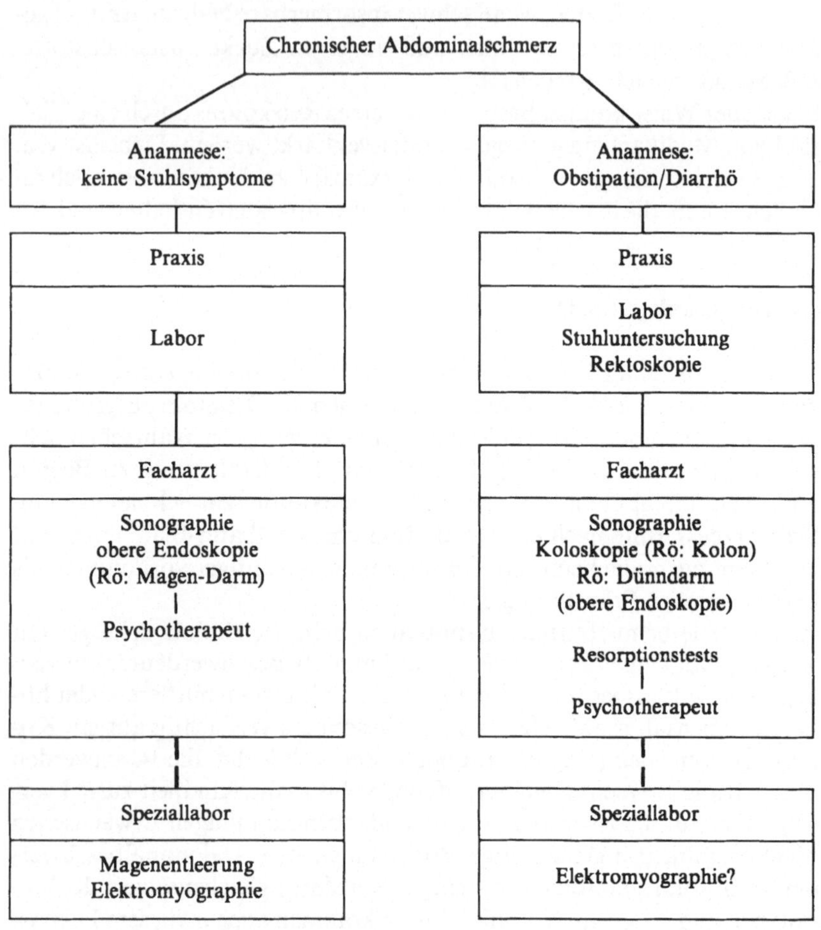

Abb. 1. Diagnostisches Vorgehen beim Reizdarmsyndrom

verstecktes Blut, bei Durchfall zusätzlich auf pathogene Keime (Salmonellen, Amöben, Lamblien) und eine Rektoskopie, um entzündliche und tumoröse sowie metabolische Ursachen auszuschließen. Auch wenn sich das Beschwerdebild nicht wesentlich ändert, ist eine jährliche Untersuchung von Stuhlproben auf verstecktes Blut an 3 aufeinanderfolgenden Tagen als kosteneffektive Maßnahme anzusehen. Diese Stuhltestung ist ohnehin Bestandteil der gesetzlich vorgesehenen Vorsorgeuntersuchungen. Beim Colon irritabile wird sie nur schon vor dem 40. Lebensjahr begonnen, um die Patienten besser zur Verlaufskontrolle zu motivieren.

In der Fachpraxis und im Krankenhaus. Patienten mit Reizdarm zeigen i. allg. zwar ein gewisses Auf und Ab im Ausmaß ihrer Beschwerden, neigen aber insgesamt zu einem chronischen Verlauf ohne wesentliche Änderung über viele Jahre [26, 36]. Aus diesem Grunde sollten die bei der Erstuntersuchung meist unumgänglichen apparativen Untersuchungen auch nur bei einem wesentlichen Symptomwandel erneut eingesetzt werden, keinesfalls aber aus Verlegenheit in regelmäßigen Abständen wiederholt werden, nur um sich des klagsamen Patienten zu erwehren. Zu diesen notwendigen Untersuchungen gehören die Sonographie (evtl. auch die Computertomographie und die ERCP) zum Ausschluß von Gallen-Pankreas-Erkrankungen, die Koloskopie zum Ausschluß höhergelegener Dickdarmveränderungen (Tumoren, M. Crohn) und die Röntgenuntersuchung des unteren Dünndarms zum Ausschluß eines M. Crohn. Die Röntgenuntersuchung des Kolons erreicht selbst im Doppelkontrastverfahren nicht die Aussagekraft der endoskopischen Untersuchung. Sie sollte daher nur durchgeführt werden, wenn die Koloskopie nicht oder nicht vollständig möglich ist. Die Sonographie ist ein empfindliches, nicht invasives Verfahren. Die Gefahren und Beschwerden bei der Koloskopie konnten durch zunehmende Erfahrung der Untersucher und Verbesserung der Instrumente wesentlich verringert werden. Die Komplikationsrate liegt bei der diagnostischen Koloskopie ähnlich niedrig wie bei der Ösophagogastroduodenoskopie (s. Reizmagen). Die Gefahr erhöht sich allerdings um den Faktor 5 bis 10, wenn die Untersuchung therapeutisch eingesetzt wird, z. B. zur Polypektomie. Sonographie, Endoskopie und Röntgenuntersuchung sind als kosteneffektiv anzusehen, wenn sie bei den genannten Indikationen eingesetzt werden.
Die Konsultation eines Psychotherapeuten ist immer dann gerechtfertigt, wenn der Patient in der Allgemeinpraxis nur unzureichend geführt werden kann oder wenn Verdacht auf Vorliegen einer Psychose besteht. Keinesfalls muß aber jeder Kranke mit Reizdarmsymptomen einem Psychologen oder Psychiater vorgestellt werden.

Im Speziallabor. Der Stellenwert aufwendiger Untersuchungen wie der Kolonelektromyographie in der Diagnostik des Colon irritabile ist bis heute noch fraglich. Zweifelsohne handelt es sich bei der Elektromyographie um ein vielversprechendes Verfahren zur positiven Diagnostik des Reizdarmsyndroms. Die Methode erspart bisher aber noch nicht die vorherige Anwendung morphologischer Untersuchungsmethoden, um eine organische Erkrankung auszuschließen.

4 Chronische Obstipation

Unter chronischer Obstipation hat jeder 3. bis 4. Erwachsene zu leiden, Frauen häufiger als Männer. Die Beschwerdehäufigkeit nimmt mit dem Lebensalter zu, obwohl die Darmpassagezeit sich objektiv im Alter nicht wesentlich ändert [20]. Als normal gilt ein Bereich von 3 Stuhlentleerungen pro Tag bis zu 3 Entleerungen pro Woche [3]. Die Stuhltätigkeit von 99% aller Untersuchten liegt innerhalb dieser Grenzen. Trotzdem klagt ein Teil von ihnen über Obstipation.

4.1 Pathophysiologie

Die meisten Personen, die über Stuhlgangsbeschwerden klagen, hatten zunächst objektiv gesehen keine Obstipation, sondern falsche Vorstellungen über normales Stuhlverhalten. In der irrigen Meinung, jeden Tag eine Stuhlentleerung haben zu müssen oder bei einer mehrtägigen Stuhlverhaltung den Körper zu vergiften, greifen sie zu einem Abführmittel und setzen dadurch einen Circulus vitiosus in Gang, der schließlich zu einer lebensbedrohlichen Situation führen kann. Laxanzien bewirken einen Flüssigkeitsentzug und eine Hypokaliämie, außerdem können sie zu Schäden im Bereich des Plexus myentericus führen [27]. Diese Veränderungen allein können eine Obstipation verstärken oder in Gang setzen. Mangel an körperlicher Bewegung und an sog. Ballaststoffen in unserer Nahrung sind weitere wichtige Faktoren in der Entwicklung einer chronischen Obstipation [6]. Hinsichtlich der Lokalisation lassen sich im wesentlichen 2 Pathomechanismen bei der chronischen Obstipation voneinander unterscheiden.

Passageverlangsamung im Kolon. Die wichtigsten Bewegungsformen des Dickdarms sind segmentierende Mischbewegungen sowie propulsive und retropulsive Transportbewegungen [4]. Bei der Obstipation kann das Gleichgewicht dieser Motilitätsvorgänge so gestört sein, daß die Fäzes im linken Kolon aufgehalten wird [38]. Paradoxerweise findet sich in dieser Situation bei der intraluminalen Druckmessung nicht eine zu schwache, sondern eine abnorm lebhafte Kontraktionstätigkeit im Sigma [2]. Dieser Befund läßt sich nur so erklären, daß durch starke Segmentationstätigkeit im distalen Kolon die Fortbewegung der Fäzes erschwert und dadurch die Passage verlangsamt wird.

Gestörter Defäkationsreflex. Obstipation kann auch dadurch zustande kommen, daß der Defäkationsreflex durch Füllung des Rektosigmoids mit Fäzes nicht ausgelöst wird oder daß der Analsphinkter ähnlich wie beim M. Hirschsprung unzureichend erschlafft [18]. Dieser Zustand wird auch als Dyschezie bezeichnet. Der Stuhl trocknet dabei ein, wird hart und kann eine verstärkte Mukussekretion der Kolonwand und damit eine falsche Diarrhö auslösen. Palpatorisch tastet man feste Stuhlmasse im Rektum.

Induktion durch Medikamente und Assoziation mit anderen Krankheiten. Zahlreiche Psychopharmaka, aluminiumhaltige Antazida und Opiate können die Stuhlpassage so verlangsamen, daß eine Obstipation resultiert. Als Ursache einer chronischen Verstopfung werden oft die Hypothyreose und die diabetische Enteropathie über lange Zeit verkannt. Zu denken ist bei Obstipation ferner an Analfissur, an Colitis ulcerosa im Frühstadium, an neurologische Erkrankungen (z. B. multiple Sklerose) und an Sklerodermie. Schließlich kann ein M. Hirschsprung mit ultrakurzem aganglionären Segment manchmal erst im Erwachsenenalter den Patienten zum Arzt führen.

4.2 Diagnostik (Abb. 2)

Alle Untersuchungen bei der chronischen Obstipation haben zum Ziel, eine organische Ursache der Störung auszuschließen. Die Diagnostik geht auch hier zweckmäßigerweise stufenweise vor, geleitet vor allem durch die Dauer der Beschwerden.

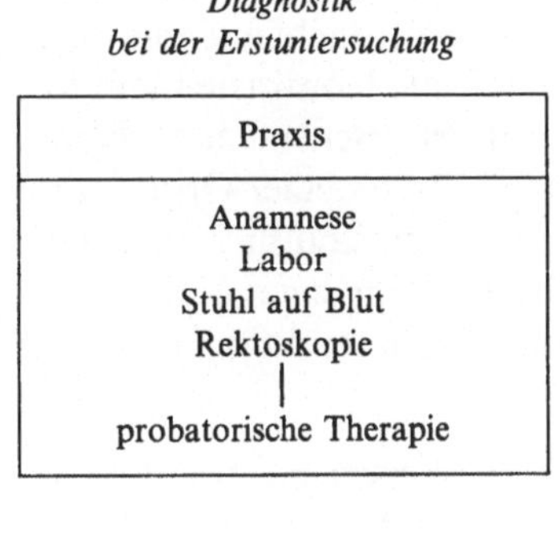

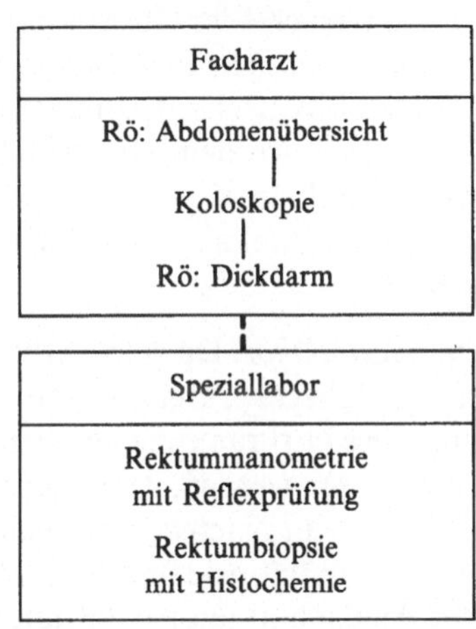

Abb. 2. Diagnostisches Vorgehen bei chronischer Obstipation

In der Praxis. Selbstverständlich bedarf nicht jeder Mensch mit Obstipation einer kompletten Durchuntersuchung. Bestehen die Symptome unverändert schon seit vielen Jahren, dann ist es sicher berechtigt, sich zunächst auf körperliche Untersuchung, Laborbestimmungen (BSG, Blutbild, Kalium, Kalzium, Blutzucker, Thyroxin), Stuhluntersuchung auf okkultes Blut und Rektoskopie zum Ausschluß metabolischer Störungen und morphologischer Veränderungen im Anorektalbereich zu beschränken. Es schließt sich eine probatorische Behandlung der Obstipation mit faserreicher Kost (Kleie!) an, die bei Bedarf anfänglich durch osmotisch wirksame Substanzen, wie z. B. Lactulose (Bifiteral) und Magnesiumcitrat, unterstützt werden kann. Finden sich Hinweise auf eine höher gelegene Ursache der Obstipation oder sprechen die Patienten unzureichend auf die Therapie an, dann muß der Dickdarm vollständig untersucht werden.

In der Fachpraxis und im Krankenhaus. Bei der Untersuchung höherer Dickdarmabschnitte gilt es, v. a. einen stenosierenden Tumor, daneben aber auch einen M. Crohn, Einengungen durch die Nachbarorgane, z. B. durch eine chronische Pankreatitis, und Verlegungen durch Adhäsionen von außen auszuschließen. Um den Patienten nicht durch die Vorbereitungsmaßnahmen zu den invasiven Untersuchungsverfahren zu gefährden, sollte zunächst eine Abdomenübersichtsaufnahme mit der Frage nach Spiegelbildungen und luftleeren Darmabschnitten angefertigt werden. Ist ein Subileus nicht auszuschließen, dann sollte der Dickdarm nur durch Einläufe gereinigt werden. Andernfalls empfiehlt sich heute die Darmperfusion zur Vorbereitung für die Koloskopie [11].
Da sich Nachbarschaftsbeziehungen röntgenologisch besser klären lassen als endoskopisch, sollte bei fortbestehendem Verdacht auf eine organische Ursache der Obstipation der Koloskopie ein Kontrasteinlauf folgen. Gelegentlich findet man dabei ein elongiert erscheinendes Sigma. Diese anatomische Besonderheit scheint gehäuft von einer Obstipation begleitet zu werden. Die ursächlichen Beziehungen sind hier aber nach wie vor unklar. Keinesfalls sollte aus der Feststellung eines Sigma elongatum die Indikation zu einer Operation mit Sigmaresektion abgeleitet werden.

Im Speziallabor. Da gelegentlich auch beim Erwachsenen ein rudimentärer M. Hirschsprung Ursache einer chronischen Obstipation sein kann, muß diese Erkrankung bei therapieresistenter schwerer Obstipation ausgeschlossen werden. Zum Ausschluß eignen sich histochemische Methoden mit dem Nachweis vermehrter Cholinesteraseaktivität in der tiefen Anorektumbiopsie und besonders die Rektummanometrie mit Prüfung der Analsphinktererschlaffung bei Ballonblähung im Rektum [9]. Beim M. Hirschsprung bleibt die Analsphinktererschlaffung aus.

5 Schlußfolgerungen

Durch besseres Verständnis der pathophysiologischen Zusammenhänge beim Reizmagen, beim Colon irritabile und bei der chronischen Obstipation ist die Diagnostik der Störungen nicht einfacher, sondern differenzierter geworden. Ausgangspunkt für einen zielgerichteten Untersuchungsgang ist in jedem Fall die eingehend erhobene Vorgeschichte. Die Diagnostik erfolgt stufenweise, wobei in der Allgemeinpraxis heute die meisten metabolischen Störungen und anorektale Erkrankungen schon ausgeschlossen werden können. Auch die weiteren Untersuchungen durch den Spezialisten dienen dem Ausschluß organischer Krankheiten und nicht dem Nachweis der funktionellen Störung. Endoskopische und röntgenologische Verfahren sollten bei der Erstuntersuchung und bei einem Symptomwandel eingesetzt werden, nicht aber auf Drängen des Patienten in regelmäßigen Abständen wiederholt werden. Eine hausärztliche Langzeitbetreuung empfiehlt sich eher aus psychologischen Gründen als aus krankheitsbedingter Notwendigkeit. Die Langzeitbetreuung ermöglicht aber auch die frühzeitige Erkennung eines Symptomwandels und damit u. U. die rechtzeitige Feststellung eines Karzinoms.

Literatur

1. Bateman DN, Whittingham TA (1982) Gastric emptying measurement by real-time ultrasound. In: Wienbeck M (ed) Motility of the digestive tract. Raven, New York, pp 227–231
2. Connell AM (1962) The motility of the pelvic colon. II. Paradoxical motility in diarrhoea and constipation. Gut 3:342–348
3. Connell AM, Hilton C, Irvine G, Lennard-Jones JE, Misiewicz JJ (1965) Variation of bowel habit in two population samples. Br med J II:1095–1099
4. Davenport HW (1977) Movements of the colon. In: Davenport HW (ed) Physiology of the digestive tract, 4th edn. Year Book Medical Publishers, Chicago, pp 72–83
5. Englert W, Schlich D (1978) Zur Therapie der chronischen postprandialen Dyspepsie. Gekreuzter Doppelblind-Versuch mit Domperidon (Motilium). Fortschr Med 96:1150–1152
6. Franken FH (1982) Irritables Kolon, Obstipation, Diarrhöe. In: Müller-Wieland K (Hrsg) Dickdarm. Springer, Berlin Heidelberg New York (Handbuch der Inneren Medizin, Bd III/4, 5. Aufl, S 149–184)
7. Harrocks JC, De Dombal FT (1978) Clinical presentation of patients with "dyspepsia". Detailed symptomatic study of 360 patients. Gut 19:19–26
8. Hislop IG (1971) Psychological significance of the irritable colon syndome. Gut 12:452–457
9. Holschneider AM (1983) Elektromanometrie des Enddarms. Diagnostik und Therapie der Inkontinenz und chronischen Obstipation, 2. Aufl. Urban & Schwarzenberg, München Wien Baltimore
10. Hyams JS (1982) Sorbitol malabsorption: an unappreciated cause of functional gastrointestinal complaints. Gastroenterology 82:1088
11. Kiene K, Knieknecht A, Peerenboom H, Wienbeck M (1979) Die intestinale Perfusion als Methode zur Darmreinigung. Z Gastroenterol 17:827–833

12. Krag E (1965) Pseudo-ulcer and true peptic ulcer. Acta Med Scand 178:713–728
13. Latimer P, Sarna S, Campbell D, Latimer M, Waterfall W, Daniel EE (1981) Colonic motor and myoelectrical activity. A comparative study of normal subjects, psychoneurotic subjects, and patients with irritable bowel syndrome. Gastroenterology 80:893–901
14. Lux G, Lederer P, Femppel J, Rösch W (1979) Irritables Kolon. Möglichkeiten einer objektivierbaren Diagnose und ihre Bedeutung für die Therapie. Fortschr Med 97:1261–1264
15. Malagelada JR (1981) Regulation of gastric emptying in health and disease. Viewpoints Dig Dis 13:17–20
16. Malagelada JR, Rees WDW, Mazzotta LJ, Go VLW (1980) Gastric motor abnormalities and postvagotomy gastroparesis: Effect of metoclopramide and bethanechol. Gastroenterology 78:286–293
17. Manning AP, Thompson WG, Heaton KW, Morris AF (1978) Towards positive diagnosis of the irritable bowel. Br Med J II:653–654
18. Martelli H, Devroede G, Arhan P, Duguay D (1978) Mechanisms of idiopathic constipation: outlet obstruction. Gastroenterology 75:623–631
19. Mayer EA, Thomson JB, Jehn D, Reedy T, Elashoff J, Meyer JH (1982) Gastric emptying and sieving of solid food and pancreatic and biliary secretion after solid meals and patients with truncal vagotomy and antrectomy. Gastroenterology 83:184–192
20. Milne JS, Williamson J (1972) Bowel habit in older people. Gerontologia (Basel) 14:56–60
21. Moriarty KJ, Dawson AM (1982) Functional abdominal pain: further evidence that whole gut is affected. Br Med J 284:1670–1672
22. Ritchie JA (1970) The transport of colonic contents in the irritable colon syndrome. Gut 11:668–672
23. Ritchie JA (1973) Pain from distension of the pelvic colon by inflating a balloon in the irritable colon syndrome. Gut 14:125–132
24. Rösch W (1980) Chronische Gastritis. Z Gastroenterol 18:237–242
25. Rösch W (1982) Wandel gastroenterologischer Krankheitsbilder durch die Endoskopie. Diagnostische und therapeutische Fortschritte beim Magenkarzinom. Z Gastroenterol 20:257–262
26. Rösch W, Gassong P, Deeg B, Lux G (1979) Langzeitprognose des Colon irritabile. Verh Dtsch Ges Inn Med 85:211–213
27. Smith B (1968) Effect of irritant purgatives on the meyenteric plexus in man and in the mouse. Gut 9:139–143
28. Snape WJ Jr, Carlson GM, Cohen S (1976) Colonic myoelectric activity in the irritable bowel syndrome. Gastroenterology 70:326–330
29. Stux G, Ehlers W, Strohmeyer G (1980) Psychologische Testbefunde im PSS 25 beim irritablen Colon. Prax Psychother Psychosom 25:59–67
30. Sullivan MA, Cohen S, Snape WJ Jr (1978) Colonic myoelectrical activity in irritable-bowel syndrome. Effect of eating and anticholinergics. N Engl J Med 298:878–883
31. Taylor I, Darby C, Hammond P, Basu P (1978) Is there a myoelectrical abnormality in the irritable colon syndrome? Gut 19:391–395
32. Taylor I, Darby C, Hyland J, Hammond P (1980) Changes in myoelectrical activity in the irritable colon syndrome with prolonged treatment. Scand J Gastroenterol 15:237–240
33. Telander RL, Morgan KG, Kreulen DL, Schmalz PF, Kelly KA, Szurszewski JH (1978) Human gastric atony with tachygastria and gastric retention. Gastroenterology 75:497–501
34. Thompson JG (1979) The irritable gut. Functional disorders of the alimentary canal. University Park Press, Baltimore

35. Volkheimer G (1981) Diagnostik funktioneller Abdominalbeschwerden. Leber Magen Darm 11:94–96
36. Waller SL, Misiewicz JJ (1969) Prognosis in the irritable bowel syndrome. Lancet II:753–756
37. Whitehead WE, Winget C, Fedoravicius AS, Wooley S, Blackwell B (1982) Learned illness behaviour in patients with irritable bowel syndrome and peptic ulcer. Dig Dis Sci 27:202–208
38. Wienbeck M (1979) Motilitätsstörungen von Kolon und Anus als pathogenetisches Prinzip. Internist (Berlin) 20:18–23
39. Wienbeck M (1979) Motilitätsprobleme bei funktionellen Störungen und Divertikulose. Verh Dtsch Ges Inn Med 85:66–73
40. Wienbeck M, Erckenbrecht J (1982) Meßbare Funktionsparameter beim Reizdarm-Syndrom. Leber Magen Darm 12:1–7
41. Wienbeck M, Strohmeyer G (1977) Das Magenkarzinom. Rhein Ärztebl 31:978–982
42. You CH, Lee KY, Chey WY, Menguy R (1980) Electrogastrographic study of patients with unexplained nausea, bloating and vomiting. Gastroenterology 79:311–314
43. Young SJ, Alpers DH, Vorland CC, Woodruff RA Jr (1976) Psychiatric illness and the irritable bowel syndrome. Practical implications for the primary physician. Gastroenterology 70:162–166

Kapitel 49

Zur psychischen Führung von Patienten mit Reizmagen und Colon irritabile

K. Köhle

1 Problemstellung

Diagnostik und Therapie von Patienten mit funktionellen Syndromen erfordern vom Arzt die Bereitschaft, die rein naturwissenschaftlich bestimmte Betrachtungsweise zu erweitern. Die psychosomatische Sichtweise berücksichtigt die vielfältigen Wechselwirkungen zwischen den biologischen Subsystemen, der Person des Kranken und seiner Umwelt; dies erfordert die Einbeziehung sozialwissenschaftlicher Verständnisansätze. Für den Arzt ergibt sich durch eine solche Erweiterung seiner Betrachtungsweise insofern eine veränderte Situation, als jetzt z. T. gerade solchen Bereichen entscheidende Bedeutung für Diagnostik und Therapie zukommt, die bisher systematisch aus der wissenschaftlich-medizinischen Betrachtung ausgeschaltet worden waren, wie etwa den Emotionen der Patienten, ihren zwischenmenschlichen Beziehungen und damit auch den Beziehungen zu ihrem Arzt [2].

2 Stand der Forschung

Für den Bereich des Gastrointestinaltrakts sind die Wechselwirkungen im biopsychosozialen System bisher ebensowenig ausreichend geklärt wie der Zusammenhang zwischen Funktionsstörungen – z. B. Störungen der Motilität – und den geschilderten Beschwerden. Die Gültigkeit der bei Patienten mit funktionellen Syndromen im Abdominalbereich im psychischen und sozialen Bereich erhobenen Befunde wird möglicherweise durch eine systematische Selektion der bisher vom Psychosomatiker untersuchten Kranken eingeschränkt. Ziel dieses Beitrags kann es dehalb nur sein, den Arzt auf Problemstellungen aufmerksam zu machen, die ihm mit großer Wahrscheinlichkeit häufiger begegnen werden, deren Wertigkeit er jedoch im Einzelfall im Zusammenhang mit allen anderen Befunden jeweils individuell zu gewichten hat.

Ich gehe vor allem auf 2 Gesichtspunkte ein, die mir für den ärztlichen Umgang mit diesen Patienten von besonderer Bedeutung erscheinen:

1) die Möglichkeit einer Funktion funktioneller Syndrome im Rahmen der Regulation des psychischen und/oder des sozialen Gleichgewichts;
2) die Gestaltung der Beziehung dieser Patienten zu ihren Ärzten.

3 Zur „Funktion" funktioneller Syndrome

Zum Verständnis von Patienten mit Reizmagen bzw. irritablem Kolon ist die Beachtung allgemeiner Prinzipien psychosomatischer Symptombildung wichtiger als die Kenntnis spezieller psychopathologischer und psychophysiologischer Befunde. Wenn und insoweit psychische Faktoren für Entstehung und Verlauf funktioneller Beschwerden mit von Bedeutung sind, haben wir zu berücksichtigen, daß die Symptombildung *auch* eine Leistung des Organismus darstellen kann. Der Organismus versucht in einer sonst unerträglichen Situation das innerpsychische Gleichgewicht bzw. die Stabilität in den Beziehungen zu seiner Umwelt aufrechtzuerhalten. Die Bildung von Symptomen betrachten wir damit nicht nur als Ergebnis eines Defekts oder einer unerwünschten Fehlleistung, sondern wir untersuchen sie auch daraufhin, ob und inwieweit sie eine funktional sinnvolle Leistung darstellt. Der Arzt prüft damit – und dies ist für ihn eine neue Aufgabe –, inwieweit die Bildung von Beschwerden und Symptomen zur Stabilisierung der Person des Patienten in seiner Umwelt beiträgt. In einer solchen Betrachtung wird der Patient stärker als bisher zum aktiv Mitbeteiligten bei der Entstehung der Krankheit; wir erwägen, inwieweit das Auftreten der Beschwerden auch eine Leistung des Kranken darstellen könnte, die wir erst einmal als solche zu akzeptieren haben, bevor wir dann nach dem Verhältnis zwischen Aufwand und Wirkung, nach dem Preis fragen, den der Kranke hierfür zu zahlen hat. Das funktionelle Syndrom wird also auch daraufhin untersucht, inwieweit es zunächst einmal eine Notlösung in einer schwierigen sozialen oder psychischen Situation sein könnte. Wir versuchen dann mit dem Patienten gemeinsam den mit dieser Notlösung verbundenen Gewinn, aber auch die mit ihr verbundenen Einschränkungen und weiteren Leiden zu erkennen und nach Möglichkeiten eine günstigere Lösungsmöglichkeit zu finden.

Die Symptombildung im körperlichen Bereich tritt v. a. im Zusammenhang mit der Entlastung von unerträglichen affektiven Spannungen –

besonders im Zusammenhang mit Angst und depressiver Verstimmung
– auf und hilft, soziale Konflikte und die hier befürchteten Folgen – insbesondere Ablehnung in Abhängigkeitsverhältnissen – zu vermeiden.

Psychosoziale Probleme tragen vor allem auf drei Wegen zur Bildung funktioneller Syndrome im Gastrointestinaltrakt bei:
1) Psychophysiologische Reaktionen: Heftige Affekte werden von körperlichen Reaktionen begleitet, im Magen-Darm-Bereich v. a. von Veränderungen des Tonus und der Motilität; Diarrhö als Begleitreaktion heftiger Angst ist das bekannteste Beispiel. Andauernde Bedrohung kann u. U. durch eine Abspaltung der Angst vom bewußten Erleben und eine Chronifizierung der körperlichen Begleitreaktion, die bis zu einem gewissen Grad die Not doch zum Ausdruck bringt und Schutzmaßnahmen rechtfertigt, bewältigt werden.
2) Nahrungsaufnahme und -ausscheidung sind bei einem Kleinkind in komplexe soziale Lernprozesse, insbesondere im Zusammenhang der Mutter-Kind-Beziehung, eingebettet. Dabei reagiert der Organismus nicht nur auf die chemischen Qualitäten der Nahrung, sondern auch auf die vielfältigen Bedeutungen, die sie v. a. im Rahmen der Beziehung zur Mutter erhält.
Im einzelnen ist nicht ausreichend untersucht, inwieweit physiologische Abläufe im Magen-Darm-Trakt durch die subjektive Bedeutung der Nahrungszufuhr mitbeeinflußt werden. Deutlich sind solche Zusammenhänge bei Beschwerden im Sinne des Reizmagens; hier kommt die Symptomatik v. a. über eine Steigerung der Sensibilität und eine Mitgestaltung des körperlich Wahrgenommenen entsprechend der subjektiven Bedeutung der Nahrung und aufgrund von Phantasien über die Leibeshöhle und ihren Inhalt zustande. Entlastend wirkt hier, daß die Klagen nicht mehr der ursprünglich angeschuldigten Person, sondern der Nahrung oder dem eigenen Körper gelten, wodurch Konflikte und die befürchteten Folgen wie Zurückweisung vermieden werden sollen.
Auf die besondere Einbindung der Sphinkterkontrolle in kindliche Lernprozesse sei hier nur hingewiesen.
3) Konversionsreaktionen: Die geklagten Beschwerden können – noch stärker von der Funktion losgelöst als bei 2) angegeben – in bruchstückhafter, z. T. symbolisierender Weise unterdrückte, weil sozial als unzulässig eingeschätzte Bedürfnisse und Phantasien ausdrükken, z. B. Phantasien um infantile Wünsche nach oraler Schwängerung und die damit verbundenen Konflikte. Auch hier ist die Entlastungsfunktion der Symptombildung deutlich.
4) Bei einem Teil der Patienten werden primär körperlich bedingte Störungen oder Mißempfindungen sekundär in die Verarbeitung psychischer Konflikte einbezogen (somatopsychisch-psychosomatische Symptombildung nach Engel [1]). Der Gewinn liegt hier u. a. in der größeren sozialen Akzeptanz körperbezogener Beschwerden im Vergleich zu psychologischen Problemen.

4 Konsequenzen für das diagnostische Vorgehen

Der dargestellte Verständnisansatz fordert vom Arzt, vom ersten Kontakt mit dem Patienten an neben der sorgfältigen somatischen Untersuchung gleichzeitig auch die psychische und soziale Situation abzuklären und die erhobenen Befunde sorgfältig zu gewichten. An die Stelle der sogenannten „Ausschlußdiagnostik" tritt eine „Simultandiagnostik" (Hahn).

Die Gefahr einer reinen Ausschlußdiagnostik besteht einerseits in einer einseitigen und damit nicht selten falschen Bewertung der Befunde, andererseits v. a. in der Kränkung des Patienten. Können seine Beschwerden nicht auf pathologische Oganbefunde zurückgeführt werden, dann fühlt er sich durch die entsprechende Information meist nicht oder nur vorübergehend erleichtert. Im Rahmen des dargestellten Konzeptes wird dies verständlich: Die ärztliche Mitteilung eines negativen Befundes stellt ja seine eigene Leistung in Frage; der Patient fühlt sich mißverstanden, reagiert oft enttäuscht und zieht sich zurück.

5 Psychodynamik der Symptombildung und Schwierigkeiten in der weiteren Beziehung zwischen Arzt und Patient

Patienten mit funktionellen Syndromen im Bereich des Magen-Darm-Trakts haben häufig Schwierigkeiten, das Angebot einer helfenden Beziehung überhaupt anzunehmen. Auch diese Schwierigkeiten werden verständlicher, wenn wir die Symptombildung im Zusammenhang eines Selbstheilungsversuches des Patienten betrachten. Sie haben für die Lösung ihrer Probleme im psychischen und sozialen Bereich gerade keine Hilfe suchen können; zum Arzt kommen sie oft erst dann, wenn ihre Selbstheilungsversuche zu scheitern drohen. Sie erleben es dann oft als kränkend oder beschämend, daß die über die Symptombildung entschärften Probleme durch die Arbeit mit dem Arzt wiederbelebt und sie selbst dadurch aufs neue beunruhigt und belastet werden könnten.
Die Probleme und Konflikte des Patienten ergeben sich meist aus einer bereits langen, in der frühen Kindheit begonnenen *Persönlichkeitsentwicklung* und aus einer zu dieser Disposition passenden spezifischen *Belastung zur Zeit der Krankheitsmanifestation.*
Häufig sind die Patienten mit funktionellen Syndromen im Abdominalbereich noch stark an die Bezugsperson ihrer Kindheit, insbesondere an ihre Mutter, gebunden. Sie fühlen sich von deren Versorgung und Zuneigung bzw. den entsprechenden Haltungen späterer Bezugspersonen intensiv abhängig, ihr Trennungs- und Individuationsprozeß blieb ungenügend. Dabei verleugnen sie meist weitgehend, wie enttäuschend die realen Beziehungen während der Kindheit tatsächlich verlaufen sind. Sie idealisieren vielmehr die Mutter bzw. die Eltern und unterdrücken die aus der Enttäuschung resultierenden aggressiven Impulse und Affekte – immer in der Hoffnung, die ersehnte Zuwendung und Unterstützung doch noch erhalten zu können. In der Realität war es dabei oft so, daß sie schon als Kleinkinder entweder tatsächlich nicht genügend Hilfe und Unterstützung bekamen oder aus inneren Gründen nicht lernen konnten, angebotene Hilfe anzunehmen und zu benutzen. Nicht selten mußten die Kinder ihrerseits früh erkrankte oder depressive Eltern durch ihre Zuwendung emotional unterstützen. Diese Beziehungsproblematik strukturiert häufig die Arzt-Patient-Beziehung mit, oft wird sie hier erst erkennbar.

Eine zweite Gruppe von Schwierigkeiten im ärztlichen Umgang mit diesen Kranken rührt also daher, daß sie ihre Beziehung zum Arzt nach dem Muster früherer, insbesondere enttäuschender Beziehungen gestalten. Zumindest latent sind bei ihnen dann ständig die sich chronisch perpetuierenden Enttäuschungen und die aus ihnen resultierenden Vorwurfshaltungen zu spüren. Die Klagen gelten dabei ebenso den Bezugspersonen wie dem eigenen Selbst: Die Kranken schämen sich und fühlen sich minderwertig, weil sie den Mangel an Zuwendung und Unterstützung auch auf einen eigenen Mangel an Fähigkeiten und Attraktivität zurückführen [4]. Das Erleben des eigenen Unvermögens bezieht sich dabei auf die Gestaltung der Beziehungen, aber auch auf die „richtige" Aufnahme der Nahrung bzw. die Fähigkeit, sie sich einzuverleiben, zu assimilieren [4].

Als Ärzte spüren wir zwar die großen Erwartungen der Patienten, es gelingt jedoch meist nur schwer, eine therapeutische Beziehung mit ihnen aufzubauen, da sie sich wieder in ihre schützende Isolationshaltung zurückziehen, schon um weitere Enttäuschungen zu vermeiden. Sie hoffen zwar immer noch auf befriedigendere Beziehungen, fürchten aber mit jeder Beziehungsaufnahme die Wiederbelebung der alten Frustrationen und Abhängigkeiten; eine Patientin formulierte, sie möchte zwar ihren Pelz gewaschen bekommen, dabei aber nicht naß werden.

Der Aufnahme einer neuen Beziehung, auch einer Beziehung zum Arzt, steht oft die Angst entgegen, daß dieser Kontakt eine intensive innere Beziehung zu einer in der Realität bereits verlorenen Bezugsperson gefährden könnte. Solche Patienten befinden sich – oft nach dem Tod einer Bezugsperson – in einem intensiven inneren Dialog mit diesem Partner; dabei wird oft der äußere Verlust verleugnet, Trauer und Loslösung hatten nicht stattfinden können. Bei diesen Patienten hat man als Arzt oft das Gefühl, abgelehnt, ausgeschlossen zu werden, nicht „dazwischen zu kommen". Die Beschwerden werden dabei oft wie Bezugspersonen behandelt bzw. greifen ein Symptom der Bezugsperson auf; sie können so wenig aufgegeben werden wie die Bezugsperson, sie dürfen ebensowenig angetastet werden.

Die *Lebenssituation,* in der die Dekompensation und die Manifestation des funktionellen Syndroms erfolgt, ist meist nicht so dramatisch. Vielmehr fühlen die Kranken häufig im Verlauf einer längeren Entwicklung ihre Versorgungserwartungen zunehmend frustriert, oder es wurde ihnen mehr als bisher abverlangt. Dabei kommt es nicht auf die objektive Qualität der Ereignisse an, sondern auf deren individuelle subjektive Bedeutung. So können sich beruflicher Aufstieg, Gewinn von Selbständigkeit, Heirat, Geburt von Kindern ebenso negativ auswirken wie Verlust oder Minderung bisheriger Versorgungsquellen durch Tod, Trennung oder andere Umstände. Ein bekannt gewordenes Beispiel hierfür sind die funktionellen Oberbauchbeschwerden bei Gastarbeitern aus südlichen Ländern, die meist im Verlauf des ersten halben Jahres als Äquivalent von Trennung, Einsamkeit und mangelnder Adaptation auftreten [4].

6 Konsequenzen für den ärztlichen Umgang und die Therapie

Entsprechend den Beziehungswünschen der Patienten und ihrer Abwehr gegenüber einem Bewußtwerden psychischer und sozialer Probleme ist es zunächst entscheidend, daß der Arzt sich geduldig um die Herstellung einer vertrauensvollen unterstützenden Beziehung zum Kranken bemüht. Aggressive Impulse des Patienten und ablehnende Verhaltensweisen werden den Arzt weniger irritieren, wenn er sie im Zusammenhang der Psychodynamik des Patienten versteht und nicht als Reaktion auf sein eigenes Verhalten auffaßt.

Im Laufe der Zeit, insbesondere bei jeder Verschlechterung der Beschwerden, sollte der Arzt versuchen, bei dem Patienten allmählich ein Bewußtsein für Zusammenhänge zwischen Veränderungen im Beziehungsgefüge und anderen Belastungen und den körperlichen Beschwerden zu fördern. Dabei ist es besonders wichtig, auf Schwankungen in der Qualität der Arzt-Patient-Beziehung zu achten und insbesondere unvermeidliche Enttäuschungsreaktionen, z. B. im Zusammenhang mit der Abwesenheit des Arztes etwa während des Urlaubs, in die Betrachtung einzubeziehen. Die besten Behandlungsergebnisse sind dann zu erwarten, wenn es im Rahmen der Arzt-Patient-Beziehung gelingt, im Laufe der Zeit im Zusammenhang mit aktuellen Frustrationen auch über die alten Enttäuschungen und Beziehungsprobleme zu sprechen.

In allen spezialisierten Formen der Psychotherapie geht es ebenfalls darum, mit dem Patienten systematisch die Situation zu klären und ihn darin zu unterstützen, für seine Probleme neue Lösungsansätze zu entwikkeln. Dies gilt für tiefenpsychologisch wie lerntheoretisch orientierte Therapieverfahren gleichermaßen. Im tiefenpsychologischen Therapieansatz dient die Beziehung zwischen Arzt und Patient dem Wiedererleben und der Bearbeitung auch früherer Entbehrungen und Konflikte. Körperbezogene Therapieformen können den Zugang zu innerpsychischen Konflikten und den Beziehungsproblemen erleichtern und die genannten Therapieansätze ergänzen. Übende Verfahren wie das autogene Training kommen zunächst dem Bestreben des Patienten nach Unabhängigkeit entgegen.

Für den Erfolg mitentscheidend ist die entschiedene Einbeziehung der psychosomatischen Betrachtungsweise von der ersten Begegnung mit dem Patienten an und ein entsprechend früher Beginn der psychotherapeutischen Maßnahmen im Rahmen der ärztlichen Behandlung oder bei den wenigen zunächst hierfür motivierbaren Patienten im Rahmen einer Behandlung durch den Spezialisten.

Literatur

1. Engel GL (1969) Psychological processes and gastrointestinal disorders. In: Paulson M (ed) Gastroenterologic medicine. Lea & Febiger, Philadelphia, pp 1418–1457
2. Köhle K, Kubanek B (1981) Zur Zusammenarbeit von Psychosomatikern und Internisten. In: Uexküll T v (Hrsg) Integrierte Psychosomatische Medizin. Schattauer, Stuttgart
3. Lindner AE (ed) (1973) Emotional factors in gastrointestinal illness. Excerpta Medica, Amsterdam
4. Meyer AE (1981) Die Psychosomatik der Kranken mit funktionellen Oberbauchbeschwerden. In: Jores A (Hrsg) Praktische Psychosomatik, 2. Aufl. Huber, Bern Stuttgart
5. Schüffel W, Uexküll T v (1981) Funktionelle Syndrome im gastro-intestinalen Bereich. In: Uexküll T v (Hrsg) Lehrbuch der Psychosomatischen Medizin, 2. Aufl. Urban & Schwarzenberg, München

Kapitel 50

Therapeutische Möglichkeiten beim Reizmagen

S. E. MIEDERER

1 Problemstellung

Die klinische Erfahrung zeigt, daß funktionelle Störungen im Gastrointestinaltrakt selten isoliert auftreten und unvorhersehbar ineinander übergehen können [1–4]. Häufig zugleich auftretende vegetative Stigmata wie Hypotonie, labile Hypertonie, Herzklopfen und -stolpern, Konzentrationsschwäche und Geschmacksänderungen, führen in der Regel zu einer Polypragmasie, die sich in ein definierbares therapeutisches Sukzessivschema nicht einordnen läßt. Zudem erlauben unsere derzeitigen diagnostischen Möglichkeiten nicht sicher genug festzulegen, ab wann eine funktionelle Störung nicht mehr funktionell ist, und ob hinzugetretene organische Veränderungen durch die funktionellen Störungen hervorgerufen wurden [6].

2 Diagnostische Voraussetzungen

Die klinische Symptomatik ermöglicht keine sichere Unterscheidung zwischen Reizmagen und Reizkolon. So können Nüchternschmerz, epigastrisches Brennen und Druckgefühl, Brechreiz und Aufstoßen beim Reizkolon genau so vorkommen wie die Besserung der Symptomatik nach Stuhl- und Flatusabgang beim Reizmagen. Die Basistherapie bei Reizmagen wird demnach derjenigen des Reizkolons entsprechen. Da hierbei bekanntlich die Symptome über einen langen, bisher nicht ausreichend genau bestimmten Zeitraum (1–15 Jahre?) intermittierend auftreten, ist eine symptomgebundene, episodische Therapie angezeigt. Das Hauptmanifestationsalter scheint zwischen dem 30. und 60. Lebensjahr zu liegen. Inwiefern innerhalb dieser Zeit aus der funktionellen Störung organische Veränderungen resultieren, z. B. Dickdarmdivertikel bei

Reizkolon oder Ulcera duodeni bzw. Magenkarzinome bei hyper- bzw. hyposekretorischem Reizmagen oder bei funktioneller Achlorhydrie [5], ist bisher in keiner Weise geklärt. So bleibt der Ausschluß organischer, insbesondere maligner Veränderungen, während des gesamten Krankheitsverlaufs angebracht. Da aufgrund der Untersuchungen der letzten 10 Jahre angenommen werden kann, daß neoplastische Veränderungen im Magen und Dickdarmbereich erst nach Jahren in fortgeschrittene Formen übergehen, ist aus Gründen der Praktikabilität eine entsprechende Ausschlußdiagnostik nur alle 3 Jahre notwendig. Durch Ösophagogastroduodenoskopie, Koloskopie und Sonographie lassen sich 98% aller malignen Veränderungen im Gastrointestinaltrakt nachweisen.

3 Patientenführung

Ein vertrauensvolles Patient-Arzt-Verhältnis ist wesentliche Voraussetzung für eine Langzeitführung. Ausgangspunkt ist der sichere Ausschluß organischer Veränderungen. Da die hierfür notwendigen Untersuchungen nicht immer angenehm sind, stellen sie die erste, am häufigsten zum Scheitern führende Prüfung für das Vertrauensverhältnis dar. In einer Zeit der nicht mehr menschlich, sondern juristisch gewerteten Vertrauensbeziehungen hat hierbei der Arzt die schwierige Aufgabe, überbewertetes Pauschaldenken in menschliches Individualdenken umzuformen. Die durch die Medien verstärkte Karzinophobie läßt sich am Überzeugendsten durch Erweiterung der ärztlichen Inspektion nach innen (Endoskopie) widerlegen. Technik und technisches Können unterstützen hierbei die Persönlichkeit des Arztes. Kürzer: Exploration und Untersuchung sollten von einem Arzt erfolgen. Sind durch Ösophagogastroduodenoskopie, Koloskopie und Sonographie an einem Vormittag maligne Veränderungen ausgeschlossen, so kann das therapeutische Gespräch beginnen. Ansätze sind körperliche Bewegung und die Ernährung. Während sich die naturgewollte Freiheit des Nimrods auf die Bewegung zwischen Stuhl und Stuhlgang rarifizierte, hat sich der Masseter an strohhalmfertige Tankstellennahrung angepaßt. Beide Komponenten führen zu einem Überdruß des Intestinums mit möglicherweise nervaler und hormoneller Rückkopplung, und zu einer negativen Beeinflussung der in der Einleitung erwähnten vegetativen Grundfunktionen. Der Streß wird als magischer Auslöser allen Übels sicher überbewertet.
Ist also nach Ausschluß organischer Ursachen die Krebsangst genommen, kann man sich im Gespräch der Lebensweise des Patienten zuwenden. Hierbei ist immer wieder auffallend, wie sehr extreme Lebensformen als normal empfunden werden.

4 Körperliche Bewegung

Falls Atmung und Kreislauf es zulassen, sollte jede kurzstreckige mechanische Fortbewegungsart (Aufzüge, Rollbänder usw.) gemieden werden. Bei der zusätzlichen körperlichen Bewegung kommt es in keiner Weise auf eine Leistungsorientierung an. Sie sollte frei von jeder zeitlichen Absprache und ohne jeden äußeren Zwang durchgeführt werden können. Obwohl Schwimmen der gleichmäßigen Durchbewegung und der Unterstützung des Kreislaufes am ehesten entgegenkommt, sind die Umstände (Massenbetrieb in Schwimmbädern, Einhalten der Badezeiten usw.) für die meisten Patienten wenig erfreulich. Mannschaftssportarten sind von einer zeitlichen Absprache abhängig, was sich bei terminlichen Schwierigkeiten negativ auswirken könnte. Im allgemeinen hat sich weltweit Jogging als eine Sportart erwiesen, die ohne jede Leistungsanforderung zu jeder verfügbaren Zeit durchgeführt werden kann. 15 min pro Tag, anfangs im Trimmtrab, sind voll ausreichend. Einziges notwendiges Requisit sind Joggingschuhe, um die anfangs ungewohnte Belastung der Gelenke abzuschwächen. Diese zusätzliche Bewegung sollte lebenslang erfolgen. Sie führt zu innerer Entspannung, einer Stabilisierung zu niedriger Blutdrucklagen und fördert deutlich das Wohlbefinden.

5 Ernährung

Jede exzessiv betriebene Ernährungsform und Einnahme von Genußmitteln muß gemieden werden. Liegt kein Leberschaden vor, so ist Alkohol bis 30 g pro Tag erlaubt. Der Zigarettenkonsum muß lebenslang eingestellt werden. Die Ernährung sollte aus einer gemischten Kost in kleineren Portionen bestehen. Da sich die Unverträglichkeit bestimmter Nahrungsmittel bei Patienten mit funktionellen Störungen in typischer Weise unvorhersehbar ändert, sollten auch von speziell unverträglichen Nahrungsmitteln durchaus kleinere Mengen gegessen werden. Alle strengen Nahrungsrichtlinien werden zwar primär von den Patienten als helfend empfunden, führen jedoch später in eine die psychische Grundsituation nicht stabilisierende Zwangslage. Typische Reizmagenbeschwerden gehen bei vielen Patienten auch unter Verabreichung von darmfüllenden Substanzen zurück. Ob dies ein Placeboeffekt ist oder ob dadurch eine generelle Beruhigung der spastischen Motilität im Gastrointestinaltrakt erfolgt, ist nicht bekannt. Wir empfehlen demnach auch Patienten mit sog. Reizmagen die Einnahme von 10–20 g Kleie in 3 Einzelportionen oder 1–3 mal 5 g Plantago-Psyllium (Mucofalk) pro Tag. Eine Mischtherapie aus Kleie und Plantago-Psyllium wird von vielen Patienten bevorzugt.

6 Medikamentöse Therapie

Eine medikamentöse Therapie mit sicherer Wirkung gibt es nicht. Im allgemeinen hat es sich jedoch durchgesetzt, daß bei Völlegefühl, Aufstoßen und Brechreiz zu Metoclopramid (Paspertin) oder Bromoprid (Cascapride) gegriffen wird und bei Nüchternschmerz und Brennen ein Antazidum mit hoher Pufferkapazität (Maaloxan, Riopan, Solugastril) in einer relativ niedrigen Dosierung (3 mal 1 Eßl. oder 1 Beutel) jeweils 1 h nach dem Essen verabreicht wird. Placebopräparate können in einem hohen Prozentsatz ähnliche Erfolge erzielen. Die medikamentöse Therapie ist nur kurzzeitig bei entsprechenden Symptomen anzuwenden. Cimetidin besitzt bei der Therapie des Reizmagens keinen gesicherten Stellenwert.

7 Langzeitführung

Die Langzeitführung des Patienten findet demnach ihr wesentliches Ziel darin, daß der Arzt ihn immer wieder auf das „Normale" hinweist. Da in der Regel eine kleine Psychotherapie vollkommen ausreichend ist, sollte der Psychotherapeut nur bei sehr schwierigen Patienten bemüht werden. Bei innerlichen Verspannungen hat sich $^1/_2$ Tbl. Lexotanil 6 1 h vor dem Schlafengehen bewährt. Diese Medikation sollte jedoch maximal über 4 Wochen erfolgen.

Es wird immer wieder darauf hingewiesen, daß erneute Untersuchungen zum Ausschluß hinzugetretener organischer Veränderungen dann notwendig seien, wenn sich das Beschwerdebild deutlich ändert. Da aber gerade der Wechsel der Symptome für das Krankheitsbild typisch ist, empfehlen wir dieses Vorgehen nur bei Blutungen, starken viszeralen Schmerzen und bei jedem somatischen Schmerz. Ansonsten halten wir die Wiederholung der zu Beginn der Therapie geforderten Untersuchungen bei weiterbestehendem Beschwerdebild nur alle 3 Jahre für notwendig.

Literatur

1. Fahrländer H (1978) Funktionelle Magen-Darm-Beschwerden. Dtsch Med Wochenschr 103:639
2. Franken FH (1978) Irritables Kolon. Dtsch Med Wochenschr 103:665–668
3. Hafter E (1978) Praktische Gastroenterologie, 6. Aufl. Thieme, Stuttgart
4. Hentsch F (1982) Funktionelle Oberbaucherkrankungen. Diagnostik 15:53–58
5. Kinzlmeier H, Freitag H (1976) Zur Frage der funktionellen Achlorhydrie. Z Gastroenterol 14:480–486
6. Miederer SE (1978) Histotopographie der Magenschleimhaut – Endoskopisch-bioptische Untersuchungen und Funktion, 2. Aufl. Thieme, Stuttgart

Kapitel 51

Die Langzeitbehandlung des Reizdarms

H. Fahrländer

1 Problemstellung

Im Gegensatz zu den gastroduodenalen Geschwüren, den chronisch-entzündlichen Darmkrankheiten und anderen morphologisch definierbaren, organischen Magen-Darm-Leiden liegt dem Reizdarm kein licht- oder elektronenmikroskopisch faßbares Substrat zugrunde. Die den Reizdarm ausmachenden Beschwerden sind auf Störungen der Darmmotilität, auf nichtinfektiöse Störungen der Sekretion im Dünn- und Dickdarm und mindestens teilweise auf eine abnorme Schmerzperzeption zurückzuführen. Die Ursache dieser Beschwerden liegt immer in einer Störung des seelischen Gleichgewichts. Funktionelle Darmbeschwerden sind eine Form der jedem Menschen zur Verfügung stehenden und damit normalen Körpersprache, mit der psychische Inhalte averbal ausgedrückt werden. Einige häufige andere Formen der Körpersprache sind in Tabelle 1 zusammengestellt. Die Körpersprache zeichnet sich im Gegensatz zum verbalen Ausdruck und zur Mimik und Gestik durch ihren hohen Wahrheitsgehalt und die fehlenden Verstellungsmöglichkeiten aus.

Tabelle 1. Häufige „vegetative" Beschwerden

- Schlafstörungen
- Kopfschmerzen
- Appetitstörungen — Heißhunger / Anorexie
- Schwitzen, Fröstelgefühle
- Herzklopfen
- Stechende, nicht atemabhängige Thoraxschmerzen
- Reizblase
- Menstruationsstörungen

485

Reizdarmbeschwerden treten meist intermittierend und nur selten lang-
dauernd auf. Eine Langzeitbehandlung ist selten notwendig. Das
Schwergewicht jeder Reizdarmbehandlung liegt nicht im medikamentösen Bereich, sondern im Einsatz geeigneter und individuell angepaßter
diagnostischer Maßnahmen und einfacher Diätverordnungen.

2 Diagnose

Die Symptome des Reizdarms bestehen aus stechenden, brennenden, oft
krampfartigen Schmerzen im rechten und linken Unterbauch sowie im
Bereich beider Kolonflexuren, aus Blähungsgefühl mit oder ohne vermehrten Gasgehalt des Darms, aus Obstipation und/oder schleimigen
oder sogar wäßrigen Durchfällen, die oft im Wechsel mit Obstipation
auftreten. Diese Beschwerden treten oft gleichzeitig mit anderen Formen
der Körpersprache auf. Aus differentialdiagnostischen Gründen hat es
sich als nützlich erwiesen, die Reizdarmbeschwerden einzuteilen in:

a) Reizdarm mit Schmerzen, Obstipation und/oder schleimigen Durchfällen,
b) Reizdarm mit wäßrigen Durchfällen und nur geringen oder fehlenden Schmerzen.

Die Diagnose Reizdarm darf nur gestellt werden, wenn eine organische
Erkrankung des Dünn- und Dickdarms durch radiologische, endosko-

Tabelle 2. Differentialdiagnose des Reizdarms mit wäßrigen Durchfällen

1) Übersehene Darmkrankheiten:
   - Enterocolitis regionalis Crohn
   - gluteninduzierte Enteropathie
   - Gallensäureverluste

2) Endokrine Erkrankungen:
   - Hyperthyreose
   - medulläres Schilddrüsenkarzinom
   - peptidhormonproduzierende Tumoren

3) Uneingestandener Laxantienabusus

4) Laktoseintoleranz

5) Nebenwirkungen von Medikamenten:
   - Antibiotika
   - Eisenpräparate u. a.

6) Nahrungsmittelallergien, Pseudoallergien auf Nahrungsmitteladditive

7) Intestinale Hypersekretion auf normale Gallensäuremengen

pisch-bioptische, bakteriologische und parasitologische Untersuchung ausgeschlossen wurde. Bei wäßrigen Durchfällen muß zusätzlich eine Reihe von Erkrankungen erwogen werden, die sich mit den genannten Routinemethoden nicht erfassen lassen (Tabelle 2). Es sind dies endokrine Erkrankungen, v. a. die Hyperthyreose, der uneingestandene Laxantienabusus, die Laktoseintoleranz sowie Nebenwirkungen von Medikamenten, insbesondere von Antibiotika. Wäßrige Durchfälle ohne morphologisches Substrat können auch durch Nahrungsmittelallergien und Pseudoallergien auf Nahrungsmitteladditive hervorgerufen werden [12]. Es wurden einige Fälle beschrieben, bei denen die wäßrigen Durchfälle durch ein abnormes Ansprechen intestinaler Sekretionsmechanismen auf normale Gallesäuremengen verursacht waren [29, 44].

3 Häufigkeit

Durch Fragebogenaktionen konnte nachgewiesen werden, daß 20–50% der Normalbevölkerung aller Altersklassen, Frauen etwas häufiger als Männer, gelegentlich über Reizdarmbeschwerden zu klagen haben [19, 45]. Drossman et al. [11] fanden bei Studenten und Krankenhauspersonal unter psychischem Streß eine Änderung des Stuhlverhaltens in ca. 70%, Bauchschmerzen in ca. 54% der Befragten; ein Arzt wurde deswegen nur von 20% der Betroffenen aufgesucht. In einem ambulanten gastroenterologischen Patientenkollektiv machen Patienten mit Reizdarm etwa 20% aus [13, 42]. Der Unterschied zwischen gesund und krank liegt beim Reizdarm nicht allein im Bereich der Symptome, sondern in der fehlenden oder vorhandenen Bereitschaft des Betroffenen, seine Beschwerden zu tolerieren. Die Toleranzgrenze wird i. allg. dann überschritten, wenn die seelischen Spannungen zunehmen oder die Grenze der Belastbarkeit erreicht wird.

4 Pathophysiologie

Die Motilität des Dünn- und Dickdarms wird gesteuert:
1) durch Eigenschaften der glatten Muskulatur, deren einzelne Fasern untereinander synzytial verbunden sind und die unter dem dauernden Einfluß eines muskulären Schrittmachers stehen;
2) durch die Peptide und Aminosäuren, die im APUD-System der Mukosa gebildet werden;
3) durch das intramurale Nervensystem des Darms, dessen submuköse Anteile als Meissner-Plexus und dessen zwischen Ring- und Längsmuskulatur liegende Anteile als Auerbach-Plexus bezeichnet werden.
Dieses intramurale Nervensystem steuert zusammen mit den Substanzen des APUD-Systems auch die intestinale Sekretion. Langley (zit.

nach [16]) hat schon 1921 die Besonderheiten des intramuralen Nervensystems der Speiseröhre, des Magens, des Dünndarms und des Dickdarms herausgestellt und neben dem sympathischen und parasympathischen Fasersystem als dritten Anteil ("third division") des autonomen Nervensystems bezeichnet. Wie schon lange bekannt, funktioniert es nach vollständiger Durchtrennung afferenter und efferenter, sympathischer und parasympathischer Fasern autonom und regelt unabhängig von zentralnervösen Einflüssen Motilität und Sekretion in den abdominellen Hohlorganen. Die Komplexität dieses ca. 10^8 Neuronen umfassenden und nach Art eines vereinfachten Gehirns [17, 46] funktionierenden Systems wurde aber erst in den letzten Jahren erkannt, als es nacheinander gelang, in Neuronen und Axonen neben Acetylcholin und Noradrenalin auch ATP, Serotonin, Dopamin, VIP, Enkephalin, Somatostatin, Substanz P, Bombesin, Neurotensin und andere Peptide als Neurotransmitter nachzuweisen [16, 38]. Von keinem dieser Transmitter außer von Acetylcholin ist bisher die genaue, exzitatorische, inhibitorische oder modulierende Funktion bekannt. Viele wirken anscheinend interneuronal und übertragen auch Informationen aus Mechano- und Osmorezeptoren des Darmlumens. Das intramurale Nervensystem regelt die intestinale Peristaltik, Resorption und Sekretion mittels kurzer Reflexe autonom. Die zentralnervösen, cholinergischen und noradrenergen Signale haben nur modulierende, im Normalfall koordinierende Einflüsse. Sie können aber, wie im Fall des Reizdarms, auch deregulierend wirken. Allerdings weiß man noch nicht, ob die beim Reizdarm beschriebenen, abnormen myoelektrischen Aktivitäten durch zentralnervöse Einflüsse allein verursacht sind oder ob dabei auch angeborene oder erworbene Verschiebungen innerhalb der Neurotransmitter des darmeigenen Nervensystems mitspielen [24, 40, 43]. Die Spezifität der bei Reizdarm gefundenen myoelektrischen Veränderungen ist ebenfalls umstritten [1, 23, 27]. Wegen dieser noch ungeklärten Fragen wäre es durchaus möglich, daß bestimmte Formen des Reizdarms, v. a. die mit wäßrigen Durchfällen einhergehenden, zu einem späteren Zeitpunkt auf abgrenzbare Veränderungen innerhalb des beschriebenen Transmittersystems zurückgeführt werden könnten, dies um so mehr als über die gegenseitigen Beziehungen zwischen den durch das APUD-System in der Mukosa produzierten endokrin und parakrin wirkenden Peptidhormonen und den teilweise identischen Neurotransmittern kaum etwas bekannt ist.

5 Reizdarm und Psyche

Die enge Verflechtung zwischen Reizdarm und seelischen Spannungen wurde literarisch von Axel Munthe im *Buch von San Michele,* wissenschaftlich u. a. von Almy et al. [2], Grace et al. [18], Chaudhary u. Truelove [8] und vielen anderen nachgewiesen und in den letzten Jahren durch experimentelle Untersuchungen bestätigt [26, 28]. Von zentraler Bedeutung für die Führung von Patienten mit Reizdarm ist die Tatsache, daß die Zunahme der seelischen Spannungen, die zu verstärkten Beschwerden und deshalb zur Konsultation des Arztes führen, nicht primär psychischen Ursprungs sein muß, sondern daß auch extraintestinale, organische Erkrankungen, wie maligne Tumoren des Magens oder des retroperitonealen Raums, gastroduodenale Geschwüre, Stoffwechselerkrankungen und endokrine Leiden, eine unbestimmte seelische Alarmreaktion und damit Reizdarmbeschwerden auslösen können. Dies gilt namentlich bei älteren Leuten, die neu an solchen Beschwerden erkranken, kommt aber auch bei Jugendlichen vor. Langzeitbeobachtungen zeigen, daß Reizdarmbeschwerden beim gleichen Patienten durch verschiedene Ursachen ausgelöst werden können. Als Beispiel sei eine Frau genannt, bei der vorbestehende Reizdarmbeschwerden erstmals durch ein Ulcus duodeni so verstärkt wurden, daß ein Arzt aufgesucht wurde. 10 Jahre später traten die gleichen Beschwerden ohne Ulkus im Zusammenhang mit der tödlichen Erkrankung des Ehemanns auf und verstärkten sich erneut mehrere Jahre später, als ein 2 Jahre zuvor entferntes Mammakarzinom manifest metastasierte. Symptomwechsel – andere Schmerzlokalisation, Ablösung der Obstipation durch Durchfälle, neu auftretende Blähbeschwerden – kann eintreten, ohne daß die auslösende Ursache wechselt.

6 Therapie

6.1 Abklärung = Therapie

Unabhängig davon, ob die Reizdarmbeschwerden erst kurz oder schon seit langem bestehen, konsultiert der Patient seinen Arzt mit der oft nicht zugegebenen Angst, an einer organischen Krankheit, v. a. an einem Karzinom, zu leiden. Wie oben angeführt, ist dies nicht unberechtigt, auch wenn Dünn- und Dickdarm organisch intakt sind. Das Schwergewicht der Therapie des Reizdarms liegt deshalb im Ausräumen dieser Befürchtungen durch eine gründliche Allgemeinuntersuchung verbunden mit gezielten diagnostischen Maßnahmen, die auch die Psyche des Patienten miteinbeziehen müssen. Das die Untersuchung abschließende ausführliche therapeutische Gespräch erbringt oft langdauernde Beschwerdefreiheit.

6.2 Diätetische Behandlung

Im Zentrum der diätetischen Behandlung des Reizdarms steht die Verordnung von Weizenkleie, deren günstige Wirkung darauf beruht:

- daß sie eine langsame Transitzeit beschleunigt und eine beschleunigte verlangsamt [7, 10, 20, 31],
- daß sie den Druck im Kolon beim Menschen und im Tierversuch herabsetzt [6, 15].
- Kleie wirkt in grober und wenig bearbeiteter Form besser als in aufgearbeiteter [5, 22].

Die Weizenkleie gehört zur großen Gruppe von Fasersubstanzen, die aus Zellulose, Hemizellulosen und Ligninen bestehen und auch Pektine und pflanzliche Schleime umfassen. Chemisch handelt es sich um stark verzweigte Kohlehydrate. Sie werden im menschlichen Darm ähnlich wie im Magen von Wiederkäuern bakteriell abgebaut, wobei aus Hexosen und Pentosen neben H_2 und Methan auch niedermolekulare Fettsäuren gebildet werden. Mittels Perfusionsversuchen wurde gezeigt, daß der menschliche Darm entgegen früheren Annahmen Essigsäure, Buttersäure und Propionsäure resorbiert [25]. Die menschlichen Kolonozyten metabolisieren die aus dem Darmlumen resorbierten niedermolekularen Fettsäuren intensiver als die durch die Blutbahn zugeführten Metaboliten [4, 9, 35, 36]. Niedermolekulare Fettsäuren entstehen nicht nur durch den bakteriellen Abbau von Fasersubstanzen, sondern auch aus dem bakteriellen Abbau von Glykoproteinen [33] sowie aus den 10–20% Kohlehydraten, die den Dünndarm nach Einnahme von Brot und Teigwaren unresorbiert passieren [3]. Entgegen früheren Annahmen ist es nicht das Wasserbindungsvermögen der Faserstoffe, das die Änderung der Transitzeit und die Erhöhung des Stuhlvolumens verursacht. Pektin beispielsweise nimmt sehr viel Wasser auf, verändert die Transitzeit aber nicht [41].
Ein praktischer Vorteil der Kleieverordnung liegt darin, daß die Kleie im Lebensmittelhandel billig erhältlich ist und darum die viele Langzeitbehandlungen komplizierenden Hürden wie Konsultation beim Arzt, Rezeptpflicht, Erlegung eines relativ hohen Preises wegfallen.

6.3 Medikamentöse Behandlung des Reizdarms

Trotz häufiger Anwendung haben die Anticholinergika keinen gesicherten Platz in der Behandlung des Reizdarms. Ihre Wirkung ist schwer beurteilbar [21]. Zusatz von Anticholinergika zur Basisbehandlung mit Fasersubstanzen bringt keinen therapeutischen Gewinn [14, 34]. Sind die

Reizdarmbeschwerden offensichtlich mit Angst und Erschöpfungszuständen verbunden oder sind sie Ausdruck einer latenten oder manifesten Depression, so wird man je nach individueller Gegebenheit gezielt entsprechende Psychopharmaka einsetzen. Kontrollierte Untersuchungen gibt es darüber nicht. Für die Behandlung funktioneller Durchfälle haben sich sowohl Loperamid als auch Diphenoxylat in Doppelblindversuchen als wirksam erwiesen [30, 32, 39]. Loperamid wirkt über die Opiatrezeptoren [37]. Der Gehalt der Enterozyten an zyklischem AMP verändert sich unter Loperamid nicht.

Literatur

1. Almy TP (1982) The first olive. Gastroenterology 83:701–702
2. Almy TP, Abbott FK, Hinkle LE (1950) Alterations in colonic function in man under stress; hypomotility of sigmoid colon, and its relationship to mechanism of functional diarrhea. Gastroenterology 15:95–103
3. Andersson IH, Levine AS, Levitt MD (1981) Incomplete absorption of the carbohydrate in all-purpose wheat flour. N Engl J Med 304:891–892
4. Argenzio RA (1981) Short-chain fatty acids and the colon. Dig Dis Sci 26:97–99
5. Brodribb AJM, Groves C (1978) Effect of bran particle size on stool weight. Gut 19:60–63
6. Brodribb AJM, Condon RE, Cowles V, DeCosse JJ (1979) Effect of dietary fiber on intraluminal pressure and myoelectrical activity of left colon in monkeys. Gastroenterology 77:70–74
7. Burkitt DP, Walker ARP, Painter NS (1974) Dietary fiber and disease. JAMA 229:1068–1074
8. Chaudhary NA, Truelove SC (1962) The irritable colon syndrome. A study of the clinical features, predisposing causes and prognosis in 130 cases. Q J Med 31:307–322
9. Cummings JH (1981) Short chain fatty acids in the human colon. Gut 22:763–779
10. Cummings JH, Jenkins DJA, Wiggins HS (1976) Measurement of the mean transit time of dietary through the human gut. Gut 17:210–218
11. Drossman DA, Sandler RS, McKee DC, Lovitz AJ (1982) Bowel patterns among subjects not seeking health care. Use of a questionnaire to identify a population with bowel dysfunction. Gastroenterology 83:529–534
12. Fahrländer H (1982) Die Nahrungsmittelallergien. Dtsch Med Wochenschr 107:1892–1897
13. Ferguson A, Sircus W, Eastwood MA (1977) Frequency of "functional" gastrointestinal disorders. Lancet II:613–614
14. Fielding JF (1982) The necessity of concurrent high dietary fibre intake when testing for drug efficacy in the irritable bowel syndrome. Gastroenterology 82:1056
15. Findlay JM, Smith AN, Mitchell WD et al. (1974) Effects of unprocessed bran on colon function in normal subjects and in diverticular disease. Lancet I:146–149
16. Furness JB, Costa M (1980) Types of nerves in the enteric nervous system. Neuroscience 5:1–20
17. Gershon MD, Erde SM (1981) The nervous system of the gut. Gastroenterology 80:1571–1594
18. Grace WI, Wolf S, Wolff HG (1951) Life situations, emotions and colonic function. In: Grace WI et al. (eds) The human colon. Hoeber, New York, pp 85–115
19. Hammond EC (1964) Some preliminary findings on physical complaints from a prospective study of 1,064,004 men and women. Am J Publ Health 54:11–23

20. Harvey RF, Pomare EW, Heaton KW (1973) Effects of increased dietary fibre on intestinal transit. Lancet I:1278–1280
21. Ivey KJ (1975) Are anticholinergics of use in the irritable colon syndrome? Gastroenterology 68:1300–1307
22. Kirwan WO, Smith AN, McConnell AA et al. (1974) Action of different bran preparations on colonic function. Br Med J IV:187–189
23. Latimer P, Sarna S, Campbell D et al. (1981) Colonic motor and myoelectrical activity: A comparative study of normal subjects, psychoneurotic patients, and patients with irritable bowel syndrome. Gastroenterology 80:893–901
24. Lux G, Femppel J, Lederer PC et al. (1981) Diagnostik des irritablen Kolons. Manometrische und myographische Untersuchungen. Dtsch Med Wochenschr 106:994–998
25. McNeil NI, Cummings JH, James WPT (1978) Short chain fatty acid absorption by the human large intestine. Gut 19:819–822
26. McRae S, Younger K, Thompson DG, Wingate DL (1982) Sustained mental stress alters human jejunal motor activity. Gut 23:404–409
27. Meunier P, Rochas A, Lambert R (1979) Motor activity of the sigmoid colon in chronic constipation: comparative study with normal subjects. Gut 20:1095–1101
28. Narducci F, Snape WJ, Battle WM et al. (1982) Stimulation of colonic myoelectric activity by emotional stress in healthy subjects and the irritable bowel syndrome: Effect of pretreatment with Librium. Gastroenterology 82:137
29. Oddsson E, Rask-Madsen J, Krag E (1978) A secretory epithelium of the small intestine with increased sensitivity to bile acids in irritable bowel syndrome associated with diarrhoea. Scand J Gastroenterol 13:409–416
30. Palmer KR, Corbett CL, Holdsworth CD (1980) Double-blind cross-over study comparing loperamide codeine and diphenoxylate in the treatment of chronic diarrhea. Gastroenterology 79:1272–1275
31. Payler DK, Pomare EW, Heaton KW, Harvey RF (1975) The effect of wheat bran on intestinal transit. Gut 16:209–213
32. Pelemans W, Vantrappen G (1976) A double blind crossover comparison of loperamide with diphenoxylate in the symptomatic treatment of chronic diarrhea. Gastroenterology 70:1030–1034
33. Perman JA, Modler S (1982) Glycoproteins as substrates for production of hydrogen and methane by colonic bacterial flora. Gastroenterology 83:388–393
34. Ritchie JA, Truelove SC (1979) Treatment of irritable bowel syndrome with lorazepam, hyoscine butylbromide and ispaghula husk. Br Med J I:376–378
35. Roediger WEW (1980) Role of anaerobic bacteria in the metabolic welfare of the colonic mucosa in man. Gut 21:793–798
36. Roediger WEW, Moore A (1981) Effect of short-chain fatty acid on sodium absorption in isolated human colon perfused through the vascular bed. Dig Dis Sci 26:100–106
37. Sandhu BK, Tripp JH, Candy DCA, Harries JT (1981) Loperamide: studies on its mechanism of action. Gut 22:658–662
38. Schultzberg M, Hökfelt T, Nilsson G et al. (1980) Distribution of peptide- and catecholamine-containing neurons in the gastro-intestinal tract of rat and Guinea-pig: Immunohistochemical studies with antisera to substance P, vasoactive intestinal polypeptide, enkephalins, somatostatin, gastrin/cholecystokinin, neurotensin and dopamine β-hydroxylase. Neuroscience 5:689–744
39. Shee CD, Pounder RE (1980) Loperamide, diphenoxylate and codeine phosphate in chronic diarrhoea. Br Med J 280:524
40. Snape WJ, Carlson GM, Matarazzo SA, Cohen S (1977) Evidence that abnormal myoelectrical activity produces colonic motor dysfunction in the irritable bowel syndrome. Gastroenterology 72:383–387

41. Stephen AM, Cummings JH (1979) Water-holding by dietary fibre in vitro and its relationship to faecal output in man. Gut 20:722–729
42. Switz DM (1976) What the gastroenterologist does all day. A survey of a state society's practice. Gastroenterology 70:1048–1050
43. Taylor I, Darby C, Hammond P, Basu P (1978) Is there a myoelectrical abnormality in the irritable colon syndrome? Gut 19:391–395
44. Taylor I, Basu P, Hammond P et al. (1980) Effect of bile acid perfusion on colonic motor function in patients with the irritable colon syndrome. Gut 21:843–847
45. Thompson WG, Heaton KW (1980) Functional bowel disorders in apparently healthy people. Gastroenterology 79:283–288
46. Wood JD (1981) Physiology of the enteric nervous system. In: Johnson LR (ed) Physiology of the gastrointestinal tract. Raven, New York, pp 1–37

Funktionelle Syndrome (Reizmagen, Colon irritabile, Obstipation) – Konsequenzen und praktisches Vorgehen

W. Dölle

1 Gesicherte Erkenntnisse

1.1 Definitionen und Pathogenese

Funktionelle Störungen des Gastrointestinaltrakts zeichnen sich durch häufiges Vorkommen und Chronizität aus. Die Syndrome des Reizmagens und des Colon irritabile werden zweckmäßigerweise unter dem Begriff des irritablen Magen-Darm-Kanals zusammengefaßt. Es handelt sich um einen Krankheitszustand, bei dem einerseits ein mehr auf den Magen zu beziehender Symptomenkomplex, andererseits eine mehr auf das Kolon weisende Symptomatik vorherrscht. Bei Beschwerden von Seiten des oberen Gastrointestinaltrakts spricht man auch von Dyspepsie ohne Ulkus ("non-ulcer-dyspepsia"). Dabei können bekanntlich beim einzelnen Patienten nacheinander, im Wechsel oder auch gleichzeitig beide Krankheitsbilder (Reizmagen und Colon irritabile) gefunden werden. Sehr häufig finden sich auch Störungen vegetativer Funktionen außerhalb des Magen-Darm-Trakts.
Nach wie vor ist das Krankheitsbild negativ definiert, d. h. es handelt sich immer um eine sog. Ausschlußdiagnose. Auch der Nachweis, daß gewisse Symptome wie Nachlassen des Schmerzes nach der Defäkation, dünnere und häufigere Stuhlentleerungen beim Einsetzen von Schmerzen, Meteorismus und der Abgang von Schleim sowie das Gefühl einer unvollständigen Darmentleerung häufiger bei funktionellen als organischen Erkrankungen vorkommen, ändert nichts an der Notwendigkeit zum diagnostischen Ausschluß organischer Erkrankungen.
Für den Alltag in Praxis und Klinik hat sich auch aus den neueren Erkenntnissen über die Pathophysiologie von Reizmagen, Colon irritabile und Obstipation nichts geändert. Der Nachweis einer angenommenen Sensibilitätsstörung beim Reizmagen, einer beschleunigten Tätigkeit des motorischen Schrittmachers des Magens und einer Entleerungsstörung

ist routinemäßig nicht möglich. Außerdem ist unbekannt, in welchem Umfang solche Motilitätsstörungen beim Reizmagensyndrom tatsächlich vorkommen. Auch die Störungen der myoelektrischen Aktivität des Sigmas beim Colon irritabile entziehen sich der Routinediagnostik und bleiben bekanntlich auch unter erfolgreicher Therapie bestehen. Das gleiche gilt für die Messung der Motorik im Dickdarm und der Empfindungsschwelle für Dehnungsreize sowie für den Nachweis einer geänderten Reaktion auf gastrointestinale Hormone.

Die chronische Obstipation kann als ein Symptom zum Syndrom des irritablen Magen-Darm-Kanals gehören. Das Syndrom des irritablen Kolons umfaßt jedoch zusätzlich noch Schmerzen und Mißempfindungen im Abdomen und kann auch mit Durchfall (emotionelle Diarrhö) einhergehen. Nach wie vor lassen sich für die chronische Obstipation 2 Pathomechanismen in Anspruch nehmen:

1) eine Passageverlangsamung im Kolon mit abnorm lebhafter Kontraktionstätigkeit im Sigma und zu starken segmentalen Kontraktionen,
2) ein gestörter Defäkationsreflex (Dyschezie).

Die möglichen Ursachen reichen von Abführmittelanwendung unter falscher Vorstellung über die normale Stuhlentleerung, Mangel an körperlicher Bewegung und an Ballaststoffen in der Nahrung bis hin zu Auswirkungen von Medikamenten und Assoziation mit anderen Erkrankungen.

Die Bedeutung *psychischer Faktoren* für Entstehung, Verlauf und Therapie funktioneller gastrointestinaler Syndrome ist unbestritten. Oft haben die Symptome die Funktion, das psychische Gleichgewicht in Form des Versuchs einer Selbstheilung zu stabilisieren. Dieser Umstand unterstreicht die besondere Bedeutung der Arzt-Patient-Beziehung bei solchen Kranken, da das Konzept der Krankheit als Selbstheilungsversuch therapeutische Probleme aufwirft. Auch hier gilt natürlich die Forderung nach dem Ausschluß psychiatrischer Erkrankungen, die einer entsprechenden Diagnostik und Therapie durch den Facharzt bedürfen.

1.2 Epidemiologie

Es ist wichtig zu wissen, daß Störungen der Darmfunktion relativ häufig vorkommen und deshalb der Arzt nicht oder nur gelegentlich aufgesucht wird. So fand sich in der Studie von Drossman et al. [4] in einer Population von 789 Studenten und Krankenhausangestellten eine Stuhlfrequenz zwischen 3 Stühlen/Tag und 3 Stühlen/Woche bei 94,2%. 17,1% hatten eine Dysfunktion des Darms, wobei in dieser Gruppe die Frauen überwogen und häufiger Streßabhängigkeit und Abführmittelgebrauch

angegeben wurde. Untersuchungen über sog. geringfügige Gesundheits-
störungen haben gezeigt, daß 80% von Personen mit Beschwerden nicht
von einem Arzt gesehen werden, daß 15% einen Arzt in der Praxis aufsuchen und nur 5% im Krankenhaus diagnostiziert und behandelt werden [6]. Schlüsselt man nach Art und Häufigkeit gesundheitlicher Störungen auf, stehen Beschwerden von Seiten des Verdauungsapparats in
Deutschland mit 14,1% an 3. Stelle hinter Schmerzen mit 28,2% und
Kopfweh mit 22,7% [1]. Auch bei einer Untersuchung über die Selbstbehandlung und Selbstmedikation medizinischer Laien zeigte sich, daß Beschwerden des Magen-Darm-Bereichs (z. B. Bauchschmerzen, Durchfall, Verstopfung, Magenverstimmung) mit 34,6% hinter Erkältungs-
krankheiten und deren Symptomen mit 76,1% und Kopfschmerzen/
Migräne mit 47,8% lagen [2].
Befindensstörungen und Befunde, wie sie unter der Diagnose „funktio-
nelles Syndrom im Bereich des Magen-Darm-Kanals" subsumiert werden, kommen also sehr häufig vor und veranlassen nur einen kleinen Teil
der davon befallenen Menschen, einen Arzt aufzusuchen.
Natürlich kann die Definition von „Krankheit" nicht von der Entscheidung einer Person abhängen, einen Arzt aufzusuchen. Dennoch ist zu
akzeptieren, daß mit dem Entschluß, zum Arzt zu gehen, ein Mensch
entschieden hat, daß bestimmte Symptome für ihn Krankheitswert haben, auch wenn sie bei vielen anderen Menschen häufig vorkommen, ohne daß sich diese dadurch krank fühlen.

2 Diagnostik

Umfang und Häufigkeit diagnostischer Maßnahmen zum *Ausschluß organischer Erkrankungen* stehen oft in umgekehrtem Verhältnis zur Erfahrung des Arztes und seinem Vertrauen in die Sicherheit seiner Diagnose. Neuere Nachuntersuchungen an 77 von 84 überlebenden Patienten mit dem irritablen Darmsyndrom haben jedoch bestätigt, daß die
Diagnose mit einem akzeptablen Maß an Sicherheit gestellt werden
kann, und auch nach 7 Jahren nur bei 4 dieser 77 Kranken eine andere
Diagnose gestellt werden mußte. Zum diagnostischen Vorgehen im einzelnen s. Kap. 48.

3 Therapiemöglichkeiten

Die Therapie funktioneller Erkrankungen des Magen-Darm-Trakts hat
immer auf den psychosomatischen Aspekt des Leidens Rücksicht zu

nehmen. Für den Allgemeinarzt wie für den Internisten oder Gastroenterologen ist wichtig, daß von der ersten Begegnung mit dem Patienten an ein *Vertrauensverhältnis* aufgebaut wird. Dafür ist entscheidend, daß der Arzt die vom Patienten vorgetragenen Symptome akzeptiert und auch damit rechnet, daß der Patient mit Kränkung reagiert, wenn er auf den Zusammenhang zwischen seinen Symptomen und seinen Problemen hingewiesen wird. Im Einzelfall kann es für einen Patienten u. U. sogar einfacher sein, mit seinen Symptomen zu leben als die zugrundeliegenden Konflikte zu erkennen und zu bearbeiten, sobald er über die gute Prognose seiner Beschwerden aufgeklärt ist.

Von großer Bedeutung ist auch die *Erkennung fehlerhafter Lebensführung* und das Bemühen, hier eine Änderung herbeizuführen. Erst in zweiter Linie kommt die *symptomatische Therapie mit Arzneimitteln* in Betracht.

Dabei gibt es kaum wissenschaftliche Daten, die hier ein detailliertes und in seiner Wirkung als gesichert anzusehendes Therapieschema ermöglichen. Auf Völlegefühl, Aufstoßen und Blähungen von seiten eines funktionell gestörten Magens wirken oft motilitätsbeeinflussende Mittel wie *Metoclopramid* besser; bei Nüchternschmerz und Brennen, ohne daß ein Ulkus vorliegt, sollten *Antazida* gegeben werden; H_2-Rezeptorenblocker sind hier nicht indiziert. Als Basistherapie bei Beschwerden, die vorwiegend auf das Kolon zu beziehen sind, steht die Verordnung von *schlackenreicher Kost und Kleie* im Vordergrund. Wichtig ist, daß keine Notwendigkeit besteht, die Patienten übermäßig viel trinken zu lassen, da die physiologische Flüssigkeitsausscheidung im Magen-Darm-Kanal ausreicht. Erst in zweiter Linie stehen etwa gleichwertig nebeneinander zur Auswahl *Anxiolytika, Antidepressiva und Sedativa* zur Schlafregulierung sowie *Spasmolytika,* wobei Mebeverin und Anticholinergika in Konkurrenz liegen, aber kontrollierte prospektive Studien nur für das Mebeverin publiziert sind. Beim Druchfall schließlich ist *Loperamid* oder *Diphenoxylat* das Mittel der Wahl, während Codein wegen seiner zentralnervösen Wirkung durch diese beiden Medikamente ersetzt wurde (s. auch Kap. 50 und 51).

Bei der Aerophagie, dem Einatmen von Luft in die Speiseröhre, hat sich in vielen Fällen eine krankengymnastische Behandlung mit einer besonderen Technik der *Atemgymnastik* bewährt. Wichtig ist auch, eine Behinderung der Nasenatmung als Ursache auszuschließen und, falls vorhanden, zu behandeln.

Beschwerden von seiten des Magens bei fehlendem endoskopischem und/oder röntgenologischem Ulkusnachweis, aber bei Ulkusanamnese sollten im Rahmen der Ulkuskrankheit gesehen und therapiert werden. Es ist bekannt, daß eine chronische Obstipation die Disposition zur Entwicklung einer Divertikulose und der Divertikulitis fördert. Das unterstreicht die Notwendigkeit zur Diagnostik und Therapie der chronischen Obstipation.

Die *Prognose* der funktionellen Störungen des Magen-Darm-Kanals ist gut. Aus dem irritablen Darmkanal entwickelt sich nie eine chronisch-entzündliche Darmerkrankung, aber die diagnostische Unterscheidung zwischen dem irritablen Darm und einer chronisch-entzündlichen Darmerkrankung kann schwierig sein. Die schmerzlose Diarrhö soll eine bessere Prognose haben als das sog. spastische Kolon, auch soll im Alter eine gewisse Tendenz zur Besserung auftreten. Im übrigen ist der Verlauf häufig durch intermittierend auftretende Beschwerden gekennzeichnet, völlige Heilung ist daher nicht zu erwarten.

7 Jahre nach der ersten Untersuchung hatten 57% der überlebenden Kranken der Nachuntersuchungsstudie von Holmes u. Salter [5] noch ihre Symptome, obwohl die meisten gelernt hatten, damit zu leben.

4 Erfolgskontrolle – Langzeitüberwachung (Tabelle 1)

Eine Langzeitüberwachung ist bei Zweifeln an der Diagnose eines funktionellen Syndroms notwendig. Aus dem chronischen und rekurrierenden Verlauf dieser Krankheitszustände ergibt sich jedoch, daß die Kranken immer wieder den Arzt aufsuchen, weil sie beunruhigt sind. Wie lange kann man sich auf die Ergebnisse der endoskopischen und/oder röntgenologischen Untersuchungen verlassen, ohne – auch bei Symptomwandel oder Verstärkung der Beschwerden – eine neue Untersuchung mit diesen Methoden durchführen zu müssen? Eine Zeitangabe, die sich auf Daten aus Nachuntersuchungen stützen kann, ist nicht möglich. Je-

Tabelle 1. Leitsätze für die Führung eines chronisch Kranken mit einem funktionellen Syndrom im Bereich des Magen-Darm-Kanals

1) Man berücksichtige von Anfang an den psychosomatischen Aspekt der funktionellen Störung

2) Man lasse nie nach, die Diagnose immer wieder in Frage zu stellen, ohne jedoch zu häufige und unnötige Untersuchungen auf somatische Befunde zu unternehmen

3) Man denke an den möglichen Symptomwechsel aus verschiedener Ursache, aber auch daran, daß verschiedene Reize denselben Symptomenkomplex bewirken können

4) Eine ausführliche Aufklärung über die Natur des Leidens sowie die ständige Bereitstellung von verständnisvoller ärztlicher Zuwendung und Eingehen auf den Patienten sind am wichtigsten

5) Die Langzeitbetreuung des Kranken wird von dem Bedürfnis des Patienten nach Hilfe bestimmt. Sie läßt sich deshalb nicht schematisieren

denfalls muß man bei der Langzeitbetreuung bereit sein, seine Diagnose in Frage zu stellen. Ein erneuter diagnostischer Anlauf kann begründet werden durch Symptomwandel oder Verstärkung der Beschwerden. Insbesondere wenn neue Symptome auftreten, die mit der Diagnose eines funktionellen Syndroms nicht vereinbar sind, z. B. Blutabgang aus dem Darm, ist eine entsprechende Diagnostik unerläßlich. Ein Symptomwandel ist aber auch im Langzeitverlauf aus psychosomatischen Ursachen möglich und signalisiert nicht immer eine neue somatische Störung, was diagnostische Probleme bei der Interpretation eines solchen Symptomwandels und der daran zu knüpfenden diagnostischen Maßnahme aufwirft. Mut und Entschlußkraft des Arztes entscheiden oft über das Ausmaß der Diagnostik im Hinblick auf eine rein funktionelle Erkrankung sowohl bei der Erstuntersuchung wie im weiteren Verlauf.

5 Sozialmedizinische Aspekte

Sozialmedizinische Aspekte ergeben sich nur selten aus den funktionellen Syndromen des Magen-Darm-Kanals. Selbstverständlich können bestimmte Bedingungen der Arbeitswelt, z. B. wechselnde Schichtarbeit oder Konflikte am Arbeitsplatz, von entscheidender Bedeutung für die Entstehung und Unterhaltung eines funktionellen Syndroms sein. Dies gilt aber auch für den privaten Bereich der Patienten. Rehabilitationsmaßnahmen oder Kuren dürften nur Sinn haben, wenn das Erlernen einer vernünftigeren Lebensweise, insbesondere auch das Umstellen auf eine bestimmte Ernährungsform, Ziel solcher Maßnahmen ist.

6 Offene Fragen

Wichtigste Forderung für die Zukunft ist die Entwicklung von Methoden zur positiven Diagnose durch Verfahren, die auch routinemäßig angewendet werden können. Dabei darf über der Untersuchung im Laboratorium der Patient als Person auf der Suche nach Verständnis dieser Krankheitszustände nicht vergessen werden [7].
Das gilt auch für die Entwicklung neuer Therapieverfahren. Der Wunsch nach wirklich effektiven und selektiv wirkenden Medikamenten ist immer noch unerfüllt. Auch ist z. B. die Möglichkeit des Biofeedbackverfahrens zur Therapie funktioneller Störungen im Bereich des Magen-Darm-Kanals noch kaum in Ansätzen erprobt worden. Angesichts der großen Zahl von Kranken mit funktionellen Störungen ist diese Patientengruppe besonders geeignet, das Ziel gemeinsamer wissenschaftlicher Anstrengungen von Praxis und Klinik zu werden.

Literatur

1. Anders HJ (1979) Die Gesundheits-Panel-Methode – Ergebnisse, Vergleiche Deutschland/Frankreich. Med Inform 10:416–440
2. Bundesminister für Arbeit und Sozialordnung (Hrsg) (1981) Selbstbehandlung und Selbstmedikation medizinischer Laien. Forschungsberichte, Bd 67
3. Dal Monte PR (1983) Treatment of Non-ulcerative dyspepsia. Hepatogastroenterology 30:1–2
4. Drossman DA, Sandler RS, McKee DC, Lovitz AJ (1982) Bowel patterns among subjects not seeking health care. Use of a questionaere to identifiy a population with bowel dysfunction. Gastroenterology 83:529–534
5. Holmes KM, Salter RH (1982) Irritable bowel syndrome – a safe diagnosis? Br Med J 285:1533–1534
6. Horder J, Horder E (1954) Illness in general practice. Practitioner 173:177–187
7. Thompson WG (1982) Inflammatory bowel disease or irritable bowel syndrome? Can Med Assoc J 127:271–272
8. Thompson WG, Heaton KW (1980) Functional bowel disorders in apparently healthy people. Gastroenterology 79:287–288
9. Walan A (ed) (1982) Non-Ulcer-Dyspepsia. Stockholm
10. Whitehead WE (1978) Biofeedback in the treatment of gastrointestinal disorders. In: Biofeedback and Self-regulation 3. pp 375–384
11. Wiedmann KH, Dölle W (1980) Das irritable Colon: Häufigste funktionelle Störung des Magen-Darm-Kanals. Med Klin 75:442–447

Chronische Hepatitis – Leberzirrhose

Kapitel 53

Epidemiologie und sozioökonomische Bedeutung der chronischen Lebererkrankungen

J. Ch. Bode

Die epidemiologische Forschung verfolgt die Absicht, die Häufigkeit und Verbreitung von Krankheiten in der Bevölkerung bestimmter Gebiete festzustellen und die Faktoren herauszufinden, die diese Verbreitung beeinflussen. Danach ergeben sich folgende Ziele:

1) Größe, Ausmaß und Verteilung von Krankheitsgefährdungen zu ermitteln, denen eine Bevölkerungsgruppe ausgesetzt ist;
2) ätiologische Faktoren aufzudecken, deren Kenntnis eine wirkungsvolle Eindämmung dieser Krankheit bzw. ihrer Ursachen möglich macht;
3) die sozialen Auswirkungen der Krankheiten auf die Gesamtbevölkerung zu erfassen und Pläne für vorbeugende Maßnahmen sowie Behandlung und Rehabilitation der Erkrankten aufzustellen.

Daten zur Epidemiologie von Lebererkrankungen sind für die Bundesrepublik kaum zu erhalten. Dieses auch unter gesundheitspolitischen Aspekten wichtige Forschungsgebiet wurde bisher stark vernachlässigt. Die folgende Darstellung muß sich daher mit relativ rohem Zahlenmaterial, dessen Auswertung nicht ohne Fehlerquellen ist, begnügen.

1 Angaben zur Mortalität

Die Mortalität infolge Leberzirrhose ist in den letzten 30 Jahren kontinuierlich stark angestiegen (Abb. 1). Die Zunahme geht vorwiegend zu Lasten des männlichen Geschlechts. Hier ist ein Anstieg um fast das 4 fache zu verzeichnen. Der weitere Anstieg der Mortalität durch Zirrhose beim männlichen Geschlecht im Vergleich zu den nur wenig sich ändernden Werten bei Frauen ist vor allen Dingen in den letzten 15 Jahren auffällig (Abb. 1). Eine besondere Beachtung verdient die starke Zunahme der Zirrhosemortalität bei jüngeren Männern. In der Gruppe der 25- bis

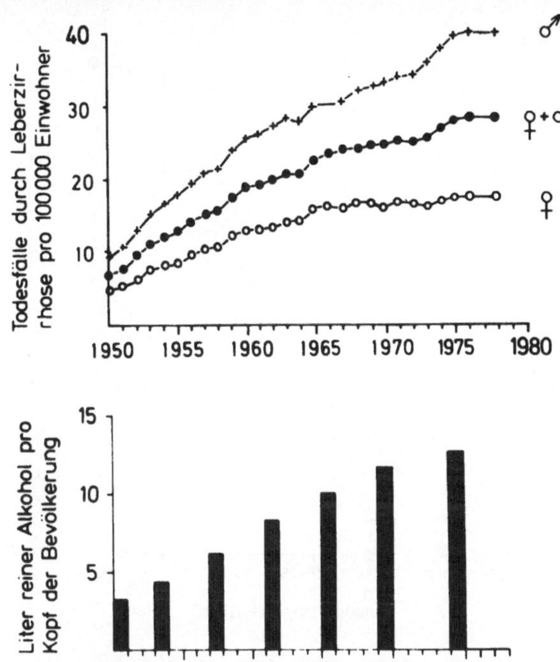

Abb. 1. Mortalität infolge Leberzirrhose in der Bundesrepublik Deutschland (*oben*) und Alkoholkonsum, berechnet pro Kopf der Bevölkerung und Jahr (*unten*) für die Jahre 1950–1978. (Aus Bode [3])

30 jährigen betrug diese Zunahme in der Zeit von 1961–1975 das 13 fache [2]! Das gleiche Phänomen ist dem Vergleich der Zirrhosesterblichkeit für Männer verschiedener Altersgruppen zu entnehmen. In dem bereits erwähnten Zeitraum von 1961–1975 hat sich die altersabhängige Zunahme der Zirrhosesterblichkeit für Männer um fast 1 Jahrzehnt zu den jüngeren Jahrgängen hin verändert (Abb. 2). Die erhebliche Zunahme der Zirrhosemortalität in der Bundesrepublik in den letzten Jahrzehnten ist in erster Linie, wie in einem der folgenden Abschnitte ausführlicher begründet, auf die starke Zunahme des Alkoholkonsums im gleichen Zeitraum zurückzuführen (Abb. 1).

In der Altersgruppe zwischen 20 und 50 Jahren zählt die Zirrhose bei Männern zu den häufigsten Todesursachen in der Bundesrepublik. Der Abb. 3 ist zu entnehmen, daß für diese Altersgruppe die Zahl der Todesfälle durch Leberzirrhose, errechnet pro 100 000 Einwohner und Jahr, annähernd gleich groß ist wie die der Todesfälle durch ischämische Herzerkrankungen. Die Zirrhosemortalität liegt für diese Altersgruppe nur wenig unter der Mortalität durch alle bösartigen Neubildungen zusammen.

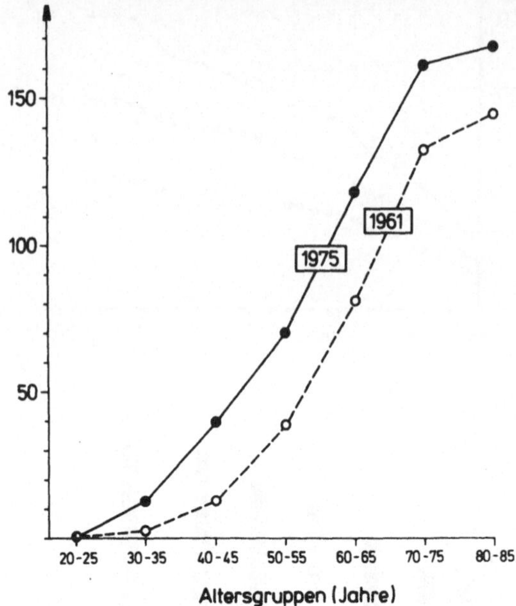

Abb. 2. Mortalität infolge Leberzirrhose für Männer, bezogen auf 100 000 Männer der gleichen Altersgruppe und Jahr für die Jahre 1961 und 1975. (Quelle: Statistisches Bundesamt [13])

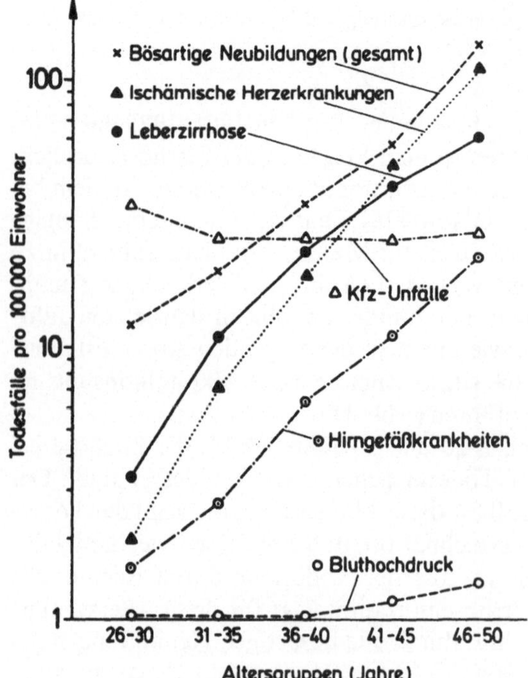

Abb. 3. Vergleich der jährlichen Sterbefälle für wichtige Todesursachen bei Männern im Alter zwischen 25 und 50 Jahren. In den Angaben für Todesfälle durch Tumoren sind alle Tumorleiden einschließlich Neubildungen des lymphatischen und blutbildenden Systems enthalten. (Quelle: Statistisches Bundesamt [13])

2 Angaben zur Morbidität

Epidemiologische Daten zur Morbidität infolge Lebererkrankungen liegen bisher kaum vor. Gewisse Anhaltspunkte geben die Krankheitssta-
tistiken der Allgemeinen Ortskrankenkassen, in denen mehr als die Hälfte der Bevölkerung der Bundesrepublik versichert ist. In diesen Statistiken sind allerdings alle Lebererkrankungen ohne Aufschlüsselung nach
ätiologischen Faktoren erfaßt. Eine Zusammenstellung der vorhandenen Zahlen für den Zeitraum 1963–1975 zeigte, ähnlich wie bei den Mor-

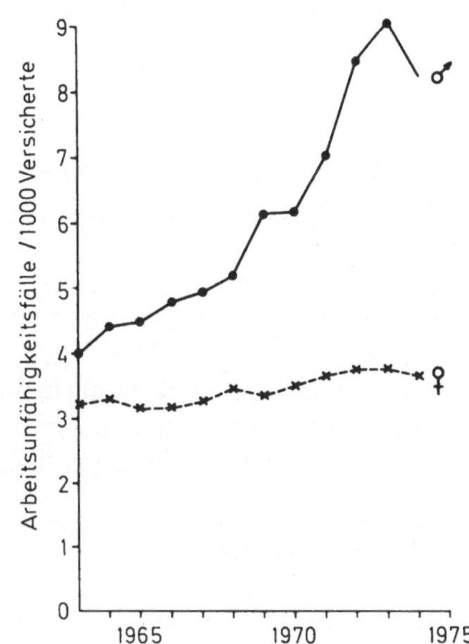

Abb. 4. Arbeitsunfähigkeit durch Lebererkrankungen bei Männern und Frauen,
berechnet pro 1 000 Mitglieder der Allgemeinen Ortskrankenkassen für die Jahre
1963–1975. (Aus Bode [2])

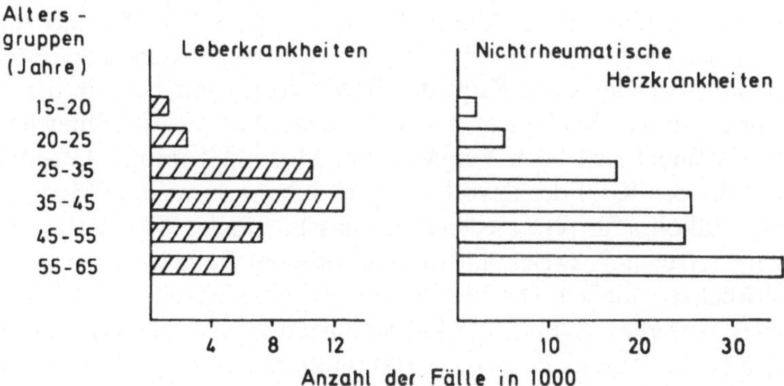

Abb. 5. Altersverteilung der Arbeitsunfähigkeitsfälle für männliche Versicherte der AOK infolge Leberkrankheiten im Vergleich zu nichtrheumatischen Herzkrankheiten. (Aus Bode [2])

talitätsziffern, eine starke Zunahme der Arbeitsunfähigkeitsfälle bei Männern, während sich die Zahlen für Frauen nur wenig änderten (Abb. 4). Gleiche Verhältnisse finden sich für die Häufigkeit eines Krankenhausaufenthalts sowie für die Zahl der Krankenhaustage durch Lebererkrankungen im gleichen Zeitraum [2]. Auch für die Morbidität durch Lebererkrankungen ist die Altersverteilung bemerkenswert. Ein Vergleich der Altersverteilung bei Männern, die wegen einer Lebererkrankung krankgeschrieben wurden, mit den Krankheitsfällen infolge Erkrankungen des Herzens oder Gefäßsystems zeigt, daß bei den Lebererkrankungen die Altersgruppe zwischen 25 und 45 Jahren ein Maximum zeigen, während dies bei Erkrankungen des Herzens und des Kreislaufs eindeutig die höheren Altersgruppen sind (Abb. 5).

3 Ätiologische Faktoren für die Zunahme der Morbidität und Mortalität durch Lebererkrankungen

Unter ätiologischen Gesichtspunkten lassen sich etwa 20 Formen der Leberzirrhose abgrenzen [8]. Die Mehrzahl der ätiologischen Varianten der Leberzirrhose sind jedoch selten. Im folgenden werden nur die beiden in der Bundesrepublik häufigsten Ursachen für die Entstehung einer chronischen Lebererkrankung, nämlich Alkoholmißbrauch und die verschiedenen Formen der Virushepatitis, berücksichtigt.

3.1 Alkoholmißbrauch

Es gibt vielfältige Hinweise dafür, daß der entscheidende Faktor für die Zunahme der Morbidität und Mortalität infolge Leberzirrhose der zunehmende übermäßige Alkoholkonsum ist [1, 3, 7, 8]. Parallel zum Anstieg der Zirrhosesterblichkeit hat der Alkoholkonsum in der Bundesrepublik, berechnet pro Kopf der Bevölkerung und Jahr, in den letzten Jahren um gut den Faktor 4 zugenommen (Abb. 1). Eine ähnliche Parallelität findet sich beim Vergleich der Mortalität infolge Leberzirrhose mit der pro Kopf der Bevölkerung im Jahr verbrauchten Menge an reinem Alkohol für verschiedene europäische Länder [4]. Rückschlüsse aus der Korrelation zweier statistisch ermittelter Reihen sind zwar nur mit Vorbehalt möglich. Die Vielfalt und Regelmäßigkeit, mit der ein paralleles Verhalten zwischen Alkoholkonsum in verschiedenen Populationen einerseits und Zirrhosemortalität andererseits gefunden wird [1, 7, 8, 12], stützt jedoch die Annahme eines kausalen Zusammenhangs. In mehreren sorgfältigen epidemiologischen Untersuchungen konnte ein enger Zusammenhang zwischen Dauer und Ausmaß des Alkoholmiß-

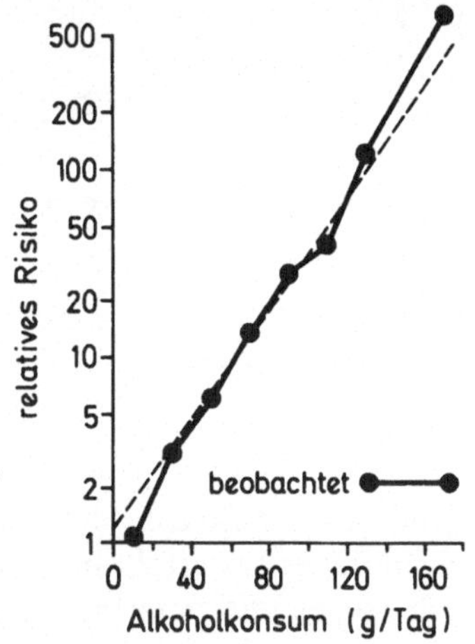

Abb. 6. Relatives Risiko der Entwicklung einer Leberzirrhose im Verhältnis zum durchschnittlichen täglichen Alkoholkonsum. (Nach Péquignot et al. [10])

brauchs einerseits und Häufigkeit ausgeprägter Leberveränderungen (Alkoholhepatitis, Fibrose, Zirrhose) gezeigt werden [5, 7, 10, 12]. So ließ sich bei Alkoholikern zwischen der insgesamt konsumierten Alkoholmenge und der Häufigkeit einer Leberzirrhose eine lineare Korrelation nachweisen [7]. Péquignot et al. [10] fanden einen linearen Zusammenhang zwischen dem Logarithmus des relativen Risikos zur Entwicklung einer Leberzirrhose und dem langjährigen mittleren täglichen Alkoholkonsum (Abb. 6). Zu prinzipiell ähnlichen Ergebnissen kommt eine sorgfältige epidemiologische Studie aus Kanada [12].

Durch den Genuß größerer Alkoholmengen kann es zu vielfältigen Funktionsstörungen und Erkrankungen anderer Organe kommen. Besonders häufig sind Erkrankungen des Magen-Darm-Trakts einschließlich des Pankreas sowie des zentralen Nervensystems und der peripheren Nerven [4]. Die große Bedeutung anderer Erkrankungen für das Schicksal von Alkoholikern geht aus Todesursachenstatistiken klar hervor [4, 12]. Wenngleich die altersbezogene Sterblichkeit infolge Leberzirrhose bei Alkoholikern in den hierzu veröffentlichten Statistiken um das 20fache oder mehr höher liegt als bei Nichtalkoholikern, so ist eine Leberzirrhose nur bei maximal 13–14% die unmittelbare Todesursache [4, 12].

3.2 Virushepatitis

Die Abschätzung, wie groß der Anteil chronischer Lebererkrankungen infolge einer Virushepatitis an der Gesamtzahl chronischer Lebererkrankungen ist, stößt auf besondere Schwierigkeiten. Die hierzu verfügbaren Daten für die Bundesrepublik Deutschland [8] stammen vorwie-

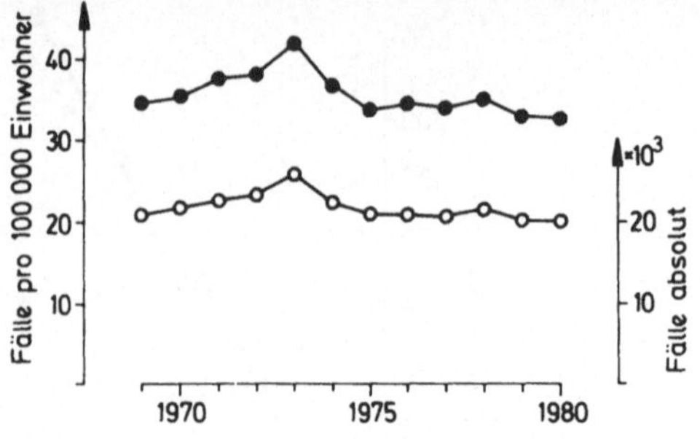

Abb. 7. Häufigkeit der gemeldeten Fälle einer akuten Virushepatitis in der Bundesrepublik für die Jahre 1969–1980. *Schwarze Punkte* Fälle pro 100 000 Einwohner und Jahr, *offene Kreise* Fälle absolut pro Jahr in 1 000

gend aus der Zeit, in der eine genauere Abklärung der Virusätiologie chronischer Lebererkrankungen noch nicht möglich war. Wahrscheinlich tragen die verschiedenen Formen der Virushepatitis nur wenig zu der in Abschn. 1 besprochenen starken Zunahme der Mortalität infolge Leberzirrhose bei. Die Zahl der in der Bundesrepublik erst seit Ende der 60er Jahre zentral erfaßten Erkrankungen durch eine akute Virushepatitis hat sich im Durchschnitt nicht geändert (Abb. 7). In der benachbarten Schweiz wird die Virushepatitis bereits seit 1943 zentral registriert. Auch hier ist, abgesehen von einem kurzdauernden Anstieg der pro Jahr an akuter Hepatitis Erkrankten in den 50er Jahren, über 3 Jahrzehnte keine nennenswerte Änderung der Erkrankungshäufigkeit zu erkennen [6]. Eine Zunahme der Morbidität und Mortalität infolge chronischer Lebererkrankung durch Virushepatitis wäre nur durch eine Änderung des Prozentsatzes chronischer Verlaufsformen zu erklären. Eine solche Zunahme chronischer Verlaufsformen ist nach den bisher vorliegenden Daten nicht anzunehmen. Die Ergebnisse von 2 sorgfältigen, prospektiven Untersuchungen zum Krankheitsverlauf bei akuter Virushepatitis aus Deutschland kommen zu einem weitgehend übereinstimmenden Anteil chronischer Krankheitsverläufe von etwa 7% (Tabelle 1 und 2). Diese beiden Studien wurden in 2 geographisch verschiedenen Bereichen durchgeführt und umfassen einen um etwa 1 Jahrzehnt verschobenen Beobachtungszeitraum, so daß die dabei gewonne-

Tabelle 1. Häufigkeit einer chronischen Hepatitis nach akuter Virushepatitis. (Nach Weigl et al. [14])

	n	[%]
1. Akute Virushepatitis 1960–1968	1269	
2. Nachuntersucht	1063	83,9
3. *Chronische Verlaufsformen* von 2.	92	7,26
4. Übergang in *Zirrhose* (Periode 1960–1965; n = 762)	4	0,5

Tabelle 2. Häufigkeit einer chronischen Hepatitis nach akuter Virushepatitis. (Nach Müller et al. [9])

Hepatitistyp	n	Chronische Hepatitis	
		n	[%]
A	29	0	
B	105	7	6,7
Non-A-Non-B	40	5	12,5
Gesamt	174	12	6,9

nen Ergebnisse den Schluß erlauben, daß sie annähernd „Durchschnittswerte" für die Häufigkeit chronischer Verläufe durch Virushepatitis widerspiegeln. In der Studie von Weigl et al. [14] wurde die Entwicklung einer Leberzirrhose nach akuter Virushepatitis in einem Zeitraum von 6 Jahren bei 0,5% der Fälle beschrieben. Selbst bei der Annahme, daß der tatsächliche Übergang in eine Zirrhose 10 mal häufiger zu erwarten ist, beträgt die Zahl der pro Jahr in der Bundesrepublik zu erwartenden Fälle mit Leberzirrhose durch Virushepatitis nicht mehr als 1 000, wenn man die Zahl der gemeldeten Fälle von akuter Virushepatitis zugrunde legt. Diese Zahl erscheint im Vergleich zu der Zahl von 18 000 Todesfällen durch Leberzirrhose pro Jahr in der Bundesrepublik [13] zu niedrig. Es fehlt an epidemiologischen Untersuchungen, die eine Aussage erlauben, wie groß die Dunkelziffer der nicht erfaßten oder nicht gemeldeten Patienten mit Virushepatitis ist. Bei etwa vergleichbarem durchschnittlichen Alkoholkonsum errechneten Schmidt u. de Lint [12] für Kanada den Prozentsatz der nicht durch Alkoholmißbrauch bedingten Todesfälle durch Leberzirrhose auf etwa 20% der Gesamtzirrhosemortalität.

Literatur

1. Bode JC (1979) Lebenserwartung bei Leberschäden durch Alkoholabusus. Lebensversicherungsmedizin 31:159
2. Bode JC (1979) Stationäre Heilbehandlung bei Leberkranken. Kassenarzt 19:12
3. Bode JC (1981) Die alkoholische Hepatitis, ein Krankheitsspektrum. Internist (Berlin) 22:536
4. Bode JC (1981) Alkoholhepatitis und Alkoholzirrhose – Klinik, Begleiterkrankungen und Therapie. In: Eckert P, Liehr H (Hrsg) Akutes und chronisches Leberversagen. Thieme, Stuttgart, S 35
5. Bode JC, Wöltge E, Kahm O, Korb G (1976) Zur Häufigkeit, Schwere und Rückbildungsfähigkeit von Leberschäden bei chronischen Alkoholikern mit und ohne Delirium tremens. Dtsch Med Wochenschr 101:1061
6. Gassner M, Grob PJ (1973) Hepatitisepidemiologie in der Schweiz. Schweiz Med Wochenschr 103:1829

7. Lelbach WK (1974) Organic pathology related to volume and pattern of alcohol use. In: Gibbins RJ, Israel Y, Kalant H, Popham RE; Schmidt W, Smart RG (eds) Research advances in alcohol and drug problems, vol I. Wiley, Toronto, p 93
8. Martini GA, Bode JC (1970) The epidemiology of cirrhosis of the liver. Skandia International Symposium/Alcoholic cirrhosis and other toxic hepatopathias. Nordiska, Stockholm, p 315
9. Müller R, Willers H, Freise J, Höpken W (1978) Wie häufig ist eine chronische Hepatitis als Folge der akuten Virushepatitis A und der Hepatitis Non A-Non B? Z Gastroenterol 16:760
10. Péquignot G, Tuyns AJ, Berta JL (1978) Ascitic cirrhosis in relation to alcohol consumption. Int J Epidemiol 7:113
11. Saunders JB, Walters JRF, Davies P, Paton A (1981) A 20-year prospective study of cirrhosis. Br Med J 282:263
12. Schmidt W, Lint J de (1972) Causes of death of alcoholics. Q J Stud Alc 33:171
13. Statistisches Bundesamt (1960–1980) Fachserie 12, Reihe 2.3. Kohlhammer, Wiesbaden
14. Weigl E, Krieg D, Heinzel P (1971) Zur Epidemiologie der sekundär-chronischen Hepatitis. Dtsch Gesundheitswesen 26:1971

Kapitel 54

Diagnostische Probleme
bei chronischer Hepatitis und Leberzirrhose

B. MAY

1 Einleitung

Chronische Lebererkrankungen können ihrer Ätiologie entsprechend in post-hepatitische, toxische, primär- und sekundär-biliäre und metabolische Formen unterteilt werden. In Klinik und Praxis werfen chronische Hepatitis und Leberzirrhose eine Reihe von Fragen und Problemen auf. Diese beinhalten einerseits: exakte Diagnosestellung, Klärung der Ätiologie, Festlegung des Aktivitätsgrades sowie – eventuell – Feststellung einer (Defekt-)Heilung. Hieraus können andererseits weitere Aussagen zur Prognose sowie ggf. über die Indikation zu einer bestimmten Therapieform resultieren. Im folgenden soll der Stellenwert morphologischer und virologischer Untersuchungsverfahren erörtert werden. Hierbei interessieren speziell ihre Bedeutung für die Primärdiagnostik, die Möglichkeiten der Befundbeurteilung und die Aussagekraft im Kontext komplementärer Untersuchungsmethoden sowie schließlich ihre Stellung im Rahmen von Verlaufskontrollen bei chronischen Lebererkrankungen.

2 Laparoskopie, Histologie

Es kann kein Zweifel darüber bestehen, daß in der Primärdiagnostik Laparoskopie und Histologie nach wie vor eine überragende Position einnehmen [4–6, 8]. Darüber hinaus erbringen beide Verfahren Aussagen zur Ätiologie, zum Aktivitätsgrad der Erkrankungen, zu Therapie-Indikationen und damit auch zur Prognose. Komplementäre Verfahren der Leberdiagnostik spielen in der Primärdiagnostik nicht die entscheidende Rolle, können jedoch besonders im Falle der Sonographie den einzuschlagenden diagnostischen Weg u. U. bestimmen. Die Bedeutung der

Tabelle 1. Trefferquoten der Leberblindpunktion

Autoren	Diagnosen	Trefferquoten [%]	
		Mit	Ohne
		Klinik	
Baggenstoss [1]	Lebererkrankungen allgemein	73	98
Wildhirt [13, 14]	Chronische Hepatitis	93	
	Zirrhose	50–70	

Tabelle 2. Diagnostische Treffsicherheit von Laparoskopie und Histologie. (Nach Leuschner et al. [6])

Diagnose	Laparoskopie allein [%]	Biopsie allein [%]
Chronische Hepatitis	34–56	75–86
Leberzirrhose	87–98	49–71

Leberszintigraphie ist im vergangenen Jahrzehnt trotz Einführung sequenzszintigraphischer Techniken zurückgegangen; Angiographie und die endoskopische retrograde Cholangiographie sind in diesem Zusammenhang lediglich für die Tumor- bzw. Cholestaseabklärung von Bedeutung.

Eine ganze Reihe von Untersuchungen hat zeigen können, daß die Laparoskopie mit endoskopischer Betrachtung von Leber, Gallenblase und Milz sowie übrigem Bauchraum einerseits und die Blindpunktion andererseits einen unterschiedlichen Stellenwert in der Primärdiagnostik von chronischer Hepatitis und Leberzirrhose haben (Tabelle 1–3) [4, 6, 10–12]. Die Bedeutung der Blindpunktion in der Zirrhosediagnostik ist begrenzt, die Laparoskopie ist zur Diagnosesicherung unbedingt zu fordern: sie führt zu diagnostischen Trefferquoten von bis zu 90% (Übersicht bei [4]). Demgegenüber ist der Aussagewert der mikroskopischen Untersuchung von Lebergewebe ohne Kenntnis des endoskopisch-makroskopischen Aspekts bei den chronischen Hepatitiden der wesentlich aussagekräftigere Parameter [4, 6, 13]. Hieraus resultiert, daß zur Diagnosesicherung bei der Leberzirrhose die Durchführung einer Laparoskopie gefordert werden muß, wogegen bei den chronischen Hepatitiden die Blindpunktion ausreichen kann. Auch nach Festlegung der Diagnose spielt die Blindbiopsie bei der Verlaufskontrolle chronischer Lebererkrankungen eine wichtige Rolle.

Tabelle 3. Treffsicherheit verschiedener Verfahren zur Diagnostik von Lebererkrankungen bei 446 Patienten. (Nach Wildhirt [13])

Verfahren	Treffsicherheit [%]
Klinik + Klin. Chemie	86
Sonographie	73,3
Szintigraphie	61,2
Laparoskopie	90,4
+ Punktion	98,6

Tabelle 4. Sensitivität der Sonographie für Leberveränderungen. (Nach Leuschner et al. [6])

Leberveränderung	Treffsicherheit [%]
Fokal-nodulär	77–98
Diffus-parenchymatös	0–72

Leuschner et al. [6] sind in diesem Zusammenhang in einer prospektiven Studie der Frage nachgegangen, ob der Einsatz der Abdominalsonographie zu einer gezielteren Einsatzmöglichkeit von Laparoskopie und Blindpunktion führen könne. Wie auch andere Autoren [7, 9] fanden sie, daß die Treffsicherheit der Ultraschalluntersuchung bei fokal-nodulären Leberveränderungen wesentlich höher lag als bei diffus-parenchymatösen Prozessen (Tabelle 4). Aus diesen außerordentlich interessanten, mit nichtinvasiver Technik gewonnenen Erkenntnissen kann man als Schlußfolgerung ableiten, daß der primäre Einsatz der Sonographie in der Diagnostik chronischer Lebererkrankungen die Anwendung der weiteren, invasiven Verfahren zu bestimmen vermag: bei diffus-parenchymatösen Veränderungen könnte primär die Blindbiopsie durchgeführt werden, bei fokal-nodulären Befunden hingegen die Laparoskopie. Henning [4] hat jedoch mit Recht eingewandt, daß die diagnostische Erfahrung des einzelnen Untersuchers hier u. U. unterbewertet wird und die erhaltenen Ergebnisse fälschlicherweise als repräsentativ für die diagnostischen Methoden und zu hoch eingeschätzt werden. Wildhirt [13] konnte zeigen, daß die diagnostische Treffsicherheit bei Zuhilfenahme einer Reihe weiterer Parameter in der Diagnostik von Lebererkrankungen allgemein schon durch die Interpretation klinischer und klinisch-chemischer Parameter fast 90% erreicht (Tabelle 3). Auch in dieser Untersuchung boten jedoch die Laparoskopie (90,4%) sowie ihre Kombination mit zusätzlicher, gezielter Biopsie (98,6%) die höchste diagnostische Sicherheit. Ähnliche Ergebnisse erzielte auch Baggenstoss [1].

Unter Würdigung der derzeitigen Kenntnisse über die morphologischen Methoden wird man im Hinblick auf chronische Hepatitis und Leberzirrhose zu folgenden Schlüssen kommen können: In der Primärdiagnostik dieser Erkrankungen sollte die Laparoskopie (mit gezielter Punktion) einen führenden Platz einnehmen. In geeigneten Fällen und unter speziellen Gesichtspunkten kann die abdominelle Sonographie über den primären Einsatz von Blindpunktion oder Leberspiegelung bestimmen. Weitere prospektive Studien wären hier jedoch wünschenswert. – Aus den von Leuschner et al. [6] vorgelegten Untersuchungen ergibt sich ebenso wie aus den Befunden von Baggenstoss [1] sowie Vido u. Wildhirt [10], daß für Verlaufskontrollen bei gesicherter chronischer Hepatitis primär die Blindpunktion Anwendung finden sollte, u. U. assistiert von sonographischen Untersuchungen. Der Verdacht auf Übergang in eine Leberzirrhose erfordert den erneuten Einsatz der Laparoskopie.

Es würde zu weit führen, die Bedeutung der morphologischen Untersuchungsverfahren für die ätiologische Abklärung von Lebererkrankungen, die Festlegung ihres Aktivitätsgrades sowie ihren Stellenwert bei der Indikationsstellung zur Therapie hier im einzelnen abzuhandeln. Es genügt die Feststellung, daß im Kontext von Anamnese und Klinik, klinisch-chemischen, virologischen und serologischen Parametern die Morphologie auch hier gleichwertig ist.

3 Virologie

Die Entwicklung praktikabler Bestimmungsmethoden für Antigene und Antikörper der Hepatitis-A- und -B-Viren ist ein bedeutender Fortschritt für die hepatologische Diagnostik, insbesondere auch für die Beurteilung der chronischen Lebererkrankungen. Schwerpunkte dieser nichtinvasiven Verfahren liegen in der Klärung bzw. dem Ausschluß einer viralen Ätiologie, Festlegung der Infektiosität sowie den Möglichkeiten, die Ausheilung einer viralen A- oder B-Hepatitis festzustellen. Selbstverständlich lassen sich auch weitere Aussagen zur Prognose und zu Therapie-Indikationen gewinnen. So wird man z. B. bei HBsAg-positiven chronisch-aggressiven Hepatitiden zurückhaltend mit einer immunsuppressiven Therapie verfahren.

Komplementäre Untersuchungsmethoden sind klinische Chemie und Immunologie. Erstere gibt zusätzliche Informationen bei der Beurtei-

Tabelle 5. Beziehungen zwischen virologisch-serologischen Markern und Infektiosität bei der Hepatitis B. (Nach Deinhardt [2])

HBsAg	HBeAg	Anti-HBc	Anti-HBs	Anti-HBe	Infektiosität
+	+	+ + +	− −	− −	+ + +
+	−	+ +	− −	+ /−	+ /(+)
−	−	+ +/+ + + +	− −	+ /−	(+)?
−	−	+	− −	− −	− −
−	−	+ /+ +	+	+ /−	− −
−	−	−	+	− −	− −

Tabelle 6. Diagnostisches Minimalprogramm bei Verdacht auf viral bedingte Lebererkrankung. (Nach Deinhardt [2])

1. HBs-Antigen
   HBc-Antikörper (Titer)

2. HBe-Antigen
   HBe-Antikörper, wenn HBsAg-positiv

lung von Ausheilung, Therapie-Indikation und (toxischer) Ätiologie (z. B. Transaminasen, γ-GT, Gesamteiweiß und Serumelektrophorese). Letztere trägt zur Klärung einer autoimmunologischen Ätiologie bei (Beispiel: antimitochondriale Antikörper bei primär-biliärer Zirrhose). Neben der Klärung einer viralen Ätiologie chronischer Lebererkrankungen erlaubt die Bestimmung virologischer Parameter insbesondere bei der Hepatitis B auch Aussagen über die aktuelle Infektiosität der Erkrankten (Tabelle 5): Persistenz des HBe-Antigens spricht für eine besonders hohe Infektiosität [2, 3].

Das diagnostische Minimalprogramm bei Verdacht auf viral bedingte chronische Hepatitis bzw. posthepatitische Leberzirrhose ist in Tabelle 6 dargestellt: der gleichzeitige positive Nachweis von HBsAg und Antikörpern gegen HBc spricht für eine viral ausgelöste chronische Hepatitis. Der Nachweis hoher anti-HBc-Titer bestärkt bzw. bestätigt die Diagnosestellung [3]. Im Falle der HBsAg-Persistenz sollten weiterhin Bestimmungen von HBeAg und HBe-Antikörpern vorgenommen werden, um den Grad der Infektiosität abschätzen zu können (s. auch Tabelle 5).

Von besonderer Bedeutung ist die Feststellung, daß für die Virushepatitis B nunmehr die Ausheilung der Erkrankung zweifelsfrei durch die Bestimmung virologischer Parameter (anti-HBc, anti-HBs) zu ermitteln ist. Hier haben die morphologischen Verfahren erheblich an Bedeutung verloren, wie auch Henning [4] in seiner Übersicht betont.

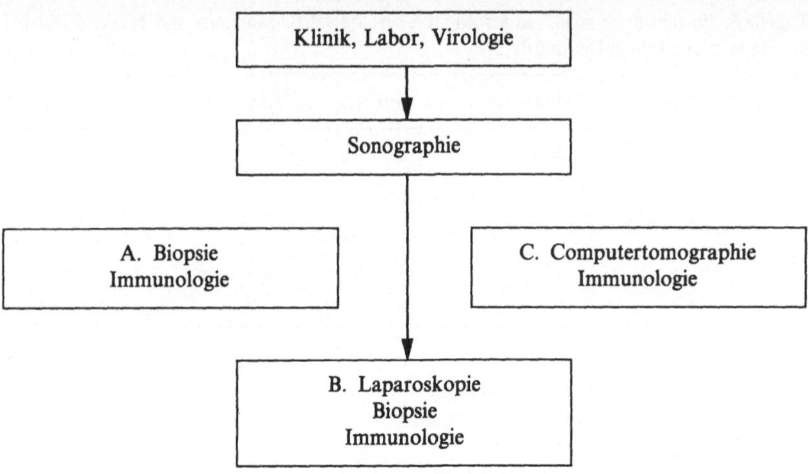

Abb. 1. Primärdiagnostik bei Verdacht auf chronische Lebererkrankung

4 Konsequenzen

Faßt man die bisherigen Ausführungen über die Bedeutung von Laparoskopie, Histologie und Virologie bei der Beurteilung chronischer Lebererkrankungen zusammen, so ergeben sich die folgenden Konsequenzen: der besondere Schwerpunkt der morphologischen Untersuchungsverfahren liegt im Falle der chronischen Lebererkrankungen in der Primärdiagnostik; der primäre Einsatz von Laparoskopie und/oder Blindpunktion läßt sich u. U. durch eine vorherige Abdominalsonographie modifizieren bzw. gezielt steuern. Schwerpunkte der virologischen Diagnostik sind neben der Klärung einer viralen Ätiologie auch die Beurteilung der Infektiosität der Erkrankten; darüber hinaus ist die Bestimmung der virologischen Parameter hilfreich bei der Festlegung von Therapie-Indikationen sowie zur Heilungskontrolle.

Ein Schema zur *Primärdiagnostik bei chronischen Lebererkrankungen* gibt Abb. 1. Die aus Anamnese und Klinik, klinischer Chemie und Virologie sowie dem abdominalsonographischen Befund resultierenden Erkenntnisse bestimmen den Einsatz weiterer Untersuchungsverfahren: im Falle A (diffus-parenchymatöse, entzündliche Veränderungen) primär Blindpunktion, ergänzt durch immunologische Untersuchungen. Im Falle B (fokal-noduläre Veränderungen, Verdacht auf Zirrhose) primär Laparoskopie und gezielte Biopsie, ggf. ergänzt durch immunologische Parameter. Im Falle C (fokal-noduläre Veränderungen, Verdacht auf Metastasenleber oder Leberzellkarzinom) primär Computertomographie des Abdomens, ggf. ergänzt durch Laparoskopie und immunologische Parameter (z. B. α-Fetoprotein).

Tabelle 7. Verlaufskontrollen bei chronisch-persistierender Hepatitis (*CPH*), chronisch-aktiver Hepatitis (*CAH*) und Zirrhose

Verfahren	Kontrollabstände [Monate]		
	CPH	CAH	Zirrhose
Klinik	3–6	1–3	1–3
Labor	3–6	1–3	1–3
Virologie	(3–6)	1–3	–
Immunologie	–	1–3	(1–3)
			6–24
Sonographie	12–24	6–12	6–24
Biopsie	12–24	6–12	(6–24)
(Laparoskopie)	(12–24)	(6–12)	(6–24)
(Computertomografie)	–	–	(6–24)

Welche Kontrolluntersuchungen und wie häufig sie bei chronischen Leberkranken durchgeführt werden sollen, dazu versucht Tabelle 7 Anhaltspunkte zu geben, obwohl hier sicherlich jeder einzelne Fall in seinem Verlauf individuell betrachtet werden muß.

Literatur

1. Baggenstoss AH (1966) Morphologic and etiologic diagnoses from hepatic biopsies without clinical data. Medicine 45:435
2. Deinhardt F, Zachoval R, Roggendorf M, Frösner GG (1982) Virologische Grundlagen und Diagnostik der Virushepatitiden. Deutsch Ärztebl 79:21
3. Frösner GG (1982) Die Aussagekraft serologischer Untersuchungsmethoden bei Virushepatitiden. Med Klin 77:236
4. Henning H (1983) Laparoskopie 1982 – Stellenwert für die differenzierte Leberdiagnostik. Internist 24:85
5. Huchzermeyer H, Mörl M (1979) Invasive Untersuchungsmethoden bei Leber- und Gallenwegserkrankungen. Klinikarzt 8:546
6. Leuschner U, Leuschner M, Strohm WD, Hübner K, Kurtz W, Hagenmüller F (1981) Laparoskopie und Blindpunktion in der modernen Leberdiagnostik. Leber Magen Darm 11:245
7. Lutz H, Ehler R, Reichel L, Meyer P (1979) Stellenwert der Ultraschalldiagnostik bei Lebererkrankungen. Klinikarzt 8:533
8. Mörl M (1983) Endoskopisch-bioptische Untersuchungsverfahren: Laparoskopie. Arzt Krankenh 4:247
9. Thämmig R, Schulze K (1982) Fortschritte in der nuklearmedizinischen und ultrasonographischen Leber- und Gallenwegsdiagnostik. Inform Arzt 10:19
10. Vido I, Wildhirt E (1969) Korrelation des laparoskopischen und histologischen Befundes bei chronischer Hepatitis und Leberzirrhose. Dtsch Med Wochenschr 94:1633
11. Wildhirt E (1964) Bedeutung und Wert der Laparoskopie und gezielter Leberpunktion. Thieme, Stuttgart
12. Wildhirt E (1970) Laparoskopie und Leberbiopsie. Wien Med Wochenschr 120:66
13. Wildhirt E (1980) Der diagnostische Wert der Laparoskopie – eine prospektive Studie. Proc 4. Europ Congr Gastro-Intest Endoscopy, Hamburg

Therapie der chronisch-aktiven Hepatitis und der posthepatitischen Leberzirrhose – Indikation zur medikamentösen Therapie

G. STROHMEYER

Obwohl in den letzten Jahren neue virologische, immunologisch-serologische und elektronenmikroskopische Entdeckungen zu besseren pathogenetischen Vorstellungen der akuten und chronischen Hepatitiden geführt haben, ist dadurch die Sicherheit bei der Therapie dieser Erkrankungen nicht größer geworden. Es liegen zwar inzwischen eine Reihe kontrollierter Therapiestudien über die chronisch-aktive Hepatitis vor, jedoch sind manche der dabei gewonnenen Ergebnisse durch neue virologisch-immunologische Erkenntnisse überholt oder relativiert worden. Daher kann die Frage nach der Indikation zur medikamentösen Therapie der chronisch-aktiven Hepatitis z. Z. noch nicht sicher oder nur vorläufig beantwortet werden. Bis vor wenigen Jahren legten kontrollierte Untersuchungen – ohne Unterteilung in HBsAg-positive und HBsAg-negative Formen – nahe, jede chronisch-aktive Hepatitis (CAH) mit Immunsuppressiva zu behandeln, weil dadurch das Leben der Patienten eindeutig verlängert zu werden schien.

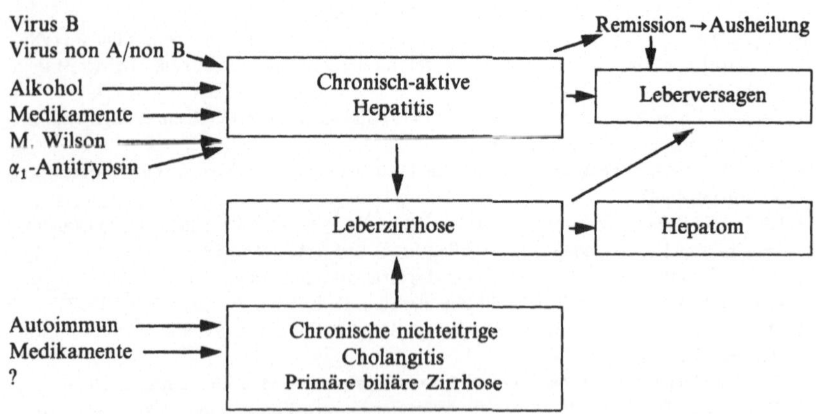

Abb. 1. Prognose der chronisch-aktiven Hepatitis

Tabelle 1. Ätiologie der chronisch-aktiven Hepatitis

Viren	Hepatitis-B-Virus	(ca. 50%)	
	Hepatitis NonA-NonB Viruskomplex }	(ca. 15–20%)	♂>♀
„Autoaggression" *(autoimmun)*	Seronegative Autoimmunhepatitis „Lupoide" Hepatitis	(ca. 15–20%)	♀>♂
Stoffwechselkrankheiten	Morbus Wilson; α_1-Antitrypsinmangel	(selten)	
Toxisch	Oxyphenisatin, Isoniazid, Methyl-DOPA u. a.	(selten)	
	Alkohol	(ca. 30%)	

Inzwischen muß die Frage nach der Indikation zur medikamentösen
Therapie der CAH neu gestellt werden. Die chronisch-aktive Hepatitis
ist eine Erkrankung, die durch Virusinfektion, Autoagression, bei Stoffwechselkrankheiten und durch toxische Einflüsse entstehen kann
(Abb. 1, Tabelle 1). Sie wird in erster Linie morphologisch-histologisch
definiert, wobei klinisch-anamnestische, laborchemische, virologische
und immunologisch-serologische Befunde zur Sicherung der Diagnose
beitragen. Für die Therapiebeurteilung hat sich die Unterteilung in
HBsAg-positive und HBsAg-negative Formen in bezug auf Indikation
und Prognose als besonders bedeutsam erwiesen. Bei der Beurteilung der
Therapie ist es wichtig, darauf hinzuweisen, daß bei einem großen Teil
der Patienten mit histologisch nachgewiesener CAH bereits makroskopisch eine Leberzirrhose nachweisbar ist. Insgesamt ist die CAH keine
häufige Erkrankung: die Inzidenz liegt bei etwa 3 Erkrankungen auf
100 000 Einwohner.

1 Prognose und Therapie
der HBsAg-positiven chronisch-aktiven Hepatitis

Der *Spontanverlauf* einer HBsAg-positiven wie HBsAg-negativen CAH
ist bisher nicht gut bekannt. Es galt bisher die Regel, daß die HBsAg-
und HBeAg-positive CAH eine schlechtere Prognose hat als die HBsAg-
negative CAH. Inzwischen scheint jedoch aus Langzeituntersuchungen
hervorzugehen, daß die HBsAg-positive CAH einen besseren Spontanverlauf bzw. eine bessere Prognose hat, als ursprünglich angenommen
wurde [4]. Diese Feststellung trifft besonders für junge Männer in Nordeuropa zu, die einen Krankheitsverlauf von weniger als 10 Jahren haben.
Es ist jedoch möglich, daß der Spontanverlauf einer chronischen Virushepatitis, die sehr früh in der Jugend (z. B. in Taiwan, Korea, Malaysia

Tabelle 2. Behandlungsergebnisse bei HBsAg-positiver CAH. (Nach Strohmeyer u. Thier [14])

		Klin. und bio-chem. Besserung		Keine Änderung unter Therapie		Todesfälle unter Therapie	
	n	n	[%]	n	[%]	n	[%]
Schalm et al. (1976) (Pred. 10 mg + Azathioprin 50 mg)	13	6	46	3	23	4	31
De Groote (1978) (Pred. 10–15 mg + Azathioprin 50–100 mg)	17	1	6	11	64	5	30
Meyer zum Büschenfelde (1978) (Pred. 10–15 mg + Azathioprin 2 mg/kg KG)	22	4	18	15	68	3	14
Naccarato et al. (1978) (Pred. oder Cyclophosphamid)	30	14	46	14	46	2	8
Lam et al. (1978) (Pred. 10 mg)	12	7	58	3	25	2	17
Summe/Mittelwert	94	32	34	46	48	16	18

u. a.) sowie im Alter erworben wurde, prognostisch schlechter verläuft als die HBsAg-positive CAH bei jungen Männern in Europa und den USA. Aus den letzten Therapieuntersuchungen und den bisher vorliegenden Befunden scheint sich abzuzeichnen, daß die Therapie der CAH nur bei $^1/_3$ der Patienten zu einer Verbesserung der Prognose, d. h. Lebenserwartung zu führen scheint. Daher sollten nach dem gegenwärtigen Stand der Therapieuntersuchungen HBsAg-positive CAH-Kranke gar nicht oder nur sehr selten mit Immunsuppressiva behandelt werden. Die jetzt vorliegenden Daten (Tabelle 2) sprechen dafür, die Therapie der HBsAg-positiven CAH mit Immunsuppressiva einzustellen.

2 Therapie anderer Formen der chronisch-aktiven Hepatitis

Im Gegensatz dazu ist die Therapie der ätiologisch anderen Formen der CAH relativ einfach. Die Patienten mit einer durch Alkohol entstandenen CAH werden zu rigorosem Alkoholentzug aufgefordert. Es hängt jedoch ganz vom Stadium der chronischen Hepatitis ab, ob es gelingt, die Prognose der alkoholbedingten CAH zu verbessern. Auch bei der durch Medikamente entstandenen CAH ist nur durch Medikamentenentzug eine Besserung der Prognose zu erwarten. Insgesamt scheint jedoch die durch Medikamente ausgelöste CAH relativ selten zu sein. Die durch Kupfereinlagerung in der Leber hervorgerufene CAH bei M. Wilson wird mit täglich 900–1 200 mg D-Penicillamin behandelt. Dadurch läßt sich die schlechte Spontanprognose entscheidend verbessern.

3 Prognose und Therapie der autoimmun bedingten HBsAg-negativen chronisch-aktiven Hepatitis

Bei der HBsAg-negativen, meist autoimmun bedingten CAH scheinen die Therapieergebnisse mit Immunsuppressiva eindeutig besser zu sein. Die immunsuppressive Therapie wurde mit der Vorstellung eingesetzt, daß die chronische Lebererkrankung nach einer Virusinfektion nicht durch das Hepatitisvirus selbst, sondern erst durch die Immunreaktionen der infizierten Leberzelle oder an den Leberzellmembranen verursacht wird. Bei der sog. autoimmun (HBsAg-negativen) CAH gilt es heute zwar nicht als gesichert, jedoch als wahrscheinlich, daß es nach einer unbekannten Primärnoxe viraler, bakterieller oder toxischer Natur bei bestimmter genetischer Anlage zur selbständig fortschreitenden Autoimmunreaktion gegen veränderte Membranantigene kommt (Abb. 2). Daher erscheint die immunsuppressive Therapie bei der HBsAg-negativen CAH gerechtfertigt. Auch die kürzlich aus London vorgelegte Studie [5] spricht für eine prognostisch günstige Wirkung von Immunsuppressiva bei der HBsAg-negativen CAH. Die besten Therapieergebnisse werden bei weiblichen Patienten mit HBsAg-negativer CAH und Hinweisen auf einen Autoimmunmechanismus (Antikörper gegen glatte Muskulatur, antinukleäre Antikörper, Anti-LSP-Antikörper, Lebermembranautoantikörper, hohes Gesamteinweiß und erhöhtes γ-Globulin sowie erhöhtes IgG) erzielt. Dennoch ist unklar, ob jeder Patient mit dieser klini-

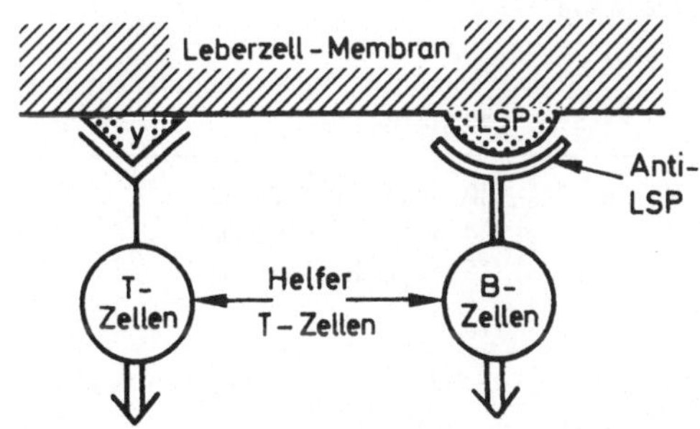

Abb. 2. Beziehung zwischen viraler und autoimmuner Hepatitis. *LSP* leberspezifisches Protein, *V* Hepatitisvirus. (Nach Maier [8])

schen und laborchemischen Konstellation behandelt werden soll und zu welchem Zeitpunkt. Bisher ist auch nicht gesichert, daß durch die sog. immunsuppressive Therapie der Übergang einer HBsAg-negativen CAH in eine Leberzirrhose verhindert werden kann.

Trotz dieser Unsicherheiten kann vorläufig folgende Indikation zur medikamentösen Therapie der HBsAg-negativen CAH gegeben werden:

1) Die Diagnose chronisch-aktive Hepatitis muß klinisch, immunologisch-serologisch und histologisch gesichert sein.

2) Es werden nur Patienten behandelt, die klinische Symptome haben: Müdigkeit, Arthralgien, Pruritus, Ikterus und Hepatomegalie.

3) Es sollten konstant erhöhte Transaminasen auf mindestens das doppelte der Norm sowie eine Hypergammaglobulinämie und Autoimmunphänomene (ANA, SMA) vorhanden sein.

4) Histologisch sollten Brückennekrosen und multilobuläre Nekrosen als Hinweise auf eine aktive Hepatitis vorhanden sein.

5) Es dürfen keine Kontraindikationen für eine immunsuppressive Behandlung vorliegen.

4 Therapieformen bei der chronisch-aktiven Hepatitis

Die *Therapie kann mit Kortikosteroiden* in Verbindung mit oder ohne Azathioprin durchgeführt werden. Eine Monotherapie mit Azathioprin ist wahrscheinlich wirkungslos. Tabelle 3 zeigt das Therapieschema. Es gibt bisher keine sicheren Kriterien für die Dauer der Behandlung. Da-

Tabelle 3. Therapieschema für die chronisch-aktiven Hepatitis. (Aus Maier [8])

	Dosierung von Prednison	
	Allein	Kombiniert mit Azathioprin (Imurek) 50 mg tgl.
Initial	60 mg tgl. für 1 Woche 40 mg tgl. für 1 Woche 30 mg tgl. für 2 Wochen	30 mg tgl. für 1 Woche 30 mg tgl. für 1 Woche 15 mg tgl. für 2 Wochen
Erhaltungsdosis	20 mg tgl.	10 mg tgl.
Remission	Allmähliche Dosisreduzierung (über 6 Wochen)	Allmähliche Dosisreduzierung (über 6 Wochen)
Rezidiv	Siehe Initialdosierung	
Therapieversager	60 mg tgl. Sehr vorsichtige Dosisreduzierung	

Tabelle 4. Ergebnisse der medikamentösen CAH-Behandlung

Immunsuppressiva	Bewertung
Kortikosteroide	Positiv
Azathioprin	Fraglich allein; in Kombination mit Kortikosteroiden positiv
6-Mercaptopurin	Erfahrungen gering
Andere Medikamente:	
Levamisol	Erfahrungen gering, wahrscheinlich wirkungslos
Interferon	Erfahrungen gering
Chloroquin	Erfahrungen gering
D-Penicillamin	Erfahrungen gering (PBC?)
Adeninarabinosid A	Erfahrungen noch gering, vielleicht in Kombination mit Interferon

Tabelle 5. Therapieziele bei CAH

1) Besserung der Symptome (klinisch, laborchemisch, histologisch)
2) Verhinderung der Virusreplikation
3) Beseitigung des Hepatitisvirus
4) Verhinderung der Zirrhose
5) Verhinderung des Hepatoms
6) Verbesserung der Lebenserwartung

her bestimmen bisher klinische, laborchemische und immunologische Befunde bei jedem einzelnen Patienten den Endpunkt der Therapie. Die Beendigung der immunsuppressiven Therapie muß durch ein sehr vorsichtiges und langsames Absetzen der Medikamente über mehrere Wochen unter ständiger Überwachung erfolgen.

Die bisherigen Ergebnisse der kontrollierten *Therapiestudien mit Immunsuppressiva* (Tabelle 4) bei der CAH haben ergeben, daß die angestrebten *Therapieziele* (Tabelle 5) nur teilweise erreicht werden können. Meist wird nur eine Besserung der Symptome erzielt [1]. Auch die Therapie mit *immunstimulierenden Medikamenten* (Levamisol u. a.) hat enttäuscht und wird nicht mehr angewandt. Im Gegensatz dazu scheinen vorläufige Ergebnisse einer *antiviralen Therapie* die Prognose und den Verlauf der HBsAg-positiven CAH zu verbessern. Nach diesen Befunden muß angenommen werden, daß dem Virus selbst oder seinen Bestandteilen im Blut und im Gewebe eine pathogenetische oder krankheitsfördernde oder krankheitsunterhaltende Bedeutung zugemessen werden muß. Therapiestudien lassen vermuten, daß *Interferon,* insbesondere in *Kombination mit antiviralen Arzneimitteln* wie *Adeninarabinosid-5-Monophosphat,* die Virusmarker wie das HBsAg und HBeAg, v. a. aber die virusassoziierte DNA-Polymerase, aus dem Blut und das aus der Leber (?) bei einem Teil

Tabelle 6. Indikationen zur immunsuppressiven CAH-Therapie

	Behandlung
a) HBsAg-positive CAH	Nein
b) HBsAg-negative CAH	
mit klinischer Aktivität	Ja
ohne klinische Aktivität	Nein
c) Autoimmun-CAH	
mit klinischer Aktivität	Ja

der Patienten beseitigt [2, 13]. Auf Dauer konnte dies bisher bei etwa 20–40% der mit diesen Medikamenten behandelten Patienten erreicht werden. In der Regelung ging mit dieser „virologisch-immunologischen Besserung" auch eine Verbesserung der klinischen Befunde einher. Diese neuen therapeutischen Ansätze müssen aber noch in größeren Therapieserien überprüft und bestätigt werden. Es kommt häufig zu z. T. schweren neurotoxischen Nebenwirkungen.

Tabelle 6 faßt die Indikationen zur medikamentösen Therapie der CAH nach dem gegenwärtigen Stand noch einmal zusammen.

5 Therapie der posthepatitischen Leberzirrhose

Die Therapie der posthepatitischen Leberzirrhose ohne Komplikationen (Tabelle 7) besteht im wesentlichen darin, die Leber vor Alkohol und Medikamenten zu schützen. Die Ernährung sollte in einer ausgewogenen, schmackhaften Normalkost mit etwa 1 g Eiweiß/kg KG bestehen. Darüber hinaus sind keine wirksamen diätetischen oder medikamentösen Maßnahmen erforderlich. Bei einer posthepatitischen Leberzirrhose ohne Komplikationen und wesentliche entzündliche Aktivität besteht keine Dienst-, Arbeits- und Berufsunfähigkeit. Die Führung der chro-

Tabelle 7. Therapie der posthepatitischen Zirrhose

Merke: Viele Patienten mit CAH haben bereits eine Leberzirrhose!	
„Basis-Therapie":	Kein Alkohol, wenig Medikamente
Ohne wesentliche Aktivität, Ohne Komplikationen	Keine Diät Keine Kuren Keine Vitamine, wenn nicht alkoholbedingter Folsäure- u. Pyridoxinmangel Keine Dienst- und keine Arbeitsunfähigkeit Keine Berufsunfähigkeit

nisch Kranken mit Leberzirrhose ohne Komplikationen und ohne wesentliche entzündliche Aktivität besteht in Beratung und Überwachung des Patienten und Schutz vor unkritischer medikamentöser Aktivität.

Literatur

1. Arnold W, Meyer zum Büschenfelde KH (1981) Aktueller Stand der Therapie chronischer Leberentzündungen. Leber Magen Darm 11:73
2. Bassendine MF, Chadwick RG, Salmeron J, Shipton U, Thomas HC, Sherlock S (1981) Adenine arabinoside therapy in HBsAg-positive chronic liver disease: A controlled study. Gastroenterology 80:1016
3. Czaja AJ (1981) Current problems in the diagnosis and management of chronic hepatitis. Mayo Clin Proc 56:311
4. Hodges JR, Millward-Sadler GH, Wright R (1982) Chronic active hepatitis: The spectrum of disease. Lancet I:550
4a. Hoofnagle JH, Hanson RG, Minuk GY, Pappas SCh, Schafer DF, Dusheiko GM, Straus StE, Popper H, Jones EA (1984) Randomized controlled trial of adenine arabinosiide monophosphate for chronic B hepatitis. Gastroenterology 86:150
5. Kirk AP, Jain S, Pocak S, Thomas HC, Sherlock S (1980) Late results of the Royal Free Hospital prospective controlled trial of prednisolone therapy in hepatitis B surface antigen negative chronic active hepatitis. Gut 21:78
6. Kommerell B (1982) Der natürliche Verlauf der akuten Virushepatitis. Inn Med 9:16
7. Lam KC, Lai LC, Ng RP, Trepo C, Wu PC (1981) Deleterious effect of prednisolone in HBsAg-positive chronic active hepatitis. N Engl J Med 304:380
8. Maier KP (1981) Hepatitis – Hepatitisfolgen. Thieme, Stuttgart New York
9. Schalm SW (1979) Was läßt sich für die Behandlung der HBsAg-positiven chronischen Hepatitis mit Steroiden oder immunsuppressiven Arzneimitteln sagen? Internist (Berlin) 20:185
10. Schalm SW (1981) Soll die chronisch aktive Virus-Hepatitis medikamentös behandelt werden oder nicht? Internist (Berlin) 22:717
11. Schalm SW, Heijturk RA (1981) Controlled observations on long-term effect of leukocyte interferon therapy in HBsAg-positive chronic active hepatitis. Gastroenterology 80:1347
12. Schmid M (1980) Immunosuppressive therapy of hepatitis. In: Bianchi L, Gerok W, Sickinger K, Stalder GA (eds) Virus and the liver. MTP Press, Lancaster
13. Scullard GH, Andres LL, Greenberg HB et al. (1981) Antiviral treatment of chronic hepatitis B virus infection: Improvement in liver disease with interferon and adenine arabinoside. Hepatology 1:228
14. Strohmeyer G, Thier W (1979) Was läßt sich gegen die Behandlung der HBsAg-positiven chronischen Hepatitis mit Steroiden oder immunsuppressiven Arzneimitteln sagen? Internist (Berlin) 20:188
15. Thaler H, Szepesi T, Szepesi G (1978) Behandlungsergebnisse bei chronischer Hepatitis. Dtsch Med Wochenschr 103:1775

Therapie seltener Zirrhoseformen: primär-sklerosierende Cholangitis, primär-biliäre Zirrhose, Hämochromatose, Morbus Wilson

K. Becker

1 Primär-sklerosierende Cholangitis

Die primär-sklerosierende Cholangitis als Erkrankung vornehmlich der extrahepatischen Gallengänge mit ungeklärter Ätiologie führt bei individuell unterschiedlichen Verläufen zur sekundär-biliären Zirrhose. Das klinische Bild ist gekennzeichnet durch eine schleichend einsetzende zunehmende Cholestase. Eine Abtrennung der primär-sklerosierenden Cholangitis von der chronisch-destruierenden, nicht eitrigen Cholangitis (primär-biliären Zirrhose) muß wegen der unterschiedlichen Therapieformen erfolgen [16].

Die Krankheit befällt vornehmlich Männer. In einer Serie von 50 Patienten [40] mit chirurgisch und/oder radiologisch gesicherter Diagnose sah man in 54% der Fälle eine gleichzeitige Colitis ulcerosa, diese nimmt dabei aber offenbar einen milden Verlauf [29]. Nach Einführung der ERCP verdoppelte sich die Zahl der jährlich diagnostizierten Fälle. 42% der Erkrankten in der erwähnten Serie wurden ohne Erfolg mit Kortison behandelt.

Die *symptomatische Therapie* steht im Vordergrund der Langzeitbetreuung. Bei rascher Zunahme der Cholestase muß durch eine ERCP abgeklärt werden, ob eine operative Maßnahme (Einlage einer Gallengangs-

Tabelle 1. Langzeitbetreuung bei primär-sklerosierender Cholangitis

---

Keine spezifische Behandlung. Kortison evtl. bei begleitender Kolitis oder M. Crohn

Therapie einer bakteriellen Superinfektion (eitrige Cholangitis) mit Antibiotika in üblicher Dosierung

Wiederholung der ERCP bei rascher Verschlechterung: Operative Verbesserung des Gallenabflusses?

Symptomatische Therapie wie bei primär-biliärer Zirrhose

---

endoprothese etc.) sinnvoll ist. Bei der Indikation muß bedacht werden, daß sich um die Gallengänge große Granulome finden können, die selbst bei pathologisch-anatomischer Untersuchung zunächst als Karzinome imponieren [29]. Auch umgekehrt ist eine Fehldiagnose möglich. Neben der ERCP muß einer eventuellen Operation daher eine Computertomographie (CT) vorangehen. Eine Zusammenfassung der Therapie findet sich in Tabelle 1.

2 Primär-biliäre Zirrhose

Die primär-biliäre Zirrhose ist eine von den Ductuli ausgehende chronisch-destruierende, nicht eitrige Cholangitis, die im Endstadium der Erkrankung zur Zirrhose führt. Vornehmlich befallen sind Frauen zwischen dem 40. und 60. Lebensjahr [21, 22, 24, 33–35, 41]. Histologisch können folgende Stadien unterschieden werden [21, 22, 34, 35]:
Stadium 1: periduktuläre Rundzelleninfiltration,
Stadium 2: periduktuläre Infiltration und Gallengangsproliferationen,
Stadium 3: Vernarbung der periportalen Felder,
Stadium 4: Zirrhose.
Die Stadieneinteilung bei unterschiedlichen Spontanverläufen [23, 24, 33, 34, 41] ist notwendig, da in den Stadien 3 und 4 eine spezifische Therapie mit D-Penicillamin zur Lebensverlängerung führen kann [9, 11, 15, 21, 35]. Die Dauer der Symptome korreliert jedoch nicht mit dem histologischen Stadium [4]. Bei protrahierten „benignen" Spontanverläufen muß die Indikation zu einer differenten Therapie mit nicht eindeutig nachgewiesener Wirksamkeit (Azathioprin, D-Penicillamin) äußerst zurückhaltend gestellt werden.
Die Erkrankung beeinträchtigt das Wohlbefinden vornehmlich durch die Folgen der Cholestase mit quälendem Juckreiz. Eine Osteopathie mit Neigung zu Spontanfrakturen (Wirbelsäule) ist vornehmlich, aber nicht ausschließlich durch eine Vitamin-D-Malabsorption bedingt. Der Tod tritt aufgrund der Komplikationen der sich im Finalstadium entwickelnden Leberzirrhose ein.
Der quälende Juckreiz wird mit Ionenaustauschern behandelt. Hinsichtlich der Therapie der Osteopathie ist ungeklärt, ob Vitamin D_3 oder seine Metaboliten (25-Hydroxycalciferol, 1-Hydroxycalciferol oder 1,25-Dihydroxycalciferol), die alle kommerziell erhältlich sind, am zweckmäßigsten sind [1, 7, 10, 18, 20, 24–27].
Die Metabolisierung von Vitamin D_3 in der Leber zu 25-Hydroxycalciferol erfolgt bei regelmäßiger parenteraler Verabfolgung ausreichend [37]. Die parenterale regelmäßige Gabe von Vitamin D_3 bietet zu-

Tabelle 2. Langzeitbetreuung bei primär-biliärer Zirrhose

Symptomatische Therapie	Spezifische Therapie
Pruritus: Ionenaustauscher, 15–20 g Colestyramin (Quantalan) oder Colestipol (Colestid) täglich	Bei rascher Progredienz in den Stadien 3 und 4 Versuch mit D-Penicillamin. Nebenwirkungen (Knochenmarkaplasie, Exanthem, Lichen planus, Proteinurie, Arthralgie) beachten. Dosierung 300–600 mg täglich
Steatorrhö: Mittelkettige Triglyceride (30 g MKT-Fett, Ceres-Margarine täglich)	
Osteopathie: Vitamin-D-Injektionen (z. B. 1 Amp. ADEK-Falk 14 tägig)	Vitamin-B_6- und Schwermetallsubstitution wahrscheinlich nicht erforderlich
Portaler Hochdruck: Nach Ösophagus-varizenblutung Sklerosierung	
Aszites: Saliuretika und Aldosteronantagonisten	

dem die Gelegenheit, den Krankheitsverlauf der Patienten zu kontrollieren.

Behandlungsversuche mit Azathioprin [8, 19] haben keine eindeutig lebensverlängernde Wirkung ergeben. Kontrollierte Studien mit D-Penicillamin [9, 11, 15, 21, 35] haben gezeigt, daß in den Stadien 3 und 4 eine Lebensverlängerung möglich ist. Berücksichtigt werden müssen Schwankungen im Spontanverlauf und die Nebenwirkungen des D-Penicillamins. D-Penicillamin verhindert nicht das Fortschreiten von den Früh- zu den Spätstadien [15]. In der Mayo-Klinik-Studie [11] zeigen behandelte Patienten nach 3 Jahren eine Überlebensrate von 85%, nicht behandelte nur von 76%.

Kortison fördert die Neigung zur Osteopathie und ist daher kontraindiziert.

Die verschiedenen Therapiemöglichkeiten sind in Tabelle 2 zusammengefaßt.

3 Idiopathische Hämochromatose

Als Folge einer exzessiven Eisenüberlagerung in der Leber, im Herzmuskel, in den Schleimhäuten, in endo- und exokrinen Drüsen entwickelt sich das Krankheitsbild, bei dem klinisch die Leberzirrhose in der Symptomatik führt [24, 33, 34, 41]. Wegen der Hautpigmentation und eines begleitenden Diabetes wird die Krankheit auch als Bronzediabetes bezeichnet. Eine Vererbbarkeit ist wahrscheinlich [2, 5, 6, 12, 13, 36], wobei angenommen wird, daß das Zusammentreffen von zwei verschiedenen Genen auf dem Chromosom 6 in der Nähe des HLA-Locus erforderlich

Tabelle 3. Langzeitbetreuung bei idiopathischer Hämochromatose

- Wöchentliche Aderlässe von 500 ml bis zu 2 Jahre lang. Bei Hb unter 11,0 g/dl Intervallverlängerung
- Leberbiopsie und Ferritinbestimmung nach 2 Jahren. Weiterbehandlung mit Aderlässen in 3 monatigem Abstand
- HLA-Typisierung bei Patienten und Verwandten
- Symptomatische Therapie der Chondrokalzinose mit nichtsteroidalen Antirheumatika
- Diabetesbehandlung nach den üblichen Richtlinien, dabei oft hohe Insulindosen erforderlich. Gefahr der Diabetesentgleisung ist gering.
  Wird durch die Aderlässe der Diabetes beeinflußt?
- Erfassung eines hepatozellulären Karzinoms?

ist, damit das Krankheitsbild sich manifestiert. Es besteht daher eine Beziehung zum HLA-System. HLA-A3 wird in 76–87% der Fälle gegenüber 27–38% bei der normalen Bevölkerung gesehen, HLA-B14 in 25% der Fälle (3%). HLA-B7 sowie HLA-CW5 sind ebenfalls gehäuft vorhanden [5, 12]. Die HLA-Typisierung vermag die Diagnose zu stützen. Bei Familienuntersuchungen ist sie erforderlich, um gefährdete Personen rechtzeitig im präzirrhotischen Stadium zu finden und der wirksamen Aderlaßtherapie zuzuführen.

Der Organismus eines normalen Erwachsenen enthält 3–5 g Eisen, bei der klinischen Manifestation der Hämochromatose über 20 g. Der Ferritinspiegel im Serum ist bei Hämochromatose exzessiv erhöht und korreliert mit der Menge des abgelagerten Gewebseisens [2, 5, 12, 30]. Neben der HLA-Typisierung kann durch die Ferritinbestimmung im Serum die Diagnose gestützt werden, gefährdete Verwandte können aufgespürt werden. Das Eisen ist bei der Hämochromatose durch Aderlässe mobilisierbar. Mit einem Aderlaß von 500 ml Blut werden 250 mg Eisen entfernt.

Regelmäßige Aderlässe verlängern die Lebenserwartung, verhindern jedoch nicht die Entwicklung eines primären Leberzellkarzinoms in 10% der Fälle. Die alleinige Behandlung mit einem Chelatbinder (Desferrioxamin) ist unzureichend. Die Aderlaßtherapie wird durch Blutbild und Ferritinbestimmung kontrolliert [3, 17, 24, 33, 34, 41]. Ist Eisen bei histochemischer Untersuchung der Leber in den Leberparenchymzellen nicht mehr nachweisbar und hat sich der Serumferritinspiegel nach konsequenter 2 jähriger Therapie normalisiert, so war die Behandlung bis dahin ausreichend. Ungeklärt ist die Frage, ob jetzt vorübergehende Behandlungspausen oder die Fortführung der Aderlaßtherapie in größeren Intervallen (z. B. alle 3 Monate ein Aderlaß) vorteilhafter sind. Die durch eine Chondrokalzinose bedingten Gelenkbeschwerden können nur symptomatisch und antiphlogistisch behandelt werden.

In Tabelle 3 findet sich eine Zusammenfassung der Therapierichtlinien.

4 Morbus Wilson

Es handelt sich um eine autosomal-rezessiv vererbte Erkrankung, bei der nach der Geburt der pränatale Kupferstoffwechsel persistiert [14]. Durch erhöhte Kupferabsorption mit vermehrter Speicherung in Leber, Niere, Cornea und dem zentralen Nervensystem entwickelt sich das Krankheitsbild mit neurologischen und hepatologischen Symptomen. Das Manifestationsalter liegt zwischen dem 10. und 30. Lebensjahr, auch Manifestationen bis zum 50. Lebensjahr sind noch möglich. Diagnostisch wichtig sind der Nachweis eines erniedrigten Kupfer- und eines erniedrigten Coeruloplasminspiegels im Serum, einer erhöhten Kupferausscheidung im Urin sowie einer vermehrten Kupferablagerung im Leberpunktat (chemische Bestimmung!). Die Krankheit verläuft in Schüben. Während einer Phase der „Entkupferung" kann der Gewebskupferspiegel in der Leber normal sein. Der Coeruloplasminspiegel im Serum ist zu Beginn der Erkrankung evtl. normal oder nur gering erniedrigt. Zur Diagnose werden dennoch gefordert: Quantitative Kupferbestimmung im Leberpunktat, Erniedrigung des Kupfer- und Coeruloplasminspiegels im Serum, erhöhte Urinkupferausscheidung, Erhöhung der Kupferausscheidung nach Gabe von D-Penicillamin. In Zweifelsfällen hilft der Nachweis einer vermehrten Absorption von radioaktivem Kupfer aus dem Darm. Unbehandelt führt die Krankheit zum Tode. Da für eine erfolgreiche Behandlung die Frühdiagnose notwendig ist [24, 33, 34, 41], sollte bei jeder „chronischen" oder „protrahierten" Hepatitis im Adoleszentenalter an die Möglichkeit eines M. Wilson gedacht werden. Das Mittel der Wahl zur Behandlung ist D-Penicillamin, bei Unverträglichkeit, die beim M. Wilson seltener als bei anderen Indikationen ist, kann Trientine (Triäthylentetramin-dihydrochlorid [39]) gegeben werden. Die Behandlung muß lebenslang erfolgen. Die Frage, ob bei Behandlung mit D-Penicillamin, das eine antagonistische Wirkung gegenüber Vitamin B_6 hat, eine Substitution mit Vitamin B_6 oder kupferfreien Schwermetallgemischen oder aber die Einhaltung einer kupferarmen Diät notwendig ist, ist offen. Durch frühzeitige Behandlung der homozygoten Familienangehörigen im asymptomatischen Stadium kann die Entwicklung einer Zirrhose oder von neurologischen Symptomen ver-

Tabelle 4. Langzeitbetreuung bei M. Wilson

- 1,2 g D-Penicillamin für 2 Jahre, danach bei abfallender Kupferausscheidung im Urin Weiterbehandlung mit 900 mg täglich. Beachtung der Nebenwirkung
- Eventuell Trientine bei Nebenwirkungen von D-Penicillamin
- Untersuchung der asymptomatischen homozygoten Familienangehörigen und Therapie bei positiven Kriterien eines M. Wilson

hindert werden. In Tabelle 4 findet sich die Zusammenfassung der Therapie.

5 Zusammenfassung

Die Zirrhose ist auch bei den selteneren chronischen Lebererkrankungen das Endstadium. Ihre Folgen werden nach den üblichen Richtlinien behandelt (Ösophagusvarizenverödung, Aszitestherapie). Im prä- oder frühen zirrhotischen Stadium verlängert eine gezielte Therapie dann die Lebenserwartung, wenn sie in den pathogenetischen Mechanismus eingreift. Aderlässe mobilisieren das vermehrt gespeicherte Eisen bei der Hämochromatose, D-Penicillamin entfernt durch Chelatbildung Kupfer aus dem Gewebe bei M. Wilson. Die Behandlung muß bei beiden Krankheiten gefährdete Verwandte mit erfassen. Häufigster Behandlungsfehler ist eine unzureichend durchgeführte Therapie.

Bei der primär-sklerosierenden Cholangitis und der primär-biliären Zirrhose steht die symptomatische Therapie im Vordergrund. Beide Krankheiten zeigen individuell unterschiedliche Spontanverläufe. Die D-Penicillamin-Behandlung ist nur bei primär-biliärer Zirrhose im Stadium 3 und 4 indiziert. Eine Operation an den Gallengängen kann bei primär-sklerosierender Cholangitis mit schwerer Cholestase versucht werden. Die symptomatische Therapie bei beiden Krankheiten richtet sich gegen die Folgen der Cholestase mit Pruritus und Vitamin-D-Mangel. Der Pruritus wird mit Ionenaustauschern behandelt, Vitamin D wird vorzugsweise parenteral substituiert.

Literatur

1. Arnaud SB (1982) 25-hydroxyvitamin D_3 treatment of bone disease in primary biliary cirrhosis. Gastroenterology 83:137
2. Basset ML, Halliday JW, Powell LP, Doran T, Bashir H (1979) Early detection of idiopathic haemochromatosis: Relative value of serum-ferritin and HLA-typing. Lancet II:4
3. Batey R, Hussein S, Sherlock S, Hoffbrand V (1978) The role of serum ferritin in the management of idiopathic haemochromatosis. Scand J Gastroenterol 13:953
4. Baur G, Schwalbach G, Tittor W (1982) Neue Aspekte zur Pathogenese der primären biliären Zirrhose. Dtsch Med Wochenschr 107:378
5. Bomford A, Eddleston ALWF, Kennedy LA, Bathchelor JR, Williams R (1977) Histocompatibility antigens as markers of abnormal iron metabolism in patients with idiopathic haemachromatosis and their relatives. Lancet I:327
6. Cartwright GE, Skolnick M, Amos DB, Edward C, Kravitz K, Johnson A (1978) Inheritance of haemochromatosis: Linkage to HLA. Clin Res 26:553A
7. Compston JE, Thompson RPH (1977) Intestinal absorption of 25-hydroxyvitamin D and osteomalacia in primary biliary cirrhosis. Lancet I:721

8. Crowe J, Christensen E, Smith M et al. (1980) Azathioprine in primary biliary cirrhosis: A preliminary report of an international trial. Gastroenterology 78:1005

9. Deering TB, Dickson ER, Fleming CR, Geall MG, McCall JT, Baggenstoss AH (1977) Effect of D-penicillamine on copper retention in patients with primary biliary cirrhosis. Gastroenterology 72:1208

10. Dibble JB, Sheridan P, Hampshire R, Hardy GJ, Losowsky MS (1982) Osteomalacia, vitamin D deficiency and cholestasis in chronic liver disease. New series LI. Q J Med 89

11. Dickson ER, Fleming CR, Baldus WP (1981) Primary biliary cirrhosis: Past, present and speculations on the future. In: Berk PD, Chalmers TC (eds) Frontiers in liver disease. Thieme, Stuttgart New York

12. Doran T, Bashir H, Basset M, Halliday JW, Powell LW (1978) A comparison of serum ferritin and HLA-typing for the early detection of idiopathic haemochromatosis. IASL-Meeting, Fuengirola/Spain, Oct. 20–21 1978

13. Eddleston ALWF, Williams R (1979) HL-A system and liver disease. In: Popper H, Schaffner F (eds) Progress in liver disease, vol VI. Grune & Stratton, New York

14. Epstein O, Sherlock S (1981) Is Wilson's disease caused by a controller gene mutation resulting in perpetuation of the fetal mode of copper metabolism in the childhood? Lancet I:303

15. Epstein O, Jain S, Lee RG, Cook DG, Boss AM, Scheuer PJ, Sherlock S (1981) D-penicillamine treatment improves survial in primary biliary cirrhosis. Lancet I:1275

16. Fee HJ, Gewirtz H, Schiller J, Longmire WP (1977) Sclerosing cholangitis and primary biliary cirrhosis: A disease spectrum. Ann Surg 186:589

17. Fehr J (1979) Idiopathische Hämochromatose: derzeitige Problematik in Diagnose und Therapie. Schweiz Med Wochenschr 109:633

18. Gossmann HH, Schaumlöffel E, Miller B, Martini GA (1975) Osteopathien und Kalziumresorption bei chronischen Lebererkrankungen. Z Gastroenterol 6:594

19. Heathcote J, Ross A, Sherlock S (1976) A prospective controlled trial of azathioprine in primary biliary cirrhosis. Gastroenterology 70:656

20. Herlong HF, Recker RR, Madrey WC (1982) Bone disease in primary biliary cirrhosis: Histological features and response to 25-hydroxy vitamin D. Gastroenterology 83:103

21. Jain S, Scheuer P, Samourian S, McGee JOD, Sherlock S (1977) A controlled trial of D-penicillamine therapy in primary biliary cirrhosis. Lancet I:831

22. Jain S, Scheuer PJ, Archer B, Newman SP, Sherlock S (1978) Histological demonstration of copper and copper-associated protein in chronic liver diseases. J Clin Pathol 31:784

23. Kapelman B, Schaffner F (1981) The natural history of primary biliary cirrhosis. Semin Liver Dis 1:273

24. Kühn A, Wernze H (1979) Klinische Hepatologie. Thieme, Stuttgart

25. Long RG, Sherlock S (1979) Vitamin D in chronic liver disease. In: Popper H, Schaffner F (eds) Progress in liver disease, vol VI. Grune & Stratton, New York

26. Matloff DS, Kaplan MM, Neer RM, Goldberg MJ, Bitman W, Wolfe HJ (1982) Osteoporosis in primary biliary cirrhosis: Effects of 25 hydroxy vitamin D_3 treatment. Gastroenterology 83:97

27. Mawer EB, Backhouse J, Davies M, Hill LF, Taylor CM (1976) Metabolic fate of administered 1,25 dihydroxycholecalciferol in controls and in patients with hypoparathyroidism. Lancet I:1203

28. Müting D, Fischer R, Kalk JF, Kruck P (1982) Die chronisch-destruierende nicht eitrige Cholangitis. Fortschr Med 100:1179

29. Ossenberg FW, Baghirzade M, Becker K (1968) Zum Krankheitsbild der primär-chronischen Cholangitis. Med Welt 19:733

30. Powell LW, Halliday JW, Cowlishaw JL (1978) Relationship between serum ferritin and total body iron stores in idiopathic haemochromatosis. Gut 19:538
31. Record CO, Eddleston ALWF, Shilkin KB, Williams R (1977) Intrahepatic sclerosing cholangitis associated with a familial immunodeficiency syndrome. Lancet I:18
32. Salaspuro MP, Pikkarainen P, Spponen P, Vuori E, Miettinen TA (1981) Hepatic copper in primary biliary cirrhosis: Biliary excretion and response to penicillamine treatment. Gut 22:901
33. Schiff L, Schiff ER (1982) Diseases of the liver, 5th edn. Lippincott, Philadelphia Toronto
34. Sherlock S (1981) Diseases of the liver and biliary system, 6th edn. Blackwell, Oxford
35. Sherlock S (1981) Treatment and prognosis of primary biliary cirrhosis. Semin Liver Dis 1:354
36. Simon N, Genetet B, Fauchet R (1977) Idiopathic haemochromatosis. Demonstration of recessive transmision and early detection by family HLA typing. N Engl J Med 2:1017
37. Skinner RK, Long RG, Sherlock S, Wills MR (1977) 25-hydroxylation of vitamin D in primary biliary cirrhosis. Lancet I:720
38. Wagonfeld JB, Nemchausky BA, Bolt M, Horst JV, Boyer JL, Rosenberg JH (1976) Comparison of vitamin D and 25-hydroxy-vitamin-D in the therapy of primary biliary cirrhosis. Lancet II:391
39. Walshe JM (1982) Treatment of Wilson's disease with trientine (triethylenetetramine dihydrochloride). Lancet I:643
40. Wiesner RH, Larusso NF (1980) Clinicopathologic features of the syndrome of primary sclerosing cholangitis. Gastroenterology 79:200
41. Wright R, Alberti KGMM, Karran S, Millward-Sadler GH (1979) Liver and biliary disease. Pathophysiology, diagnosis, management. Saunders, London

Therapie des Aszites: Ausschwemmungs- und Erhaltungstherapie, Indikationen zum peritoneovenösen Shunt

F. W. Schmidt

Unsere Schwierigkeiten in der Therapie des Aszites lassen sich im wesentlichen auf 3 Ursachen zurückführen:

1) Die Vorstellungen zur Pathogenese der Aszitesentstehung sind generell noch lückenhaft; auch kann das Gewicht der einzelnen pathogenetischen Faktoren von Patient zu Patient stark variieren.
2) Häufig besteht ein Mangel an Mitarbeit des Patienten, sei es durch Indolenz oder – mindestens ebenso häufig – durch ungenügende Beratung und Führung.
3) Nicht selten führt die Ungeduld des Therapeuten nicht nur zu Mißerfolgen, sondern auch zu bedrohlichen Komplikationen.

1 Ursachen der Aszitesbildung

Eine Kombination der beiden aktuellen Hypothesen über die Aszitesgenese – primäre Verringerung des effektiven Plasmavolumens einerseits, Overflowtheorie [15] andererseits – sind die Vorstellungen von Levy u. Wexler [14] (Abb. 1).
Der entscheidende Faktor ist nach ihren Vorstellungen eine primär noch regulierte Zunahme der Natriumretention zur Auffüllung des durch Shuntbildung bei portaler Hypertension vergrößerten Gefäßvolumens. Sie kann zur Einstellung eines neuen Gleichgewichts bei deutlich vermehrtem Plasmavolumen führen, bei Fehlregulation durch überschießende Natriumretention aber weiter zur Aszitesbildung. Daß hierbei wiederum die Regulation des „effektiven" Plasmavolumens beteiligt zu sein scheint, zeigen die Immersionsversuche von Epstein [5], bei denen allein durch die Flüssigkeitsverschiebung ausgeprägte Natriuresen und Kaliuresen ausgelöst werden konnten.
Der Aszites ist demnach als Komplikation eines Regulationsprozesses zu definieren. Die Sequestration des überschüssigen Volumens im Abdo-

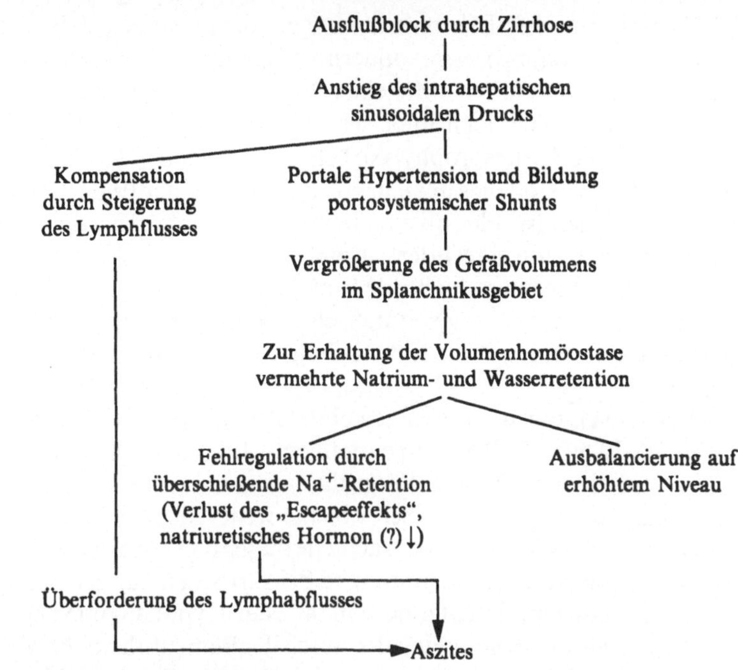

Abb. 1. Pathogenese der Aszitesbildung [14, 15]

men hat dabei nur bedingt Krankheitswert. Es ist nicht belegt, daß der unter erhöhtem intraabdominalem Druck verstärkte gastroösophageale Reflux häufiger zu Varizenblutungen führt oder daß die Zunahme des intraabdominellen Drucks durch Beeinträchtigung des venösen Ausflusses ein Nierenversagen begünstigt. Wilkinson u. Williams [24] wiesen mit Recht daraufhin, daß die Hauptindikationen der Aszitestherapie entweder nur kosmetischer Natur sind oder bei ausgeprägtem Aszites auf die Behebung subjektiver Beschwerden zielen. Daran sollte sich auch das therapeutische Vorgehen orientieren, aggressive Verfahren, z. B. ein Le-Veen-Shunt, sollten nur eine Ultima ratio bleiben.

2 Aszitesprophylaxe

Da eine aktive Aszitestherapie zu lebensbedrohlichen Komplikationen führen kann, wäre es am besten, wenn es gelänge, das Auftreten eines Aszites überhaupt zu verhindern (Tabelle 1).
Primärer pathogenetischer Faktor der Aszitesentstehung ist die portale Hypertension durch den Ausflußblock in der Leber. Die Reversibilität des Frühaszites, z. B. bei akuter Fettleber oder auch bei nekrotischen

Schüben chronischer Lebererkrankungen, demonstriert, daß nicht nur irreversible Umbauprozesse, sondern auch akute Zellschäden zur portalen Hypertension führen. Mit einer Verringerung der Zellschädigung und damit natürlich auch ihrer sekundären Folgeerscheinungen kann daher auch eine Aszitesprophylaxe betrieben werden.

Strittig ist jedoch, ob dies mit einer Verminderung der Endotoxinresorption zu erreichen ist oder ob eine immunsuppressive Therapie oder gar eine Shuntoperation gerechtfertigt sind.

Die früher geübte überschießende Proteinzufuhr – Quark zu allen Mahlzeiten – wird jetzt häufiger durch eine unnötig restriktive Proteinbeschränkung ersetzt, was die Entwicklung einer Hypalbuminämie begünstigt.

Kochsalzbelastungen – durch gewohnheitsmäßiges Nachsalzen werden bis zu 20–30 g NaCl/Tag aufgenommen – führen bereits nach Zufuhr von 3 g zu einer meßbaren Vergrößerung des extrazellulären Flüssigkeitsvolumens. Fraglich ist aber, ob eine weitergehende Einschränkung der Natriumchloridzufuhr die Nachteile dieser Kost überwiegt.

Die verstärkte Natriumretention wird bei Zirrhosen durch einen Hyperaldosteronismus mit latenter oder manifester Hypokaliämie begünstigt. Ein Ausgleich des Kaliumdefizits durch Kaliumzufuhr oder Verabreichung von Aldosteronantagonisten kann daher die Ausbildung eines Aszites verzögern oder verhindern. Hier überschneiden sich jedoch bereits prophylaktische und therapeutische Maßnahmen.

3 Therapie

3.1 Natriumrestriktion

Die bekannten und gebräuchlichen Therapieformen des manifesten Aszites sind in Tabelle 2 zusammengestellt – aufgelistet in der empfehlenswerten Reihenfolge ihres Einsatzes.

Vernachlässigt wird häufig, seit potente Natriuretika zur Verfügung stehen, die Einschränkung der Natriumzufuhr. Sie ist jedoch weit wichtiger als die Beschränkung der Flüssigkeitsmenge. Von den Trinkexzessen entwöhnter Biertrinker abgesehen ist eine Beschränkung der Flüssigkeitszufuhr nach unseren Erfahrungen nicht generell notwendig.

Auch eine Hyponatriämie unter 130 mmol/l ist noch keine Gegenindikation gegen eine Kochsalz- und Wasserbeschränkung, denn auch bei diesen Patienten besteht ja weiterhin eine erhebliche Vermehrung des Gesamtkörpernatriumgehalts. Eine Hyponatriämie ist nur dann eine strenge Indikation für eine drastische Beschränkung der Flüssigkeitszufuhr und eine Gegenindikation für Diuretika, wenn die Clearance des

Tabelle 1. Aszitesprophylaxe bei Leberzirrhose

---

1. Verzögerung der Zunahme des Ausflußblocks
Verminderung der Endotoxinresorption
Immunsuppressive Therapie?
Shuntoperation??

2. Vermeidung des Auftretens von Hypalbuminämie
Angemessene Proteinzufuhr

3. Konstanterhaltung des extrazellulären Volumens
Vermeidung von NaCl-Belastungen
Restriktion der NaCl-Zufuhr?

4. Ausgleich der latenten Hypokaliämie
Aldosteronantagonisten?
Diätsalze (K-Salze)?

---

freien Wassers deutlich eingeschränkt ist. Hinweise hierfür sind eine Verminderung der glomerulären Filtrationsrate und erhöhte Harnstoffkonzentrationen im Plasma [2].

Nach groben Schätzungen läßt sich bei etwa 20% der Patienten der Aszites allein durch eine Kochsalzbeschränkung ausschwemmen.

3.2 Diuretika und ihre Nebenwirkungen

Eine diuretische Therapie sollte mit Aldosteronantagonisten begonnen werden. Zwei Gründe sprechen hierfür: einmal besteht in der Regel eine deutliche Verminderung des Gesamtkörperkaliums, und nicht selten läßt sich ein Aszites erst nach annäherndem Ausgleich des Kaliumdefizits mobilisieren; zum anderen ist die Nebenwirkungsrate unter Natriuretika deutlich höher.

Empfehlenswert ist, wenn nötig, eine schrittweise Steigerung der Dosis alle 3–4 Tage. Mit Erhöhung der Dosierung – bis 1 000 mg wurden verabreicht – steigt allerdings die Nebenwirkungsrate steil an. Wir geben

Tabelle 2. Aszitestherapie

---

1. Einschränkung der NaCl-Zufuhr
2. Ausgleich des Kaliummangels
   (auch bei Normokaliämie ist das Gesamtkörperkalium in der Regel vermindert)
3. Einschränkung der Flüssigkeitsaufnahme?
4. Diuretikatherapie

Therapieresistenter Aszites:
5. Aszitesreinfusionen
6. Peritoneovenöser Shunt

Tabelle 3. Nebenwirkungen der Aszitestherapie mit Diuretika

Art	Ursache	Therapie
1. Prärenales Nierenversagen	Verminderung der Nierendurchblutung durch Restriktion des extrazellulären Volumens, Aktivierung des Renin-Angiotensin-Systems, renale Vasokonstriktion durch Angiotensin II	Absetzen der Diuretika, Albumininfusionen, Aszitesreinfusion β-Blockade (Propanolol)
2. Hyponatriämie	Überschießende Natriurese, Verminderung der Ausscheidung freien Wassers, ADH-Anstieg? Na^+-Verschiebung in die Zellen	Absetzen der Diuretika, Ausgleich eines K-Defizits, Flüssigkeitsrestriktion, Prednisolon, (Hypertone NaCl-Lösung) (Peritonealdialyse)
3. Hypokaliämie	Hyperaldosteronismus, Saluretika	Aldosteronantagonisten K-Zufuhr, Mg-Zufuhr
4. Hypomagnesiämie	Hyperaldosteronismus, Salidiuretika (nicht bei Aldosteronantagonisten)	Mg-Zufuhr (i.v.)
5. Enzephalopathie	Durch Einschränkung des effektiven Blutvolumens Verringerung der Hirn- und Leberdurchblutung, Hyponatriämie, Hypokaliämie, Alkalose, vermehrter Anfall von NH_3 bei Urämie	Korrektur der Defizite

nicht mehr als 400 mg und fügen, wenn notwendig, Natriuretika hinzu: Thiazide, Ethacrynsäure oder Furosemid – gerade ausreichend um die Natriumausscheidung um 50–100 mmol/l über die Zufuhr zu steigern. Höhere Ausscheidungsraten müssen zu Komplikationen führen, da nicht mehr als 500–800 ml Aszites pro Tag mobilisiert werden können und sollen.

Die wesentlichen *Nebenwirkungen* der Diuretikatherapie des Aszites, ihre Ursachen und ihre Behandlung sind in der Tabelle 3 zusammengestellt. Im Gegensatz zu den Angaben der Literatur haben wir nur sehr selten die Auslösung einer Enzephalopathie unter diuretischer Therapie beobachtet, häufiger Hypomagnesiämien und Hypokaliämien oder eine Dehydration der Patienten mit beginnendem prärenalem Nierenversagen. Hier kann die Abgrenzung gegenüber einem „echten" hepatorenalen Syndrom erhebliche Schwierigkeiten bereiten. Tabelle 4 gibt eine Hilfe zur Differentialdiagnose dieser Situation.

Tabelle 4. Differentialdiagnose des Nierenversagens bei Leberzirrhose. (Nach Wilkinson et al. [24])

	Na$^+$-Konzentration im Urin [mmol/l]	Urin/Plasma Osmolalität
Dehydratation	< 12	> 1,15
Funktionelles Nierenversagen mit beginnender akuter tubulärer Nekrose	< 12	1,10–1,15
Akute tubuläre Nekrose	> 12 (meist > 20)	< 1,10

Wichtig kann hier die Bestimmung des Urin-Plasma-Osmolalitätsquotienten sein, der bei funktionellem Nierenversagen niedriger ist als bei alleiniger Dehydratation.

Das Auftreten einer Dehydratation unter Aszitestherapie ist in der Regel das Ergebnis der Konfrontation eines indolenten Patienten mit einem forschen Therapeuten. Das dann notwendige Absetzen der diuretischen Therapie und die Verabreichung natriumreicher Albumininfusionen führt meist zu einer erneuten Zunahme des Aszites und macht so alle bisherigen Erfolge zunichte. Wenn nicht sofort, so bestimmt bei Wiederholung dieses Ablaufs, wird dann der Aszites dieses Patienten als unbehandelbar, als diuretikarefraktärer Aszites, eingestuft.

Ich bin daher sehr im Zweifel – von Ausnahmen und Aszites bei Malignom abgesehen–, ob wirklich, wie allgemein angenommen, 5% der Aszitesformen therapierefraktär sind.

3.3 Aszitesreinfusion, peritoneovenöser Shunt und seine Komplikationen

Um einen therapierefraktären Aszites zu behandeln, wahrscheinlich auch, um die Geduldsprobe für Patienten und Arzt abzukürzen, wurden aggressive Therapieformen propagiert: die Aszitesreinfusion und der permanente peritoneovenöse Shunt. Vom Prinzip her ein sehr logischer Vorschlag: denn das Problem ist ja nicht allein der Überschuß an Flüssigkeit, sondern ebenso seine Fehlverteilung. Beseitigt man diese Fehlverteilung so erhöht man das effektive Plasmavolumen. Damit wird die Natriumretention vermindert und die Ausscheidung erhöht.

Aszitesreinfusionen wurden bereits 1911 von Galup [8] und später von vielen anderen durchgeführt. Eine neuere Variante ist die Konzentration des Aszites vor der Reinfusion [4], z. B. durch Ultrafiltration mit dem Rhodiascit-Gerät.

Eine häufige Komplikation der Aszitesreinfusion – konzentriert oder nicht – ist das Auftreten von Fieber. Da sich Endotoxine im Aszites an-

539

Tabelle 5. Shuntformen zur Aszitestherapie. (Bis 1982 wurden allein
ca. 5000 LeVeen-Shunts implantiert)

1962	Spitz-Holter-Ventil	Unbrauchbar
1977	LeVeen-Shunt	Druckventil
1977	Agishi-Shunt	
1979	Denver-Shunt	Ballonpumpen
1979	Cordis-Hakim-Shunt	

reichern können, läßt sich vermuten, daß das Fieber durch die Freisetzung von Pyrogenen aus Makrophagen verursacht wird. Schwerwiegender sind in unterschiedlicher Häufigkeit beobachtete Koagulopathien
mit disseminierter intravasaler Gerinnung oder Hypervolämien (durch
zu rasche Reinfusionen zu großer Flüssigkeitsmengen) mit der Gefahr
des Lungenödems und der Varizenblutung.

So effizient Aszitesreinfusionen besonders in der Therapie von Dehydra-
tationen unter diuretischer Therapie sein können, so ist doch ein anhal-
tender Erfolg erwartungsgemäß nicht zu erreichen. Vereinzelt beobachtete Dauererfolge wurden sicherlich zu Recht der Besserung der Zirrhose
zugeschrieben.

Zur Erzielung eines Dauererfolges müßte der Aszites permanent aus
dem Peritoneal- in den venösen Raum übertreten können. Da dies mit
einer Omentopexie und weiteren chirurgischen Verfahren nicht zu erreichen ist, versuchten es erstmals 1962 Smith et al. [20] mit einem artifiziellen peritoneovenösen Shunt. Probleme mit dem Ventil führten zu Mißerfolgen. Brauchbar war erst das von Le Veen [13] entwickelte Druck-
ventil. Weiterentwicklungen sind die Ballonpumpen des Agishi- [1],
Denver- [16] und Cordis-Hakim-Shunts [17] (Tabelle 5).

Die scheinbare Möglichkeit, ein mühsames therapeutisches Problem
durch einen logischen und zudem kleinen chirurgischen Eingriff zu lösen, führte dazu, daß die Indikation zur Shuntanlage sehr großzügig gestellt wurde. Epstein [6] schätzt, daß bis 1982 mehr als 5000 Shunts implantiert wurden.

Begünstigt wurde die Einführung der artifiziellen Shunts durch die z. T.
erhebliche und anhaltende Besserung der Nierenfunktion mit Absinken
der Plasmaaldosteron- und -reninspiegel [3, 6, 11].

Wapnik et al. [22] berichteten über deutlich höhere Überlebensraten von
Shuntpatienten gegenüber solchen, die konventionell therapiert wurden.
Nach 24 Monaten lebten von den Shuntpatienten noch 29%, von den
anderen nur noch 6%.

Dieser Erfolgsbericht ist jedoch sehr skeptisch zu betrachten. Epstein [6]
hat bereits darauf hingewiesen, daß die Überlebensrate der konventionell therapierten Patienten außerordentlich niedrig war und sie schon zur

540

Tabelle 6. Komplikationen beim peritoneovenösen Shunt. (Nach Epstein [6])

Technisch:	Verschluß des venösen Schenkels
	Auswandern aus der Vene
	Luftembolie
	Pneumothorax
	Recurrensschädigung
	Aszitesleck
	Darmverschluß
Infektiös:	Peritonitis
	Septikämie
	Harnwegsinfekte
Kardiopulmonal:	Anstieg des zentralvenösen Drucks
	Lungenödem
Hepatisch:	Varizenblutung
	Leberversagen
Renal:	Hypokaliämie
Gerinnung:	Disseminierte intravasale Gerinnung
Allgemein:	„Allergisches" Fieber

Beginn der Therapie 3 fach geringere Kreatininclearanceraten zeigten. Zudem läßt der beschriebene signifikante Anstieg der Harnstoffspiegel darauf schließen, daß diese Patienten wahrscheinlich exzessiv bis zur Dehydratation therapiert wurden.

Bemerkenswert ist auch die lange Liste möglicher Komplikationen beim peritoneovenösen Shunt (Tabelle 6). Zu den schon bei Aszitesreinfusion zu beobachtenten Komplikationen, wie Fieber, intravasale Gerinnung und Hypervolämie, gesellen sich hier noch die durch den Eingriff bedingten: Infektionen oder technische Fehler.

Die Mortalitätsrate betrug bei Fry et al. [7] bei 60 Patienten in den ersten 30 Tagen nach der Operation 20%, nach Greig et al. [10] bei 23 Patienten 26%. Auch die Morbidität ist erheblich: Bei 30% der Fälle wurden Koagulopathien [6], bei mehr als 25% septische Erkrankungen [10, 23] und überraschenderweise bei 11% Dünndarmobstruktionen beobachtet [9], letztere durch Fibrosierungen im Peritonealraum.

Ein weiteres Problem ist der Verschluß des Shunts durch Koagula. Bei 3 von 6 „Respondern" waren innerhalb von 26 Monaten die Shunts verschlossen. Da diese Patienten aber trotzdem ihren Gewichtsverlust halten konnten, wurde allerdings bezweifelt, ob die Radionuklidmethode, die Grischkan et al. [12] zur Prüfung der Funktion benutzten, ausreichend zuverlässig sei.

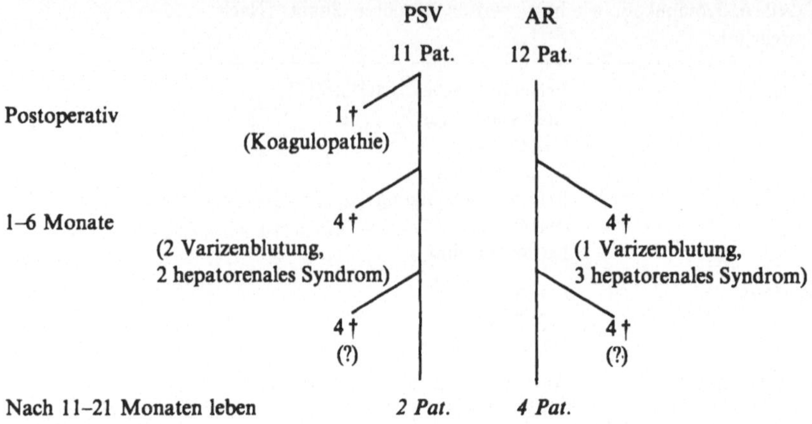

Abb. 2. Randomisierter, prospektiver Therapievergleich von peritoneovenösem Shunt (*PVS*) und Asziteskonzentratreinfusion (*AR*). (Nach Tempini et al. [21])

Einen Vergleich der Therapieergebnisse bei refraktärem Aszites – einerseits mit peritoneovenösem Shunt, andererseits mit Asziteskonzentratreinfusionen veröffentlichten Tempini et al. [21] (Abb. 2): Nach 11–21 Monaten lebten von den Shuntpatienten noch 2, in der Vergleichsgruppe 4 Patienten. Ihre Schlußfolgerung ist, daß es mit beiden Methoden gelinge, eine refraktären Aszites zu mobilisieren, keine der beiden Methoden jedoch besser als die andere sei.

So logisch und einfach es erscheint, die Störung der Natriumhomöostase und der Flüssigkeitsverteilung beim Aszites mechanisch zu beheben, weder die Aszitesreinfusion noch der peritoneovenöse Shunt sind bisher mehr als Versuche, einen therapierefraktären Aszites doch noch zu mobilisieren oder ein beginnendes hepatorenales Syndrom zu korrigieren [18, 19].

Keinesfalls kann speziell der peritoneovenöse Shunt – das zeigen schon die hohen Komplikationsraten – uns den häufig mühsamen Weg ersparen, einen Aszites diätetisch und mit einer minimalen Dosis von Diuretika einzustellen und unsere Patienten zur Mitarbeit zu bewegen.

Literatur

1. Agishi T, Suzuki T, Tanaka H, Ota K, Igarnashi A, Kawaguchi N (1977) Implantable peritoneocaval shunt pump for intractable ascites. Trans Am Soc Artif Intern Organs 23:652
2. Arroyo V, Rodés J, Gutiérrez-Lizárraga, MA, Revert L (1976) Prognostic value of spontaneous hyponatremia in cirrhosis with ascites. Am J Dig Dis 21:249–256
3. Blendis LM, Greig PD, Langer B, Baigrie RS, Ruse J, Taylor BR (1979) The renal and hemodynamic effects of the peritoneo-venous shunt for intractable hepatic ascites. Gastroenterology 77:250–257

4. Britton RC (1961) A new technique for rapid control of cirrhotic ascites. Arch Surg 83:52–57
5. Epstein M (1978) Renal sodium handling in cirrhosis. In: Epstein M (ed) The kidney in liver disease. Elsevier North-Holland, New York, pp 35–53
6. Epstein M (1982) Peritoneo-venous shunt in the management of ascites and the hepatorenal syndrome. Gastroenterology 82:790–799
7. Fry PD, Hallgren R, Robertson ME (1979) Current status of the peritoneo-venous shunt for the management of intractable ascites. Can J Surg 22:557–559
8. Galup J (1911) L'autothérapie ascitique. Thése pour le doctorat en médicine. Faculté de Médicine, Paris
9. Greenlee HB, Stanley MM, Reinhardt GF, Cheijfec G (1979) Small bowel obstruction from compression and kinking of intestine by thickened peritoneum in cirrhotics with ascites treated with LeVeen shunt (Abstract). Gastroenterology 76:1282
10. Greig PD, Langer B, Blendis LM, Taylor BR, Glynn MFX (1980) Complications after peritoneo-venous shunting for ascites. Am J Surg 139:125–131
11. Greig PD, Blendis LM, Langer B, Taylor BR, Colapinto RF (1981) Renal and hemodynamic effects of the peritoneo-venous shunt. Gastroenterology 80:119–125
12. Grischkan DM, Cooperman AM, Hermann RE, Carey WD, Ferguson DR, Cook SA (1981) Failure of LeVeen shunting in refractory ascites. A view from the other side. Surgery 89:304–308
13. LeVeen H, Christoudias G, Moon JP (1974) Peritoneo-venous shunting for ascites. Am Surg 180:580–591
14. Levy M, Wexler MJ (1978) Renal sodium retention and ascites formation in dogs with experimental cirrhosis but without portal hypertension or increased splanchnic vascular capacity. J Lab Clin Med 91:520–536
15. Liebermann FL, Denison EK, Reynolds TB (1970) The relationship of plasma volume, portal hypertension, ascites and renal sodium retention in cirrhosis: The overflow theory of ascites formation. Ann NY Acad Sci 170:202
16. Lund RH, Newkirk JB (1979) Peritoneo-venous shunting system for surgical management of ascites. Contemp Surg 14:31–45
17. Patino JF, Hakim S, Sanclemente E (1979) El uso del „shunt" peritoneo-venoso de Hakim en el tratamiento de la ascitis. Rev Argent Cir 37:304–313
18. Pladson TR, Parrish RM (1977) Hepatorenal syndrom: recovery after peritoneo-venous shunt. Arch Intern Med 137:1248–1249
19. Schroeder ET, Anderson GH Jr, Smulyan H (1979) Effect of a portocaval or peritoneo-venous shunt on renin in the hepatorenal syndrome. Kidney Int 15:54–61
20. Smith AN, Preshaw RM, Bisset WH (1962) The drainage of resistant ascites by a modification of the Spitz-Holter valve technique. J R Coll Surg Edinb 7:238
21. Tempini S, Bellobuono A, Bellati G et al. (1981) Randomized prospective trial comparing peritoneo-venous shunt and concentrated ascites reinfusion in refractory ascites of cirrhotic patients (Abstract). Ital J Gastroenterol 13:216
22. Wapnick S, Grosberg SJ, Evans MI (1979) Randomized prospective matched pair study comparing peritoneo-venous shunt and conventional therapy in massive ascites. Br J Surg 66:667–670
23. Wexler MJ (1980) Discussion of Greig paper. Am J Surg 139:128–129
24. Wilkinson SP, Williams R (1979) Ascites, electrocyte disorders and renal failure. In: Wright R, Alberti KGMM, Karran S, Millward-Sadler GH (eds) Liver and biliary disease. Saunders, London Philadelphia Toronto, pp 1060–1086

Kapitel 58

Ösophagusvarizenblutung: Sklerosierungsbehandlung

N. SOEHENDRA

Bei der Betreuung chronisch Leberkranker steht häufig therapeutisch das Problem der Ösophagusvarizenblutung im Mittelpunkt. Nach vorliegenden Zahlen und allgemeinen Schätzungen werden etwa 60% der Leberzirrhotiker eine portale Hypertension mit Varizenbildungen im Ösophagus und Magen bekommen. Die Hälfte dieser Patienten werden wiederum irgendwann aus ihren Varizen bluten. Insgesamt muß der Arzt also bei etwa jedem 3. Leberzirrhotiker im Laufe der Krankheit mit gefährlichen Varizenblutungen rechnen [6].
Kennzeichnend für die Varizenblutung ist nicht nur die Schwere, sondern auch die Neigung zum Rezidiv. Die daraus resultierende Problematik für die Therapie wird durch den vom Grundleiden definierten begrenzten Spielraum noch komplexer. 25% der Patienten, bei denen die akute Blutung initial gestoppt werden konnte, sterben dennoch nach der Blutung entweder am Leberversagen oder an kardiopulmonalen Komplikationen [9]. Das Stadium der Leberzirrhose entscheidet also nicht nur darüber, ob der Kranke für einen schweren therapeutischen Eingriff geeignet ist, sondern auch über den Verlauf der Blutung. Letztlich bestimmt das Leberleiden auch die Prognose der Patienten. Bislang vermag weder die konservative noch die operative Behandlung die Prognose entscheidend zu verbessern.

1 Indikation zur Sklerosierungsbehandlung

Geht es lediglich um die Verringerung des Blutungsrisikos durch die Ösophagusvarizen, so scheint die Verödungstherapie mit Hilfe der Fiberendoskopie derzeit die Methode der Wahl zu sein. Das endoskopische Behandlungsverfahren erfordert im Vergleich zur Operation einen geringeren Aufwand und kann ohne nennenswerte Einschränkungen auch bei den meisten schwerkranken Patienten angewendet werden. Die Ergebnisse sind recht befriedigend.

2 Durchführung

Die endoskopische Verödung der Ösophagusvarizen kann heute meist ohne Narkose vorgenommen werden. Nur Ateminsuffizienz oder drohende Aspiration, z. B. bei Patienten im Schock oder Koma, erfordern eine Intubation.

In Deutschland wird als Verödungsmittel meist Polidocanol 1% (Aethoxysklerol) verwendet, mit dem im distalen Ösophagus die Varizen direkt verödet und schließlich praktisch beseitigt werden. Durchschnittlich sind 2–3 Behandlungssitzungen erforderlich, um die Varizen vollständig zu beseitigen und die Innenwand der distalen Speiseröhre ausreichend zu fibrosieren. Die Behandlungsintervalle liegen zwischen 7 und 10 Tagen, so daß insgesamt 4–5 Wochen benötigt werden. Die Hauptbehandlung wird in der Regel unter stationären Bedingungen durchgeführt. Da während der Verödungstherapie Schleimhautnekrosen im Injektionsgebiet entstehen können, muß sich der Patient mehrere Wochen lang breiig ernähren und Antazida regelmäßig einnehmen. Wichtig für einen dauerhaften Erfolg ist u. a. die Nachsorge mit endoskopischen Kontrollen der Speiseröhre, denn anfangs können sich in etwa 15–20% der Fälle Varizen neu bilden. Nur durch konsequente Nachverödungen kann die Blutungsgefahr weiter gebannt werden. Die erste Kontrolle sollte etwa 3 Wochen nach der Entlassung erfolgen und später in 3–6 monatigen Abständen fortgesetzt werden.

3 Komplikationen

Als schwerwiegendste Komplikation ist die Ösophagusperforation zu nennen, die in etwa 1% der Fälle auftreten kann. Spätkomplikationen sind in erster Linie narbige Stenosen im terminalen Ösophagus, die in 2–3% der Fälle ein bougierungsbedürftiges Ausmaß annehmen können. Andere mögliche Störungen während der Verödungstherapie sind Pleuraerguß, Mediastinitis und Sepsis. Kardiopulmonale Komplikationen durch versehentliche intravasale Applikation des negativ inotrop wirkenden Polidocanol sind technisch vermeidbare Zwischenfälle [10].

4 Verfahren bei akuter Blutung

Im akuten Stadium sollte die Verödungstherapie nur durchgeführt werden, wenn die Blutungsquelle gut erkennbar ist. Hierbei wird gezielt neben und distal der Blutungsquelle injiziert und eine massive submuköse Infiltration erzeugt. Die Blutung wird also mehr durch Kompressionen initial gestillt als durch eine Verödung, die erst später wirksam wird. Bei unklaren Sichtverhältnissen, z. B. bei einer starken Blutung, unterbleibt die Verödungstherapie, da sie meist komplikationsträchtig und ohne Erfolg ist. Die Notfallendoskopie, die in erster Linie zum Ausschluß anderer Ursachen dient, wird dann beendet. Zur Blutstillung führt man eine Ballonsonde (nach Sengstaken-Blakemore oder Linton-Nachlas) ein. Zusätzlich kann Vasopressin (z. B. Glycylpressin) verabreicht werden. Während der Kompressionsbehandlung wird eine orthograde Magen-Darm-Spülung durch die geblockte Ballonsonde vorgenommen. Damit wird der Magen für die nächste Endoskopie sauber vorbereitet und gleichzeitig eine wirksame Komaprophylaxe geleistet.

Die Ballonsonde verspricht bei sachgemäßer Anwendung eine sofortige Blutstillung in 80–90% der Fälle, die mit einem Risiko von unter 5% verbunden ist [2, 5]. Da der Blutstillungseffekt der Sonde i. allg. nur passager ist, sollte möglichst unverzüglich nach ihrer Entfernung die Verödungstherapie begonnen werden.

5 Durchführung im Intervall

Im blutungsfreien Intervall erfolgt die eigentliche Verödungstherapie. Da bei etwa 60% der Patienten innerhalb von 6–8 Wochen mit einer Rezidivblutung zu rechnen ist, sollte die Verödung möglichst bald durchgeführt werden, auch wenn der Blutungsstillstand stabil erscheint. Innerhalb von 4–5 Wochen kann die endoskopische Behandlung abgeschlossen und die bedrohliche Rezidivgefahr gebannt werden. Während dieser Zeit besteht natürlich weiter die Möglichkeit erneuter Blutungen, da mit einer Behandlungssitzung nicht gleich alle Varizen verödet werden können. Die Häufigkeit solcher Zwischenblutungen, die meist aber weniger intensiv sind, liegt bei 10–15%.

6 Problematik der prophylaktischen Varizensklerosierung

Zur prophylaktischen Varizenverödung herrscht über die Indikationsstellung derzeit noch keine einheitliche Meinung. Es ist bisher noch nicht sicher bekannt, welche Faktoren die Blutung vorher anzeigen können. Endoskopische Erscheinungsbilder der Varizen sollen gewisse Hinweise auf die Blutungsgefährdung liefern: Blaue und rote, d. h. dünnwandige Varizen scheinen gefährlicher als weiße, dickwandige zu sein [1]. Außerdem werden auch die Gerinnungsverhältnisse als ein Entscheidungskriterium angesehen; bei gestörter Gerinnung besteht eher eine Indikation zur vorsorglichen Verödung [7]. Der Pfortaderdruck soll ab einem gewissen Grenzwert eine deutlich gesteigerte Blutungsneigung bedeuten; übersteigt der geblockte Lebervenendruck (WHVP) 30 mmHg, nimmt die Frequenz der Varizenblutung zu [4]. Dagegen soll der gastroösophageale Reflux kein sicheres Auslösungsmoment einer Blutung sein [3]. Bei alkoholischen Leberzirrhotikern wird aber das Mallory-Weiss-Syndrom, nicht selten auch in Kombination mit einer Varizenblutung, beobachtet.

7 Zusammenfassung

Das Risiko der endoskopischen Verödungstherapie ist bekannt; seine Größe läßt sich kalkulieren. Man weiß aber auch, daß etwa 50% aller Varizenträger irgendwann bluten werden, ohne sicher sagen zu können, um welche Patienten es sich dabei handelt. Die Entscheidung zur prophylaktischen Verödung fällt daher schwer. Ziel der vorsorglichen endoskopischen Behandlung ist es, die nach wie vor sehr hohe Letalität der ersten massiven Varizenblutung zu senken.

Mit der geschilderten Verödungstechnik lassen sich Varizen im Ösophagus beseitigen. Bei konsequenter Nachsorge kann dadurch eine weitgehende Blutungsfreiheit erzielt werden. Die endoskopische Behandlung ist jedoch ungeeignet für Fundusvarizen. In solchen Fällen sollte im Anschluß an die Verödung die Shuntoperation erwogen werden. Im übrigen wird die Indikation zur chirurgischen Therapie heute streng gestellt. Nur bei sorgfältiger Patientenauswahl bleibt das Risiko des Eingriffs im vertretbaren Bereich [8].

Die Verödungstherapie stellt eine palliative Maßnahme dar, deren Ziel die Verhütung der Blutung ist. Die Überlebenschance der Patienten wird hinsichtlich des Verblutungsrisikos dadurch zweifelsohne verbessert. Offen ist, ob die Langzeitprognose, die in erster Linie vom Grundleiden abhängig ist, dadurch ebenfalls günstig beeinflußt werden kann.

Literatur

1. Beppu K, Inokuchi K, Koyanagi N, Nakayama S, Sakata H, Kitano S, Kobayashi M (1981) Prediction of variceal hemorrhage by esophageal endoscopy. Gastrointest Endosc 27:213
2. Brunswig D, Spech HJ, Heine WD (1974) Komplikationen bei der Behandlung von Ösophagusvarizenblutungen mit Ballonsonden. Therapiewoche 24:4261
3. Eckardt VF, Grace ND (1979) Gastroesophageal reflux and bleeding esophageal varices. Gastroenterology 76:39
4. Jackson FC, Perrin EB, Felix WR, Smith AG (1971) A clinical invertigation of the portacaval shunt: V. Survival analysis of the therapeutic operation. Ann Surg 174:672

5. Novis BH, Duys P, Barbezat GO, Clain J, Bank S, Terblanche J (1976) Fibreoptic endoscopy and the use of the Sengstaken tube in acute gastrointestinal haemorrhage in patients with portal hypertension and varices. Gut 17:258

6. Olsson R (1972) The natural history of esophageal varices. A retrospective study of 224 cases with liver cirrhosis. Digestion 6:65

7. Paquet KJ (1982) Prophylactic endoscopic sclerosing treatment of the esophageal wall in varices – A prospective controlled randomized trial. Endoscopy 14:4

8. Schreiber HW (1973) Chirurgie der portalen Hypertension. In: Demling L (Hrsg) Klinische Gastroenterologie, Bd II. Thieme, Stuttgart

9. Soehendra N, Kempeneers I, de Heer K (1981) Fiberendoskopische Oesophagusvaricenverödung. Aktuel Probl Chir 16:93

10. Thies E, Lange V, Iven H (1982) Tierexperimentelle Untersuchungen zur kardialen Wirkung des Varicensklerosierungsmittels Polidocanol (Äthoxysklerol). Langenbecks Arch Chir [Suppl] 313

Kapitel 59

Der komplette portosystemische Shunt
– Indikation, Nachsorge und Ergebnisse –

A. Hirner, R. Häring, Th. Karavias, H. Schäfer und R. Sörensen

1 Einleitung

Bei der massiven oder rezidivierenden Ösophagusvarizenblutung besteht aus klinischer Sicht die Möglichkeit (und aus unserer Sicht die Notwendigkeit) zur operativen Anlage einer portosystemischen Kurzschlußverbindung. Dadurch wird der portale Hochdruck definitiv gesenkt, das Risiko einer neuerlichen Blutung signifikant erniedrigt und die Lebenserwartung – mäßig – verlängert. Hierzu liegen einige randomisierte Studien vor [6, 9, 10, 16, 21, 29; s. auch 14, 15]; wenn auch 1981 manche Autoren [8] diese Daten noch immer so darstellen, als ob beinahe nichts, und wenn, dann nur Shuntnachteiliges geklärt sei, so trägt dies sicher nicht zur Klärung der differenzierten Problematik einer so schweren Erkrankung bei, sondern offenbart nur die persönliche Erfahrung.

Die ethische Berechtigung zur operativen Anlage einer portosystemischen Kurzschlußverbindung und deren Notwendigkeit bei Fehlen alternativer Dauertherapieverfahren sind heute also durchaus gegeben. Kompressionssonden, Vasopressin, Glycylpressin, Laserkoagulation, perkutan-transhepatische Embolisation usw. sind nur initiale Behandlungsformen im Sinne nichtoperativer Blutstillungsverfahren. Die endoskopische Ösophaguswandsklerosierung scheint nach derzeitiger Beurteilung zwischen den definitiven und den initial-temporären Behandlungsverfahren eingestuft werden zu können [4]; in keinem Fall kann ihr z. Z. jedoch eine allgemeingültige Priorität im Sinne einer verbindlichen Empfehlung zugesprochen werden.

Zwei Fragen sind hinsichtlich der Shuntchirurgie derzeitig von aktueller Bedeutung:

– Welche der verschiedenen Shuntformen sind komplette, welche inkomplette Shunts?
– Welchen Patienten empfehlen wir heute – aufgrund unserer eigenen Ergebnisse – einen kompletten, welchen einen inkompletten Shunt?

2 Klassifikation der kompletten Shunts

Definitionsgemäß spricht man dann von einem kompletten Shunt, wenn durch die Anastomose praktisch alles Pfortaderblut abgeleitet wird:

- Der portokavale End-zu-Seit-Shunt wird bei uns wegen des geringsten operativen Risikos bevorzugt.
- Die portokavale Seit-zu-Seit-Anastomose wird bei uns nur beim Budd-Chiari-Syndrom durchgeführt.
- Der mesokavale H-Shunt: Die in der Literatur so oft beschworene portale Restperfusion nach mesokavalem H-Shunt kann, sieht man von der Thrombosierung der Anastomose einmal ab, nur durch eine operationstechnische Knickbildung anastomosennaher Gefäßabschnitte bedingt sein (Abb. 1). Nach Witte et al. [35] ist der mesokavale H-Shunt hierfür besonders gefährdet.
- Der laterolaterale splenorenale Shunt nach Cooley (Abb. 2): Diesen führen wir z. B. bei Zustand nach Cholezystektomie durch, d. h., wenn der operative Zugang zur Pfortader zu risikoreich wäre, jedoch nur bei vorgegebener Nähe von Milz- und Nierenvene, wenn die Anastomose spannungsfrei anzulegen ist. Auch der Cooley-Shunt muß zu den kompletten Shunts gerechnet werden. In der portalen Phase ist bei Kontrastmitteldarstellung jeweils ein kompletter Abfluß über die Nieren- und Hohlvene zu sehen; die Pfortader wird, abgesehen von einem Stummel, nicht mehr dargestellt.
- Der laterale splenorenale Shunt nach Linton: Diesen möchten wir nicht mehr empfehlen; er ist technisch sehr aufwendig und bietet die geringste Sicherheit, ganz abgesehen vom Fortfall der Milz.

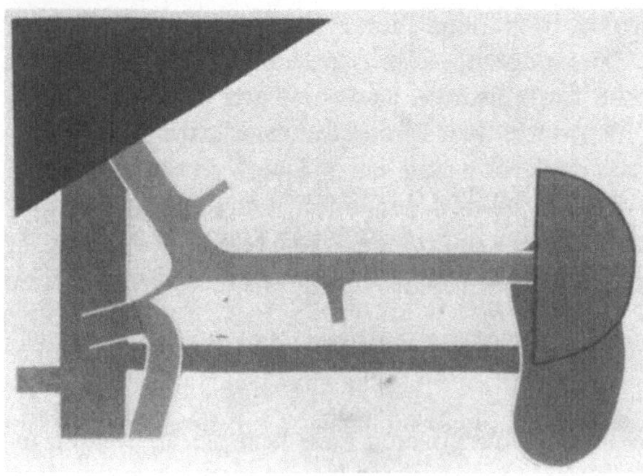

Abb. 1. Operationstechnische Knickbildung am lebernahen Anastomosenpol bei mesokavalem Interpositionsshunt mit dadurch bedingter lienaler Pfortaderrestperfusion

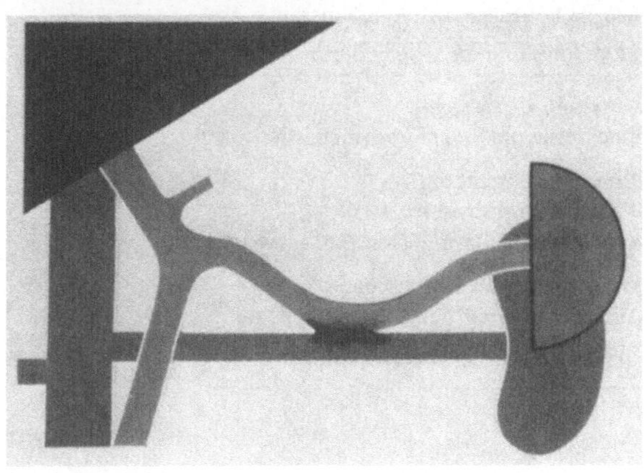

Abb. 2. Laterolateraler splenorenaler Shunt nach Cooley

3 Notshunt oder Intervallshunt

Wir sind aufgrund langjähriger Erfahrung davon überzeugt, daß nur die operativ erreichte portale Drucksenkung den Patienten vor weiteren Ösophagusvarizenblutungen sicher schützt. Wann ist der Zeitpunkt für die operative Intervention gegeben?

- Die prophylaktische Anlage vor dem Auftreten einer Ösophagusvarizenblutung muß heute aufgrund der vorliegenden Daten eindeutig abgelehnt werden [28].
- Der prinzipielle und sofort durchgeführte Notshunt, z. B. innerhalb von 8 h nach Einsetzen der Blutung, hat nur sehr wenige Anhänger [23–25] und berücksichtigt unseres Erachtens zu wenig die Vorteile einer konservativ erreichbaren, temporären Blutstillung.
- Der verzögerte Notshunt, z. B. 24–48 h nach Einsetzen der massiven Blutung oder bei früh rezidivierender Blutung, erbringt wohl dann die besten Ergebnisse, wenn zuvor konservativ eine Blutstillung erreicht worden ist. Seit Mitte der 60 er Jahre nehmen immer mehr Zentren dieses (verzögerte = planmäßige) Notshuntverfahren auf [2, 3, 11, 15, 19, 23–25, 27, 31, 32; Übersicht bei 14].
- Der elektive (= Intervall-) Shunt, ca. 2 Wochen nach der Blutung, bietet die günstigsten Voraussetzungen in bezug auf das perioperative Risiko, jedoch muß die wechselnd hohe Sicherheit, dieses Stadium hinsichtlich der bis zu 84%igen frühen Rezidivblutungsrate [30] überhaupt zu erreichen, in die Gesamtüberlegung mit einbezogen werden.

Wir sind bei entsprechender Konstellation Anhänger des verzögerten Notshuntvorgehens, jedoch sind wir um jeden Patienten froh, der durch

Tabelle 1. Fragen an die präoperative Angiographie (indirekte Splenoportographie)

Arterioportale Fisteln?
Blockform: prä- oder intrahepatisch?

Pfortaderflußrichtung?
Pfortaderthrombose?
Anastomosierungsfähigkeit der Milzvene?

Minderperfusion der A. hepatica?
Abgangsvarianten der A. hepatica dextra?

Hinweise für Leberzellkarzinom?

---

eines der nichtoperativen Blutstillungsverfahren sicher ins Intervall gebracht werden kann.

4 Perioperative Maßnahmen

Da beim akut eingelieferten Patienten mit frischer Ösophagusvarizenblutung nur selten klar entschieden werden kann, ob er dem verzögerten
Notshunt oder dem Intervallshunt zugeführt werden wird, führen wir
die aus unserer Sicht vorrangig wichtige und unverzichtbare indirekte
Splenoportographie sofort durch, d. h. nach mittels Ballonsonde erreichter Blutstillung (ausführliche Begründung s. [15]). Der angiologische Befund, sowohl hinsichtlich der arteriellen als auch portovenösen Seite,
geht als zentraler Punkt in die Entscheidung über die Shuntwahl ein
(s. Tabelle 1).
Ist das blutungsfreie Intervall erreicht, beurteilen wir mittels EEG und
psychometrischer Tests das Problem der hepatoportalen Enzephalopathie, mittels ^{14}C-Amidopyrin-Atemtest und der üblichen Summe von
Laboruntersuchungen die Leberfunktion und mittels Lebersequenzszin-
tigraphie nach der Methode von Biersack et al. [5] die Leberperfusion.

5 Kurzzeitergebnisse

Die folgenden Ausführungen beschränken sich auf die bei uns meistens
durchgeführte portokavale End-zu-Seit-Anastomose, und zwar auf den
Zeitraum 1976–1980 (86 Not- und 57 Intervalloperationen).
In Abb. 3 ist der Todestag nach portokavaler Anastomose dargestellt.
Wir haben keine zeitliche Begrenzung hinsichtlich der Hospitalletalität
vorgenommen: der letzte Patient ist am 70. postoperativen Tag gestor-

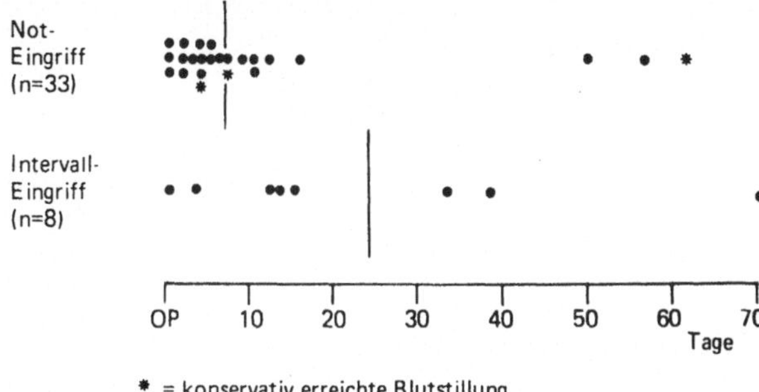

Abb. 3. Hospitalletalität nach portokavaler Anastomose: Darstellung des Todestages (eigene Patienten 1976–1980)

ben. Beim Noteingriff dominiert als Todesursache die weitere Blutung in Kombination mit Pneumonie, allgemeiner Infektion und Nierenversagen, beim Intervalleingriff die Leberinsuffizienz. Legt man die Child-Punkteklassifikation zugrunde (Tabelle 2), so steigt die Letalität mit höherem Child-Stadium: Beim Intervallshunt beträgt sie in Stadium A 6%, in B 19% und in C 40%, beim Notshunt in Child-Stadium A überraschend 0%, dann 30% und 58%. Für Child-C-Patienten im Intervall sollten nach diesen Frühergebnissen alternative Therapieformen gesucht werden, für Child-C-Patienten mit Noteingriff, d. h. bei massiver oder rezidivierender Blutung im Stadium C, dürften jedoch auch andere Behandlungsmethoden keine besseren Ergebnisse bringen.

Die Abhängigkeit der Letalität vom Lebensalter wurde von uns ebenfalls untersucht: Beim Notshunt bestand mit 38 und 39% kein, beim Intervallshunt mit 9 und 20% jedoch ein deutlicher Unterschied zwischen den über und unter 60 jährigen. Für alle Notshuntpatienten beträgt bei uns die Letalität 38% (n = 86), für alle Intervallshuntpatienten 14% (n = 57):

Abbildung 4 zeigt die Abhängigkeit der Letalität beim verzögerten Notshunt von der konservativ (meist Ballonsonde, selten zusätzlich

Tabelle 2. Child-Punkteklassifikation

Punkte	1	2	3
Gesamtbilirubin	< 34	− 51	> 51 μmol/l
Albumin	> 35	− 30	< 30 g/l
Aszites	Kein	Mäßig	Massiv
Neurol. Symptome	Keine	Leicht	Deutlich
Allgemeinzustand	Gut	Reduziert	Schlecht
A: 5–7	B: 8–10		C: 11–15

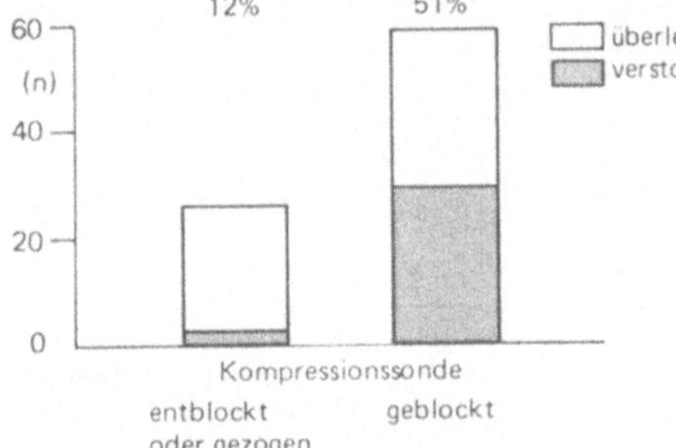

Abb. 4. Abhängigkeit der Hospitalletalität von der Blutungsaktivität, d. h. der konservativ erreichten Blutstillung beim (verzögerten) portokavalen Notshunt

Sklerosierung) erreichten Blutstillung. Wurde sie erreicht, beträgt die Letalität nur 12% (26 Patienten); wurde sie nicht erreicht, beträgt sie 51% (59 Patienten).

Die Abhängigkeit der Letalität vom Vorhandensein einer frühen Rezidivblutung, getrennt nach Not- und Intervallshunt, stellt sich wie folgt dar: Beim Intervallshunt hat die frühe Rezidivblutung keinerlei Einfluß auf die aktuelle Letalität, beim Notshunt jedoch ausgesprochen stark. Wurde *vor* einer frühen Rezidivblutung operiert, beträgt die Letalität 0% (14 Patienten), wurde *nach* einer oder mehreren frühen Rezidivblutungen der Notshunt durchgeführt, beträgt sie 45% (71 Patienten). Diese Ergebnisse demonstrieren einerseits die Berechtigung zum planmäßigen Notshunt (wenn irgend möglich *vor* einer frühen Rezidivblutung), andererseits demonstrieren sie, daß sich die Letalität eines solchen gezielten Notshunts von jener der (klassischen) Intervalloperation nicht mehr unterscheidet.

Wie sieht es nun mit den Überlebenden aus? Der immer wieder gehörte Vorwurf, die Leberfunktion würde sich nach portokavalem Shunt entscheidend verschlechtern, ist aufgrund unserer Ergebnisse nicht berechtigt. Legt man die Einordnung nach dem Child-Index zugrunde, so ergibt sich in der frühen postoperativen Phase bei der überlebenden Gruppe des Intervalleingriffs eine mäßige Verschlechterung um 3,4%, bei der verstorbenen Gruppe um 40%. Die überlebende Gruppe nach Noteingriff verbessert sich sogar um 1,6%, die verstorbene Gruppe verschlechtert sich wiederum um 14%. Zusammenfassend bedeutet dies, daß sich bei den überlebenden Gruppen der Child-Index statistisch nicht verändert. Der Amidopyrinstoffwechsel wurde bei 24 operierten Intervallshuntpatienten, die den Eingriff überlebten, untersucht. Es besteht nur eine ganz diskrete Verschlechterung von 8,3 auf 7,8% Abbau pro Stunde. Ähnlich uncharakteristische Veränderungen ergeben sich für den Intervallshunt beim EEG und bei den psychometrischen Tests.

Viel ist in der Literatur über die prognostische Aussage einzelner Laborwerte hinsichtlich der Frage des individuellen Operationsrisikos ge-

Tabelle 3. Prognostische Aussagekraft von 18 präoperativen Parametern, geordnet nach Signifikanz des Unterschieds zwischen überlebender und verstorbener Gruppe. (p Irrtumswahrscheinlichkeit eines signifikanten Unterschieds, − paradoxer Befund: Die verstorbene Gruppe zeigt einen besseren Mittelwert als die überlebende Gruppe.) Signifikanzberechnung mittels Mann-Whitney-U-Test

Rang	Intervalleingriff	p [%]	Noteingriff	p [%]
1.	Quick	0,5	Quick	0,01
2.	Fibrinogen	3,2	Kreatinin	0,02
3.	Ges.-Bilirubin	5,5	Fibrinogen	0,10
4.	PTT	7,4	Leukozyten	0,15
5.	GOT	18	Hämatokrit	0,5
6.	GPT	27	Hämoglobin	1,1
7.	Ammoniak	31	Ges.-Bilirubin	1,3
8.	Kreatinin	35	GOT	4,2
9.	Cholinesterase	38	PTT	4,8
10.	Alk. Phosphat.	39	GPT	5,9
11.	Thrombinzeit	− 45	Cholinesterase	10
12.	Thrombozyten	54	Ges.-Eiweiß	15
13.	Albumin	57	Ammoniak	17
14.	Ges.-Eiweiß	− 62	Thrombinzeit	21
15.	Leukozyten	62	Alk. Phosphat.	36
16.	Hämatokrit	79	Thrombozyten	− 43
17.	Hämoglobin	− 89	γ-Globulin	− 59
18.	γ-Globulin	91	Albumin	− 93

schrieben worden. Bei der Untersuchung von 18 präoperativen parametern auf statistisch signifikante Unterschiede zwischen überlebenden und sterbenden Patienten, jeweils getrennt nach Not- und Intervallshunt, ergab sich folgendes (Tabelle 3):

- Beim Intervallshunt hatte lediglich der Quick-Wert ($p = 0,5\%$) eine signifikante prognostische Aussagekraft für einen schlechten Verlauf.
- Bei der Notoperation jedoch folgen nach dem Quick-Wert das Kreatinin, das Fibrinogen, die Leukozyten und der Hämatokrit mit statistischer Signifikanz. Diese Werte weisen in der Notsituation auf die prognostisch viel wichtigeren Parameter hin, z. B. Niereninsuffizienz oder Pneumonie, im Gegensatz zu den sonst stets in den Vordergrund gestellten laborspezifischen Werten wie Cholinesterase, Gesamteiweiß oder Albumin.

6 Langfristige Nachsorge

Die langfristige Nachbetreuung eines Shuntpatienten ist die direkte Fortsetzung der perioperativen Bemühungen zur Bekämpfung der lebensbedrohlichen Komplikationen der Leberzirrhose. Wir haben dazu

eine Sondersprechstunde, deren Aufgaben in Tabelle 4 festgehalten
sind [17]. Wichtig ist das regelmäßige ärztliche Gespräch für die Motivation zur Alkoholabstinenz und deren Aufrechterhaltung. Bei der Hälfte
dieser Kranken, d. h. bei 21 von 41 Alkoholzirrhosen, ist die völlige Aufgabe des Alkoholgenusses nach der Operation gelungen. Die systematische Betreuung solcher Patienten hat deshalb eine erhebliche sozial-me-
dizinische Bedeutung [17].
Daneben gilt es, die wesentlichen Begleitsyndrome der Leberzirrhose zu
beachten und zu therapieren. Beinödeme sind häufig. Der Aszites wird
nach portokavaler End-zu-Seit-Anastomose im Gegensatz zu den anderen kompletten Shunts nur unwesentlich beeinflußt, eben weil der sinu-
soidale Druck nur gering abfällt. Die Inzidenz eines peptischen Ulkus ist
bei Zirrhose höher als normal, Literaturangaben schwanken zwischen
1,6 und 27% [25, 26, 34]. Über die Störungen des intermediären Stoff-
wechsels bei Leberzirrhose und additiver portokavaler Anastomose besteht zwar eine umfangreiche theoretische Literatur, in der Praxis haben
wir aber im Gegensatz zu Conn et al. [7] keine behandlungsbedürftige
Hämosiderose beobachtet, ebenso stellen bei uns die Veränderungen des
Fettstoffwechsels keine behandlungsbedürftige Komplikation dar. Auf
jeden Fall sollte man jedoch auf eine mögliche Diabetesentgleisung nach
portokavaler Anastomose achten.
Das akute Leberversagen ist in der unmittelbaren postoperativen Phase
die gefürchtetste Komplikation der portokavalen Anastomose. Nach
Müting u. Sommer [22] ist das Leberversagen in der späteren Phase jedoch weniger von der kompletten Umleitung des portalen Bluts als von
einer Reihe aktueller exogener Faktoren und vom Fortschreiten der Zirrhose abhängig. Von den 58 nachbetreuten Patienten sind inzwischen 3
Patienten, jeweils über 65 Jahre alt, im Leberkoma verstorben. 10 Patienten, davon die meisten mit weiterem Alkoholgenuß, zeigten eine
nichtkontinuierliche Verschlechterung. Bei 41 Patienten blieb die Child-
Punktezahl seit der Operation relativ konstant, die meisten davon in Stadium A, wenige in B. Bei 4 Patienten fehlen uns aktuelle Informationen.

Tabelle 5. Postoperative Störungen bei 58 Patienten mit portokavaler Anastomose seit 1978 (Nachsorgesprechstunde)

	n	[%]
Beinödeme	21	36
Episodische hepatoportale Enzephalopathie	5	9
Chronische hepatoportale Enzephalopathie	5	9
Peptisches Ulkus	3	5
Leberversagen	3	5
Aszites	1	2
Shuntverschluß	1	2
Unauffällig	15	25
Zur Zeit ohne aktuelle Information	4	7

Die hepatoportale Enzephalopathie nach portokavaler Anastomose ist wohl einer der umstrittensten Punkte im Rahmen des kompletten Shunts überhaupt. Ihre Einteilung und diagnostische Objektivierung werden an dieser Stelle vorausgesetzt (s. [17]). Bei 5 Patienten hatte sie eine chronische Verlaufsform; die Patienten waren jeweils über 65 Jahre alt, 3 davon hatten einen Diabetes mellitus. Bei weiteren 5 Patienten verlief die Enzephalopathie episodisch und jeweils reversibel: 3 mal war sie durch forcierte Diuretikamedikation ausgelöst, einmal durch eine Diabetesentgleisung und einmal durch einen operationswürdigen Strangulationsileus. Bei 44 Patienten, d. h. immerhin bei 75% der 58 Patienten, jedoch war sie gleichbleibend. Auch aus unserer Sicht kann nicht genug vor einer unkritischen Diuretikatherapie gewarnt werden, durch welche den Patienten mehr geschadet als genutzt wird.

In Tabelle 5 sind zusammenfassend die im Rahmen unserer Sprechstunde erfaßten Komplikationen dargestellt. Es führen die – prognostisch jedoch nicht ungünstigen – Beinödeme, dann folgen die episodische und chronische hepatoportale Enzephalopathie, 3 mal das peptische Ulkus, 3 mal das Leberversagen mit tödlichem Ausgang, einmal ein massiver Aszites mit der Notwendigkeit eines LeVeen-Katheters und einmal eine Anastomosenthrombose. 15 Patienten jedoch, und das sind immerhin 25%, waren während der gesamten Zeit vollkommen unauffällig. Wir glauben also, daß für den Regelpatienten die postoperative Problematik der Leberinsuffizienz und Enzephalopathie in der Literatur allzu gravierend dargestellt wird, zumindest, wenn die ambulante Nachsorge dieser Patienten gewährleistet ist.

7 Indikation und Kontraindikation zum portokavalen Shunt

Beim Regelpatienten sehen wir die Indikation zum portokavalen Shunt bei den folgenden 3 Konstellationen:

- Im blutungsfreien Intervall nach optimaler Vorbereitung, wenn der Patient gesichert zumindest eine Ösophagusvarizenblutung hinter sich hat. Die operative Letalität nimmt mit zunehmender Zahl der Blutungen zu, was mit der Progression der Grunderkrankung in Einklang zu bringen ist; durchschnittliche Letalität bei uns: 14%.
- In der verzögerten Notsituation, bei Zustand nach einmaliger massiver oder frührezidivierender Blutung und konservativ erreichter Blutstillung (sog. Frühoperation); durchschnittliche Letalität bei uns: 12%.
- In der verzögerten Notsituation beim Versagen konservativer Blutstillungsverfahren (sog. Ultima-ratio-Operationen); durchschnittliche Letalität bei uns: 51%.

14% unserer in den Jahren 1976–1980 zum portosystemischen Shunt vorbereiteten 164 Patienten erhielten keine portokavale Anastomose. Die folgenden 4 Gründe gelten gleichermaßen für die Intervall- wie auch Notsituation:

- Bei Pfortaderthrombose bevorzugen wir den Drapanas- oder den Cooley-Shunt.
- Bei Zustand nach Cholezystektomie den Cooley- oder Warren-Shunt, je nach Spannungsfreiheit der Anastomose.
- Bei Minderperfusion der A. hepatica ist höchste Vorsicht geboten; die Ableitung des Pfortaderbluts wäre wohl tödlich. Hier kommt lediglich ein Warren-Shunt oder eine Sperroperation in Frage.
- Bei Verdacht auf Leberzellkarzinom wird laparoskopiert und bei Bestätigung der Diagnose auf eine Operation verzichtet.
  Insbesondere diese letzten Punkte unterstreichen die Bedeutung der in jedem Fall präoperativ durchzuführenden indirekten Splenoportographie.

Beim *Notshunt* treffen wir keine weitere Selektion, mit Ausnahme des Komas, d.h. der fortgeschrittenen hepatoportalen Enzephalopathie Grad III und IV. Grundsätzlich bevorzugen wir, wie auch andere Autoren, in der Notsituation einen kompletten Shunt [18].
Beim *Intervallshunt* sind wir in Abhängigkeit von Alter, manifestem Diabetes mellitus, schlechter Child-Klassifikation und nur leichter Hinweise für eine hepatoportale Enzephalopathie vorsichtiger geworden und bevorzugen für diese Risikogruppe den inkompletten Warren-Shunt [33] unter bewußter Inkaufnahme eines etwas höheren Rezidivblutungsrisikos. Ob gegenüber dem Warren-Shunt die portokavale Anastomose mit zusätzlicher Leberarterialisation – im eigenen Experiment bewährt [13] und von einigen Autoren für den humanmedizinischen Bereich empfohlen [1, 12, 20] – eine echte Alternative oder gar eine Verbesserung dar-

Tabelle 6. Operationsletalität nach portokavaler Anastomose wegen Ösophagusvarizenblutung (eigene Patienten 1969–1980)

	Intervalleingriff			Noteingriff		
		Letalität			Letalität	
	n	n	[%]	n	n	[%]
1.3.1969–31.12.1975	64	15	23	88	49	56
1.1.1976–31.12.1980	57	8	14	86	33	38
Gesamt	121	23	19	174	82	47

stellt, können wir aufgrund unserer eigenen Erfahrung derzeit nicht beantworten.

Wir haben an dieser Stelle nur die Ergebnisse der Jahre 1976–1980 dargestellt. Tabelle 6 zeigt durch den – eigenen – Vergleich mit den Jahren 1969–1975, wie sehr ein internistisch-angiologisch-chirurgisches Gesamtkonzept für die Behandlung der Ösophagusvarizenblutung zur Verbesserung der Prognose beitragen kann.

Literatur

1. Adamsons RJ, Butt K, Iyer S et al. (1978) Portacaval shunt with arterialization of the portal vein by means of a low flow arteriovenous fistula. Surgery 146:869
2. Arnman R, Olsson R, Schersten T (1976) Survival after portacaval shunt: Who and how? Acta Med Scand 199:167
3. Balasegaram M (1976) Emergency portasystemic shunt for bleeding varices. Br J Surg 63:263
4. Berchtold R, Olsson SA (1981) Massive Blutung aus Ösophagusvarizen. Diagn Intensivther 6:30
5. Biersack HJ, Thelen M, Schulz D, Knopp R, Dahlem R, Schmidt R, Winkler C (1977) Die sequentielle Hepatospleno-Szintigraphie zur quantitativen Beurteilung der Leberdurchblutung. Fortschr Röntgenstr 126:47
6. Conn HO (1974) Therapeutic portacaval anastomosis: To shunt or not to shunt. Gastroenterology 67:1065
7. Conn HO, Schreiber W, Elkington SG (1969) Cirrhosis and diabetes. Increased incidence of diabetes in patients with Laennec's cirrhosis. Am J Dig Dis 14:834
8. Eckardt VF, Ewe K (1981) Shunt-Therapie bei portaler Hypertension? Dtsch Med Wochenschr 106:387
9. Eckert P, Soehendra N, Farthmann E, Doehn M (1975) Die Therapie der akuten Ösophagusvarizenblutung. Med Welt 26:1139
10. Felix WR Jr, Myerson RM, Sigel B, Perrin EB, Jackson FC (1974) The effect of portacaval shunt on hypersplenism. Surg Gynecol Obstet 139:899
11. Häring R, Bare U, Stallkamp B, Tung LC (1976) Portokavaler Not-Shunt bei der massiven Ösophagusvarizenblutung. Med Welt 27:964
12. Hirner A, Häring R (1981) The arterialization of the portal stump following portacaval end-to-side-shunt. Editorial. Hepatogastroenterology 28:73
13. Hirner A, Häring R (1981) Die experimentelle Leberarterialisation nach porto-cavalem Shunt – eine Rehabilitation. Chirurg 52:389

14. Hirner A, Häring R, Karavias T (1981) Chirurgie des Pfortaderhochdruckes. Internist Welt 2:65
15. Hirner A, Häring R, Karavias T (1982) Notshuntoperationen. In: Siewert JR, Blum AL, Farthmann EH, Lankisch PG (Hrsg) Notfalltherapie. Springer, Berlin Heidelberg New York, S 163
16. Jackson FC, Perrin EB, Felix WR, Smith AG (1971) A clinical investigation of the portacaval shunt: V. Survival analysis of the therapeutic operation. Ann Surg 174:672
17. Karavias T, Häring R, Weber D (1982) Postoperative Syndrome nach portokavaler Anastomose bei Leberzirrhose. Leber Magen Darm 12:85
18. Langer B, Rotstein LE, Stone RM, Taylor BR, Patel SC, Blendis LM, Colapinto RF (1980) A prospective randomized trial of the selective distal splenorenal shunt. Surg Gynecol Obstet 150:45
19. Malt RA, Abbott WM, Warshaw AL, Vandersalm TJ, Smead WL (1974) Randomized trial of emergency mesocaval and portacaval shunts for bleeding esophageal varices. Am J Surg 135:584
20. Matzander U (1974) Methode und Technik der druckadaptierten Leberarterialisation mit portokavaler Anastomose. Chirurg 45:226
21. Mikkelsen WF (1974) Therapeutic portacaval shunt. Preliminary data on controlled trial and morbid effects of acute hyaline necrosis. Arch Surg 108:302
22. Müting D, Sommer A (1979) Auslösende Faktoren und klinisches Bild des Leberkomas bei 152 Leberzirrhosekranken. Münch Med Wochenschr 121:454
23. Orloff MJ, Chandler JG, Charters AC III, Condon JK, Grambort DE, Modafferi TR, Levin SE (1974) Emergenccy portacaval shunt treatment for bleeding esophageal varices. Arch Surg 108:293
24. Orloff MJ, Duguay LR, Kosta LD (1977) Criteria for selection of patients for emergency portacaval shunt. Am J Surg 134:146
25. Orloff MJ, Bell HR, Hyde PV, Skivolocki WP (1980) Long-term results of emergency portacaval shunt for bleeding esophageal varices in unselected patients with alcoholic cirrhosis. Ann Surg 192:325
26. Phillips MM, Ramsby GR, Conn Ho (1975) Portacaval anastomosis and peptic ulcer: A nonassociation. Gastroenterology 68:121
27. Prandi D, Rueff B, Roche-Sicot J, Sicot C, Maillard JN, Benhamou JP, Fauvert R (1976) Life-threatening hemorrhage of the digestive tract in cirrhotic patients. An assessment of the postoperative mortality after emergency portacaval shunt. Am J Surg 131:204
28. Resnick RH (1975) Portal hypertension. Pathogenesis in cirrhosis. Med Clin North Am 59:945
29. Resnick RH, Iber FL, Ishihara AM, Chalmers TC, Zimmermann H, The Boston Inter-Hospital Liver Group (1974) A controlled study of the therapeutic portacaval shunt. Gastroenterology 67:843
30. Schröder R, Vang J (1973) Zur Therapie der schweren Ösophagusvarizenblutung. Schweiz Med Wochenschr 103:1081
31. Steegmüller KW, Fischer R (1980) Früh- und Spätergebnisse nach portokavalem Shunt. Med Welt 31:21
32. Steegmüller KW, Fischer R (1980) Der portokavale Notshunt bei der konservativ nicht stillbaren Ösophagusvarizenblutung. Langenbecks Arch Chir 353:81
33. Warren WD, Millikan WJ, Henderson JM et al. (1982) Ten years portal hypertensive surgery at Emory. Results and new perspectives. Ann Surg 195:530
34. Windle R, Peacock JH (1975) Prognosis after portacaval anastomosis: A 15-year follow-up. Br J Surg 62:701
35. Witte CL, Ovitt TW, Witte H, Clark S (1977) Left sided segmental portal hypertension following mesocaval interposition shunt. Surg Gynecol Obstet 145:169

Kapitel 60

Mesokavale und distale splenorenale Shunts

H. J. HALBFASS und R. HERZ

Die Prognose von Patienten nach Shuntoperationen hängt davon ab, ob im portalen System ein hoher Residualdruck aufrechterhalten wird oder nicht [9, 10].
Mit diesen Befunden sind die Forderungen in Einklang zu bringen, die wir an neue Shuntmethoden stellen. Sie sollen, wenn möglich, einen prograden Fluß in der Pfortader erhalten, keinen totalen Shunt verursachen und zu keiner zu starken Drucksenkung führen.

1 Mesokavaler Shunt

Der mesokavale Shunt erfüllt diese Anforderungen nur zum Teil. In ersten Untersuchungen war nach diesem Shunt eine portale Perfusion in 44% der Fälle angenommen worden [1]. Neuere Ergebnisse scheinen diese Befunde zu widerlegen. Danach muß der mesokavale Shunt immer als totaler nichtselektiver Shunt ohne Erhalt eines prograden Pfortaderflusses betrachtet werden [2, 6–8]. Eigene angiographische Untersuchungen zeigen keine klaren Resultate.

1.1 Überlebensraten

Drapanas war der erste Autor, der mit dem mesocavalen Shunt ausgezeichnete Ergebnisse erreichte [1]. Die Fünfjahresüberlebensraten betrugen bei Child-B-Patienten 85% und bei Child-C-Patienten 65%. Die Enzephalopathierate wurde mit 11% angegeben. In der Spätphase waren noch 90% der Shunts offen. In eigenen Untersuchungen betrugen bei 45 mesokavalen Shunts die Überlebensraten nach 3 und 4 Jahren noch 60%. Unterschiede in den einzelnen Child-Gruppen wirkten sich nur in den ersten 1–2 Jahren aus (Abb. 1).

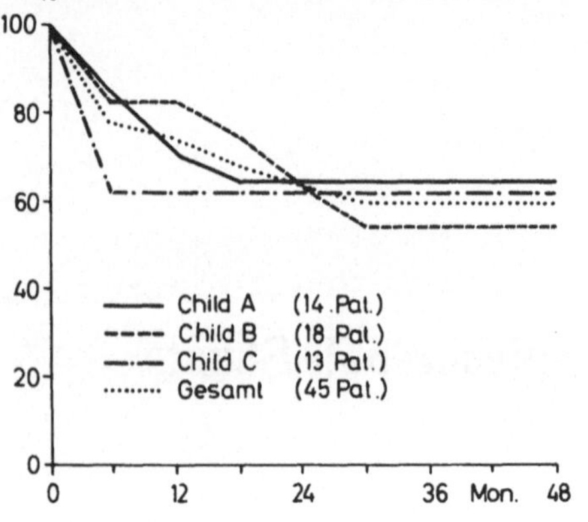

Abb. 1. Kumulative Überlebenskurven nach mesokavalem Shunt

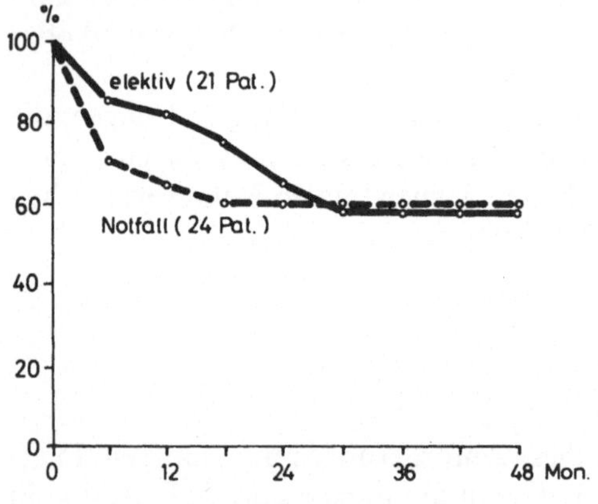

Abb. 2. Kumulative Überlebenskurven nach mesokavalen Elektiv- und Notfallshunts

Dementsprechend wurde verglichen mit den Ergebnissen nach konservativer Behandlung, der größte Gewinn an Überlebenszeit in der Child-C-Gruppe erreicht.

Die Letalität des Notfallshunts war mit 29% in 24 Fällen ähnlich wie bei anderen Autoren [7].

Die Überlebenskurven nach Elektiv- und Notfallshunts zeigten im Spätverlauf nach 2 Jahren keine Unterschiede (Abb. 2).

1.2 Meßdaten und Laboruntersuchungen

Nach mesokavalen Shunts trat eine Verringerung des portalen Druckes von 26 ± 4 auf 14 ± 5 mmHg ($3,5 \pm 0,5$ aud $1,9 \pm 0,7$ kPa) auf. Die Lebergesamtdurchblutung sank von $1\,500 \pm 438$ ml/min auf 574 ± 257 ml/min ab [3]. Thrombozytenwerte ergaben bei vorheriger Thrombozytopenie einen raschen Anstieg um23% ihres Ausgangswerts in der postoperati-

562

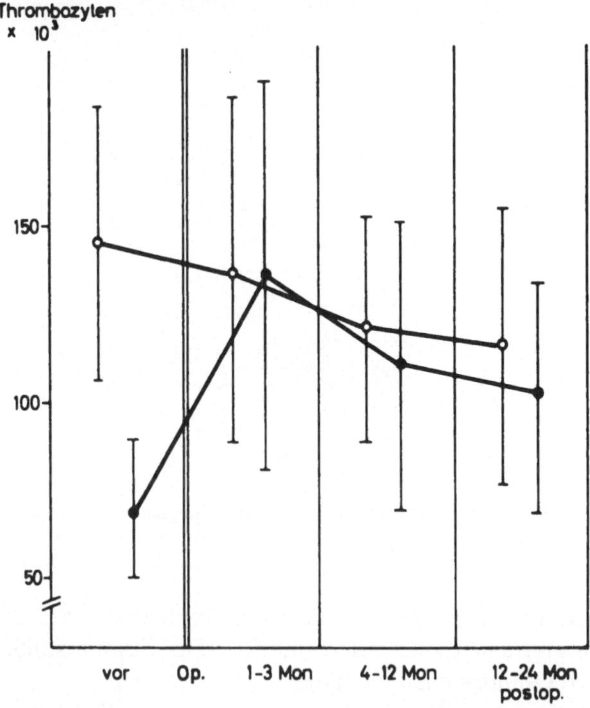

Abb. 3. Thrombozytenzahlen vor und nach mesokavalen Shunts. *Offene Symbole* Thrombozytenzahl präoperativ $> 100\,000/mm^3$ (n = 16), *geschlossene Symbole* Thrombozytenzahlen präoperativ $< 100\,000/mm^3$ (n = 13)

ven Phase. Waren die Thrombozytenzahlen präoperativ im Normbereich, trat kein Anstieg auf (Abb. 3).

Leberfunktionsuntersuchungen prä- und postoperativ zeigten bei einfachen Parametern wie Serumalbumin, Quick-Wert und Cholinesteraseaktivität keine Änderungen. Dagegen ließ die initiale BSP-Clearance und der Aminosäurequotient eine deutliche Verminderung erkennen. Psychometrische Tests zur Abschätzung der Enzephalopathie hatten bei der Mehrzahl der Patienten keine Verschlechterung ergeben (Abb. 4). Episoden von akuter Enzephalopathie traten im Spätverlauf in 7% der Fälle auf.

1.3 Technische Durchführung

Klare Aussagen können zur technischen Durchführung des mesokavalen Shunts gemacht werden. Als Prothesenmaterial eignen sich ausschließlich großkalibrige Dacronprothesen mit einem Durchmesser von

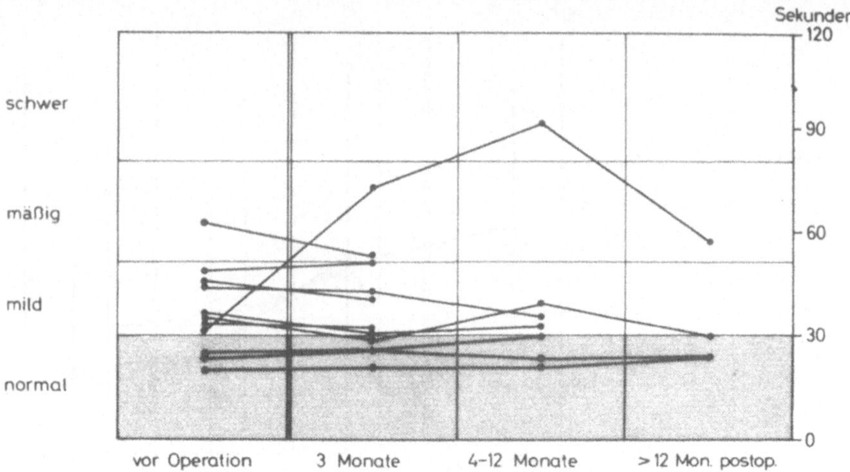

Abb. 4. Number-Connection Test-Untersuchungen vor und nach mesokavalen Shunts

mindestens 18 mm. Nur der Anschluß an den Stamm der V. mesenterica ergibt eine dauerhafte Funktion. Der Stamm sollte einen Durchmesser von mindestens 1 cm haben.

In unserem eigenen Krankengut war in 37 Fällen ein guter Anschluß möglich. Alle Shunts blieben offen und funktionsfähig. 8 mal mußte die Prothese an einen geteilten Stamm oder einen Nebenast angeschlossen werden. Bei 6 dieser Patienten traten schwere Rezidivblutungen auf, 3 mal wurde ein Shuntverschluß registriert. Wir schließen daraus, daß eine angiographische Abklärung zur Indikationsstellung unbedingt erforderlich ist.

Nach unseren Erfahrungen eignet sich der mesokavale Shunt für die Notfallsituation, für Patienten mit Aszites und in schlechten Risikogruppen.

2 Distaler splenorenaler Shunt

Ein neues Prinzip stellt der distale splenorenale Shunt dar, bei dem der Blutkreislauf im V.-mesenterica-superior-Pfortader-System von dem im Ösophagus-Magen-Milz-System abgetrennt wird.

Der Shunt eignet sich nur für Patienten, die noch einen prograden Fluß in der Pfortader haben. Die Aszitesbildung sollte gering sein, da nach dieser nicht drucksenkenden Operation die Aszitesproduktion zunehmen kann.

Tabelle 1. Unterschiede zwischen selektiven und nichtselektiven Shunts. (Nach Warren [2.8])

	Selektiv [%]	Nichtselektiv [%]
Operationsletalität	12	12
Flow		
Frühphase Grad I/II [a]	88	0
Spätphase Grad I/II	70	0
Enzephalopathie		
Spätphase	12	48
Rezidivblutung	4	8
Shuntverschluß		
– früh	6,7	4
– spät	2,3	25
Stammthrombose	17,3	
Überlebensrate	65	73
(36–51 Mon.)		
Besondere Komplikationen		
– früh	Aszites	Leberversagen
– spät	Kollateralen	
	Flowumkehr	

[a] Grad   I: Anfärbung intrahepatische Äste
Grad II: Anfärbung nur der Hauptäste
Grad III: Anfärbung nur des Pfortaderstammes
Grad IV: Keine Anfärbung

Ob das Prinzip der Bildung getrennter Kreisläufe im Portalvenensystem zu verwirklichen ist, muß aus heutiger Sicht fraglich erscheinen. Nach Warren und Reichle [2, 6] soll der Flow in der Pfortader nach distal-splenorenalem Shunt nur geringgradig abfallen. Andere Autoren registrierten nach Anlage des Shunts einen Abfall des Portaldrucks und auch nach ausgedehnter Sperroperation keinen Wiederanstieg. Der Shuntflow wurde durch die Sperroperation nicht wesentlich verändert, während der Flow in der Pfortader postoperativ absank [4].
Unsere eigenen begrenzten Erfahrungen mit 16 Warren-Shunts zeigten postoperativ einen geringeren Druckabfall und eine geringere Reduktion der Lebergesamtdurchblutung als nach mesokavalem Shunt. (Druck präoperativ $25 \pm 2,3$, postoperativ $21 \pm 2,6$ mmHg, Flow präoperativ $1\,156 \pm 266$, postoperativ 892 ± 375 ml/min.)
Technische Schwierigkeiten waren mit zunehmender Erfahrung gut zu beherrschen. Rezidivblutungen, durch die wir anfangs 4 Patienten verloren, traten nach Verbesserung der Sperroperation nicht mehr auf.

Psychometrische Tests ergaben nach Shunt keine signifikanten Veränderungen. Anfälle von akuter Enzephalopathie traten nicht auf. Diese Befunde stimmen mit denen anderer Autoren überein [2, 8].

Aufgrund dieser Ergebnisse bevorzugen wir den distalen splenorenalen Shunt bei Patienten in der Child-A- und -B-Gruppe, sofern die Aszitesbildung gering ist.

Die Unterschiede zwischen selektiven (distalen splenorenalen) und nichtselektiven (mesokavalen) Shunts wurden von der Arbeitsgruppe um Warren [2, 8] untersucht und in Tabelle 1 aufgeführt.

3 Zusammenfassung

Mit dem selektiven (distalen splenorenalen) Shunt konnte gegenüber dem totalen (mesokavalen, portokavalen) Shunt keine Überlebenszeitverlängerung nachgewiesen werden. Gesichert ist eine Lebensverbesserung [2, 5], obwohl in der Spätphase nach selektivem Shunt eine Umkehrung des Portalflusses häufig eintritt.

Am günstigsten ist der Shunt, der zu einer graduellen langsamen Umkehr des Portalflusses führt. Höhere Drücke im portalen System bewirken eine geringere Resorption von Stickstoffprodukten [9]. Die geringste Enzephalopathierate besteht bei erhaltener portaler Perfusion und hohem Druck im portalen System.

Der mesokavale Shunt eignet sich für Patienten in der Notfallsituation, in den Child-B- und -C-Gruppen und bei erheblicher Aszitesproduktion. Zu beachten ist, daß nur großlumige Gefäßprothesen offen bleiben.

Nach mesokavalen Shunts kann eine akute Enzephalopathie auftreten. Die Behandlung sollte eine Eiweißrestriktion und die Gabe von Lactulose (Bifiteral) umfassen.

Nach distalen splenorenalen Shunts ist eine therapiefraktäre Aszitesbildung möglich. Ein peritoneovenöser Shunt sollte erst nach dem 28. postoperativen Tag angelegt werden. Bei auftretender Enzephalopathie ist an eine Pfortaderstammthrombose oder an noch bestehende Kollateralen zu denken.

Ein Verschluß der Kollateralen kann mit angiographischen Methoden durch Embolisation gelingen.

Literatur

1. Drapanas T, Locicero J, Dowling JB (1975) Hemodynamics of the interposition mesocaval shunt. Ann Surg 181/5:523
2. Galambos JT, Warren WD (1979) Surgery for portal hypertension. Clin Gastroenterol 8/2:525

3. Herz R, Halbfaß HJ, Rössle U, Mathias K, Herrman D, Gerok W (1980) Frühverän-
   derungen von Leberfunktion und Hämodynamik nach mesocavalem Shunt. 86. Tagung
   der deutschen Ges. für Innere Medizin, Wiesbaden
4. Maillard JN, Flamant YM, Hay JM (1979) Selectivity of the distal splenorenal shunt.
   Surgery 86:663
5. Nabseth DC (1981) The distal splenorenal shunt: An enigma. Am J Surg 141:579
6. Reichle FA, Owen OE (1979) Hemodynamic patterns in human hepatic cirrhosis. A
   prospective randomized study of the hemodynamic sequelae of distal splenorenal and
   mesocaval shunts. Ann Surg 190:523
7. Reichle FA, Fahmy WF, Golsorkhi M (1979) Prospective comparative clinical trial
   with distal splenorenal and mesocaval shunts. Am J Surg 137:13
8. Rikkers LF, Rudman D, Galambos J et al. (1978) A randomized controlled trial of the
   distal splenorenal shunt. Ann Surg 188:271
9. Warren WD (1981) Loss of hepatic portal perfusion after selective shunts. Am J Surg
   141:581
10. Zimmon DS, Kessler RW (1980) Effect of portal venous blood flow diversion on portal
    pressure. J Clin Invest 65:1388

Kapitel 61

Leberkoma – Akut- und Langzeitbehandlung

H. Schomerus, W. Hamster und E. H. Egberts

Die akute Behandlung des Leberkomas soll im folgenden nur kurz gestreift werden. Über die Behandlung des akuten episodischen Stupors ist nichts entscheidend Neues zu berichten. Nach wie vor sind die klassischen Maßnahmen Purgieren, Eiweißkarenz, schwer resorbierbare Antibiotika und Lactulose die obligaten Säulen der Therapie. Neuere Verfahren, z. B. die Gabe von speziellen Aminosäuregemischen, haben dem erwiesenen Effekt dieser Maßnahmen bei der Behandlung des akuten episodischen Komas nichts Wesentliches hinzufügen können. Ich möchte dagegen folgende Fragen zu beantworten versuchen:

1) Wie lassen sich akute Komaepisoden vermeiden?
2) Wann muß eine Dauerbehandlung durchgeführt werden?
3) Welche Anforderungen sind an eine Dauerbehandlung zu stellen?
4) Wie läßt sich der Effekt der Therapie objektivieren?
5) Wie ist der Patient bezüglich der Auswirkung seiner Enzephalopathie zu beraten?

1 Wie lassen sich akute Komaepisoden vermeiden?

Vermeidung von Komaepisoden heißt Vermeidung der auslösenden Ursachen. Abbildung 1 stellt den prozentualen Anteil verschiedener auslösender Ursachen an insgesamt 213 Komaepisoden dar, die von Conn u. Lieberthal [4] aus der Literatur und dem eigenen Patientengut zusammengestellt wurden. Schraffiert sind diejenigen auslösenden Ursachen, die ganz oder großenteils iatrogen sind.
Ganz im Vordergrund stehen die *Behandlung mit Sedativa,* die bei Patienten mit Leberzirrhose sehr zurückhaltend eingesetzt werden sollten, und die *diuretische Behandlung,* die einerseits zur Azotämie, andererseits zur hypokaliämischen Alkalose führen kann. Dies gilt besonders für die

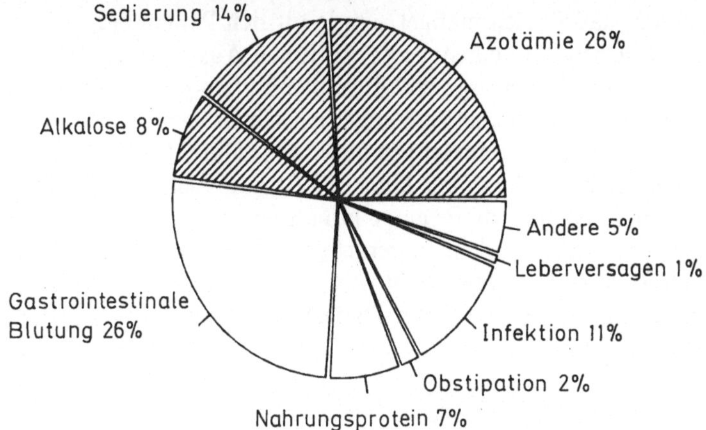

Abb. 1. Auslösende Ursachen von 213 Komaepisoden. Die *schraffierten* Anteile sind als ganz oder großenteils iatrogen anzusehen. (Modifiziert nach Conn u. Lieberthal [4])

Behandlung mit Thiaziden und Schleifendiuretika. Bei gefährdeten Patienten, besonders dann, wenn durch einen ausgeprägten Hyperaldosteronismus das Gesamtkörperkalium schon vermindert ist, sollten diese Diuretika daher sehr zurückhaltend eingesetzt werden.

Die *gastrointestinale Blutung* als auslösende Ursache eines Leberkomas ist grundsätzlich ein schicksalhaftes Ereignis. Es hat sich jedoch in neuerer Zeit gezeigt, daß sie bis zu einem gewissen Grade voraussehbar ist. Japanische Autoren [1] haben endoskopische Kriterien erarbeitet, die auf ein erhöhtes Blutungsrisiko aus Ösophagusvarizen hinweisen. Paquet hat in einer prospektiv kontrollierten Studie [15] zeigen können, daß eine prophylaktische paravasale Sklerosierung bei Patienten mit derartigen Hinweisen auf eine erhöhte Blutungsgefahr die Inzidenz von Blutungen signifikant vermindert. In Zukunft wird man daher auch diesen auslösenden Faktor eines Leberkomas möglicherweise in gewissem Umfang in den Griff bekommen können. Zudem wird die zunehmende Verbreitung der Sklerosierungsbehandlung blutender Ösophagusvarizen einen weiteren wichtigen Faktor für die Komaentstehung in den Hintergrund drängen – die *chirurgische Dekompression des Pfortaderkreislaufs,* die abgesehen von der Gefährdung durch die Operation, besonders in der unmittelbaren postoperativen Phase, zu einer deutlich erhöhten Inzidenz schwerer Komaepisoden führt [4].

Einfach zu beeinflussen ist der Faktor *Obstipation,* besonders vorteilhaft durch die Gabe von Lactulose, auf die wir später eingehen werden.

Problematisch ist dagegen die Beeinflussung des Faktors *Nahrungsproteine.* Es ist zwar erwiesen, daß eine Einschränkung der Proteinzufuhr die Inzidenz von Komaepisoden günstig beeinflußt, es ist aber ebenso erwiesen, daß Proteinmangel gerade für den Patienten mit Leberzirrhose ausgesprochen ungünstig ist [14]. Einen Ausweg bietet hier möglicherweise eine Änderung der Zusammensetzung des Nahrungseiweißes. Pflanzen- und Milcheiweiß erweisen sich als weniger gefährlich als tierische Proteine [7, 9]. In der Praxis wird die Durchführung einer derartigen Therapie besonders über längere Zeiträume jedoch erhebliche Schwierigkeiten machen, da sie einen konsequenten und willensstarken Patienten voraussetzt, und einen derartigen Patienten haben wir bei einem Alkoholzirrhotiker i. allg. nicht vor uns! Diese nicht unerheblichen Schwierigkeiten, die sich bei jeder Dauerbehandlung ergeben, leiten über zur zweiten Frage.

2 Wann ist eine Dauerbehandlung notwendig?

Diese Frage wurde bisher in der Weise beantwortet, daß eine Behandlungsindikation erst dann gegeben ist, wenn klinische Hinweise auf eine portosystemische Enzephalopathie (PSE) da sind, d. h. nach der ersten Komaepisode oder bei den Zeichen einer chronischen PSE.
Konventionell wird die PSE in 4–5 Schweregrade eingeteilt, wobei der Grad 1 schon eindeutige klinische Auffälligkeiten beinhaltet. Untersuchungen mit empfindlichen, objektiven, quantifizierbaren und standardisierten psychometrischen Tests haben jedoch ergeben, daß sich schon im Stadium 0, d. h. bei klinisch völlig unauffälligen Patienten mit Leberzirrhose und portokavalen Kollateralen, erhebliche zerebrale Funktionsstörungen nachweisen lassen. Tabelle 1 zeigt eine Zusammenstellung aus der Literatur zu dieser latenten PSE. Bei der Aufstellung wurden aus den betreffenden Arbeiten nur diejenigen Patienten berücksichtigt, die klinisch und elektroenzephalographisch keinerlei Hinweise auf eine PSE hatten. Es zeigt sich in überraschender Übereinstimmung in mehreren unabhängigen Untersuchungen, daß bei etwa 60% dieser Patienten mit einer latenten PSE zu rechnen ist.
Wir selbst überblicken mittlerweile ein Kollektiv von etwas über 120 Patienten mit Leberzirrhose, die einer ausführlichen psychometrischen Testung unterzogen wurden. Der bei der ersten Gruppe von 20 Patienten erhobene Befund hat sich bei dieser größeren Gruppe mehr als bestätigt, d. h. etwa 70% der klinisch und elektroenzephalographisch unauffälligen Patienten haben eine latente PSE. Art und Ausmaß der gefundenen Störungen ist so, daß bei Blindbeurteilung der Testergebnisse durch einschlägige Fachleute bei etwa 50% dieser Patienten die Fahrtauglichkeit verneint, bei weiteren 25% stark in Zweifel gezogen werden muß.
Damit erscheint auch diese Form der PSE, die sich als die bei weitem häufigste Erscheinungsform dieser Störung erweist, behandlungsbedürf-

Tabelle 1. Zusammenstellung der Angaben in der Literatur zur Häufigkeit und Charakteristik der latenten PSE. Aus den angegebenen Arbeiten wurden jeweils nur diejenigen Patienten berücksichtigt, die klinisch und elektroenzephalographisch unauffällig waren

Autor (Jahr)	Patienten- zahl	Methode	Patho- logisch [%]	Charakteristik der Ausfälle
Zeegen et al. (1970, [21])	34	Reitantest	38	Konzentrations- schwäche
Schomerus u. Hamster (1976, [18])	19	HAWIE u. a.	66	Verbal-IQ normal, Handlungs-IQ ver- mindert, Psycho- motorik gestört
Smith u. Sikorski-Smith (1977, [20])	20	HAWIE	60	Verbal-IQ normal, Handlungs-IQ ver- mindert
Rehnström et al. (1977, [16])	29	Testbatterie	58	Verbale Leistungen unauffällig
Gilberstadt et al. (1978, [8])	36	HAWIE	?	Verbal-IQ normal, Handlungs-IQ ver- mindert
Rikkers et al. (1978, [17])	30	Testbatterie	60	Handlungs-IQ vermindert
Hamster u. Schomerus (in Vorbereitung, [11])	120	Testbatterie	> 60	Handlungs-IQ ver- mindert, Psycho- motorik gestört

tig. Das Problem der Dauerbehandlung weitet sich aus und es erhebt sich die nächste Frage.

3 Welche Anforderungen sind an eine Dauerbehandlung zu stellen?

Zielgruppe dieser Behandlung sind Patienten, die subjektiv wenig Symptome haben, d.h. deren Leidensdruck gering ist. Eine Behandlungsform mit starken subjektiven Nebenwirkungen hat daher wenig Aussicht auf Erfolg, eine Behandlungsform mit objektiven Nebenwirkungen verbietet sich wegen der langen Dauer.

So ist z. B. die Behandlung mit Lactulose, die an und für sich wegen der fehlenden objektiven Nebenwirkungen für eine Dauerbehandlung besonders geeignet ist, für die Behandlung der latenten PSE weniger vorteilhaft. Nach unserer Erfahrung läßt sich eine Dauerbehandlung mit

	parenteral n=7		parenteral n=8		oral n=7		oral n=11		oral n=11	
	A	B	B	A	VkAs	∅	Plac.	VkAs	VkAs	Plac.
Beschwerden	n.s.	↓↓↓	n.s.	n.s.	↓	n.s.	↓	n.s.	↓	n.s.
Intellekt. Funkt.	n.s.	↑	↑↑↑	n.s.	↑	n.s.	n.s.	↑↑↑	↑	n.s.
Visuelle Merkf.	n.s.	n.s.	↑	n.s.	n.s.	n.s.	n.s.	n.s.	n.s.	n.s.
Konzentration und	↑	n.s.	↑↑↑	n.s.	↑↑	n.s.	↑↑↑	↑↑↑	↑	n.s.
Aufmerksamkeit	n.s.	↑↑↑	↑↑	n.s.	n.s.	↑	↑	↑↑	↑↑↑	n.s.
Feinmotorik	n.s.	↑↑↑	↑	n.s.	↑	n.s.	↓↓	↑↑↑	↑↑↑	↓
Reaktionszeit	n.s.	n.s.	n.s.	n.s.	↑↑	n.s.	n.s.	↑↑	↑	↓
EEG: mittl. dom. Freq.	↓	n.s.	↑↑	n.s.	↑↑↑	↓	n.s.	↑↑↑	↑↑	↓

↑ = p<0,05 ↑↑ = p<0,01 ↑↑↑ = p<0,005 n.s. = nicht signifikant

Abb. 2. Zusammenfassende Darstellung der Ergebnisse von 3 kontrollierten Studien zum Einsatz von verzweigtkettigen Aminosäuren (*VkAs*) in der Behandlung der latenten portokavalen Enzephalopathie [5, 6]. Die *schraffierten* Anteile entsprechen jeweils den Behandlungsphasen mit VkAs. Die Signifikanzangaben resultieren aus dem T-Test für gepaarte Beobachtung und beziehen sich jeweils auf die vorangegangene Untersuchung

Lactulose nur bei Patienten durchführen, die eine oder mehrere Komaepisoden erlebt haben und sich der Bedrohlichkeit der Situation bewußt sind. Bei anderen Patienten ist wegen des unangenehmen süßen Geschmacks und wegen der häufig auftretenden abdominellen Beschwerden die Compliance auf die Dauer unzureichend. Neomycin ist für eine Dauerbehandlung nur in schweren Fällen geeignet, da es einerseits die Darmschleimhaut schädigt und zu Resorptionsstörungen führen kann [12], andererseits geringe Mengen (bis zu 3% der verabreichten Dosis) [3] resorbiert werden und diese wie andere Aminoglycoside ototoxisch und nephrotoxisch sind. Beide Effekte sind summativ, d. h. sie treten besonders bei Dauerbehandlung auf [2]. Dies ist zu vernachlässigen, wenn die Behandlung nach der ersten Komaepisode beginnt, denn der größte Teil dieser Patienten erlebt die toxischen Wirkungen nicht mehr. Es muß jedoch bei der Behandlung der latenten PSE berücksichtigt werden.
Die ungünstige Wirkung einer Eiweißbeschränkung wurde bereits erwähnt. Auch diese ist nur bei einer manifesten chronischen PSE indiziert und durchsetzbar.
Als interessanter und vielversprechender Ausweg erweist sich in dieser Situation die aus der Hypothese von Fischer abgeleitete Therapie mit verzweigtkettigen Aminosäuren. Abbildung 2 zeigt die Zusammenfas-

sung der Ergebnisse aus 3 klinischen Studien über den Einsatz verzweigtkettiger Aminosäuren in der Behandlung der latenten PSE, die von Egberts et al. an unserer Klinik durchgeführt wurden [5, 6]. Es handelt sich um eine kontrollierte Cross-over-Studie mit Aminosäureinfusionen mit und ohne Anreicherung mit verzweigtkettigen Aminosäuren (VKAS), eine Pilotstudie und eine Doppelblind-Cross-over-Studie mit oraler Gabe von verzweigtkettigen Aminosäuren. Es ist deutlich zu sehen, daß es unter der Behandlung in allen 3 Studien zu einer deutlichen Besserung der psychometrischen Befunde kommt, und zwar besonders ausgeprägt nach oraler Gabe. Es ist wichtig festzustellen, daß die Patienten unter der Behandlung eine normale Stickstoffzufuhr und eine positive Stickstoffbilanz hatten, daß aber gleichzeitig die Ammoniakkonzentration im Serum zurückging.

Das verwendete Präparat wurde von den Patienten gut akzeptiert. Eine Studie über die Langzeitbehandlung mit oralen verzweigtkettigen Aminosäuren ist zur Zeit im Endstadium der Planung. Nebenwirkungen sind bisher nicht beobachtet worden und sind bei der Therapie mit normalen Nahrungsbestandteilen auch kaum zu erwarten. Das heißt, eine Dauerbehandlung mit verzweigtkettigen Aminosäuren würde – wenn sie sich als wirksam erweist – besonders gut die oben angesprochenen Forderungen an eine Dauerbehandlung erfüllen.

4 Wie läßt sich der Therapieeffekt objektivieren? Wie weit und wie ist der Patient in seinem täglichen Leben beeinträchtigt?

Diese beiden Fragen hängen eng miteinander zusammen, denn es geht in beiden um die spezifischen Ausfälle bei der latenten PSE.

Aus der Aufstellung über die bisher durchgeführten Untersuchungen zur latenten PSE (Tabelle 1) geht neben der guten Übereinstimmung in der Häufigkeit auch eine gleichförmige Aussage über die Art der gefundenen Ausfälle hervor. Die verbalen Leistungen sind weitgehend erhalten, während die sog. praktische Intelligenz – im Wechsler-Intelligenztest durch den Handlungs-IQ charakterisiert – deutlich beeinträchtigt ist. Die Psychologen unterscheiden hier auch zwischen der sog. kristallisierten und der flüssigen Intelligenz [3 a]. Die kristallisierte Intelligenz bezeichnet das z. B. durch Schulbildung erworbene, auf Abruf jederzeit zur Verfügung stehende Wissen. Die kristallisierte Intelligenz erweist sich bei zerebralorganischen Beeinträchtigungen ganz allgemein als sehr stabil.

Die sog. flüssige Intelligenz betrifft dagegen die Verarbeitung neu auftretender konkreter Probleme. Diese flüssige Intelligenz ist leichter störbar.

Tabelle 2. Prinzipien der Prophylaxe und Dauertherapie des portosystemischen Leberkomas

---

1) Vermeidung akuter Komaepisoden
   - Vorsichtige Diurese, keine Sedativa
   - Prophylaktische Varizensklerosierung (?)
   - Nahrungsmittelumstellung auf Milch und Pflanzenproteine soweit möglich
   - Lactulose

2) Dauerbehandlung – wann?
   - Eine Dauerbehandlung ist schon bei Vorliegen einer latenten PSE zu empfehlen

3) Dauerbehandlung – wie?
   - Bei latenter PSE Lactulose und evtl. verzweigtkettige Aminosäuren
   - Nur bei manifester chronischer PSE Neomycin und Eiweißbeschränkung

4) Therapiekontrolle
   - Durch Psychometrie, besonders durch Prüfung der Psychomotorik und der praktischen Intelligenz

5) Welche Beeinträchtigung im täglichen Leben?
   - Durch die Ausfälle betroffen sind vorwiegend Patienten in praktischen Berufen, weniger die Schreibtischarbeiter

---

Der Befund erhaltener verbaler Leistungen bei gestörter flüssiger Intelligenz ist daher unspezifisch. Derartige Befunde werden nicht nur bei der latenten PSE, sondern bei allen diffusen zerebralorganischen Schäden erhoben [10].

Als relativ spezifisch für die latente PSE haben sich dagegen in diskriminanzanalytischen Untersuchungen [11] bestimmte psychomotorische Ausfälle erwiesen, d. h. Änderungen der Handgeschicklichkeit ("dexterity"), der Genauigkeit komplexer Bewegungsabläufe (Liniennachfahren), der Handruhe ("steadiness"), die Verlangsamung schneller repitiver Bewegungen ("tapping") und insbesondere die Reaktionsgeschwindigkeit.

Die Ergebnisse dieser diskriminanzanalytischen Untersuchungen werden bestätigt durch die Ergebnisse unserer klinischen Studie über die Wirkung von verzweigtkettigen Aminosäuren. Aus Abb. 2 geht hervor, daß sich gerade in den psychomotorischen Variablen ein Therapieeffekt am deutlichsten objektivieren läßt.

Neben der Aussage über die zur Effektivitätskontrolle einer Therapie geeigneten Tests beinhalten diese Ergebnisse aber noch eine weitere Aussage:

Es ist noch immer üblich, z. B. vor der Anlage einer portokavalen Anastomose bei sog. Intellektuellen länger zu zögern als bei Patienten mit praktischen Berufen – aus der Vorstellung heraus, daß Intellektuelle auf die Funktion ihres Gehirns in stärkerem Maße angewiesen sind. Im Lichte der angesprochenen typischen Ausfälle erweist sich diese Schlußfolgerung aber als falsch. Denn gerade die verbale Leistungsfähigkeit, auf die der Schreibtischarbeiter angewiesen ist, bleibt außerordentlich lange unberührt. So haben schon Kardel et al. [13] an einem kleinen Kollektiv gezeigt, daß nach Anlage einer portokavalen Anastomose Intellektuelle in ihrer Berufsfähigkeit wesentlich weniger beeinträchtigt sind als z. B. Handwerker. Wir haben versucht, diesem Problem an dem von uns untersuchten Patientenkollektiv nachzugehen: Von 110 Patienten, die weder Hausfrauen noch Altersrentner waren – also grundsätzlich noch im Erwerbsleben stehen konnten – waren 62 (56%) noch erwerbsfähig, 48 (44%) waren erwerbs- oder berufsunfähig.

Betrachtet man White-collar- und Blue-collar-Arbeiter getrennt, so ergibt sich ein geringer Unterschied in der Ausprägung der latenten PSE. 40% der White-collar-Gruppe wurde als sicher nicht fahrtauglich eingestuft gegenüber 55% der Blue-collar-Gruppe, eine Differenz, die vorwiegend auf einen signifikant höheren Anteil von Patienten mit alkoholischer Zirrhose in der Blue-collar-Gruppe zurückzuführen ist (17% gegenüber 38%). Es ergeben sich jedoch erhebliche Unterschiede in der Einschätzung der Erwerbsfähigkeit. In der White-collar-Gruppe werden 40% als nicht fahrtauglich eingestuft, jedoch nur 20% als erwerbsgemindert. In der Blue-collar-Gruppe waren 55% nicht fahrtauglich und 60% erwerbsgemindert.

In Tabelle 2 sind die besprochenen Prinzipien der Komatherapie übersichtlich zusammengefaßt.

Literatur

1. Beppu K, Inokuchi K, Koyanagi N et al. (1981) Prediction of variceal hemorrhage by esophageal endoscopy. Gastrointest Endosc 27:213–218
2. Berk DP, Chalmers T (1970) Deafness complicating antibiotic therapy of hepatic encephalopathy. Ann Intern Med 73:393–396
3. Breen KJ, Bryant RE, Levinson JD, Schenker S (1972) Neomycin absorption in man. Studies of oral and enema administration and effect of intestinal ulceration. Ann Intern Med 76:211–218
3a. Catell RB (1963) Theory of fluid and crystallized intelligence: A critical experiment. Educ Psychol 54:1
4. Conn HO, Lieberthal MM (1979) The hepatic coma syndromes and lactulose. Williams & Wilkins, Baltimore
5. Egberts EH, Hamster W, Jürgens P et al. (1981) Effect of branched chain amino acids on latent portal-systemic encephalopathy. In: Walser, Williamson (eds) Metabolic and clinical implication of branched chain amino and keto acids. Elsevier North Holland, New York
6. Egberts EH, Hamster W, Schomerus H, Jürgens P (1982) Beeinflussung der latenten PSE durch orale Zufuhr verzweigtkettiger Aminosäuren. Verh Dtsch Ges Inn Med 88:1043–1046
7. Fenton ICB, Knight EJ, Humpherson PL (1966) Milk – and – cheese diet in portal systemic encephalopathy. Lancet I:164–166

8. Gilberstadt S, Gilberstadt H, Buegel B et al. (1978) Defective intellectual function in alcoholic cirrhotics and noncirrhotic alcoholics: Relationship to severity of liver disease. Gastroenterology 74:1037
9. Greenberger NJ, Carley J, Schenker S et al. (1977) Effect of vegetable and animal protein diets in chronic hepatic encephalopathy. Am J Dig Dis 22:845–855
10. Hamster W (1978) Empirische Untersuchungen zur diagnostischen Valenz von Leistungstests in der klinischen Psychologie. Dissertation, Universität Tübingen
11. Hamster W, Schomerus H (in Vorbereitung) Latent portasystemic encephalopathy. III. Selection of appropriate psychometric tests for clinical use
12. Hvidt S, Kjeldsen K (1963) Malabsorption induced by small doses of neomycin sulphate. Acta Med Scand 173:699–705
13. Kardel T, Lund J, Zander-Olsen P et al. (1970) Encephalopathy and portocaval anastomosis. Scand J Gastroenterol 5:681–685
14. McLaren DS, Bitar JD, Nassar VH (1972) Protein – caloric malnutrition and the liver. Progress Liver Dis., IV. Grune & Stratton, New York, pp 527–536
15. Paquet KJ (1981) Indikationen zur prophylaktischen Sklerosierung von Ösophagusvarizen – Ergebnisse einer kontrollierten randominisierten Studie. Z Gastroenterol 19:512
16. Rehnström S, Simert G, Hansson A et al. (1977) Chronic hepatic encephalopathy. A psychometrical study. Scand J Gastroenterol 12:305–311
17. Rikkers L, Jenko P, Rudman D et al. (1978) Subclinical hepatic encephalopathy: Detection, prevalance and relationship to nitrogen-metabolism. Gastroenterology 75:462–469
18. Schomerus H, Hamster W (1976) Latent portasystemic encephalopathy. Digestion 14:548–549
19. Schomerus H, Hamster W, Blunck H et al. (1981) Latent portasystemic encephalopathy. Dig Dis Sci 26:622–630
20. Smith HH, Sikorski-Smith S (1977) WAIS functioning of cirrhotic and noncirrhotic alcoholics. J Clin Psychol 23:309–313
21. Zeegen R, Drinkwater IE, Dawson AM (1970) Method for measuriny cerebral dysfunction in patients with liver disease. Br Med J II:633–636

Kapitel 62

Chronische Hepatitis und Leberzirrhose: Konsequenzen und praktisches Vorgehen

W. Gerok und H. J. Halbfass

1 Allgemeine Vorbemerkungen

Die Diagnose einer chronischen Hepatitis kann nur durch die histologische Untersuchung des Lebergewebes gestellt werden. Anamnestische, klinisch-chemische und immunologische Befunde können allenfalls diagnostische Hinweise geben, sind jedoch für die Diagnostik nicht ausreichend. Auch die Unterscheidung zwischen der chronisch-persistierenden Hepatitis (CPH) und chronisch-aggressiven Hepatitis (CAH) ist nur aufgrund histologischer Kriterien möglich. Stark erhöhte Aktivitäten der Transaminasen (über 100 U/l), eine stark erhöhte Konzentration der γ-Globuline (über 25 rel.-%) und eine verminderte Syntheseleistung der Leber (Verminderung von Prothrombin und Cholinesteraseaktivität) sind zwar statistische Hinweise für eine CAH, erlauben aber im Einzelfall keine sichere Zuordnung zu einer der beiden Formen der chroni-

Tabelle 1. Vorkrankheiten und ätiologische Faktoren, die zum histologischen Bild einer chronisch-aggressiven (aktiven) Hepatitis führen

Hepatitisvirus B
Hepatitisvirus non A/non B
Immunologische Faktoren
    (Hyperimmun-CAH, „lupoide Hepatitis")
Alkoholabusus
Primär biliäre Zirrhose (initial)
Primär sklerosierende Cholangitis (initial)
Morbus Wilson
Hämochromatose
Fremdstoffe (Arzneimittel)
Seltene Stoffwechselkrankheiten im Kindesalter
    (Galaktosämie, α_1-Antitrypsinmangel, Mukoviszidose, Glykogenosen)

Tabelle 2. Zusätzliche diagnostische Maßnahmen bei Sonderformen der Zirrhose (außer seltenen metabolisch bedingten Zirrhosen im Kindesalter)

1. *Primär biliäre Zirrhose*
   Klinik: Überwiegend bei Frauen. Xanthome und Xanthelasmen
   Labor: Bilirubin, alkalische Phosphatase, γ-GT, IgM, Cholesterin im Serum erhöht
   Diagnosesicherung: Antimitochondriale Antikörper
   　　　　　　　　　 (in über 90% der Fälle positiv!)

2. *Primär sklerosierende Cholangitis*
   Klinik: Überwiegend bei jungen Männern. In 40% der Fälle chronisch-entzündliche
   　　　　 Darmerkrankung!
   Labor: Bilirubin und alkalische Phosphatase erhöht. Antimitochondriale Antikörper
   　　　　 negativ!
   Diagnosesicherung: ERC

3. *Hämochromatose*
   Klinik: Braunfärbung der Haut. Diabetes
   Labor: Fe und Ferritin im Serum stark erhöht, HLA–A 3
   Diagnosesicherung: Eisenvermehrung in Leber, Magenschleimhaut, Haut

4. *Morbus Wilson*
   Klinik: Kayser-Fleischer-Kornealring, Stammgangliensymptomatik
   Labor: Kupfer im Serum vermindert, Kupfer im Urin vermehrt, Caeruloplasmin im
   　　　　 Serum vermindert
   Diagnosesicherung: Chemische Kupferbestimmung im Lebergewebe

schen Hepatitis. Eine solche Zuordnung ist im Hinblick auf Ätiologie, Prognose und Therapie unerläßlich.

Ätiologisch ist eine CPH stets die Folge einer Virushepatitis (Virus B oder non A/non B). Hingegen können bei der CAH mehrere Faktoren oder Vorkrankheiten ätiologisch von Bedeutung sein (Tabelle 1). Die Prognose der CPH ist günstig; eine komplette Ausheilung wird nach 12–24 Monaten mit hoher Wahrscheinlichkeit erreicht. Der Übergang einer CPH in eine CAH ist möglich, aber selten. Die Prognose der CAH ist hingegen zweifelhaft; sie ist abhängig von Ursache der CAH, Schweregrad, Therapiemöglichkeit und noch ungeklärten Faktoren. In ungünstigen Fällen entwickelt sich aus der CAH eine Leberzirrhose mit ihren Komplikationen.

Auch die Diagnose der Leberzirrhose muß durch die histologische Untersuchung des Leberpunktats gesichert werden. Da bei „blinder" Leberpunktion oft nur intakte Parenchymareale erfaßt werden und deshalb die Diagnose einer Zirrhose in 20–50% der Fälle nicht gestellt werden kann, ist bei Verdacht auf Leberzirrhose stets die „gezielte" Punktion in Kombination mit der Laparoskopie erforderlich. Klinisch-chemische, immunologische und sonographische Befunde geben Hinweise, aber keine Sicherung der Diagnose. Normale klinisch-chemische Leberfunktions-

proben schließen das Vorliegen einer Leberzirrhose nicht aus! Neben der Klärung von Ätiologie und Aktivität der Zirrhose ist stets die Suche nach Komplikationen der Zirrhose oder Fernwirkungen auf andere Organe erforderlich, weil hiervon die therapeutischen Maßnahmen wesentlich bestimmt werden.
Sonderformen der Leberzirrhose erfordern spezielle Maßnahmen der Diagnostik (s. Tabelle 2).

2 Diagnostik zur Überwachung

2.1 CPH, CAH und Leberzirrhose

Ein Minimalprogramm zur diagnostischen Überwachung von CPH, CAH und Leberzirrhose ist in Tabelle 3 angegeben. Die Angaben über die zeitlichen Intervalle für klinisch-chemische Untersuchungen und Biopsie sind Anhaltswerte; bei starken Schwankungen der klinischen und klinisch-chemischen Befunde sind häufigere Kontrollen erforderlich, bei relativer Konstanz der Befunde können die Intervalle vergrößert werden.

Tabelle 3. Diagnostische Überwachung bei chronisch-persistierender (CPH) und chronisch-aggressiver Hepatitis (CAH) sowie Leberzirrhose

---

1. *Chronisch-persistierende Hepatitis*
   Halbjährlich: Transaminasen
                     γ-Glutamyltransferase
   Falls nach 2 Jahren keine Normalisierung oder bei Anstieg der Laborwerte über das 5fache der Norm: Leberbiopsie.
   (Frage: Übergang in CAH?)

2. *Chronisch-aggressive Hepatitis*
   Vierteljährlich: Transaminasen
                     γ-Glutamyltransferase
                     γ-Globuline
                     Albumin
   Halbjährlich bei chronischer B-Hepatitis: HBsAg und evtl. HBeAg
   Beim Anstieg der Transaminasen über das 10fache der Norm oder Anstieg der γ-Globuline auf das 2fache der Norm: Leberbiopsie
   (Frage: Aktivität? Therapiebeginn?)

3. *Leberzirrhose*
   Halbjährlich: Transaminasen
                     γ-Glutamyltransferase
                     γ-Globuline
                     Albumin
   Sonst wie bei CAH

Akute Schübe sind erkennbar an einem Anstieg der Transaminasen im Serum auf über 100 U/l oder einer Zunahme der γ-Globuline auf über das Doppelte der Norm. Bei CPH ist ein akuter Schub nicht zu erwarten; die genannten klinisch-chemischen Befunde geben den Hinweis auf den Übergang in eine CAH, die durch Leberbiopsie gesichert werden muß. Ein akuter Schub bei CAH und Leberzirrhose sollte in allen denjenigen Fällen bioptisch gesichert werden, in denen sich therapeutische Konsequenzen ergeben (s. unten).

Remissionen führen allenfalls bei der CPH zur funktionellen und strukturellen Restitutio ad integrum. Bei CAH und Leberzirrhose ist die Remission als fehlende Progredienz zu definieren. Eine Remission ist wahrscheinlich erreicht, wenn bei mindestens 3 Kontrollen die klinisch-chemischen Befunde normal oder nur gering verändert sind (Transaminasenaktivität nicht höher als das Doppelte der oberen Normgrenze im Serum). Eine Remission bedarf der Absicherung durch die Kontrollbiopsie.

2.2 Seltene Zirrhoseformen

Die zusätzlichen Maßnahmen zur diagnostischen Überwachung bei den seltenen Zirrhoseformen sind in Tabelle 4 aufgeführt. Akute Schübe sind wie bei allgemeiner Zirrhose durch den Anstieg der Transaminasen und eine Zunahme der γ-Globuline im Serum gekennzeichnet.

Tabelle 4. Diagnostische Überwachung bei Sonderformen der Zirrhose

1. *Primär biliäre Zirrhose*
   Vierteljährlich: Bilirubin, alkalische Phosphatase,
                 γ-Glutamyltransferase
   Nur bei starkem Ikterus (Bilirubin über 5 mg/dl) und klinischen Symptomen: Kontrollbiopsie
   (Frage: Stadieneinteilung als Indikation zur Therapie?)

2. *Primär sklerosierende Cholangitis*
   Halbjährlich: Bilirubin, alkalische Phosphatase,
                 γ-Glutamyltransferase
   (Frage: Zunahme der Cholestase, Aktivität?)

3. *Morbus Wilson*
   Vierteljährlich: Kupfer und Caeruloplasmin im Serum,
                 Kupferbestimmung im Urin
   Bei Abnahme der Kupferausscheidung (unter 1 mg/Tag) erhöhte Penicillamindosis erforderlich

4. *Hämochromatose*
   Vierteljährlich: Fe und Ferritin im Serum
   Bei erhöhter Fe- und Ferritinkonzentration im Serum verstärkte Aderlaßtherapie

Bei *primär sklerosierender Cholangitis* und *primär biliärer Zirrhose* (PBC) zeigt sich ein akuter Schub außer an den allgemeinen Aktivitätszeichen auch in einem Anstieg der Aktivität von alkalischer Phosphatase und γ-Glutamyl-Transferase im Serum. Ferner ist ein akuter Schub häufig von den Symptomen einer Cholestase (Ikterus, Juckreiz) begleitet.

Für die Verlaufsbeurteilung der *Hämochromatose* ist die Ferritinkonzentration im Serum der zuverlässigste Parameter. Eine Zunahme der Ferritinkonzentration zeigt eine Progredienz der Erkrankung an, Werte unter der oberen Normgrenze die Remission.

Beim *M. Wilson* – mit Ausnahme des akut verlaufenden hepatischen Typs dieser Erkrankung – eignet sich die Kupferausscheidung mit dem Urin als Verlaufsparameter. Die Bestimmung sollte in mindestens halbjährlichem Abstand erfolgen. Da nach Diagnosestellung ein sofortiger Beginn der Penicillamintherapie indiziert ist, muß die Kupferausscheidung stets unter Einwirkung dieses Medikaments bestimmt werden. Die Abnahme der Kupferausscheidung unter 1 mg/Tag weist auf eine Remission der Erkrankung oder auf eine zu geringe Penicillamindosis hin. Wenn auch unter erhöhter Dosis des Medikaments (bis 1,8 g/Tag) kein Anstieg der Kupferausscheidung nachweisbar wird, muß die Remission durch die Biopsie mit chemischer Kupferbestimmung im Punktat gesichert werden. Die üblichen Leberfunktionsproben sind zur Verlaufskontrolle des chronischen M. Wilson nicht geeignet.

3 Therapie

3.1 Langzeittherapie bei CPH, CAH und Leberzirrhose

Bei CPH ist keine Therapie erforderlich.
Bei histologisch gesicherter CAH richtet sich die Therapie nach der Ursache.

B-Virusinduzierte CAH:
Wenn HBs-Ag positiv ist, steht derzeit keine gesicherte medikamentöse Therapie zur Verfügung. Glukokortikoide und Immunsuppressiva sind kontraindiziert. In Erprobung befindet sich die Therapie mit Cytosinarabinosid in Kombination mit Interferon.
Wenn HBs-Ag negativ ist, kann von einer differenzierten Therapie abgesehen werden. Nur bei rascher Progredienz oder akuten Schüben (Transaminasen über das 10fache der Norm, γ-Globuline über das 2fache der Norm erhöht oder histologisch ausgeprägte Aktivitätszeichen), ist die Behandlung mit Immunsuppressiva und Glukokortikoiden (s. Kap. 55) indiziert.

Non-A-Non-B-Virusinduzierte CAH:
Auch bei dieser Form der CAH gibt es derzeit keine gesicherte medikamentöse Behandlung.
Autoimmuninduzierte CAH:
Hier ist die Kombinationstherapie von Azathioprin und Prednison erfolgversprechend und indiziert.
Alkohol- oder drogeninduzierte CAH:
Die Therapie besteht hierbei im Beseitigen der auslösenden Noxe.

Bei Leberzirrhose ohne Komplikationen (kompensierte Leberzirrhose) ist keine Therapie erforderlich. Die Therapie der Leberzirrhose besteht in der Therapie ihrer Komplikationen.

3.2 Seltene Zirrhoseformen

Bei primär biliärer Zirrhose und primär sklerosierender Cholangitis gibt es keine gesicherte kausale Therapie. In schweren Fällen von primär biliärer Zirrhose (Stadium III und IV) kann Penicillamin (1,2–1,8 g/Tag) eingesetzt werden. Wegen der starken Nebenwirkungen dieses Medikaments und seiner unsicheren Wirkung sowie wegen der relativ günstigen Prognose von leichteren Formen der primär biliären Zirrhose ist die Anwendung auf sehr schwere Krankheitsfälle beschränkt. Die primär sklerosierende Cholangitis wird in ihrem Ablauf durch Penicillamin nicht beeinflußt. Eine Cholestase muß bei beiden Erkrankungen symptomatisch behandelt werden (Colestyramin gegen Juckreiz, bei Fettresorptionsstörung mittelkettige Fettsäuren und fettlösliche Vitamine, s. Kap. 56).
Im Gegensatz hierzu gibt es bei M. Wilson und Hämochromatose sehr wirkungsvolle Therapieverfahren. Sie bestehen beim M. Wilson in der Gabe von Penicillamin (Therapieschema s. Kap. 56), bei Hämochromatose in wiederholten Aderlässen (Therapieschema s. Kap. 56). Die Behandlung muß bei M. Wilson lebenslang, bei Hämochromatose sehr langfristig unter Kontrolle der Ferritinkonzentration (s. Kap. 56) durchgeführt werden.

3.3 Erfolgskontrolle, Langzeitüberwachung

Die klinisch-chemischen Untersuchungen zur Erfolgskontrolle und Langzeitüberwachung sind in Abschn. 2.1 dargestellt worden. Wenn sich die klinisch-chemischen Befunde bei mehreren Kontrollen normalisiert haben, ist eine Leberbiopsie erforderlich. Besteht der Verdacht auf eine Leberzirrhose, so sollte die Biopsie in Kombination mit einer Laparoskopie durchgeführt werden.

4 Aszites

4.1 Pathogenese

Die Entstehung des Aszites bei chronischen Leberkrankheiten ist ein komplexer Vorgang, dessen einzelne Faktoren in ihrer kausalen Verknüpfung noch nicht eindeutig geklärt sind. Die Drucksteigerung und Hypervolämie im Pfortadersystem bedingen durch gesteigerte kapilläre Filtration die Lokalisation der extravasalen Flüssigkeit in der freien Bauchhöhle. Entscheidend in der Pathogenese des Aszites ist eine gesteigerte renale Natriumrückresorption; der Gesamtnatriumbestand des Körpers ist deshalb erhöht. Zwei Hypothesen über die Ursache der gesteigerten renalen Natriumrückresorption werden diskutiert:

1. Nach der Underfillinghypothese bewirkt der Übertritt von Flüssigkeit in die Bauchhöhle über eine Hypovolämie und eine Aktivierung des Renin-Angiotensin-Aldosteron-Systems die Zunahme der Natriumrückresorption. Die Bildung der extravasalen Flüssigkeit ist nach dieser Hypothese der primäre Prozeß, die Natriumrückresorption in der Niere eine sekundäre Folge des Aszites.
2. Nach der Overflowtheorie liegt primär eine gesteigerte Natriumresorption vor. Als Ursache werden einerseits eine Umverteilung des renalen Blutflusses unter der Einwirkung von Prostaglandinen und Kininen, andererseits eine Stimulation des Renin-Angiotensin-Aldosteron-Systems oder eine Abnahme des natriuretischen Hormons diskutiert. Die Zunahme des Natriumbestandes führt zur Wasserretention, die sich aufgrund der portalen Hypertension vorwiegend als Flüssigkeitsansammlung in der Bauchhöhle äußert. Nach der Overflowhypothese ist somit die Natriumresorption der primäre, die Flüssigkeitsansammlung der sekundäre Prozeß in der Aszitespathogenese.

Für beide Hypothesen gibt es Argumente und Gegenargumente, ebenso wie für und gegen die Bedeutung eines Hyperaldosteronismus. F.W. Schmidt hat in Kap. 57 eine Kombination beider Hypothesen entwickkelt. Die Beobachtungen bei der Therapie des Aszites, insbesondere der Effekt der Diuretika und der peritoneovenösen Aszitesreinfusion, geben der Underfillinghypothese ein größeres Gewicht für die Erklärung der Aszitesentstehung.

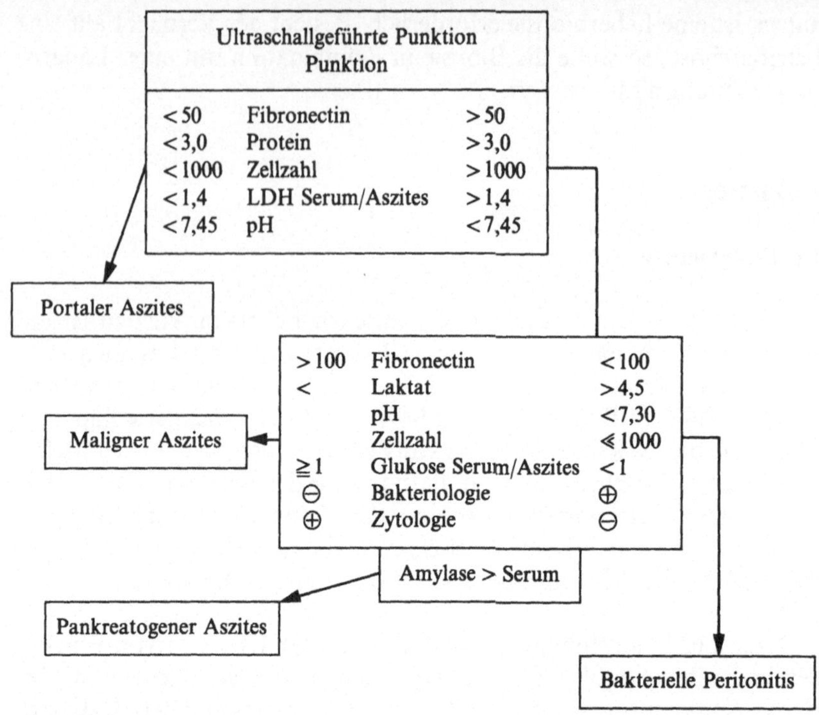

Abb. 1. Ätiologische Klärung des Aszites

4.2 Diagnostik

Aszitesmengen über 1 l sind in der Regel aufgrund klinischer Symptome erkennbar. Kleinere Mengen (bis 100 ml) können sonographisch erfaßt werden.

Die diagnostische Klärung der Ursache – d. h. die Unterscheidung zwischen Aszites bei portaler Hypertonie (portaler Aszites), bei malignen Tumoren (maligner Aszites) und bei Peritonitis (entzündlicher Aszites) – ist für die Therapie unerläßlich. Falls nicht bereits die Diagnose der Grundkrankheit eine eindeutige Zuordnung ermöglicht oder im Falle von ätiologischen Mischformen (z. B. Kombination von Zirrhose und malignem Tumor), ist eine diagnostische Punktion unerläßlich. Sie ist auch bei kleinen Aszitesmengen unter sonographischer Kontrolle leicht durchführbar. Abbildung 1 zeigt ein Flußdiagramm zur kausalen Diagnose des Aszites mit Hilfe von klinisch-chemischen Bestimmungen. Unter den Parametern sind Zellzahl, Proteingehalt, Laktatkonzentration und Antithrombin III im Aszites wenig diskriminierend, eine bessere Unterscheidung ermöglichen pH- und LDH-Quotient zwischen Serum

Tabelle 5. Stufenplan der Aszitestherapie

1. Stufe:	Bettruhe		
	Restriktion der Kochsalzzufuhr	(unter 3 g/Tag)	
	Flüssigkeitsbeschränkung	(1200–1500 ml/Tag)	
2. Stufe:	Stufe 1, kombiniert mit	Initial:	100 mg/Tag
	Spironolacton (Aldactone, Osyrol)	Maximal:	400 mg/Tag
3. Stufe:	Stufe 1 und 2, kombiniert mit	Initial:	40 mg/Tag
	Furosemid (Lasix)	Maximal:	120 mg/Tag
	oder		
	Thiazide (z. B. Esidrix)	Initial:	25 mg/Tag
		Maximal:	75 mg/Tag
4. Stufe:	Peritoneovenöser Shunt		

und Aszites. Für die Diagnose eines malignen Aszites weist die Fibronektinbestimmung die höchste Sensitivität und Spezifität auf.

4.3 Therapie

4.3.1 Indikationen

Bei der Indikation der diätetisch-medikamentösen Aszitestherapie sind die Gefahren und Belästigungen durch den Aszites einerseits (erhöhtes Blutungsrisiko aus Ösophagusvarizen, Bauchwandhernien, spontane bakterielle Peritonitis) und die Risiken der Aszitesbehandlung andererseits (Hypokaliämie, metabolische Alkalose, Nierenversagen, hepatische Enzephalopathie) abzuwägen. Eine Behandlung ist indiziert

– bei starkem Aszites, kenntlich an Zwerchfellhochstand und Dyspnoe;
– bei gespanntem Aszites, kenntlich an Schmerzen und Hernien;
– bei gefährlichem Aszites, kenntlich an vorausgehender Ösophagus- oder Magenfundusvarizenblutung.

4.3.2 Medikamentöse Langzeittherapie

Die Therapie sollte unbedingt nach einem Stufenplan durchgeführt werden (Tabelle 5). Bettruhe, Restriktion der Kochsalzzufuhr (weniger als 3 g täglich) und Restriktion der Flüssigkeitszufuhr (unter 1 500 ml/Tag) bilden die Basis der Therapie. Erst nach weitgehender Ausschwemmung eines Aszites darf die Bettruhe aufgegeben werden.

Die medikamentöse Behandlung beginnt mit Spironolacton, weil hierdurch – im Gegensatz zu den meisten anderen Diuretika – keine Hypokaliämie und metabolische Alkalose ausgelöst wird. Bei Therapieresistenz des Aszites gegen Spironolacton ist mit Thiaziden oder mit Furosemid zu kombinieren. Therapeutische Kreuzexperimente zeigen, daß die diuretische Potenz von Spironolacton und Furosemid gleich groß ist, jedoch bei alleiniger Furosemidbehandlung Therapieversager häufiger auftreten als bei alleiniger Behandlung mit Spironolacton.

4.3.3 Therapiekontrolle und Nebenwirkungen

Der therapeutische Effekt wird am einfachsten und sichersten durch Messung des Körpergewichts erfaßt. Urinausscheidung und Bauchumfang sind weniger empfindliche Parameter. Die Gewichtsabnahme pro Tag durch die Ausschwemmung von Aszites sollte 0,5 kg nicht überschreiten. Bei stärkerer Diurese droht die Gefahr der Hypovolämie und des Nierenversagens. Nur bei Kombination des Aszites mit peripheren Ödemen ist eine stärkere Diurese und Gewichtsabnahme vertretbar.

Wegen der Nebenwirkungen muß die Therapie unter sorgfältiger Kontrolle von Körpergewicht und Harnmenge (täglich), Kalium- und Kreatininkonzentration im Serum (wöchentlich) und bei Hypokaliämie durch zusätzliche pH-Bestimmung erfolgen. Auf initiale Zeichen einer hepatischen Enzephalopathie (Verlangsamung der Reaktion, Desorientiertheit, gestörte Motorik, "flapping tremor") ist zu achten. Bei Hypokaliämie, Anstieg der Kreatininkonzentration im Serum oder initialen Zeichen einer hepatischen Enzephalopathie muß die diuretische Behandlung sofort unterbrochen werden. Eine im Verlauf der Therapie auftretende Hyponatriämie ist in der Regel Folge eines Verdünnungseffekts. Der Gesamtnatriumbestand des Organismus ist dabei erhöht. Deshalb darf keinesfalls Kochsalz zugeführt werden (Circulus vitiosus bei der Aszitesentstehung), sondern die Therapie besteht in der Einschränkung der Flüssigkeitszufuhr.

4.3.4 Peritoneovenöser Shunt

Für die Therapie des Aszites durch peritoneovenösen Shunt sind die Indikationen und Kontraindikationen in Tabelle 6 zusammengefaßt. Verschiedene Shuntsysteme sind entwickelt worden, von denen jedoch keines eindeutige Vorteile aufweist. Der langfristige Effekt wird durch die Studie von Wapnick et al. belegt (Tabelle 7).

Verschiedene Nebenwirkungen (Tabelle 8) belasten leider das Verfahren des peritoneovenösen Shunts. Am meisten gefürchtet sind hierbei Störungen der Hämostase (Fibrinolyse und disseminierte intravasale Gerinnung) mit einer Letalität von 20–30%. Die Pathogenese der Hämostasestörung ist noch ungeklärt. Neben einer verminderten Synthese von Faktoren des Gerinnungssystems durch die geschädigte Leber spielt wahrscheinlich die Bildung und Abgabe von Plasminogenaktivatoren durch Makrophagen im Aszites, induziert durch Endotoxin (?), eine

Tabelle 6. Indikationen und Kontraindikationen für die Anlage eines peritoneovenösen Shunts

Indikationen:
Therapierefraktärer Aszites
  (Stufe 1–3 der kons. Therapie erfolglos)
Fehlende Compliance
Budd-Chiari-Syndrom
Maligner Aszites
  (nur palliativ bei schwerer Belastung)

Kontraindikationen:
Dekompensierte Herzinsuffizienz
Dekompensierte Leberfunktion
  (Bilirubin > 10 mg/dl)
Dekompensierte Niereninsuffizienz
Gerinnungsstörung
Infizierter Aszites

Tabelle 7. Ergebnisse der Aszitestherapie konventionell und mit peritoneovenösem Shunt. (Nach Wapnick, Grosberg, Evans (1979) Br J Surg 66:667)

	Konventionell	Shunt
Überlebende nach 1 Jahr (%)	6,0	41,0
Dauer der Hospitalisierung (Tage)	32,0	15,0
Mittlere Gewichtsreduktion (kg/10 Tage)	3,7	11,3
Abnehmen des Bauchumfangs (cm/10 Tage)	2,3	12,7
Urinausscheidung (ml/Tag 1–10)	900,0	5815,0

Tabelle 8. Nebenwirkungen und Komplikationen des peritoneovenösen Shunts

1. Gerinnungsstörung
   (Fibrinolyse, disseminierte intravasale Gerinnung)
2. Lungenödem
3. Infektion
   (Peritonitis, Sepsis)
4. Hypokaliämie
5. Technische Komplikationen
   (Shuntverschluß, Halshämatom, Aszitesleck, Pneumothorax, Dickdarmperforation, Luftembolie)

Rolle. Über den peritoneovenösen Shunt können diese Aktivatoren in die Blutbahn gelangen und eine allgemeine Fibrinolyse bewirken. Eine Aktivierung des Extrinsicsystems der Gerinnung führt zur disseminierten intravasalen Gerinnung und Verbrauchskoagulopathie. Für die Bedeutung der Plasminogenaktivatoren im Aszites für die Hämostasestö-

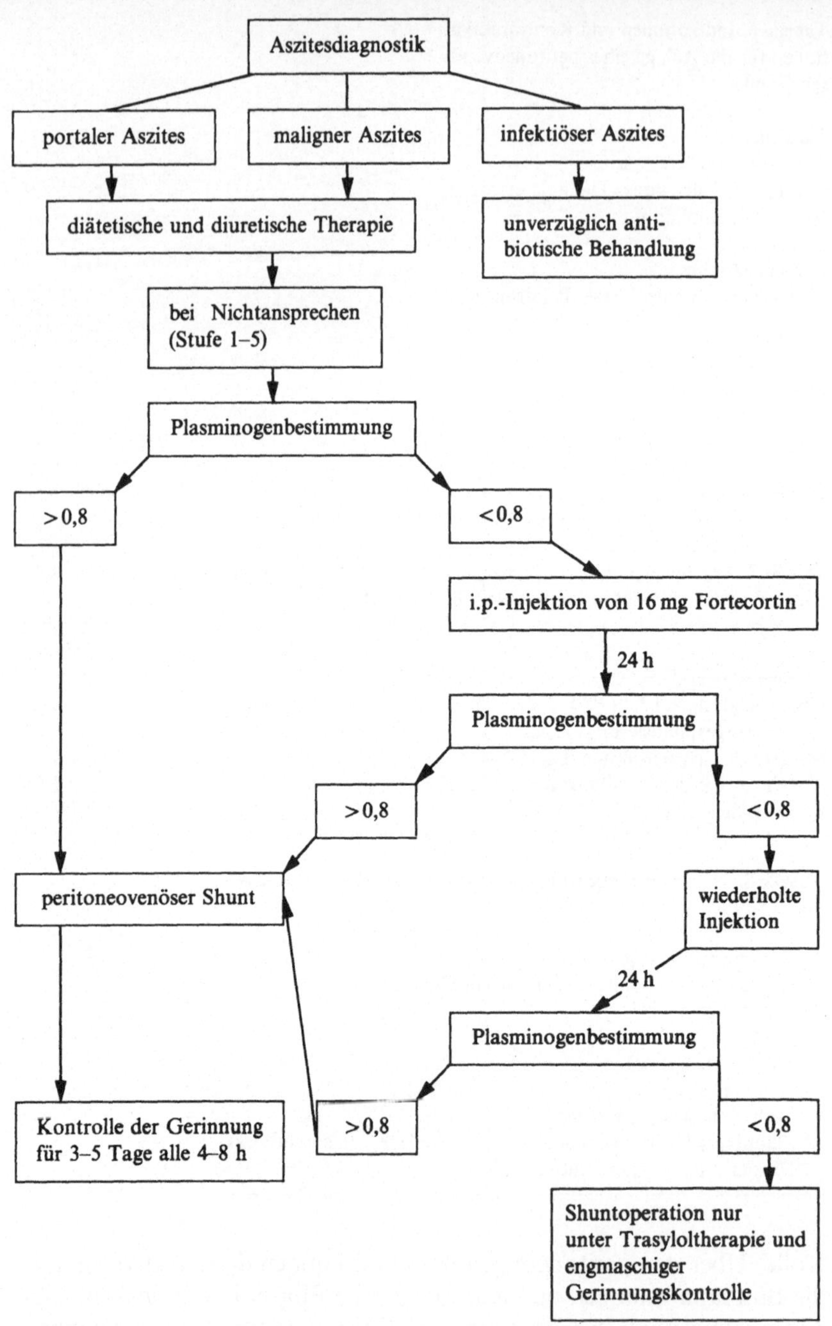

Abb. 2. Therapeutisches Vorgehen bei Aszites

rung spricht die Beobachtung, daß bei hoher Plasminogenkonzentration im Aszites (d. h. geringere Aktivatorenabgabe durch Makrophagen) Hämostasestörungen nach peritoneovenösem Shunt seltener auftreten als bei niedrigem Plasminogen. Prognostisch günstig zu werten ist der Anstieg der Plasminogenkonzentration im Aszites nach Gabe von Dexamethason, das die Abgabe von Plasminogenaktivatoren hemmt. Aus diesen Beobachtungen ergibt sich ein Flußdiagramm der Aszitestherapie (Abb. 2).

5 Ösophagusvarizenblutung

5.1 Pathogenese

Die Ösophagusvarizenblutung ist die schwerwiegendste Folge der Leberzirrhose mit portaler Hypertonie. In der Bundesrepublik sterben jährlich etwa 12 000 Menschen an Leberzirrhose, davon ein Drittel an der Blutung aus dem oberen Gastrointestinaltrakt.

Die Blutung ist in den meisten Fällen die Folge einer Drucksteigerung im Pfortadersystem mit Ausbildung von portokavalen Anastomosen im Bereich des unteren Ösophagus und des Magenfundus. Neben der portalen Hypertonie sind aber zusätzliche Faktoren zur Auslösung der Blutung notwendig, denn zwischen der Höhe des Pfortaderdrucks und dem Blutungsrisiko besteht keine enge Korrelation. Solche Faktoren sind eine intraabdominelle Drucksteigerung durch Pressen, Husten oder Erbrechen, ein gastroösophagealer Reflux durch Aszites und möglicherweise auch eine peptische Läsion der Mucosa bzw. der Varizenwand bei verstärkter Säuresekretion im Magen. Die bei Leberzirrhose häufig vorhandene Thrombopenie und die Verminderung von Gerinnungsfaktoren begünstigen die Blutung.

5.2 Diagnostik

Die Blutungsquelle muß endoskopisch lokalisiert werden, da die Unterscheidung einer Blutung bei Leberzirrhose aus

- Ruptur einer Ösophagusvarize,
- hämorrhagisch erosiver Gastritis,
- Ulcus ventriculi oder duodeni,
- anderer Blutungsquelle (z. B. Tumor)

aus therapeutischen Gründen wichtig ist. An die endoskopische Lokalisation der Blutungsquelle kann – falls keine Blutung im Schwall vorliegt – die Sklerosierungsbehandlung angeschlossen werden.

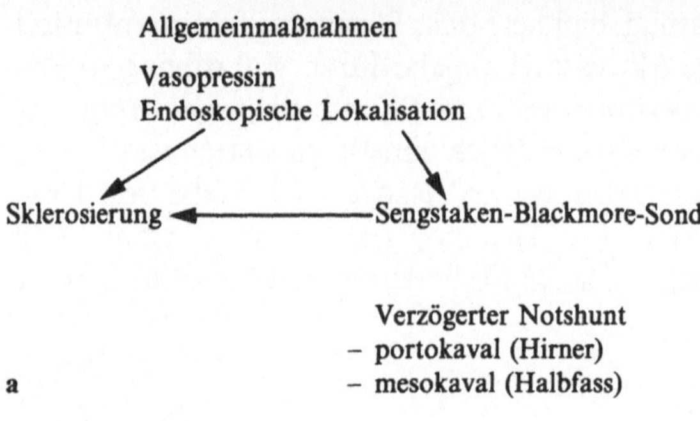

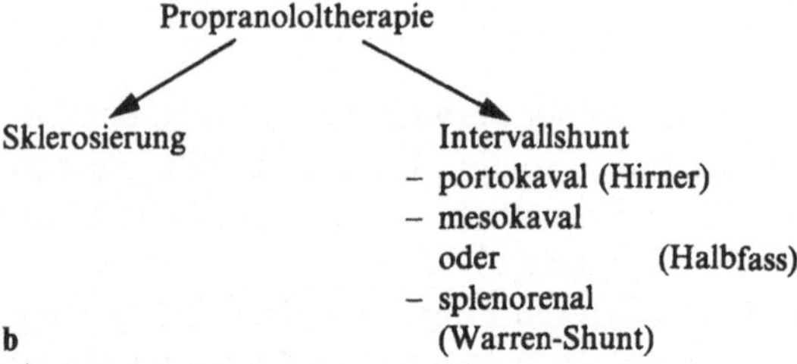

Abb. 3a, b. Therapeutische Maßnahmen bei akuter Ösophagusvarizenblutung (**a**) und im Blutungsintervall (**b**)

5.3 Therapie (Abb. 3)

5.3.1 Allgemeinmaßnahmen

Die Allgemeinmaßnahmen, die bei jeder gastrointestinalen Blutung notwendig sind, sind in Tabelle 9 aufgeführt.

Bei schwerer Blutung, die nicht durch eine sofortige Sklerosierung gestillt werden kann, ist als Überbrückungsmaßnahme die mechanische Kompression der Ösophagusvarizen durch die Blackmore-Sengstaken-Sonde notwendig.

5.3.2 Medikamentöse Senkung des portalen Drucks

Bei akuter Blutung. Vasopressin und Vasopressinderivate. Die Senkung des portalvenösen Drucks beruht hierbei auf der Kontraktion der glatten Muskulatur in den arteriellen Mesenterialgefäßen und in der A. lienalis. Dadurch wird der Blutzustrom zur Pfortader gedrosselt. Ferner kommt es zu einer Kontraktion der glatten Ösophagusmuskulatur, wodurch die Blutstillung unterstützt wird. Da die Arterien im gesamten Magen-Darm-Bereich unter Vasopressin enggestellt werden, ist ein Ef-

Tabelle 9. Erste Allgemeinmaßnahmen bei gastrointestinaler Blutung und Leberzirrhose

1. Blutgruppe bestimmen. Bereitstellung von Blutkonserven (möglichst Frischblut im Plastikbehälter, bei großen Transfusionsmengen Erythrozytenkonzentrat verwenden!)

2. Mindestens einen peripheren venösen Zugang und zusätzlich Kavakatheter einlegen zur Messung des zentralen Venendrucks

3. Bestimmung von Hb, Hämatokrit, Transaminasen, Prothrombinzeit, Na, K und Blut-pH (auch bei geringer Blutung als Ausgangswert!)

4. Legen einer Magensonde (entweder dünner Plastikschlauch oder nicht aufgeblasene Sengstaken-Sonde). Eiswasserspülung zur Kontrolle der Blutung und Blutungsstillung durch reaktive Vasokonstriktion

5. Medikamentöse Komaprophylaxe: Abführen, Neomycin, Puromomycin, Lactulose

6. Endoskopische Lokalisation der Blutung

fekt auch bei einer Nichtvarizenblutung (erosive Gastritis, Ulkus) möglich.

Da Vasopressin nur kurzfristig wirkt, wird meist Triglycyl-Lysin-Vasopressin (Glycylpressin) angewandt. Aus dem synthetischen Peptid wird das aktive Vasopressin nur langsam freigesetzt, so daß nach einmaliger intravenöser Gabe von 1–2 mg die Senkung des Pfortaderdrucks 2–4 h anhält.

Nebenwirkungen und Kontraindikationen beruhen vor allem auf der allgemeinen arteriellen Gefäßkontraktion, die zur Blutdrucksteigerung, zur Blässe von Haut und Schleimhaut sowie zu einer Abnahme des Schlagvolumens und einer Zunahme der Herzfrequenz führt. Durch die Kombination mit Nitroglycerin (0,4 mg sublingual) können die kardialen Nebenwirkungen gemildert werden. Die Kontraktion der glatten Muskulatur des Darms verursacht Leibschmerzen und Durchfälle. Vasopressin und Vasopressinderivate sind deshalb kontraindiziert bei Hypertonie, koronarer Herzkrankheit und drohender oder manifester Niereninsuffizienz.

Im Blutungsintervall. Propranolol (Dociton). Es ist bislang nicht geklärt, worauf die Senkung des Pfortaderdrucks durch den β-Rezeptorenblocker Propranolol beruht. Durch hämodynamische Messungen ist eine Wirkung über eine Senkung des Herzschlagvolumens widerlegt. Die erforderlichen Tagesdosen zur Senkung des Pfortaderdrucks liegen zwischen 2mal 20 und 2mal 180 mg. Man gibt das Medikament in ansteigender Dosierung, bis die Herzfrequenz um etwa 25% des Ausgangswerts abgesunken ist.

Im Hinblick auf mögliche Nebenwirkungen wurde befürchtet, daß Propranolol über eine Verminderung des Schlagvolumens zu einer eingeschränkten Leber- und Nierendurchblutung führt. Die klinisch-chemischen Funktionsproben der Leber und der Niere ändern sich aber unter der Behandlung nicht. Kontraindikationen sind deshalb lediglich diejenigen, die generell für die Anwendung von β-Rezeptorenblockern gelten (Asthma bronchiale, Herzinsuffizienz, Bradykardie).

5.3.3 Sklerosierung

Sie kann unmittelbar im Anschluß an die endoskopische Lokalisation bei akuter Blutung durchgeführt werden, falls nicht eine massive Blutung die gezielte Injektion verhindert. Die Sklerosierungstherapie ist ferner im Intervall anwendbar. Zur technischen Durchführung s. Kap. 58. Bei einer sehr massiven Blutung kann die Blutungsquelle endoskopisch nicht sichtbar sein. In diesem Fall muß zunächst durch mechanische Kompression mit Hilfe der Sengstaken-Blackmore-Sonde die Blutung gestillt werden. Erst nach Entfernen der Sonde und Stehen der Blutung kann dann sekundär die Sklerosierung durchgeführt werden. Bei dieser Sklerosierung im blutungsfreien Intervall werden pro Behandlung mehrere Depots von je 2–5 ml Polidecanol (Aethoxysklerol, 1%) im distalen Ösophagus para- und intravasal gesetzt oder als alternative Methode 20–30 Injektionen von je 0,5–1,0 ml Polidecanol im Bereich der sichtbaren Varizen gegeben. 2–3 Behandlungen werden im Abstand von 7–10 Tagen wiederholt.
Der Nutzen einer prophylaktischen Sklerosierung vor Auftreten einer Blutung ist nicht erwiesen.

5.3.4 Shuntoperation

Der Vorteil der Shuntoperation ist die dauerhafte Senkung des portalen Drucks. In einer prospektiven, randomisierten Studie der Boston Interhospital Liver Group konnte 1969 gezeigt werden, daß mit der portokavalen Anastomose keine besseren Ergebnisse hinsichtlich der Überlebensrate als mit konservativer Behandlung zu erreichen waren. Durch die Shuntoperation wurde zwar das Risiko der Ösophagusvarizenblutung verringert, es traten jedoch häufiger Enzephalopathie und Leberversagen als Todesursache auf. Die Tatsache, daß einzelne Patienten nach protokavalem Shunt in gutem Zustand lange überlebten, erweckte große Hoffnungen auf den Wert präoperativer Auswahlkriterien. Im Vordergrund stand dabei die Untersuchung der Leberhämodynamik. Die Ermittlung hämodynamischer Parameter hat jedoch nicht zu einer besseren Auswahl von Patienten und einer günstigeren Indikation der Shuntoperation geführt. Insbesondere ließen die Höhe des Pfortaderflusses sowie die arterielle Kompensationsfähigkeit sich nicht statistisch gesichert als prognostische Faktoren verwerten. Nach neueren Untersuchungen hängt die Prognose von Patienten nach portokavalen Anastomosen davon ab, ob im portalen System ein genügend hoher Residualdruck aufrecht erhalten wird. Dementsprechend sollte ein Shunt so selektiv angelegt werden, daß nur das Blut aus den Varizen in die Vena cava umgeleitet wird, ohne den Druck in der Vena portae zu senken. Diesen Anforderungen entspricht weitgehend der distale splenorenale Shunt nach Warren. Periphere Shunts, z. B. der mesokavale Shunt, bieten gegenüber der portokavalen Anastomose wahrscheinlich den Vorteil, daß sie einen langsameren und geringeren Druckabfall im Pfortadersystem bewirken.

Indikationen

a) Bei schwerster, unstillbarer Blutung ist eine Shuntoperation in den ersten 8 h mit einer hohen Letalität belastet. In dieser Situation bietet die Shuntoperation („Katastrophenshunt") keine Vorteile gegenüber anderen Verfahren der Blutungsstillung.

b) Als verzögerter Notshunt wird ein Shunt definiert, der 24–48 h nach Beginn der Blutung durchgeführt wird. Die Resultate sind hierbei besonders günstig, wenn zuvor durch Kompression oder Sklerosierung eine Blutstillung erzielt wurde. Der Shunt kann als portokavale Anastomose oder als mesokavaler Shunt nach Drapanas angelegt werden. Die Letalität beim verzögerten Notshunt beträgt 12–29%. Beim mesokavalen Shunt nach Drapanas muß eine großlumige Dacronprothese eingesetzt werden und der Anschluß an einen ungeteilten Stamm der Mesenterialvene erfolgen. Nur dann ist das Offenbleiben der Prothese gewährleistet. Die Verschlußrate im Spätverlauf liegt unter 7%.

c) Der Intervall- oder Elektivshunt wird 2–3 Wochen nach der Blutung durchgeführt. Hirner berichtete über günstige Ergebnisse mit einem portokavalen Intervallshunt. Halbfass führt den mesokavalen oder den distalen splenorenalen Shunt nach Warren im Intervall durch. Mit dem mesokavalen Shunt werden besonders gute Überlebensraten in den ungünstigen Child-Gruppen B und C erreicht. Nach 3 und 4 Jahren betragen die kumulativen Überlebensraten in diesen Gruppen 60%. Drapanas gibt bei Anwendung dieses Shunts eine 5-Jahres-Überlebensrate in der Child-Gruppe B mit 85%, in der Gruppe C mit 65% an. Der distale splenorenale Shunt nach Warren führt zu einem geringeren Druckabfall im Portalsystem und zu einer geringeren Reduktion der Leberdurchblutung. Die Enzephalopathierate ist bei dieser Shuntform am kleinsten. Dieser Shunt kann aber nicht bei erheblichem Aszites durchgeführt werden.

Kontraindikationen für die Shuntoperation sind ein Alter der Patienten über 65 Jahre, Diabetes sowie eine hepatische Enzephalopathie vom Stadium III–IV.

5.3.5 Erfolgskontrolle und Langzeitüberwachung

Der Erfolg sowohl der Sklerosierungsbehandlung als auch der Shuntoperation wird durch die Zahl der Blutungsrezidive und durch die Enzephalopathierate bestimmt. Zur Erfassung einer latenten hepatischen Enzephalopathie sind psychometrische Tests geeignet.
Bei Sklerosierung ist eine endoskopische Kontrolle nach der letzten Behandlung im Abstand von 3 Wochen, dann nach 3–6 Monaten angezeigt.
Nach einer Shuntoperation sollte im Abstand von 3 Monaten eine angiographische Nachkontrolle zum Nachweis des offenen Shunts durchgeführt werden.
Alle weiteren Kontrolluntersuchungen entsprechen denen bei Leberzirrhose ohne obere gastrointestinale Blutung.

5.3.6 Sozialmedizinische Aspekte

Patienten mit Leberzirrhose, die eine Ösophagusvarizenblutung durchgemacht haben, sollten keine berufliche Tätigkeit ausüben, die mit starkem Pressen (Anspannung der Bauchmuskulatur, z. B. beim schweren Heben) verbunden ist. Im übrigen gelten die gleichen sozialmedizinischen Aspekte wie bei Leberzirrhose ohne obere gastrointestinale Blutung.

6 Hepatische Enzephalopathie

6.1 Pathogenese

Zur Pathogenese der hepatischen Enzephalopathie sind in den letzten Jahren wichtige Befunde erarbeitet worden, die für die Therapie von Bedeutung sind.

a) Ammoniak-Hypothese der hepatischen Enzephalopathie:
Am längsten diskutiert wird die Rolle des Ammoniaks, wobei die Hyperammoniämie sowohl auf einer vermehrten Ammoniakproduktion in Muskulatur und Darm als auch auf einer verminderten Ammoniakentgiftung durch die Harnstoffsynthese in der geschädigten Leber beruht.

b) Hypothese der falschen Neurotransmitter bei hepatischer Enzephalopathie:
Eine Aminosäurenimbalance im Serum mit Zunahme der aromatischen und Abnahme der verzweigtkettigen Aminosäuren ist die Grundlage der Hypothese der falschen Neurotransmitter. Die aromatischen Aminosäuren werden bei Konkurrenz mit den verzweigtkettigen Aminosäuren um ein gemeinsames Transportsystem der Blut-Liquor-Schranke vermehrt in das Gehirn aufgenommen. Sie hemmen hier Enzyme im Syntheseweg zu den normalen Neurotransmittern Dopamin und Noradrenalin. Aus den aromatischen Aminosäuren werden deshalb vermehrt die falschen Neurotransmitter Octopamin und Phenyläthanolamin gebildet.

c) GABA-Hypothese der hepatischen Enzephalopathie:
In den letzten Jahren ist ein anderer Neurotransmitter, die γ-Aminobuttersäure (GABA) als pathogenetischer Faktor der hepatischen Enzephalopathie entdeckt worden. GABA wird unter Einwirkung von Mikroorganismen im Darm gebildet und über das Pfortadersystem der Leber zugeführt. Die normale Leber vermag GABA nahezu vollständig abzubauen. Bei Leberzirrhose mit portokavalen Anastomosen ist die GABA-Konzentration im Blut erhöht. Nach Befunden mit einer metabolisch inerten Aminosäure ist die Blut-Liquor-Schranke für GABA wahrscheinlich vermehrt permeabel, so daß GABA als exzitatorischer Neurotransmitter verstärkt in das Gehirn gelangt.
Keine der 3 Hypothesen ist eindeutig gesichert. Möglicherweise spielen alle 3 Faktoren (Hyperammoniämie, falsche Neurotransmitter, GABA) in wechselndem Ausmaß eine Rolle bei der Entstehung der hepatischen Enzephalopathie.

6.2 Diagnose

Die hepatische Enzephalopathie wird nach den neurologischen und psychischen Veränderungen in 4 Stadien eingeteilt (Tabelle 10). Diese Stadien sollten bei jedem akuten Schub gekennzeichnet werden, da nur durch Übergänge zwischen den exakt definierten Stadien Therapieeffekte beurteilbar sind.
Schomerus et al. haben in Kap. 61 gezeigt, daß bereits im Coma-Stadium 0 mit empfindlichen, quantifizierbaren und objektivierbaren psychometrischen Tests bei neurologisch und psychisch völlig unauffälligen Zirrhotikern mit portokavalen Anstomosen häufig (40–70%) Abweichungen der zerebralen Funktion von der Norm nachweisbar sind. Da diese latente hepatische Enzephalopathie therapeutisch beeinflußt werden kann, sollten bei Leberzirrhotikern mit portaler Hypertonie in vier-

Tabelle 10. Stadieneinteilung der hepatischen Enzephalopathie

Latente hepatische Enzephalopathie	Psychometrische Tests pathologisch, keine klinischen Symptome, normales EEG
Stadium I	Geringe Einschränkung der geistigen Leistung, Hyperventilation
Stadium II	Lethargie, Verwirrtheitszustand, Asterixis, inadäquates Verhalten
Stadium III	Erweckbarer Stupor, stärkere Verwirrung, diffuse Muskelparatonie, verstärkte Sehnenreflexe, gestörte Artikulation
Stadium IV	Nicht erweckbares Koma (außer auf Schmerzreiz), muskuläre Hypertonie
Stadium V	Koma ohne Reaktion auf Schmerzreize, fehlender Pupillen-Licht-Reflex, abgeschwächter oder fehlender PSR und ASR

teljährlichem Abstand einige der von Schomerus et al. empfohlenen psychometrischen Tests durchgeführt werden.

6.3 Prophylaxe und Therapie

6.3.1 Prophylaxe des akuten Schubs

In etwa der Hälfte der Fälle ist ein akuter Schub der hepatischen Enzephalopathie iatrogen ausgelöst. Die Prophylaxe besteht somit in

- Vermeiden von Sedativa;
- vorsichtiger Diuretikabehandlung (s. Stufenplan, Abschn. 4.3.2), insbesondere Vorsicht mit Thiaziden und Furosemid wegen Gefahr der Hypokaliämie und metabolischen Azidose;
- Vermeiden einer Obstipation durch Gabe von Laktulose.

Noch nicht eindeutig gesichert sind als prophylaktische Maßnahmen

- Verminderung der Ösophagusvarizenblutung durch prophylaktische paravasale Sklerosierung;
- Reduktion der Ammoniumproduktion durch Zufuhr der Proteine in Form von Pflanzen- und Milcheiweiß.

6.3.2 Therapie des akuten Schubs

Hierbei haben unverändert die klassischen Behandlungsprinzipien Gültigkeit:

- Reduktion der Proteinzufuhr auf 30 g/Tag bis zum Verschwinden der hepatischen Enzephalopathie;

- Gabe von Laktulose, die über eine Beeinflussung der Bakterienflora im Darm die Ammoniumproduktion, durch Senkung des pH-Werts im Darm die Ammoniumresorption drosselt;
- Absaugen von Blut aus dem oberen Gastrointestinaltrakt und lokale Blutstillung durch Sklerosierung;
- Abführen mit $MgSO_4$, falls durch Laktulose keine ausreichende Darmtätigkeit erreicht wird.

Die Wirkung von Neomycin auf die Ammoniumkonzentration im Blut ist nicht stärker als die von Laktulose. Neomycin wird bei normaler Darmmukosa in geringem Ausmaß (3%), bei entzündlich veränderter Darmwand wahrscheinlich stärker und in unkontrolliertem Ausmaß resorbiert, wobei oto- und nephrotoxische Nebenwirkungen auftreten können. Laktulose hat deshalb gegenüber Neomycin bei der Behandlung des akuten Schubs der hepatischen Enzephalopathie den Vorrang. Falls Laktulose wegen Unverträglichkeit oder aus anderen Gründen nicht verwendet werden kann, sollte als darmwirksames, schwer resorbierbares Antibiotikum Puromomycin (Humatin) eingesetzt werden.

6.3.3 Langzeittherapie der hepatischen Enzephalopathie

Bereits bei latenter hepatischer Enzephalopathie, wenn klinische Symptome fehlen, aber psychometrische Tests die zerebrale Funktionsstörung belegen, ist eine Langzeittherapie indiziert. Laktulose, die hierfür geeignet ist, wird von den beschwerdefreien Patienten wegen des süßen Geschmacks und der abdominellen Beschwerden in der Regel nicht langfristig kontinuierlich eingenommen. Die Anwendung von darmwirksamen Antibiotika zur Langzeittherapie verbietet sich wegen des zu hohen Preises.
Eine neue Möglichkeit zur Langzeittherapie der latenten hepatischen Enzephalopathie stellen die verzweigtkettigen Aminosäuren dar. Sie führen zu einer signifikanten Besserung der psychometrischen Tests. Allerdings ist die Relevanz dieser Testergebnisse für die praktische Lebensführung der Patienten noch nicht eindeutig geklärt, auch fehlen bislang prognostische Studien. Eine Weiterentwicklung stellen oral anwendbare verzweigtkettige Aminosäuren und ihre Ketoanaloga dar, die derzeit in Erprobung sind. Die Therapiekontrolle ist nur mit Hilfe von psychometrischen Tests möglich, die im Abstand von 2–3 Monaten durchzuführen sind.
Bei manifester hepatischer Enzephalopathie ist die Langzeittherapie die gleiche wie beim akuten Schub. Eine langfristige Proteinrestriktion in der Kost ist nur bedingt möglich; hier muß ein Kompromiß zwischen dem günstigen Effekt der Proteinrestriktion auf die hepatische Enzephalopathie und dem ungünstigen Effekt auf die Stickstoffbilanz und den

Ernährungszustand empirisch gefunden werden. Der Zustand des Patienten mit hepatischer Enzephalopathie kann sich kurzfristig stark verändern. Zur Therapiekontrolle ist deshalb im Abstand von 1–2 Tagen die Prüfung der neurologischen und psychischen Symptome notwendig. In wöchentlichem Abstand sollte die Ammoniumkonzentration im Serum bestimmt werden.

6.4 Sozialmedizinische Aspekte

Patienten mit manifester hepatischer Enzephalopathie sind bereits im Stadium I nicht arbeitsfähig. Bei latenter hepatischer Enzephalopathie hängt die Arbeitsfähigkeit von der Art des Berufs ab. Die Arbeitsfähigkeit ist v. a. bei Arbeitern mit praktisch-körperlicher Tätigkeit beeinträchtigt, weniger bei „Schreibtischarbeitern".

Sachverzeichnis

Interdisziplinäre Gastroenterologie

Herausgegeben von J. R. Siewert und A. L. Blum

Entzündliche Erkrankungen des Dickdarms

Herausgeber: **R. Ottenjann, H. Fahrländer**
Unter Mitarbeit zahlreicher Fachwissenschaftler

1983. 165 Abbildungen, davon 49 farbig. XIX, 330 Seiten
Gebunden DM 98,–
ISBN 3-540-12375-X

Notfalltherapie

Konservative und operative Therapie gastrointestinaler Notfälle

Herausgeber: **J. R. Siewert, A. L. Blum, E. H. Farthmann, P. G. Lankisch**
Unter Mitarbeit zahlreicher Fachwissenschaftler

1982. 111 Abbildungen. XX. 692 Seiten
Gebunden DM 78,–
ISBN 3-540-11362-2

Postoperative Syndrome

Herausgeber: **J. R. Siewert, A. L. Blum**
Unter Mitarbeit zahlreicher Fachwissenschaftler

1980. 45 Abbildungen, 50 Tabellen. XXII, 385 Seiten
DM 49,–
ISBN 3-540-09137-8

Ulcus-Therapie

**Ulcus ventriculi und duodeni:
Konservative und operative Therapie**

Herausgeber: **A. L. Blum, J. R. Siewert**
Unter Mitarbeit zahlreicher Fachwissenschaftler

2., völlig neubearbeitete Auflage. 1982. 156 Abbildungen.
XVII, 740 Seiten
Gebunden DM 78,–
ISBN 3-540-11336-3

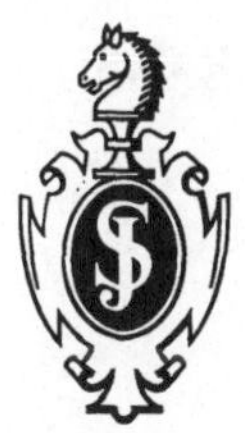

Springer-Verlag
Berlin
Heidelberg
New York
Tokyo